U0789919

科学出版社普通高等教育案例版医学规划教材

供临床、预防、基础、口腔、麻醉、影像、药学、检验、护理、法医等专业使用

案例版

妇产科学

第3版

主　编　汪宏波　魏　瑗

副主编　张　瑜　赵　茵　汪希鹏　谢青贞　祁文瑾

编　委（以姓氏汉语拼音为序）

常　颖　南开大学附属妇产医院

程　玺　复旦大学附属肿瘤医院

何国琳　四川大学华西第二医院

李奇灵　西安交通大学第一附属医院

马燕琳　海南医科大学第一附属医院

谭布珍　南昌大学第二附属医院

汪希鹏　上海交通大学医学院附属新华医院

魏　瑗　北京大学第三医院

吴素慧　山西白求恩医院

杨晓葵　首都医科大学附属北京妇产医院

张　瑜　中南大学湘雅医院

赵　茵　华中科技大学同济医学院附属协和医院

陈慧君　武汉大学中南医院

崔保霞　山东大学齐鲁医院

黄莉萍　南方医科大学南方医院

龙　燕　首都医科大学附属北京友谊医院

祁文瑾　昆明医科大学第一附属医院

汪宏波　华中科技大学同济医学院附属协和医院

王颖梅　天津医科大学总医院

魏玉梅　北京大学第一医院

谢青贞　武汉大学人民医院

杨一华　广西医科大学第一附属医院

张松灵　吉林大学第一医院

赵卫东　安徽中医药大学第一附属医院

秘　书　金志珊　华中科技大学同济医学院附属协和医院

彭明刚　华中科技大学同济医学院附属协和医院

科学出版社

北　京

郑 重 声 明

为顺应教学改革潮流和改进现有的教学模式，适应目前高等医学院校的教育现状，提高医学教学质量，培养具有创新精神和创新能力的医学人才，科学出版社在充分调研的基础上，首创案例与教学内容相结合的编写形式，组织编写了案例版系列教材。案例教学在医学教育中，是培养高素质、创新型和实用型医学人才的有效途径。

案例版教材版权所有，其内容和引用案例的编写模式受法律保护，一切抄袭、模仿和盗版等侵权行为及不正当竞争行为，将被追究法律责任。

图书在版编目（CIP）数据

妇产科学 / 汪宏波，魏瑗主编. -- 3 版. -- 北京 ：科学出版社，2025. 3. --（科学出版社普通高等教育案例版医学规划教材）. -- ISBN 978-7-03-079847-3

Ⅰ. R71

中国国家版本馆 CIP 数据核字第 2024N6536G 号

责任编辑：钟 慧 / 责任校对：宁辉彩
责任印制：张 伟 / 封面设计：无极书装

科学出版社 出版
北京东黄城根北街 16 号
邮政编码：100717
http://www.sciencep.com
北京中科印刷有限公司印刷
科学出版社发行 各地新华书店经销
*
2008 年 1 月第 一 版 开本：850×1168 1/16
2025 年 3 月第 三 版 印张：28
2025 年 3 月第五次印刷 字数：944 000

定价：128.00 元

（如有印装质量问题，我社负责调换）

序

妇产科学是一门独立性强、涉及面广、整体性强的学科，对于从业者而言，在熟识知识的基础上，也对临床经验和实际处置能力提出了很高的要求。

《妇产科学》（案例版，第 3 版）教材是一本将妇产科学理论与临床实践紧密结合的医学教材，其独特之处在于通过收集、整理和分析典型的妇产科学临床案例，通过案例学习激发学习者的兴趣，引导他们深入理解并掌握妇产科学的理论知识，使其能够在掌握基本理论的同时，提升临床思维和解决实际问题的能力，更好地将所学知识应用于实际临床工作中。此外，该教材还融入了现代治疗方法和技术，使学习者能够接触到新的医学进展，从而拓宽视野，提升专业水平。对于本科生、规培生、专培生、进修生及成人教育等不同层次的学习者，该教材都提供了丰富的学习资源和练习题，有助于巩固知识，提高学习效果。

值得一提的是，参加该教材编写的都是国内高校附属医院的专家，他们具有深厚的理论功底和丰富的实践经验，这些中青年专家在编写过程中充分发挥了他们的专业优势和实践经验，确保了教材内容的准确性、实用性和先进性。

因此，《妇产科学》（案例版，第 3 版）是一本十分值得推荐的医学教材，有助于培养学习者的临床思维和实践能力，为未来医学工作打下坚实的基础。无论是对于初学者还是有一定临床经验的医师，本教材都能提供有益的帮助和指导，帮助他们实现可持续性学习。

乔　杰
中国工程院院士
北京大学常务副校长、医学部主任
2024 年 12 月

前　　言

在医学教育的长河中，我们一直在探寻更有效的教学方式，以激发学生的学习兴趣，深化他们对理论的理解，并加强其实践能力。我们深知，单纯的理论知识灌输往往显得枯燥，而理论与实践的脱节则无法培养出真正优秀的医学人才。因此，我们倾力打造了这本《妇产科学》（案例版，第3版）教材，旨在通过案例引导教学，让学生更早地接触临床，更深入地理解妇产科学的精髓。

本教材采用案例教学模式，通过真实的临床案例，引导学生主动思考、积极探索，将理论知识与临床实践紧密结合。每个案例都经过精心挑选，既包含了基本的医学知识，又融入了新的医学进展和临床诊治思维。通过这种方式，学生可以更直观地理解疾病的发生、发展过程，更深入地掌握诊断、治疗的方法。此外，本教材还注重丰富教学内容，不仅涵盖了妇产科学的基本理论、基本知识和基本技能，还融入了微创技术、新的临床诊治思维等前沿知识。通过这样的内容安排，希望学生在学习过程中能不断拓宽视野，紧跟医学发展的步伐。

为了方便学生的学习和复习，我们还提供了丰富的教学和考试资源。学生可进行在线测试，实现数字化、网络化的学习体验。

在编写过程中，我们特别邀请了国内高校附属医院的多位专家参与。这些专家不仅理论扎实，而且具有丰富的临床实践和教学经验，他们结合自身的临床经验和教学心得，为教材提供了宝贵的意见和建议，使得本教材更具实用性和指导意义。

同时，我们也注重培养学生的医患沟通能力和人文关怀精神。在案例中，我们特别加入了医患沟通的场景和人文关怀的元素，让学生在学习医学知识的同时，也能培养良好的医德医风。此外，本教材还融入了中医中药的理念和思政元素，体现了传统医药治疗的特点和优势。我们希望通过这样的内容安排，让学生在学习妇产科学的同时，也能了解和掌握中医中药在妇产科领域的应用和价值。

最后，我们希望这本教材能够成为学生学习妇产科学的重要工具，为他们的医学之路提供有力的支持和帮助。我们相信，通过案例引导教学的方式，学生将能够更深入地理解妇产科学的精髓，更好地掌握临床技能，为未来的医学事业奠定坚实的基础。总之，这本教材是我们对医学教育的一次有益尝试和探索，我们期待它能够成为医学生的良师益友，为妇产科学的教学和研究贡献一份力量。

汪宏波　魏　瑗

2024年8月

目　　录

第一章 绪 论

在浩瀚的医学殿堂中，妇产科学犹如一颗璀璨的明珠，镶嵌于人类繁衍与健康的星河之中。妇产科学是一门研究女性生殖系统生理特点与病理变化及生育调控的临床医学学科。在医学教育中，其与内科学、外科学及儿科学并驾齐驱成为临床四大主干课程之一，引领着人类探索生命奥秘、守护女性健康与繁衍后代的壮丽征程。

一、妇产科学的范畴

作为临床医学的重要分支，其学科范畴广泛而深邃，涵盖了女性生殖系统的解剖、生理、病理变化，以及妊娠期、分娩期、产褥期等特殊生理时期的健康管理与疾病防治。一般将妇产科学分为产科学、妇科学、计划生育和生殖医学。

产科学（obstetrics）是专门研究与女性妊娠有关生理与病理的学科，即研究女性在妊娠、分娩和产褥三个时期所发生的生理现象和心理、病理改变，以及胎儿生理和病理改变的诊断与处理。产科学又分为生理产科学、病理产科学、围生医学、新生儿学。

妇科学（gynecology）是专门研究女性非妊娠期生殖系统生理与病理的学科，包括妇科学基础、女性生殖器炎症、女性生殖器肿瘤、生殖内分泌、女性生殖器损伤和盆底功能障碍、女性生殖器畸形及其他疾病等内容。

计划生育（family planning）和生殖医学（reproductive medicine）主要研究女性生育调节，包括避孕、绝育、优生和助孕等。

二、妇产科学的特点

1. 特有性 妇产科学具备女性特有性，研究的是女性特有的生理特点与病理变化，根源在于性激素的作用。

2. 整体性 女性生殖系统是整个机体密不可分的一部分，与其他系统之间存在着密切的联系。女性每月行经，不仅是子宫内的变化，而且是由大脑皮质-下丘脑-垂体-性腺等一系列神经内分泌调节变化的结果。

3. 综合性 妇产科学具有高度的综合性和交叉性，不仅涉及生理和病理，还包括内科和外科，同时还涉及预防医学、遗传学、胚胎学、胎儿医学、新生儿学、微生物学、免疫学及心理学等领域。

4. 实践性 妇产科学是一门理论知识性和操作技能性都很强的临床医学学科，需要通过临床实践来培养正确的临床思维和基本技能。

5. 伦理性 妇产科学紧密关联着社会伦理及法律问题，尤其在生殖健康、计划生育及辅助生殖技术等方面，需兼顾医学伦理和社会责任。

三、妇产科学的发展

妇产科学的发展历程悠久且波澜壮阔。古代医学对女性生殖系统已有初步的认识，但直到 19 世纪末 20 世纪初，随着解剖学、生物学和病理学的发展，妇产科学才逐渐成为独立的学科。20 世纪后半期，超声波技术、腹腔镜技术、体外受精技术及围生医学的发展，使妇产科学进入了快速发展的新时期。21 世纪以来，以基因组学、蛋白质组学为代表的分子生物学技术的应用，使妇产科学在疾病预防、诊断及治疗方面取得了革命性的进展。

围生医学的发展：采用先进的影像学技术、基因检测技术、早产儿的救治技术、产前诊断和新生儿疾病的筛查技术，降低了围生期母婴的死亡率，提高了围生期母婴的健康水平。例如，超声检查胎头径、羊水穿刺和羊水内容分析（如测定卵磷脂和鞘磷脂比例等），以测定胎儿成熟度；胎儿监护技术可进行胎儿各种应激试验（如无应激试验、催产素激惹试验等），以了解胎儿在子宫内的生存情况；胎儿镜能观察胎儿的生长状态，还可取血作血氧分析及子宫内输血、给药等诊治方法；功能基因组学的应用可使许多遗传病的发病风险得以精准评估；产前诊断及胎儿手术等胎儿干预技术可将出生缺陷降到最低；3D/4D 高清彩色多普勒超声和磁共振成像（MRI）等现代先进的影像学技术、无创产前筛查（noninvasive prenatal testing，NIPT）技术在产前诊断和妊娠期监护的应用、产科医师与新生儿科医师及内、外科医师的多学科合作，降低了围生期母婴死亡率等。

辅助生殖技术的进展：包括促排卵药物的改进、显微受精技术、胚胎植入前基因筛查等，极大地提升了生殖医学的技术水平。1978 年世界第一例试管婴儿在英国诞生后，体外受精-胚胎移植（IVF-ET）技术迅速发展。1988 年由张丽珠研究成功诞生了我国大陆第一例试管婴儿。胚胎动态评估及卵子、精子、胚胎与卵巢组织的冷冻储存，以及现代化先进基因及染色体分析技术在着床前诊断和胚胎植入前基因筛查中的应用，使生殖医学跃升到了高端医学的地位。

妇科微创技术的普及：腹腔镜、宫腔镜、阴道镜、机器人辅助技术等微创技术的广泛应用，提高了手术的安全性和有效性。自发明了腹腔镜和宫腔镜后，子宫肌瘤、卵巢囊肿等良性肿瘤可通过腹腔镜逐块切除；绝经前功能失调性子宫出血、黏膜下肌瘤等也可在宫腔镜和 B 超联合监视下进行电挖术，挖去子宫内膜及部分浅肌层或摘去肌瘤，并进行腹腔镜下子宫广泛切除及淋巴结清扫。机器人辅助腹腔镜手术，有更灵活的机械手和三维立体图像，时下称为外科手术的一大革命。

妇科肿瘤学的迅速发展：宫颈癌筛查方法的改进、人乳头瘤病毒（HPV）疫苗的应用、基因测序技术、分子分型和靶向治疗等，推动了妇科肿瘤的精准治疗。自 Papanicolou 于 1943 年发明阴道细胞涂片特殊染色以来，已经可以测定女性体内激素水平和检查宫颈癌早期癌变。HPV 检查可能成为宫颈癌普查的重要方法。对妇科肿瘤发病与进展机制的深入研究及手术、化疗、放疗等治疗策略的不断完善，使卵巢癌等妇科肿瘤的生存率达到了世界先进水平。随着宫颈癌筛查的不断普及，防控“关口”大幅前移，疾病分型将由传统的临床病理分型转向分子分型，分子靶向治疗和生物治疗将成为疾病治疗的重要手段，分子标记物测定和分子成像技术也让疾病诊断变得更为准确，以最终实现“精准医学”。医学工程的进步也将开创手术的新时代，机器人辅助技术将打开更多的手术“禁区”，将精确与微创推向更高的境界。

女性生殖内分泌学的内容不断充实：围绝经期女性的性激素替代治疗已逐渐规范化，与雌激素缺乏相关的盆底功能障碍性疾病的诊治将成为新的研究方向。放射免疫、酶联免疫测定及内镜检查、超声、CT、磁共振成像等，以及染色体分析、免疫抗体检查、PCR 等已广泛应用于临床，使得对各种月经病及不育症病因的认识更为深入、准确，对一些隐匿轻症，如未破卵泡黄素化综合征（LUFS）、小卵泡黄素化、轻度早期子宫内膜异位症等也有了清楚的了解。氯米芬、溴隐亭、促性腺激素释放激素（GnRH）及其长效增效剂（GnRHa）、卵泡刺激素（FSH）、生长激素（GH）、米非司酮等药物的相继问世，使女性月经和生殖功能失调的临床诊治效果大为改观。

再生医学、器官移植技术的发展：间充质干细胞移植、卵巢组织移植、子宫器官移植等新技术的应用，为女性生殖器官结构和功能重建提供了可能。

药物治疗的新突破：如针对特定类型妇科肿瘤靶向治疗药物的研发。

预防医学的重要性：如 HPV 疫苗的应用减少了宫颈癌的发病率，以及产前筛查技术的进步降低了先天性疾病的发生。已经制作生产出了 2 价（16、18 型）、4 价（16、18、6、11 型）、9 价（16、18、31、33、45、52、58、6 和 11 型）的预防性疫苗，可以明显降低宫颈癌病变的发生率。

诊疗模式的转变：人工智能引入医学将引起疾病诊疗决策发生革命性的变化。互联网、大数据、云计算在医疗领域的应用，将在一个前所未有的空间把现有的疾病诊疗模式推向全过程健康管理模式。医学终将从单纯疾病诊疗的“疾病医学”向集疾病防治和健康维护于一体的“健康医学”的转变。

四、妇产科学的学习要点

妇产科学的学习需要理论与实践相结合，通过选择典型且多样的妇产科案例进行深入分析，将理论知识与临床实践紧密结合，理解病史、体格检查及辅助检查的结果，探讨诊断思路与治疗方案，参与小组讨论与专家点评，可促进知识的吸收与反思总结。同时，利用模拟演练和临床实习提升实际操作能力，并持续关注最新研究动态与临床指南，可以全面提升妇产科学习成效，不仅能够将抽象的医学理论转化为生动的临床场景，还能在解决实际问题的过程中，锻炼临床思维，提升技能水平。

妇产科学将继续秉承“以人为本，科技赋能”的发展理念，注重临床实践指南的更新、加强学术交流与多学科合作、促进临床诊治规范化、强化专科医师培训，向精准化、个体化、智能化方向

笔记栏

迈进。基因编辑技术、干细胞研究及再生医学等前沿科技的应用，必将推进生殖健康的个体化治疗和预防策略。同时，人工智能和大数据技术的融合，将极大提升妇产科疾病的早期筛查和诊断效率。此外，全球生殖健康问题依然严峻，妇产科学将在推动全球女性健康、降低母婴死亡率及改善生殖健康服务等方面发挥更为重要的作用。未来，妇产科学不仅将继续在临床和科研领域取得突破，更将在社会公共卫生政策和国际合作中扮演重要角色，造福全人类。

（汪宏波）

笔记栏

第二章　女性生殖系统解剖

第一节　骨　　盆

女性骨盆（pelvis）是躯干和下肢之间的骨连接，是支持躯干和保护盆腔脏器的重要器官，又是胎儿娩出时必经的骨性产道，其大小、形状直接影响分娩。通常女性骨盆较男性骨盆宽而浅，有利于胎儿娩出。

一、骨盆的组成

（一）骨盆的骨骼

骨盆由骶骨（sacrum）、尾骨（coccyx）及左、右两块髋骨（coxae）组成。每块髋骨又由髂骨（ilium）、坐骨（ischium）及耻骨（pubis）融合而成；骶骨由 5～6 块骶椎融合而成，其前面呈凹形，上缘向前方突出，形成骶岬（promontory），骶岬为骨盆内测量对角径的重要标志；尾骨由 4～5 块尾椎合成（图 2-1）。

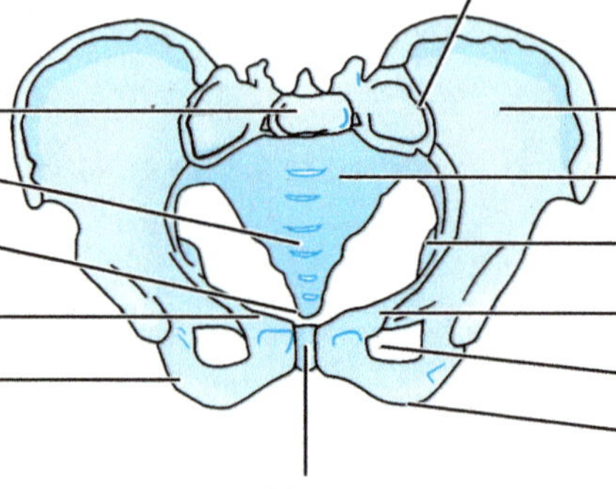

图 2-1　正常女性骨盆

（二）骨盆的关节

骨盆的关节包括耻骨联合（pubic symphysis）、骶髂关节（sacroiliac joint）和骶尾关节（sacrococcygeal joint）。在骨盆前方，两耻骨之间由纤维软骨连接，称耻骨联合。在骨盆后方，两髂骨与骶骨相接，形成骶髂关节。骶骨与尾骨相接，形成骶尾关节，有一定的活动度，分娩时尾骨后移可加大出口前后径。

（三）骨盆的韧带

连接骨盆各部之间的韧带中有两对重要的韧带，一对是骶、尾骨与坐骨结节之间的骶结节韧带（sacrotuberous ligament），另一对是骶、尾骨与坐骨棘之间的骶棘韧带（sacrospinous ligament）。骶棘韧带宽度即坐骨切迹宽度，是判断中骨盆是否狭窄的重要指标（图 2-2）。妊娠期受性激素影响，韧带松弛，有利于分娩时胎儿通过骨产道。

二、骨盆的分界

以耻骨联合上缘、髂耻缘及骶岬上缘的连线为界，将骨盆分为假骨盆和真骨盆两部分。假骨盆又称大骨盆，位于骨盆分界线之上，为腹腔的一部分，其前为腹壁下部，两侧为髂骨翼，其后为第 5 腰椎。假骨盆与产道无直接关系，但假骨盆某些径线的长短关系到真骨盆的大小，测量假骨盆的这些径线可作为了解真骨盆的参考。

真骨盆又称小骨盆，位于骨盆分界线之下，是胎儿娩出的骨产道（bony birth canal）。真骨盆有上、下两口，即骨盆入口（pelvic inlet）与骨盆出口（pelvic outlet），两口之间为骨盆腔（pelvic cavity）。

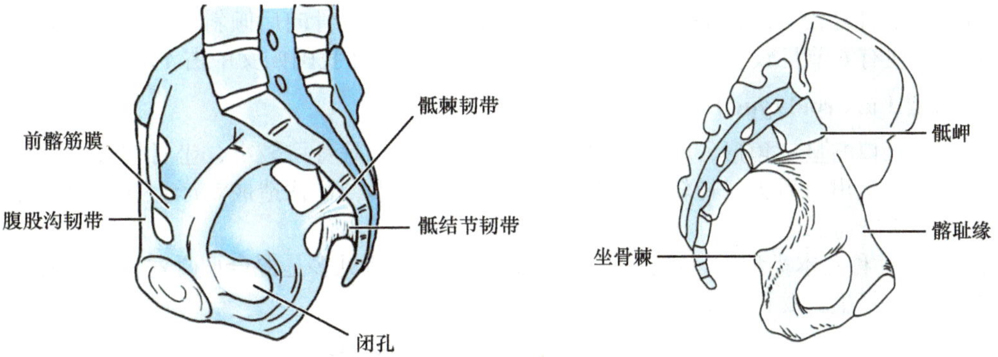

图 2-2　骨盆的韧带

骨盆腔的后壁是骶骨与尾骨，两侧为坐骨、坐骨棘、骶棘韧带，前壁为耻骨联合和耻骨支。坐骨棘位于真骨盆中部，肛门指诊或阴道指诊可触及，是分娩过程中衡量胎儿先露部下降程度的重要标志。耻骨两降支的前部相连构成耻骨弓。骨盆腔呈前浅后深的形态，其中轴为骨盆轴，分娩时胎儿沿此轴娩出。

三、骨盆的类型

根据形状（按 Calwel 与 Moloy 分类），骨盆可分为 4 种基本类型（图 2-3）。

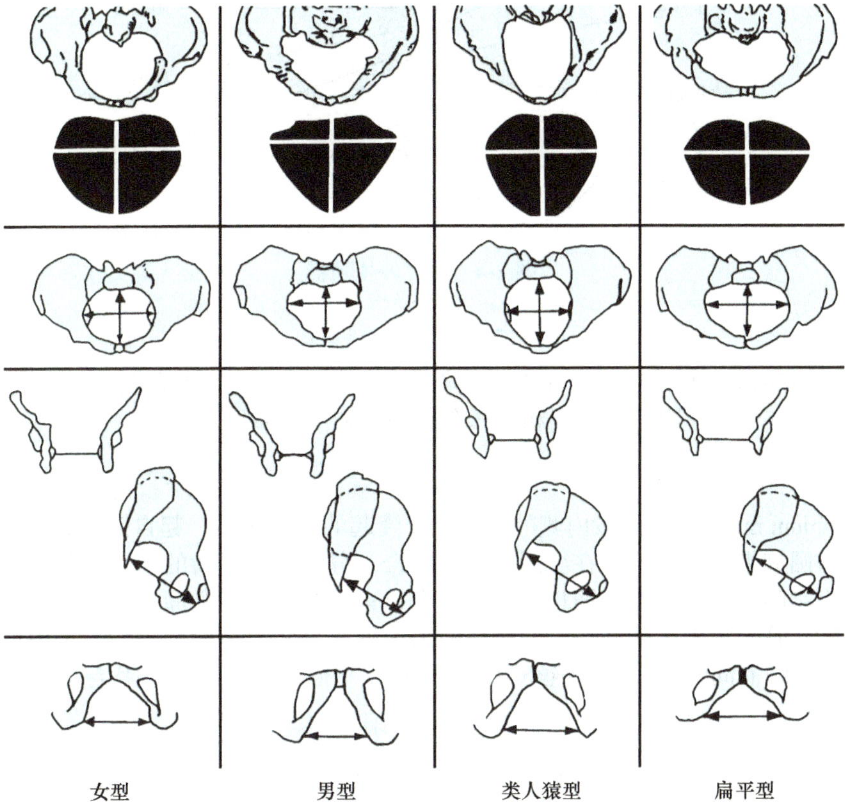

图 2-3　骨盆的 4 种基本类型和各部比较

（一）女型（gynecoid type）

此型骨盆入口呈横椭圆形，入口横径较前后径稍长，耻骨弓较宽，两侧坐骨棘间径≥10cm。此型最常见，为女性正常骨盆，在我国女性中占 52.0%～58.9%。

（二）扁平型（platypelloid type）

此型骨盆入口呈扁椭圆形，入口横径大于前后径，耻骨弓宽，骶骨失去正常弯度，变直向后翘或呈深弧形，故骶骨短，而且骨盆浅。此型较常见，于我国妇女中占 23.2%～29.0%。

（三）类人猿型（anthropoid type）

此型骨盆入口呈长椭圆形，骨盆入口、中骨盆和骨盆出口的横径均较短，前后径稍长。骨盆两

笔记栏

侧壁稍内聚，坐骨棘较突出，坐骨切迹较宽，耻骨弓较窄，骶骨向后倾斜，故骨盆前部较窄而后部较宽。骶骨往往有 6 节且较直，较其他类型的骨盆深。此型在我国妇女中占 14.2%～18.0%。

（四）男型（android type）

此型骨盆入口略呈三角形，两侧壁内聚，坐骨棘突出，耻骨弓较窄，坐骨切迹窄呈高弓形，骶骨较直而前倾，致出口后矢状径较短。因男型骨盆呈漏斗形，往往造成难产。此型较少见，我国妇女仅占 1.0%～3.7%。

骨盆上述 4 种基本类型只是理论上的归类，在临床上所见多是混合型骨盆。骨盆的形态、大小除种族差异外，其生长发育还受遗传、营养与性激素的影响。

第二节　外生殖器

女性外生殖器（external genitalia）又称外阴（vulva），指生殖器官的外露部分，包括两股内侧从耻骨联合到会阴之间的组织（图 2-4）。

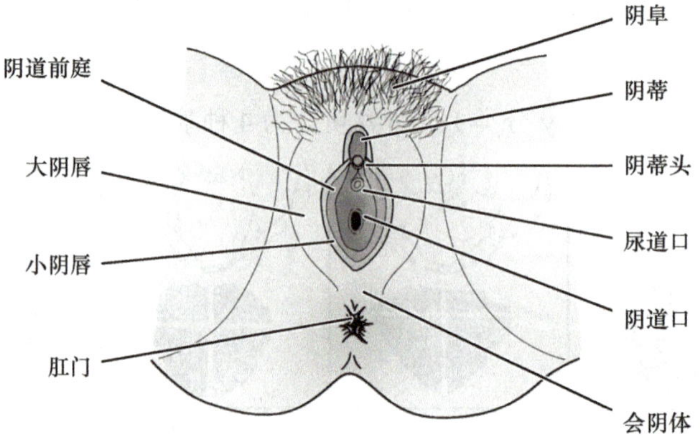

图 2-4　女性外生殖器

一、阴　阜

阴阜（mons pubis）为耻骨联合前方的皮肤隆起，皮下富有脂肪。青春期该部皮肤开始生长阴毛，分布呈尖端向下的三角形。阴毛的密度和色泽存在种族和个体差异。

二、大　阴　唇

大阴唇（labium majus）是两股内侧的一对纵长隆起的皮肤皱襞，起自阴阜，止于会阴。两侧大阴唇前端为子宫圆韧带终点，后端在会阴体前相融合，分别形成阴唇的前、后联合。大阴唇外侧面为皮肤，内有皮脂腺和汗腺，青春期长出阴毛并有色素沉着；其内侧面湿润似黏膜。大阴唇皮下脂肪层含有丰富的血管、淋巴管和神经，受伤后易出血形成血肿。两侧大阴唇，未婚妇女自然合拢；经产妇受分娩的影响而向两侧分开；绝经后由于激素水平低而呈萎缩状，阴毛稀少。

三、小　阴　唇

小阴唇（labium minus）是位于大阴唇内侧的一对薄皱襞，表面湿润、色褐、无毛，富含神经末梢，故非常敏感。两侧小阴唇前端融合，并分为前、后两叶包绕阴蒂，前叶形成阴蒂包皮，后叶形成阴蒂系带。小阴唇后端与大阴唇后端相汇合，在正中线形成阴唇系带。

四、阴　蒂

阴蒂（clitoris）位于两侧小阴唇顶端的联合处，是与男性阴茎相似的海绵体组织，具有勃起性。阴蒂分为三部分，前为阴蒂头，显露于外阴，富含神经末梢，极敏感；中为阴蒂体；后为两阴蒂脚，附着于两侧耻骨支。

五、阴道前庭

阴道前庭（vaginal vestibule）为两侧小阴唇之间的菱形区，前为阴蒂，后为阴唇系带。在此区域内，前方有尿道外口，后方有阴道口，阴道口与阴唇系带之间有一浅窝，称舟状窝（又称阴道前庭

笔记栏

窝），经产妇因受分娩影响，此窝消失。在此区域内有以下各部。

（一）前庭球

前庭球（vestibular bulb）又称球海绵体，位于前庭两侧，由具有勃起性的静脉丛构成，其前部与阴蒂相接，后部与前庭大腺相邻，表面被球海绵体肌覆盖。

（二）前庭大腺

前庭大腺（greater vestibular gland）又称巴氏腺（Bartholin gland），位于大阴唇后部，被球海绵体肌覆盖，如黄豆大，左、右各一。腺管细长（1～2cm），向内侧开口于前庭后方小阴唇与处女膜之间的沟内。性兴奋时分泌黏液起润滑作用。正常情况下不能触及此腺。若因腺管口闭塞，形成囊肿或脓肿，则能看到并触及。

（三）尿道口

尿道口（urethral orifice）位于阴蒂头后下方的前庭前部，略呈圆形，边缘折叠而合拢。其后壁上有一对并列腺体，称为尿道旁腺（paraurethral gland），其分泌物有润滑尿道口的作用。尿道旁腺开口小，容易有细菌潜伏。

（四）阴道口及处女膜

阴道口（vaginal orifice）位于尿道口后方的前庭后部。其周缘覆有一层较薄的黏膜皱襞，称为处女膜（hymen）。膜的两面均为鳞状上皮所覆盖，其间含有结缔组织、血管与神经末梢，有一孔，多在中央，孔的形状、大小及膜的厚薄因人而异。处女膜可在初次性交或其他损伤时破裂，分娩时进一步破裂，产后仅留有处女膜痕。

第三节　内 生 殖 器

女性内生殖器（female internal genitalia）包括阴道、子宫、输卵管及卵巢，后两者合称子宫附件（uterine adnexa）（图 2-5）。

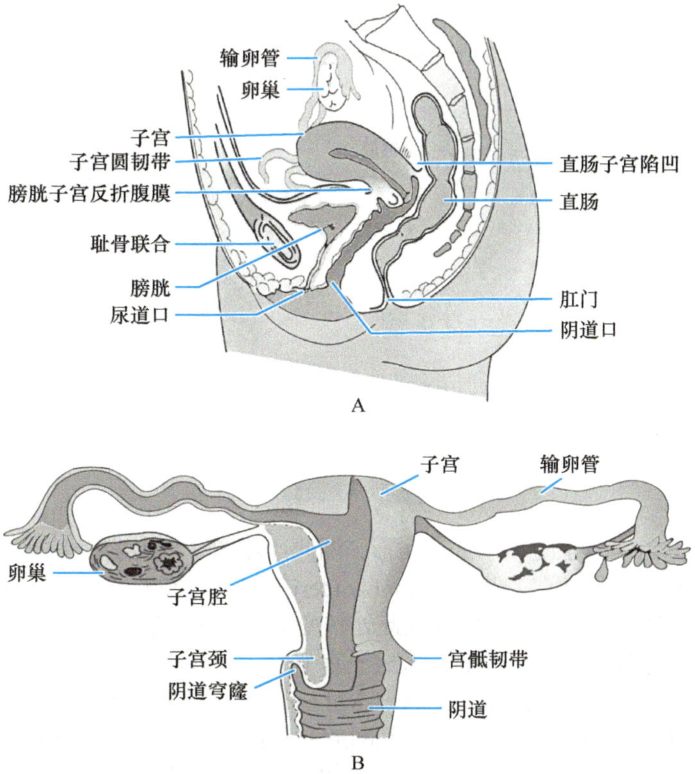

图 2-5　女性内生殖器

A. 矢状面观；B. 后面观

一、阴　　道

阴道（vagina）系性交器官，也是月经血排出及胎儿娩出的通道。

（一）位置和形态

阴道位于真骨盆下部中央，呈上宽下窄的管道，前壁长7～9cm，与膀胱和尿道相邻；后壁长10～12cm，与直肠贴近。上端包绕子宫颈阴道部，下端开口于阴道前庭后部。环绕子宫颈周围的部分称为阴道穹（vaginal fornix）。按其位置分为前、后、左、右四部分，其中阴道后穹窿最深，与盆腔最低部位的直肠子宫陷凹紧密相邻，临床上可经此处穿刺、引流或作为手术入路。

（二）组织结构

阴道壁由黏膜、肌层和纤维组织膜构成，有许多横纹皱襞，故有较大伸展性。阴道黏膜呈淡红色，由复层扁平上皮细胞覆盖，有渗出物，无腺体，受性激素影响有周期性变化。阴道肌层由外纵及内环的两层平滑肌构成，肌层外覆纤维组织膜，其弹性纤维成分多于平滑肌纤维。阴道壁富有静脉丛，损伤后易出血或形成血肿。

二、子　　宫

女性从青春期到更年期，子宫内膜受卵巢激素的影响，发生周期性改变并产生月经。性交时，子宫为精子到达输卵管的通道；妊娠时，子宫为胎儿发育、生长所在；分娩时，子宫收缩使胎儿及其附属物娩出。

（一）形态

子宫（uterus）是有腔、壁厚的肌性器官（图2-6），呈前后略扁的倒置梨形，重约50g，长7～8cm，宽4～5cm，厚2～3cm，容量约5ml。子宫上部较宽称子宫体（corpus uteri），其上端隆突部分称子宫底（fundus of uterus），子宫底两侧为子宫角（cornua uteri），与输卵管相通。子宫下部较窄呈圆柱状称子宫颈（cervix uteri）。子宫体与子宫颈的比例因年龄而异，青春期前为1∶2，性成熟期为2∶1，绝经后为1∶1。

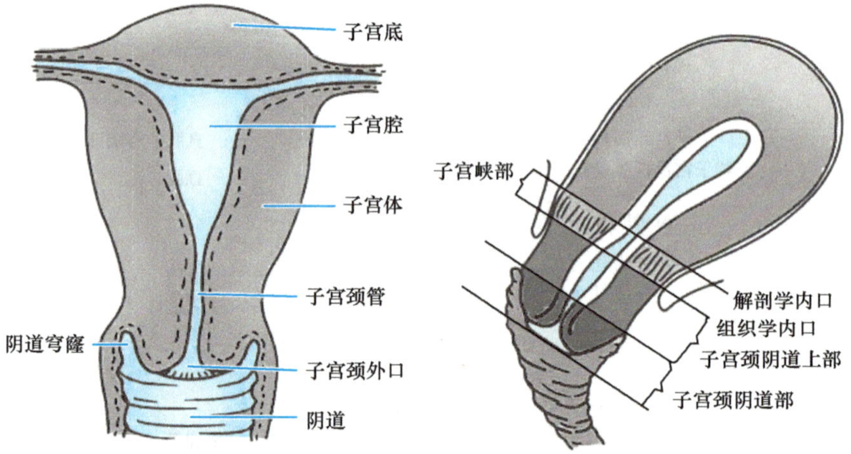

图2-6　子宫各部

子宫腔（uterine cavity）为上宽下窄的三角形，两侧通输卵管，尖端朝下通子宫颈管。在子宫体与子宫颈之间形成的最狭窄部分称子宫峡部（isthmus uteri），在非妊娠期长约1cm，其上端在解剖上较狭窄，称解剖学内口；其下端因子宫腔内膜在此处转变为子宫颈黏膜，称组织学内口。妊娠期子宫下部逐渐伸展变长，妊娠末期可达7～10cm，形成子宫下段，是软产道的一部分，也是剖宫产术常用的切口部位。子宫颈内腔呈梭形，称子宫颈管（cervical canal），成年妇女长2.5～3.0cm，其下端称子宫颈外口。子宫颈下端伸入阴道内的部分称子宫颈阴道部；在阴道以上的部分称子宫颈阴道上部。未产妇的子宫颈外口呈圆形；经产妇的子宫颈外口受分娩影响形成横裂，分为前唇和后唇。

（二）组织结构

子宫体和子宫颈的结构不同。

笔记栏

1. 子宫体 子宫体壁由3层组织构成，由内向外可分为内膜、肌层和浆膜层。

（1）子宫内膜：衬于子宫腔表面，无内膜下层组织。分为3层：致密层、海绵层和基底层。内膜表面2/3为致密层和海绵层，统称功能层，因受卵巢激素的影响发生周期性变化而脱落；基底层为靠近子宫肌层的1/3内膜，不受卵巢激素的影响，不发生周期性变化。

（2）子宫肌层：较厚，非妊娠时厚度约为0.8cm。肌层由大量平滑肌束、少量弹性纤维与胶原纤维组成。肌束纵横交错似网状，可分3层：外层纵行，内层环形，中层交叉排列。肌层中含有血管，子宫收缩时压迫血管，可有效制止子宫出血。

（3）子宫浆膜层：为覆盖子宫底及前、后面的脏腹膜，与肌层紧贴，但在子宫前面近子宫峡部处，腹膜与子宫壁结合较疏松，向前反折覆盖膀胱，形成膀胱子宫陷凹。在子宫后面，腹膜沿子宫壁向下，至子宫颈后方及阴道后穹窿再折向直肠，形成直肠子宫陷凹（rectouterine pouch），亦称道格拉斯陷凹（Douglas pouch）。

2. 子宫颈 主要由结缔组织构成，含少量平滑肌纤维、血管及弹性纤维。子宫颈管黏膜为单层高柱状上皮，黏膜内腺体能分泌碱性黏液，形成黏液栓，堵塞子宫颈管。黏液栓成分及性状受性激素影响发生周期性变化。子宫颈阴道部由复层扁平上皮覆盖，表面光滑。子宫颈外口柱状上皮与鳞状上皮交界处是宫颈癌的好发部位。

（三）位置

子宫位于盆腔中央、膀胱与直肠之间，下端接阴道，两侧有输卵管和卵巢。当膀胱空虚时，成人子宫的正常位置为轻度前倾前屈位，主要靠子宫韧带及骨盆底肌和筋膜的支托。正常情况下，子宫颈下端位于坐骨棘水平稍上方，低于此水平即为子宫脱垂。

（四）子宫韧带

子宫韧带共有4对（图2-7）。

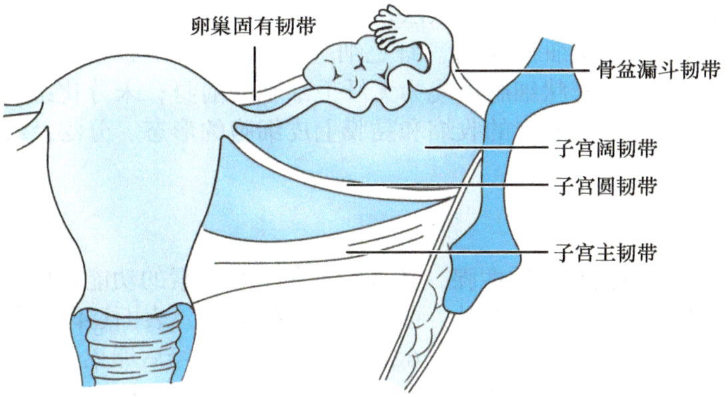

图2-7 子宫各韧带

1. 子宫圆韧带（round ligament of uterus） 因呈圆索状而得名，由结缔组织与平滑肌组成，全长12～14cm。起于子宫角的前面、输卵管近端的下方，在子宫阔韧带前叶的覆盖下向前外侧伸展达两侧骨盆壁，再穿过腹股沟管终止于大阴唇前端。有维持子宫呈前倾位置的作用。

2. 子宫阔韧带（broad ligament of uterus） 位于子宫两侧的双层腹膜皱襞，呈翼状，由覆盖子宫前、后壁的腹膜自子宫侧缘向两侧延伸达盆壁而成。阔韧带分为前、后两叶，其上缘游离，内2/3包裹输卵管（伞部无腹膜遮盖），外1/3移行为骨盆漏斗韧带（infundibulopelvic ligament），或称卵巢悬韧带（suspensory ligament of ovary），卵巢动、静脉由此穿行。在输卵管以下、卵巢附着处以上的子宫阔韧带称输卵管系膜。卵巢与子宫阔韧带后叶相接处称卵巢系膜。卵巢内侧与子宫角之间的阔韧带稍增厚称卵巢固有韧带或卵巢韧带。在子宫体两侧的阔韧带中有丰富的血管、神经、淋巴管及大量疏松结缔组织，称子宫旁组织。子宫动、静脉和输尿管均从子宫阔韧带基底部穿过。

3. 子宫主韧带（cardinal ligament of uterus） 又称子宫颈横韧带。在子宫阔韧带的下部，横行于子宫颈两侧和骨盆侧壁之间，为一对坚韧的平滑肌与结缔组织纤维束，是固定子宫颈位置、防止子宫脱垂的主要结构。

4. 子宫骶韧带（uterosacral ligament of uterus） 从子宫颈后面的上侧方（相当于组织学内口水平），向两侧绕过直肠到达第2、3骶椎前面的筋膜。韧带内含平滑肌和结缔组织，外有腹膜遮盖，

笔记栏

短厚有力，将子宫颈向后向上牵引，维持子宫前倾位置。

上述韧带、盆底肌和筋膜受性激素的影响。当变薄弱或受损伤时，可导致子宫脱垂。

三、输 卵 管

输卵管（fallopian tube）为精子与卵子相遇受精的场所，也是向子宫腔运送受精卵的通道，为一对细长而弯曲的肌性管道，位于子宫阔韧带的上缘内 2/3 部，内侧与子宫角相连通，外端游离，与卵巢接近。全长 8～14cm。根据输卵管的形态由内向外分为 4 部分（图 2-8）。①间质部（interstitial portion）：或称壁内部，为位于子宫壁内的部分，长约 1cm，管腔最窄；②峡部（isthmic portion）：在间质部外侧，细而较直，管腔较窄，长 2～3cm；③壶腹部（ampulla portion）：在峡部外侧，管腔较宽大且弯曲，长 5～8cm，受精常发生于此部；④伞部（fimbrial portion）：为输卵管的末端，长 1.0～1.5cm，开口于腹腔，游离端呈漏斗状，有许多指状突起，有“拾卵”作用。

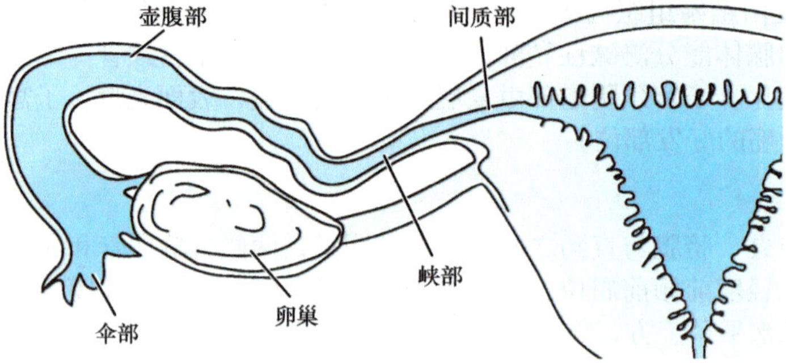

图 2-8 输卵管各部

输卵管壁由 3 层构成：外层为浆膜层，系腹膜的一部分；中层为平滑肌层，常有节律性的收缩，引起输卵管由远端向近端蠕动；内层为黏膜层，由单层高柱状上皮覆盖。上皮细胞分为纤毛细胞、无纤毛细胞、楔状细胞及未分化细胞 4 种。纤毛细胞的纤毛摆动有助于运送受精卵；无纤毛细胞有分泌作用（又称分泌细胞）；楔状细胞可能为无纤毛细胞的前身；未分化细胞亦称游走细胞，为其他上皮细胞的储备细胞。输卵管肌肉的收缩和黏膜上皮细胞的形态、分泌及纤毛摆动均受性激素的影响，有周期性变化规律。

四、卵 巢

卵巢（ovary）为一对扁椭圆形的性腺，具有产生卵子和激素的功能。卵巢的大小、形状随年龄不同而有差异。青春期前，卵巢表面光滑；青春期开始排卵后，表面逐渐凹凸不平。性成熟期女性的卵巢体积约为 4cm×3cm×1cm，质量为 5～6g，呈灰白色；绝经后卵巢萎缩变小、变硬。卵巢位于输卵管的后下方，卵巢系膜连接于子宫阔韧带后叶的部位有血管与神经出入卵巢，称卵巢门。卵巢外侧以骨盆漏斗韧带连于骨盆壁，内侧以卵巢固有韧带与子宫相连（图 2-9）。

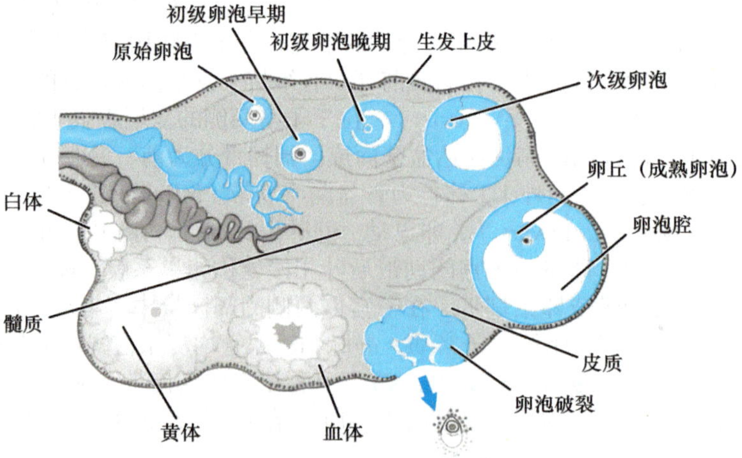

图 2-9 卵巢的构造模式

笔记栏

卵巢表面无腹膜，由单层立方上皮覆盖，称生发上皮。上皮的深面有一层致密纤维组织，称卵巢白膜。再向内为卵巢实质，又分为皮质与髓质：皮质在外层，内有各级发育卵泡及致密结缔组织；髓质在中央，无卵泡，由疏松结缔组织及丰富的血管、神经、淋巴管，以及少量与卵巢悬韧带相连续的平滑肌纤维构成。

第四节　血管、淋巴及神经

一、动　　脉

女性内、外生殖器官的血液供应主要来自卵巢动脉、子宫动脉、阴道动脉（图 2-10）及阴部内动脉。

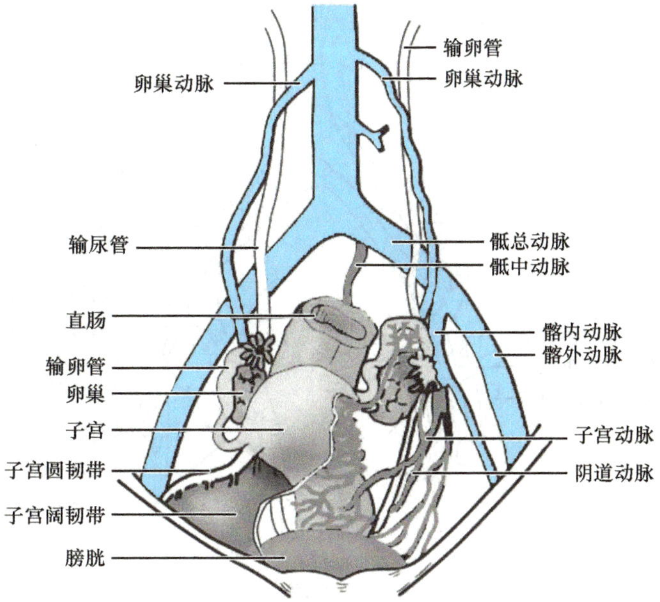

图 2-10　女性盆腔动脉

（一）卵巢动脉

卵巢动脉自腹主动脉分出。在腹膜后沿腰大肌前下行至骨盆腔，跨过输尿管与髂总动脉下段，经骨盆漏斗韧带向内横行，再经卵巢系膜进入卵巢门。卵巢动脉在输卵管系膜内进入卵巢门前分出若干支供应输卵管，其末梢在子宫角附近与子宫动脉上行的卵巢支相吻合。

（二）子宫动脉

子宫动脉为髂内动脉前干分支，在腹膜后沿骨盆侧壁向下向前行，经子宫阔韧带基底部、子宫旁组织到达子宫外侧（相当于子宫颈内口水平）约 2cm 处，横跨输尿管至子宫侧缘，此后分为上、下两支：上支较粗，沿子宫侧缘迂曲上行称子宫体支，至子宫角处又分为子宫底支（分布于子宫底部）、卵巢支（与卵巢动脉末梢吻合）及输卵管支（分布于输卵管）；下支较细，分布于子宫颈及阴道上段，称子宫颈-阴道支。

（三）阴道动脉

阴道动脉为髂内动脉前干分支，有许多小分支分布于阴道中下段的前后壁及膀胱顶、膀胱颈。阴道动脉与子宫动脉阴道支和阴部内动脉分支吻合。阴道上段由子宫动脉子宫颈-阴道支供应，中段由阴道动脉供应，下段主要由阴部内动脉和痔中动脉供应。

（四）阴部内动脉

阴部内动脉为髂内动脉前干终支，经坐骨大孔的梨状肌下孔穿出骨盆腔，绕过坐骨棘背面，再经过坐骨小孔到达坐骨肛门窝，并分出 4 支。①痔下动脉：分布于直肠下段及肛门部；②会阴动脉：分布于会阴浅部；③阴唇动脉：分布于大、小阴唇；④阴蒂动脉：分布于阴蒂及前庭球。

二、静　　脉

盆腔静脉均与同名动脉伴行，并在相应器官及其周围形成静脉丛，且互相吻合，故盆腔静脉感染容易蔓延。卵巢静脉出卵巢门后形成静脉丛，与同名动脉伴行，右侧汇入下腔静脉，左侧汇入左肾静脉，故左侧盆腔静脉曲张较多见。

三、淋　巴

女性生殖器官和盆腔具有丰富的淋巴系统，淋巴结通常沿相应的血管排列，其数目和大小不恒定（图 2-11），分为外生殖器淋巴与盆腔淋巴两组。

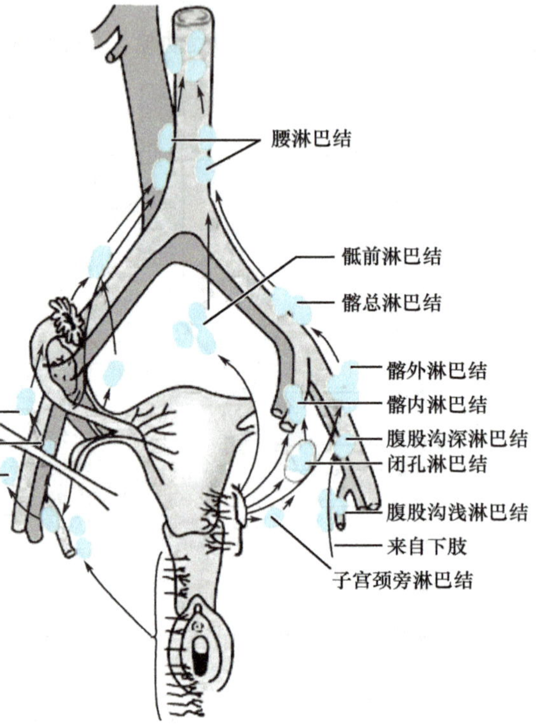

图 2-11　女性生殖器淋巴

（一）外生殖器淋巴

外生殖器淋巴分深、浅两部分。

1. 腹股沟浅淋巴结　分上、下两组：上组沿腹股沟韧带排列，收纳外生殖器、会阴、阴道下段及肛门部的淋巴；下组位于大隐静脉末端周围，收纳会阴及下肢的淋巴。其输出管淋巴大部分汇入腹股沟深淋巴结，少部分汇入髂外淋巴结。

2. 腹股沟深淋巴结　位于股管内、股静脉内侧，收纳阴蒂、股静脉区及腹股沟浅淋巴，汇入闭孔、髂外等淋巴结。

（二）盆腔淋巴

盆腔淋巴分为 3 组。①髂淋巴组：由闭孔、髂内、髂外及髂总淋巴结组成；②骶前淋巴组：位于骶骨前面；③腰淋巴组：位于腹主动脉旁。

阴道下段淋巴主要汇入腹股沟浅淋巴结。阴道上段淋巴回流基本与子宫颈淋巴回流相同，大部分汇入髂内及闭孔淋巴结。子宫体两侧淋巴沿圆韧带汇入腹股沟浅淋巴结。子宫底、输卵管、卵巢淋巴部分汇入腰淋巴结，部分汇入髂内、外淋巴结。当内、外生殖器官发生感染或出现肿瘤时，往往沿各部回流的淋巴管扩散，引起相应淋巴结肿大。

四、神　经

（一）外生殖器的神经支配

外阴部主要由阴部神经支配。由第 2～4 骶神经分支组成，含感觉和运动神经纤维，走行与阴部内动脉相同，在坐骨结节内侧下方分成会阴神经、阴蒂背神经及肛门神经（又称痔下神经）3 支，分布于会阴、阴唇、阴蒂及肛门周围。

笔记栏

（二）内生殖器的神经支配

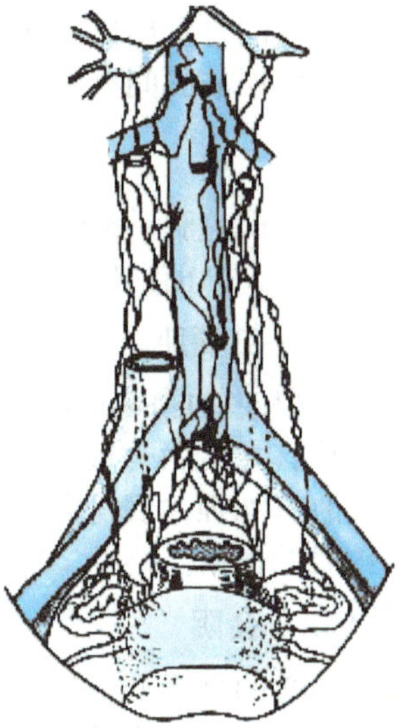
图 2-12　内生殖器神经分布

内生殖器主要由交感神经与副交感神经所支配（图 2-12）。交感神经纤维自腹主动脉前神经丛分出，进入盆腔后分为两部分：①卵巢神经丛，分布于卵巢和输卵管；②骶前神经丛，大部分在子宫颈旁形成骨盆神经丛，分布于子宫体、子宫颈、膀胱上部等。骨盆神经丛有来自第 2～4 骶神经的副交感神经纤维，并含有向心传导的感觉神经纤维。子宫平滑肌有自律活动，完全切除其神经后仍能有节律性收缩，临床上可见低位截瘫的产妇仍能自然分娩。

第五节　骨　盆　底

骨盆底（pelvic floor）由多层肌肉和筋膜组成，封闭骨盆出口，承托膀胱、阴道、子宫及直肠等盆腔脏器。若盆底肌肉和筋膜受损或肌肉松弛，致盆底功能障碍，可引起压力性尿失禁、子宫脱垂、阴道前后壁膨出等疾病。

骨盆底的前方为耻骨联合下缘，后方为尾骨尖，两侧为耻骨降支、坐骨升支及坐骨结节。两侧坐骨结节前缘的连线将骨盆底分为前、后两部：前部为尿生殖三角，有尿道和阴道通过；后部为肛门三角，有肛管通过（图 2-13）。骨盆底由外向内分为 3 层。

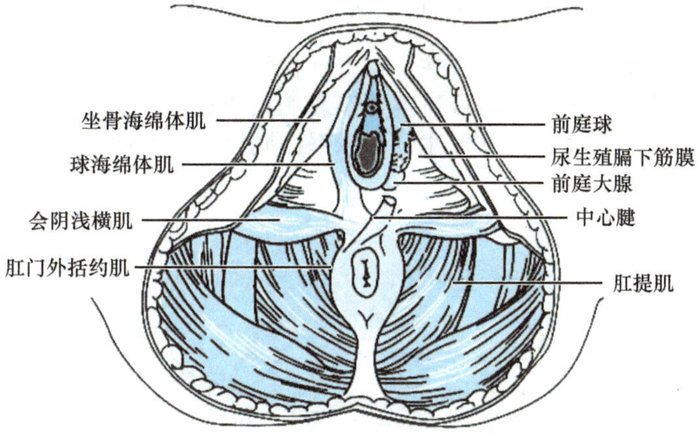

图 2-13　骨盆底肌肉

一、外　层

外层即浅层筋膜与肌肉。在外生殖器、会阴皮肤及皮下组织的下面有会阴浅筋膜，其深面由 3 对肌肉及一括约肌组成浅肌肉层。此层肌肉的肌腱汇合于阴道外口与肛门之间，形成中心腱。

（一）球海绵体肌

球海绵体肌位于阴道两侧，覆盖前庭球及前庭大腺，向前经阴道两侧附于阴蒂海绵体根部，向后与肛门外括约肌交叉混合。此肌收缩时能紧缩阴道，又称阴道括约肌。

（二）坐骨海绵体肌

坐骨海绵体肌从坐骨结节内侧沿坐骨升支内侧与耻骨降支向上，最终集合于阴蒂海绵体（阴蒂脚处）。

（三）会阴浅横肌

会阴浅横肌自两侧坐骨结节内侧面中线汇合于中心腱。

（四）肛门外括约肌

肛门外括约肌为围绕肛门的环形肌束，前端汇合于中心腱。

二、中　层

中层即尿生殖膈，由上、下两层坚韧的筋膜及一层薄肌肉组成，覆盖于由耻骨弓与两侧坐骨结

笔记栏

节所形成的骨盆出口前部三角形平面上，又称三角韧带，其中有尿道与阴道穿过。

在两层筋膜间有一对由两侧坐骨结节至中心腱的会阴深横肌层及位于尿道周围的尿道括约肌。

三、内　层

内层即盆膈（pelvic diaphragm）为骨盆底最内层的坚韧层，由肛提肌及其内、外面各覆一层的筋膜组成，由前向后有尿道、阴道及直肠穿过。

（一）肛提肌

肛提肌（levator ani muscle）是位于骨盆底的成对扁肌，由一对三角形肌肉板组成，两侧肌肉互相对称，左右联合形成向下的漏斗状，其肌纤维有不同的排布，可分为耻尾肌、髂尾肌和坐尾肌，肛提肌有加强盆底托力的作用。又因部分肌纤维在阴道及直肠周围密切交织，还有加强肛门与阴道括约肌的作用。

（二）会阴

广义的会阴（perineum）是指封闭骨盆出口的所有软组织，前为耻骨联合下缘，后为尾骨尖，两侧为耻骨降支、坐骨升支、坐骨结节和骶结节韧带。狭义的会阴是指阴道口与肛门之间的软组织，厚 3～4cm，由外向内逐渐变窄呈楔形，表面为皮肤及皮下脂肪，内层为会阴中心腱，又称会阴体（perineal body）。妊娠期会阴组织变软有利于分娩。分娩时需保护会阴，防止裂伤。

第六节　邻近器官

女性生殖器官与骨盆腔其他器官不仅在位置上互相邻近，其血管、淋巴及神经也相互有着密切的联系。某一器官的增大、收缩、充盈或排空可以影响其他器官，而某一器官的创伤、感染、肿瘤等，也可累及邻近器官。女性生殖器的发生与泌尿系统同源，故女性生殖器发育异常时，也可能伴有泌尿系统的异常（图 2-14）。

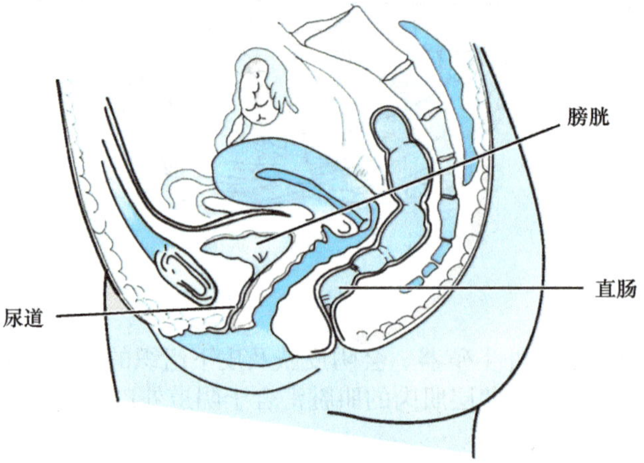

图 2-14　女性生殖器邻近器官

一、尿　道

尿道（urethra）为一肌性管道，长 4～5cm。位于阴道前面、耻骨联合后面，从膀胱三角尖端开始，穿过尿生殖膈，终止于阴道前庭部的尿道外口。尿道内括约肌为不随意肌，外括约肌为随意肌，且与会阴深横肌密切联合。由于女性尿道短且直，又接近阴道，因此易引起尿路感染。

二、膀　胱

膀胱（urinary bladder）为一肌性空腔器官，位于耻骨联合之后、子宫之前，其大小、形状、位置及壁厚可因其盈虚及邻近器官的情况而变化。成人平均容量为 350～500ml。排空的膀胱为锥形，全部位于盆腔内，膀胱充盈时可凸向腹腔。膀胱壁由浆膜、肌层及黏膜 3 层结构构成。膀胱可分为顶、底、体和颈 4 部分。前腹壁下部腹膜覆盖膀胱顶，向后移行达子宫前壁，两者之间形成膀胱子宫陷凹。膀胱底部内面有一三角区，称膀胱三角，三角的尖向下为尿道内口，三角底的两侧为输尿管口，两口相距约 2.5cm，此部与子宫颈及阴道前壁相邻，其间的组织在正常情况下较疏松，盆底肌

笔记栏

肉及其筋膜受损时，膀胱与尿道可随子宫颈及阴道前壁一并脱出。由于膀胱充盈可影响子宫及阴道，妇科检查及手术前需排空膀胱。

三、输 尿 管

输尿管（ureter）为一对肌性圆索状长管，起自肾盂，终于膀胱，各长约 30cm，粗细不一，最细部分的直径仅为 3～4mm，最粗可达 7～8mm。输尿管在腹膜后，从肾盂开始沿腰大肌前面偏中线侧下降（腰段），在骶髂关节处，经过髂外动脉起点的前方进入骨盆腔（盆段），继续下行于子宫阔韧带底部向前内方走行，于邻近子宫颈约 2cm 处，在子宫动脉的后方与之交叉，又经阴道侧穹窿顶端绕向前方而入膀胱壁（膀胱段），在壁内斜行 1.5～2.0cm，开口于膀胱三角底的外侧角。

输尿管壁厚约为 1mm，分为黏膜、肌层及外膜 3 层，肾、卵巢、子宫及膀胱的血管分支在相应段输尿管周围吻合成丰富的血管丛，而进入输尿管壁。妇科手术时要警惕，避免损伤输尿管，包括其外膜。

四、直 肠

直肠（rectum）上接乙状结肠，下连肛管，从左侧骶髂关节至肛门，全长为 15～20cm。前为子宫及阴道，后为骶骨。直肠上段有腹膜遮盖，至直肠中段腹膜折向前上方，覆于子宫颈及子宫后壁，形成直肠子宫陷凹。直肠下部无腹膜覆盖。肛管长 2～3cm，在其周围有肛门内、外括约肌及肛提肌。妇科手术及分娩处理时均应注意避免损伤肛管、直肠。

五、阑 尾

阑尾（vermiform appendix）上端连接盲肠，长 7～9cm，常位于右髂窝内，但其位置、长短、直径变异较大，有的下端可达右侧输卵管及卵巢位置。因此，女性患阑尾炎时有可能累及子宫和附件，应注意鉴别。妊娠期阑尾的位置可随妊娠月份的增加而逐渐向上外方移位。

（张 瑜 沈利聪）

笔记栏

第三章　女性生殖系统生理

女性一生中要经历不同阶段的生理变化，主要反映在女性生殖系统，包括下丘脑、垂体、卵巢和子宫等器官发生的周期性变化。同时，女性生殖系统的生理变化与其他系统的功能紧密相关，并相互影响。

第一节　女性一生各阶段的生理特点

女性从胎儿形成到衰老是一个渐进性的生理过程，根据其生理特点可分为胎儿期、新生儿期、儿童期、青春期、性成熟期、绝经过渡期和绝经后期 7 个阶段，但并没有截然的界限，且因遗传、环境、营养等因素而存在个体差异。

一、胎　儿　期

从卵子与精子结合到婴儿出生统称为胎儿期（fetal period）。性染色体决定胎儿的性别，即 XX 合子发育为女性，XY 合子发育为男性。胚胎至 6 周后原始性腺开始分化，8～10 周性腺组织开始出现卵巢结构。原始生殖细胞分化为初级卵母细胞，在其周围围绕一层扁平细胞形成原始卵泡。卵巢形成后，因无雄激素，无副中肾管抑制因子，故中肾管退化，两条副中肾管发育形成女性生殖道。

二、新　生　儿　期

出生后 4 周内称为新生儿期（neonatal period）。女性胎儿在母体内因受胎盘及母体卵巢产生的女性激素影响，出生时新生儿外阴较丰满，乳房略隆起或有少许泌乳。出生后脱离了母体环境，血液中女性激素水平迅速下降，可出现少量的阴道流血。这些都属于生理变化，均能在短期内自然消失。

三、儿　童　期

出生 4 周至 12 岁称为儿童期（childhood）。儿童期早期（8 岁之前），为体格持续增长和发育阶段，但下丘脑-垂体-卵巢轴的功能处于抑制状态，卵泡无雌激素分泌，生殖器仍未发育，呈幼稚型，表现为阴道狭长，上皮薄，无皱襞，上皮细胞内缺乏糖原，阴道酸度低，抗感染力弱，容易发生炎症；子宫小，子宫颈较长，约占子宫全长的 2/3，子宫肌层亦很薄；输卵管弯曲且很细；卵巢长而窄，卵泡发育至窦前期即闭锁和退化。子宫、输卵管及卵巢仍位于腹腔内，接近骨盆入口。儿童期后期（8 岁后），卵泡受垂体促性腺激素的影响，有一定的发育并分泌性激素，但仍未能达到成熟阶段。卵巢形态逐步变为扁卵圆形。子宫、输卵管及卵巢逐渐向骨盆腔内下降。皮下脂肪在胸、髋、肩部及耻骨前面堆积，开始呈现女性特征。

四、青　春　期

从月经初潮至生殖器官逐渐发育成熟的时期称为青春期（adolescence or puberty）。世界卫生组织（WHO）规定的青春期为 10～19 岁。青春期的发动时间主要取决于遗传因素，也与体质、营养状况、心理因素和居住的地理位置等因素有关，这一时期的生理特征是身体及生殖器官发育迅速、第二性征形成、月经初潮。

（一）体格发育

此时期身体迅速发育，体型发育的同时身体各器官也发生变化，逐渐向成熟过渡。

（二）生殖器官的发育（第一性征）

由于促性腺激素的作用，卵泡开始发育并分泌性激素，内、外生殖器进一步发育。外生殖器从幼稚型变为成人型；阴阜隆起，大阴唇变肥厚，小阴唇变大且有色素沉着；阴道长度及宽度增加，阴道黏膜变厚并出现皱襞；子宫增大，尤其子宫体明显增大，使子宫体占子宫全长的 2/3；输卵管变粗，弯曲度减小；卵巢增大，皮质内有不同发育阶段的卵泡，致使卵巢表面稍显凹凸不平。此时虽已初步具有生育能力，但整个生殖系统的功能尚未完善。

（三）第二性征

除生殖器官外，女性其他特有的性征称第二性征（secondary sexual characteristics）。表现为音调变高；乳房萌发、逐渐隆起而丰满；出现阴毛及腋毛；骨盆横径发育大于前后径；胸、肩部皮下脂肪增多，显现女性特有体态。

（四）月经初潮

女性第一次月经来潮称为月经初潮（menarche），是青春期开始的一个重要标志。青春期早期各激素水平开始有规律性波动，卵巢产生的雌激素逐渐增加，使子宫内膜增殖，当雌激素的分泌水平达到一定水平并出现较大波动时，引起子宫内膜脱落出血即月经初潮。此期中枢对雌激素的正反馈机制尚未成熟，即使卵泡发育成熟也不能排卵，因而初潮后月经周期常不规律，经 5～7 年建立规律的周期性排卵后，月经才逐渐正常。

五、性成熟期

性成熟期（sexual maturity period）是指卵巢生殖及内分泌功能最旺盛的时期，又称生育期。一般自 18 岁左右开始，历时约 30 年。此期的女性性功能旺盛，卵巢功能成熟并分泌性激素，已建立规律的周期性排卵。生殖器各部分和乳房受卵巢分泌性激素的影响也发生周期性变化。

六、绝经过渡期

绝经过渡期（menopausal transition period）是指从开始出现绝经趋势直至最后一次月经的时期。可始于 40 岁，此期长短不一，因人而异，历时短则 1～2 年，长则 10～20 年。此期卵巢功能逐渐衰退，生殖器官逐渐萎缩。卵泡数明显减少且易发生卵泡发育不全，多数女性在绝经前月经周期不规律，常为无排卵性月经。最终由于卵巢内卵泡自然耗竭或剩余的卵泡对垂体促性腺激素丧失反应，导致卵巢功能衰竭，月经永久性停止，称绝经（menopause）。据统计，我国女性的绝经平均年龄为 49.5 岁，80%的女性绝经年龄在 44～54 岁。1994 年 WHO 提出推荐采用“围绝经期”（perimenopausal period）一词，将其定义为从卵巢功能开始衰退直至绝经后 1 年的时期。在围绝经期，由于雌激素水平降低，可出现血管舒缩障碍和神经精神障碍的症状，表现为潮热、出汗、情绪不稳定、不安、抑郁或烦躁、失眠等，称围绝经期综合征。目前认为，科学、规范的绝经激素治疗（menopause hormone therapy，MHT）可以有效缓解绝经期症状，在绝经早期（治疗“窗口期”）使用还可在一定程度上预防老年慢性病的发生。

七、绝经后期

绝经后期（postmenopausal period）是指绝经后的生命时期。在早期阶段，虽然卵巢停止分泌雌激素，但卵巢间质仍能分泌少量雄激素，后者在外周组织（如皮肤、脂肪等）转化为雌酮。雌酮是绝经后女性循环中的主要雌激素。女性一般在 60 岁后，机体逐渐老化，进入老年期（senility）。此期卵巢功能已衰竭，主要表现为雌激素水平的低落，不足以维持女性第二性征，生殖器官进一步萎缩老化。此期出现骨代谢失常，引起骨质疏松，易发生骨折。

第二节　月经及月经期的临床表现

一、月　经

月经（menstruation）是指随卵巢的周期性变化，子宫内膜出现周期性脱落伴随的出血。月经是生殖功能成熟的标志之一。月经初潮是指月经第一次来潮。月经初潮年龄多在 13～14 岁，8 岁前月经来潮考虑性早熟，16 岁以后月经仍未来潮者应引起临床重视。月经初潮的早晚受遗传、营养、体重等因素的影响。近年来，月经初潮年龄有提前的趋势。

二、月经血的特征

月经血一般呈暗红色，其成分包括血液、子宫内膜碎片、子宫颈黏液及脱落的阴道上皮细胞。月经血的主要特点是不凝固。月经血中含有来自子宫内膜的大量纤溶酶，其可使月经血中的纤维蛋

笔记栏

白溶解，故月经血不凝固。只有在月经量多或速度快的情况下才出现血凝块。

三、正常月经的临床表现

月经周期出血的第 1 天为月经周期的开始，两次月经第 1 天的间隔时间称一个月经周期（menstrual cycle），一般 21～35 天为 1 个周期，平均为 28 天。正常月经持续时间为 2～8 天，平均为 4～6 天。月经量为一次月经的总失血量，正常月经量为 20～60ml，超过 80ml 为月经量过多。一般月经期无特殊症状，但由于月经期盆腔充血及前列腺素的作用，有些女性可出现下腹及腰骶部下坠不适或子宫收缩痛，并可出现食欲缺乏、恶心、腹泻等胃肠功能紊乱症状，个别可有头痛、易于激动等轻度神经系统不稳定症状。

第三节　卵巢功能及周期性变化

一、卵巢功能

卵巢是女性的性腺，主要功能是产生卵子并排卵、合成并分泌女性激素，分别称为卵巢的生殖功能和内分泌功能。

二、卵巢的周期性变化

（一）卵泡的发育及成熟

人类卵泡的发育始于胚胎时期，新生儿出生时卵泡总数约有 200 万个。出生后不会再产生新的卵泡，其中有近 50%的卵泡发生闭锁。儿童期卵巢的皮质含有大量的原始卵泡，此阶段卵泡的发育不依赖促性腺激素，卵泡进入自主发育和闭锁的轨道；到青春期卵泡数目降至 30 万～50 万个。进入青春期后，卵泡的发育受促性腺激素的刺激而向发育成熟推进。到了生育期，每月一批（3～11 个）卵泡发育，经历募集、选择，其中一般只有一个优势卵泡可达完全成熟并排卵，其余的卵泡发育到一定程度则通过细胞凋亡机制而自行退化，形成闭锁卵泡（atretic follicle）。女性一生中一般只有 400～500 个卵泡发育成熟并排卵，仅占总数的 0.1%左右。

卵泡的发育始于原始卵泡到初级卵泡的转化，原始卵泡可以在卵巢内处于休眠状态数十年。原始卵泡发育远在月经周期起始之前，从原始卵泡至形成窦前卵泡需 9 个月以上的时间（图 3-1），从窦前卵泡发育到成熟卵泡经历持续生长期（1～4 级卵泡）和指数生长期（5～8 级卵泡），共需 85 天（图 3-2），实际上跨越了 3 个月经周期。一般卵泡生长的最后阶段正常需 15 天左右，是月经周期的卵泡期。

根据卵泡的形态、大小、生长速率和组织学特征，可将卵泡的生长分为以下几个阶段（图 3-3）。

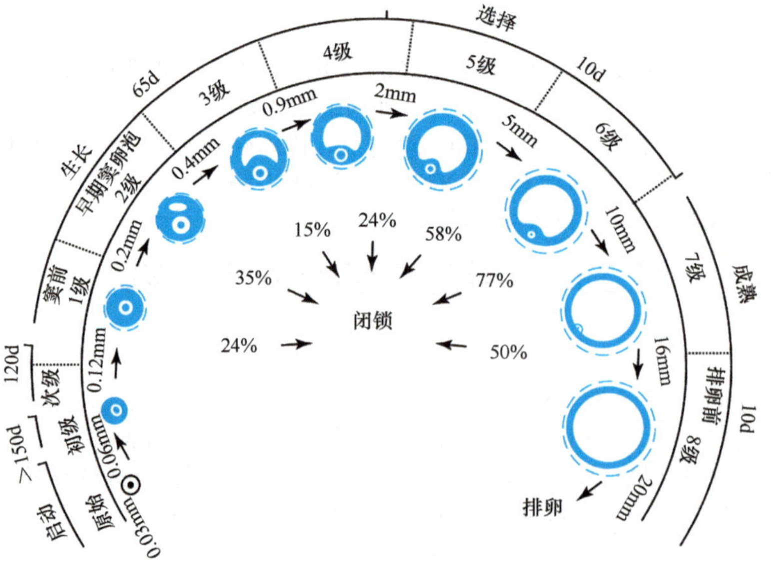

图 3-1　成人卵巢内卵泡的生长发育及各级生长卵泡出现的比例

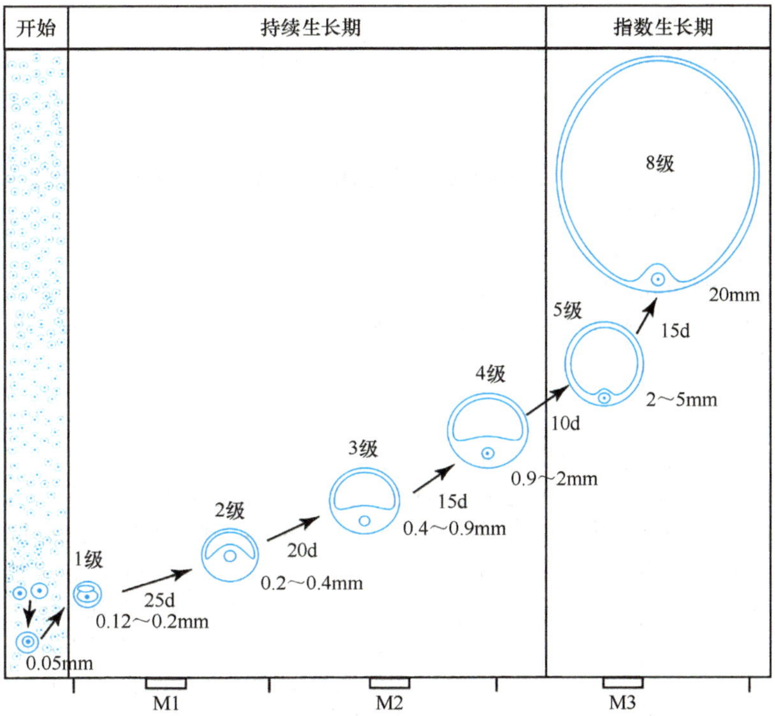

图 3-2　卵泡生长速率示意图

1. 原始卵泡（primordial follicle）　是由一个停止在减数分裂双线期的初级卵母细胞及环绕其周围的单层梭形前颗粒细胞层组成。

2. 窦前卵泡（preantral follicle）　包绕卵母细胞的梭形前颗粒细胞变为柱状颗粒细胞，并进行有丝分裂，即为初级卵泡（primary follicle）。与此同时，颗粒细胞合成和分泌黏多糖，在卵子周围形成一透明环形区，称透明带（zona pellucida）。颗粒细胞的胞膜突起可穿过透明带与卵子的胞膜形成缝隙连接，这些胞膜接触为卵子的信息传递和营养提供了一条通道。最后初级卵泡颗粒细胞的增殖使细胞的层数增至6～8层（600个细胞以下），卵泡增大，形成次级卵泡（secondary follicle）。颗粒细胞内出现卵泡刺激素（follicle stimulating hormone，FSH）、雌激素（estrogen，E）和雄激素（androgen，A）三种受体，具备了对上述激素的反应性。卵泡基底膜附近的梭形细胞形成两层卵泡膜，即卵泡内膜（theca interna）和卵泡外膜（theca externa）。卵泡内膜细胞出现黄体生成素（luteinizing hormone，LH）受体，具备了合成甾体激素的能力。

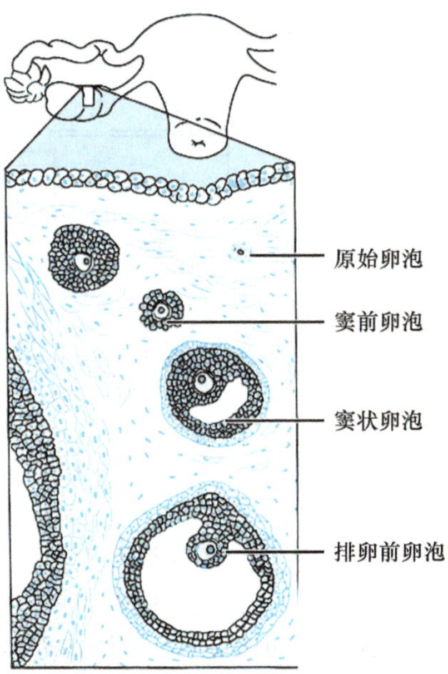

图 3-3　卵巢各发育期卵泡

3. 窦状卵泡（antral follicle）　在雌激素和FSH的协同作用下，颗粒细胞间积聚的卵泡液增加，最后融合形成卵泡腔，卵泡增大直径达500μm，称为窦状卵泡。窦状卵泡发育的后期，相当于前一卵巢周期的黄体晚期及本周期卵泡早期，血清FSH水平及其生物活性增高，超过一定阈值后，卵巢内有一组窦状卵泡群进入了“生长发育轨道”，这种现象称为募集（recruitment）。约在月经周期第7天，在被募集的发育卵泡群中，FSH阈值最低的一个卵泡，优先发育成为优势卵泡（dominant follicle），其余的卵泡逐渐退化闭锁，这个现象称为选择（selection）。月经周期的第11～13天，优势卵泡增大至18mm左右，分泌雌激素量增多，使血清雌激素量达到300pg/ml左右。不仅如此，在FSH刺激下，颗粒细胞内又出现了LH受体及催乳素（PRL）受体，具备了对LH、PRL的反应性，此时便形成了排卵前卵泡。

4. 排卵前卵泡（preovulatory follicle）　为卵泡发育的最后阶段，为成熟卵泡，又称赫拉夫（Graafian）卵泡。此时卵泡体积显著增大，直径可达18～23mm，卵泡液急骤增加，卵泡腔增大，卵

笔记栏

泡移行向卵巢表面突出。卵泡从外向内依次为以下结构。

（1）卵泡外膜：为致密的卵巢间质组织，与卵巢间质无明显界线。

（2）卵泡内膜：从卵巢皮质层间质细胞衍化而来，细胞呈多边形，较颗粒细胞大，此层含丰富的血管。

（3）颗粒细胞：细胞呈立方形，细胞间无血管存在，其营养来自外围的卵泡内膜。颗粒细胞层与卵泡内膜层之间有一层基底膜。

（4）卵泡腔：腔内充满大量清澈的卵泡液和雌激素。

（5）卵丘：突出于卵泡腔，卵细胞深藏其中。

（6）放射冠：为直接围绕卵细胞的一层颗粒细胞，呈放射状排列。冠与卵细胞之间还有一层很薄的透明膜，称透明带（zona pellucida）。

（二）排卵

卵泡进入排卵前状态时，卵泡逐渐向卵巢表面移行并向外突出，当接近卵巢表面时，由于卵泡液中的蛋白酶被激活，溶解卵泡壁，因此在卵泡壁隆起的尖端部分可形成排卵孔（stigma）。卵细胞和它周围的卵丘颗粒细胞一起被排出的过程称排卵（ovulation）。排卵时随卵细胞同时排出的有透明带、放射冠及小部分卵丘内的颗粒细胞（图 3-4）。排卵可能的机制：一方面，成熟卵泡分泌大量的雌二醇，雌二醇的峰（≥200pg/ml）对下丘脑、垂体起正反馈调节作用，诱发下丘脑释放大量的促性腺激素释放激素（gonadotropin-releasing hormone，GnRH），刺激垂体释放促性腺激素，出现 LH/FSH 峰。LH 峰是即将排卵的可靠标志，出现于排卵前的 36 小时。另一方面，LH 峰使卵母细胞重新启动减数分裂进程，直至完成第一次减数分裂，排出第一极体，初级卵母细胞成熟为次级卵母细胞。在 LH 峰作用下排卵前卵泡黄素化，产生少量孕酮。LH/FSH 峰与孕酮协同作用，激活卵泡液内蛋白酶活性，溶解卵泡壁隆起尖端部分，形成排卵孔。排卵前卵泡内前列腺素显著增加，排卵时达高峰。前列腺素可促进卵泡壁释放蛋白酶，也促使卵巢内平滑肌收缩，有助于排卵。排卵多发生在下次月经来潮前 14 天。卵子排出后，经输卵管伞部捡拾、输卵管壁蠕动及其黏膜纤毛摆动等协同作用，在输卵管内向子宫方向移动。

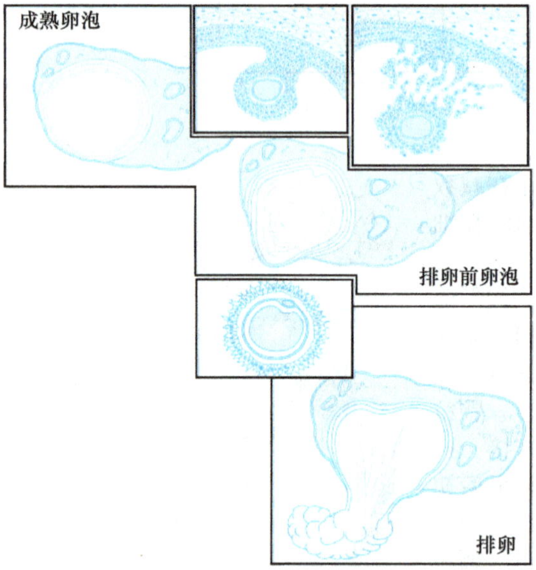

图 3-4 排卵

（三）黄体形成及退化

排卵后，卵泡液流出，卵泡腔内压下降，卵泡壁塌陷，形成许多皱襞，卵泡壁的卵巢颗粒细胞和内膜细胞向内侵入，周围由卵泡外膜细胞包围，形成黄体（corpus luteum）。卵泡颗粒细胞及卵泡膜细胞在 LH 峰作用下进一步黄素化，形成颗粒黄体细胞及卵泡膜黄体细胞。排卵后黄体细胞的直径由原来的 12～14μm 增大至 35～50μm，排卵后 7～8 天（相当于月经周期第 22 天左右），黄体体积最大，直径达 1～2cm，外观色黄。

若排出的卵子受精，黄体在胚胎滋养细胞分泌的人绒毛膜促性腺激素（human chorionic gonadotropin，hCG）作用下增大，转变为妊娠黄体，至妊娠 3 个月末退化，此后，胎盘形成并分泌甾体激素维持妊娠。

若卵子未受精，在排卵后第 9～10 天，黄体开始退化，黄体细胞逐渐萎缩变小，周围的结缔组织及成纤维细胞侵入黄体，逐渐由结缔组织代替，组织纤维化，形成白体（corpus albicans）。正常排卵周期中，黄体期仅限于 14 天内。黄体衰退后月经来潮，卵巢中又有新的卵泡发育，开始新的周期。

（四）卵巢分泌的甾体激素

笔记栏

卵巢合成及分泌的性激素为甾体激素（steroid hormone），主要有雌激素（estrogen）、孕激素

（progestogen）和雄激素（androgen）。

1. 甾体激素的基本化学结构 甾体激素属于类固醇激素，基本化学成分是环戊烷多氢菲环，按碳原子的数目分成 3 个组。①孕激素：含 21 个碳原子，基本结构为孕烷核，如孕酮；②雄激素：含 19 个碳原子，基本结构为雄烷核，如睾酮；③雌激素：含 18 个碳原子，基本结构为雌烷核，如雌二醇、雌酮及雌三醇。

2. 甾体激素的生物合成及代谢

（1）甾体激素的生物合成：卵巢组织具有直接摄取胆固醇合成性激素的酶系。由胆固醇合成的孕烯醇酮是合成所有甾体激素的前体物质。孕烯醇酮合成雄烯二酮有 Δ^4 和 Δ^5 两条途径。卵巢在排卵前以 Δ^5 途径合成雌激素，排卵后可通过 Δ^4 和 Δ^5 两条途径合成雌激素（图 3-5）。雌激素的合成是由卵巢的卵泡膜细胞与颗粒细胞在 FSH 和 LH 的共同作用下完成的：LH 与卵泡膜细胞 LH 受体结合后可使胆固醇形成睾酮和雄烯二酮，后两者进入颗粒细胞内成为雌激素的前身物质；FSH 与颗粒细胞上 FSH 受体结合后激活芳香化酶，将睾酮和雄烯二酮分别转化为雌二醇和雌酮，进入血液循环和卵泡液中。这就是 Falck（1959 年）提出的雌激素合成的两细胞-两促性腺激素学说，即所谓的两种细胞两种促性腺激素学说（图 3-6）。雌激素主要为雌二醇与雌酮，雌三醇为其降解产物。雌激素的生物活性以雌二醇最强，雌酮次之，雌三醇最弱。

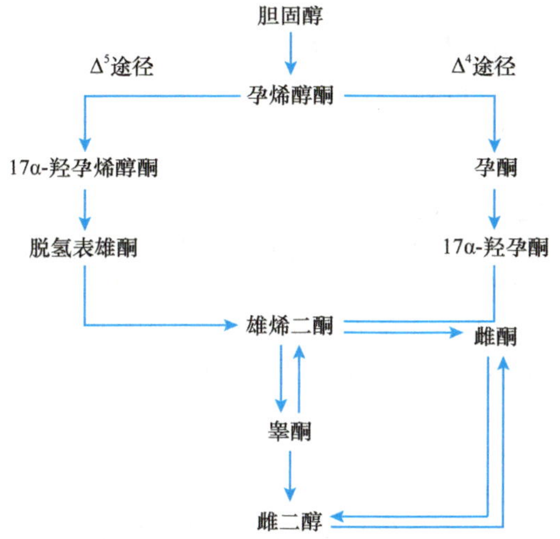

图 3-5 性激素的生物合成路径

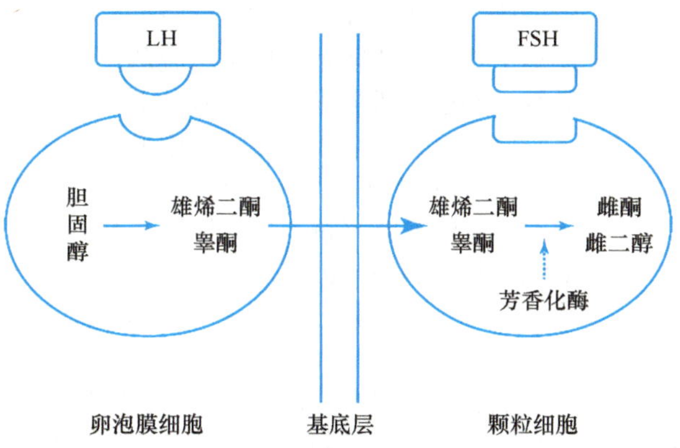

图 3-6 雌激素合成的两细胞-两促性腺激素学说

（2）甾体激素的代谢：甾体激素主要在肝脏降解，并以硫酸盐或葡萄糖醛酸盐等结合形式经肾排出。

3. 性激素的周期性变化 正常女性卵巢激素的分泌随卵巢周期而变化。

（1）雌激素：在卵泡开始发育时，雌激素分泌量很少，随着卵泡渐趋成熟，雌激素分泌也逐渐增加，于排卵前形成第一个高峰，排卵后卵泡液中雌激素释放至腹腔，使血液循环中雌激素水平暂时下降。排卵后 1～2 天，黄体开始分泌雌激素，使血液循环中雌激素含量又逐渐上升，排卵后 7～8 天黄体成熟时，又形成第二个高峰，但峰值较第一个高峰低且平坦。黄体萎缩时，雌激素水平急剧下降，在月经前达最低水平。

（2）孕激素：卵泡期卵泡不分泌孕酮，但排卵前成熟卵泡的颗粒细胞在 LH 作用下发生黄素化，可分泌少量的孕酮，排卵后孕激素分泌量开始增加，在排卵后 7～8 天黄体成熟时，分泌量达最高峰，到月经来潮时降至卵泡期水平。

（3）雄激素：女性的雄激素主要来自肾上腺，少量来源于卵巢，由卵泡膜和卵巢间质细胞合成，主要包括睾酮、雄烯二酮和脱氢表雄酮。排卵前血液循环中雄激素水平升高，一方面促进非优势卵泡的闭锁，另一方面提高性欲。

4. 性激素的生理作用

（1）雌激素的生理作用

1）子宫肌层：促使子宫肌细胞的增生和肥大，使肌层变厚，子宫收缩力增强，并增加子宫平滑肌对缩宫素的敏感性。

2）子宫内膜：使子宫内膜增殖、修复。

笔记栏

3）子宫颈：使子宫颈口松弛、扩张，子宫颈黏液分泌量增加、性状变稀薄、富有弹性、易拉成丝状。

4）输卵管：促进输卵管发育，增加输卵管节律性收缩的振幅。

5）阴道上皮：使阴道上皮细胞增生和角化，黏膜变厚，并增加上皮细胞内糖原的含量，使阴道维持酸性环境。

6）外生殖器：使阴唇发育、丰满、色素加深。

7）乳腺：使乳腺腺管增生，乳头、乳晕着色。

8）卵巢：雌激素对卵巢的卵泡发育是必需的，它可协助 FSH 促进卵泡发育；促进其他第二性征的发育。

9）下丘脑：雌激素通过对下丘脑和垂体的正、负反馈调节，控制垂体促性腺激素的分泌。

10）代谢作用：雌激素可降低胆固醇与磷脂的比例，促进肝脏高密度脂蛋白合成，抑制低密度脂蛋白合成，降低血中总胆固醇的水平；促进水钠潴留。当有足量的雌激素存在时，钙盐及磷盐才能在骨质中沉积，以维持正常骨质。雌激素与甲状旁腺激素共同作用，维持血液中的钙磷平衡。

（2）孕激素的生理作用

1）子宫肌层：使子宫平滑肌纤维松弛，兴奋性降低；同时降低妊娠子宫对缩宫素的敏感性，从而减少子宫收缩，有利于受精卵在子宫腔内生长发育。

2）子宫内膜：使增殖期子宫内膜转化为分泌期内膜，为受精卵着床做好准备。

3）子宫颈：使子宫颈口闭合，黏液减少、变稠，拉丝度降低。

4）输卵管：抑制输卵管肌节律性收缩，减少其收缩的振幅。

5）阴道上皮：加速阴道上皮细胞脱落。

6）乳腺：在已有雌激素影响的基础上，促进乳腺腺泡发育成熟。

7）下丘脑、垂体：孕激素在月经中期具有增强雌激素对垂体的正反馈作用，增强垂体 LH 峰值的分泌；而在黄体期对下丘脑、垂体有负反馈作用，影响垂体促性腺激素的分泌。

8）体温：孕激素能兴奋下丘脑体温调节中枢，使体温升高。正常女性在排卵前基础体温低，排卵后基础体温可升高 0.3～0.5℃，这种基础体温的改变，可作为排卵监测的重要指标之一。

9）代谢作用：孕激素能促进水与钠的排泄。

5. 孕激素与雌激素的协同和拮抗作用 孕激素是在雌激素作用的基础上，进一步促使女性生殖器和乳房的发育，为妊娠准备条件，可见两者有协同作用。此外，雌激素和孕激素又有拮抗作用，表现在子宫收缩、输卵管蠕动、子宫颈黏液变化、阴道上皮细胞角化和脱落，以及钠和水的潴留与排泄等。

6. 雄激素的生理作用 睾酮主要来自肾上腺皮质，卵巢也分泌一部分。睾酮不仅是合成雌激素的前体，而且是维持女性正常生殖功能的重要激素。

（1）对女性生殖系统的影响：在雄激素的影响下，可减缓子宫及其内膜的生长及增殖，抑制阴道上皮的增生和角化，促使阴蒂、阴唇和阴阜的发育。但若长期使用可出现男性化的表现。此外，雄激素还与性欲有关。

（2）对机体代谢功能的影响：雄激素能促进蛋白质合成，促进肌肉生长；使基础代谢率增加；刺激骨髓中红细胞的增生。在性成熟期前，雄激素促使长骨骨基质生长和钙储备，性成熟后可导致骨骺的关闭，使生长停止，它还可促进肾远曲小管对 Na^+、Cl^-的重吸收而引起水肿。

7. 多肽激素 卵巢除了分泌甾体激素外，还分泌一些多肽激素和生长因子。多肽激素有抑制素（包括抑制素 A、抑制素 B）和激活素等，其对垂体 FSH 的合成和分泌具有反馈调节作用。另外，生长因子包括胰岛素样生长因子、表皮生长因子等，它们参与卵巢的局部调节。

第四节 子宫内膜及生殖器其他部位的周期性变化

随着卵巢的周期性变化，女性生殖器也发生一系列周期性变化，其中子宫内膜的周期性变化最显著。

一、子宫内膜的周期性变化

子宫内膜的周期性变化：子宫内膜组织结构分为基底层和功能层，基底层直接与子宫肌层相连，此层不受月经周期中激素变化的影响，且在月经期不发生脱落。功能层靠近子宫腔，它受卵巢激素的影响呈周期性变化，此层月经期坏死脱落。以正常一个月经周期 28 天为例，其组织形态的周期性

笔记栏

改变可分为 3 期。

（一）增殖期（proliferation phase）

增殖期（proliferation phase）在月经周期第 5～14 天，与卵巢周期的卵泡期相对应，子宫内膜的增殖期一般持续 2 周，生理情况下可有 10～20 天波动。在卵巢分泌雌激素的作用下，子宫内膜上皮与间质细胞呈增殖状态，子宫内膜厚度从 0.5mm 增加到 3～5mm（单层内膜厚度，以下类同），以腺体增殖反应最为明显。此期又分为早、中、晚 3 期。

1. 增殖早期　在月经周期第 5～7 天。此期内膜较薄，仅 1～2mm，腺上皮细胞呈立方形或低柱状，间质较致密，细胞呈星形。间质中的小动脉较直，其壁薄。

2. 增殖中期　在月经周期第 8～10 天。此期特征是间质水肿明显；腺体数增多、增长，呈弯曲形；腺上皮细胞表现增生活跃，细胞呈柱状，且有分裂象。

3. 增殖晚期　在月经周期第 11～14 天。此期内膜增厚至 3～5mm，表面高低不平，略呈波浪形。上皮细胞呈高柱状，腺上皮仍继续生长，核分裂象增多，腺体更长，形成弯曲状。间质细胞呈星状，并相互结合成网状；组织内水肿明显，小动脉略呈弯曲状，管腔增大。

（二）分泌期（secretory phase）

分泌期（secretory phase）在月经周期第 15～28 天，与卵巢周期的黄体期相对应。黄体形成后，在雌、孕激素协同作用下，子宫内膜呈分泌反应。此期也分为早、中、晚 3 期。

1. 分泌早期　在月经周期第 15～19 天。此期子宫内膜腺体更长，弯曲更明显；腺上皮细胞的核下开始出现含糖原的小泡，称核下空泡，为分泌期早期的组织学特征。

2. 分泌中期　在月经周期第 20～23 天。此期子宫内膜较前增厚并呈锯齿状；腺体内的分泌上皮细胞顶端胞膜破裂，细胞内的糖原排入腺腔内称顶浆分泌，为分泌期中期的组织学特征。此期间质更加水肿、疏松；螺旋小动脉增生、卷曲。

3. 分泌晚期　在月经周期第 24～28 天。此期为月经来潮前期。子宫内膜结构呈海绵状，腺体开口面向子宫腔，有糖原等分泌物溢出，间质更疏松、水肿，表面上皮细胞下的间质分化为肥大的蜕膜样细胞；此期螺旋小动脉迅速增长，超出内膜厚度，也更弯曲，血管管腔也扩张。

（三）月经期

月经期在月经周期第 1～4 天。此期由于黄体萎缩，雌、孕激素水平下降，子宫内膜失去激素的支持，内膜中前列腺素的合成活化，前列腺素能刺激子宫肌层收缩而引起内膜功能层的螺旋小动脉持续痉挛，组织变性、坏死，血管壁通透性增加，使血管破裂及组织崩解脱落，变性、坏死的内膜与血液相混而排出，形成月经血。

二、生殖器其他部位的周期性变化

（一）阴道黏膜的周期性变化

随着月经周期雌、孕激素的周期性变化，阴道黏膜也发生周期性改变，这种改变在阴道上段的黏膜更为明显。排卵前，阴道上皮在雌激素的影响下，自底层细胞向上增生，逐渐演变为中层及表层细胞，使阴道上皮增厚；表层细胞出现角化，且角化程度在排卵期最明显。正常状态下，阴道杆菌寄生在阴道内，而阴道上皮细胞内有丰富的糖原，后者经阴道杆菌分解可产生乳酸，从而保持阴道酸性环境，以防止致病菌的繁殖。排卵后，在孕激素的作用下，阴道上皮主要是表层细胞大量脱落，阴道脱落细胞涂片见细胞堆积，以嗜碱性为主。临床上常根据阴道脱落细胞中表层角化细胞所占的比例来判断体内雌激素的影响程度，了解卵巢功能。

（二）子宫颈黏液的周期性变化

在雌激素、孕激素的作用下，子宫颈腺细胞分泌黏液，其物理、化学性质及其分泌量均有明显的周期性改变。在卵泡期，雌激素刺激子宫颈黏液腺细胞，随着雌激素水平不断增加，至排卵期黏液分泌量增加，黏液中氯化钠含量增加势必导致水分增多，使黏液稀薄、透明，拉丝度可达 10cm 以上。若将黏液做涂片检查，干燥后可见羊齿植物叶状结晶，这种结晶在月经周期第 6～7 天开始出现，到排卵期最为清晰（图 3-7）。排卵后，受孕激素影响，黏液分泌量逐渐减少，氯化钠含量减少，性状变黏稠而浑浊，拉丝度差，易断裂。涂片检查时结晶逐步模糊，至月经周期第 22 天左右完全消失，出现排列成行的椭圆体（图 3-8）。临床上，可根据子宫颈黏液的周期性变化了解卵巢功能。

笔记栏

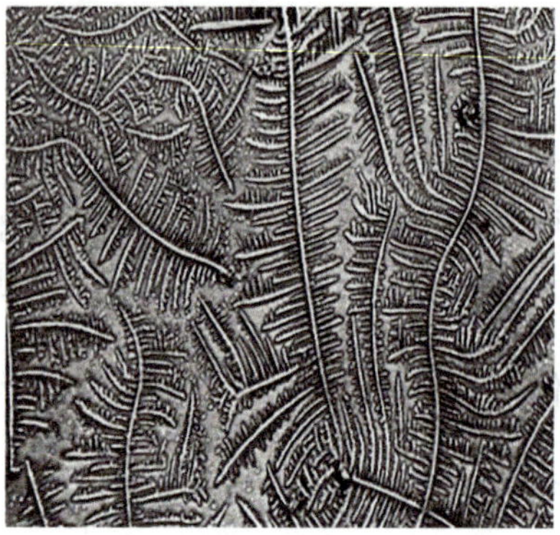

图 3-7 子宫颈黏液羊齿植物叶状结晶

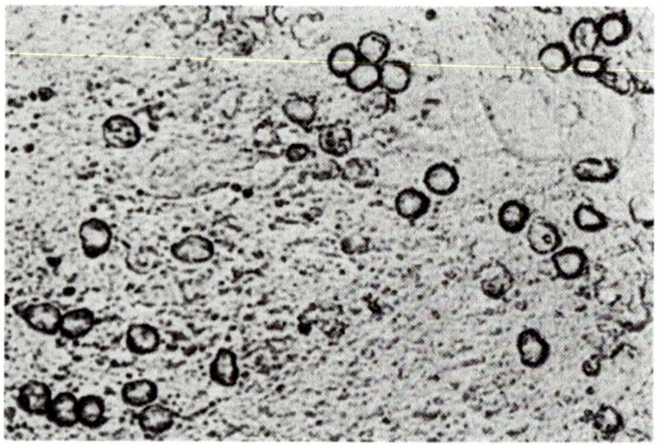

图 3-8 子宫颈黏液椭圆体结晶

（三）输卵管的周期性变化

在雌、孕激素的作用下，输卵管在形态和功能方面可发生周期性变化。雌激素促进输卵管黏膜上皮纤毛细胞生长，体积增大；非纤毛细胞分泌增加；孕激素与雌激素之间存在许多相互制约的作用，如雌激素可促进输卵管发育及增强肌层的节律性收缩，而孕激素则能抑制输卵管的节律性收缩振幅。孕激素还可抑制输卵管黏膜上皮纤毛细胞的生长，降低分泌细胞分泌黏液的功能。雌、孕激素的协同作用，可保证受精卵在输卵管内的正常运行。

第五节 下丘脑-垂体-卵巢轴的调节

下丘脑、垂体与卵巢之间相互调节、相互影响，形成一个完整而协调的神经内分泌系统，称为下丘脑-垂体-卵巢（hypothalamic-pituitary-ovarian，HPO）轴。HPO 轴控制女性发育、正常月经和性功能，也称性腺轴。HPO 轴的神经内分泌活动还受到大脑高级中枢的调控，另外，其他内分泌腺体（如甲状腺、肾上腺及胰腺等）也能参与月经周期的调节。

一、下丘脑促性腺激素释放激素

下丘脑弓状核神经细胞分泌的促性腺激素释放激素（GnRH）是一种十肽激素，直接通过垂体门脉系统输送到腺垂体，可调节垂体促性腺激素的合成和分泌。GnRH 的分泌特点呈脉冲式，脉冲间隔为 60～120min。下丘脑分泌的 GnRH 对垂体呈正向调节，刺激垂体分泌 FSH 和 LH，垂体分泌 FSH 和 LH 作用于卵巢，刺激卵泡的发育和成熟。下丘脑是 HPO 轴的启动中心，卵巢激素和垂体促性腺激素对下丘脑分泌活动的反向调节作用称为反馈性调节作用。对下丘脑分泌起促进作用，增加其分泌者为正反馈；对下丘脑分泌起抑制作用，减少其分泌者为负反馈。反馈调节包括长反馈、短反馈和超短反馈 3 种形式。长反馈是指卵巢分泌性激素对下丘脑和垂体的反馈调节；短反馈是指垂体激素对下丘脑的反馈调节；超短反馈是指下丘脑分泌的 GnRH 对其本身合成的反馈调节。另外，来自更高神经中枢的神经递质也影响下丘脑 GnRH 的分泌，如中枢儿茶酚胺、去甲肾上腺素可刺激 GnRH 分泌增加；5-羟色胺和 β-内啡肽可抑制 GnRH 的分泌。

二、腺垂体生殖激素

腺垂体（垂体前叶）可分泌促性腺激素和催乳素，与生殖调节有关。

（一）促性腺激素

由腺垂体分泌的促性腺激素有 FSH 和 LH，其作用是促进卵巢功能，调节月经周期。两者均受 GnRH 脉冲式分泌的影响，也呈脉冲式分泌。FSH 和 LH 均为糖蛋白激素，由 α 和 β 两条肽链亚基组成，其中 α 亚基的氨基酸排列两者相似，而 β 亚基的结构两者存在差异，后者决定了它们与性腺效应受体结合的特异性。

FSH 是卵泡发育必需的激素，其主要生理功能包括：①直接促进窦前卵泡和窦状卵泡的颗粒细胞增殖与分化，分泌卵泡液，促使卵泡生长发育；②激活颗粒细胞芳香化酶，合成与分泌雌二醇；③在前一周期的黄体晚期及卵泡早期促使卵巢内窦状卵泡群的募集；④促使颗粒细胞合成分泌胰岛素样生长因子（IGF）及其受体、抑制素、激活素等物质，并与这些物质协同作用，调节优势卵泡的选择与非优势卵泡的闭锁；⑤在卵泡晚期与雌激素协同作用，诱导颗粒细胞为排卵及黄素化做准备。

笔记栏

LH 的生理作用：①在卵泡期刺激卵泡膜细胞合成雄激素，主要是雄烯二酮，为雌二醇的合成提供底物；②排卵期促使卵母细胞成熟及排卵；③在黄体期维持黄体功能，促进孕激素、雌二醇和抑制素 A 的合成与分泌。

（二）催乳素

催乳素（prolactin，PRL）是由 198 个氨基酸组成的多肽激素，由腺垂体的催乳细胞分泌，具有促进乳汁合成功能。血 PRL 无周期性变化。PRL 的分泌受下丘脑分泌的催乳素抑制因子（prolactin inhibiting factor，PIF）多巴胺和促甲状腺激素释放激素（thyrotropin-releasing hormone，TRH）的调节，前者抑制 PRL 的分泌；而后者相反，促进 PRL 的分泌。因此，当 GnRH 的分泌受到抑制时，可出现促性腺激素水平下降，而 PRL 的水平上升，临床表现为乳溢-闭经综合征。

三、卵巢激素的反馈作用

卵巢激素对下丘脑 GnRH 和垂体促性腺激素的合成和分泌具有反馈调节作用。卵泡早期小剂量雌激素对下丘脑产生负反馈，抑制 GnRH 的释放，降低垂体促性腺激素的分泌。随着卵泡发育，雌激素水平逐渐升高，在卵泡晚期，卵泡发育成熟，大量分泌的雌激素可发挥正反馈作用，刺激下丘脑 GnRH 和垂体释放大量的 LH、FSH，形成排卵前 LH 峰和 FSH 峰。在排卵前，低水平的孕激素可增强雌激素对促性腺激素的正反馈作用。黄体期，血液中雌激素和孕激素水平明显升高，对下丘脑和腺垂体产生负反馈，使 FSH 和 LH 合成和分泌又受到抑制（图 3-9）。

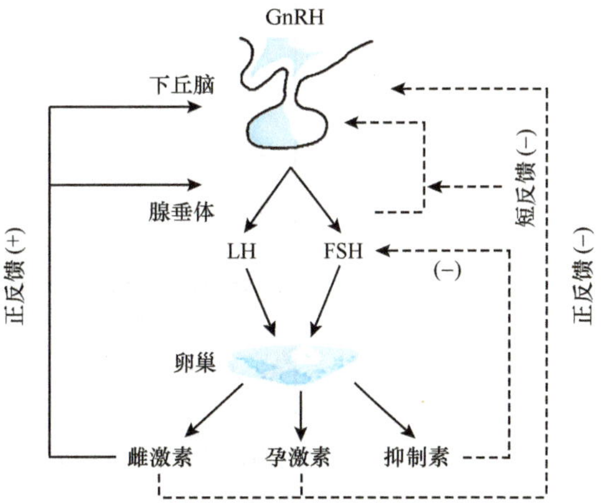

图 3-9　下丘脑-垂体-卵巢轴之间的关系

四、月经周期的调节机制

（一）卵泡期

前一个月经周期的黄体萎缩后，雌、孕激素和抑制素 A 降至最低水平，解除了对下丘脑及垂体的抑制，下丘脑又开始分泌 GnRH，使垂体 FSH 分泌增加，FSH 促使卵泡逐渐发育，FSH 与少量 LH 的协同作用，使卵泡雌激素分泌增加。子宫内膜在雌激素的作用下发生增殖期变化。随着雌激素逐渐增加，对下丘脑的负反馈作用增强，抑制下丘脑 GnRH 的分泌，加之抑制素 B 的作用，使垂体 FSH 分泌减少。当优势卵泡发育成熟，血中雌激素水平达到第一个高峰（血清雌二醇≥200pg/ml），并持续 48h 以上时，可对下丘脑产生正反馈作用，使 GnRH 的释放增加，促使垂体释放大量 LH，出现 LH 高峰，同时亦形成一个较低的 FSH 峰，促使成熟卵泡排卵。

（二）黄体期

排卵后，循环中 LH 和 FSH 在 24h 内均急速下降，在少量 LH 和 FSH 的作用下，黄体形成并逐渐发育成熟。黄体分泌的孕激素增加，使子宫内膜由增殖期转变为分泌期。当黄体成熟时，出现孕激素的分泌高峰和雌激素第二个分泌高峰。由于大量孕激素、雌激素和抑制素 A 协同作用，对下丘脑和垂体起负反馈调节，垂体分泌 LH 和 FSH 相对减少，黄体开始萎缩，孕激素和雌激素的分泌也下降。子宫内膜失去了性激素的支持，发生坏死、脱落，从而月经来潮。孕激素、雌激素和抑制素 A 的减少解除了对下丘脑、垂体的负反馈抑制，FSH、LH 分泌增加，卵泡开始发育，又重新开始下一个月经周期，如此周而复始（图 3-10）。

总之，下丘脑、垂体和卵巢之间相互依存、相互制约，调节着正常月经周期。月经周期还受其他因素的影响，如外界环境、精神因素及体液因素等，大脑皮质也参与生殖内分泌活动的调节。大脑皮质、下丘脑、垂体和卵巢之间任何一个环节发生障碍，都会引起卵巢功能紊乱，导致月经失调。

第六节　其他内分泌腺功能对月经周期的影响

下丘脑-垂体-卵巢轴也受其他内分泌腺功能的影响，如甲状腺、肾上腺及胰腺等功能的异常也可导致月经失调，甚至闭经。

笔记栏

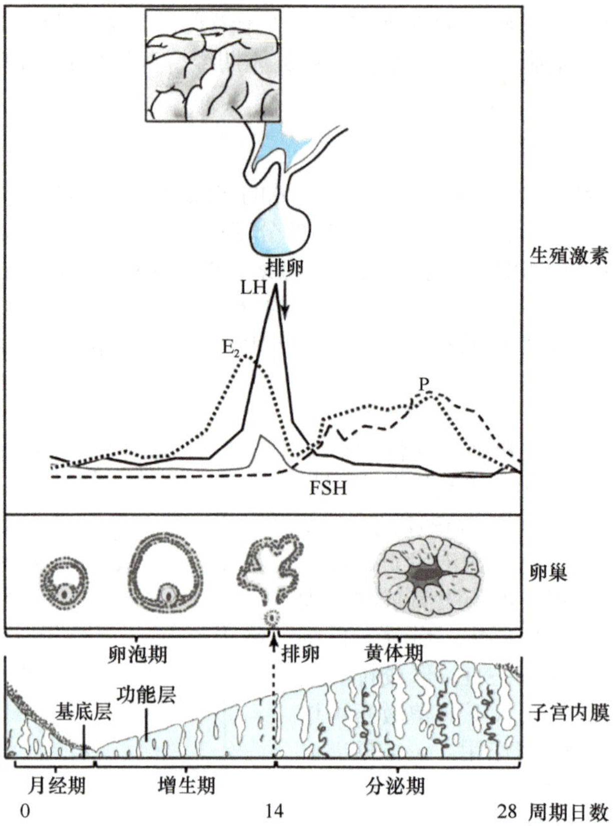

图 3-10 月经周期的调节机制

一、甲 状 腺

甲状腺分泌甲状腺素（thyroxine，T_4）和三碘甲状腺原氨酸（triiodothyronine，T_3）。甲状腺激素是维持性腺正常功能所必需的激素，正常 FSH 和 LH 的分泌必须有甲状腺激素的存在，血中甲状腺激素水平过高或过低时均会影响性腺的功能。青春期以前发生甲状腺功能减退者可有性发育障碍，导致青春期延迟。发生在青春期可出现月经失调，临床表现为月经过少、稀发，甚至闭经。患者多合并不孕，自然流产和胎儿畸形发生率增加。甲状腺功能轻度亢进时，雌、孕激素分泌与释放增加，子宫内膜对激素的反应性也增加，导致子宫内膜过度增生，临床表现为月经过多、过频，甚至发生异常子宫出血。随着甲状腺功能亢进症病情的加重，甾体激素的分泌、释放及代谢等过程则受到抑制，临床表现为月经稀发、月经减少，甚至闭经。

二、肾 上 腺

肾上腺不仅具有合成和分泌糖皮质激素、盐皮质激素的功能，还能合成和分泌少量雄激素和极微量雌激素、孕激素。肾上腺皮质是女性雄激素的主要来源，少量的雄激素是女性阴毛、腋毛、肌肉和全身发育所必需的。若雄激素分泌过多，可抑制下丘脑分泌 GnRH，并对抗雌激素，使卵巢功能受到抑制而出现闭经，甚至出现男性化表现。先天性肾上腺皮质增生症（congenital adrenal hyperplasia，CAH）可引起促肾上腺皮质激素（ACTH）代偿性增加，促使肾上腺皮质网状带分泌雄激素增多，临床表现为女性假两性畸形或女性男性化。

三、胰 腺

胰岛分泌的胰岛素不仅参与代谢，还对女性性腺有直接和间接的促性腺作用。1 型糖尿病患者常伴有卵巢功能低下。在胰岛素抵抗的高胰岛素血症患者中，过多的胰岛素可促进卵巢产生过量的雄激素，从而发生高雄激素血症，导致月经失调，甚至闭经。

（谢青贞）

第四章　正 常 妊 娠

第一节　妊 娠 生 理

妊娠（pregnancy）是胚胎（embryo）和胎儿（fetus）在母体内发育成长的过程。成熟卵子受精是妊娠的开始，胎儿及其附属物从母体内娩出是妊娠的终止。妊娠的全过程平均为 40 周，妊娠是非常复杂且变化极为协调的生理过程。

一、受精及受精卵发育、输送与着床

（一）受精

获能的精子与次级卵母细胞相遇于输卵管，结合形成受精卵的过程称为受精（fertilization）。受精一般发生在排卵后数小时内，通常在输卵管壶腹部进行，整个受精过程约需 24h。

性交时精液射入阴道内，精子离开精液经子宫颈管游移进入子宫腔，与子宫内膜接触后，精子顶体表面起“去获能”作用的糖蛋白被子宫内膜白细胞产生的 α、β 淀粉酶降解，并伴有顶体膜结构中胆固醇与磷脂比率和膜电位变化，顶体膜稳定性降低，精子具有受精能力，此过程称为精子获能（sperm capacitation），约需 7h，获能的主要部位在子宫和输卵管。卵巢排出的卵子经输卵管伞部拾获进入输卵管壶腹部，并停留在壶腹部与峡部连接处等待精子的来临。获能的精子与卵子外围的放射冠接触后，在 Ca^{2+}的作用下，精子顶体前膜与质膜融合，继而破裂形成小孔，然后释放顶体酶溶解卵子外围的放射冠和透明带，称顶体反应（acrosome reaction）。发生顶体反应后的精子穿越放射冠和透明带，与次级卵母细胞融合，进入卵子。一旦精子穿过透明带后，卵子浅层细胞质内的皮质颗粒释放溶酶体酶，引起透明带结构改变，精子受体分子变性，使透明带对精子的结合能力降低，从而阻止其他精子进入透明带，此过程称透明带反应（zona reaction）。已获能的精子穿过次级卵母细胞透明带为受精的开始。穿过透明带的精子外膜和卵子胞膜接触并融合，精子进入卵子后，卵子迅速完成第二次减数分裂，卵原核与精原核融合，核膜消失，染色体融合，形成二倍体的受精卵（zygote），受精过程完成。

（二）受精卵发育、输送

受精后 30h，受精卵借助输卵管蠕动和输卵管上皮纤毛推动，向子宫腔方向移动。同时开始进行反复的有丝分裂，即卵裂（cleavage），卵裂形成的多个子细胞，称为卵裂球（blastomere）。由于透明带的限制，子细胞数目虽增多，但卵裂球体积并不增加，适合在狭小的输卵管腔内移动。受精后第 3 天，卵裂球内含有 12～16 个细胞，呈实心结构，称桑葚胚（morula）。随后细胞继续分裂并在细胞间隙积聚，与来自子宫腔的液体形成早期囊胚（early blastula）。受精后第 4 天早期囊胚进入子宫腔。在受精后第 5～6 天，早期囊胚的透明带消失，囊胚体积迅速增大，继续分裂发育，形成晚期囊胚（late blastula）。

（三）着床

晚期囊胚种植于子宫内膜的过程称作受精卵着床。于受精后第 6～7 天开始，第 11～12 天完成，理想的种植部位是子宫的前壁与后壁（图 4-1）。

受精卵着床需经过定位、黏附与侵入 3 个过程。①定位（apposition）：指着床前透明带消失，囊胚以其内细胞团端接触子宫内膜；②黏附（adhesion）：囊胚黏附在子宫内膜，囊胚表面滋养细胞分化为两层，外层为合体滋养细胞，内层为细胞滋养细胞；③侵入（invasion）：滋养细胞穿透侵入子宫内膜、内 1/3 肌层及血管，囊胚完全埋入子宫内膜中且被内膜覆盖。受精卵着床必须具备的条件：①透明带消失；②囊胚细胞滋养细胞分化出合体滋养细胞；③囊胚和子宫内膜发育同步且功能协调；④孕妇体内有足量的雌、孕激素。

成功的着床需要子宫内膜具有容受性。子宫内膜的容受性仅在月经周期第 20～24 天才具有，即窗口期，子宫仅在极短的窗口期允许受精卵着床。

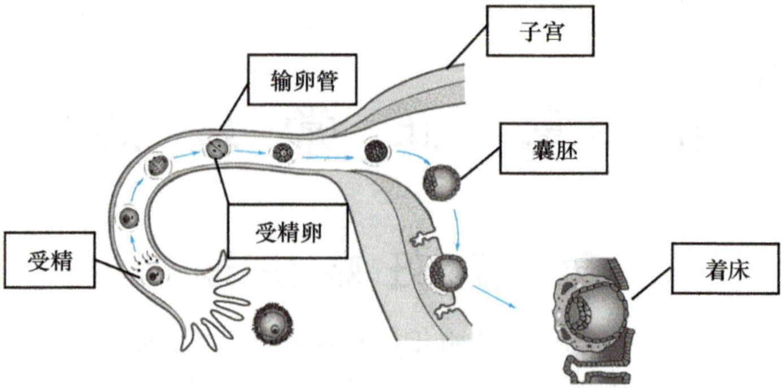

图 4-1 受精及受精卵发育、输送和着床

二、胚胎、胎儿发育特征及胎儿特点

（一）胚胎及胎儿发育的特征

临床上计算孕周从末次月经第 1 天开始，通常比受精时间提前 2 周，比着床时间提前 3 周，全过程约为 280 天，即 40 周。妊娠 10 周（即受精后 8 周）内称胚胎，是各主要器官结构完成分化时期。自妊娠 11 周（受精后 9 周）开始，直至分娩前称胎儿，此期为初具人形到各组织及器官发育成熟时期。

通常以妊娠 4 周为一孕龄（gestational age）单位来描述胎儿发育的特征。

4 周末：可辨认胚盘与体蒂。

8 周末：胚胎已初具人形，顶臀长 2～5cm，头占整个胎体近 1/2，能分辨出眼、耳、鼻、口，四肢已具雏形。各器官分化发育，原始心管形成，超声显像可见心脏搏动。

12 周末：胎儿身长约 9cm，顶臀长 6～7cm，体重约 20g。四肢可活动，肠管有蠕动，外生殖器已发育。

16 周末：胎儿身长约 16cm，双顶径约 4cm，头围约 12cm，体重约 110g。胎儿已开始出现呼吸运动，外生殖器可辨认胎儿性别，皮肤菲薄呈深红色，无皮下脂肪，头皮已长出毛发，形成成人血红蛋白。部分孕妇自觉有胎动。

20 周末：胎儿身长约 25cm，双顶径约 5cm，头围约 17cm，体重约 320g。开始有吞咽、排尿功能，皮肤暗红，全身覆盖有毳毛，皮肤表面可见胎脂出现。听诊孕妇腹部时可听到胎心音。

24 周末：胎儿身长约 30cm，双顶径约 6cm，头围约 22cm，体重约 630g。各脏器均已发育，皮下脂肪开始沉积，因量不多皮肤呈皱缩状，眼部出现眉毛及睫毛，此时出生已能呼吸，但生存力极差。

28 周末：胎儿身长约 35cm，双顶径约 7cm，头围约 27cm，体重约 1000g。有呼吸及吞咽运动，四肢活动好，皮肤呈粉红色，皮下脂肪不多，皮肤表面有胎脂。出生后能啼哭，但易患呼吸窘迫综合征。

32 周末：胎儿身长约 40cm，双顶径约 8cm，头围约 29cm，体重约 1700g。男胎的睾丸已下降，四肢末端出现指（趾）甲，面部毳毛已脱落，皮肤呈深红色。出生后加强护理可存活。

36 周末：胎儿身长约 45cm，双顶径约 8.5cm，头围约 33cm，体重约 2500g。皮下脂肪沉积较多，面部皱纹消失，指（趾）甲已达指（趾）端。出生后能啼哭及吸吮，生活力良好，存活率很高。

40 周末：胎儿身长约 50cm，双顶径>9cm，头围约 35cm，体重约 3400g。发育成熟，女胎外生殖器发育良好，男胎睾丸已下降至阴囊内，皮肤呈粉红色，皮下脂肪多，足底皮肤有纹理，指（趾）甲超过指（趾）端。出生后哭声洪亮，吸吮力强，能很好存活。

（二）胎儿的生理特点

1. 胎儿循环系统 胎儿在母体子宫内生长发育所需的氧气和营养物质均来自胎盘，胎儿代谢后的产物也均通过胎盘经母体排出。连接胎儿与胎盘之间的脐带通常包括一条脐静脉和两条脐动脉。由于胎儿期肺循环阻力高及胎盘脐带循环的存在，胎儿期心血管循环系统不同于新生儿期。

胎儿循环的解剖学及生理学特点如下。

（1）脐静脉：含氧量充分和营养较丰富的血（相当于动脉血）自胎盘经脐静脉进入胎儿体内，分为 3 支：一支直接进入肝脏，另一支与肝门静脉汇合后进入肝脏，占少部分血量的这两支的血液经肝

笔记栏

血窦汇入肝静脉后进入下腔静脉；占大部分血量的第三支经静脉导管直接进入下腔静脉。下腔静脉的血是混合血，包括来自脐静脉（动脉血）和来自胎儿膈以下的血液（静脉血）。下腔静脉将混合血送入右心房。出生后胎盘血液循环停止，脐静脉闭锁成肝圆韧带，而静脉导管闭锁成静脉韧带。

（2）脐动脉：来自胎儿降主动脉的血液小部分分布到盆腹腔器官和下肢，大部分经腹下动脉再经脐动脉注入胎盘与母血进行物质交换，脐动脉血的性质为混合血。出生后脐动脉闭锁并与相连的闭锁的腹下动脉形成脐正中韧带和腹下韧带。

（3）卵圆孔：位于左、右心房之间，开口处正对着下腔静脉入口，下腔静脉入右心房的血流绝大部分经卵圆孔入左心房。余下的少部分血流与来自上腔静脉的血液（静脉血）汇入右心室进入肺动脉。卵圆孔于出生后数分钟开始关闭，多在出生后 6 个月完全关闭，成为卵圆窝。

（4）动脉导管：位于肺动脉及主动脉之间。胎儿肺循环阻力较大，90%～95%肺动脉血液经动脉导管流入主动脉，余下 5%～10%血液经肺静脉入左心房（含氧量仍比较高），左心房的血液进入左心室，继而进入升主动脉、降主动脉直至全身。出生后肺开始呼吸，肺动脉血液大量进入肺，肺循环建立，肺动脉血液不再流入动脉导管，动脉导管因平滑肌收缩而呈关闭状态，出生后 2～3 个月完全闭锁，成为动脉韧带。

从上述胎儿循环的解剖特点可见胎儿体内无纯动脉血，而是动静脉混合血，各部分血氧含量只是程度上的差异。进入肝、心、头部及上肢的血液含氧量较高且营养较丰富，注入肺及身体下半部的血液含氧量及营养相对较少（图 4-2）。

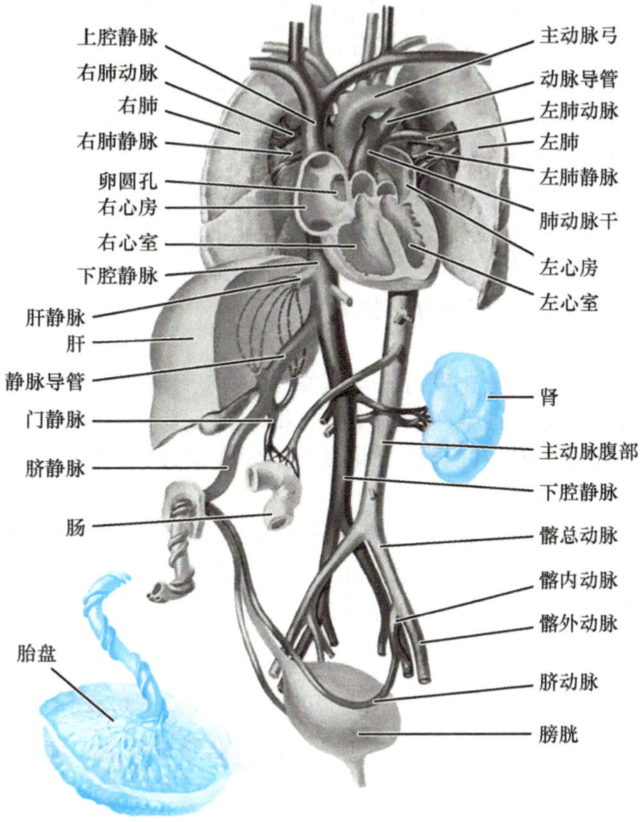

图 4-2 胎儿、胎盘血液循环

2. 血液系统

（1）红细胞生成：早在受精 3 周末，卵黄囊开始造血；妊娠 10 周时，肝脏是红细胞生成的主要器官；以后骨髓、脾脏逐渐有造血功能，妊娠足月时骨髓能产生 90%的红细胞。妊娠 32 周胎儿红细胞生成素大量产生，故此后出生的新生儿红细胞计数均增多，约为 6.0×10^{12}/L。早期妊娠胎儿红细胞以有核红细胞为主，随着妊娠的进展有核红细胞逐渐减少，足月时胎儿有核红细胞约占 5%。胎儿红细胞生命周期短，约为 90 天，需不断生成红细胞。

（2）血红蛋白生成：胎儿血红蛋白在原红细胞、幼红细胞和网织红细胞内合成，包括原始血红蛋白、胎儿型血红蛋白和成人型血红蛋白。妊娠前半期，血红蛋白均为胎儿型，至妊娠最后 4～6 周，

笔记栏

成人型血红蛋白开始增多，至临产时胎儿型血红蛋白仅占 25%。胎儿血红蛋白对氧有较高亲和力，有利于在胎盘-胎儿循环中使血氧由母亲一方转向胎儿，这与红细胞膜通透性增加有关。

（3）白细胞生成：妊娠 8 周开始胎儿血液循环中出现粒细胞。妊娠 12 周胎儿胸腺、脾脏可产生淋巴细胞，成为机体内抗体的主要来源，构成防止病原体感染及对抗外来抗原的一道防线。妊娠足月时胎儿白细胞计数可高达（15～20）$\times 10^9$/L。

3. 呼吸系统 胎儿的氧气供应是通过母儿血液在胎盘进行气体交换而获得的，但到出生前胎儿必须具备完整的呼吸道（包括气管、肺泡）、发育完善的肺循环及呼吸肌。妊娠 11 周开始超声可看到胎儿的胸壁运动，妊娠 16 周以后彩色多普勒可见羊水进出呼吸道的呼吸运动。胎儿呼吸运动具有使肺泡扩张及生长的作用。正常胎儿的呼吸运动是阵发性和不规则的，呼吸频率为 30～70 次/分。胎儿窘迫时，正常呼吸运动停止，出现大喘息样呼吸运动。

4. 消化系统

（1）胃肠道：妊娠 11 周的胎儿小肠已开始蠕动，妊娠 16 周时胎儿胃肠功能基本建立，胎儿可吞咽羊水，并吸收羊水中的水分、氨基酸、葡萄糖及其他可溶性营养物质，但对脂肪的吸收能力较差。胎儿吞咽活动可促进消化道的生长发育。

（2）肝：胎儿肝功能不够健全，肝内缺乏许多酶，不能结合因红细胞（胎儿红细胞寿命短，破坏多）破坏所产生的大量游离胆红素，游离的胆红素主要经胎盘由母体肝代谢后排出体外。仅小部分胆红素在肝内结合，经胆道排入小肠内氧化为胆绿素，胆绿素的降解产物导致胎粪呈墨绿色。

5. 泌尿系统 妊娠 11～14 周肾脏已有生成尿液的功能，妊娠 14 周胎儿膀胱内已有尿液并具有排尿功能。中期妊娠以后羊水的重要来源是胎儿尿液。

6. 内分泌系统 胎儿甲状腺于妊娠 6 周时开始发育，是胎儿较早发育的内分泌腺，在妊娠 10～12 周时能合成甲状腺激素。甲状腺激素对胎儿各组织、器官的正常发育均有作用，尤其是大脑的发育。从妊娠 12 周开始胎儿甲状腺对碘的蓄积高于母亲甲状腺，因此妊娠期补碘需慎重。同样，胎儿甲状旁腺在妊娠 12 周时可分泌甲状旁腺激素。胎儿肾上腺于妊娠 4 周时开始发育，妊娠 7 周时可以合成肾上腺素，妊娠 20 周时肾上腺皮质增宽，主要由胎儿带组成，能产生大量甾体激素，与胎儿肝、胎盘、母体共同完成雌三醇的合成。因此，测定孕妇血或尿液雌三醇值，已成为了解胎儿胎盘功能最常用的方法。妊娠 12 周时胎儿胰腺能分泌胰岛素。

7. 生殖系统

（1）男胎：睾丸约在妊娠 9 周分化发育，至妊娠 14～18 周形成精曲小管。睾丸中的间质细胞分泌睾酮，促使中肾管发育；而支持细胞产生副中肾管抑制物质，副中肾管退化。睾酮经 5α-还原酶作用衍化为二氢睾酮，后者使外生殖器向男性分化发育。睾丸于妊娠 32 周后开始下降，足月时已降至阴囊内。

（2）女胎：卵巢发育较晚，在妊娠 11～12 周分化发育，缺乏副中肾管抑制物质使副中肾管系统发育，形成阴道、子宫、输卵管。缺乏 5α-还原酶，外生殖器向女性分化发育。女性胎儿受母体雌激素影响，子宫内膜及阴道上皮增生，子宫颈腺体分泌黏液。出生后出现撤退激素性阴道出血或液性白带，无须特殊处理。

三、胎儿附属物的形成及其功能

胎儿附属物是指胎儿以外的组织，包括胎盘、胎膜、脐带和羊水，它们对维持胎儿的生命及生长发育起重要作用。

（一）胎盘

胎盘（placenta）是维持妊娠、保证胎儿生长发育的特殊器官，位于母体与胎儿之间，由胎儿与母体组织共同构成。

1. 胎盘的构成

（1）羊膜（amnion）：为半透明、光滑、无血管、无神经、无淋巴、具有一定弹性的薄膜，厚度仅为 0.02～0.05mm，疏松附着在叶状绒毛膜的内面，为胎盘最内层，也称胎盘的子面，是胎盘的胎儿部分。胎膜自内向外由单层无纤毛立方上皮细胞层、基底层、致密层、成纤维细胞层和海绵层 5 层组成。

（2）叶状绒毛膜（chorion frondosum）：是胎盘的主要结构。

笔记栏

1）绒毛膜的形成：绒毛膜（chorion）由滋养层和胚外中胚层构成。其形成经历 3 个阶段：①晚期囊胚着床后，滋养层细胞分裂增生，表面形成数百个毛状突起，为一级绒毛，又称初级绒毛干（primary villus），此时滋养层细胞分化为内层的细胞滋养细胞（具有分裂生长功能的细胞）和外层的合体滋养细胞（具有执行功能的细胞），绒毛的发育使其与子宫蜕膜的接触面积增大，有利于胚胎与母体间的物质交换。②胚胎发育至第 2 周末或第 3 周初时，胚外中胚层逐渐伸入绒毛干内，形成绒毛间质，为二级绒毛，又称次级绒毛干。③约在受精后第 3 周末，绒毛逐渐反复分支，其内的间质分化为结缔组织和毛细血管，形成三级绒毛干。至此，滋养层和胚外中胚层已发育成为完善的绒毛膜，胎儿血开始在绒毛中的毛细血管内循环。

每个绒毛干中均有脐动脉和脐静脉的分支，随着绒毛干再分支，其血管越来越细，最终形成胎儿绒毛血管进入三级绒毛，建立胎儿-胎盘循环。少部分绒毛干固定在子宫蜕膜上并与其融合，起固定胎盘的作用，称固定绒毛。绒毛干之间的间隙称为绒毛间隙（intervillous space，IVS），其内充满来自子宫螺旋动脉的母血，胚胎借助游离绒毛与母血进行营养物质的吸收和代谢产物的排出。此时，胎盘循环已建立。

2）绒毛膜的演变：胚胎早期绒毛膜均匀包绕在囊胚外，随着胚胎的生长，与底蜕膜相接触的绒毛，因血供充足、营养丰富而干枝茂盛，称叶状绒毛膜，构成胎盘的胎儿部分。从绒毛膜板伸出的绒毛干，反复分支，向绒毛间隙伸展，形成终末绒毛网。与包蜕膜相邻的绒毛因血供缺乏、营养不足而逐渐退化，称平滑绒毛膜。随着胎儿的长大和羊膜腔的扩大，羊膜、平滑绒毛膜和包蜕膜逐渐突向子宫腔，最后与壁蜕膜相结合，胚外体腔和子宫腔消失，子宫内只存一羊膜腔，羊膜腔内有胎儿、脐带和羊水。

3）胎盘循环：胎盘内具有母体和胎儿两套循环系统（图 4-3），两者之间的血液在各自的系统中循环，其间由胎盘屏障相隔，进行母胎交换，互不相混。胎盘屏障结构为绒毛毛细血管壁及基膜、绒毛间质、细胞滋养细胞及基膜、合体滋养细胞。母胎间 O_2 与 CO_2、养分与废物的交换依靠渗透、扩散和细胞选择力等在胎盘屏障中进行。①胎儿胎盘循环：胎儿代谢后的血经脐动脉及其分支流入绒毛毛细血管，与绒毛间隙内的母血进行物质交换后经脐静脉回到胎儿。绒毛毛细血管压力明显高于绒毛间隙的压力，有利于母体之间的物质交换。妊娠足月时，胎盘的绒毛面积达 12～14m^2，相当于成人消化道的吸收面积。②母体胎盘循环：子宫螺旋动脉开口于绒毛间隙的底部，来自母体的动脉血自此流入绒毛间隙，与游离绒毛的毛细血管内的胎儿血进行物质交换，再回到同样开口于绒毛间隙底部的子宫螺旋静脉流入母体。绒毛间隙血液循环靠动脉和静脉之间的压力差推动，由于绒毛间隙不整齐且其间有繁茂的游离绒毛分支阻挡，血流缓慢，有利于绒毛内的胎儿血和绒毛间隙的母体血进行充分交换；在母体循环中，单位时间流入绒毛间隙的血量对胎儿的发育非常重要。妊娠足月时，母体血液以 500～600ml/min 的流速进入绒毛间隙。

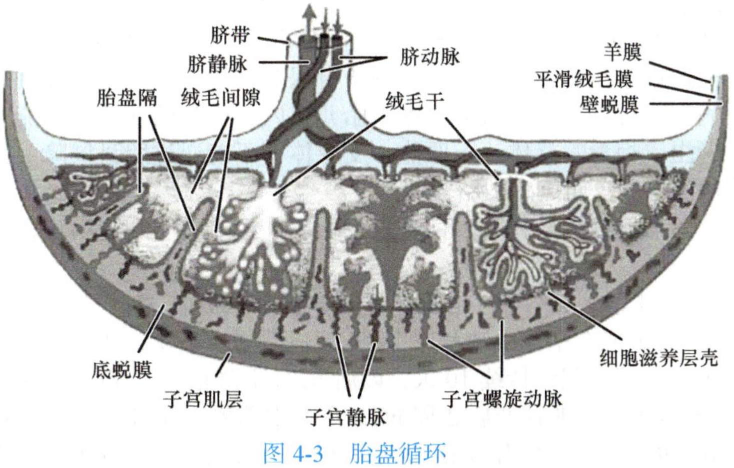

图 4-3 胎盘循环

（3）底蜕膜（basal decidua）：来自胎盘附着部位的子宫内膜，构成胎盘的很小部分。晚期囊胚着床时细胞滋养细胞侵蚀溶解周围的蜕膜形成绒毛间隙，使底蜕膜成为绒毛间隙的底，称蜕膜板，部分蜕膜板向绒毛膜方向伸出形成蜕膜隔，该隔一般不超过胎盘全层的 2/3，将胎盘母体面分为肉眼可见的 18～20 个胎盘小叶（母体叶）。

笔记栏

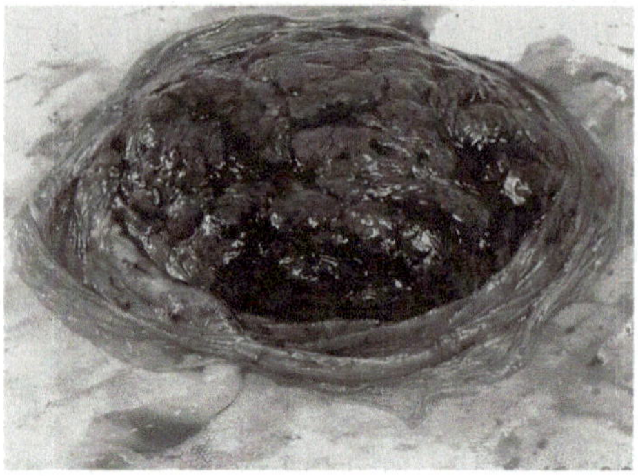
图 4-4 足月胎盘大体结构（母体面）

2. 妊娠足月胎盘的大体结构 足月妊娠的胎盘呈圆形或椭圆形盘状，重量为 450～650g，直径为 16～20cm，厚为 1～3cm，中间厚、边缘薄。胎盘有胎儿面和母体面。胎儿面被覆一层光滑、半透明、灰白色的羊膜，近中央处有脐带附着，脐带动、静脉从附着处分支向四周呈放射状分布，直达胎盘边缘，同时脐动、静脉各平行分支沿途又分出许多小分支垂直穿过绒毛膜板，进入绒毛干及其分支。母体面粗糙、凹凸不平、呈暗红色，表面凹陷处的蜕膜隔将其分为母体叶（图 4-4）。

3. 胎盘的生理功能 极其复杂，其功能的正常与否对保证胎儿在子宫内正常生长发育至关重要。胎盘生理功能包括物质交换功能、防御功能及合成功能等。

（1）胎盘的物质交换：包括气体交换、营养物质供应和排出胎儿代谢产物等。转运的方式包括以下几种。①简单扩散（simple diffusion）：又称被动扩散，是最简单、最重要的交换方式，指物质从高浓度区向低浓度区扩散，此过程不消耗能量。②易化扩散（facilitated diffusion）：也是物质从高浓度区向低浓度区扩散，但需借助细胞膜上的载体才能完成，其扩散速率比简单扩散快得多，同样不消耗能量，但具有饱和现象。③主动转运（active transport）：指物质从低浓度区逆向扩散至高浓度区，需借助细胞膜上的泵蛋白帮助才能完成，此转运方式具有特异性，需要消耗能量，有饱和现象。④其他方式：如有些大分子物质的入胞和出胞作用；红细胞通过胎盘屏障（placental barrier）的裂隙转运；白细胞借自身力量通过胎盘；病原体破坏后通过胎盘。

1）气体交换：母胎间 O_2 和 CO_2 在胎盘中以简单扩散方式进行交换。胎儿红细胞中所含的血红蛋白较成人高，绒毛间隙内血 PO_2（40～50mmHg）远高于交换前胎儿脐动脉血 PO_2（20mmHg），使母血中血氧能迅速向胎儿方向扩散，交换后胎儿脐静脉血 PO_2 达 30mmHg 左右。绒毛间隙内血 PCO_2 为 38～42mmHg，胎儿脐动脉血 PCO_2 为 48mmHg，两者分压相差不多，但由于胎盘屏障对 CO_2 的扩散度是 O_2 的 20 倍，故胎儿向母血排出 CO_2 较摄取 O_2 容易得多。

2）营养物质供应和排出胎儿的代谢产物：①以简单扩散方式通过胎盘的营养物质为水、钾、钠、镁、脂溶性维生素、游离脂肪酸等；②以易化扩散方式通过胎盘的营养物质为葡萄糖；③以主动转运方式通过胎盘的营养物质为钙、磷、碘、铁和母体低钾时向胎儿转运的钾、氨基酸、水溶性维生素；④蛋白质通过入胞和出胞作用从母体转运到胎盘。胎儿代谢物，如肌酐、尿素、尿酸、肌酸等亦经胎盘送入母血排出。

（2）防御功能：母体的免疫球蛋白（特别是 IgG 和 IgA）通过入胞作用进入胎儿，使胎儿获得被动免疫，但母体内的抗 A、抗 B、抗 Rh 抗体亦可进入胎儿血中，致使胎儿及新生儿产生免疫性溶血。多数致病微生物不能通过胎盘屏障，对胎儿具有防御保护功能，但这种屏障功能并不完善，有的病原微生物，尤其是病毒，可以通过胎盘屏障进入胎儿体内，引起胎儿畸形、流产，甚至死胎。有的病原微生物，如弓形虫、梅毒螺旋体、衣原体、支原体等不能通过胎盘屏障，但可使胎盘部位形成病灶，破坏绒毛结构进入胎盘而后感染胎儿。

（3）合成功能：胎盘能合成和释放多种激素、酶、神经递质和细胞因子，对维持正常妊娠有非常重要的作用。

1）人绒毛膜促性腺激素（hCG）：是由合体滋养细胞合成的一种糖蛋白激素，在受精后第 6 天开始分泌，受精后第 7 天就能在孕妇血清和尿中测出，以后增长很快，约 2 天可上升 1 倍，至妊娠 8～10 周血清浓度达高峰，高峰时间约持续 10 天，以后 hCG 下降很快，在妊娠 18～20 周时降至低水平（峰值的 10%），直至分娩，一般在产后 2 周 hCG 从血中消失。hCG 由 α、β 两个不同亚基组成，α 亚基的结构与垂体分泌的 FSH、LH 和 TSH 等基本相同，故相互间能发生交叉反应，而 β 亚基的结构则不相同，所以临床上常以 hCG-β 亚基的特性作特异性抗体，用于诊断妊娠，以避免黄体生成素（LH）的干扰。

hCG 的生物功能：①维持月经黄体的寿命，使月经黄体增大成为妊娠黄体，增加类固醇激素的分泌以维持妊娠；②抑制植物凝集素对淋巴细胞的刺激作用，hCG 可吸附于滋养细胞表面，以免胚胎滋养细胞被母体血流中的抗体及免疫活性细胞所排斥；③刺激胎儿甲状腺、肾上腺和男胎性腺发

笔记栏

育；④具有黄体生成素（LH）和卵泡刺激素（FSH）的活性，影响排卵。

2）人胎盘催乳素（human placental lactogen，HPL）：是由胎盘合体滋养细胞合成释放的不含糖分子的单链多肽激素。妊娠5～6周时可在母血中测出，随妊娠进展，分泌量逐渐增加，至妊娠晚期达高峰，维持至分娩，分娩后7h内迅速消失。

HPL的生物功能：①促进蛋白质合成作用，维持正氮平衡，促进胎儿生长；②促进糖原合成，同时可刺激脂肪分解，使游离脂肪酸增加，供母体应用，使更多的葡萄糖供应胎儿；③刺激乳腺上皮细胞合成各类乳蛋白，为产后泌乳做好准备；④促进黄体的形成；⑤抑制母体对胎儿的排斥作用；⑥有促进胰岛素生成的作用，使母体血胰岛素值增高。

3）妊娠特异性β_1糖蛋白（pregnancy specific β_1 glycoprotein，PSG1）：在胚胎发育的早期由胎盘合体滋养细胞开始合成，约着床后第3天就可在母体血清中检测到，其含量随着孕周的增加而升高，妊娠晚期达高峰，至妊娠足月为200mg/L，并且与胎盘分泌的其他激素及多肽无交叉反应。这些特点使得测定血清中PSG1含量在临床诊断中有重要的意义，通过测定PSG1含量的高低可以推断出胎盘的功能。

4）孕激素：卵巢妊娠黄体可持续分泌孕激素，但随着妊娠的进展，孕激素的分泌量逐渐减少。维持早期妊娠的主要孕激素来源于卵巢，自妊娠8～10周后胎盘合体滋养细胞是产生孕激素的主要来源。随着妊娠进展，胎盘体积逐渐增大，母血中孕酮水平也逐渐增高，妊娠中、晚期如因疾病切除卵巢并不影响妊娠的继续。孕酮的生理功能：①抑制子宫平滑肌自发性收缩，降低其肌张力；②在妊娠期，孕酮协同雌激素和其他激素刺激乳腺生长；③能对抗醛固酮对肾脏的作用，从而控制孕妇尿中钠的排出。

5）雌激素：妊娠早期主要由卵巢的妊娠黄体产生，于妊娠10周后主要由胎儿-胎盘单位合成，雌激素的生物功能是刺激子宫内膜和子宫平滑肌进一步增生和肥大。胎盘产生的雌激素主要是雌酮（estrone，E_1）、17β-雌二醇（17β-estradiol，E_2）和雌三醇（estriol，E_3）。至妊娠末期雌三醇值为非妊娠女性的1000倍，雌二醇及雌酮值为非妊娠女性的100倍。雌激素合成过程：母体内胆固醇在胎盘内转变为孕烯醇酮后，需由胎儿肾上腺转化为硫酸脱氢表雄酮（DHAS），再经胎儿肝内16α-羟化酶作用形成16α-羟基硫酸脱氢表雄酮（16α-OH-DHAS），此种物质在胎盘合体滋养细胞硫酸酯酶的作用下，去硫酸根成为16α-OH-DHA后，再经胎盘芳香化酶作用成为16α-羟基雄烯二酮，最后形成游离雌三醇（图4-5）。由于雌三醇的前身物质主要来自胎儿，故雌三醇值可作为晚期妊娠判断胎儿胎盘单位功能的指标，反映胎儿宫内情况，但评价不能以单次检查为准，应连续测定观察。

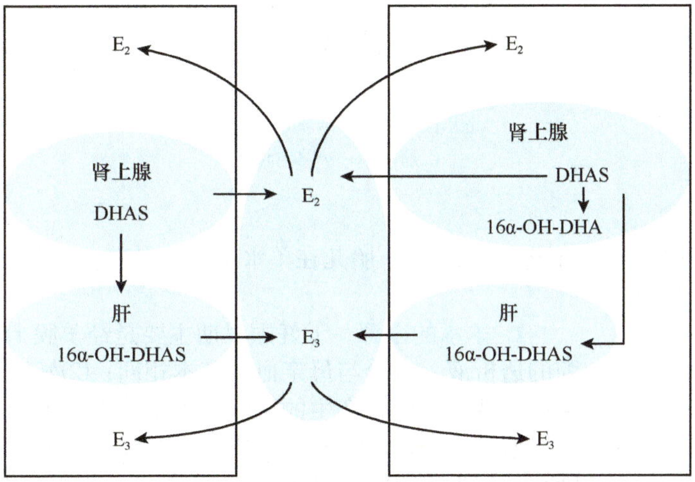

图4-5 胎儿-胎盘单位雌激素合成

6）缩宫素酶（oxytocinase）和耐热性碱性磷酸酶（heat-stable alkaline phosphatase，HSAP）：随妊娠进展逐渐增加，多次动态检测其数值，可作为胎盘功能检查的指标之一。

7）细胞因子与生长因子：胎盘能产生多种类型的生长因子及细胞因子。细胞因子可参与并影响生殖活动的各个环节，如胚胎的着床和发育、胚胎的营养、蜕膜绒毛间的相互作用，并对胚胎免疫保护起一定的作用。

笔记栏

（二）胎膜

胎膜（fetal membranes）由绒毛膜（chorion）和羊膜（amnion）组成。

1. 绒毛膜 胎膜外层为绒毛膜，为与包蜕膜接触的部分，随着妊娠的进展，由于缺乏血液供应，营养不足而逐渐退化萎缩为平滑绒毛膜（chorion laeve），至妊娠晚期绒毛膜与羊膜紧密相贴，但能完全分开。

2. 羊膜 胎膜内层为羊膜，由羊膜上皮及胚外中胚层组成，与覆盖胎盘、脐带的羊膜层相连，围成一个密封的羊膜腔，随着胎儿的生长及羊膜腔的不断扩大，羊膜腔占据了整个子宫腔，对胎儿起着一定的保护作用。羊膜的致密层含有间质胶原，使羊膜结实、柔软和坚硬，以维持羊膜的张力，防止破裂。羊膜最内层的上皮细胞布满微绒毛，其上的转运溶质维持羊水与羊膜之间的平衡交换。胎膜含有花生四烯酸（前列腺素前身物质）的磷脂，且含有能催化磷脂生成游离花生四烯酸的溶酶体，故在分娩发动上有一定的作用。

（三）脐带

脐带（umbilical cord）是连于胎儿脐部与胎盘间的条索状组织（图 4-6）。脐带外覆羊膜，呈灰白色，内含两条脐动脉（管腔小、管壁厚）和一条脐静脉（管腔大、管壁薄），中间填充华通胶（Wharton's jelly）。华通胶（来自胚外中胚层的胶样胚胎结缔组织，水分丰富）有保护脐血管的作用。两条脐动脉将胎儿血液运送到胎盘绒毛网内，一条脐静脉将胎盘绒毛汇集的血液运回胎儿，由于脐带的血管长，所以脐带呈螺旋状迂曲。足月妊娠胎儿脐带长度约与胎儿身长相等，范围在 30～100cm，平均为 55cm，直径为 0.8～2.0cm。脐带是胎儿与母体进行物质交换的唯一桥梁，脐带受压致使血流受阻时，缺氧可导致胎儿窘迫，甚至胎死宫内。

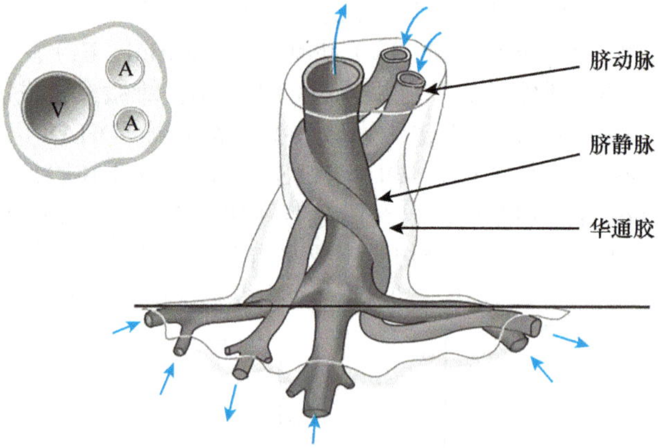

图 4-6 脐带结构和血流

A. 脐动脉；V. 脐静脉

（四）羊水

羊膜腔内的液体称羊水（amniotic fluid）。胎儿在羊水中生长发育。妊娠不同时期的羊水来源、容量及组成均有明显改变。

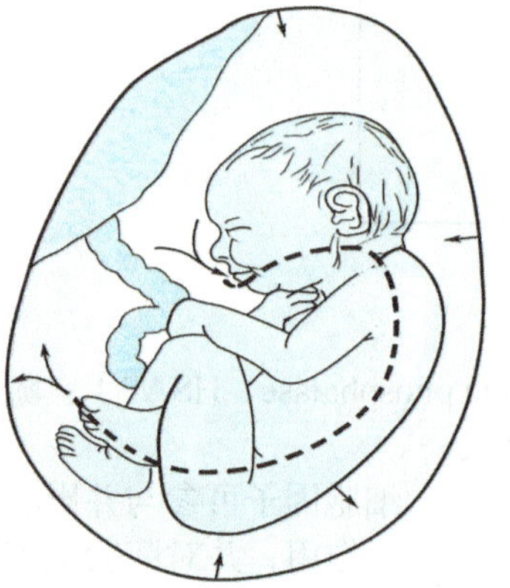

图 4-7 羊水交换途径

1. 羊水的来源 ①妊娠早期主要是经羊膜上皮细胞分泌进入羊膜腔的透析液，成分与母亲血清基本相同；②妊娠中期以后，胎儿肾有生成尿液的功能，产生的尿液是羊水的重要来源，随着胎儿长大，尿量渐增加；③妊娠晚期胎儿肺参与羊水的生成，每天有 350ml 液体从肺泡分泌入羊膜腔（图 4-7）；④羊膜、脐带华通胶及胎儿皮肤渗出液体，但量少。

2. 羊水的吸收 ①妊娠早期胎儿的皮肤未角化，可吸收羊水；②妊娠中期胎儿有吞咽能力，每 24h 可吞咽羊水 500～700ml；③胎盘及脐带表面羊膜上皮吸收（图 4-7）。

3. 母体、胎儿、羊水三者之间的液体平衡 羊水在羊膜腔内通过上述途径不断地进行液体交换，以保持羊水量相对恒定，始终处于动态平衡状态。母儿间的液体交换，主要通过胎盘进行，约为

3600ml/h；母体与羊水的交换主要通过胎膜进行，约为 400ml/h；羊水与胎儿的交换量较少，主要通过胎儿的消化管、呼吸道、泌尿道及角化前皮肤进行交换；约每隔 3h 羊膜腔内的羊水全部更换 1 次。

4. 羊水量、性状及成分

（1）羊水量：随着妊娠进展渐增，个体差异量很大。在妊娠 8 周时为 5～10ml，妊娠 10 周时约为 30ml，妊娠 20 周时约为 400ml，妊娠 38 周达高峰，可达 1000～1500ml，以后逐渐减少，妊娠足月时羊水量约为 800ml；过期妊娠羊水量明显减少，可减至 300ml 以下。

（2）羊水性状及成分：随着妊娠时限的不同而异。妊娠早期羊水为无色澄清液体，呈弱碱性。妊娠足月时羊水比重为 1.007～1.025，略浑浊，不透明，呈中性或弱碱性，pH 为 7.20，内含 98%～99%水分、1%～2%无机盐及有机物；羊水中悬有小片状物，为胎脂、胎儿脱落上皮细胞、毳毛、毛发、少量白细胞、白蛋白和尿酸盐等，羊水中含大量激素和酶。

5. 羊水的功能

（1）保护胎儿：羊水为胎儿提供了一个适宜的生长环境。①适宜的活动空间：胎儿在羊水中能自由活动，利于肌肉和骨骼的发育，防止胎体畸形及胎体粘连。羊水的缓冲使胎儿不致受到挤压和防止胎儿受到外界的机械损伤。②适宜的温度和湿度：羊膜腔内的温度恒定，能保持胎儿体内水平衡。胎儿水分不足时可由羊水提供，胎儿水分过多时则排入羊膜腔。③保持子宫腔压力：支持胎盘附着在子宫壁上，防止胎盘早剥，减少对胎儿及脐带的压迫。④临产时宫缩压力通过羊水均匀分布，避免胎儿直接受压。

（2）保护母体：①妊娠期减轻了由于胎动引起的母体不适感；②分娩时通过羊水传导的压力有助于子宫颈的扩张；③破膜后羊水对产道起润滑和冲洗作用，有利于分娩及减少感染。

四、妊娠期母体变化

妊娠是一个正常的生理过程，为了胎儿生长发育的需要，在胎盘所产生激素的影响下，孕妇体内各系统在解剖、生理、生化方面可发生一系列改变。产后胎盘所分泌的激素在体内急骤减少并消失，由妊娠所引起的各种变化，在产后 6 周内逐渐恢复至妊娠前水平。

（一）生殖系统的变化

1. 子宫

（1）子宫体

1）体积与形态：非妊娠期子宫形态为倒置的梨形，体积为（7～8）cm×（4～5）cm×（2～3）cm。妊娠早期，增大的子宫呈球形或椭圆形且不对称，妊娠 12 周后增大的子宫逐渐均匀、对称并超出盆腔，在耻骨联合上方可触及，晚期妊娠子宫体呈长椭圆形，并轻度右旋，右旋是乙状结肠和直肠固定在盆腔的左后方所致，足月妊娠时子宫的体积达 35cm×25cm×22cm。

2）子宫腔容积：随着妊娠的进展、胎儿及其附属物的形成与发育，子宫腔容量也逐渐增大，可由非妊娠时的 5～10ml，到妊娠足月时增至 5000ml 或更多，是非妊娠期的 500～1000 倍。

3）子宫重量：非妊娠时子宫重量为 50～70g，妊娠足月时增至 1100g 左右，大约是非妊娠时的 20 倍。妊娠期子宫的增大，主要是肌细胞肥大的结果，而非肌细胞增生，少量结缔组织和肌细胞的增生及血管的增多和增粗也参与子宫增大。子宫肌细胞的大小由非妊娠时的长 20μm、宽 2μm，增至足月妊娠时的长 500μm、宽 10μm。子宫肌细胞的胞质内含有丰富的具有收缩活性的肌动蛋白（actin）和肌球蛋白（myosin），为临产子宫收缩提供物质条件。子宫肌壁厚度在非妊娠时约为 1cm，至妊娠中期时逐渐增厚达 2.0～2.5cm，至妊娠末期时逐渐变薄，足月时的子宫壁厚为 1.0～1.5cm 或更薄。子宫各部分的增长速度不一，子宫底于妊娠后期增长最快，子宫体含肌纤维最多，子宫下段次之，子宫颈最少，以适应临产后子宫阵缩由子宫底向下递减，促使胎儿娩出。

4）子宫收缩：自妊娠 12～14 周起，子宫出现不规则、无痛性收缩，可由腹部检查时触知，孕妇有时自己也能感觉到，其特点为稀发、不对称。尽管其强度及频率随妊娠进展而逐渐增加，但宫缩时子宫腔内压力不超过 10～15mmHg，故无疼痛感觉，称 Braxton Hicks 收缩。

5）子宫血流：随着妊娠的进展，子宫增大进入腹腔，子宫动脉从非妊娠时的屈曲状态逐渐牵拉变直，以适应胎盘内绒毛间隙血流量增加的需要。妊娠早期，子宫血流量约为 50ml/min，主要供应子宫肌层和蜕膜；以后子宫血流量逐渐增加，至足月时子宫的血流已达 450～650ml/min，主要供应

笔记栏

胎盘（5%供应子宫肌层，10%～15%供应子宫蜕膜层，80%～85%供应胎盘）。子宫收缩时，子宫肌层内血管被阻断，子宫血流量明显减少。

（2）子宫峡部：位于子宫颈管内，为子宫颈解剖学内口与组织学内口之间最狭窄的部位，非妊娠时长 1cm。妊娠后子宫峡部明显变软，进入妊娠中期后子宫峡部逐渐伸展、拉长、变薄，扩展成子宫腔的一部分，临产后可进一步延长至 7～10cm，成为产道的一部分，此时称子宫下段。

（3）子宫颈：妊娠后子宫颈血管增多、组织水肿，故子宫颈外观肥大，呈紫蓝色，质地柔软，颈管腺体增生，颈管组织外翻，外观呈糜烂状。子宫颈管内腺体分泌增多，形成黏稠的黏液栓，可防止细菌侵入子宫腔。

2. 卵巢 受精卵植入 24h 后，滋养细胞开始分泌 hCG，hCG 刺激月经黄体成为妊娠黄体并产生大量雌激素和孕激素以维持妊娠。妊娠 10 周以后，黄体功能被胎盘取代，但妊娠黄体并不萎缩。妊娠期卵巢略增大，其中增大的妊娠黄体体积可占据卵巢的 1/2，妊娠期卵巢卵泡发育和成熟停止，并不排卵。

3. 输卵管 妊娠期输卵管延长。肌细胞没有肥大，故肌层无增厚。黏膜上皮细胞稍扁平，可出现蜕膜细胞。

4. 阴道 妊娠时阴道黏膜充血、水肿，外观呈紫蓝色，皱襞增多；周围的结缔组织变软。这些解剖改变使阴道伸展性增加，利于分娩时胎儿的通过。妊娠时阴道黏膜上皮增生及脱落增多，加上子宫颈腺体分泌增强，故白带增多呈白色糊状。阴道上皮细胞糖原积聚，在阴道杆菌作用下变为乳酸，维持阴道酸性环境，不利于致病菌生长，有利于防止感染。

5. 外阴 妊娠期外阴充血，表皮增厚，大、小阴唇色素沉着，结缔组织变软，使其伸展性增大，有利于临产时胎儿娩出。随着妊娠的进展，增大的子宫压迫盆腔血管，使下肢静脉回流障碍，部分孕妇可有外阴及下肢静脉曲张，产后多自行消退。

（二）循环系统的变化

1. 心脏 妊娠期随着子宫的增大逐渐将膈肌上推，使心脏向左、向上、向前移位，心尖向左移位约 2cm，心浊音界向左稍扩大。伴随心脏的移位，大血管也发生轻度扭转，加之血流量增加和血流速度加快，半数孕妇心尖部可闻及功能性柔和吹风样收缩期杂音，产后逐渐消失。心脏容量和心率随妊娠进展而逐渐增加，孕晚期血容量增加约 10%，心率在休息时增加 10～15 次/分。心电图可因心脏位置左移而显示心电轴左偏。

2. 心排血量 在整个妊娠期均增加，为妊娠期循环系统最重要的改变。心排血量自妊娠 8～10 周渐渐增加，妊娠 32～34 周时达高峰，持续高水平至分娩。以左侧卧位测量，在高峰期心排血量约增加 30%，心排血量平均约为 80ml。妊娠期心排血量与孕妇的体位有极大关系，妊娠晚期，孕妇从仰卧位改至侧卧位时，心排血量增加约 22%，从坐位改至站立位时，心排血量下降至与非妊娠期相同。临产后，心排血量进一步增加，特别在第二产程产妇屏气用力时，心排血量增加更为显著。胎儿娩出后，子宫血流迅速减少，回心血量剧烈增加，产后 1h 内心排血量可增加 20%～30%，持续至产后 3～4 天。因此，妊娠 32～34 周、分娩期和产后 3 天内是孕妇心脏负担较重的时期，需警惕妊娠合并心脏病孕产妇心力衰竭的发生。

3. 血压 妊娠期对动脉压影响不大，收缩压基本无改变，由于妊娠期外周血管扩张、血液生理性稀释及胎盘动静脉短路的特点，外周循环阻力降低，舒张压在孕中期以后轻度下降，使脉压稍增大，妊娠晚期恢复至原有水平。孕妇体位可影响血压，坐位时高于仰卧位。仰卧位时增大的子宫压迫下腔静脉，回心血量减少，心排血量进一步骤减，使血压下降，称妊娠期仰卧位低血压综合征（supine hypotensive syndrome）。侧卧位能解除子宫压迫，改善血液回流。

4. 静脉压 随着妊娠进展，增大的子宫使下腔静脉回流受阻，增加了下肢、会阴和直肠的静脉压，使静脉壁扩张，形成下肢、外阴静脉曲张和痔。上肢的静脉压没有改变。

（三）血液系统的改变

1. 血容量 妊娠期为适应增大的子宫及增大血管系统的需要，血容量在妊娠 6～8 周开始逐渐增加，中期增加较快，至妊娠 32～34 周时达高峰，以后增加速度减慢，与非妊娠期相比可增加 40%～45%，血容量平均增加约 1450ml，其中血浆增加 1000ml，红细胞增加约 450ml，血浆增加多于红细胞增加，血液相对稀释。妊娠期血液生理稀释有助于增加子宫和其他器官的血流量，降低血液黏稠度，增加毛细血管血流量，利于胎儿在子宫内的生长发育。

笔记栏

2. 血液成分

（1）红细胞：妊娠期红色骨髓增生，网织红细胞轻度增多，表明不断产生红细胞。由于血液的稀释，红细胞计数为（3.5～5）$\times10^{12}$/L，血红蛋白值为 110～130g/L，血细胞比容为 0.31～0.34。上述改变常在产后 6 周恢复。

（2）白细胞：从妊娠 7～8 周开始增加，妊娠 30 周时达高峰，为（10～12）$\times10^{9}$/L，有时可达 15×10^{9}/L。临产及产褥期进一步增加，偶可达 25×10^{9}/L，主要为中性粒细胞，淋巴细胞增加不多，单核细胞及嗜酸性粒细胞几乎无改变。产后 1～2 周白细胞水平恢复正常。

（3）凝血因子：妊娠期间凝血因子Ⅱ、Ⅴ、Ⅶ、Ⅷ、Ⅸ及Ⅹ等均增加，纤维蛋白原增加 50%，达 4～6g/L，血液处于高凝状态，从而为产后胎盘附着面迅速止血提供物质基础。凝血因子Ⅺ、ⅩⅢ和血小板稍下降，可能是血液稀释和高凝状态的耗损所致。随着妊娠进展，凝血酶原时间及部分凝血活酶时间均有轻度缩短，凝血时间无变化。产后 2 周凝血因子恢复正常。

（4）血浆蛋白：由于血液稀释，血浆蛋白尤其是白蛋白降低，约为 35g/L。

（四）泌尿系统的变化

1. 泌尿系统解剖的改变

（1）肾脏和输尿管：妊娠期间肾脏的体积和重量均轻度增大。肾盏、肾盂及输尿管均有扩张，可能与机械性梗阻及妊娠期内分泌改变有关，由于子宫右旋，右侧输尿管扩张较左侧尤为明显。

（2）膀胱：妊娠早期由于增大子宫的压迫，膀胱容量减少，故孕妇常有尿频的现象。中期妊娠以后伴随增大的子宫膀胱进入腹腔，膀胱三角区升高，加上输尿管受孕激素的影响，管壁增粗及蠕动减弱，导致输尿管中的尿液引流不畅，加重了输尿管和肾盂的扩张，使孕妇易患急性肾盂肾炎，以右侧多见。

2. 肾功能改变 妊娠期孕妇及胎儿代谢产物增加，肾脏的负担加重，肾功能变化较大，肾血浆流量（renal plasma flow，RPF）及肾小球滤过率（glomerular filtration rate，GFR）均增加，这些改变在妊娠早期已经开始，到妊娠中期 RPF 比非妊娠时增加 35%，GFR 增加 50%。RPF 与 GFR 受体位的影响，孕妇侧卧位时尿量增加，故夜尿量多于日尿量。由于 RPF 与 GFR 的增加，尿素、肌酐、肌酸等滤过和排泄也增多，其血浆浓度低于非妊娠妇女。另外，妊娠期葡萄糖在肾脏的滤过增加，而重吸收不能相应增加，当肾小球滤过超过肾小管重吸收能力时，可有少量糖排出，称为妊娠生理性糖尿，约 15%的孕妇餐后可能出现，应注意与真性糖尿病相鉴别。妊娠期氨基酸排出增加，但无尿蛋白出现。

（五）呼吸系统的变化

1. 解剖改变 妊娠期间，由于肋骨向外扩展，使肋膈角增大，胸廓横径和前后径增加，胸廓周径增大，妊娠晚期膈肌上升使胸腔纵径缩短，上述解剖改变的结果是胸腔容积没有改变。因为子宫增大，腹压增加，膈肌活动度幅度减少，腹式呼吸受限，但胸廓活动相应增加，所以妊娠期以胸式呼吸为主，气体交换仍然保持不变。妊娠期上呼吸道黏膜水肿、充血，局部抵抗力降低，易发生上呼吸道感染。

2. 功能改变 为适应孕妇和胎儿对氧的需求，在呼吸中枢的调节下，呼吸功能可发生代偿性变化，变化的结果是呼吸次数没有改变，每分钟仍在 20 次以下，但呼吸较深。妊娠期肺功能改变：①肺活量稍增加（增加 1～0.2L）。②通气量每分钟约增加 40%（增加 3L），使孕妇动脉血氧分压升高，有利于孕妇和胎儿对氧的需求。③潮气量增加 39%（增加 0.2L）。④残气量约减少 20%，使孕妇动脉血二氧化碳分压降低，有利于胎儿血中的 CO_2 向孕妇扩散。孕妇动脉血二氧化碳分压低，可反射性使呼吸中枢兴奋阈值降低，出现生理性气短，但肺功能检查正常。⑤肺泡换气量约增加 65%。

（六）消化系统的变化

1. 口腔改变 ①牙齿：好发龋齿，可能与唾液中 pH 降低有关。②牙龈：受大量雌激素影响，牙龈充血、水肿、增生，使牙龈肥厚，易出血。部分孕妇牙龈出现血管灶性扩张，即妊娠龈瘤，分娩后自然消退。③唾液：分泌量无改变，但部分孕妇有吞咽受限，会感觉唾液增多，甚至流涎。

2. 胃肠道改变 增大的子宫使胃向左上方推移，并向右旋转，呈不同程度的水平位，同时盲肠及阑尾向外上方移位，当这些部位发生病变时，体征往往有变异。胃肠道受孕激素作用，平滑肌张力降低，蠕动减弱，胃酸分泌减少，胃排空时间及肠道运输时间均有延长，孕中、晚期腹腔压力增

笔记栏

加使胃受压及贲门括约肌松弛，胃内酸性食物可反流到食管，临床上常有上腹部饱胀感、胃部灼热感，以及粪便在大肠停留时间延长进而出现便秘。

3. 肝脏 体积、组织结构和血流量均无明显变化，肝功能方面有白蛋白下降、球蛋白上升、碱性磷酸酶升高，其余无明显变化。

4. 胆囊 受孕激素的影响，胆道平滑肌松弛、收缩力弱，胆囊排空时间延长，使胆汁黏稠，故妊娠期易并发胆囊炎及胆结石。

（七）内分泌系统的变化

1. 垂体 增大 1～2 倍，特别是在妊娠晚期，嗜酸性细胞增多，肥大形成妊娠细胞，垂体生理性增大可能会导致头痛，产后 1 天可恢复。增生的腺垂体能调节分泌许多激素。产后有出血性休克者，可使增生、肥大的垂体供血不足而缺血坏死，导致垂体衰竭，称为希恩综合征（Sheehan syndrome）。

腺垂体分泌的激素有以下几种。

（1）促性腺激素（gonadotropin，Gn）：妊娠期间，大量的雌、孕激素对下丘脑及腺垂体产生负反馈作用，使垂体分泌卵泡刺激素（FSH）及黄体生成素（LH）减少，故妊娠期卵巢无卵泡发育，也无排卵发生。

（2）催乳素（prolactin，PRL）：随着妊娠进展而逐渐升高，至足月妊娠已是非妊娠时的 10 倍，达 150μg/L（非妊娠 15μg/L），从而为产后泌乳做准备。分娩后，不哺乳者大约产后 3 周降至非妊娠水平，哺乳者于产后 3 个月，甚至更长时间才降到非妊娠时的水平。

（3）其他激素：促甲状腺激素（thyroid-stimulating hormone，TSH）、促肾上腺皮质激素（adreno-corticotrophic hormone，ACTH）、促黑素（melanocyte stimulating hormone，MSH）、生长激素（growth hormone，GH）亦发生变化。TSH、ACTH 和 MSH 分泌增多，但无甲状腺、肾上腺皮质功能亢进的表现。MSH 分泌增多的结果，使面颊部、乳头、乳晕、腹白线、外阴等处有色素沉着。妊娠期间 GH 的分泌无改变。

2. 甲状腺 妊娠期腺组织增生和血管增多，甲状腺呈中度增大，受雌激素的影响，肝脏产生的甲状腺素结合球蛋白（thyroxine-binding globulin，TBG）增加，并与甲状腺激素结合力加强，使血清总的三碘甲状腺原氨酸（triiodothyronine，T_3）和甲状腺素（thyroxine，T_4）稍有增加，但游离型的 T_3、T_4 无改变或略下降，故孕妇通常无甲状腺功能亢进症的表现。胎儿甲状腺一般在 10～12 周时已分化发育并开始有吸碘功能，近 20 周时胎儿在垂体分泌的 TSH 作用下合成和分泌甲状腺激素，在此之前胎儿的任何需求都依赖母体供给。母体内结合型的 T_3、T_4 及 TSH 不能通过胎盘，所以母儿间的甲状腺激素之间互不干扰，母儿各自负责自身的甲状腺功能调节。但是碘通过胎盘的速度较快，故妊娠期禁用放射性核素测定母体甲状腺功能，以免破坏胎儿的甲状腺。

3. 甲状旁腺 妊娠早期孕妇血浆甲状旁腺激素（parathyroid hormone，PTH）水平降低，妊娠中期以后，由于血容量增加，肾小球滤过率增加及钙的胎儿运输，导致孕妇血浆钙浓度降低，刺激甲状旁腺增生肥大，使血浆中甲状旁腺激素的浓度逐渐升高；另外，雌激素可阻碍甲状旁腺对钙吸收的作用，并刺激甲状旁腺激素的释放，使得孕妇有生理性甲状旁腺功能亢进的表现，从而可以为胎儿提供足够的钙供应和维持母体耗碘的内环境稳定。

4. 肾上腺 体积无增大，但皮质的束状带增宽，分泌的激素增加。

（1）皮质醇（cortisol）：为主要的糖皮质激素，妊娠期分泌显著增多。由于游离皮质醇与血浆蛋白的结合能力强，约 75%与球蛋白结合，15%与白蛋白结合，仅有 10%具有活性作用，所以孕妇无肾上腺皮质功能亢进的表现。

（2）醛固酮（aldosterone）：为主要的糖皮质激素，自妊娠 15 周起孕妇血浆醛固酮显著升高，足月妊娠时增加 10 倍。醛固酮大部分与蛋白质结合，妊娠期不致引起过多的水钠潴留。

（3）睾酮（testosterone）：略增多，有的孕妇可表现为阴毛、腋毛增粗及增多。

（八）皮肤的变化

妊娠期间垂体分泌的促黑素增多，大量雌激素和孕激素促进皮肤黑素细胞发挥功能，使孕妇皮肤色素加深，特别是乳头、乳晕、腹白线、外阴、腋窝等处尤为明显。部分孕妇面颊部出现蝶状褐色斑，称为妊娠黄褐斑（chloasma gravidarum）。随着妊娠子宫逐渐增大及肾上腺皮质激素分泌增多，孕妇腹部、臀部、大腿及乳房皮肤过度扩张，使皮肤的弹性纤维断裂，形成紫色或淡红色的不规则平行裂纹（图 4-8），称妊娠纹（striae gravidarum），产后呈灰白色或银白色。

笔记栏

（九）骨骼、关节及韧带的变化

骨质在妊娠期通常无变化，仅在多胎、多产、缺乏维生素 D 及缺钙时，可发生骨质疏松症。部分孕妇自觉耻骨联合、腰骶部及肢体疼痛不适，可能与松弛素（relaxin）使骨盆韧带、椎骨间的关节和韧带松弛有关。妊娠晚期孕妇重心向前移，为保持身体平衡，孕妇头部与肩部向后仰，腰部向前挺，形成典型的孕妇姿势。

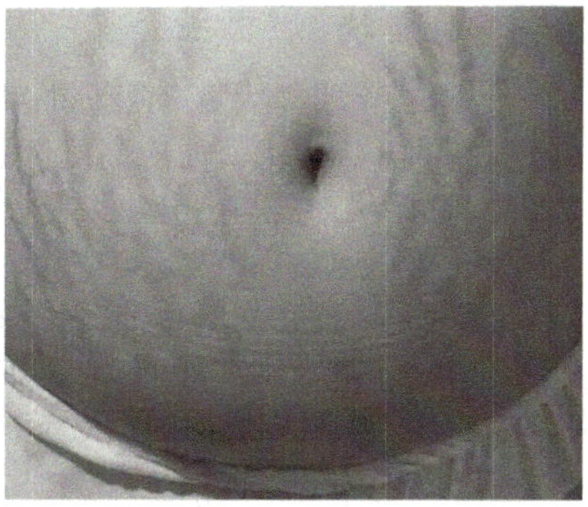

图 4-8 妊娠纹

（十）其他变化

1. 体重 妊娠早期体重增加不明显。从妊娠 13 周直至妊娠足月，体重稳步上升，每周增加大约 350g，如果超过 500g 要注意隐性水肿。妊娠期间体重平均增加 12.5kg，包括胎儿、胎盘、羊水约 4.5kg；子宫及乳房约 1kg；血液及组织间液约 3kg；脂肪沉积 2～3kg 等。

2. 新陈代谢 母体基础代谢率在妊娠早期稍有下降，从妊娠中期开始逐渐增高，至妊娠晚期可增高 15%～20%。妊娠期额外需要的总能量约为 80 000kcal（1kcal=4.184kJ），或每日增加约 300kcal。

3. 糖代谢 妊娠期胰腺功能亢进，胰岛增大，β 细胞增多，胰岛素分泌增加，使孕妇血糖较低，但胎盘合成的胎盘催乳素、雌激素、孕激素等都具有抗胰岛素功能，使得妊娠妇女以高血糖症和高胰岛素血症来确保胎儿葡萄糖的供应，维持体内糖代谢，胰岛素从妊娠中期开始增加至分娩前达高峰。孕妇及胎儿需要葡萄糖增加、血液稀释及血容量增加、肾小球对葡萄糖的滤过率增加、肾小管吸收少，致使孕妇空腹血糖与非妊娠时相似或偏低。若胰岛代偿功能不足，可出现糖耐量试验异常或糖尿病，称妊娠糖尿病，多于分娩后恢复正常。糖尿病妇女妊娠后注射胰岛素降血糖效果差，需要量增多。

4. 脂肪代谢 妊娠期间能量总需要量增加，母体脂肪储备增多，糖原储备减少，肠道对脂肪的吸收能力增强，因而血脂较妊娠前增加 50%。如果妊娠期能量过度消耗，脂肪分解加速，可出现尿酮体阳性。

5. 蛋白质代谢 妊娠期需要大量的蛋白质，呈正氮平衡。妊娠中、晚期需要储备一定量的蛋白质，以满足胎儿、胎盘生长发育及母体子宫、乳房与其他组织适应性变化的需要。如果蛋白质储备不足，可使血浆蛋白减少，血浆胶体渗透压下降，使组织间液增加，出现显性或隐性水肿。

6. 水代谢 液体潴留的增加是妊娠正常的生理改变。足月妊娠机体水分平均增加 6.5L，其中包括胎儿、胎盘及羊水量约 3.5L；母体增加的血容量及子宫和乳腺增加的水分为 3L。妊娠末期组织间液可增加 1～2L。

7. 微量元素代谢 胎儿与母体需要大量的钙、磷、铁等，故妊娠期要补充足量的钙、磷，以满足胎儿及母体的需要。胎儿生长发育需要大量的钙，足月妊娠胎儿骨骼储存约 30g 钙，其中 80%在妊娠最后 3 个月内累积。母体及胎儿每日需铁妊娠早期为 1mg，中期为 4mg、晚期为 12～15mg，故妊娠期要补充足量的铁，以满足胎儿及母体造血的需要，为分娩和哺乳做准备。

第二节 妊娠诊断

临床上将妊娠全过程（从末次月经第 1 日开始算，约 40 周）分为 3 个时期：妊娠 14 周以前称早期妊娠（first trimester of pregnancy）；妊娠 14～27^{+6} 周称中期妊娠（second trimester of pregnancy）；妊娠 28 周及其以后称晚期妊娠（third trimester of pregnancy）。

一、早期妊娠的诊断

案例 4-1

孕妇，28 岁，因“停经 2 个月余，要求检查”就诊。孕妇平素月经规律，月经期为 4～6 天，月经周期为 28～30 天。停经 30 余天自测尿 hCG（+），1 周前自觉恶心、晨起呕吐及缺乏食欲，未做任何处理，持续至今仍未消失。4 年前因“胎儿混合臀位”行剖宫产 1 次。否认食物、药物过敏史。

问题：1. 该病例的初步诊断和诊断依据是什么？

2. 如何进行后续处理？

笔记栏

（一）症状

1. 停经 生育年龄有正常性生活的健康女性，平时月经周期规律，一旦出现月经过期应怀疑妊娠，过期 10 天以上，尤应高度怀疑妊娠。虽然停经可能是妊娠最早也是最重要的症状，但并不是妊娠的特有症状，需与内分泌紊乱、哺乳期、口服避孕药引起的闭经等相鉴别。

2. 早孕反应（morning sickness） 停经 6 周左右出现畏寒、头晕、乏力、嗜睡、流涎、食欲缺乏、喜食酸味食物或厌恶油腻、恶心、晨起呕吐等一系列症状，称早孕反应。多在停经 12 周左右自行消失，晨吐持续存在的时间可较长。

3. 尿频 早期妊娠时由增大的子宫压迫膀胱所致，尤其是前位子宫，当子宫逐渐增大超出盆腔后，尿频症状自然消失。

（二）体征

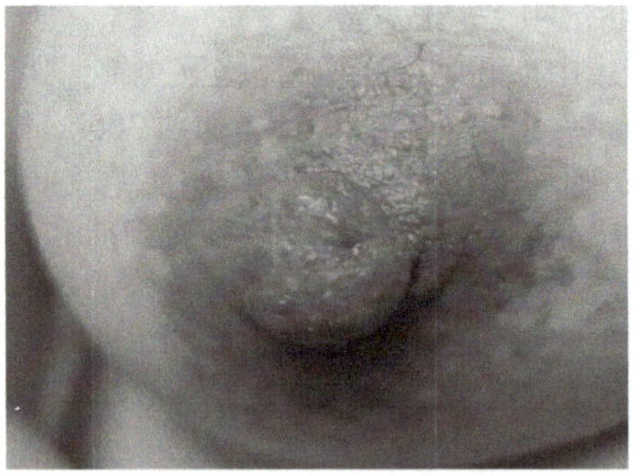

图 4-9 妊娠期乳房改变

1. 乳房变化 体内增多的雌激素促进乳腺腺管发育及脂肪沉积，孕激素促进乳腺腺泡发育。催乳素、生长激素、胰岛素、皮质醇和表皮生长因子协同作用，腺体干细胞分化为腺泡细胞和肌上皮细胞，使乳房增大，孕妇感乳房胀痛。乳头及乳晕着色加深，乳晕周围皮脂腺增生，出现深褐色结节，称为蒙氏结节（图 4-9）。哺乳妇女妊娠后乳汁明显减少。

2. 生殖器变化 阴道黏膜和子宫颈充血、水肿、变软，呈紫蓝色，称子宫颈着色。妊娠 6～8 周子宫颈变软及子宫峡部极软，以致双合诊检查感觉子宫颈与子宫体之间似不相连，称为黑加征（Hegar sign）。子宫体逐渐增大、变软，妊娠 8 周时，子宫约为非妊娠时的 2 倍。妊娠 12 周时，子宫约为非妊娠时的 3 倍，子宫底可在耻骨联合上方触及。

3. 其他 部分患者出现雌激素增多的表现，如蜘蛛痣、肝掌、皮肤色素沉着（面部、腹白线、乳晕等）。部分患者出现不伴有子宫出血的子宫收缩痛、腹胀、便秘等不适。

（三）辅助检查

1. 妊娠试验（pregnancy test） 一般在受精卵着床后不久，即可用放射免疫法检测到孕妇血清 β-hCG 水平升高，末次月经后 4～5 周阳性率可达 99%。临床上多用早早孕试纸法检测尿液，该方法简单、快速，若为阳性，结合临床表现、体征可诊断妊娠。但要确定是否为子宫内妊娠，需超声检查。

2. 超声检查 妊娠早期超声检查的主要目的是确定子宫内妊娠，排除异位妊娠、滋养细胞疾病、盆腔肿块等。若为多胎，可通过胚囊数目和形态确定胎数、判断绒毛膜性。阴道超声较腹部超声诊断早孕可提前 5～7 天。正常早期妊娠的超声图像：①孕囊（gestational sac，GS），停经 35 天时，子宫腔内可见到圆形或椭圆形孕囊，为妊娠的最早标志；②卵黄囊，是子宫内妊娠的标志，孕囊内可见一个亮回声环状结构，中间为无回声区；③胚芽与原始心管搏动，妊娠 6 周时可见；④顶臀长（crown-rump length，CRL），妊娠 11～13 周末可根据 CRL 较准确地估计孕周，校正预产期（图 4-10），

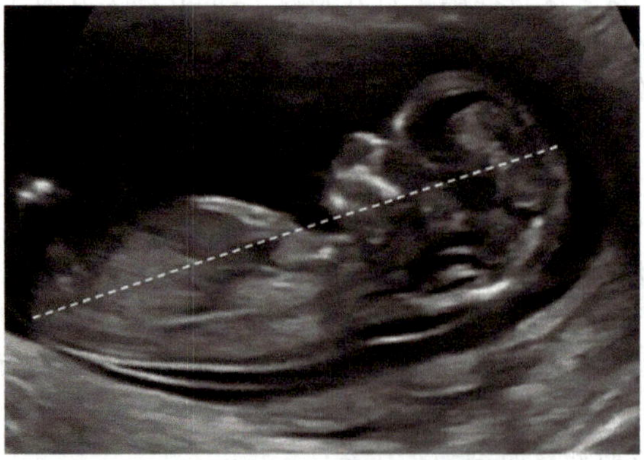

图 4-10 孕 12 周胎儿正中矢状切面

游标置于胎儿头顶皮肤外缘至骶尾部皮肤外缘测量顶臀长

笔记栏

同时检测胎儿颈后透明层（nuchal translucency，NT）厚度和胎儿鼻骨（nasal bone）等，可作为早孕期染色体疾病筛查的指标（图 4-11），妊娠 9～13 周末超声检查可以排除严重的胎儿畸形，如无脑儿等。

3. 子宫颈黏液检查（cervical mucus examination） 妊娠后子宫颈黏液量少且黏稠，涂片干燥后光镜下可见到排列成行的椭圆体而未见羊齿植物叶状结晶，则早期妊娠的可能性很大（图 4-12）。

4. 基础体温（basal body temperature，BBT） 若 BBT 为双相型的已婚妇女，如高温相持续 18 天不降，早孕的可能性大。高温相持续 3 周以上，应考虑早孕。

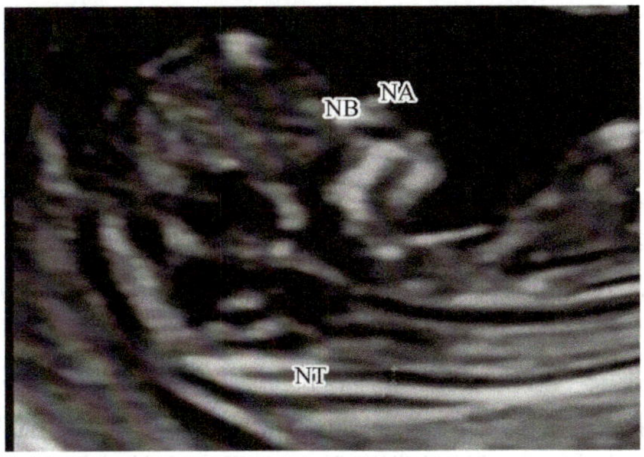

图 4-11 孕 12 周胎儿颈后透明层测量切面

NB.鼻骨；NA.鼻尖；NT.颈后透明层游标置于皮肤内缘与颈椎软组织间最宽的垂直距离测量颈后透明层厚度

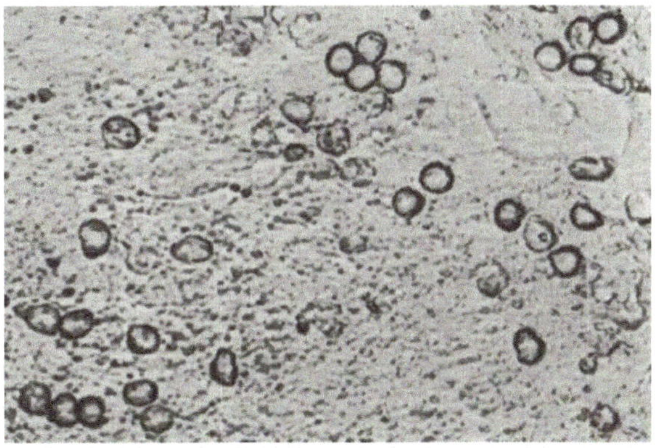

图 4-12 早孕子宫颈黏液变化

（四）诊断

有性生活史的生育期女性出现停经或月经异常，均应考虑妊娠的可能；血或尿 hCG 阳性提示妊娠；超声发现子宫内孕囊或胚芽可以确诊为子宫内妊娠，见原始心管搏动提示胚胎存活。因此，血和尿 hCG 阳性、超声见胚芽或原始心管搏动才能确诊正常的早期妊娠。若临床高度怀疑妊娠，血或尿 hCG 阳性而超声检查未发现孕囊或胚芽，不能完全排除妊娠，可能是超声检查时间太早或异位妊娠，需要定期复查。

案例 4-1 分析

1. 初步诊断 妊娠状态。诊断依据：①该病例有停经、早孕反应，停经 30 余天自测尿 hCG（+）；②需要进行超声检查明确是否为子宫内妊娠、是否有胎心搏动，以及既往剖宫产瘢痕与孕囊的位置关系。

2. 后续治疗 ①建立围生保健手册并进行定期行产前保健；②全面采集病史，评估妊娠风险并给予分级管理；③给予营养和生活方式指导。

二、中、晚期妊娠的诊断

（一）病史与症状

有早期妊娠的经过，并感到腹部逐渐增大，自觉胎动。

（二）体征与检查

1. 子宫增大 腹部检查可触及增大的子宫，子宫底随妊娠进展逐渐增高，根据手测子宫底高度或尺测耻骨上子宫长度可以初步估计胎儿大小及孕周（表 4-1）。子宫底高度因孕妇的脐耻间距离、胎儿发育情况、羊水量、单胎或多胎等而存在差异。不同孕周子宫底的增长速度不同，正常情况下妊娠 20～24 周时增长速度较快，平均每周增加 1.6cm，至妊娠 36～39 周末时增长速度较慢，平均每周增加 0.25cm。正常情况下，子宫底高度在妊娠 36 周时最高，至孕足月因胎儿先露部入盆而略有下降。

笔记栏

表 4-1　不同孕龄的子宫底高度和子宫长度

妊娠周数	手测子宫底高度	尺测耻骨上子宫长度（cm）
12 周末	耻骨联合上 2～3 横指	
16 周末	脐耻之间	
20 周末	脐下 1 横指	18（15.3～21.4）
24 周末	脐上 1 横指	24（22.0～25.1）
28 周末	脐上 3 横指	26（22.4～29.0）
32 周末	脐与剑突之间	29（25.3～32.0）
36 周末	剑突下 2 横指	32（29.8～34.5）
40 周末	脐与剑突之间或略高	33（30.0～35.3）

2. 胎动（fetal movement，FM）　指胎儿的躯体活动，是妊娠诊断的依据，也是胎儿子宫内安危的重要指标。正常孕妇于 20 周开始自觉胎动，随孕周增加逐渐增多，妊娠 32～34 周达高峰，妊娠 38 周后逐渐减少。胎动于下午及夜间较为活跃，常在胎儿睡眠周期消失，持续 20～40min。妊娠 28 周以后，正常胎动数≥10 次/2h。

3. 胎体　妊娠 20 周后可经腹壁触诊到子宫内的胎体，至妊娠 24 周后触诊更为清楚，并可区分胎头、胎背、胎臀和胎儿肢体。胎头圆而硬，有浮球感；胎背宽阔而平坦；胎臀宽而软，形状不规则；胎儿肢体小且有不规则的活动。随妊娠进展，可通过四步触诊法判断胎儿在子宫内的位置。

4. 胎心音　听到胎心音可确诊妊娠且为活胎。妊娠 12 周后可用多普勒胎心听诊器听到胎心音。妊娠 18～20 周可用普通听诊器经孕妇腹部听到胎心音。胎心音呈双音，似钟表“滴答”声，速度较快，正常频率为 110～160 次/分。妊娠 24 周前，胎心音多在脐下正中或稍偏左、右听到。头先露时胎心音在脐下，臀先露时在脐上，肩先露时在脐周围听得最清楚。听到的胎心音应与子宫杂音、腹主动脉音、脐带杂音相鉴别。子宫杂音（uterine souffle）为血液流过扩大的子宫血管时出现的柔和的吹风样低音，在子宫下段最清楚。腹主动脉音为单调的“咚”“咚”响的强音，这两种杂音均与孕妇脉率一致。脐带杂音（umbilical souffle）为脐带血流受阻出现的与胎心率一致的吹风样、粗糙的杂音，改变体位后可消失。若为持续存在的脐带杂音，应注意有无脐带异常（受压、缠绕或扭转）的可能。

（三）辅助检查

1. 超声检查　检查的目的除确定妊娠外，还可以显示胎儿数量、胎产式、胎儿先露部、胎方位、胎盘位置及分级、羊水量、胎儿有无畸形，还能测量胎头双顶径、股骨长等多条径线，根据胎儿径头围、腹围线的大小了解胎儿生长发育情况。在妊娠 20～24 周，可采用超声进行胎儿系统筛查，筛查胎儿结构畸形。

2. 彩色多普勒超声　可检测子宫动脉、脐动脉和胎儿大脑中动脉的血流速度和波形。妊娠中期的子宫动脉血流舒张期早期切迹（diastolic notching）可评估子痫前期风险；妊娠晚期的脐动脉搏动指数（pulsation index，PI）和阻力指数（resistance index，RI）可评估胎盘血流；胎儿大脑中动脉（middle cerebral artery，MCA）的收缩期峰值流速（the peak systolic velocity，PSV）可反映是否存在胎儿贫血、缺氧。

三、胎势、胎产式、胎儿先露部、胎方位

妊娠 28 周以前，由于胎儿小，羊水相对较多，胎儿在子宫内活动范围较大，因此胎儿位置不固定。妊娠 32 周后，胎儿生长迅速，羊水相对减少，胎儿与子宫壁贴近，胎儿的姿势和位置相对恒定，但亦有极少数胎儿的姿势和位置在妊娠晚期发生改变，胎方位甚至在分娩期仍可改变。胎儿位置的诊断需要根据腹部四部触诊、阴道及肛门检查、超声检查等综合判断。

（一）胎势

胎儿在子宫内的姿势称胎势（fetal attitude）。正常胎势为胎头俯屈，颏部贴近胸壁，脊柱略前弯，四肢屈曲交叉于胸腹前，使其体积及表面积均最小，整个胎体呈头端小、臀端大的椭圆形（图 4-13）。

笔记栏

（二）胎产式

胎体纵轴与母体纵轴的关系称胎产式（fetal lie）。两纵轴平行者称纵产式（longitudinal lie），占足月妊娠分娩总数的 99.75%；两纵轴垂直者称横产式（transverse lie），仅占足月分娩总数的 0.25%；两纵轴交叉者称斜产式。斜产式是暂时的，在分娩过程中大多转为纵产式，偶尔转成横产式（图 4-14）。

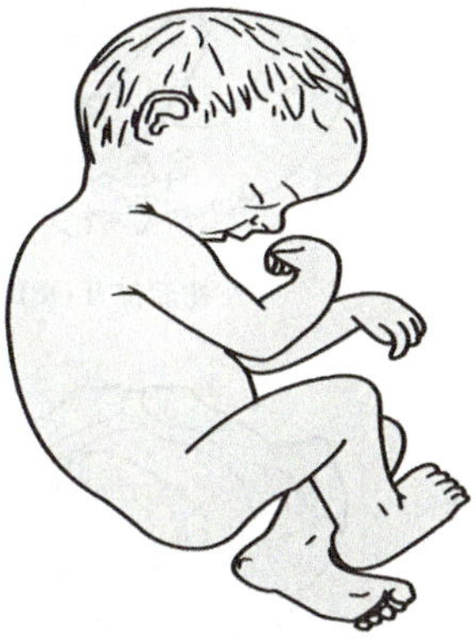

图 4-13　胎势

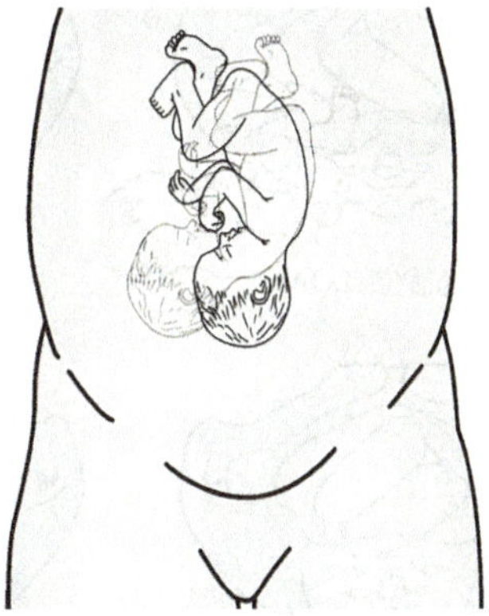

图 4-14　3 种胎产式

（三）胎儿先露部

最先进入骨盆入口的胎儿部分为胎儿先露部。纵产式有头先露和臀先露，横产式为肩先露。头先露根据胎头屈伸程度分为枕先露、前囟先露、额先露及面先露（图 4-15）。臀先露根据胎儿下肢的屈伸情况分为混合臀先露、单臀先露、完全臀先露、不完全臀先露，不完全臀先露可以分为单足先露、双足先露等（图 4-16）。偶见胎儿头先露或臀先露与胎儿手或足同时入盆，称为复合先露。

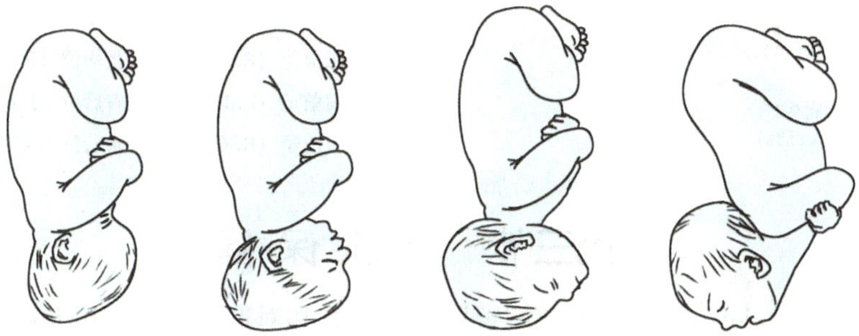

枕先露　前囟先露　额先露　面先露

图 4-15　头先露的种类

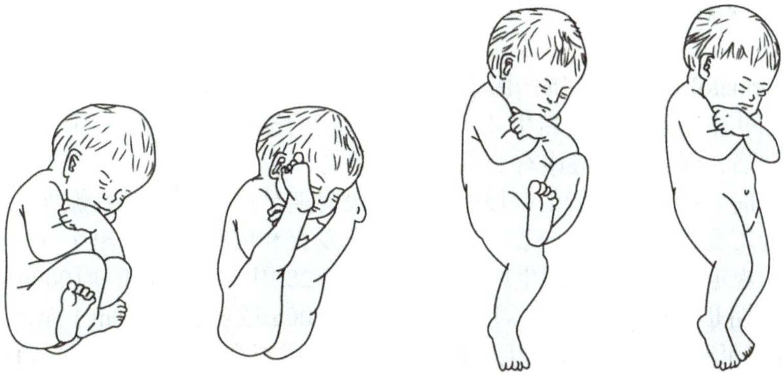

混合臀先露　单臀先露　单足先露　双足先露

图 4-16　臀先露的种类

（四）胎方位

胎儿先露部的指示点与母体骨盆的关系称胎方位（fetal position）。各种胎儿先露部中最容易触到的明显的骨性标志称为先露部的指示点。枕先露以枕骨、面先露以颏骨、臀先露以骶骨、肩

笔记栏

先露以肩胛骨作为指示点。每个指示点与母体骨盆入口左、右、前、后、横的关系而有不同胎方位。枕先露、面先露、臀先露有 6 种胎方位，肩先露有 4 种胎方位。如枕先露时，胎头枕骨位于母体骨盆的左前方，称为左枕前位，余类推（图 4-17）。各种胎产式、胎儿先露部和胎方位的关系及种类见图 4-18。

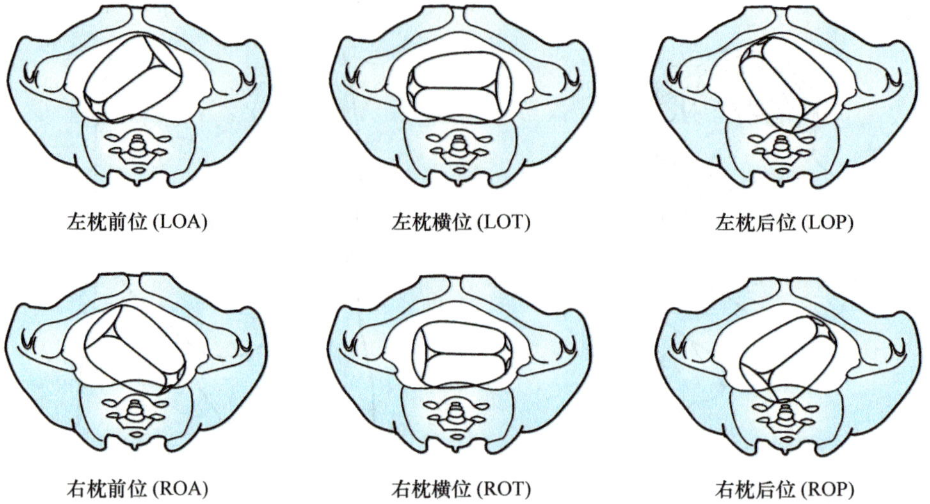

图 4-17　枕先露的 6 种胎方位

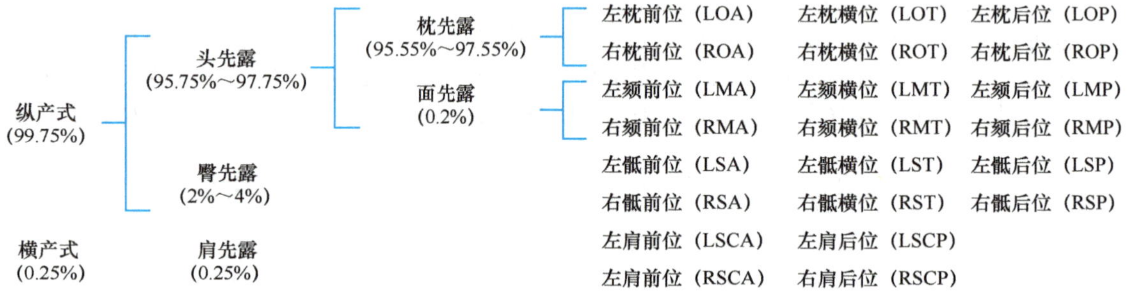

图 4-18　胎产式、胎儿先露部和胎方位的关系及种类

第三节　产 前 保 健

产前保健（antenatal care）包括对孕妇定期产前检查和对胎儿监护，以及指导妊娠期营养和用药。产前保健以预防为主，是降低孕产妇和围生儿并发症及死亡率、减少出生缺陷的重要措施。通过规范化的产前检查，可对孕妇和胎儿进行监护和保健，能及早发现高危妊娠，及早防治妊娠期并发症，及时发现胎儿异常，评估孕妇及胎儿的安危，确定分娩时机和分娩方式，尽可能保障母儿安全。

围生医学（perinatology）又称围产医学，是研究围生期内孕产妇及围生儿卫生保健的一门学科，包括胚胎发育、胎儿生理和病理、新生儿和孕产妇疾病的诊断与防治等。围生医学的发展对降低母儿死亡率和出生缺陷、保障母儿健康有非常重要的意义。

围生期是指产前、产时和产后的一段时期。这段时期孕产妇要经历妊娠期、分娩期和产褥期 3 个阶段；胎儿要经历受精、受精卵分裂、胚胎和胎儿发育和成熟，直至出生开始独立生活的过程。国际上对围生期的规定有 4 种。①围生期Ⅰ：从妊娠满 28 周（胎儿体重≥1000g 或身长≥35cm）至产后 1 周；②围生期Ⅱ：从妊娠满 20 周（胎儿体重≥500g 或身长≥25cm）至产后 4 周；③围生期Ⅲ：从妊娠满 28 周至产后 4 周；④围生期Ⅳ：从胚胎形成至产后 1 周。根据 WHO 推荐，我国现阶段采用围生期Ⅰ计算围生期死亡率。

一、孕妇监护

案例 4-2

孕妇，29 岁，因“停经 9 周，要求进行产前保健”而就诊。

笔记栏

平素月经规则，停经 1 月余开始出现轻度恶心、呕吐等早孕反应，1 周前外院 B 超提示宫内早孕。停经以来无腹痛，无阴道流血及流液，大小便正常。既往体健，7 年前足月顺产 1 名活男婴。

问题：1. 该孕妇首次产前检查应如何进行？

2. 后续产前检查时间如何安排？

3. 下次检查时间及需要检查的项目是什么？

孕妇监护主要通过定期的产前检查（antenatal care）来实现。

（一）产前检查的时间

产前检查的要求是在特定的时间，系统提供有证可循的产前检查项目。产前检查的时间安排，要根据产前检查的目的来决定。产前检查的次数及孕周：合理的产前检查次数及孕周不仅能保证孕期保健的质量，也可节省医疗卫生资源。根据目前我国孕期保健的现状和产前检查项目的需要，推荐产前检查孕周分别为妊娠 6～13 周、妊娠 14～19 周、妊娠 20～24 周、妊娠 25～28 周、妊娠 29～32 周、妊娠 33～36 周、妊娠 37～41 周，共 7～11 次。有高危因素者，酌情增加次数。

（二）首次产前检查（妊娠 6～13 周）

首次产前检查包括详细询问病史、全面体格检查、产科检查及必要的辅助检查。

1. 建立孕期保健手册。

2. 采集病史，评估孕期高危因素

（1）年龄：<18 岁或≥35 岁妊娠为高危因素。年龄过小容易发生难产；35 岁及以上为高龄产妇，各种母体并发症发生率增高，且分娩出生缺陷儿童机会增加。

（2）职业：了解工作性质和职业接触情况，有无有害物质或辐射接触。

（3）既往史：对孕妇各系统均必须详细了解，重点询问有无高血压、心脏病、糖尿病、结核病、血液病、肝肾疾病、甲状腺疾病等，如有则必须注意其发病时间及治疗情况。曾做过何种手术，手术的原因，特别是生殖道手术史。了解药物、食物过敏史。孕妇的家庭经济状况也应该了解。

（4）个人史：出生、成长地点，有无烟酒嗜好等不良生活习惯。

（5）月经史：了解初潮年龄、月经持续时间、月经周期、末次月经日期、月经量，有无痛经及痛经程度。

（6）婚育史：了解结婚年龄、有无不孕史、妊娠和分娩次数、分娩的孕周、分娩的方式和难产史、手术产的原因、胎儿出生体重、妊娠期并发症、分娩期并发症及有无流产、早产、死胎、死产史，以及新生儿情况、有无胎儿畸形或幼儿智力低下、孕前准备情况。丈夫年龄，健康状况及有无烟酒嗜好等不良生活习惯，特别是有无家族遗传病。

（7）推算预产期：①以末次月经（last menstrual period，LMP）推算预产期（expected date of confinement，EDC）。按末次月经第 1 天算起，月份减 3 或加 9，日数加 7，则为预产期。如末次月经第 1 天是 2018 年 2 月 12 日，预产期应为 2018 年 11 月 19 日。②其他：末次月经日期不清楚或哺乳期月经尚未恢复受孕者，应根据早期超声的报告来推算预产期，也可根据早孕反应、子宫底高度等综合加以估计。③超声测量：早期妊娠测量胚胎顶臀长（CRL）可准确推算预产期。若末次月经推算孕周与妊娠早期超声检查推算的孕周时间间隔超过 5 天，应根据妊娠早期超声结果矫正末次月经。妊娠早期超声检查胎儿 CRL 是估计孕周最准确的指标。

（8）本次妊娠过程：了解尿妊娠试验阳性时间；妊娠早期有无早孕反应，早孕反应开始时间；病毒感染及用药情况；有无阴道出血、头晕、头痛、眼花、心悸、胸闷、气促、下肢水肿等症状；有害物质接触情况、有无吸烟或酗酒。注意有无妊娠合并症，如慢性高血压、心脏病、糖尿病、肝肾疾病、系统性红斑狼疮、血液病、神经和精神疾病等。

（9）家族史：询问家族有无精神病史、高血压、糖尿病、双胎妊娠及遗传病。

3. 全身检查 观察和记录孕妇的发育、营养及精神状态；注意步态及测量身高，身高<145cm 者常伴有骨盆狭窄，跛行者可能有脊柱或下肢畸形，可疑者行进一步检查；测量血压、脉搏、体重，计算 BMI，孕妇正常血压应<140/90mmHg；常规检查心、肺、肝、脾、肾的情况；检查乳房发育状况、乳头有无凹陷及皲裂；检查有无水肿。妊娠晚期，体重一般每周增加不应超过 500g，超过者应

笔记栏

考虑存在水肿或隐性水肿。

4. 产科检查 目的是了解胎儿及产道情况，包括常规妇科检查、腹部检查及必要的辅助检查。

（1）常规妇科检查（妊娠前 3 个月未查者）：检查白带，了解是否有特异性感染，了解是否有生殖道畸形、是否合并生殖系统肿瘤，并根据子宫大小估计孕周。阴道检查最好在妊娠早期进行。

（2）腹部检查：是简单、实用的检查方法，内容包括对胎儿大小和发育的估计，以及根据胎心音初步了解胎儿在子宫内的安危情况。检查时孕妇排空膀胱后仰卧在检查床上，头部稍垫高，露出腹部。检查者应站在孕妇右侧进行检查。

5. 健康教育及指导 对流产的认识和预防；营养和生活方式指导（卫生、性生活、运动锻炼、旅行、工作）；根据妊娠前 BMI，提出妊娠期的体重增加建议；补充叶酸 0.4～0.8mg/d 至妊娠 3 个月，有条件者可继续服用含叶酸的复合维生素；避免接触有毒有害物质（如放射线、铅、汞、苯、砷、农药等），避免密切接触宠物；慎用药物，避免使用可能影响胎儿正常发育的药物；改变不良的生活习惯（如吸烟、酗酒、吸毒等）及生活方式；避免高强度的工作、高噪声环境和家庭暴力；保持心理健康，解除精神压力，预防孕期及产后心理问题的发生。

6. 必查项目 血常规；尿常规；血型（ABO 和 Rh 血型）；肝功能；肾功能；空腹血糖；乙型肝炎病毒表面抗原、梅毒螺旋体和 HIV 筛查；贫血筛查；超声检查，在妊娠早期（妊娠 6～8 周）行超声检查，以确定是否为宫内妊娠及孕周、胎儿是否存活、胎儿数目、子宫附件情况。

7. 备查项目 丙型肝炎病毒（HCV）筛查；抗 D 滴度检测（Rh 阴性血型者）；甲状腺功能检测；血清铁蛋白（血红蛋白＜110g/L 者）；结核菌素纯蛋白衍化物（PPD）试验（高危孕妇）；子宫颈细胞学检查（妊娠前 12 个月未检查者）；子宫颈分泌物检测淋球菌和沙眼衣原体（高危孕妇或有症状者）；细菌性阴道病（BV）的检测（有症状或早产史者）；心电图检查。

（三）妊娠 14～19 周产前检查

1. 常规保健 分析首次产前检查的结果。询问阴道出血、饮食、运动情况。体格检查，包括血压、体重，评估孕妇体重增加是否合理。检查子宫底高度：①手测估计子宫底高度；②用软尺测量子宫底高度（耻骨联合上缘中点至子宫底的距离）及腹围（通过脐水平进行测量）。使用多普勒胎心听诊器在胎背侧孕妇腹壁听胎心音。

2. 必查项目 无。

3. 备查项目 无创产前筛查（NIPT）的目标疾病为 3 种常见胎儿染色体非整倍体异常，即 21-三体综合征、18-三体综合征、13-三体综合征。适宜孕周为 12～22^{+6} 周。不适用人群：①孕周＜12 周；②夫妇一方有明确的染色体异常；③1 年内接受过异体输血、移植手术、异体细胞治疗等；④胎儿超声检查提示有结构异常须进行产前诊断；⑤有基因遗传病家族史或提示胎儿罹患基因病高风险；⑥孕期合并恶性肿瘤；⑦医师认为有明显影响结果准确性的其他情形。NIPT 报告应当由产前诊断机构出具，由副高以上职称并具备产前诊断资质的临床医师签署。NIPT 检查结果为阳性时，应进行介入性产前诊断。胎儿染色体非整倍体异常的妊娠中期母体应进行血清学筛查（妊娠 15～20 周，最佳检测孕周为 16～18 周）。羊膜腔穿刺术可检查胎儿染色体核型（妊娠 16～22 周），主要针对高危人群。

4. 绘制妊娠图（pregnogram） 将检查结果，包括血压、体重、子宫底高度、腹围（abdomen circumference，AC）、尿蛋白、胎位、胎心率、下肢水肿等项目，填在妊娠图中，容易发现孕妇和胎儿的异常情况，并设有正常范围，以及警戒区和上、下限，较文字记录更直观、醒目，便于视觉筛查胎儿宫内发育异常，如巨大胎儿或胎儿生长受限（图 4-19）。

案例 4-2 分析

1. 该孕妇第一次产前检查，本次产前检查需完成以下内容：①病史询问，除本次妊娠经过外，还需询问了解既往史、月经婚育史、个人史及家族史等；②体格检查与专科查体；③必要的实验室检查，包括血常规、尿常规、肝肾功能、空腹血糖、乙肝+梅毒+HIV、贫血筛查、甲状腺功能、血型、心电图等。

2. 以后产前检查的时间应每 4 周 1 次，36 周后每周 1 次。如产前检查发现异常，需增加产前检查次数。

3. 下次检查时间预约于 4 周后，同时进行妊娠 11～13^{+6} 周 NT 超声检查。

笔记栏

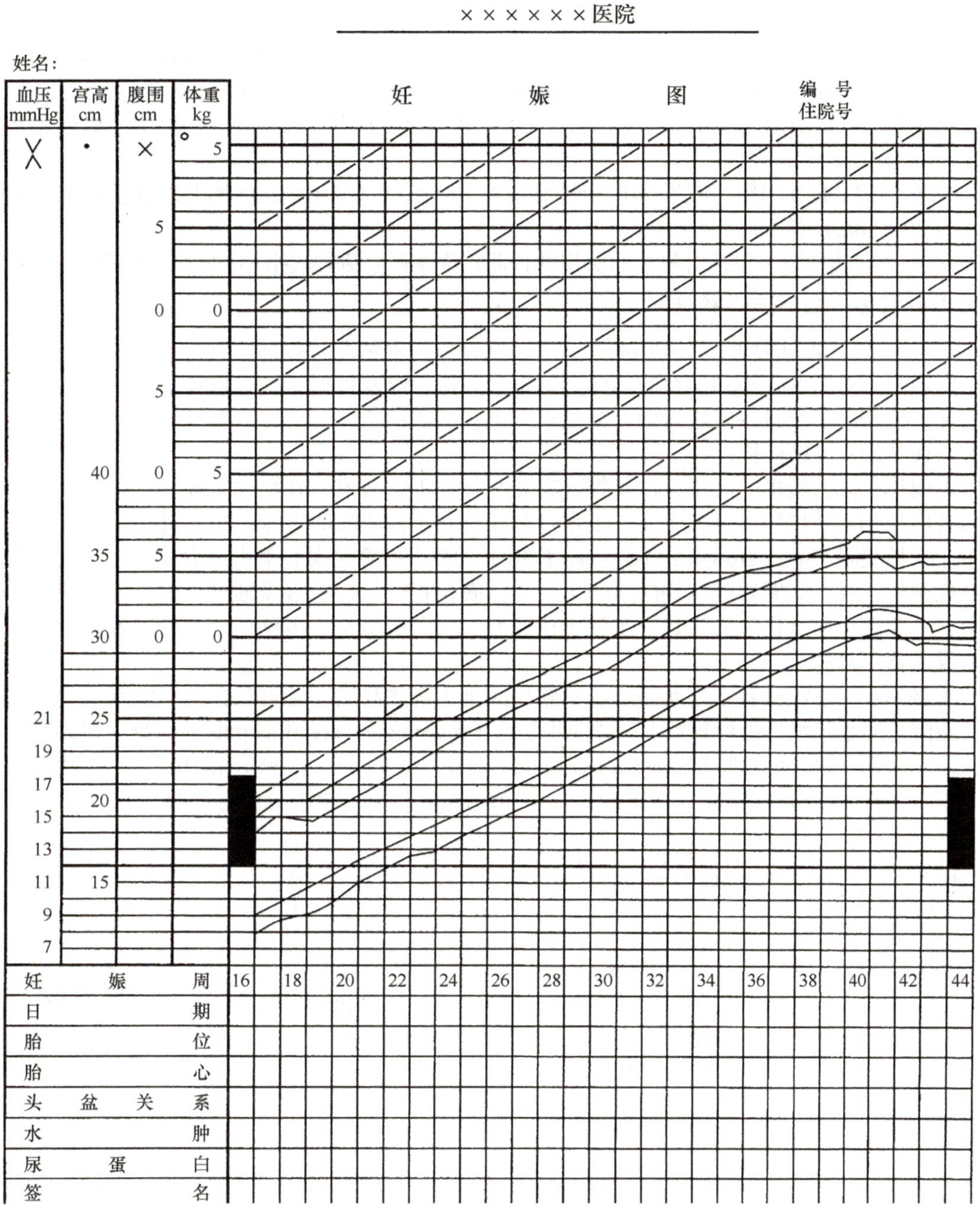

图 4-19 妊娠图

5. 健康教育及指导 包括对流产的认识和预防；妊娠生理知识；营养和生活方式的指导；孕中期胎儿染色体非整倍体异常筛查的意义。非贫血孕妇，如血清铁蛋白＜30μg/L，应补充铁元素 60mg/d；诊断明确的缺铁性贫血孕妇，应补充铁元素 100～200mg/d。

（四）妊娠 20～24 周产前检查

1. 常规保健 询问胎动、阴道出血、饮食、运动情况。体格检查同妊娠 14～19^{+6} 周产前检查。

2. 必查项目 胎儿系统超声筛查（妊娠 20～24 周），筛查胎儿的严重畸形。检查血常规、尿常规。

3. 备查项目 经阴道超声测量子宫颈长度，进行早产的预测。

4. 健康教育及指导 对早产的认识和预防；营养和生活方式指导；胎儿系统超声筛查的意义。

（五）妊娠 25～28 周产前检查

1. 常规保健 询问胎动、阴道出血、子宫收缩、饮食、运动情况。体格检查同妊娠 14～19 周产前检查。

2. 必查项目 妊娠糖尿病（GDM）筛查。直接行 75g 葡萄糖耐量试验（OGTT），其正常上限：空腹血糖水平为 5.1mmol/L，1h 血糖水平为 10.0mmol/L，2h 血糖水平为 8.5mmol/L。孕妇具有 GDM 高危因素或者医疗资源缺乏的地区，建议妊娠 24～28 周首先检测空腹血糖（FPG）。检查血常规、尿常规。

3. 备查项目 抗 D 滴度检测（Rh 阴性血型者）。子宫颈分泌物检测胎儿纤连蛋白水平（子宫颈长度为 20～30mm 者）。

4. 健康教育及指导 包括对早产的认识和预防；营养和生活方式指导；妊娠糖尿病筛查的意义。

（六）妊娠 29～32 周产前检查

1. 常规保健 询问胎动、阴道出血、宫缩、饮食、运动情况。腹部检查：是简单、实用的检查方法，内容包括对胎儿大小和发育的估计、判定胎方位，以及根据胎心音初步了解胎儿在子宫内的安危情况。检查时孕妇排空膀胱后仰卧在检查床上，头部稍垫高，露出腹部，双腿略屈曲稍分开，检查者站在孕妇右侧进行检查。

（1）视诊：注意腹形、大小，以及腹壁有无水肿和手术瘢痕、妊娠纹的颜色。腹部过大、子宫底过高者应想到双胎妊娠、巨大胎儿、羊水过多或合并子宫肌瘤的可能；腹部过小、子宫底过低应想到胎儿生长受限（fetal growth restriction，FGR）、孕周推算错误、羊水过少等；纵产式的腹部形态为纵椭圆形，横产式时腹部两侧向外膨出、子宫底位置较低、子宫横轴较纵轴长，腹壁形态呈横椭圆形；若腹部向前突出呈尖腹状（多见于初产妇）或向下悬垂（多见于经产妇）者，可能伴有骨盆狭窄或头盆不对称。

（2）触诊：①手测估计子宫底高度，用软尺测量子宫底高度（耻骨联合上缘中点至子宫底的距离）及腹围（通过脐水平进行测量）；②四步触诊（four maneuvers of leopold）检查子宫大小、胎产式、胎儿先露部、胎方位及胎儿先露部是否衔接（图 4-20）。孕妇双腿略屈曲稍分开，使腹肌放松。在做前三步手法时，检查者面对孕妇的头端，做第四步手法时，检查者面对孕妇的足端。

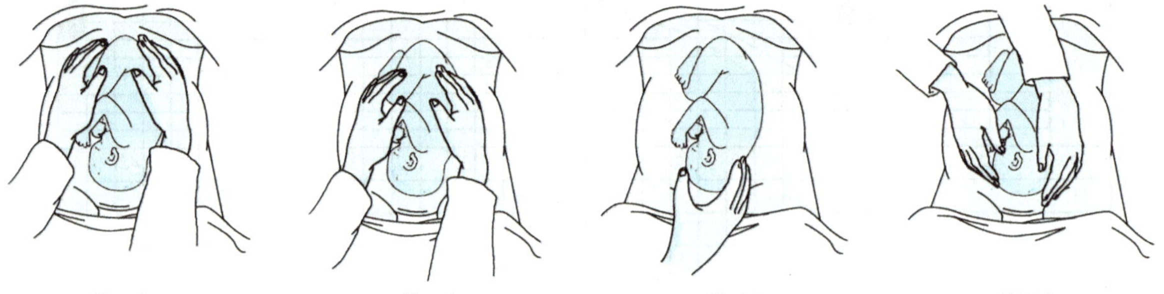

图 4-20 四步触诊法

第一步手法：检查者两手置于子宫底，了解子宫外形并测得子宫底高度，估计胎儿大小与妊娠周数是否相符。然后用两手指腹相对交替轻推，判断在子宫底的胎儿部分，若为胎头则硬而圆且有浮球感，若为胎臀则软而宽且形状不规则。

第二步手法：检查者两手分别置于腹部左右侧，一手用手掌固定，另一手用手指指腹轻轻深按检查，两手交替，触到平坦饱满部分为胎背，触到可变形的高低不平部分为胎儿肢体，有时感到胎儿肢体在活动。

第三步手法：检查者右手拇指与其余四指分开，置于耻骨联合上方握住胎儿先露部，并左右推动，目的是查清胎儿先露部是胎头或是胎臀，并确定先露部是否衔接。若胎儿先露部仍可以左右移动，表示尚未衔接入盆；若已衔接，则胎儿先露部不能被推动。

第四步手法：检查者左、右手分别置于胎儿先露部的两侧，沿骨盆入口向下深按，进一步核对胎儿先露部的诊断是否正确，并确定胎儿先露部入盆的程度。

（3）听诊：使用多普勒胎心听诊器在胎背侧孕妇腹壁听得最清楚。枕先露时，胎心在脐右（左）下方；臀先露时，胎心在脐右（左）上方；肩先露时，胎心在靠近脐部下方听得最清楚（图 4-21）。听到的胎心音需与胎盘杂音、腹主动脉音和脐带杂音相鉴别。

2. 必查项目 血常规、尿常规；超声检查：胎儿生长发育情况、羊水量、胎位、胎盘位置等。

笔记栏

3. 备查项目　无。

4. 健康教育及指导　分娩方式指导；开始自数胎动；母乳喂养指导；新生儿护理指导。

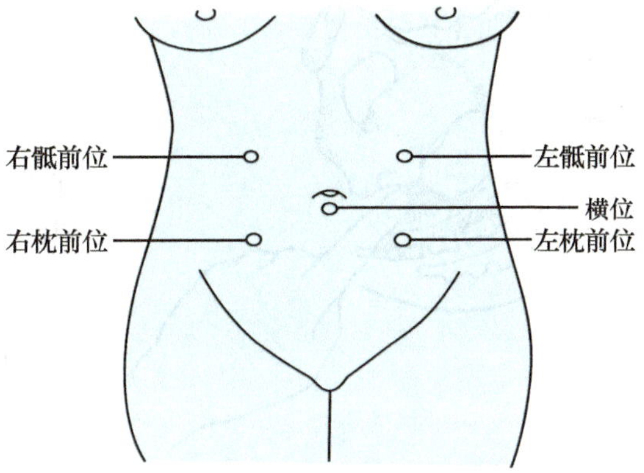

图 4-21　胎心听诊部位

（七）妊娠 33～36 周产前检查

1. 常规保健　询问胎动、阴道出血、宫缩、皮肤瘙痒、饮食、运动、分娩前准备情况。体格检查同妊娠 29～32 周产前检查。

2. 必查项目　尿常规。

3. 备查项目　妊娠 35～37 周 B 族链球菌（GBS）筛查：具有高危因素的孕妇（如合并糖尿病、前次妊娠出生的新生儿有 GBS 感染等），取直肠和阴道下 1/3 分泌物培养。妊娠 32～34 周查肝功能，检测血清胆汁酸（妊娠期肝内胆汁淤积高发病率地区的孕妇）。妊娠 32～34 周后可开始胎心监护［无应激试验（NST）检查（高危孕妇）］，心电图复查。

4. 健康教育及指导　分娩前生活方式的指导；分娩相关知识（临产的症状、分娩方式指导、分娩镇痛）；新生儿疾病筛查；抑郁症的预防。

（八）妊娠 37～41 周产前检查

1. 常规保健　询问胎动、宫缩、见红等。体格检查除同妊娠 29～32 周产前检查外，需行骨盆内测量。应在妊娠晚期、临产后经阴道进行骨盆内测量了解真骨盆大小。测量时孕妇取截石位，外阴需要消毒，检查者需戴无菌手套。临床常用以下径线评价骨盆情况。

（1）骶耻内径（又称对角径，diagonal conjugate，DC）：为耻骨联合下缘至骶岬上缘中点的距离，正常值为 12.5～13.0cm，此值减去 1.5～2.0cm 为骨盆入口前后径长度，又称真结合径（conjugate vera），正常值约为 11cm。检查方法：检查者将一手的示、中指伸入阴道，用中指指尖触到骶岬上缘中点，示指上缘紧贴耻骨联合下缘，另一手的示指标记此接触点，抽出阴道内的手指，测量其中指指尖至此接触点的距离为对角径，测量时中指指尖触不到骶岬上缘表示对角径>12.5cm，表明入口前后径无狭窄（图 4-22）。

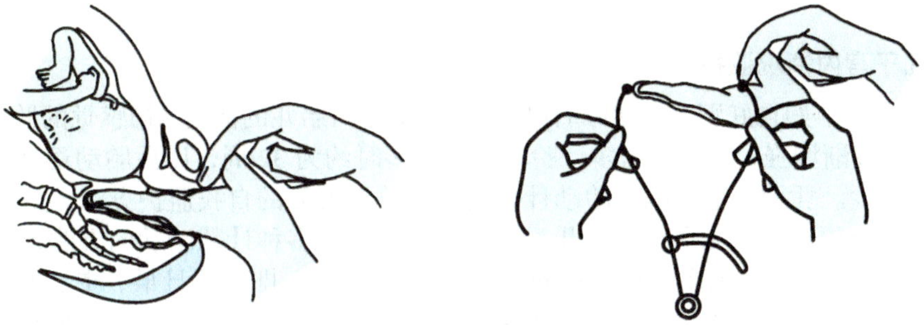
图 4-22　测量骶耻内径

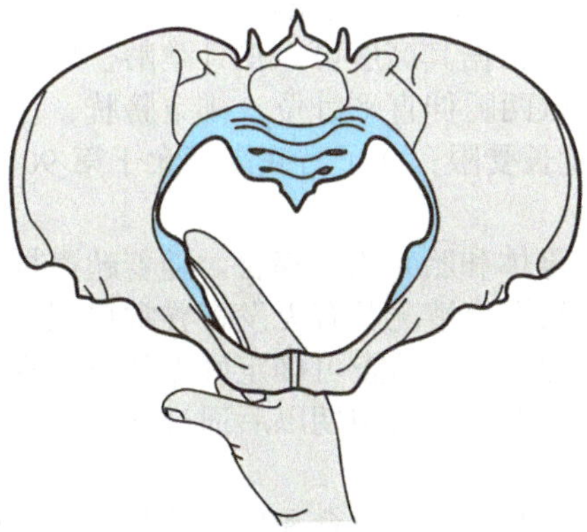
图 4-23　测量坐骨棘间径

（2）坐骨棘间径（bi-ischial diameter）：为两侧坐骨棘间的距离，正常值为 10cm（图 4-23）。测量方法：检查者将一手的示、中指放入阴道内，分别触及两侧坐骨棘，估计其间的距离。

（3）坐骨切迹（incisura ischiadica）宽度：代表中骨盆后矢状径，可间接了解中骨盆后半部情况（图 4-24），其宽度为坐骨棘与骶骨下部间的距离，即骶棘韧带宽度。检查方法：检查者伸入阴道内的示指和中指并排置于骶棘韧带上移动，以可容指数估计其宽度。正常值为 5.5～6.0cm，能容纳 3 横指，否则属中骨盆狭窄。

2. 必查项目　超声检查评估胎儿大小、羊水量、胎盘成熟度、胎位，有条件者可检测脐动脉血流速度收缩期和

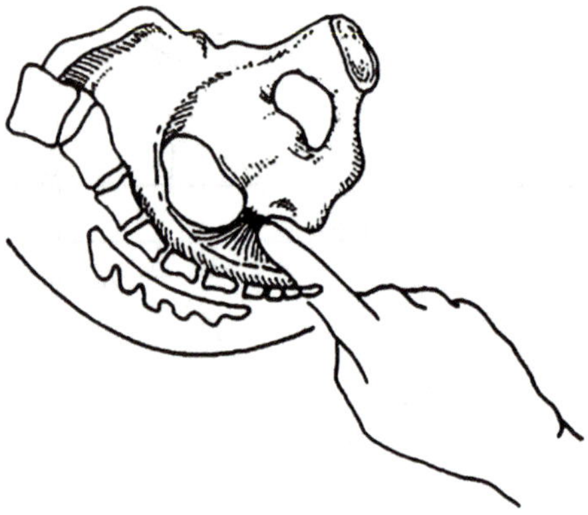
图 4-24 测量坐骨切迹宽度

舒张压比值（S/D 比值）。无应激试验（NST）检查（每周1次）。

3. 备查项目 子宫颈检查及 Bishop 评分。

4. 健康教育及指导 分娩相关知识（临产的症状、分娩方式指导、分娩镇痛）；新生儿免疫接种指导；产褥期指导；胎儿宫内情况的监护；适时终止妊娠。

二、胎儿监护

胎儿监护的目的是通过监护技术了解胎儿在子宫内的生长发育情况和是否安全。监护内容：①确定是否为高危儿；②胎儿子宫内情况监护；③胎盘功能检查；④胎儿成熟度检查；⑤胎儿先天畸形及其他遗传病的子宫内诊断。

案例 4-3

孕妇，28 岁，初产妇，妊娠 38 周预约前来进行第 8 次产前检查。自诉胎动正常，无特殊不适。本次妊娠定期产前检查未发现异常。既往史、家族史无异常。

查体：体温 37℃，脉率 80 次/分，呼吸 20 次/分，血压 100/68mmHg，神清，查体配合，心、肺查体未发现异常，双下肢轻度水肿。

专科查体：宫高 35cm，腹围 95cm，胎心率 148 次/分，头先露，无宫缩及阴道流血、流液。

问题：1. 该孕妇的诊断是什么？该孕妇所孕胎儿是否属于高危儿？

2. 该孕妇产前检查注意事项有哪些？如何进行胎儿监护？

（一）确定是否为高危儿

有生理缺陷或病理变化存在，处于危险状态的围生儿为高危儿。造成高危儿的原因可来自有高危因素的母亲，也可来自围生儿本身。符合下列条件为高危儿：①孕龄＜37 或≥42 周；②出生体重＜2500g；③体重小于孕龄儿或大于孕龄儿；④出生后 1min Apgar 评分为 0～3 分；⑤宫内感染；⑥高危妊娠孕产妇分娩的新生儿；⑦手术产儿；⑧曾分娩新生儿疾病甚至新生儿死亡孕产妇的围生儿。

（二）胎儿子宫内情况监护

1. 胎动计数 孕妇自妊娠 16～20 周开始感觉到子宫内胎儿的活动。初感觉的胎动较弱，此后随孕周增加，胎动逐渐增强，次数也增多，胎动次数最多时约为 32 周，以后胎动逐渐减少，妊娠过期后胎动进一步减少。凭孕妇主观感觉胎动计数仍是简单、可靠的自我监护方法。妊娠中后期，孕妇感觉胎动减少可能预示着胎儿会在未来几天内死亡。尽管有多种计数胎动的方法，但是理想的胎动计数方法仍无定论。国内目前多采用每日固定 3h 自数胎动法，即在每日早、中、晚固定的时间各数胎动 1h，建议在三餐后 30min 进行，胎动计数 3～5 次/h 为正常，代表胎儿在子宫内情况良好；胎动计数如小于 3 次/h，提示胎儿可能有子宫内缺氧，需要进一步检查以评估胎儿在子宫内的状态。不是所有的孕妇都必须每天计数胎动，但应提醒孕妇当其感觉胎动减少时必须及时就诊。

2. 子宫底高度测量 子宫底高度随着妊娠的进展逐渐增长，根据其高度可以估计孕龄，但更重要的是可以用于监测胎儿在子宫内的生长发育情况。检查时采取两腿伸直平卧位，排空膀胱，在无宫缩时进行检查。如子宫底高度小于第 10 百分位，提示胎儿生长受限；如子宫底高度大于第 90 百分位，提示胎儿生长过度。

3. 超声检查 是一种简单、无创、可重复的检查方法，对母体和胎儿均无损害。随着超声技术的发展，图像分辨率上升，诊断的准确率不断提高，使胎儿生长发育情况及有无发育异常得到了及时诊断和处理，已是围生医学必不可少的诊断方法。早期妊娠通过超声检查可确定妊娠部位、判断胚胎和胎儿是否存活，以及推算胎龄、多胎妊娠的胎儿数目和分类。妊娠中期以后通过观察以下内容可了解胎儿在子宫内的情况。

（1）评估胎儿生长发育：通过测定胎儿超声生物学指标评价胎儿生长发育和估计胎儿体重。目前多采用的超声生物学指标有双顶径、头围、胸围、腹围、股骨长等，然后将所测得的数据通过计

笔记栏

算机软件自动分析以估计胎儿大小。

（2）估计羊水量：超声检查是评定羊水量的好方法，由于胎儿几何形态复杂，且有胎动，故不能准确定量羊水量，只能做羊水量的定性判断。目前常用的两种方法：①测量羊水最大暗区垂直深度，正常范围为2～8cm；②以脐横线与腹白线作标记，将腹部分为4个区，分别测量各区羊水最大暗区垂直深度，相加之和为羊水指数，正常范围为5～25cm。

（3）观察胎盘情况：内容包括胎盘位置和胎盘成熟度。根据胎盘三层结构（胎盘绒毛板、胎盘实质及基底层）的声像图变化将胎盘分为0、Ⅰ、Ⅱ、Ⅲ级，胎盘成熟度分级可间接反映胎儿成熟情况，Ⅱ级胎盘88%胎儿成熟，Ⅲ级胎盘100%胎儿成熟。

（4）诊断胎儿先天性结构异常：系统的产前超声检查是对胎儿解剖结构进行系统筛查，主要诊断胎儿无脑儿、严重脑膨出、严重开放性脊柱裂、严重胸腹壁缺损及内脏外翻、单腔心、致死性软骨发育不良。随着超声技术的日渐发展，在早、中期妊娠根据胎儿的某些生物物理指标筛查胎儿染色体疾病，是目前发展较快的遗传学超声技术。

（5）脐动脉多普勒血流速度：发育正常的胎儿与生长受限胎儿的脐动脉血流波形不同，前者脐动脉以舒张期高速血流为特征，而后者脐动脉舒张期血流速度减低。部分严重的生长受限胎儿脐动脉舒张期血流消失甚至反流，围生儿死亡率显著增加。异常的血流速度波形在组织学上与胎盘三级绒毛小动脉闭塞有关，在功能上与胎儿缺氧、酸中毒、围生儿死亡有关。脐动脉多普勒血流速度的测量指标包括脐动脉收缩压与舒张压比值（systolic to diastolic ratio，S/D）、阻力指数（resistance index，RI）及搏动指数（pulsatility index，PI）。异常血流定义为舒张末期血流反向或消失。S/D与孕周呈负相关，当舒张末期血流速度减少时S/D升高，胎儿有危险。

（6）胎儿生物物理评分（biophysical profile，BPP）：包括NST联合实时超声的4项观察指标（包括胎儿呼吸运动、胎儿运动、肌张力和羊水量），共5部分。每一项评分为2分（出现）或0分（不出现），总分8分或10分为正常，6分为可疑，4分及以下为异常。无论总分多少，当出现羊水过少时，都应该进一步评估。羊水过少的诊断依据包括羊水最大平面深度≤2cm（不包括脐带及胎儿肢体）或羊水指数≤5cm。研究显示，与羊水指数相比，应用羊水最大平面深度诊断羊水过少，可以减少不必要的产科干预，且不增加不良妊娠结局。

处理羊水过少，首先应评估是否存在胎膜早破，如已破膜，则羊水量减少不能反映胎盘功能减退。建议单纯持续性羊水过少（羊水最大平面深度≤2cm）的孕妇于妊娠36～37^{+6}周终止妊娠。对于妊娠不足36周、胎膜完整的羊水过少孕妇，应结合孕周及母胎状态决定是否终止妊娠；如果暂不终止妊娠，应监测羊水量、NST和胎儿生长情况。如胎膜已破，则不需要监测羊水量。胎儿急性缺氧的指标有胎儿呼吸运动、胎动、胎儿肌张力和胎心电子监护，而胎儿慢性缺氧时则表现为羊水过少。

（7）改良生物物理评分（modified biophysical profile，又称改良BPP）：妊娠中晚期，羊水量反映了胎儿尿量。胎盘功能减退会导致胎儿肾灌注减少，从而导致羊水过少，因此可以用羊水量评估胎盘功能。改良BPP包括NST（反映短期内胎儿酸碱平衡状态）和羊水量的评估（反映较长时间内胎盘功能）。当NST为Ⅰ级且羊水最大平面深度＞2cm时，改良BPP为正常，否则为异常。

4. 胎心电子监护 胎心听诊是判断胎儿子宫内安危的敏感依据，胎心长时间持续超过160次/分或低于110次/分、胎心不规则或宫缩刚减弱时胎心减慢，提示胎儿宫内缺氧，但胎心听诊只能获得听诊瞬间的信息，不能对胎儿做出持续的胎心监护。胎儿电子监护仪的优点是能连续观察并记录胎心率（fetal heart rate，FHR）的动态变化，目前已广泛用于晚期妊娠和临产后的胎儿监护，可连续监测胎心率的变化，同时可记录胎动和宫缩情况，故能反映三者之间的关系。

（1）基本术语

1）基线胎心率：需要在10min内评估基线胎心率，并用次/分表达（图4-25）。基线胎心率正常值：110～160次/分；心动过速：基线胎心率大于160次/分，持续时间超过10min；心动过缓：基线胎心率小于110次/分，持续时间超过10min。

2）变异性：FHR的振幅，用1min内胎心率波动的幅度表示。按照振幅波动程度分为4种情况。①变异消失：振幅波动完全消失；②微小变异：振幅波动≤5次/分；③中等变异（正常变异）：变异振幅为6～25次/分；④显著变异：变异振幅＞25次/分。

笔记栏

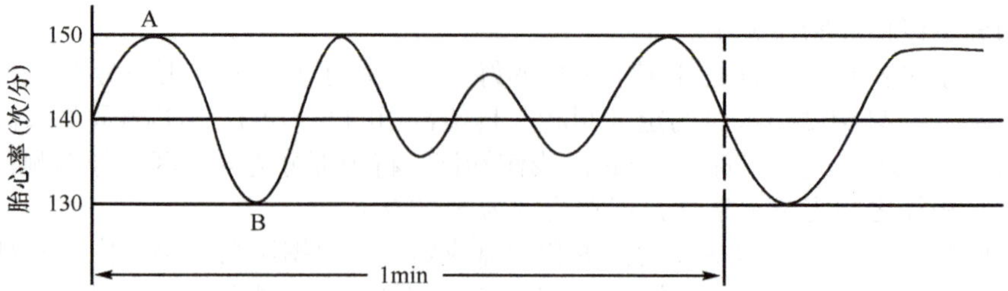

图 4-25 基线胎心率

3）加速：指 FHR 在基线上的突然增加（从发生到峰值短于 30s），振幅＞15 次/分，持续时间超过 15s 但小于 10min（图 4-26）。大多数加速与胎动同时发生，反映了胎儿无缺氧/酸中毒。

妊娠≥32 周胎心加速标准：胎心加速≥15 次/分，持续时间＞15s，但不超过 2min。

妊娠＜32 周胎心加速标准：胎心加速≥10 次/分，持续时间＞10s，但不超过 2min。

延长加速：胎心加速持续 2～10min。胎心加速≥10min 则考虑胎心率基线变化。

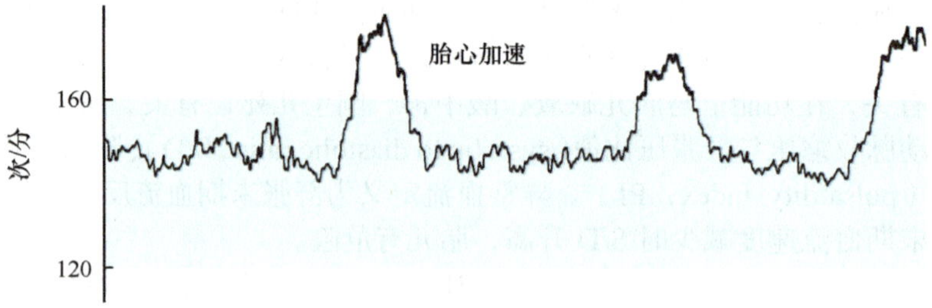

图 4-26 胎心率加速

4）减速：指 FHR 在基线上的下降，振幅超过 15 次/分，持续时间超过 15s。①早期减速（early deceleration，ED）：指伴随宫缩出现的减速，通常是对称地、缓慢地下降到最低点再恢复至基线，开始到最低点的时间≥30s，减速的最低点常与宫缩的峰值同时出现。一般来说，减速的开始、最低点、恢复和宫缩的起始、峰值和结束同步（图 4-27）。②晚期减速（late deceleration，LD）：伴随宫缩出现的减速，通常是对称地、缓慢地下降到最低点再恢复到基线，开始到最低点的时间≥30s，减速的最低点通常迟于宫缩峰值。一般来说，减速的开始、最低点和恢复分别落后于宫缩的起始、峰值及结束（图 4-28）。③变异减速（variable deceleration，VD）：指突发的、显著的胎心率急速下降，开始到最低点时间＜30s，胎心率下降≥15 次/分，持续时间≥15s，但＜2min。当变异减速伴随宫缩，减速的起始、深度和持续时间与宫缩之间无固定规律（图 4-29）。④延长减速（prolonged deceleration，PD）：指明显低于基线的胎心率下降，减速≥15 次/分，从开始至恢复到基线持续≥2min，但＜10min，如果减速≥10min，是基线改变。⑤反复性减速（recurrent deceleration）：20min 观察时间内≥50%的宫缩均伴发减速（图 4-30）。⑥间歇性减速（intermittent deceleration）：20min 观察时间内＜50%的宫缩伴发减速。

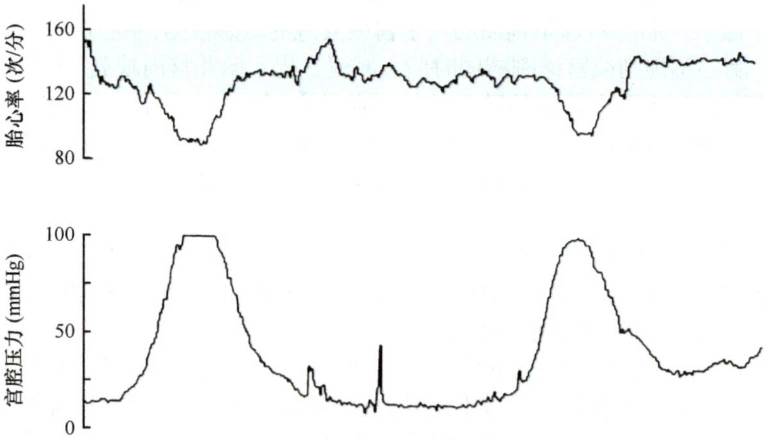

图 4-27 早期减速

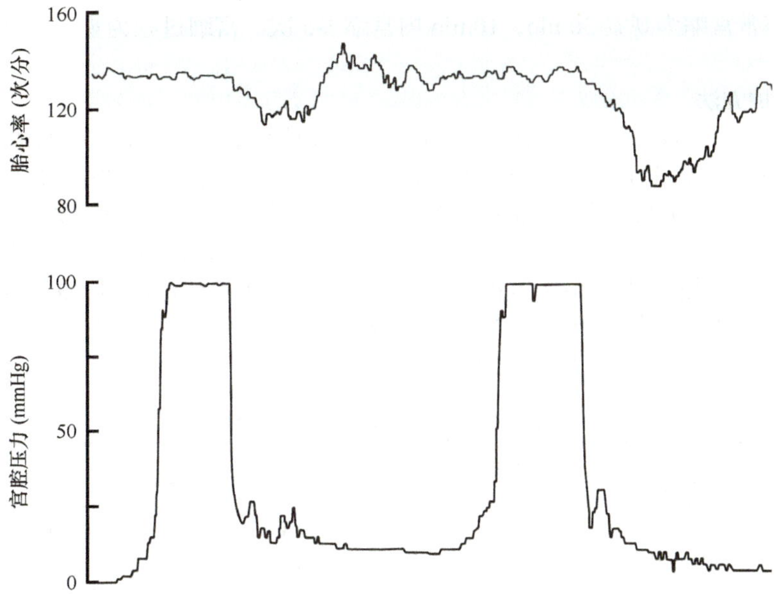

图 4-28　变异减速

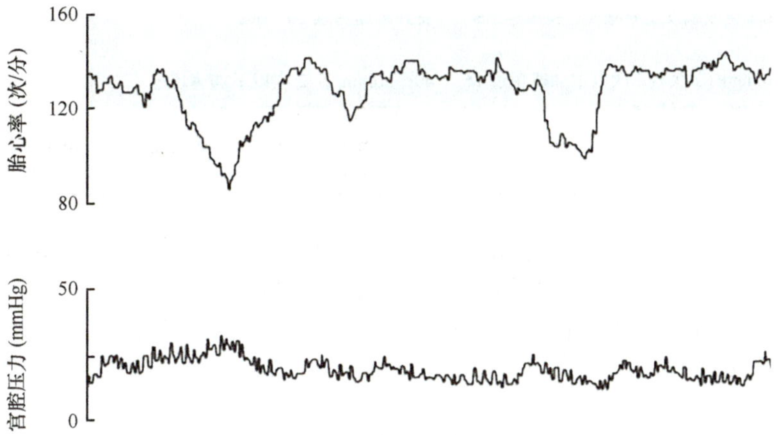

图 4-29　晚期减速

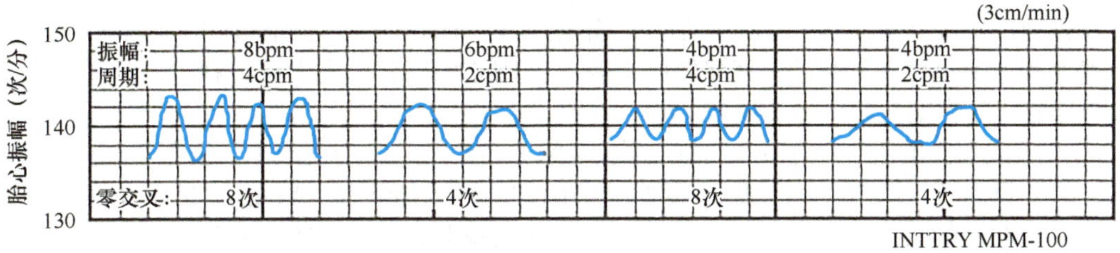

图 4-30　正弦波形

早期减速是胎头受压的表现，无胎儿缺氧/酸中毒发生。脐带受压时发生的变异减速是产程中最常见的减速，是脐动脉压增高通过压力感受器介导的反应。变异减速很少与严重的胎儿缺氧/酸中毒相关，除非其进展至表现为 U 形、减速伴变异性降低（晚期减速）或每一段减速超过 3min（延长减速）。晚期减速是胎儿低氧血症通过化学感受器介导的反应。延长减速包含化学感受器介导的成分，表明存在低氧血症。减速超过 5min、FHR 持续低于 80 次/分及减速中变异性降低，常与严重的胎儿缺氧/酸中毒相关，需要紧急处理。

5）正弦波形：指规则、平滑、起伏的信号，像一条正弦波，振幅为 5～15 次/分，频率为每分钟 3～5 个周期（图 4-30）。该波形常持续超过 30min，且无加速。

正弦波形的病理生理机制尚未完全阐明，不过其出现与严重的胎儿贫血有关，如抗 D 同种异体免疫反应、胎母输血综合征、双胎输血综合征及前置血管破裂，在急性胎儿缺氧、感染、心脏畸形、脑水肿及腹裂畸形时也会出现。

笔记栏

6）宫缩：正常宫缩为观察 30min，10min 内宫缩≤5 次。宫缩过频为观察 30min，10min 内宫缩>5 次。

（2）胎心监护方法

1）无应激试验（NST）：理论基础是在无酸中毒或神经系统发育不完善的情况下，胎动时出现胎心率的短暂上升，提示胎儿自主神经功能正常。NST 简单、安全，是临床最常用的监护方法。在无宫缩、无外界负荷刺激情况下，观察胎心率变化，了解胎儿的储备能力。试验时，孕妇取半卧位，将涂有耦合剂的多普勒探头放置在孕妇腹壁胎心音听诊区上，在描记胎心率的同时，孕妇在胎动时用手按键发出信号传到描记胎儿电子监护仪上做出记号，至少连续记录 20min。参照 2007 年加拿大妇产科医师学会（SOGC）指南及我国 2022 年中华围产医学会制定的《产前和产时电子胎心监护临床实践专家共识》，NST 的结果判读及处理见表 4-2。

表 4-2　NST 的结果判读及处理

参数	正常（有反应型）	不典型（可疑）	异常（无反应型）
胎心率基线	110～160 次/分	100～110 次/分 >160 次/分，<30min	胎心过缓，<100 次/分 胎心过速，>160 次/分，>30min
基线变异	6～25 次/分（中等变异） ≤5 次/分（变异消失及微小变异），持续<40min	≤5 次/分，持续 40～80min	≤5 次/分，持续≥80min >25 次/分，持续≥10min 正弦波形
减速	无减速或偶发变异减速，持续<30s	变异减速持续 30～60s	变异减速，持续时间≥60s 晚期减速或延长减速
加速（≥32 周）	40min 内 2 次或 2 次以上加速超过 15 次/分，持续 15s	40～80min 有 2 次以下加速超过 15 次/分，持续 15s	>80min 内 2 次以下加速超过 15 次/分，持续 15s
加速（<32 周）	40min 内 2 次或 2 次以上加速超过 10 次/分，持续 10s	40～80min 有 2 次以下加速超过 10 次/分，持续 10s	>80min 内 2 次以下加速超过 10 次/分，持续 10s

2）催产素激惹试验（oxytocin challenge test，OCT）和宫缩应激试验（contraction stress test，CST）：两者不同之处为前者使用缩宫素诱导宫缩，后者为自然宫缩。本试验的主要目的是通过子宫收缩时减少或阻断绒毛间隙的血流、影响母儿之间气体交换的生理性一过性缺氧，从而了解胎儿的储备能力。两试验条件的子宫收缩为每 10min 有 3 次有效宫缩，强度超过 50mmHg，持续时间超过 15s。

OCT 和 CST 的理论基础是在宫缩应激下可以出现暂时性胎儿缺氧，对已处于亚缺氧状态的胎儿，在宫缩的刺激下缺氧逐渐加重，可能出现晚期减速，其判读主要基于是否出现晚期减速。①阴性：没有晚期减速或重度变异减速。②可疑阳性（有下述任一种表现）：宫缩过频（>5 次/10min）；间歇出现晚期减速或重度变异减速；宫缩伴胎心减速，时间>90s；出现无法解释的监护图形。③阳性：≥50%的宫缩伴随晚期减速。

3）产时胎心监护图形的判读：产程中为了避免不必要的产时剖宫产术，推荐采用产时胎心监护图形的三级判读系统。该判读系统参照 2009 年美国妇产科医师学会（ACOG）指南及我国 2022 年中华围产医学会制定的《产前和产时电子胎心监护临床实践专家共识》（表 4-3）。

表 4-3　三级电子胎心监护判读标准

判读结果	图形特征	提示	处理
Ⅰ类图形	需同时满足下列条件：①胎心率基线在 110～160 次/分；②基线变异为正常变异；③无晚期减速及变异减速；④存在或者缺乏早期减速；⑤存在或者缺乏加速	胎儿酸碱平衡正常	可常规监护，不需采取特殊措施

续表

判读结果	图形特征	提示	处理
Ⅱ类图形	除了第Ⅰ类和第Ⅲ类电子胎心监护图形外的其他情况均归为Ⅱ类	尚不能解读存在胎儿酸碱平衡紊乱，但应该综合考虑临床情况、持续胎心监护，采取其他评估方法来判定胎儿有无缺氧，可能需要子宫内复苏来改善胎儿状况	①寻找并纠正导致CTG异常的病因；②对孕妇进行全面的查体，阴道检查，内容包括血压、心率、体温、产程进展、羊水性状、宫缩、床边超声检查等；③进行子宫内复苏，请上级医师再次回顾分析病情，关注CTG图形的变化趋势；④考虑实施进一步胎儿评估，包括胎儿头皮刺激；⑤CTG不能改善或者恶化，则考虑终止妊娠
Ⅲ类图形	（1）胎心率基线变异缺失并且存在下面任何一种情况：①反复性晚期减速；②反复性变异减速；③胎儿心动过缓（胎心率基线<110次/分） （2）正弦波形	提示胎儿存在酸碱平衡失调，即形成胎儿缺氧，应该立即采取相应措施纠正胎儿缺氧，包括改变孕妇体位、吸氧、停止缩宫素使用、抑制宫缩、纠正孕妇低血压等措施，如果这些措施均不见效，应该紧急终止妊娠	①～④同Ⅱ类图形处理；⑤排除产程中突发事件，如脐带脱垂、胎盘早剥、子宫破裂等；⑥通知新生儿科及麻醉科做好准备；⑦必要时加速产程（阴道手术产或剖宫产术），尽快终止妊娠
需要进行紧急处理的情况	急性心动过缓或延长减速超过3min	可能存在孕妇和胎儿损害的紧急事件	①紧急呼救，请上级医师及助产士、护理人员等参与急救；②如果有产程中突发事件，如脐带脱垂、胎盘早剥、前置血管破裂、子宫破裂等，应尽快终止妊娠；③纠正可逆病因，如宫缩过频等；④做好紧急终止妊娠的准备，包括阴道手术产或急诊剖宫产术；⑤如果胎儿心动过缓或延长减速超过9～10min，应尽快终止妊娠；⑥如果9min内胎心率恢复原有基线水平，并已排除可能会再次引起胎儿缺氧的原因可结合孕妇意愿重新评估分娩方式

案例 4-3 分析

1. 该孕妇诊断考虑：G1P0，孕38周，单胎头位。因其定期产前检查未发现异常，既往史、家族史无异常，为妊娠低风险孕妇。此次产前检查自诉胎动正常，无特殊不适，专科查体无异常，胎心监护NST反应型。超声检查结果示：双顶径90mm，股骨长70mm，羊水最大暗区50mm，胎儿亦不属于高危儿。

2. 预约1周后再次行产前检查，嘱孕妇注意胎动的变化及临产的症状，必要时马上就诊；交代分娩相关知识（分娩方式指导、分娩镇痛），进行新生儿免疫接种指导、产褥期指导。

可通过胎动计数和胎心监测进行胎儿监护，必要时行超声检查。

（三）胎儿成熟度检查

胎儿成熟度（fetal maturity）检查在高危妊娠处理中的地位非常重要，高危妊娠处理的目标是母儿安全和健康，在保证孕产妇生命安全的前提下，围生儿能否存活取决于胎儿的成熟情况。因胎儿肺在子宫内无正常的呼吸运动，难以判断其成熟状况，而胎儿肺成熟与否对出生后呼吸功能的建立至关重要，肺未成熟易发生新生儿窒息和呼吸窘迫综合征，因此对高危妊娠者计划分娩时，监测胎儿成熟度的重点为测定胎儿肺成熟度，以避免发生新生儿呼吸窘迫综合征。

胎儿成熟度的简单检查方法：①根据末次月经、早孕反应出现时间、初次感觉胎动时间等正确推算妊娠周数。妊娠满34周胎儿肺发育基本成熟。②根据子宫底高度、B型超声估计胎儿大小。③根据B型超声的胎盘分级。由于羊水中含有许多能反映胎儿生活的物质，通过羊水的分析了解胎儿成熟情况，已成为临床上必不可少的检查手段。

1. 卵磷脂/鞘磷脂（lecithin/sphingomyelin，L/S）值　若羊水L/S≥2，提示胎儿肺成熟。也可用羊水振荡试验（泡沫试验，foam stability test）间接估计L/S值，肺表面活性物质既亲脂又亲水，加入95%乙醇振荡后在接触空气的液面上形成泡沫，羊水中的磷脂具有使泡沫持久的作用。1∶3（生理盐水∶羊水）羊水稀释液1ml+95%乙醇1ml振荡后有完整泡沫环，且15min不消退，提示胎儿肺已成熟，特别适用于高危妊娠急需终止妊娠前了解胎儿肺的成熟度，且不需要特别仪器设备。

笔记栏

2. 磷脂酰甘油（phosphatidyl glycerol，PG） 占羊水总磷脂的16%。只要PG阳性，就能提示胎儿肺成熟，PG的测定比L/S值更为可靠。

三、孕产期合理用药

药物可以治病，但药物本身可有不良反应。由于药物引起胎儿畸形的报道不少，使人们对妊娠期用药产生了恐惧，导致有病不治疗，使病情恶化，甚至危及生命，所以孕妇患病后用药必须顾及母亲和胎儿两方面，全面衡量后合理用药。妊娠期合理用药，即孕产妇患病后选择安全、有效的药物，适时、适量用药，对做好围生期保健、提高胎儿质量至关重要。

（一）胎龄与药物损害的关系

1. 着床前期 受精卵与母体组织尚未直接接触，孕妇用药对其影响不大，但若药物对囊胚的毒性极强，也可造成极早期流产，其影响风险以“全”或“无”解释比较恰当。

2. 晚期囊胚着床后至妊娠12周 胚胎开始分化定向发育，此时孕妇用药，其毒性作用可干扰胚胎的正常分化发育，引起形态上的异常，故此期为致畸高度敏感期。

3. 妊娠12周及以后 为胎儿生长、器官发育、功能完善的阶段，药物致畸的敏感性明显减弱，已不再能够造成大范围的畸形。但对于尚未分化完全的器官，如生殖系统，某些药物还可能对其产生影响，神经系统在整个妊娠期持续分化发育，药物对其影响可以一直存在。

4. 分娩期 主要考虑对即将出生的新生儿有无影响。

也有学者按照用药时的不同胎龄与畸形性质做了更加详细的分析（图4-31）。①细胞增殖早期：药物的影响是“全”或“无”的关系，受精后18天左右，细胞未分化，有损害时胚胎则死亡，受精卵流产；如存活而发育成正常个体则较少受到药物的致畸作用。②器官发生期：受精后3周至3个月，药物最易致畸，可表现为形态、功能异常。此间胎儿多器官相继发育，敏感期药物致畸作用与器官形成的顺序有关，在妊娠3～5周，影响中枢神经系统、心脏、肠、骨、肌肉；妊娠5～6周，可导致无肢儿；妊娠6～7周，可导致胎儿拇指及肛门直肠畸形。③胎儿形成期：妊娠3个月至足月器官形成基本完成，药物仍可致中枢神经系统和生殖系统畸形；其他器官一般不致畸，但可影响胎儿的生理功能和成长发育。

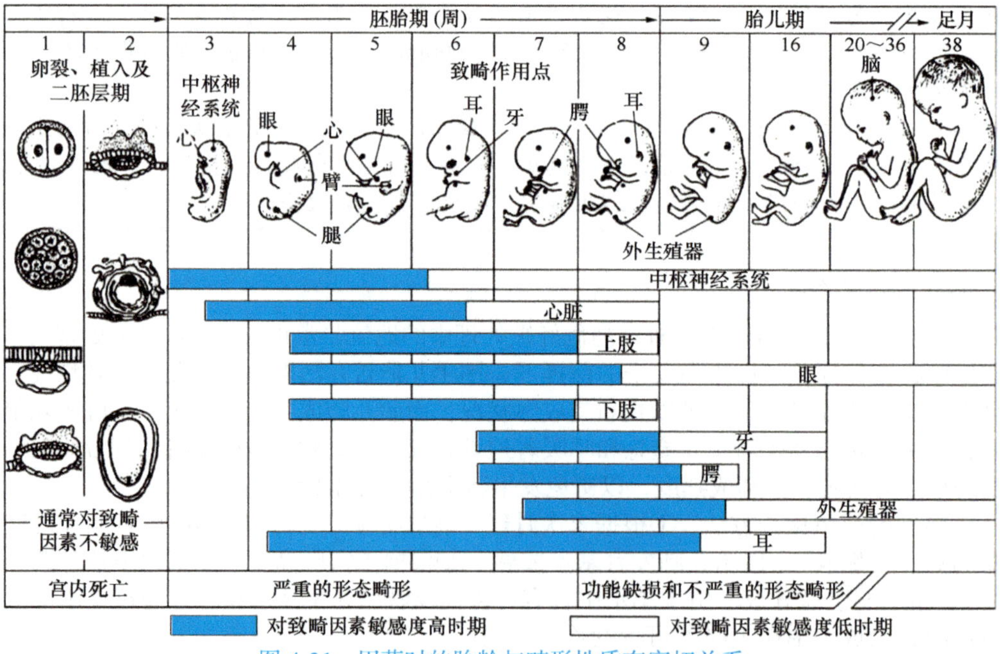

图4-31 用药时的胎龄与畸形性质有密切关系

案例4-4

孕妇，26岁，因“停经19周，进食后出现右上腹疼痛，伴呕吐、发热”就诊。既往有胆结石、胆囊炎病史，G1P0。

笔记栏

查体：体温38.0℃，脉率118次/分，呼吸25次/分，血压100/68mmHg。宫高：17cm；腹围：73cm；胎心率162次/分，无宫缩、子宫旁无压痛，右季肋区压痛（+），墨菲征（+），双肾区、输尿管无压痛，麦氏点无压痛。

问题：1. 该孕妇的诊断考虑什么？

2. 需完善哪些检查？

3. 下一步处理是什么？

（二）围生期合理用药原则

1. 必须有明确指征，避免不必要的用药。
2. 能用一种药物就避免联合用药。
3. 能用疗效确定的药物就避免使用疗效和对胎儿影响均不确定的新药。
4. 能用小剂量药物就避免用大剂量药物。
5. 只要病情允许，建议在妊娠中晚期用药，尽可能避免妊娠早期用药。
6. 因病情需要在妊娠早期使用了对胚胎有危害甚至可能致畸的药物，可考虑终止妊娠。

（三）药物的妊娠分类

美国食品药品监督管理局（FDA）根据药物对胎儿的致畸情况，将药物对胎儿的危害等级/分类分为A、B、C、D、X共5个级/类别。

A类：在人类有对照组的研究中，证明对胎儿无危害，包括多种维生素、孕期维生素制剂，但不包括大剂量维生素制剂，如适量维生素A、维生素B_1、维生素B_2、维生素C、维生素D、维生素E等。

B类：动物实验中证明对胎仔无危害，但尚无在人类试验的研究；动物实验证明有不良作用，但在人类有良好对照组的研究中未发现此作用，如青霉素、头孢菌素、红霉素、克林霉素、甲硝唑、阿昔洛韦、万乃洛韦、乙胺丁醇、地高辛、胰岛素、克霉唑、制霉菌素。

C类：尚无很好的动物实验或人类实验的研究，或者动物实验对胎儿有不良作用，但在人类中尚缺乏可利用的资料。很多在妊娠期常用的药物属于此类。围生期用药需权衡利弊，确认利大于弊时方能应用，如庆大霉素、万古霉素、喹诺酮类、磺胺类药、异丙嗪、异烟肼、利福平、替硝唑、更昔洛韦、拉米夫定、齐多夫定、咪康唑、氟康唑、依曲康唑、倍他米松、地塞米松等。

D类：已有证据证明对胎儿有危害，但在妊娠期应权衡利弊，在利大于弊时，仍可使用，如苯妥英钠、卡马西平、四环素类等。

X类：已证明对胎儿的危险明显大于任何益处，如异维A酸、利巴韦林。

妊娠早期，尽可能不用C、D、X类药物。孕产妇出现紧急情况必须用药时，尽量选用无致畸作用的A、B类药物。

案例4-4分析

1. 根据孕妇病史及体征，考虑该孕妇的主要诊断为“妊娠合并胆囊炎”。

2. 需要完善的检查包括血、尿常规、C反应蛋白、血培养、消化系统彩超等。

3. 血常规结果显示白细胞计数$15.9 \times 10^9/L$，中性粒细胞百分比90.5%，C反应蛋白20.9mg/L；消化系统彩超示胆囊泥沙样结石合并胆囊炎。产妇妊娠19周，宫高与孕周相符，无宫缩，子宫旁无压痛，胎心率偏快（考虑与孕妇发热有关），暂不考虑产科急诊情况，请肝胆外科等科室会诊协助诊疗，以专科治疗为主，抗感染治疗需选择相对安全的抗生素，并注意做好病情告知、知情同意。

四、妊娠期营养及体重管理

妊娠期母体乳腺和子宫等生殖器官的发育、胎儿的生长发育以及为分娩后乳汁分泌进行必要的营养储备都需要额外的营养，同时各妊娠期的营养需求也有所不同。因此，各妊娠期女性的膳食应在非妊娠期女性的基础上，根据胎儿生长速率及母体生理和代谢的变化进行适当的调整。妊娠早期

笔记栏

胎儿生长发育速度相对缓慢，所需营养与妊娠前无太大差别。妊娠中期开始，胎儿生长发育逐渐加速，母体生殖器官的发育也相应加快，对营养的需要增大，应合理增加食物的摄入量。妊娠期女性膳食应是由多样化食物组成的营养均衡膳食，除能保证妊娠期的营养需要外，还可潜移默化地影响较大婴儿对辅食的接受和后续多样化膳食结构的建立。

人类整个生命过程都需要营养，围生期是生命过程中对营养最为敏感的时期，此期胎儿需要营养物质构成自己的组织、器官，孕妇为了适应胎儿生长发育的生理变化同样需要营养物质，故妊娠期所需要的营养高于非妊娠期。胎儿营养物质完全依赖于母体供给，如孕妇营养不良可影响子代的生长发育，严重者可导致永久性损伤。因此，加强妊娠期营养指导是产前保健的重要内容。

（一）妊娠期营养不良对子代的影响

1. 影响胎儿出生体重 胎儿出生体重与孕妇营养状况密切相关，妊娠期营养不良可直接影响胎儿的物质摄入，出现低体重儿，出生时体重不足的新生儿死亡率上升。

2. 影响胎儿器官发育 母体内营养素的不足和过量都有可能导致胎儿组织、器官发育不良或畸形，其原因为营养素不足引起细胞分化缓慢，器官细胞数缺乏或永久缺陷；过量的维生素 A 可造成腭裂。

3. 影响胎儿脑发育 胎儿脑发育时期缺乏营养的提供，将导致胎儿脑细胞数目和体积均减少，可造成永久缺陷。

（二）妊娠期能量与营养素

1. 热能 妊娠期热能用于维持母体和胎儿的生命活动和组织合成，需要量增加，所增加的量随孕周递增，每天需增加热量 50～150kcal（1kcal=4.184kJ）。妊娠期所需热能来自蛋白质、脂肪和糖类三大营养素。

2. 蛋白质 胎儿生长发育所需的氨基酸由母体提供，妊娠期蛋白质不足可引起胎儿生长受限，并影响中枢神经系统发育，造成永久性缺陷。随着妊娠月份增大，蛋白质需要和储存量增多，速度也不断加快。妊娠期每天需增加进食蛋白质 15～25g。

3. 糖类 根据我国饮食习惯，65%热能来源于粮食，其余 35%热能来自食用油、动物性食品、豆类和蔬菜。主食中的糖类主要是淀粉，消化后以糖原形式储存在肌肉和肝内，以后逐渐释放至血液中，经氧化产生热能。为了满足母儿需要，孕妇每日需进主食 0.4～0.5kg。

4. 微量元素

（1）铁：妊娠期母体血容量增加的生理变化需要铁的补充，胎儿生长发育所需要的铁也来自母亲，故孕妇对铁的需要量增加。为增加母体自身造血，妊娠期需额外补充 400～500mg 铁。妊娠期膳食中铁的获得：富含铁的食物主要有动物血、肝脏及瘦肉，其所含铁为血红素铁，生物利用率较高，可通过适当增加这类食物的摄入来满足妊娠期对铁的额外需要。妊娠中晚期每天增加 20～50g 红肉可提供铁 1.0～2.5mg，每周摄入 1～2 次动物血和肝脏，每次 20～50g，可提供铁 7～15mg，基本能满足妊娠期增加的铁营养需要。铁缺乏严重者可在医师指导下适量补充铁剂。

（2）钙：妊娠期钙的代谢复杂，许多激素共同作用决定母体钙的水平，妊娠期母体钙的含量是非妊娠期的 95%。胎儿的钙来自母体，而母体钙低于胎儿。妊娠期增加钙的摄入可以保证孕妇骨骼中的钙不致因满足胎儿对钙的需要而被大量消耗。我国营养学会建议妊娠中期起每日摄入钙 1000mg，于妊娠晚期增至 1500mg。牛奶和奶制品含有较多的钙且容易被吸收，建议妊娠期多食用牛奶和奶制品。

（3）锌：与人体免疫、神经内分泌调节有关，对胎儿生长发育也很重要，锌缺乏会导致不良的妊娠结局。从妊娠早期开始，胎儿锌的需要量急速增加，若不及时补充，使胎儿处于低锌状态，将导致结局不良。推荐妊娠期每日从饮食中补锌 20mg。

（4）碘：是合成甲状腺素的原料，是调节新陈代谢和促进蛋白质合成的必需微量元素，除选用碘盐外，每周还应摄入 1～2 次富含碘的海产品。

5. 维生素 是一类复杂的有机化合物，可参与机体重要的生理过程，是生命活动中不可缺少的物质，分为水溶性（B 族维生素、维生素 C）和脂溶性（维生素 A、维生素 D、维生素 E、维生素 K）两大类。

（1）维生素 A：又称视黄醇。妊娠期维生素 A 与胚胎发育有关，缺乏可引起流产、胚胎发育不全和胎儿生长受限，严重缺乏时可引起胎儿畸形。我国推荐妊娠期每日膳食中维生素 A 的供给量为

笔记栏

1000μg，比非妊娠女性多 200μg。维生素 A 主要存在于动物性食物中，如牛奶、动物肝脏等。

（2）维生素 D：主要是维生素 D_2（钙化醇）和维生素 D_3（胆钙醇），是母体钙代谢最重要的生物调节因子，缺乏时可导致胎儿低血钙，影响胎儿骨骼发育。我国推荐妊娠期每日膳食中维生素 D 的供给量为 10μg（非妊娠女性为 5μg）。

（3）B 族维生素：维生素 B_1、维生素 B_2、维生素 B_5、维生素 B_6、维生素 B_9（叶酸）是多种氧化酶系统的辅基，可参与体内许多代谢。叶酸对预防神经管畸形和高同型半胱氨酸血症、促进红细胞成熟和血红蛋白合成至关重要。妊娠期叶酸摄入应达到每天 600μg 膳食叶酸当量（DFE），除常吃含叶酸丰富的食物（动物肝脏、蛋类、豆类、酵母、绿叶蔬菜、水果及坚果类）外，还应补充叶酸制剂 400μg/（DFE・d）。

（4）维生素 C：对组织胶原的合成、铁的吸收、叶酸的代谢具有重要作用。妊娠期母体维生素 C 水平逐渐下降，自分娩时可降至妊娠前的 50%。我国推荐妊娠期每日膳食中维生素 C 的供给量为 80mg（非妊娠女性为 60mg）。

（三）体重管理

体重增长是反映孕妇营养状况最实用的直观指标，与胎儿出生体重、妊娠并发症等妊娠结局密切相关。为保证胎儿正常生长发育、避免不良妊娠结局，应使妊娠期体重增长保持在适宜的范围。平衡膳食和适度的身体活动是维持妊娠期体重适宜增长的基础，身体活动还有利于愉悦心情和自然分娩，健康孕妇每天应进行不少于 30 分钟中等强度的身体活动。

妊娠期体重监测和管理：应从妊娠前开始对体重进行监测和管理。妊娠早期体重变化不大，可每月测量 1 次，妊娠中、晚期应每周测量体重，并根据体重增长速率调整能量摄入水平。体重增长不足者，可适当增加高能量密度的食物摄入；体重增长过多者，应在保证营养素供应的同时注意控制总能量的摄入，并适当增加身体活动。根据妊娠前 BMI，妊娠期体重增加范围的建议见表 4-4。

表 4-4 妊娠期体重增加范围的建议

妊娠前体重分类	BMI（kg/m^2）	总增长值范围（kg）	妊娠早期增长值范围（kg）	妊娠中、晚期增长均值及范围（kg）
低体重	＜18.5	11.0～16.0	0～2.0	0.46（0.37～0.56）
正常体重	18.5～24.0	8.0～14.0	0～2.0	0.37（0.26～0.48）
超重	24.0～28.0	7.0～11.0	0～2.0	0.30（0.22～0.37）
肥胖	≥28.0	5.0～9.0	0～2.0	0.22（0.15～0.30）

注：BMI 表示体重指数。

妊娠期进行适当身体活动的要求：若无医学禁忌，多数活动和运动对孕妇都是安全的。孕中、晚期每天应进行 30 分钟中等强度的身体活动。中等强度身体活动需要中等程度的体力，可明显加快心率，一般为运动后心率达到最大心率的 50%～70%，主观感觉稍疲劳，但 10 分钟左右可恢复正常。最大心率可用 220 减去年龄计算得到，如年龄为 30 岁，最大心率（次/分）为 220–30=190，活动后的心率以 95～133 次/分为宜。常见的中等强度运动包括快走、游泳、打球、跳舞、孕妇瑜伽、各种家务劳动等。应根据自己的身体状况和妊娠前的运动习惯，结合主观感觉选择活动类型，量力而行，循序渐进。

五、妊娠期常见症状及其处理

案例 4-5

孕妇，33 岁，因“停经 32 周，便秘、下肢水肿 2 周”来诊。自诉妊娠期定期产前检查无异常，近 2 周每 2 天排硬便 1 次，双下肢踝部轻度水肿，经休息可缓解，无下肢疼痛，自觉胎动如常。既往体健，孕 2 产 1。查体：血压 120/75mmHg，宫高/腹围：30/92cm，胎心率 140 次/分，双下肢踝部水肿（+），腓肠肌无压痛，皮温正常。尿常规：尿蛋白阴性。

问题：1. 该孕妇的症状是生理性还是病理性？

2. 应该怎么处理？

（一）消化系统症状

恶心、呕吐是妊娠早期的常见症状，以晨吐多见，其发生可能与妊娠期体内激素的变化有关，精神紧张可加重症状。少食多餐、口服维生素 B_6 有助于改善症状。呕吐症状严重者，属妊娠剧吐，按该病处理。

（二）贫血

妊娠后半期孕妇对铁的需求量增多，加上生理性血液稀释，单靠饮食补充铁显然不足。为了预防贫血的发生，自妊娠中期后宜开始补充铁剂。若已发生贫血，应查明原因，如为缺铁所引起的贫血，治疗时应加大铁剂的补充。

（三）腰背痛

妊娠期激素的作用使关节韧带松弛，妊娠子宫向前突起使得孕妇躯体重心后移，结果使腰椎前突，导致背伸肌处于持续紧张状态，而感觉轻微腰背痛。疼痛以改变体位或活动时尤甚，卧床休息、局部热敷或按摩可缓解疼痛。若为腰背痛明显者，应及时查找原因，给予治疗。

（四）下肢及外阴静脉曲张

增大的妊娠子宫使腹腔压力上升，导致下肢及外阴静脉压力升高，回流缓慢，结果发生下肢及外阴静脉曲张，甚至形成痔。预防或减轻下肢及外阴静脉曲张的方法：妊娠末期尽量避免长时间站立；下肢绑弹性绷带或穿弹力袜；晚间睡眠时应适当垫高下肢以利静脉回流；多吃蔬菜，少吃辛辣食物，软化粪便，纠正便秘；若痔已脱出，可用手法还纳；分娩时应防止外阴部曲张的静脉破裂。

（五）下肢肌肉痉挛

妊娠后半期常有夜间发作性小腿腓肠肌痉挛，发生时疼痛较剧烈。处理方法：发作时马上站立或将痉挛下肢的足背向头侧屈曲，使腓肠肌紧张；局部按摩，常能迅速缓解痉挛；已出现症状者，可口服钙剂和多种维生素。

（六）下肢水肿

妊娠后期增大的子宫压迫使下肢静脉压力升高，常伴有踝部及小腿下半部轻度水肿，休息后（左侧卧位，下肢垫高 15°为较好缓解水肿的体位）症状部分或全部消退，属正常现象。若水肿明显，休息后不消退，应想到妊娠高血压、妊娠合并肾病或其他合并症的可能。

（七）便秘

妊娠期胎盘产生大量的孕激素使肠蠕动及肠张力减弱、孕妇活动少、增大的子宫及胎儿先露部的压迫等使排便困难。预防和处理方法：清晨饮开水一杯，刺激肠蠕动，使排便容易；养成每日按时排便的良好习惯；多吃纤维素丰富的新鲜蔬菜和水果；必要时口服轻泻药或用开塞露，使粪便滑润容易排出。禁用峻泻剂，尽可能不灌肠，以免引起流产或早产。

（八）仰卧位低血压

妊娠末期，孕妇若较长时间取仰卧姿势，增大的子宫可压迫下腔静脉，使回心血量及心排血量骤然减少，出现低血压。此时若马上改为侧卧姿势，则能使下腔静脉血流通畅，血压迅即恢复正常。

案例 4-5 分析

1. 该孕妇便秘及下肢水肿属于生理性现象。

2. 双下肢踝部轻度水肿，经休息可缓解，无下肢疼痛，监测血压正常，尿蛋白阴性，无须特殊处理；便秘可通过养成每日按时排便的良好习惯、多吃纤维素丰富的新鲜蔬菜和水果、口服轻泻药等方法改善。

六、妊娠期心理异常

妊娠期身体的各种变化都可能影响孕妇情绪，需要以积极心态去面对和适应，愉快地享受这一过程。妊娠经常导致精神状态失衡，产生焦虑、抑郁、敌对、恐惧等不良情绪。母亲妊娠期的心理状态与胎儿发育有着密切的关系，孕妇积极的心理反应有利于胎儿发育和顺利分娩。妊娠期过度紧张、恐惧、悲伤等情绪，可使血管痉挛、肾血流量减少，影响母体内分泌和胎儿血液循环，恐惧不安的内分泌成分影响胎儿发育。长期较高水平的焦虑、抑郁可造成早产、产程延长、低体重儿、产前及产后出血等诸多不良结局。产妇的精神过度紧张，有可能导致宫缩紊乱或乏力，致产程延长而

笔记栏

造成难产等。

孕妇要积极了解妊娠期生理变化的特点，学习孕育知识，定期进行妊娠期检查，出现不适时能正确处理或及时就医，遇到困难多与家人和朋友沟通以获得必要的帮助和支持，家人也应多给孕妇一些精神上的安慰和支持。适当进行户外活动和运动、向专业人员咨询等均有助于释放压力，愉悦心情，享受孕育新生命的快乐。

（黄　蓉　祁文瑾）

第四节　遗传咨询、产前筛查与产前诊断

案例 4-6

孕妇，32 岁，因“停经 50 天，要求遗传咨询”来诊。既往体健，G2P0，3 年前曾生育过 21-三体综合征患儿。其丈夫 35 岁，夫妻双方核型分析无异常。

问题：怎样对该孕妇进行优生遗传咨询？该孕妇的产前诊断建议是什么？

一、遗传咨询

遗传咨询（genetic counselling）是由从事医学遗传学的专业人员或咨询医师，就咨询对象提出的家庭中遗传病的相关问题予以解答，并就咨询对象提出的婚育问题给出医学建议，具体内容包括帮助患者及其家庭成员梳理家族史及病史、选择合适的遗传学检测方案、解读遗传学检测结果、获取详细的临床表型、分析遗传机制、告知患者可能的预后和治疗方法、评估下一代再发风险并制订生育计划及作出植入前诊断、产前诊断等。

（一）遗传咨询的目的和意义

遗传咨询的目的是针对所提出的问题，采用现代医学检测技术，避免遗传病患儿的出生，从而降低遗传病的发病率，减少家庭和社会的经济负担。因此，建立遗传咨询门诊，开展遗传咨询服务，对降低人群中遗传病的发病率及优生工作均具有重要意义。

（二）遗传咨询的对象

咨询对象为遗传病的高风险人群，包括：①夫妇双方或一方家庭成员中有遗传病、出生缺陷、不明原因的癫痫、智力低下、肿瘤及其他与遗传因素密切相关的患者，曾生育过明确遗传病或出生缺陷儿的夫妇；②夫妻双方或一方本身罹患智力低下或出生缺陷；③不明原因的反复流产或有死胎、死产等病史的夫妇；④妊娠期接触不良环境因素及患有某些慢性病的夫妇；⑤常规检查或常见遗传病筛查发现异常者；⑥婚后多年不育的夫妇；⑦预产期年龄达到或超过 35 岁的高龄孕妇；⑧近亲婚配；⑨肿瘤和遗传因素明显的疾病患者；⑩其他需要咨询的情况。

（三）遗传咨询的分类

遗传咨询主要分为婚前咨询、孕前咨询、产前咨询、儿科相关遗传病咨询、肿瘤遗传咨询及其他专科咨询（如血液遗传病咨询、代谢性遗传病咨询）。

案例 4-6 分析

该孕妇优生咨询要点如下：年龄、家族史，再次妊娠风险。

此次妊娠建议如下：①孕妇 32 岁，不属于高龄产妇。询问孕妇及丈夫家族中有无其他染色体异常、发育异常或智力异常情况。孕妇及丈夫双方核型分析均无异常。3 年前生育 21-三体综合征患儿多为偶发的染色体畸变，此次妊娠再发风险略高于普通人群。②产妇目前妊娠 50 余天，建议适宜孕周进行产前诊断（绒毛穿刺：妊娠 $11\sim13^{+6}$ 周；羊水穿刺：妊娠 $16\sim22^{+6}$ 周）。

（四）遗传咨询的原则

遗传咨询必须遵循以下伦理和道德原则。

1. 自主原则　即完全尊重咨询者自己的意愿，其选择不受任何外来压力和暗示干扰。尊重咨询

笔记栏

者的宗教信仰和社会背景而产生的不同态度及观点。

2. 平等原则 遗传咨询、诊断及治疗应平等地提供给任何需要并选择遗传咨询服务的人。

3. 知情同意原则 尽可能让咨询对象了解疾病可能的发生风险，以及建议采用产前诊断技术的目的、必要性、风险等，是否采用某项诊断技术由受检者本人或其家属决定。

4. 无倾向性原则 也称非指导性原则，是遗传咨询中最基本的原则。咨询师应根据临床判断、了解哪些信息对疾病诊断和对咨询者作出决定是最重要、最有帮助的，咨询师必须如实、客观、全面地将以上信息告知咨询者，不能有任何鼓励及暗示性表述，不能替咨询者作出选择。

5. 尊重和保护隐私原则 遗传咨询人员应尊重咨询对象的隐私权，对咨询对象提供的病史和家族史给予保密。

（五）遗传咨询的步骤

1. 确定是否为遗传病 确定某一疾病是否为遗传病，要通过其家系调查、家谱分析、临床表现、皮纹检查、染色体检查、生化检查、基因诊断等方法。要正确认识遗传病与先天性疾病及家族性疾病的关系。遗传病（hereditary disease，inherited disease）是指个体生殖细胞或受精卵的遗传物质发生突变（或畸变）所引起的疾病，具有垂直传递和终身性特征。先天性疾病（congenital disease）指个体出生后即表现出来的疾病。先天性疾病若同时伴有形态结构异常则称为先天畸形。先天性疾病不等于是遗传病。例如，孕妇在妊娠早期感染风疹病毒而影响胎儿发育，致使新生儿出生时患先天性白内障。家族性疾病是指表现出家族聚集现象的疾病。遗传病（特别是显性遗传病）往往有家族史，但家族性疾病不一定均是遗传病，即在一个家庭中有两个以上成员患相同疾病，也可能是相同的环境因素所引起，如饮食中缺少维生素 A，一家多个成员均患夜盲症。

2. 告知患者及其家属疾病的遗传机制 语言要通俗易懂，让患者及其家属理解疾病的致病原因及遗传方式，对疾病的遗传风险进行评估，说明子代的再发风险。

3. 提供疾病的解决方法及治疗方案 即针对该疾病所能够采取的治疗手段及预后，使患者通过遗传诊断而受益。此外，还应提供疾病治疗相关协助机构方面的信息。

4. 提供再发风险咨询 即患者所患的遗传病在家系亲属中再发生的概率。在明确诊断的基础上判断其遗传方式，同时考虑基因型和表型可能的差异，作出遗传风险的评估，说明子代再发的风险。

5. 提供家庭再生育计划咨询 告知患者及家庭下一胎生育时应该采取的措施及生育方式上的可能选择，如自然受孕直接进行产前诊断、植入前胚胎遗传学诊断、捐精、供卵等。

（六）人类遗传病的分类

人类遗传病可分为 6 类：①染色体病；②基因组疾病；③单基因遗传病；④多基因遗传病；⑤线粒体遗传病；⑥体细胞遗传病。

1. 染色体病（chromosomal disorder） 是各种原因引起的染色体数目和（或）结构异常的疾病。由于染色体上基因众多，加上基因的多效性，因此染色体病常涉及多个器官、系统的形态和功能异常，临床表现多种多样，常表现为综合征，故染色体病是一大类严重的遗传病。目前染色体病无有效治疗方法，因此通过染色体病的遗传咨询和产前诊断预防染色体病尤为重要。复发风险率的推算：染色体异常大部分是由亲代生殖细胞的染色体发生畸变引起的，只有小部分是由双亲一方染色体平衡易位携带者引起的。前一种情况其同胞的复发风险率和一般人相同，后一种情况则复发风险率较高。所以，在推算染色体病的复发风险率时，应根据患者及其父母的核型分析来判断。例如，患儿为 21-三体综合征（唐氏综合征），核型为 47,XX,+21，若父母核型正常，则为新发生的染色体畸变，发生风险与产母高龄有关。

2. 基因组疾病 是由基因组 DNA 的异常重组而导致的染色体微缺失与微重复，或基因结构的彻底破坏而引起异常临床表现的一类疾病。其中，微缺失与微重复是指微小的（片段通常＜5Mb）、经传统细胞遗传学染色体核型分析难以发现的染色体异常，导致的具有复杂临床表型的遗传病，即染色体微缺失与微重复综合征。

3. 单基因遗传病（single gene disease） 通常由单个基因突变引起，遗传方式遵循孟德尔遗传定律，故又称孟德尔遗传病（Mendelian genetic disease）。根据其致病基因所在染色体及基因显、隐性的不同，分为常染色体显性遗传病、常染色体隐性遗传病、性连锁隐性遗传病、性连锁显性遗传病。复发风险率的推算：可根据其遗传方式的特点推算。

笔记栏

（1）常染色体显性遗传病：父母一方有病，其子女将有 1/2 的复发风险率。未发病的子女，其后代一般不发病。

（2）常染色体隐性遗传病：表型正常的父母（双方均为携带者）生育患病子女的概率为 1/4；患者与正常人婚配后（非近亲婚配），所生子女一般不发病，均为致病基因的携带者。若为近亲婚配，复发风险率明显增大。

（3）X 连锁隐性遗传病：男性患者与正常女性婚配后，所生女儿均为携带者，儿子均正常。女性携带者与正常男性婚配后，所生儿子有 1/2 发病，女儿有 1/2 为携带者。女性患者与正常男性婚配，所生儿子均发病，女儿均为携带者。

（4）X 连锁显性遗传病：男性患者与正常女性婚配后，所生女儿均发病，儿子均正常；女性患者与正常男性婚配后，所生子女各有 1/2 发病。

（5）Y 连锁遗传病：男性患者遗传给儿子，女儿均正常。

4. 多基因遗传病 多基因遗传（polygenic inheritance）是指累加基因和环境因素共同影响形成的一种性状，又称多因子遗传（multifactorial inheritance），所致疾病称多基因遗传病（polygenic disease）。疾病受多个基因控制的遗传因素与环境因素共同影响。在遗传因素中不是一个基因的作用，常涉及多个基因，是多种基因作用累积的结果。因此，多基因遗传病在遗传方式上与单基因遗传病有明显不同，它没有显性、隐性和性连锁遗传之分。胎儿先天畸形中，约 40%是由多基因和环境因素相互作用引起的，如单纯唇腭裂。很多常见病（如高血压、糖尿病、精神分裂等）均属于多基因遗传病。家庭中多基因遗传病的患者越多，病情越严重，其子代复发风险越高，对复发风险的估计是比较复杂的，一般根据该病的群体发病率、遗传度、亲缘关系、亲属中已发病人数及病变严重程度来估算再发风险率，曾生育过多基因遗传缺陷患儿的夫妇再发风险为 3%～5%。

5. 线粒体遗传病 是指线粒体 DNA 的缺陷（线粒体 DNA 的重复、缺失及点突变）引起线粒体代谢酶缺陷，致使 ATP 合成障碍、能量来源不足导致的疾病。其遗传方式为母系遗传，但最新研究显示也存在低比例的父系遗传。

6. 体细胞遗传病 体细胞遗传物质的异常仅发生于体细胞，由于该异常的累加效应导致疾病发生。此变异一般不发生上、下代垂直传递。体细胞癌肿病灶具有克隆性，其形成以体细胞突变为直接原因，故此类癌肿及某些先天畸形属于体细胞遗传病。

二、产前筛查

产前筛查（prenatal screening）是指通过简便、经济和较少创伤的检测方法，对孕妇进行一系列检查，筛查出子代患有先天性疾病和（或）遗传病的高风险孕妇，以便进一步进行产前诊断。

（一）染色体异常产前筛查

1. 血清学筛查

（1）妊娠早期联合筛查：妊娠早期产前筛查方案有多种，最常用的方案包括血清学指标妊娠相关血浆蛋白-A（pregnancy-assocasiated plasma protein A，PAPP-A）、游离 β-人绒毛膜促性腺激素（free beta human chorionic gonadotropin，free β-hCG），结合妊娠 11～13^{+6} 周胎儿颈后透明层（nuchal translucency，NT）厚度，根据孕妇年龄、体重、顶臀长（CRL）等筛查胎儿患 21-三体综合征的风险，其检出率为 85%，假阳性率为 5%。

（2）妊娠中期血清学筛查：筛查指标包括甲胎蛋白（alpha fetoprotein，AFP）、游离 β-hCG、游离雌三醇（unconjugated estriol，uE_3），此为妊娠中期三联筛查，目前应用最广泛。再加一项血清学标志物抑制素 A（inhibin A），为孕中期四联筛查。筛查时间为妊娠 15～20^{+6} 周，21-三体综合征的检出率为 60%～75%，假阳性率为 5%。

（3）血清序贯筛查（sequential integrated screening）：测孕早期血清 PAPP-A 和游离 β-hCG 值；妊娠 15～20^{+6} 周测孕妇血清四联，然后将以上 5 项指标联合筛查，计算出 21-三体综合征的风险值。

（4）整合产前筛查（integrated prenatal screening，IPS）：在血清序贯筛查的基础上，增加胎儿 NT 检查，6 项指标联合筛查。可提高检出率，降低假阳性率。

（5）酌情筛查（contingent screening）：在妊娠早期筛查胎儿为高风险的孕妇，可建议绒毛膜绒毛吸取术（chorionic villus sampling，CVS）。其他孕妇可以选择继续妊娠至中期，进行孕中期四联筛查，获得综合风险评估结果。

2. 产前超声软指标筛查 产前超声筛查除了可发现胎儿严重畸形外，还可发现一些与胎儿染色

笔记栏

体异常相关的微小结构异常，这些超声发现的遗传学相关胎儿结构异常称为软指标（soft marker）。超声软指标的存在并不是指胎儿一定存在染色体异常，而是提示胎儿染色体异常的风险偏高，正常胎儿在发育的过程中也可能出现软指标异常的情况，单一软指标一过性异常，一般预后较好。目前超声软指标主要包括NT增厚、胎儿鼻骨缺失（absence of nasal bone）、肠管强回声（hyperechogenic bowel）、单脐动脉（single umbilical artery，SUA）、脉络膜丛囊肿（choroid plexus cyst，CPC）、心腔内强回声灶（echogenic intracardiac focus，EIF）、脑室扩张（ventriculomegaly）、颅后窝池增宽（enlarged cisterna magna）、长骨短（long bone dysplasias）、肾盂扩张或肾盂分离（pyelectasis/hydronephrosis）等。以心内强回声光斑为例，正常妊娠18～24周超声显示心内强回声光斑发生率为2%～5%，21-三体综合征患儿中发生率为16%～30%，13-三体综合征患儿中发生率约为39%。心内强回声光斑如伴其他超声异常，则风险增加；若仅单独出现，胎儿异常概率较低。多发软指标异常，胎儿染色体异常风险增加，应建议孕妇进一步检查并进行遗传咨询。

3. 无创产前筛查 是通过检测孕母血浆中游离胎儿DNA进行胎儿非整倍体筛查的方法，妊娠12周后即可进行检测。NIPT是目前产前筛查21、13、18-三体综合征最为敏感、特异的检测技术，已可以进行染色体微小缺失、重复的筛查，减少了由于侵入性产前诊断操作带来的手术风险。但当前无创产前筛查技术尚不能完全排除母体因素和胎盘因素的干扰，当筛查结果为高风险时，应提供进一步的遗传咨询及介入性产前诊断，不应直接给出终止妊娠的建议。

（二）神经管缺陷的产前筛查

神经管缺陷（neural tube defect，NTD）属于严重的先天性结构异常，约90%的孕妇血清和羊水中的AFP水平升高。筛查应在妊娠15～20^{+6}周进行，以中位倍数（multiple of the median，MOM）为单位，2.0～2.5MOM为AFP正常值上限，敏感性>90%，但孕妇血清AFP水平受到了孕龄、孕妇体重、种族、糖尿病等因素的影响，阳性预测值仅为2%～6%。

随着超声技术的发展，99%的NTD可通过妊娠中期的超声检查获得诊断，因此孕妇血清AFP升高但超声检查正常者，不再建议抽取羊水检测AFP水平。

（三）胎儿结构畸形筛查

产前超声筛查是胎儿医学中早期诊断胎儿是否异常的重要方法，但并不能发现所有的胎儿畸形，如甲状腺缺如、先天性巨结肠等。在妊娠18～24周，通过超声对胎儿各器官进行系统筛查，可以发现胎儿结构畸形，包括无脑畸形、无叶型前脑无裂畸形（简称无叶全前脑）、严重脑膜脑膨出、严重开放性脊柱裂伴脊髓脊膜膨出、单腔心、单一大动脉、双肾缺如、严重胸腹壁缺损合并内脏外翻、四肢严重短小的致死性软骨发育不全等。妊娠中期产前超声胎儿畸形的检出率约为60%，部分胎儿畸形的产前超声检出率较低，如耳畸形、指（趾）异常、肛门闭锁、食管闭锁、外生殖器畸形、闭合性脊柱裂等。

三、产前诊断

产前诊断（prenatal diagnosis）又称宫内诊断（intrauterine diagnosis）或出生前诊断（antenatal diagnosis），是指对疑有出生缺陷的胎儿在出生之前应用各种先进的科技手段，采用影像学、生物化学、细胞遗传学及分子生物学等技术，了解胎儿在子宫内的发育状况，如观察胎儿有无体表畸形、分析胎儿染色体核型有无异型、检测胎儿细胞的生化项目和基因等，从而对先天性和遗传病作出诊断，为胎儿子宫内治疗（手术、药物治疗等）及选择性流产提供依据。

（一）产前诊断的适应证

产前诊断的适应证除了产前筛查检出高风险以外，还有根据病史及其他检查检出的出生缺陷高危因素，具体包括：本次妊娠羊水过多或羊水过少、疑有畸胎的孕妇；筛查发现胎儿染色体核型异常的高危孕妇；曾生育过染色体异常、无脑儿等严重先天缺陷患儿的孕妇；夫妇一方有先天性代谢疾病，或已生育过患儿的孕妇；检查发现胎儿发育异常或可疑结构畸形的孕妇；在妊娠早期接受较大剂量化学毒剂、辐射和严重病毒感染等可能导致先天缺陷的孕妇；有遗传病家族史或近亲婚配的夫妇；原因不明的流产、死产、畸胎和有新生儿死亡史的孕妇；预产期年龄达到或超过35周岁的孕妇。

笔记栏

（二）产前诊断取材方法

1. 绒毛膜绒毛吸取术（chorionic villus sampling，CVS）　适用于妊娠 11～13^{+6}周（孕早期超声核准孕周）需作产前诊断的孕妇。获取绒毛标本有经腹壁和经阴道两种穿刺途径，目前临床上多采用超声指引下经腹壁穿刺吸取绒毛。获得的绒毛标本，经处理后不需培养，可直接涂片在光镜下观察诊断，也可进行酶活性测定和对绒毛细胞进行性染色体检查以确定胎儿性别，或提取 DNA 后作基因诊断。也可行绒毛细胞培养，进行染色体核型分析。绒毛活检的优点：诊断结果比检测羊水细胞获得结果至少提前 2 个月。若发现严重遗传病，可在妊娠早期行人工流产终止妊娠。

2. 羊膜腔穿刺术（amniocentesis）　羊膜腔穿刺行羊水检查：取羊水上清液检查及羊水细胞培养，是产前诊断的重要手段。应选择在妊娠 16～22^{+6}周抽取羊水并立即送检（随着检测技术的发展，羊水采集的最大孕周可适当放宽至 26 周），若不能立即送检应放置在 4℃冰箱内保存，但不应超过 24h。新鲜羊水经 1200r/min 离心 10min 后，取其上清液检测 AFP 值；取其沉淀做羊水细胞培养，经过 7～14d 培养，做细胞处理和制片，行 G 显带染色后，作染色体核型分析。

3. 经皮脐血穿刺取样（percutaneous umbilical blood sampling，PUBS）　通常在妊娠 18 周之后进行。经皮脐血穿刺抽取胎儿血液除可确定胎儿血型、胎儿染色体核型外，还可诊断 β-珠蛋白生成障碍性贫血、镰状细胞贫血、血友病、半乳糖血症等单基因病。经皮脐血穿刺虽难度并不太大，但操作者必须熟练掌握其要领，尽可能达到一次穿刺成功，避免因穿刺针斜面过大导致羊水混入胎血中影响检测结果或穿刺点渗血等并发症。

（三）产前诊断疾病

目前，胎儿疾病的产前诊断主要包括胎儿遗传病和胎儿结构异常两个方面，对于非遗传因素导致的胎儿功能异常尚无有效的诊断方法。

1. 染色体病　是由染色体数目和结构异常所引起的疾病，可造成涉及多系统的综合征。

2. 基因组疾病　染色体微缺失与微重复综合征，异常片段长度一般为 100kb 至 5Mb。

3. 单基因遗传病

（1）先天性代谢异常疾病的产前诊断：大部分代谢病是常染色体隐性遗传病，有脂类、糖类与氨基酸类的代谢失常，其发病机制不少是由于基因突变，导致某种酶或结构蛋白的缺失，引起代谢抑制或代谢中间物的积累而出现临床表现，占出生总数的 1.8%。如夫妇之一有此类代谢病或已生产过此类病的子女，再次生产此类患儿的机会为 0.25%。测定培养的羊水细胞或绒毛细胞特异酶活化为产前生化诊断的经典方法，但有些先天性代谢病的酶缺陷不在羊水和（或）绒毛细胞中表达，就不能用此技术进行产前诊断。

（2）性连锁遗传病的产前诊断：性连锁遗传病以 X 连锁隐性遗传病居多，如红绿色盲、血友病等。此类疾病的致病基因在 X 染色体上，携带致病基因的男性必定发病，携带致病基因的女性为携带者，生育的男孩可能一半是患者，一半为健康者；生育的女孩表型均正常，但可能一半为携带者。所以以往产前诊断主要是确定胎儿性别，以便决定取舍，一般男性胎儿终止妊娠。随着分子生物学的进展，在应用 DNA 诊断技术、家族遗传病确诊的情况下，进行产前基因诊断，明确胎儿是否携带基因缺陷，可以保留健康的男性胎儿。

4. 先天性结构畸形　神经管缺陷（neural tube defect，NTD）是指在胚胎时期因某种原因使神经管不能闭合而发生的胎儿畸形，最常见的有无脑儿、脊柱裂、脑膨出和脑膜膨出等。可单独存在或多种畸形并存，其发病率在新生儿中占 1%～2%。目前 99%的 NTD 可以通过妊娠中期的超声检查获得诊断，还有极少比例的非开放性 NTD 超声无法确诊。

（四）产前诊断实验室技术

1. 染色体核型分析技术　利用羊水、绒毛细胞和胎儿血细胞培养，检测染色体数目及结构异常。

（1）羊水细胞制备染色体：常用经腹穿刺抽取羊水细胞，培养羊水细胞 7～14 天，再作核型分析。羊水细胞培养需用 CO_2 培养箱及开放式 Falcon 培养瓶，所需试剂包括小牛血清、Ham-F10、秋水仙碱、EDTA-胰酶等，培养成功后可通过原位法或消化法制备染色体，G 显带处理后，在显微镜下进行染色体核型分析。

（2）绒毛细胞制备染色体：有直接法和培养法两种。直接法是利用绒毛细胞的自然分裂象制片，取样后经过处理共需 2～3h 即可进行核型分析，但有假阳性和假阴性及嵌合型结果的缺点，只能作

笔记栏

初步报告。培养法取材后用胰酶振荡去除脱膜细胞，放入培养皿内再次酶解、切碎，用 F10 或 50% 张氏培养液、50% MEM 培养基培养 7～14 天即可收获制片，如在 F10 中加 1%细胞生长因子更好，本法应注意避免母体细胞及其他细胞的污染。

（3）脐血细胞培养制备染色体：经腹穿刺胎儿脐静脉，抽取脐血进行 48～72h 培养制备，此法在脆性 X 综合征的诊断上优于羊水和绒毛技术。

上述 3 种方法可互补，但不能相互代替。目前临床上首选标本为羊水。

2. 荧光原位杂交（fluorescence in situ hybridization，FISH）技术 应用 FISH 检测胎儿染色体数目异常（如 21-三体综合征、18-三体综合征、13-三体综合征、特纳综合征等），具有检出率高和检查时间短（48h 之内）的优点。对于染色体结构变异的检测有一定局限性。

3. 染色体微阵列分析（chromosomal microarray analysis，CMA） 又称“分子核型分析”，能够在全基因组水平进行扫描，可检测染色体不平衡的拷贝数变异（copy number variation，CNV），尤其是对于检测染色体微小缺失、重复（＜5Mb）等疾病具有突出优势。根据芯片设计与检测原理的不同，CMA 技术可分为两大类：微阵列比较基因组杂交（array-comparative genomic hybridization，aCGH）技术和单核苷酸多态性（single nucleotide polymorphism，SNP）微阵列技术。通过 aCGH 技术能够很好地检出 CNV，而 SNP 微阵列除了能够检出 CNV 外，还能够检测出大多数的单亲二倍体（uniparental disomy，UPD）和三倍体，并且可以检测到一定水平的嵌合体。

4. 桑格（Sanger）测序 又称一代测序技术，DNA 序列测定是诊断已知特定致病基因变异最直接、可靠的方法，是基因诊断的“金标准”，可用于点突变、微小缺失和微小插入等的检测。该方法以峰图的形式展现基因碱基序列，其最大的优点是可直接检出未知突变，并且检测结果真实、可视，质控环节多，准确率高，假阳性率低；缺点是检测成本高，须配置昂贵的测序仪，对技术要求高，操作步骤复杂、检测周期时间长，临床应用有一定的局限性。

5. 高通量测序 又称二代测序（next-generation sequencing，NGS），可检测整个基因组存在的点突变、微小插入缺失、拷贝数变异等，但在测序读长方面存在局限。目前可用于产前的高通量测序技术包括用于单基因疾病诊断的靶向基因测序、全外显子组测序（whole exome sequencing，WES）；用于染色体异常诊断的低深度全基因组拷贝数变异检测（copy number variation sequencing，CNV-seq）；可同时诊断单基因病和染色体异常的全基因组测序（whole genome sequencing，WGS）等。

（五）产前诊断影像检查

1. 超声检查 在妊娠 16 周以后，胎儿各主要脏器已能在超声下清晰显现。超声能观察到胎儿体表及脏器有无畸形和颅骨发育是否完整，无脑儿表现为探不到清晰的、外形光滑的圆形环状回声；脑膜膨出时颅骨部分缺如，可见脑膜凸出在羊水中漂浮；脑积水则表现为脑室明显增大及液性暗区；若见到脊膜呈囊状膨出，可诊断为胎儿脊柱裂。测量胎头双顶径及股骨长的比例可间接判断胎儿是否患侏儒症；诊断有无先天性泌尿系统畸形可检查胎肾大小及膀胱充盈度；观察胎儿腹壁是否平整，可判断有无脐疝或腹裂；还可通过观察胎儿有无胃空泡及肠管是否扩张诊断先天性消化道畸形。近年来三维超声技术的临床应用，使得胎儿体表及脏器的结构显示更加清晰，大大提高了胎儿畸形的正确诊断率。超声检查除可检测胎儿体表和脏器畸形外，还可在其引导下做羊膜腔穿刺抽取羊水、采集绒毛、脐血管穿刺抽取脐血等，由于操作简便、安全、准确，超声检查已成为产前诊断胎儿畸形必不可少的手段，被广泛应用。由于子宫腔内胎儿位置经常变化，使得超声对胎儿心血管系统畸形的诊断受到局限。近年来开展了实时定向 M 型超声胎儿心动图，实时超声能了解心脏结构，M 型超声能定量测出心动周期的各时相（射血前期时间和心室射血时间）关系，应用实时和 M 型超声合并的探头可使测定时间提前至妊娠 18～20 周，在熟悉并正确运用该检测方法后便可获得理想的胎儿心脏定位及正常胎儿心脏解剖在实时和 M 型超声心动图上不同切面的图像。胎儿心动图能正确显示胎儿心脏的结构和功能，使高危胎儿先天性心脏畸形及孕妇或胎儿患病所致心脏并发症的宫内诊断成为可能，有助于对高危孕妇的正确合理指导和胎儿及新生儿的妥善处理。

2. 磁共振成像（MRI） 是能从任何方向截面显示解剖病变而无 X 线损害的扫描技术，其诊断效果优于 CT。在胎儿中枢神经系统疾病、羊水过少相关疾病和胸部疾病诊断方面有很高的准确性，在其他部位的图像也有良好的直观性和分辨率，并能量化评价肺发育不良。

（六）植入前遗传学检测

笔记栏

随着科学技术的迅速发展，辅助生殖技术也由原来的第一代试管婴儿（体外受精-胚胎移植，

IVF-ET）、第二代试管婴儿（卵胞质内单精子注射，ICSI），发展到了目前的第三代试管婴儿技术，即在 IVF-ET 技术的基础上，结合胚胎活检和分子生物学技术，对体外受精的胚胎进行遗传学检测，在确定其正常后再移植到子宫的一项新技术，即植入前遗传学检测（preimplantation genetic testing，PGT），是英国 1990 年首先成功利用胚胎早期细胞同源性，取单个细胞体外基因扩增，筛选未被检出遗传病的胚胎移植技术。现更有采用核转移等高能胚胎工程技术，避免人类遗传病患儿、代谢病患儿的出生。

PGT 检测的适应证：①致病基因携带者的夫妇；②生育过遗传缺陷患儿，准备再次生育且具有高风险者；③因遗传病而反复流产的夫妇，为避免紧张、焦虑造成严重精神负担者。检查方法：①卵细胞或极体分析；②卵裂球活检；③胚泡滋养外层细胞活检。

（黄　蓉　祁文瑾）

笔记栏

第五章　正 常 分 娩

案例 5-1

孕妇，33 岁。因“妊娠 39 周，规律腹痛 4 小时”急诊入院。

定期产前检查。停经 6 周超声提示宫内早孕后，胎儿颈后透明层（NT）厚 1.7mm，无创产前筛查（NIPT）示低风险。孕期超声未见异常，OGTT 正常，孕期体重增加 10kg。既往体健，G1P0。

查体：体温 37℃，呼吸 22 次/分，脉率 95 次/分，血压 100/50mmHg。神清，查体合作，心、肺查体无异常，双下肢轻度水肿。

专科检查：腹部膨隆如孕足月大小，宫高 31cm，腹围 101cm，宫缩 30s/3min，胎心 140 次/分。消毒后阴道检查：骨盆各径线无异常，头先露，宫口开大 2cm，质软，中位，头先露，S^{-2}，胎膜未破。

问题：1. 本病例的诊断是什么？

2. 应如何处理？

3. 若宫口开大 6cm 后，2h 后阴道检查，宫口仍然开大 6cm，应如何处理？

妊娠满 28 周（196 天）后胎儿及其附属物从临产发动至全部从母体娩出的过程称分娩（delivery）。妊娠满 28 周至不满 37 足周（196～258 天）期间分娩称早产（premature delivery）；妊娠满 37 周至不满 42 足周（259～293 天）期间分娩称足月产（term delivery）；妊娠满 42 周及其后（294 天及以上）期间分娩称过期产（postterm delivery）。

第一节　概　　述

妊娠分娩过程中母体和胎儿可发生多种结构与功能的适应性变化，最为重要的是母体子宫与子宫颈的变化。分娩发动是由母体及胎儿通过多种因素、多种途径、交互作用的过程。多因素中包含了复杂的内分泌和（或）旁分泌因素、机械性因素、免疫因素及感染因素等，多途径涉及多种细胞内、外信息转导通路等，最终诱发子宫平滑肌收缩，子宫颈扩张，发动分娩。分娩发动的确切原因目前仍不清楚，分娩动因的各种学说互相关联，较有代表性的有激素控制学说、子宫颈与子宫下段成熟学说、机械学说和免疫学说等。

一、子宫及子宫颈在分娩过程的适应性改变及调节

根据分娩过程中子宫肌层和子宫颈的主要生理变化，可人为地将分娩过程分为 4 个相互重叠的阶段。①第一阶段：指从受精卵形成至妊娠晚期，为分娩前奏，又称子宫静止期；②第二阶段：通常为妊娠最后 6～8 周，为分娩前准备阶段，又称子宫激活期；③第三阶段：指产程过程，又称子宫兴奋期；④第四阶段：指分娩恢复期，又称子宫复旧期，通常需要 4～6 周。

二、分娩动因学说

目前人类个体分娩受多因素作用，确切动因并不清楚，存在多种学说，多种因素可能单独或协同相互作用启动分娩过程。

（一）激素控制学说

目前认为孕酮撤退，孕酮/雌激素（P/E_2）值下降，孕酮受体的减少而使孕酮的生物活性降低，可能在分娩发动中起重要作用。此外，胎儿下丘脑-垂体-肾上腺胎盘轴的激活，胎儿皮质醇与胎盘促肾上腺皮质激素释放激素（CRH）形成正反馈循环，使子宫收缩增加，进而发动分娩。

（二）子宫颈与子宫下段成熟学说

子宫颈的成熟和子宫下段的形成与发育是分娩发动的必要条件，与分娩的发动有明显的时相关系。

（三）机械学说

随胎儿胎盘、羊水的生长，以及药物应用、异常疾病状态等引起子宫张力的增加，使缩宫素释放而引起子宫收缩，是分娩发动的必需条件。

（四）免疫学说

妊娠期间母体免疫排斥反应受到抑制，随着妊娠进展，母体对胎儿抗原识别的能力改变，可能导致分娩的发动。

第二节 决定分娩的因素

决定分娩的因素有 4 个方面：产力、产道、胎儿及精神心理因素。子宫收缩力是临产后的主要产力；腹压是第二产程胎儿娩出的重要辅助力量；肛提肌收缩力是协助胎儿内旋转及胎头仰伸必需的力量。骨盆 3 个平面的大小和形状、子宫下段形成、子宫颈管消失与宫口扩张、会阴体伸展可直接影响胎儿通过产道。胎儿大小和胎方位也是分娩难易的影响因素。精神鼓励和心理安慰有助于产妇顺利分娩。

一、产　　力

将胎儿及其附属物从子宫内逼出的力量称产力，产力包括子宫收缩力（简称宫缩）、腹肌及膈肌收缩力（统称腹压）和肛提肌收缩力。

（一）子宫收缩力

临产后的主要产力，贯穿于整个分娩过程中。临产后的子宫收缩力能使子宫颈管消失、宫口扩张、胎儿先露部下降、胎儿和胎盘娩出。正常子宫收缩力的特点如下。

1. 节律性 宫缩的节律性是临产的标志。每阵宫缩都是由弱至强（进行期），维持一定时间（极期）（一般为 30～40s），随后从强逐渐减弱（退行期），直至消失进入间歇期，一般持续 5～6min（图 5-1）。当宫口开全时，间歇期仅为 1～2min，宫缩可持续达 60s。宫缩如此反复，直至分娩结束。宫缩时，子宫肌壁血管及胎盘受压，致使子宫血流量减少，胎盘绒毛间隙的血流量减少；宫缩间歇时，子宫血流量又恢复到原来水平，胎盘绒毛间歇的血流重新充盈，宫缩的节律性对胎儿血流灌注有利。

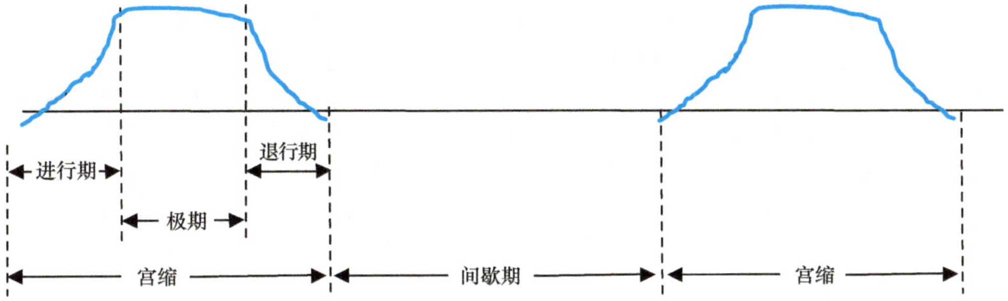

图 5-1 临产后正常宫缩节律性示意图

2. 对称性和极性 正常宫缩起自两侧子宫角部，迅速向子宫底中线集中，左右对称，再以 2cm/s 速度向子宫下段扩散，约 15s 均匀协调地遍及整个子宫，此为宫缩的对称性（图 5-2）。宫缩以子宫底部最强、最持久，向下逐渐减弱，子宫底部收缩力的强度是子宫下段的 2 倍，此为子宫收缩的极性。

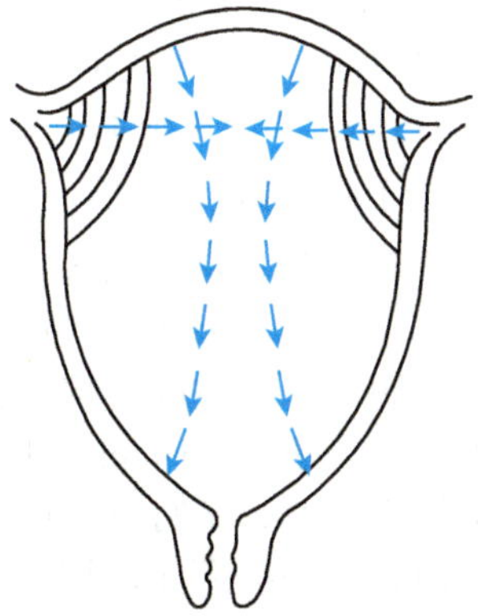

图 5-2 子宫收缩力的对称性和极性

3. 缩复作用 每次宫缩都会引起子宫体部肌纤维短缩变宽，宫缩间歇期肌纤维虽然松弛、变长变窄，但不能恢复到原来的长度，经反复宫缩，肌纤维越来越短，这种现象为缩复作用（retraction）。子宫体肌纤维的缩复作用可使子宫腔容积逐渐缩小，迫使胎儿先露部下降，子宫颈管消失及宫口扩张。

（二）腹肌及膈肌收缩力

腹肌及膈肌收缩力（简称腹压）是第二产程时娩出胎儿的重

笔记栏

要辅助力量。宫口开全后，每次宫缩时，前羊膜囊或胎儿先露部压迫骨盆底组织和直肠，反射性引起排便的动作，产妇屏气向下用力，腹肌及膈肌强有力地收缩使腹压增高。在第二产程末期配以宫缩时运用最有效，能迫使胎儿娩出，过早加腹压易使产妇疲劳和造成子宫颈水肿，致使产程延长。在第三产程能迫使已剥离的胎盘娩出。

（三）肛提肌收缩力

肛提肌收缩力有协助胎儿先露部在骨盆腔进行内旋转的作用。当胎头枕部位于耻骨弓下时，能协助胎头仰伸及娩出。胎儿娩出后，当胎盘娩出至阴道时，肛提肌收缩力有助于胎盘娩出。

二、产 道

产道是胎儿娩出的通道，分骨产道与软产道两部分。

（一）骨产道

骨产道指真骨盆，其大小、形态与分娩有密切关系。骨盆腔可分为 3 个平面。

1. 骨盆入口平面（plane of pelvic inlet） 呈横椭圆形，其前方为耻骨联合上缘，两侧为髂耻缘，后方为骶岬上缘。有 4 条径线。

（1）入口前后径：即真结合径。耻骨联合上缘中点至骶岬前缘正中间的距离，平均长约 11cm，其长短与分娩关系密切。

（2）入口横径：两髂耻缘间的最大距离，平均长约 13cm。

（3）入口斜径：左、右各一。左侧骶髂关节至右侧髂耻隆起间的距离为左斜径；右侧骶髂关节至左侧髂耻隆起间的距离为右斜径，平均长约 12.75cm。

2. 中骨盆平面（plane of pelvic mid） 为骨盆最小平面，在产科临床中有重要意义。此平面呈前后径长的纵椭圆形，其前方为耻骨联合下缘，两侧为坐骨棘，后方为骶骨下端。有两条径线。

（1）中骨盆前后径：耻骨联合下缘中点通过两侧坐骨棘连线中点至骶骨下端间的距离，平均长约 11.5cm。

（2）中骨盆横径：又称坐骨棘间径，为两坐骨棘间的距离，平均长约 10cm，是胎儿先露部通过中骨盆的重要径线，此径线与分娩有重要关系。

3. 骨盆出口平面（plane of pelvic outlet） 由两个在不同平面的三角形所组成，前三角平面顶端为耻骨联合下缘，两侧为耻骨降支，后三角平面顶端为骶尾关节，两侧为骶结节韧带。有 4 条径线。

（1）出口前后径：耻骨联合下缘至骶尾关节间的距离，平均长约 11.5cm。

（2）出口横径（transverse outlet）：两坐骨结节间末端内侧缘的距离，也称坐骨结节间径，平均长约 9cm，是胎儿先露部通过骨盆出口的径线，此径线与分娩关系密切。

（3）出口前矢状径：耻骨联合下缘中点至坐骨结节间径中点间的距离，平均长约 6cm。

（4）出口后矢状径（posterior sagittal diameter of outlet）：骶尾关节至坐骨结节间径中点间的距离，平均长约 8.5cm。当出口横径稍短，而出口横径与后矢状径之和≥15cm 时，一般正常大小胎儿可以通过后三角区经阴道娩出。

4. 骨盆轴与骨盆倾斜度

（1）骨盆轴（pelvic axis）：为连接骨盆各假想平面中点的曲线。此轴上段向下向后，中段向下，下段向下向前。分娩时，胎儿沿此轴娩出。

（2）骨盆倾斜度（inclination of pelvis）：女性直立时，骨盆入口平面与地平面所形成的角度，一般为 60°。若骨盆倾斜度过大，常影响胎头衔接和娩出。

（二）软产道

软产道为由子宫下段、子宫颈、阴道、会阴及骨盆底组织构成的弯曲管道。

1. 子宫下段形成 子宫下段由非妊娠时长约 1cm 的子宫峡部形成。子宫峡部于妊娠 12 周后逐渐扩展成子宫腔的一部分，至妊娠末期逐渐被拉长形成子宫下段。临产后的规律宫缩进一步拉长子宫下段达 7～10cm，肌壁变薄成为软产道的一部分。由于子宫肌纤维的缩复作用，子宫上段肌壁越来越厚，子宫下段肌壁被牵拉越来越薄。由于子宫上下段的肌壁厚薄不同，在两者间的子宫内面有一环状隆起，称生理性缩复环（physiologic retraction ring）。正常情况下，此环不易在腹部见到。

笔记栏

2. 子宫颈的变化

（1）子宫颈管消失（cervical effacement）：临产前的子宫颈管长 2～3cm，初产妇较经产妇稍长。临产后的规律宫缩牵拉子宫颈内口的子宫肌纤维及周围韧带，以及胎儿先露部前羊膜囊呈楔状，致使子宫颈内口向上、向外扩张，子宫颈管形成漏斗状，随后子宫颈管逐渐变短直至消失。初产妇多是子宫颈管先消失，宫口后扩张；经产妇多是子宫颈管消失与宫口扩张同时进行。

（2）宫口扩张（cervical dilatation）：临产前，初产妇的子宫颈外口仅容一指尖，经产妇能容一指。临产后，宫口扩张主要是子宫收缩及缩复向上牵拉的结果。胎儿先露部衔接使前羊水于宫缩时不能回流，由于子宫下段的蜕膜发育不良，胎膜容易与该处蜕膜分离而向子宫颈管突出形成前羊膜囊，协助扩张子宫口。胎膜多在子宫口近开全时自然破裂。破膜后，胎儿先露部直接压迫子宫颈，扩张子宫口的作用更明显。产程继续进展，当子宫口开全（10cm）时，妊娠足月胎头才能通过。

（三）骨盆底组织、阴道及会阴的变化

前羊膜囊及胎儿先露部先扩张阴道上部，破膜后胎儿先露部下降直接压迫骨盆底组织，使软产道下段形成一个向前弯的长筒形，前壁短、后壁长，阴道外口开向前上方，阴道黏膜皱襞展平，阴道扩张。肛提肌向下及向两侧扩展，肌纤维拉长，使约 5cm 厚的会阴体变成 2～4mm，以利于胎儿通过。阴道及骨盆底的结缔组织和肌纤维于妊娠期肥大、血管增粗，血运丰富。分娩时若保护会阴不当，易造成裂伤。

三、胎　　儿

胎儿能否顺利通过产道，还取决于胎儿大小、胎位及有无畸形。

（一）胎儿大小

分娩过程中，胎儿大小是决定分娩的一个重要因素。分娩时，虽然骨盆大小正常，但由于胎儿过大致胎头径线过大，可造成相对性头盆不称导致难产。

1. 胎头颅骨 由顶骨、额骨、颞骨各 2 块及枕骨 1 块构成。颅骨间缝隙称颅缝，两顶骨间为矢状缝，顶骨与额骨间为冠状缝，枕骨与顶骨间为人字缝，颞骨与顶骨间为颞缝，两额骨间为额缝。两颅缝交界空隙较大处称囟门：位于胎头前方的菱形称前囟（大囟门），位于胎头后方的三角形称后囟（小囟门）。颅缝与囟门之间均有软组织遮盖，使骨板有一定的活动余地，使胎头具有一定的可塑性。在分娩过程中，通过颅缝及颅骨轻度重叠使头颅变形，缩小头颅体积，有利于胎头娩出。过熟儿胎头较大，颅骨较硬，胎头不易变形，有时可导致难产。

2. 胎头径线 主要有 4 条。①双顶径（BPD）：为两顶骨隆突间的距离。妊娠足月时平均值约为 9.3cm。临床以 B 型超声测此值判断胎儿大小。②枕额径（occipito-frontal diameter）：为鼻根至枕骨隆突的距离。胎头以此径线衔接，妊娠足月时平均值约为 11.3cm。③枕下前囟径（sub-occipito bregmatic diameter）：又称小斜径，为前囟中央至枕外隆凸下方的距离。胎头俯屈后以此径线通过产道，妊娠足月时平均值约为 9.5cm。④枕颏径（occipito mental diameter）：又称大斜径，为颏骨下方中央至后囟顶部间的距离。妊娠足月时平均值约为 13.3cm。

（二）胎位

产道为一纵行的管道。纵产式时，胎体纵轴与骨盆轴相一致，容易通过产道。头先露是胎头先通过产道，较臀先露易娩出。但需触清矢状缝及前、后囟，以便确定胎位。矢状缝是确定胎位的重要标志，囟门对判断胎位也很重要。头先露时，在分娩过程中颅骨重叠，使胎头变形，周径变小，有利于胎头娩出。臀先露时，胎臀先娩出，较胎头周径小且软，产道不能充分扩张；当后出胎头时又无变形机会，使胎头娩出困难。肩先露时，胎体纵轴与骨盆轴垂直，妊娠足月活胎不能通过产道，对母儿威胁极大。

（三）胎儿畸形

胎儿发育异常，如脑积水（hydrocephalus）及联体儿（conjoined twins）等，由于胎头或胎体过大，通过产道困难。

四、精神心理因素

产妇的精神心理因素可以影响产力。对分娩有顾虑的产妇，往往在分娩的早期就会出现宫缩乏力。

笔记栏

产妇喜悦、期盼、惧怕、担心等情绪，可直接影响产程的进展。应该对产妇进行分娩前的健康教育，让产妇了解各种分娩方式及其特点，了解分娩过程及其影响，让产妇树立信心。开展家庭式产房，导乐分娩，给予精神上的鼓励、心理上的安慰、体力上的支持，有助于帮助产妇度过分娩全过程。

第三节 枕先露的分娩机制

分娩机制（mechanism of labor）是指胎儿先露部随骨盆各平面的不同形态，被动进行一连串适应性转动（衔接、下降、俯屈、内旋转、仰伸、复位及外旋转、肩娩出等），以其最小径线通过产道的全过程。临床上以左枕前位最多见，故以左枕前位的分娩机制为例说明。

一、衔 接

胎头双顶径进入骨盆入口平面，胎头颅骨最低点接近或达到坐骨棘水平，称为衔接（engagement）。胎头以半俯屈状态以枕额径进入骨盆入口，由于枕额径大于骨盆入口前后径，胎头矢状缝坐落在骨盆入口右斜径上，胎头枕骨在骨盆左前方。经产妇多在分娩开始后胎头衔接，部分初产妇在预产期前1～2周胎头衔接。

二、下 降

下降贯穿分娩全过程，是胎儿娩出的首要条件。胎头沿骨盆轴前进的动作称为下降（descent）。促使胎头下降的因素：①宫缩时通过羊水传导，压力经胎轴传至胎头；②宫缩时子宫底直接压迫胎臀；③胎体伸直伸长；④腹肌收缩使腹压增加。

三、俯 屈

当胎头以枕额径进入骨盆腔降至骨盆底时，原处于半俯屈的胎头枕部遇肛提肌阻力，借杠杆作用进一步俯屈（flexion），使下颌接近胸部，变胎头衔接时的枕额周径为枕下前囟周径，以适应产道，有利于胎头继续下降。

四、内 旋 转

胎头围绕骨盆纵轴向前旋转，使其矢状缝与中骨盆及骨盆出口前后径相一致的动作称为内旋转（internal rotation）。内旋转从中骨盆平面开始至骨盆出口平面完成，以适应中骨盆及骨盆出口前后径大于横径的特点，有利于胎头下降。枕先露时，胎头枕部到达骨盆底最低位置，肛提肌收缩力将胎头枕部推向阻力小、部位宽的前方，左枕前位的胎头向前旋转45°。胎头向前向中线旋转45°时，后囟转至耻骨弓下。胎头于第一产程末完成内旋转动作。

五、仰 伸

完成内旋转后，当完全俯屈的胎头下降达阴道外口时，宫缩和腹压继续迫使胎头下降，而肛提肌收缩力又将胎头向前推进。两者的共同作用使胎头沿骨盆轴下段向下前的方向转向前，胎头枕骨下部达耻骨联合下缘时，以耻骨弓为支点，使胎头逐渐仰伸，胎头的顶、额、鼻、口、颏由会阴前缘相继娩出。当胎头仰伸时，胎儿双肩径沿左斜径进入骨盆入口。

六、复位及外旋转

胎头娩出后，为使胎头与胎肩恢复正常关系，胎头枕部向左旋转45°，称为复位（replacement）。胎肩在盆腔入口继续下降，前（右）肩向前向中线旋转45°时，胎儿双肩径转成骨盆出口前后径相一致的方向，胎头枕部需在外继续向左旋转45°以保持胎头与胎肩的垂直关系，称为外旋转（external rotation）。

七、肩 娩 出

胎头完成外旋转后，胎儿前（右）肩在耻骨弓下先娩出，随即后（左）肩从会阴前缘娩出。胎儿双肩娩出后，胎体及胎儿下肢随之取侧位顺利娩出。至此，胎儿娩出过程全部完成。分娩机制的各个动作虽然是分别介绍，但却是连续进行的，下降动作始终贯穿分娩全过程。

笔记栏

第四节 先兆临产、临产和产程

规律且逐渐增强的子宫收缩为临产开始的标志，同时伴有进行性子宫颈管消失、宫口扩张和胎儿先露部下降。分娩过程分为 3 个产程，第一产程包括潜伏期和活跃期，初产妇的潜伏期一般不超过 20h，经产妇不超过 14h。活跃期从宫口开大 5cm 开始。初产妇第二产程多在 2h 内，不应超过 3h，实施硬膜外麻醉镇痛者不应超过 4h。

一、先 兆 临 产

孕妇出现预示不久将临产的症状，称为先兆临产（threatened labor）。

（一）假临产（false labor）

孕妇在分娩发动前，常出现假临产。其特点是：宫缩持续时间短（<30s）且不恒定，间歇时间长且不规律，宫缩强度不增加；宫缩时子宫颈管不缩短，宫口不扩张；常在夜间出现，清晨消失；给予强镇静药物能够抑制宫缩。

（二）胎儿下降感（lightening）

胎儿下降感又称轻松感。多数孕妇自觉上腹部较前舒适，进食量较前增加，呼吸较前轻快，系胎儿先露部进入骨盆入口，使子宫底位置下降所致。

（三）见红（show）

大多数孕妇在临产前 24～48h（少数在 1 周内），因子宫颈内口附近的胎膜与该处的子宫壁剥离，毛细血管破裂，有少量出血并与子宫颈管内黏液栓相混，经阴道排出，称为见红，是分娩即将开始比较可靠的征象。若阴道出血量较多，超过平时月经量，不应视为见红，应考虑妊娠晚期出血，如前置胎盘、胎盘早剥等。

二、临产的诊断

临产（in labor）开始的标志是规律且逐渐增强的子宫收缩，持续约 30s，间歇 5～6min，同时伴随进行性子宫颈管消失、宫口扩张和胎儿先露部下降，用强镇静药物不能抑制宫缩。

三、总产程及产程分期

总产程（total stage of labor）即分娩全过程，指从开始出现规律宫缩直到胎儿、胎盘娩出的全过程。分为 3 个产程。

（一）第一产程（first stage of labor）

第一产程又称子宫颈扩张期，指临产开始至宫口开全（10cm）。

（二）第二产程（second stage of labor）

第二产程又称胎儿娩出期，指从宫口开全至胎儿娩出的全过程。

（三）第三产程（third stage of labor）

第三产程又称胎盘娩出期，指从胎儿娩出至胎盘胎膜娩出的全过程。

四、不同产程的临床经过和处理

（一）第一产程的临床经过和处理

1. 临床表现 产程开始时子宫收缩间歇 5～6min，持续 25～30s；随产程进展间歇期逐渐缩短为 2～3min，持续 50～60s，强度增加；宫口开全时，宫缩间歇仅 1min 或稍长，持续时间可达 1min 以上。在此期间子宫颈进行性展平和扩大，胎头随之入盆衔接，直至宫口开全。子宫颈边缘和阴道壁穹窿的界线消失，胎膜多在宫口开全时破裂，流出羊水。将宫口扩张度、胎头下降位置、胎心率及宫缩间隔时间与持续时间绘制成产程图，可以一目了然地观察分娩各产程经过及变化。根据子宫颈口扩张曲线将第一产程分为潜伏期和活跃期。

（1）潜伏期：是指从规律宫缩至宫口扩张<5cm。初产妇的潜伏期一般不超过 20h，经产妇不应超过 14h。

笔记栏

（2）活跃期：指从子宫颈口扩张 5cm 至宫口开全。此期子宫颈扩张速度显著加快。初产妇的活跃期一般不超过 12h，经产妇不应超过 10h。若发现活跃期有延长趋势，应进行全面评估和处理，如宫缩欠佳，应给予加强宫缩处理，明确为活跃期停滞者行剖宫产术分娩。

2. 处理 第一产程在宫缩间歇期可采取自由体位，适量活动，鼓励少量、多次进食高热量、易消化的食物，注意摄入足够的水分；2～4h 排尿 1 次；严密观察血压、胎心、子宫颈口开大程度、胎儿先露部下降情况、宫缩强弱及持续时间，绘制产程图，产程图出现异常者，应及时寻找原因，及时处理。

（二）第二产程的临床经过和处理

1. 临床表现 第二产程是指宫口开全至胎儿娩出，胎膜多已自然破裂，此时宫缩间歇期为 1～2min，每次可持续 1min 以上。先露部降至骨盆出口压迫盆底组织时，产妇有排便感，并不自主地产生向下用力屏气的动作。随着胎儿先露部下降压迫会阴及盆底，会阴体逐渐膨隆变薄，肛门松弛。胎头于宫缩时露出阴道口，宫缩间歇期胎头又回缩到阴道内，称为胎头拨露。当胎头双顶径越过骨盆出口，宫缩间歇期胎头也不再回缩时，称为胎头着冠。胎头娩出，然后胎肩、胎体娩出。

2. 处理 第二产程要严密观察胎心、宫缩的变化，指导产妇排空膀胱及屏气用力。第二产程超过 3h（无分娩镇痛）/4h（有分娩镇痛）为第二产程延长，应寻找原因，是否为中骨盆狭窄或持续性枕横位或枕后位，及时处理，避免胎头在盆底受压缺氧，长时间压迫盆底组织，会阴、膀胱、直肠有可能发生损伤。

接产：保证胎儿安全娩出，减少产道损伤。接产要领：协助胎头俯曲，让胎头以最小径线（枕下前囟径）在宫缩间歇期缓慢通过阴道口，协助胎肩、胎体娩出时。在会阴延展不足有严重撕裂风险时，要注意保护，必要时做会阴侧切。

接生时产妇取膀胱截石位有利于操作，也可根据医院实际情况及产妇意愿采取其他体位。助产者站在产妇右侧。胎头拨露而胎膜未破者应在宫缩间歇期人工破膜。徒手保护会阴的方法：会阴部覆盖消毒巾，接生者的右手拇指与其余四指分开，利用手掌大鱼际肌在宫缩时向上、向内轻轻托压，同时左手应轻轻下压胎头枕部，协助胎头俯屈和缓慢下降。注意避免过度压迫会阴，以免引起局部水肿及阻碍胎儿先露部下降。当胎头枕骨在耻骨弓下露出时，左手协助胎头仰伸。胎头即将娩出时让产妇在宫缩间歇期稍向下屏气，使胎头缓慢娩出；若宫缩过强可嘱产妇张口哈气解除腹压作用避免胎头娩出过快。胎头娩出后，以左手自鼻根向下颏挤压，挤出口、鼻内的黏液和羊水，然后协助胎头复位及外旋转，使胎儿双肩径与骨盆出口前后径相一致。右手仍应注意保护会阴，左手将胎儿颈部向下轻压，使前肩自耻骨弓下先娩出，继之再向上托胎颈，使后肩从会阴前缘缓慢娩出。双肩娩出后，双手协助胎体及下肢相继以侧位娩出。

3. 新生儿处理

（1）清理呼吸道：胎儿娩出断脐后，必要时可用洗耳球或新生儿吸痰管继续清理呼吸道黏液及羊水。当确定呼吸道通畅仍未啼哭时，可轻拍足底或轻抚背部。待新生儿大声啼哭，表示呼吸道已通畅。

（2）处理脐带：络合碘消毒断脐处脐带，在距脐轮处 0.5cm 用气门芯扎紧或用粗丝线结扎，如用丝线结扎脐带可再在结扎线外 0.5cm 处结扎第二道。脐带断端用络合碘消毒，3%碘酊烧灼。

（3）阿普加（Apgar）评分（表 5-1）及其意义：根据新生儿出生后的心率、呼吸、肌张力、喉反射及皮肤颜色 5 项体征对新生儿进行评分，满分为 10 分，属正常新生儿；1min 评分反映在子宫内的情况，而 5min 及以后评分则反映复苏效果，与预后关系密切。脐动脉血气代表新生儿产程中的血气变化结局，提示有无缺氧、酸中毒，比 Apgar 评分更加客观、具有特异性。新生儿窒息的标准：①5min Apgar 评分≤7，仍未建立有效呼吸；②脐动脉血气 pH＜7.15；③排除其他引起低 Apgar 评分的因素；④产前具有可能窒息的高危因素。①～③为必要条件，④为参考指标。

表 5-1 新生儿 Apgar 评分标准表

体征	出生后 1min 内应得分数		
	0 分	1 分	2 分
心率（次/分）	0	＜100	≥100
呼吸	0	浅表，哭声弱	佳，哭声响
肌张力	松弛	四肢稍屈曲	四肢活动好

笔记栏

续表

体征	出生后 1min 内应得分数		
	0 分	1 分	2 分
对刺激的反应	无反射	有些动作，如皱眉	反应好，如咳嗽、呕吐、打喷嚏
皮肤颜色	全身苍白	躯干红、四肢发绀	全身红润

（三）第三产程的临床经过和处理

1. 临床表现 胎儿娩出后子宫容积显著缩小，胎盘与子宫壁发生错位而剥离，最终胎盘完全剥离而排出。表现为子宫底降至脐水平，宫缩暂停，几分钟后再次出现。

胎盘剥离征象：①子宫体变硬呈球形，胎盘剥离后降至子宫下段，下段被扩张，子宫体呈狭长形被推向上，子宫底升高达脐上；②剥离的胎盘降至子宫下段，阴道口外露的一段脐带自行延长；③阴道少量流血；④用手掌尺侧在产妇耻骨联合上方轻压子宫下段时，子宫体上升而外露的脐带不再回缩。

胎盘剥离及排出有两种方式：①希氏（Schultze）式，较多见，胎盘从中央开始剥离，而后向周围剥离，其特点是胎盘面先排出，后见少量阴道流血。②邓氏（Duncan）式，较少见，从胎盘边缘开始剥离，血液沿剥离面流出，其特点是先有较多的阴道流血，后排出胎盘。

2. 处理 正确协助胎盘娩出，减少产后出血的发生。在胎盘尚未完全剥离之前，切忌用手按揉、下压子宫底或猛烈牵拉脐带，避免引起胎盘部分剥离而出血或拉断脐带，甚至造成子宫内翻。当确定胎盘已完全剥离，宫缩时将左手握住子宫底，拇指放于子宫前壁，其余四指放于子宫后壁按压子宫底部，同时右手轻拉脐带，协助胎盘娩出。当胎盘娩出至阴道口时，接生者用双手捧住胎盘，向一个方向旋转并缓慢向外牵拉，协助胎膜完整剥离排出。若在胎膜排出过程中，发现胎膜部分断裂，可用血管钳夹住断端，再继续向原方向旋转，直至胎膜完全排出。胎盘胎膜娩出后，按摩子宫刺激其收缩，减少出血。

检查胎盘胎膜是否完整。将胎盘母体面向上铺平，注意各叶能否对合，有无缺损，然后将胎膜提起，检查是否完整，同时注意有无异常血管通过胎膜，如有血管断端者，说明可能有副胎盘残留在子宫内。如胎盘不完整或大部分胎膜残留，须在严密消毒下，徒手或用器械进入子宫腔取出，以防产后出血或感染。如有小部分胎膜残留，可于产后使用子宫收缩药促其自然排出。

检查软产道有无裂伤，若有裂伤，应立即缝合。注意阴道出血量、会阴及阴道是否有血肿、子宫收缩、子宫底高度、膀胱充盈否，发现异常情况及时处理。

案例 5-1 分析

1. 本病例的诊断是什么？

孕妇处于孕晚期 39 周，规律腹痛 4h，子宫颈口已扩张，胎儿先露部下降，故诊断：G1P0，妊娠 39 周，临产。

2. 应如何处理？

目前处于第一产程潜伏期，应进行胎心监护，完善血常规、凝血功能等检查，严密观察产程进展，分娩镇痛评估。

3. 若宫口开大 6cm，2h 后行阴道检查，宫口仍然开大 6cm，应如何处理？

孕妇胎膜未破，宫口开大 6cm 后，2h 后仍无进展，应考虑活跃期停滞，建议人工破膜术，观察羊水性状及宫缩情况，监测胎心，若产程 1h 仍无进展可考虑缩宫素静脉滴注以加强子宫收缩。

（魏玉梅）

笔记栏

第六章 异常分娩

影响分娩的主要因素有产力、产道、胎儿和精神心理因素，这些因素相互影响又互为因果，任何一个或一个以上的因素发生异常及四个因素间相互影响不能适应，将使得分娩进展受阻，称为异常分娩（abnormal labor），又称难产（dystocia）。

案例 6-1（1）

孕妇，38 岁，因“停经 39^{+6} 周，阵发性下腹痛 4 小时，见红 2 小时”入院。

妊娠期平顺，规律行产前检查，孕 24 周行 75g OGTT 结果分别为 5.1mmol/L、9.5mmol/L、8.6mmol/L，诊断为妊娠糖尿病，运动、饮食控制满意，余未发现妊娠并发症。妊娠期体重增长 10kg。4 小时前出现阵发性下腹痛，初始间隔 8～10 分钟，尚可忍受，后宫缩间隔逐渐缩短，程度逐渐增强。2 小时前阴道少量流血，色暗红，无阴道流液，自诉胎动正常，休息欠佳。既往体健，G1P0。

查体：体温 36.8℃，脉率 90 次/分，呼吸 18 次/分，血压 125/76mmHg，身高 156cm，体重 80kg。神清，心、肺听诊未闻及异常，双下肢无水肿。

专科查体：宫高 36cm，腹围 106cm，胎心率 146 次/分，宫缩间隔 6～7min，持续 25～30s，胎头跨耻征阴性。阴道检查：子宫颈已展平，居中质软，宫口扩张 2cm，胎头矢状缝位于骨盆左斜径上，头先露，S^{-2}，胎膜未破，坐骨结节间径 8.5cm，余骨盆各径线测量无异常。

辅助检查：门诊产科超声检查显示，宫内单活胎（估计体重 3600g±200g），左枕后位，胎盘成熟度Ⅱ度，羊水指数 130mm。

问题： 1. 该病例的初步诊断是什么？

2. 建议产妇选择何种分娩方式？

3. 需要进一步观察和处理的要点是什么？

案例 6-1（1）分析

1. 初步诊断 通过以上病史和检查，考虑的入院诊断有：①G1P0，孕 39^{+6} 周，单胎头位；②临产；③妊娠糖尿病；④肥胖；⑤高龄初产。

2. 建议选择的分娩方式 从入院情况分析，母儿状况评估良好，风险评估为低风险，无明显头盆不称，目前已经临产，产程进展正常，估计胎儿体重为 3600g，骨盆评估无狭窄，有阴道试产条件，给予阴道试产。

3. 临产后观察要点

（1）严密观察产程进展及胎儿宫内情况，如宫缩强度、持续时间及间隔、宫口扩张和胎头下降的情况，间断或持续胎心监护，完善实验室检查。

（2）对孕妇进行心理辅导以减少其对分娩的恐惧和增强阴道分娩的信心。

（3）根据孕妇的疼痛情况，鼓励采用非药物方法减轻分娩疼痛，必要时根据其意愿使用椎管内镇痛或其他药物镇痛。

第一节 概 述

异常分娩需要综合分析产力、产道、胎儿及社会心理因素，进行早期识别，如骨盆狭窄可导致胎位异常及宫缩乏力，宫缩乏力亦可引起胎位异常，其中宫缩乏力和胎位异常可以纠正，从而有可能转化为正常分娩。应寻找异常分娩的病因，及时作出正确判断，恰当处理，以保证分娩顺利和母胎安全。

【病因】 最常见的为产力、产道和胎儿异常。

1. 产力异常　主要是子宫收缩力异常，还包括腹肌、膈肌和肛提肌等收缩力异常。子宫收缩力异常分为宫缩乏力和宫缩过强，都包括协调性和不协调性。宫缩乏力可引起产程延长和产程停滞。宫缩过强可引起急产或严重的母儿并发症。

2. 产道异常　包括骨产道和软产道异常，其中以骨产道异常最多见。骨产道异常包括骨盆入口平面、中骨盆平面和骨盆出口平面的狭窄。狭窄的骨盆可导致分娩阻力增加并引起继发性宫缩乏力，导致产力异常，也可导致胎位异常。

3. 胎儿异常　包括胎位异常（头先露异常、臀先露和肩先露等）、胎儿过大和胎儿畸形或发育异常。

【临床表现】

1. 母体表现

（1）全身情况：由于产程延长，产妇表现为烦躁不安、疲乏无力、进食少，严重者出现脱水、代谢性酸中毒、电解质紊乱、肠胀气及尿潴留。

（2）产科情况：表现为宫缩乏力或宫缩过强；子宫颈水肿或宫口扩张缓慢、停滞；胎儿先露部下降延缓或停滞。严重时子宫下段极度拉长、出现病理性缩复环、子宫下段压痛、血尿，发生先兆子宫破裂，甚至子宫破裂。头盆不称或胎位异常时，先露部与骨盆之间有空隙，前、后羊水交通，致使前羊膜囊受力不均，宫缩时胎膜承受压力过大而破裂。胎膜早破往往是异常分娩的征兆，必须查明有无头盆不称或胎位异常。

2. 胎儿表现

（1）胎位异常：胎头位置异常是引起头位难产的主要原因。胎头内旋转受阻致持续性枕后位、枕横位；胎头俯屈姿势异常，如额先露、面先露；胎方位衔接异常，如高直位、不均倾位。胎位异常导致胎儿先露部下降受阻，宫口扩张缓慢、停滞，继发性宫缩乏力。

（2）胎头下降受阻：临产后发现胎头下降受阻，应考虑到骨盆狭窄、胎头位置异常、宫缩乏力、软产道异常、胎儿异常等可能。潜伏期胎头不衔接或延迟衔接，应警惕宫缩乏力及头盆不称。第二产程胎头下降延缓或停滞，应考虑中骨盆狭窄及持续性枕后位或枕横位。

（3）胎头明显水肿或血肿：产程延长或停滞时，胎头先露部软组织长时间受压可引起水肿（产瘤），或牵拉使骨膜下血管破裂形成血肿。

（4）胎儿颅骨过度重叠：分娩过程中，胎儿颅骨骨缝轻度重叠，以缩小胎头径线，有利于胎儿娩出。但狭窄骨盆导致产程延长时，若出现胎儿颅骨过度重叠，表明存在严重的头盆不称。

（5）胎儿窘迫：产程延长，尤其是第二产程延长时，可导致胎儿缺氧，胎儿代偿能力下降或失代偿而出现胎儿窘迫征象。

3. 产程异常

（1）潜伏期延长（prolonged latent phase）：从临产规律宫缩开始至活跃期起点（宫口扩张至 5cm）称为潜伏期。初产妇＞20h，经产妇＞14h 称为潜伏期延长。

（2）活跃期延长（prolonged active phase）：从活跃期起点（宫口扩张至 5cm）至宫口开全称为活跃期。活跃期宫口扩张速度＜0.5cm/h 称为活跃期延长。

（3）活跃期停滞（protracted active phase）：当破膜且宫口扩张≥5cm 后，若宫缩正常，宫口停止扩张≥4h；若宫缩欠佳，宫口停止扩张≥6h 称为活跃期停滞。

（4）第二产程延长（prolonged second stage）：对于初产妇，如未行椎管内镇痛，第二产程超过 3h 可诊断为第二产程延长；如行椎管内镇痛，超过 4h 可诊断。对于经产妇，如未行椎管内镇痛，超过 2h 可诊断为第二产程延长；如行椎管内镇痛，超过 3h 可诊断。

（5）胎头下降延缓（prolonged descent）：第二产程，胎头下降速度为初产妇＜1cm/h，经产妇＜2cm/h，称为胎头下降延缓。

（6）胎头下降停滞（protracted descent）：第二产程，胎头停留在原处不下降＞1h，称为胎头下降停滞。

【处理】　原则：应以预防为主，综合评估子宫收缩力、胎儿大小、胎位、骨盆大小以及头盆关系是否相称等，综合分析决定分娩方式。

1. 阴道试产

（1）一般处理：首先解除产妇的恐惧及紧张情绪，鼓励进食，保证能量的供给，必要时静脉补充，出现尿潴留时应给予导尿。

笔记栏

（2）有轻度头盆不称，特别是骨盆入口平面临界性狭窄者，要结合产力、胎位及胎儿大小等条件，给予充分试产机会。对于中骨盆及出口平面的头盆不称及有妊娠合并症者试产要慎重。试产时必须严密观察产力、胎心、宫口扩张和胎儿先露部下降情况。

（3）在试产过程中发现潜伏期延长、活跃期异常、宫口扩张延缓或阻滞时，在除外头盆不称及可疑胎儿窘迫的前提下，缓慢但有进展（宫口扩张或胎儿先露部下降）的潜伏期延长不作为剖宫产术的指征。应进行阴道检查，如无头盆不称，潜伏期延长，可使用镇静药哌替啶 100mg 肌内注射或地西泮 10mg 静脉注射，以协调宫缩和缓解宫缩引起的疼痛。如应用镇静药后或进入活跃期后出现宫缩乏力，可使用缩宫素加强产力，常用 2.5U 缩宫素加入 500ml 液体内，调整滴数，使宫缩间隔 2～3min，每次持续 1min 左右。宫口扩张≥5cm，没有破膜者，可行人工破膜，必要时静脉滴注缩宫素加强产力，如胎头下降顺利，可经阴道分娩。

（4）第二产程出现胎头下降延缓或阻滞、第二产程延长时，要高度警惕头盆不称，应立即评估骨盆、产力（宫缩及孕妇屏气情况）、胎方位、胎心、产瘤、颅骨骨缝重叠等情况，若无头盆不称或胎位异常，可使用缩宫素加强宫缩，指导产妇屏气。若为持续性枕横位或枕后位，可考虑徒手旋转胎头至枕前位，胎头继续下降，当先露位置 S≥+3 水平，可自然分娩或行低位产钳/胎头吸引器助产；处理后胎头下降无进展，先露位置 S≤+2 水平，应行剖宫产术。

2. 剖宫产 骨盆绝对性狭窄或胎儿过大、明显头盆不称、肩先露或臀先露者，应行择期剖宫产术。产程中出现明显胎方位异常，如持续性枕后位、枕横位、高直后位、前不均倾位、额先露、颏后位等，经处理无法纠正者，应考虑剖宫产术结束分娩。产力异常发生病理性缩复环或先兆子宫破裂时，无论胎儿是否存活，应在抑制宫缩的同时行剖宫产术。活跃期停滞考虑头盆不称者，应行剖宫产术。产程中出现胎儿窘迫而宫口未开全，或胎头位置在 S^{+2} 水平以上，短时间无法经阴道分娩者，也应考虑行剖宫产术来终止妊娠。

第二节 产力异常

产力中以子宫收缩力为主，子宫收缩力临产后贯穿于分娩全过程，具有节律性、对称性、极性及缩复作用的特点。在分娩过程中，任何原因引起子宫收缩的节律性、对称性及极性不正常，或收缩力的强度、频率变化均称为子宫收缩力异常，简称为产力异常（abnormal uterine action）。临床上子宫收缩力异常主要有两类：子宫收缩乏力（简称宫缩乏力）和子宫收缩过强（简称宫缩过强），每类又分为协调性子宫收缩异常和不协调性子宫收缩异常（图 6-1）。

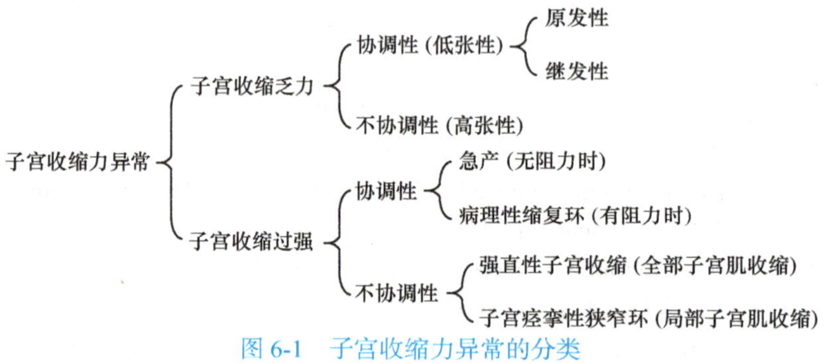

图 6-1 子宫收缩力异常的分类

一、宫缩乏力

【病因】

1. 头盆不称或胎位异常 由于胎头下降受阻，胎儿先露部不能紧贴子宫下段及子宫颈内口，不能引起反射性子宫收缩，导致继发性宫缩乏力。

2. 子宫局部因素 任何使子宫肌纤维失去正常收缩能力的因素，包括子宫肌纤维过度伸展（如羊水过多、巨大儿、多胎妊娠等）、子宫畸形（如双角子宫等）、子宫肌瘤、子宫腺肌病、高龄产妇、经产妇、子宫肌纤维变性、宫内感染、结缔组织增生等均可导致子宫收缩乏力。

3. 内分泌失调 临产后如产妇体内乙酰胆碱、缩宫素及前列腺素合成和释放减少，以及缩宫素受体数量不足及子宫对促宫缩物质的敏感性降低，还有胎儿、胎盘合成与分泌硫酸脱氢表雄酮量不足，均可致子宫颈成熟度欠佳和影响子宫肌纤维收缩能力，导致子宫收缩乏力。

笔记栏

4. 精神因素 产妇恐惧及精神过度紧张等使大脑皮质功能紊乱，以及待产时间长、睡眠减少、疲乏、膀胱充盈、进食不足及消耗体力过多而出现水、电解质紊乱，均可导致原发性宫缩乏力。

5. 药物因素 在产程早期大剂量使用子宫收缩抑制药（如硫酸镁、盐酸利托君）、镇静药、镇痛药（如吗啡、哌替啶）等，均可直接抑制子宫收缩。

【临床表现及诊断】

1. 协调性子宫收缩乏力 又称低张性子宫收缩乏力，其特点为子宫收缩具有正常的节律性、对称性和极性，仅收缩力弱，压力低于180Montevideo单位（MU），宫缩每10min小于2次，持续时间短，间歇期长且不规律。当宫缩高峰时，子宫体隆起不明显，指压子宫底部肌壁仍有凹陷。

根据宫缩乏力的发生时期分为：①原发性宫缩乏力，即产程早期出现的宫缩乏力；②继发性宫缩乏力，即产程早期宫缩正常，于第一产程活跃期后期或第二产程时宫缩减弱，使得产程延长或停滞，常见于中骨盆与骨盆出口平面狭窄，胎儿先露部下降受阻。协调性宫缩乏力多属于继发性宫缩乏力，对胎儿影响不大。

2. 不协调性宫缩乏力 又称高张性子宫收缩乏力，表现特点为宫缩失去正常的节律性、对称性、极性，宫缩的兴奋点不是来自双侧子宫角部而是来自子宫下段的一处或多处冲动，子宫收缩波由下向上扩散，收缩波小而不规律，不能产生向下的合力，使得宫缩时子宫底部不强，而是子宫下段强，宫缩间歇期子宫不能完全松弛，使得宫口不能如期扩张，胎儿先露部也不能如期下降，属于无效宫缩。产妇可自觉下腹部持续性疼痛、拒按、烦躁不安，严重者出现脱水、电解质紊乱、肠胀气、尿潴留，子宫腔压力高使得胎儿-胎盘循环障碍，胎儿窘迫，查体下腹压痛、胎位触诊不清、胎心率异常，宫口扩张早期缓慢或停滞，胎头下降延缓或停滞。

【对母儿影响】

1. 对产妇的影响 产程延长导致产妇休息差、精神与体力消耗、进食少、呻吟和过度换气，可出现疲乏无力、肠胀气、排尿困难等，严重者可引起脱水、酸中毒、低钾血症，影响子宫收缩，导致手术产率增加；第二产程延长，膀胱被压迫于胎儿先露部（特别是胎头）与耻骨联合之间，可导致组织缺血、水肿、坏死，形成膀胱阴道瘘或尿道阴道瘘；同时，因胎膜早破以及频繁阴道检查增加了感染的机会和产褥感染率，产后宫缩乏力容易引起产后出血。

2. 对胎儿的影响 不协调性宫缩乏力时，子宫收缩间歇期子宫壁不能完全放松，对胎儿-胎盘循环影响大，易发生胎儿窘迫；宫缩乏力导致产程延长，胎头和脐带受压时间长，手术助产机会增加；导致新生儿产伤、窒息、颅内出血及吸入性肺炎等发病率增加。

【预防】 应对孕妇进行产前教育，进入产程后重视消除产妇不必要的思想顾虑和恐惧心理，增强其对分娩的信心；开展陪伴分娩或家属陪伴分娩，有助于消除产妇的紧张情绪，可预防精神因素所致的宫缩乏力；分娩前鼓励多进食，必要时静脉补充营养；注意检查有无头盆不称等；注意及时排空直肠和膀胱，必要时可导尿。

案例 6-1（2）

入院后行椎管内麻醉分娩镇痛，9小时后，宫口扩张5cm，持续20～25s，间歇7～8min，宫缩强度中-弱；4h后查宫口扩张5cm，宫缩强度频率同前，先露S^{-1}，宫缩时患者肛门坠胀感明显。

问题：1. 目前还需要考虑的诊断是什么？

2. 此孕妇产程应如何进一步处理？

【处理】

1. 协调性宫缩乏力 首先明确病因，行阴道检查了解宫口扩张和胎儿先露部下降情况，评估有无头盆不称及胎位异常。若估计不能经阴道分娩者，应及时行剖宫产术；若判断无头盆不称和胎位异常，评估能经阴道分娩者，则采取措施加强宫缩。

（1）第一产程

1）一般处理：缓解孕妇对分娩的顾虑与紧张情绪，鼓励进食，注意营养与水分的补充，必要时可静脉补液，排尿困难者可给予导尿。对潜伏期出现的宫缩乏力，可用强镇静药，如哌替啶100mg或吗啡10mg肌内注射。绝大多数潜伏期宫缩乏力者在充分休息后可自然转入活跃期。

2）加强宫缩：经上述一般处理，子宫收缩力仍弱，对诊断为协调性宫缩乏力，产程无明显进展，

笔记栏

无头盆不称及胎儿窘迫者，可选用以下方法加强宫缩。①人工破膜：适用于宫口扩张≥5cm、无头盆不称、胎头已衔接而产程延缓者。破膜后，胎头直接紧贴子宫下段及子宫颈内口可反射性引起子宫收缩，加快产程进展。破膜前需检查胎儿有无脐带先露。人工破膜应在宫缩间歇期进行，破膜后术者手指停留阴道内，控制羊水流出速度，经过1～2次宫缩待胎头入盆后，术者再将手指取出，同时观察羊水量、性状和胎心率变化，破膜后宫缩仍未改善者可考虑应用缩宫素加强宫缩。②缩宫素静脉滴注：适用于协调性宫缩乏力、胎心良好、胎位正常、头盆相称者。原则上是以最小浓度获得最佳宫缩，将缩宫素2.5U配制于0.9%生理盐水500ml内，从4～5滴/分（即1～2mU/min）开始，根据宫缩强弱进行调整，调整间隔为15～30min，以每次增加1～2mU/min为宜，最大给药剂量通常不超过20mU/min，维持宫缩时子宫腔内压力达50～60mmHg，宫缩间隔2～3min，持续40～60s。对于不敏感者，可酌情增加缩宫素剂量。应用缩宫素时，应有医师或助产士专人监测宫缩、胎心、血压及产程进展等状况。评估宫缩强度的方法有3种：①触诊子宫；②电子胎儿监护；③子宫腔内导管测量子宫收缩力，计算Montevideo单位（MU），MU的计算是将10min内每次宫缩产生的压力（mmHg）相加而得。一般临产时宫缩强度为80～120MU，活跃期宫缩强度为200～250MU，应用缩宫素促进宫缩时必须达到200～300MU时，才能引起有效宫缩。若10min内宫缩≥5次、宫缩持续1min以上或胎心率异常，应立即停止滴注缩宫素。外源性缩宫素在母体血中的半衰期为1～6min，故当缩宫素引起子宫收缩过强时马上停药后能迅速好转，必要时加用镇静药。若发现血压升高，应减慢滴注速度。由于缩宫素有抗利尿作用，使水的重吸收增加，可出现尿量减少，因此需警惕水中毒的发生。有明显产道梗阻或伴瘢痕子宫者亦不宜应用缩宫素。

3）地西泮静脉注射：地西泮能使子宫颈平滑肌松弛，软化子宫颈，促进宫口扩张，适用于宫口扩张缓慢及子宫颈水肿时。常用剂量为10mg，缓慢静脉注射，与缩宫素联合应用效果更佳。经上述处理，若产程仍无进展或出现胎儿窘迫征象时，应及时行剖宫产术。

（2）第二产程：宫缩乏力若无头盆不称者应静脉滴注缩宫素加强宫缩，同时指导产妇配合宫缩正确屏气用力；母儿状况良好，胎头下降至S^{+3}水平，可等待自然分娩或行阴道助产分娩；若处理后胎头在S^{+2}水平以上，且胎头下降无进展或伴有胎儿窘迫征象，应及时行剖宫产术。

（3）第三产程：当胎肩娩出后，立即肌内注射或静脉注射缩宫素10～20U，预防产后出血。对产程时间长、破膜时间久或手术助产者，应给予抗生素预防感染。

2. 不协调性宫缩乏力 处理原则是调节子宫不协调性收缩，使其恢复正常节律及极性，然后按照协调性子宫收缩乏力处理。方法是给予强镇静药（哌替啶100mg或吗啡10mg肌内注射），经充分休息多可恢复为协调性子宫收缩。若此时宫缩仍较弱，按协调性宫缩乏力处理。在子宫收缩恢复协调性之前，严禁使用缩宫素。若经上述处理，不协调性宫缩仍未能得到纠正或伴有胎儿窘迫征象、头盆不称者，均应行剖宫产术。

案例6-1（2）分析

1. 目前诊断考虑协调性继发性宫缩乏力。
2. 行阴道检查，再次评估无明显头盆不称，行人工破膜（破膜时未见羊水粪染）。人工破膜后观察宫缩及产程进展，必要时静脉滴注缩宫素加强宫缩。

二、子宫收缩过强

【临床表现及诊断】

1. 协调性子宫收缩过强 子宫收缩的节律性、对称性和极性均正常，仅子宫收缩力过强、过频。若产道无阻力，宫口迅速开全，初产妇总产程<3h分娩者，称为急产（precipitate delivery）。若存在产道梗阻或瘢痕子宫，宫缩过强可发生病理性缩复环（pathologic retraction ring），甚至子宫破裂。

2. 不协调性子宫收缩过强

（1）强直性子宫收缩（tetanic contraction of uterus）：子宫收缩失去节律性、无间歇，呈持续强直性收缩，常见于子宫收缩药使用不当。产妇表现为烦躁不安、持续性腹痛拒按、胎心胎位不清。若存在产道梗阻时，可出现病理性缩复环、血尿等先兆子宫破裂的征象。

（2）子宫痉挛性狭窄环（constriction ring of uterus）：子宫局部平滑肌持续不放松，呈痉挛性收缩，形成环状狭窄，称为子宫痉挛性狭窄环。多因精神紧张、过度疲劳、不适当地应用缩宫素或粗

笔记栏

暴实施阴道内操作所致。产妇出现持续性腹痛、烦躁不安、子宫颈扩张缓慢、胎儿先露部下降停滞、胎心率异常，在阴道检查时可触及坚硬而无弹性的子宫颈，宫缩时宫口不扩大反而缩小。胎儿先露部下降停滞，手取胎盘时可在子宫颈内口上方直接触及此环，常在第三产程造成胎盘嵌顿（图 6-2）。

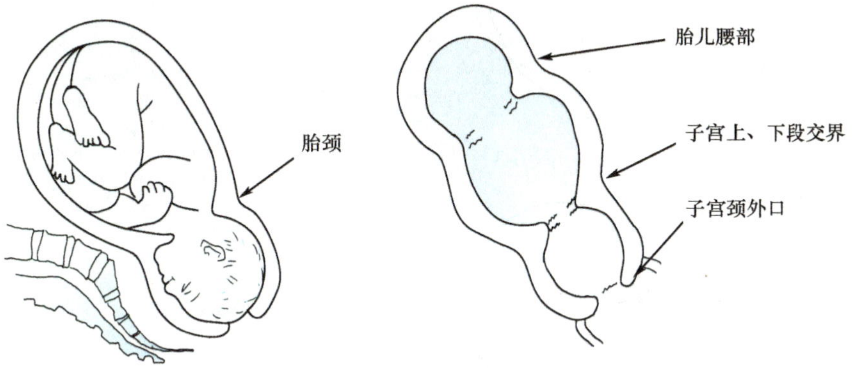

图 6-2　子宫痉挛性狭窄环

【对母儿影响】

1. 对产妇的影响　协调性子宫收缩过强可致急产，易造成软产道裂伤，甚至子宫破裂。不协调性子宫收缩过强形成子宫痉挛性狭窄环或强直性子宫收缩时，可导致产程异常、胎盘嵌顿、产后出血、产褥感染及手术产率增加。

2. 对胎儿的影响　子宫收缩过强使子宫、胎盘血流量减少，子宫痉挛性狭窄环使产程延长或停滞，均易发生胎儿窘迫、新生儿窒息，甚至死亡。胎儿娩出过快，使胎儿在产道内压力解除过快，可导致新生儿颅内出血。接产准备不充分，新生儿易发生感染、骨折及外伤。

【预防】　有急产史的孕妇，可提前住院待产，临产后谨慎使用子宫收缩药及各种加强宫缩的措施，包括灌肠、人工破膜等；胎儿娩出前，勿使产妇向下屏气用力；提前做好接产及抢救新生儿的准备；产后仔细检查子宫颈、阴道、外阴，若有裂伤应及时缝合。

【处理】　一旦发生强直性子宫收缩或子宫痉挛性狭窄环时，应当停止阴道内操作及缩宫素的使用。给予吸氧的同时若无胎儿窘迫征象，应用镇静药（哌替啶 100mg 或吗啡 10mg 肌内注射）或宫缩抑制药（如特布他林或硫酸镁）直至异常宫缩消失。若宫缩恢复正常，则可行阴道助产或等待自然分娩。若宫缩不缓解，已出现病理性缩复环且宫口未开全，胎儿先露部高，或伴有胎儿窘迫征象者，应立即行剖宫产术。若胎死宫内，应尽量缓解宫缩，可行乙醚麻醉，以不损害母体为原则，阴道助产处理死胎。

第三节　产 道 异 常

产道异常包括骨产道异常及软产道异常，临床上以骨产道异常多见，产道异常可使胎儿娩出受阻。

一、骨产道异常

骨盆径线过短或形态异常，致使骨盆腔小于胎儿先露部可通过的限度，阻碍胎儿先露部下降，影响产程顺利进展，称为狭窄骨盆（contracted pelvis）。狭窄骨盆可以是一个径线过短或多个径线同时过短，也可以是一个平面或多个平面同时狭窄。当一个径线狭窄时，要观察同一个平面其他径线的大小，再结合整个骨盆腔大小与形态进行综合分析，作出能否阴道分娩的正确判断。

【分类】

1. 骨盆入口狭窄（contracted pelvic inlet）　分为 3 级：Ⅰ级为临界性狭窄，对角径为 11.5cm；Ⅱ级为相对性狭窄，对角径为 10.0～11.0cm；Ⅲ级为绝对性狭窄，对角径≤9.5cm。我国女性常见的骨盆入口狭窄有以下两种类型。

（1）单纯性扁平骨盆（simple flat pelvis）：骨盆入口呈横扁圆形，骶岬向前下突出，使骨盆入口前后径缩短而横径正常（图 6-3）。

（2）佝偻病性扁平骨盆（rachitic flat pelvis）：骨盆入口呈横的肾形，骶岬向前突，骨盆入口前后径短，骶骨变直向后翘，尾骨呈钩状突向骨盆出口平面。由于坐骨结节外翻，耻骨弓角度增大，骨盆出口横径变宽（图 6-4）。

笔记栏

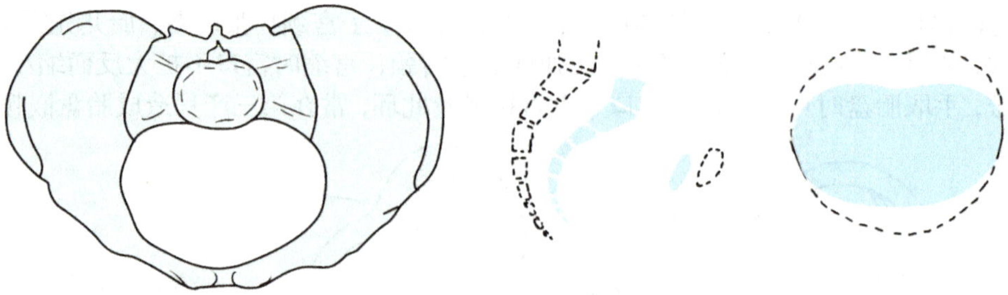

图 6-3 单纯性扁平骨盆

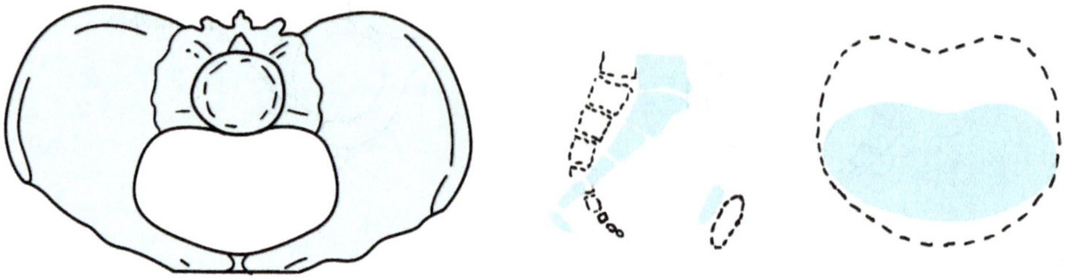

图 6-4 佝偻病性扁平骨盆

2. 中骨盆狭窄（contracted midpelvis） 较入口平面狭窄更常见，主要见于男型骨盆及类人猿型骨盆，以坐骨棘间径及中骨盆后矢状径狭窄为主。中骨盆狭窄的程度可分为 3 级：Ⅰ级为临界性狭窄，坐骨棘间径为 10cm，坐骨棘间径加中骨盆后矢状径为 13.5cm；Ⅱ级为相对性狭窄，坐骨棘间径为 8.5～9.5cm，坐骨棘间径加中骨盆后矢状径为 12.0～13.0cm；Ⅲ级为绝对性狭窄，坐骨棘间径≤8.0cm，坐骨棘间径加中骨盆后矢状径≤11.5cm。

3. 骨盆出口狭窄（contracted pelvic outlet） 常与中骨盆狭窄相伴行，主要见于男型骨盆，以坐骨结节间径及骨盆出口后矢状径狭窄为主。骨盆出口狭窄的程度可分为 3 级：Ⅰ级为临界性狭窄，坐骨结节间径为 7.5cm，坐骨结节间径加出口后矢状径为 15.0cm；Ⅱ级为相对性狭窄，坐骨结节间径为 6.0～7.0cm，坐骨结节间径加出口后矢状径为 12.0～14.0cm；Ⅲ级为绝对性狭窄，坐骨结节间径≤5.5cm，坐骨结节间径加出口后矢状径≤11.0cm。中骨盆平面和出口平面的狭窄常见以下两种类型。

（1）漏斗骨盆（funnel shaped pelvis）：骨盆入口各径线值正常，两侧骨盆壁内收，状似漏斗而得名。特点是中骨盆及骨盆出口平面均明显狭窄，使坐骨棘间径和坐骨结节间径缩短，坐骨切迹宽度（骶棘韧带宽度）<2 横指，耻骨弓角度<90°，坐骨结节间径加出口后矢状径<15cm，常见于男型骨盆（图 6-5）。

（2）横径狭窄骨盆（transversely contracted pelvis）：与类人猿型骨盆类似。骨盆各平面横径均缩短，入口平面呈纵椭圆形（图 6-6）。常因中骨盆及骨出口平面横径狭窄而导致难产。

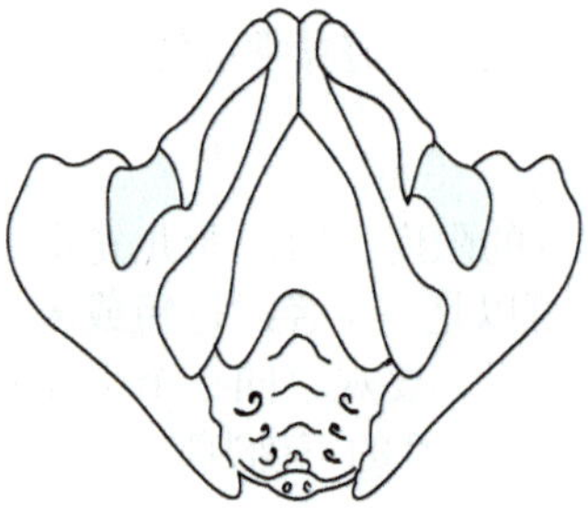

图 6-5 漏斗骨盆

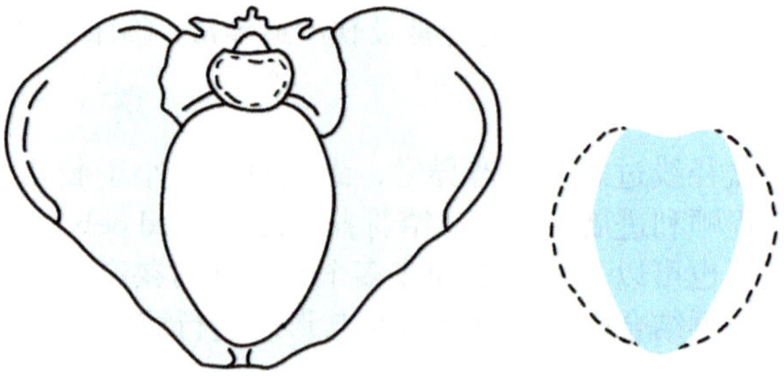

图 6-6 横径狭窄骨盆

4. 骨盆三个平面狭窄 骨盆外形属正常女型骨盆，但骨盆 3 个平面各径线均比正常值小 2cm 或更多，称为均小骨盆（generally contracted pelvis）（图 6-7），多见于身材矮小、体形匀称的妇女。

5. 畸形骨盆 指骨盆失去正常形态及对称性，包括跛行及脊柱侧凸所致的偏斜骨盆和骨盆骨折所致的畸形骨盆。偏斜骨盆的特征是骨盆两侧的侧斜径（一侧髂后上棘与对侧髂前上棘间径）或侧直径（同侧髂后上棘与髂前上棘间径之差）>1cm（图 6-8）。骨盆骨折常见于尾骨骨折使尾骨尖前翘或骶尾关节融合使骨盆出口前后径缩短，导致骨盆出口狭窄而影响分娩。

笔记栏

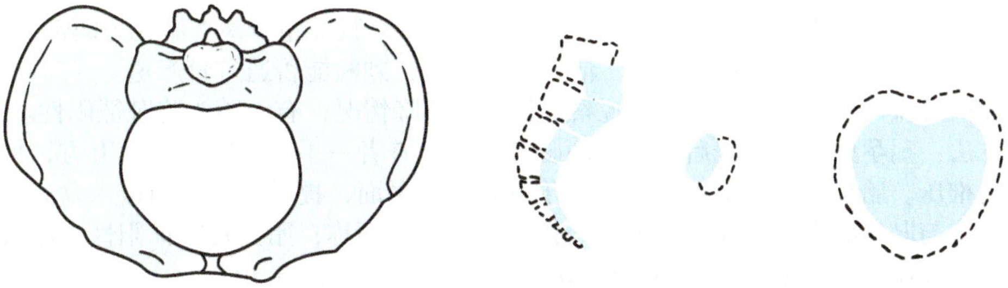

图 6-7　均小骨盆

【临床表现】

1. 骨盆入口平面狭窄的临床表现

（1）胎头衔接受阻：一般情况下初产妇在妊娠末期或临产前胎头已衔接，若骨盆入口狭窄时，则即使已经临产胎头仍未入盆，初产妇腹部多呈尖腹，经产妇呈悬垂腹，经检查胎头跨耻征阳性。胎位异常，如臀先露、面先露或肩先露的发生率是正常骨盆的 3 倍。

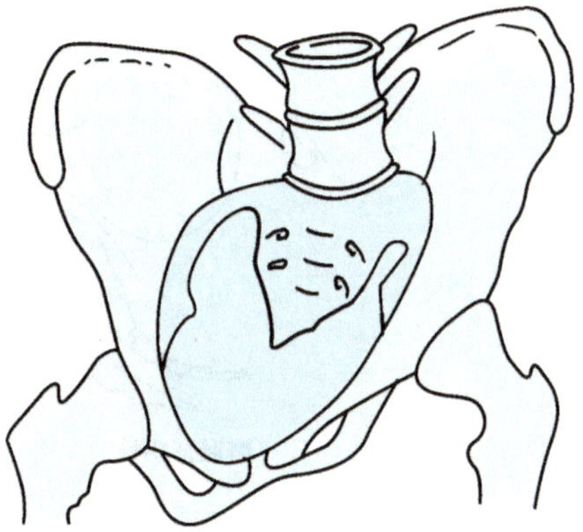

图 6-8　偏斜骨盆

（2）产程进展异常：若已临产，根据骨盆狭窄程度、产力强弱、胎儿大小及胎位情况不同，临床表现也不尽相同。①骨盆临界性狭窄：若胎位、胎儿大小及产力正常，胎头常以矢状缝在骨盆入口横径衔接，多取后不均倾势，即后顶骨先入盆，后顶骨逐渐进入骶凹处，再使前顶骨入盆，则矢状缝位于骨盆入口横径上呈头盆均倾势，可经阴道分娩。临床表现为潜伏期及活跃期早期延长，活跃期晚期产程进展顺利。若胎头迟迟不入盆，此时常出现胎膜早破及脐带脱垂，其发生率为正常骨盆的 4～6 倍。胎头又不能紧贴子宫颈内口诱发反射性宫缩，常出现继发性宫缩乏力。②骨盆绝对性狭窄：即使产力、胎儿大小及胎位均正常，胎头仍不能入盆，常发生梗阻性难产。产妇出现腹痛拒按、排尿困难。检查可见产妇下腹压痛、耻骨联合分离、子宫颈水肿，甚至出现病理性缩复环、血尿等先兆子宫破裂的征象，若未及时处理则可发生子宫破裂。如胎儿先露部嵌入骨盆入口时间较长，可致组织缺血、水肿、坏死，形成泌尿生殖道瘘。在强大的宫缩压力下，胎头颅骨重叠，严重时可出现颅骨骨折及颅内出血。

2. 中骨盆狭窄的临床表现

（1）胎头能正常衔接：潜伏期及活跃期早期进展顺利。当胎头下降达中骨盆时，由于内旋转受阻，胎头双顶径被阻于中骨盆狭窄部位之上，常出现持续性枕横位或枕后位。同时出现继发性宫缩乏力，活跃期晚期及第二产程延长，甚至第二产程停滞。

（2）胎头受阻于中骨盆：有一定可塑性的胎头开始变形，颅骨重叠，胎头受压，使软组织水肿，产瘤较大，严重时可发生颅内出血及胎儿宫内窘迫。若中骨盆狭窄程度严重，宫缩又较强，可发生先兆子宫破裂及子宫破裂。强行阴道助产，可导致严重软产道裂伤及新生儿产伤。

3. 骨盆出口平面狭窄的临床表现　骨盆出口平面狭窄与中骨盆狭窄常同时存在。若单纯骨盆出口平面狭窄者，第一产程进展顺利，胎头达盆底受阻，第二产程停滞，继发性宫缩乏力，胎头双顶径不能通过出口横径。如强行阴道助产，可导致严重软产道裂伤及新生儿产伤。

【狭窄骨盆的诊断】　在分娩过程中，骨盆是个不变的因素。在估计分娩难易时，骨盆是首先考虑的一个重要因素。在妊娠期间应评估骨盆有无异常、有无头盆不称，及早作出诊断，以决定适当的分娩方式。

1. 病史　询问产妇有无佝偻病、脊髓灰质炎、脊柱和髋关节结核及外伤等病史。若为经产妇，应了解既往有无难产史及新生儿有无产伤等。

2. 全身检查　测量身高，孕妇身高＜145cm 时应警惕均小骨盆。观察孕妇体型、步态有无跛足、有无脊柱及髋关节畸形、米氏菱形窝是否对称等。脊柱侧凸或跛行者可伴有偏斜骨盆畸形。骨骼粗壮、颈部较短者易合并漏斗骨盆。米氏菱形窝对称但过扁者易伴有扁平骨盆，过窄者易伴有中骨盆狭窄，两侧髂后上棘对称突出且狭窄者多是类人猿型骨盆特征；米氏菱形窝不对称、一侧髂后上棘突出者则偏斜骨盆可能性大。

3. 腹部检查

（1）一般检查：观察腹部形态，尖腹及悬垂腹者提示可能有骨盆入口平面狭窄。测量宫高及腹

笔记栏

围，四步触诊法了解胎儿先露部、胎方位及先露是否衔接。腹部超声检查胎儿先露部与骨盆的关系，测量胎儿双顶径、头围、腹围及股骨长，估计胎儿体重，判断能否通过骨产道。

（2）评估头盆关系：临产后应持续观察评估胎头下降情况，有无胎头跨耻征阳性。

检查方法：嘱孕妇排空膀胱后仰卧，两腿伸直，检查者一手放在耻骨联合上方，另一手将胎头向盆腔方向推压。胎头跨耻征阴性：胎头低于耻骨联合平面，提示胎头已衔接入盆；胎头跨耻征可疑阳性：胎头与耻骨联合平面在同一平面，提示可疑头盆不称；胎头跨耻征阳性：胎头高于耻骨联合平面，表示头盆不称（cephalopelvic disproportion，CPD）（图 6-9）。

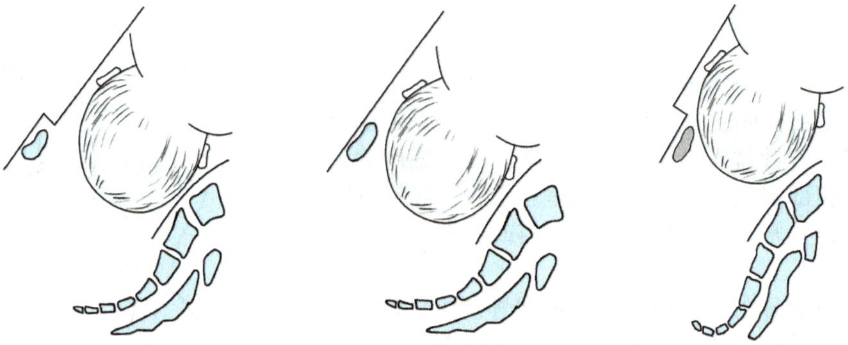

图 6-9 检查头盆相称程度

出现跨耻征阳性的孕妇，应让其取两腿屈曲半卧位，再次检查跨耻征，阴性提示为骨盆倾斜度异常，而不是头盆不称。不能单凭胎头跨耻征阳性轻易作出临床诊断，头盆不称提示有骨盆相对性或绝对性狭窄的可能。头盆是否相称还与骨盆倾斜度和胎方位相关，所以需要观察产程进展或试产后方可作出最后诊断。

4. 骨盆测量 主要通过产科检查评估骨盆大小。检查内容：①测量对角径、中骨盆前后径、出口前后径、出口后矢状径、坐骨结节间径及耻骨弓角度等；②检查骶岬是否突出、坐骨切迹宽度、坐骨棘凸出程度、骶凹弧度及骶尾关节活动度等（图 6-10）。骨盆各平面径线小于正常值 2cm 或以上为均小骨盆。对角径<11.5cm，骶岬突出为骨盆入口平面狭窄，属扁平骨盆。坐骨切迹宽度间接反映中骨盆后矢状径大小，中骨盆狭窄及骨盆出口平面狭窄往往同时存在，因此通过测定坐骨结节间径、出口后矢状径、耻骨弓角度、坐骨棘内突程度及坐骨切迹宽度，可间接判断中骨盆狭窄程度（图 6-11）；坐骨结节间径<8cm，坐骨结节间径与出口后矢状径之和<15cm，耻骨弓角度<90°，坐骨切迹宽度<2cm 时，为中骨盆平面和出口平面狭窄，属漏斗骨盆。

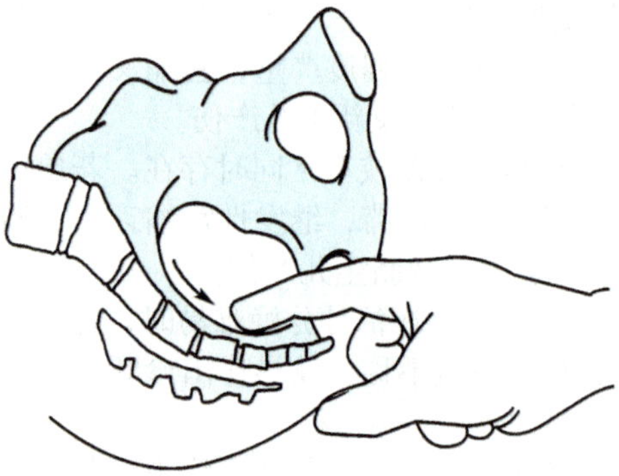
图 6-10 检查骶骨前面弯度

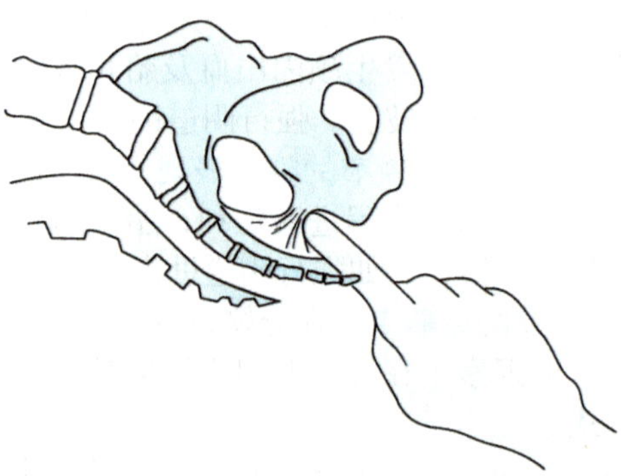
图 6-11 检查坐骨切迹宽度

5. 胎位及产程动态监测 出现以下情况应警惕狭窄骨盆：初产妇临产后胎头尚未衔接或呈臀先露、肩先露等异常胎儿先露部，或头先露呈不均倾位衔接，或胎头内旋转受阻以及产力、胎位正常而产程进展缓慢时。应及时检查评估，根据头盆相称程度确定是否可经阴道试产。

【对母儿影响】

1. 对产程的影响 狭窄骨盆可使产程延长及停滞。骨盆入口狭窄可影响胎儿先露部衔接，容易发生胎位异常；中骨盆狭窄可使胎头下降延缓、胎头下降停滞、活跃期及第二产程延长；骨盆出口

笔记栏

狭窄可使胎头下降停滞、第二产程延长。

2. 对产妇的影响 若为骨盆入口平面狭窄，可影响胎儿先露部衔接，容易发生胎位异常。若为中骨盆狭窄，可影响胎头内旋转，容易发生持续性枕横位或枕后位。胎儿先露部下降受阻多导致继发性宫缩乏力，引起产程延长或停滞，使手术产、软产道裂伤及产后出血率增多；产道受压过久，可形成尿瘘或粪瘘；严重梗阻性难产伴宫缩过强可形成病理性缩复环，导致先兆子宫破裂，甚至子宫破裂；因胎膜早破、手术产率增加及产程异常行阴道检查次数过多，导致产褥感染的机会亦增加。

3. 对胎儿及新生儿的影响 骨盆入口狭窄可导致胎头高浮，使胎膜早破、脐带先露及脐带脱垂风险增多；产程延长时，胎头在产道受压过久，易发生胎儿缺血缺氧；胎儿强行通过狭窄产道或阴道手术助产易引起颅内出血及其他新生儿产伤、感染等疾病。

【处理】 分娩时应明确狭窄骨盆的类型和程度，了解产力、胎方位、胎儿大小、胎心率、宫口扩张程度、胎儿先露部下降程度、破膜与否，同时结合年龄、产次、既往分娩史进行综合分析判断，决定分娩方式。

1. 骨盆入口平面狭窄的处理

（1）绝对性骨盆入口狭窄：对角径≤9.5cm 者，应行择期剖宫产术终止妊娠。

（2）相对性骨盆入口狭窄：对角径在 10.0～11.0cm，且胎儿体重适宜，产力、胎位及胎心均正常时，可在严密监护下进行阴道试产。试产充分与否的判断，除参考宫缩强度外，应以宫口扩张程度为衡量标准。骨盆入口狭窄的试产可等到宫口扩张至4cm以上。胎膜未破者可在宫口扩张≥3～5cm时行人工破膜。若破膜后宫缩较强，产程进展顺利，多数能经阴道分娩。试产过程中若出现宫缩乏力，可用缩宫素静脉滴注加强宫缩。试产后胎头仍迟迟不能入盆、宫口扩张停滞或出现胎儿窘迫征象者，应及时行剖宫产术结束分娩。

2. 中骨盆狭窄的处理 中骨盆狭窄主要导致胎头俯屈及内旋转受阻，易发生持续性枕横位或枕后位。产妇多表现为活跃期或第二产程延长及停滞、继发性宫缩乏力等。若宫口开全，胎头双顶径达坐骨棘水平或更低，可经阴道徒手旋转胎头为枕前位，待其自然分娩，或行产钳或胎头吸引术助产。若胎头双顶径未达坐骨棘水平，或出现胎儿窘迫征象，应行剖宫产术结束分娩。

3. 骨盆出口平面狭窄的处理 骨盆出口平面狭窄阴道试产应慎重。临床上常用坐骨结节间径与出口后矢状径之和估计出口大小。若两者之和>15cm 则多数可经阴道分娩，有时需行产钳或胎头吸引术助产。若两者之和≤15cm，足月胎儿则不易经阴道分娩，应行剖宫产术结束分娩。

4. 均小骨盆的处理 若估计胎儿不大，产力、胎位及胎心均正常，头盆相称，可以阴道试产。若胎儿较大，头盆不称，应及时行剖宫产术。

5. 畸形骨盆的处理 根据畸形骨盆种类、狭窄程度、胎儿大小、产力等情况具体分析。若畸形严重，明显头盆不称者，应及时行剖宫产术。

二、软产道异常

软产道包括外阴、阴道、子宫颈、子宫及盆底软组织。软产道异常也可导致异常分娩，但相对较少。软产道异常可由先天发育异常及后天疾病引起。

【外阴异常】 外阴瘢痕：外伤、药物腐蚀或炎症后留下的瘢痕引起挛缩，使外阴及阴道口缩窄，可影响胎儿先露部的下降。若瘢痕范围不大，接产时可行会阴后-侧切开。若瘢痕过大、扩张困难者，应行剖宫产术。

【阴道异常】

1. 阴道横隔 阴道横隔多位于阴道上、中段，在横隔中央或稍偏侧常有一小孔，易被误认为子宫颈外口。在分娩时应仔细检查，阴道横隔可影响胎儿先露部下降。分娩时当阴道横隔被胎儿先露部撑薄后，可在直视下自小孔处将横隔作“X”形切开，已下降的胎儿先露部压迫阴道横隔切缘，故通畅无出血，待分娩结束再切除剩余的阴道横隔，并用可吸收线间断或连续锁边缝合残端。若阴道横隔位置高且坚厚，阻碍胎儿先露部下降，则需行剖宫产术结束分娩。

2. 阴道纵隔 阴道纵隔若伴有双子宫、双子宫颈、双阴道时，位于一侧子宫内的胎儿下降，通过该侧阴道分娩时，纵隔被推向对侧，分娩多无阻碍。如为单子宫、单子宫颈、双阴道时，有时纵隔位于胎儿先露部的前方，胎儿先露部继续下降，若纵隔薄，可自行断裂，分娩无阻碍；若纵隔厚，阻碍胎儿先露部下降时，须在纵隔中间剪断，待分娩结束后，再剪除剩余的隔，用可吸收线间断或连续锁边缝合残端。

笔记栏

3. 阴道狭窄 由于产伤、药物腐蚀、感染可致阴道瘢痕挛缩形成阴道狭窄。若狭窄位置低、程度轻，分娩时可做较大的会阴后-侧切开，经阴道分娩。若狭窄位置高、程度重、范围广，应行剖宫产术结束分娩。

4. 阴道包块 包括阴道囊肿、阴道肿瘤和阴道尖锐湿疣。阴道壁囊肿较大时，常阻碍胎儿先露部下降，此时可行囊肿穿刺抽出其内容物，待产后再择期处理。阴道内肿瘤阻碍胎儿先露部下降而又不能经阴道切除者，应行剖宫产术。妊娠期尖锐湿疣生长迅速，体积大、范围广泛的疣病灶可阻塞产道，阴道分娩可能造成严重的阴道裂伤，且胎儿经阴道分娩受感染后容易在新生儿咽喉部形成病灶，以择期行剖宫产术终止妊娠为宜。

【子宫颈异常】

1. 子宫颈粘连和瘢痕 多在分娩受阻时发现，可为损伤性刮宫、感染、手术和物理治疗所致，易致宫颈性难产。轻度的子宫颈膜状粘连可试行粘连分离、机械性扩展或子宫颈放射状切开，严重的子宫颈粘连和瘢痕应行剖宫产术。

2. 子宫颈坚韧 常见于高龄初产妇、子宫颈成熟不良、缺乏弹性，或精神过度紧张使子宫颈挛缩。分娩时可于子宫颈两侧各注入0.5%利多卡因5～10ml，若不见缓解，应行剖宫产术。

3. 子宫颈水肿 多见于扁平骨盆、持续性枕后位，宫口未开全时过早使用腹压，致使子宫颈前唇长时间被压于胎头与耻骨联合之间，血液回流受阻引起水肿，影响子宫颈扩张。轻者可抬高产妇臀部，减轻胎头对子宫颈的压力，也可于子宫颈两侧各注入0.5%利多卡因5～10ml，待宫口近开全时，用手将水肿的子宫颈前唇上推，使其逐渐越过胎头，即可经阴道分娩。若经上述处理无明显效果，则行剖宫产术。

4. 宫颈癌 癌肿质硬而脆，经阴道分娩易致宫颈裂伤、出血及癌肿扩散等风险，一经确诊应行剖宫产术。

【子宫异常】

1. 子宫畸形 包括纵隔子宫、双子宫、双角子宫等，子宫畸形时胎位和胎盘位置异常的发生率增加，易出现宫缩乏力、产程异常、宫口扩张慢，甚至子宫破裂。子宫畸形合并妊娠者，临产后应严密观察，适当放宽剖宫产术的指征。

2. 瘢痕子宫 包括前次剖宫产术、穿透子宫内膜的肌瘤剔除术、输卵管间质部及子宫角切除术、子宫成形术等手术后形成的瘢痕子宫，这类女性再次妊娠分娩时子宫破裂的风险增加。剖宫产术后再次妊娠是否可经阴道分娩应根据前次剖宫产术式、指征、术后有无感染、术后再孕间隔时间、既往剖宫产次数、有无紧急剖宫产术的条件以及本次妊娠胎儿大小、胎位、产力及产道情况等综合分析决定。既往有阴道分娩史（包括前次剖宫产术前或术后阴道分娩）、妊娠不足39周的自然临产，子宫颈管消失75%～90%、宫口扩张、本次分娩距前次剖宫产>18个月、孕妇BMI<30kg/m^2、年龄<35岁者，剖宫产术后再次妊娠阴道试产成功率较高。

【盆腔肿瘤】

1. 子宫肌瘤 较小的肌瘤且无阻塞产道可经阴道分娩，待分娩后再行处理。子宫下段及子宫颈部位的较大肌瘤可占据盆腔或阻塞骨盆入口，阻碍胎儿先露部下降，宜行剖宫产术（图6-12）。

2. 卵巢肿瘤 当卵巢肿瘤位于骨盆入口阻碍胎儿先露部衔接时，应行剖宫产术，并同时切除卵巢肿瘤（图6-13）。

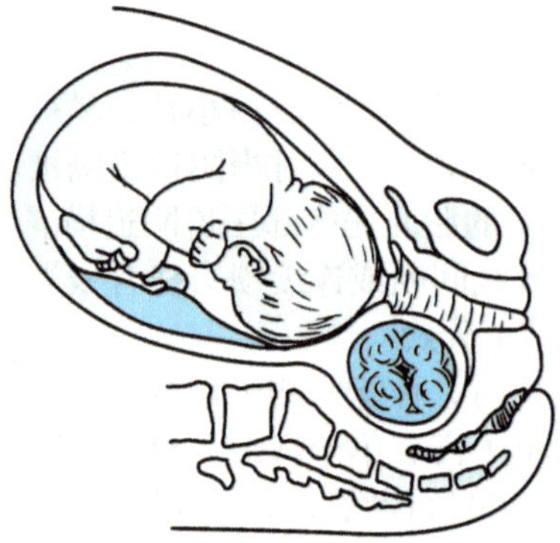

图6-12 妊娠合并子宫肌瘤

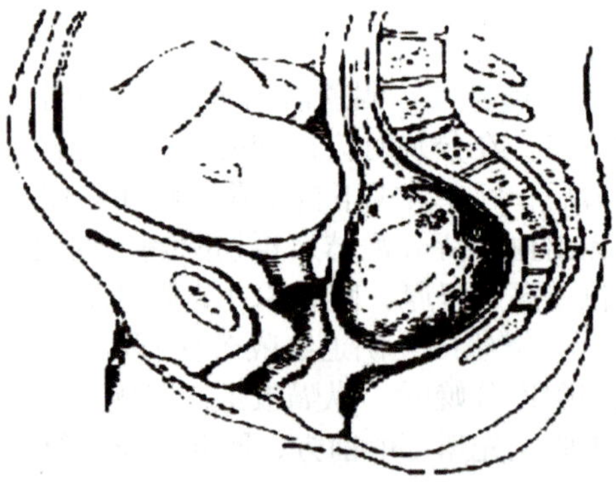

图6-13 妊娠合并卵巢肿瘤

笔记栏

案例 6-1（3）

经上述加强宫缩处理后子宫收缩转好，6 小时后宫口开全，胎心好，胎方位为左枕横位，先露 S^{+3}。宫口开全后指导产妇在宫缩时屏气用力。宫口开全 2 小时，阴道口未见胎头拨露。持续静脉滴注缩宫素，宫缩间歇 2min，持续 50s。胎心监护 CST Ⅰ 类图形。阴道检查：胎方位为左枕横位，先露 S^{+3}，可及产瘤直径约 2cm。

问题： 1. 此时采取什么分娩方式最为合适？

2. 分娩时应该做什么准备？

第四节 胎位异常

胎位异常（abnormal presentation）是造成难产的主要因素，包括头先露、臀先露及肩先露等胎位异常，其中头先露难产是最常见的胎位异常。

一、持续性枕后位、枕横位

胎头以枕横位或枕后位衔接，胎头双顶径下降抵达中骨盆平面时完成内旋转，多数能向前转 90°或 135°转成枕前位，胎头得以最小径线通过骨盆最窄平面顺利经阴道自然分娩。如经充分试产，胎头枕部不能转向前方，仍位于母体骨盆后方或侧方，称为持续性枕后位（persistent occipitoposterior position）或持续性枕横位（persistent occipitotransverse position）。持续性枕后位或持续性枕横位由于以较大的胎头径线通过骨盆，常致分娩发生困难，其发生率为 5%左右。

【病因】

1. 骨盆异常与胎头俯屈不良 是发生持续性枕后位、枕横位的主要原因。男型骨盆与类人猿型骨盆的特点是骨盆入口平面前半部较狭窄，后半部较宽，胎头容易以枕后位衔接，这两种类型的骨盆多伴有中骨盆平面及骨盆出口平面的狭窄，使以枕后位入盆的胎头难以在中骨盆平面向前旋转，为适应骨盆形状而成为持续性枕后位（图 6-14）。扁平骨盆前后径短小，均小骨盆各径线均小，但这两种类型的骨盆入口横径相对较长，胎头易以枕横位衔接，由于骨盆偏小，胎头在骨盆腔内旋转困难，而成为持续性枕横位（图 6-14）。

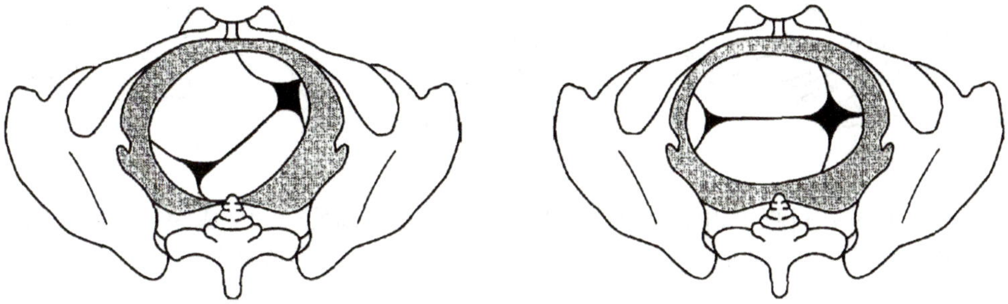

图 6-14 持续性枕后位、枕横位

2. 其他异常 宫缩乏力、头盆不称、胎儿过大或过小、前置胎盘、膀胱充盈、子宫下段肌瘤或宫颈肌瘤均可影响胎头俯屈及内旋转，形成持续性枕横位或枕后位。

【临床表现及诊断】

1. 临床表现 分娩发动后胎头枕后位衔接导致胎头俯屈不良及下降缓慢，胎儿先露部不易紧贴子宫下段及子宫颈内口，子宫颈不能有效扩张及反射性刺激内源性缩宫素释放，易致协调性宫缩乏力。由于枕后位时胎儿枕部压迫直肠，产妇自觉肛门坠胀及排便感，导致宫口尚未开全时过早使用腹压，产妇体力消耗过大，子宫颈前唇水肿，使胎头下降延缓或停滞，活跃晚期及第二产程延长。若在阴道口已见到胎发，经过多次宫缩、屏气不见胎头继续下降时，应考虑持续性枕后位的可能。

2. 腹部检查 在前腹壁容易触及胎儿肢体，胎背偏向母体后方或侧方。

3. 阴道检查 枕后位时盆腔后部空虚。胎头矢状缝与骨盆横径一致，后囟位于骨盆左侧为枕左横位；若后囟在右侧方为右枕横位。胎头矢状缝位于骨盆左斜径，前囟在骨盆右前方，后囟在骨盆左后方为左枕后位，反之为右枕后位。若宫口开全，因胎头产瘤、胎头水肿、颅骨重叠时，触不清颅缝及囟门，可借助胎儿耳郭、耳屏位置及方向判定胎方位。

笔记栏

4. 超声检查 通过超声探测胎头枕部及眼眶位置，能明确胎头的位置。

【分娩机制】 胎头以枕横位或枕后位衔接，在分娩过程中，若不能转成枕前位时，其分娩机制如下。

1. 枕后位

（1）胎头俯屈较好：枕后位经阴道助产最常见的方式为胎头继续下降至前囟抵达耻骨联合下时，以前囟为支点，继续俯屈，自会阴前缘先娩出顶部及枕部，随后胎头仰伸，经过耻骨联合下后相继娩出额、鼻、口、颏（图 6-15）。

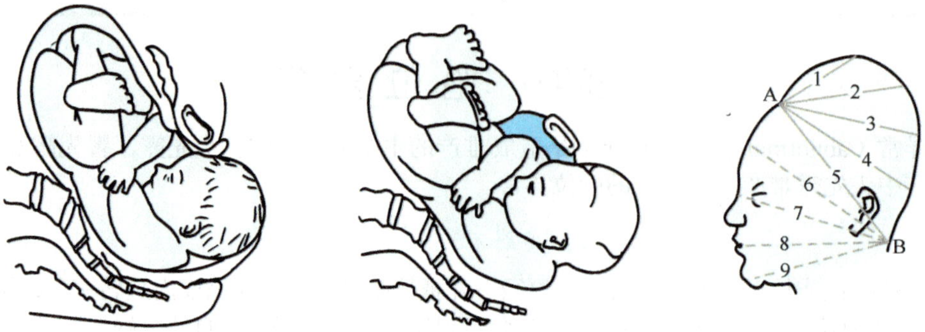

图 6-15 左枕后位胎头俯屈良好的分娩机制

（2）胎头俯屈不良：胎头额部先拨露，当鼻根出现在耻骨联合下时，以鼻根为支点，胎头先俯屈，使前囟、顶部及枕部相继从会阴前缘娩出，胎头再发生仰伸，自耻骨联合下相继娩出额、鼻、口及颏（图 6-16）。胎头以较大的枕额周径旋转，这种分娩方式较前者更加困难，除少数产力好、胎儿小能以正枕后位自然娩出外，多需手术助娩。

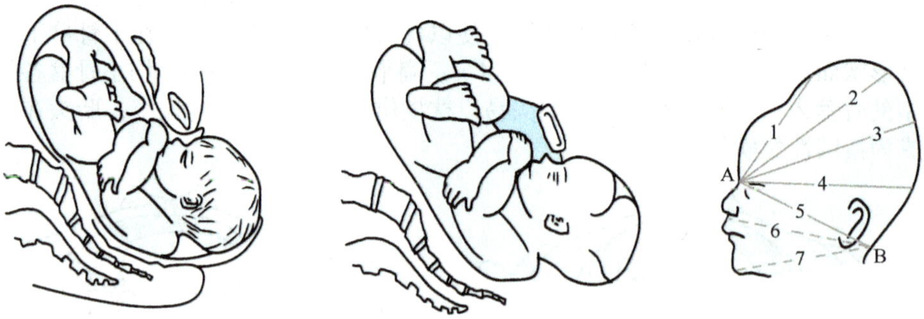

图 6-16 右枕后位胎头俯屈不良的分娩机制

2. 枕横位 在下降过程中由于内旋转受阻或枕后位仅向前旋转 45°成为持续性枕横位时，一般能经阴道分娩，但多需用手或胎头吸引器（或产钳）协助将胎头转成枕前位后娩出。

【母儿影响】

1. 对母体的影响 易导致继发性宫缩乏力，产程延长，胎头长时间压迫软产道，可发生组织缺血坏死；邻近脏器受压，如膀胱麻痹可致尿潴留，甚至发生泌尿生殖道瘘。阴道手术助产机会增多，软产道裂伤、产后出血及产褥感染发生率高。

2. 对胎儿的影响 第二产程延长及手术助产率增加，易致胎儿窘迫和新生儿窒息等，使围生儿死亡率增高。

【处理】 持续性枕后位、枕横位如骨盆无异常、胎儿不大时可试产，此过程中严密观察产程，注意宫口扩张程度、胎头下降程度及胎心变化。

1. 第一产程

（1）潜伏期：保证产妇充分休息与营养，若产妇睡眠差、情绪紧张，可给予哌替啶或地西泮。让产妇向胎儿肢体方向侧卧，以利胎头枕部转向前方。若宫缩乏力，尽早静脉滴注缩宫素。

（2）活跃期：除外头盆不称后，在宫口开大 5cm 后可行人工破膜，同时静脉滴注缩宫素加强宫缩以促进宫口扩张及胎头下降。如在试产过程中出现胎儿窘迫征象或经人工破膜、静脉滴注缩宫素等处理效果不佳，产程无进展时，应行剖宫产术结束分娩。宫口开全之前，嘱产妇不宜过早用力屏气，以免引起子宫颈水肿而影响产程进展。

笔记栏

2. 第二产程 若第二产程进展缓慢，初产妇已 2h，经产妇已 1h，应行阴道检查确定胎方位。若双顶径已达坐骨棘或更低时，可先徒手将胎头枕部转向前方（图 6-17），待其自然分娩或阴道手术助产。若转成枕前位困难，亦可向后转至正枕后位助产，若以枕后位娩出，由于胎头俯屈差，往往以枕额径娩出，宜行较大的会阴后-侧切开术娩出胎儿，以防会阴部裂伤。若第二产程延长而胎头双顶径仍在坐骨棘平面以上或伴胎儿窘迫时，应考虑行剖宫产术。

3. 第三产程 做好抢救新生儿复苏的准备，同时由于产程延长容易继发产后宫缩乏力，胎盘娩出后应立即给予子宫收缩药，预防产后出血。有软产道裂伤者，应及时修补，并给予抗生素预防感染。

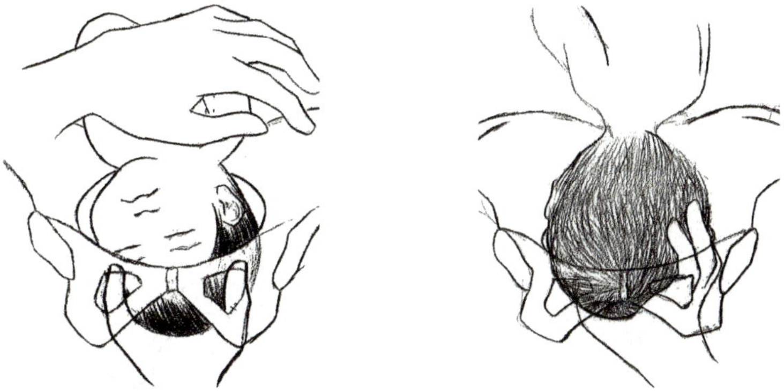

图 6-17 徒手转胎方位

案例 6-1（3）分析

目前胎方位为左枕横位，先露 S^{+3}，胎心正常，考虑持续性枕横位，应再次评估产道条件及头盆情况，可以继续阴道试产。

进一步处理：①徒手转胎头至左枕前位；②指导孕妇配合宫缩屏气用力；③调整缩宫素的滴速。经此处理后胎儿有可能经阴道自然娩出，如仍未能自然娩出则应行手术助产。呼叫儿科医师准备新生儿复苏，同时做好预防产后出血的准备。

二、胎头高直位

胎头以不屈不仰姿势衔接于骨盆入口，其矢状缝与骨盆入口前后径一致，称为高直位（sincipital presentation），包括：①高直前位，即胎头枕部向前靠近耻骨联合，又称枕耻位（图 6-18）；②高直后位，即胎头枕部向后靠近骶岬，又称枕骶位（图 6-19）。

【病因】

1. 头盆不称 是胎头高直位发生最常见的原因。常见于骨盆入口平面狭窄、扁平骨盆、均小骨盆，特别是当胎头过大、过小及椭圆形胎头时易发生。

2. 腹壁松弛及腹直肌分离 胎背朝向母体前方，胎头高浮，宫缩时易形成此胎位。

3. 胎膜早破 胎膜突然破裂、羊水迅速流出，宫缩时胎头矢状缝固定于骨盆入口前后径上，形成胎头高直位。

【诊断】

1. 临床表现 临产后胎头未俯屈，进入骨盆困难，因此活跃期宫口扩张延缓或停滞。若胎头一直不能衔接入盆，则表现为活跃期停滞。高直后位时，胎头不能通过骨盆入口，胎头不下降，先露部高浮，活跃期延缓或停滞，即使宫口能够开全，胎头高浮易发生第二产程延长或停滞、先兆子宫破裂或子宫破裂等。

2. 腹部检查 胎头高直前位时，胎背占据腹前壁，不易触及胎儿肢体，胎心位置稍高靠近腹中线。胎头高直后位时，胎儿肢体占据腹前壁，有时可能在耻骨联合上方触及胎儿下颏。

3. 阴道检查 因胎头嵌顿于骨盆入口，宫口很难开全，常停滞在 3～5cm。胎头矢状缝在骨盆入口的前后径上，其偏斜度不超过 15°。高直前位（图 6-18）时后囟在耻骨联合后，前囟在骶骨前，反之则为高直后位（图 6-19）。

笔记栏

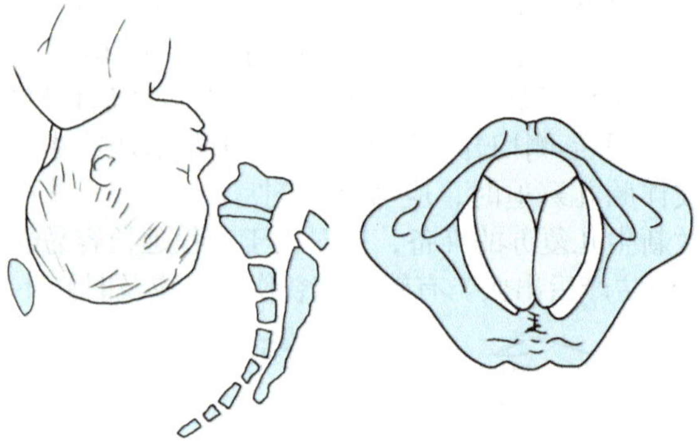

图 6-18 高直前位

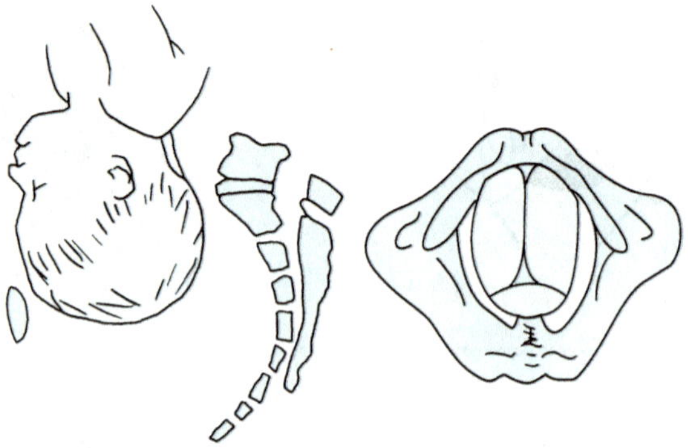

图 6-19 高直后位

4. 超声检查 高直前位及高直后位的胎头双顶径均与骨盆入口横径一致。高直后位时可在耻骨联合上方探及胎儿眼眶反射；高直前位时可在母腹壁正中探及胎儿脊柱。

【分娩机制】 胎头高直前位临产后，胎头有俯屈的余地，极度俯屈的胎儿枕骨下部支撑在耻骨联合后方支点上。首先是前囟滑过骶岬，然后额部沿骶骨下滑入盆衔接，胎头不断下降，双顶径达坐骨棘平面以下，待胎头极度俯屈姿势纠正后，胎头不需内旋转，可按正枕前位分娩，或仅转 45°，以枕前位分娩。相反，高直后位时胎儿脊柱与母体脊柱相贴，较长的胎头矢状缝不能通过较短的骨盆入口前后径，妨碍胎头俯屈和下降，使胎头高浮无法入盆，即使完成入盆也难以旋转 180°变为枕前位，因而很难经阴道分娩。

【处理】 高直前位时，若骨盆正常、胎儿正常大小、产力强，应给予阴道试产的机会。加强宫缩促使胎头俯屈，胎头转为枕前位即可经阴道分娩或阴道助产。若试产失败，再行剖宫产术结束分娩。高直后位一经确诊，应行剖宫产术。

三、前不均倾

枕横位入盆的胎头前顶骨先入盆，称为前不均倾位（anterior asynclitism）（图 6-20），易发生在头盆不称，骨盆倾斜度过大、腹壁松弛时。

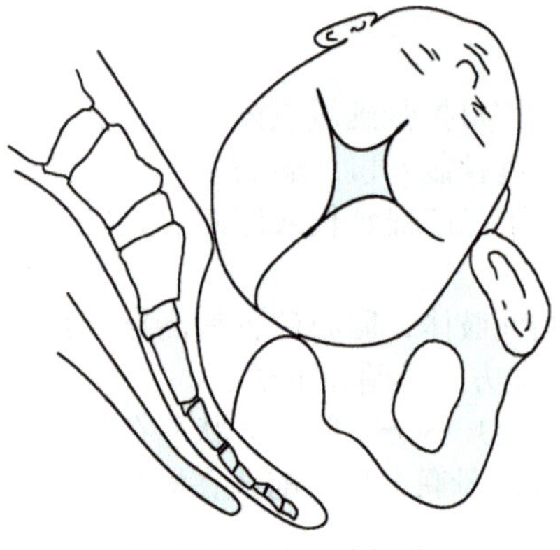

图 6-20 前不均倾位

【诊断】

1. 临床表现 因后顶骨入盆困难，使胎头下降停滞，产程延长。若膀胱颈受压于前顶骨与耻骨联合之间，产妇可能会过早地出现排尿困难、尿潴留等。

2. 腹部检查 随前顶骨入盆，后顶骨不能入盆，胎头折叠于胎肩之后，在耻骨联合上方不易触及胎头，形成胎头已衔接入盆的假象。

3. 阴道检查及肛门检查 胎头矢状缝在骨盆入口横径上，矢状缝向后移靠近骶岬侧。后顶骨的大部分尚在骶岬之上，致使盆腔后半部空虚。前顶骨紧嵌于耻骨联合后方，子宫颈前唇因受压而出现水肿，尿道亦因受压导致导尿管置入困难。

【分娩机制】 前不均倾位时，因耻骨联合后面直而无凹陷，前顶骨紧紧嵌顿于耻骨联合后，使胎头不能正常衔接入盆，故需行剖宫产术。

【处理】 临产后，在产程早期，产妇应取坐位或半卧位，以减小骨盆倾斜度，尽量避免胎头以前不均倾位衔接。一旦确诊为前不均倾，除个别胎儿小、宫缩强、骨盆宽大给予短时间试产外，均应尽快行剖宫产术。

四、面 先 露

面先露（face presentation）是指胎头以极度仰伸的姿势通过产道，使胎儿枕部与胎背接触，以颜面为先露，多于临产后发现。发病率为 0.8‰～2.7‰，经产妇多于初产妇。面先露以颏骨为指示点。

【诊断】

1. 临床表现 胎头不易入盆或下降缓慢，常有第一产程延长、活跃期停滞。

2. 腹部检查 颏前位时，因胎体伸直使胎儿胸部更贴近孕妇腹前壁，使在胎儿肢体侧的下腹部胎心听诊更清晰。颏后位在胎背侧可触及极度仰伸的枕外隆凸，于耻骨联合上方可触及胎儿枕外隆凸与胎背之间有明显凹沟，胎心较遥远。

3. 阴道检查 触诊胎儿口腔及下颏的位置可确诊胎方位。触不到圆而硬的颅骨，在宫口开大后仅能触及不平坦且柔软的胎儿颜面，如口、鼻、眼、颧骨及眼眶等。但面先露低垂部位（如口、唇等）出现水肿时不易与臀先露时肛门相区别，有可能将面先露误诊为臀先露。

4. 超声检查 可见胎头过度仰伸，根据眼眶及枕部的位置可确定胎方位。

【分娩机制】

1. 颏前位 颏右前位时，胎头以前囟颏径接于骨盆入口的左斜径上，下降至中骨盆平面。胎头极度仰伸，颏部为最低点，到达盆底时向左前方转 45°，使颏部达耻骨弓下，形成颏前位。当先露部达盆底时，颏部抵住耻骨弓，胎头逐渐俯屈，使口、鼻、眼、额、顶、枕相继自会阴前缘娩出，经复位及外旋转，使胎肩及胎体相继娩出（图 6-21）。

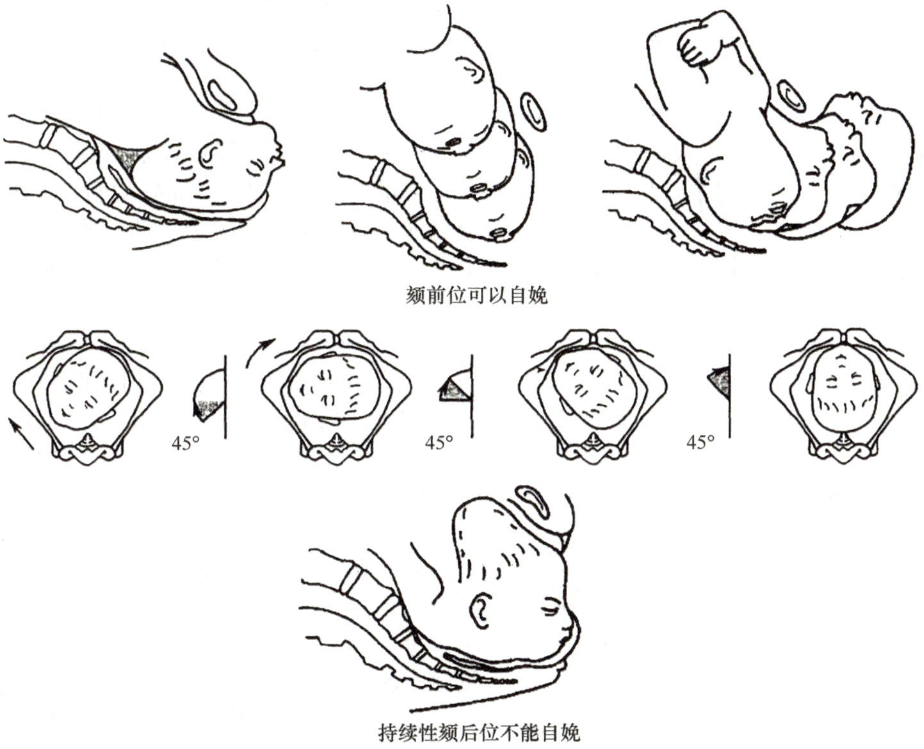

图 6-21 面先露的分娩机制

2. 颏后位 胎儿面部到达骨盆底后，若能够内旋转 135°则可以颏前位娩出。部分产妇因内旋转受阻，胎颈极度伸展，成为持续性颏后位，不能适应产道大弯，故不能经阴道自然娩出，需行剖宫产术结束分娩（图 6-21）。

3. 颏横位 颏横位时多数可向前转 90°以颏前位娩出，而持续性颏横位不能自然娩出。

笔记栏

【处理】 面先露均在临产后发生。如出现产程延长及停滞时，应及时行阴道检查，尽早确诊。颏前位时如产力强，无头盆不称，胎心正常，应给予阴道试产。若继发宫缩乏力，可行人工破膜和静脉滴注缩宫素。如第二产程延长，可产钳助产，但要做较大的会阴切开。颏前位伴头盆不称或出现胎儿窘迫征象，或持续性颏后位时，均应行剖宫产术。个别情况下，如颏后位胎儿过小或胎死宫内，欲阴道分娩时也必须转为颏前位，否则，对母儿双方都会造成较大的损伤。

五、臀 先 露

臀先露占足月分娩总数的3%～4%，为最常见且容易诊断的异常胎位。臀先露以骶骨为指示点。

【病因】

1. 胎儿活动空间过大或受限 羊水过多、经产妇腹壁松弛时，胎儿易在子宫腔内过度活动形成臀位；羊水过少、胎儿发育异常、子宫畸形（如单角子宫、纵隔子宫）、脐带过短等多可合并臀先露。

2. 胎头衔接受阻 如盆腔肿瘤（子宫下段或宫颈肌瘤等）、骨盆狭窄、前置胎盘、巨大儿等。

3. 其他 双胎及多胎妊娠时，胎盘附着于子宫底或一侧子宫角，臀位发生率高。

【分类】 根据胎儿髋关节和膝关节的屈曲状态进行分类。

1. 单臀先露（frank breech presentation） 又称腿直臀先露，最多见，胎儿双髋关节屈曲以及双膝关节伸直，先露部位为胎儿臀部。

2. 完全臀先露（complete breech presentation） 又称混合臀先露（mixed breech presentation），较多见。胎儿双髋关节及双膝关节均屈曲，先露部位为胎儿臀部及双足。

3. 不完全臀先露 （incomplete breech presentation） 较少见。胎儿以一足或双足、一膝或双膝或一足一膝为先露。膝先露（knee presentation）一般是暂时的产程，开始后常转为足先露（footling presentation）。

【诊断】

1. 临床表现 妊娠晚期胎动时常有季肋部胀痛感。临产后因胎臀及不能紧贴子宫下段、子宫颈及子宫旁盆底神经丛，常导致宫缩乏力，宫口扩张缓慢，产程延长。足先露时易发生胎膜早破和脐带脱垂。

2. 腹部四步触诊 子宫底部可触及圆而硬、按压有浮球感的胎头。若未衔接，在耻骨联合上方能触及可移动的、不规则、宽而软的胎臀；若胎儿粗隆间径已入盆则胎臀相对固定不动。通常在脐左（或右）上方胎背侧胎心听诊最清楚。衔接后胎心听诊以脐下最明显。

3. 阴道检查 胎膜已破及子宫颈扩张3cm以上时，可直接触及胎臀，包括肛门、坐骨结节及骶骨等，应与面先露相鉴别。若为胎臀，可触及肛门与两坐骨结节连在一条直线上，手指放入肛门内有环状括约肌收缩感，取出手指可见胎粪。若为颜面，口与两颧骨突出点呈三角形，手指放入口内可触及牙龈和下颌骨。触及胎足时需与胎手相鉴别（图6-22），胎足趾短而平齐，且有足跟，而胎手指长，指端不平齐。胎臀进一步下降后尚可触及外生殖器，当不完全臀先露触及胎儿下肢时应注意有无与脐带同时脱出。

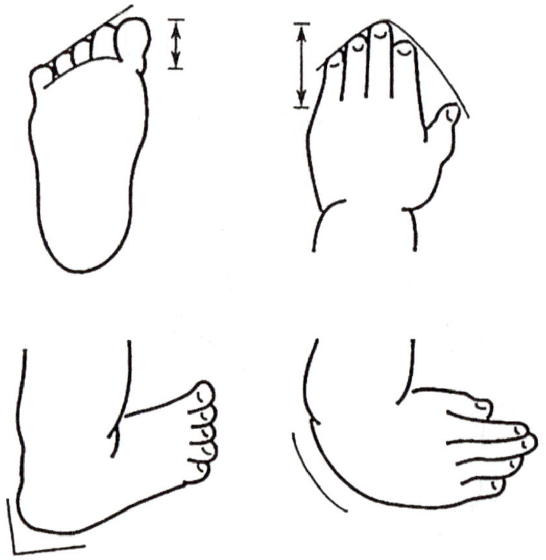

图6-22 胎手与胎足的区别

4. 超声检查 可以确定臀先露的类型，并能估计胎儿大小。

【分娩机制】 以右骶前位为例加以阐述。

1. 胎臀娩出 临产后，胎臀以粗隆间径衔接于骨盆入口右斜径，并不断下降，前髋下降稍快，先抵骨盆，在遇盆底阻力后，臀部向母体右前方做45°内旋转，使前髋位于耻骨联合后方，而粗隆间径与母体骨盆出口前后径一致。胎体为适应产道弯曲度而侧屈，后臀先从会阴前缘娩出，胎体稍伸直，使前臀从耻骨弓下娩出。继之双腿、双足娩出。当胎臀及双下肢娩出后，胎体自行向外旋转，

笔记栏

使胎背转向前方或右前方。

2. 胎肩娩出 胎臀娩出后，胎体轻度向左前方旋转。随着胎背转向前方，胎儿双肩径衔接在骨盆入口右斜径或横径上，胎肩沿此径线逐渐下降，当双肩径达到骨盆底时，前肩向右旋转45°转至耻骨弓下，使双肩径与骨盆出口前后径一致，胎体沿产道侧屈，使后肩及后上肢先自会阴前缘娩出，随后使前肩及前上肢从耻骨下娩出。

3. 胎头娩出 当胎肩降至会阴后胎头矢状缝衔接于骨入口的斜径或横径上。当胎头枕骨达骨盆底时向左前方行内旋转45°，使枕骨朝向耻骨联合，当枕骨下凹抵达耻骨弓下时，以此处为支点，胎头继续俯屈，会阴前缘相继娩出颏、面及额部，随后枕骨自耻骨弓下娩出。

【对母儿影响】

1. 对母体的影响 胎臀形状不规则，前羊膜囊压力不均，易致胎膜早破，产褥感染风险增加；胎臀不能紧贴子宫下段及子宫颈内口，影响子宫颈扩张进程，易发生活跃期延长及停滞，导致继发性宫缩乏力和产后出血；无论阴道助产还是剖宫产术，均使手术产率增多；若宫口未开全而强行牵拉，容易造成子宫颈撕裂，甚至累及子宫下段。

2. 对胎儿及新生儿的影响 臀先露胎膜早破、脐带脱垂发生率是头先露的10倍，脐带受压可致胎儿窘迫甚至死亡；后出胎头时，胎头需变形方可通过骨盆，脐带受压于胎头与子宫颈、盆壁间，导致胎儿低氧血症及酸中毒的发生，严重者有新生儿窒息，甚至死亡；另外，胎体娩出时宫口未必开全，此时强行娩出胎头易损伤胎头及头颈部神经肌肉，导致脑幕撕裂、脊柱损伤、颅内出血、臂丛神经麻痹、胸锁乳突肌血肿及死产。

【处理】

1. 妊娠期 至妊娠晚期，大部分臀先露能自行转为头先露。若仍为臀先露，可尝试以下方法纠正。

（1）外倒转术（external cephalic version，ECV）：适用于应用上述矫正方法无效者。医师通过向孕妇腹壁施加压力用手向前或向后旋转胎儿，使其由臀位或横位变成头位的一种操作，存在胎盘早剥、胎儿窘迫、胎膜早破、早产等潜在风险，应用时要慎重，但整体发生率低。因此，ECV仍然是一个有价值的相对安全的手术操作。一般建议在妊娠36～37周后进行个体化评估，在超声及电子胎心监护监测下实施，术前必须做好紧急剖宫产术的准备。术前可应用宫缩抑制药，如口服盐酸利托君等，行外转胎位术时，需要在B超及胎心监测下进行，孕妇平卧，两下肢屈曲，稍外展，露出腹壁。查清胎位，听胎心率。操作步骤包括松动胎儿先露部（两手插入胎儿先露部下方向上提拉，使之松动）、转胎（两手把握胎儿两端，一手将胎头沿胎儿腹侧，保持胎头俯屈，轻轻向骨盆入口推移，另一手将胎臀上推，与推胎头动作配合，直至转为头先露）。动作应轻柔，间断进行。若术中或术后发现胎动频繁而剧烈或胎心率异常，应停止转动并退回原胎位观察30min（图6-23）。

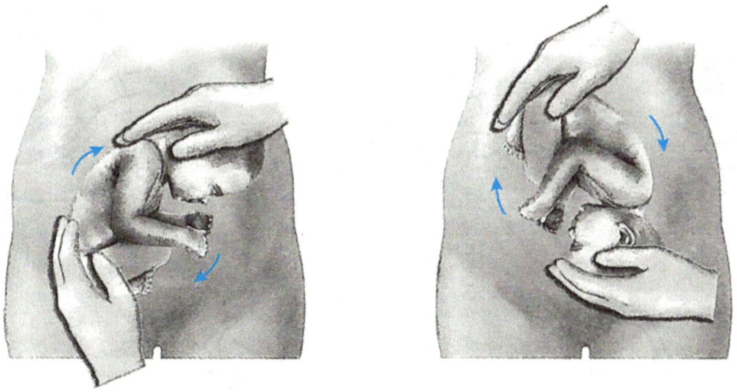

图6-23 臀先露外倒转术

（2）针灸、激光照射或艾灸至阴穴（足小趾外侧趾甲角旁0.1寸，1寸≈3.33cm）：近来常用激光1～2次/日，15～30min/次，1～2周为1疗程。

（3）膝胸卧位：嘱孕妇排空膀胱（图6-24），2～3次/日，10～15min/次。这种姿势有助于胎臀退出盆腔，可借助胎儿重心改变自然完成头先露的转位，亦可取胎背对侧侧卧，促进胎儿俯屈转位。

笔记栏

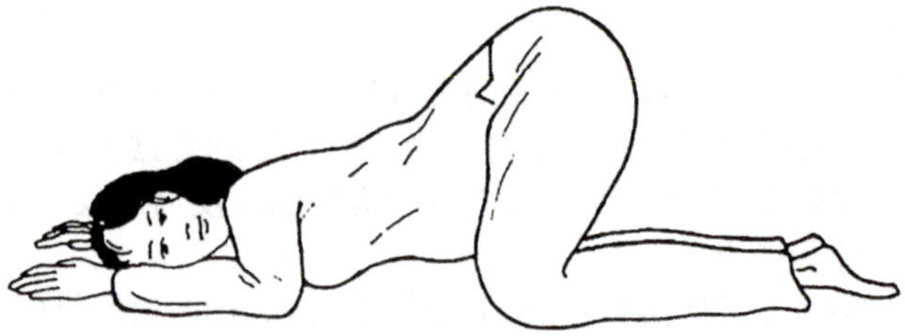

图 6-24 膝胸卧位

2. 分娩期 临产后应根据产妇年龄、本次妊娠经过、产次、骨盆类型、臀先露类型、胎儿大小、胎儿是否存活及发育是否正常以及有无合并症等，决定正确的分娩方式。

（1）择期剖宫产术指征：骨盆狭窄、瘢痕子宫、单臀先露胎儿体重＞3500g、胎儿生长受限、胎儿窘迫、超声提示胎头仰伸位、难产史、妊娠合并症、脐带先露、不完全臀先露等均应行剖宫产术。

（2）阴道分娩的处理应由有臀先露助产经验的医师和助产士进行处理。

1）第一产程：尽可能避免胎膜早破，产妇取侧卧位休息，减少站立走动，给予足够的水分和营养，不灌肠、少做阴道检查，不予缩宫素引产。一旦破膜，应立即平卧听胎心。胎心有异常者需检查有无脐带脱垂。如发现有脐带脱垂，而宫口未开全、胎心尚好时，应立即行剖宫产抢救胎儿；如无脐带脱垂，可以继续严密观察胎心及产程进展。当宫缩时在阴道外口见到胎足时，此时子宫颈口往往仅扩张 4～5cm，不可误认为宫口已开全。为使子宫颈和阴道充分扩张，当宫缩时用无菌巾以手掌堵住阴道口，阻止胎臀娩出，待宫口开全、阴道充分扩张后，才能让胎臀娩出（图 6-25）。在“堵”的过程中，应每隔 10～15min 听胎心 1 次，并注意子宫颈口是否开全。不能等宫口开全再堵，易引起胎儿窘迫，甚至子宫破裂。

2）第二产程：做好接产前准备，导尿，要做好接产和新生儿复苏的准备，初产妇应行会阴后-侧切开术。有 3 种分娩方式：①臀助产术。胎臀自然娩出至脐部后，由接产者协助胎肩及胎头娩出（图 6-25），通过滑脱法助娩胎肩，即术者右手握持上提胎儿双足，使胎体向上侧屈后肩显露于会阴前缘，左手示、中指伸入阴道内顺胎儿后肩及上臂滑行屈其肘关节，使上举胎手按洗脸样动作顺胸前滑出阴道，同时后肩娩出。再向下侧伸胎体使前肩自然由耻骨弓下娩出，也可用旋转胎体法助娩胎肩，即术者双手握持胎臀，逆时针方向旋转胎体同时稍向下牵拉，先将前肩娩出于耻骨弓下，再顺时针方向旋转娩出后肩。胎肩及上肢全部娩出后，将胎背转向前方，胎体骑跨在术者左前臂上，同时术者左手示指及环指扶于两侧上颌骨，术者右手中指压低胎头枕骨助其俯屈，示指和环指置于胎儿两侧锁骨上（避

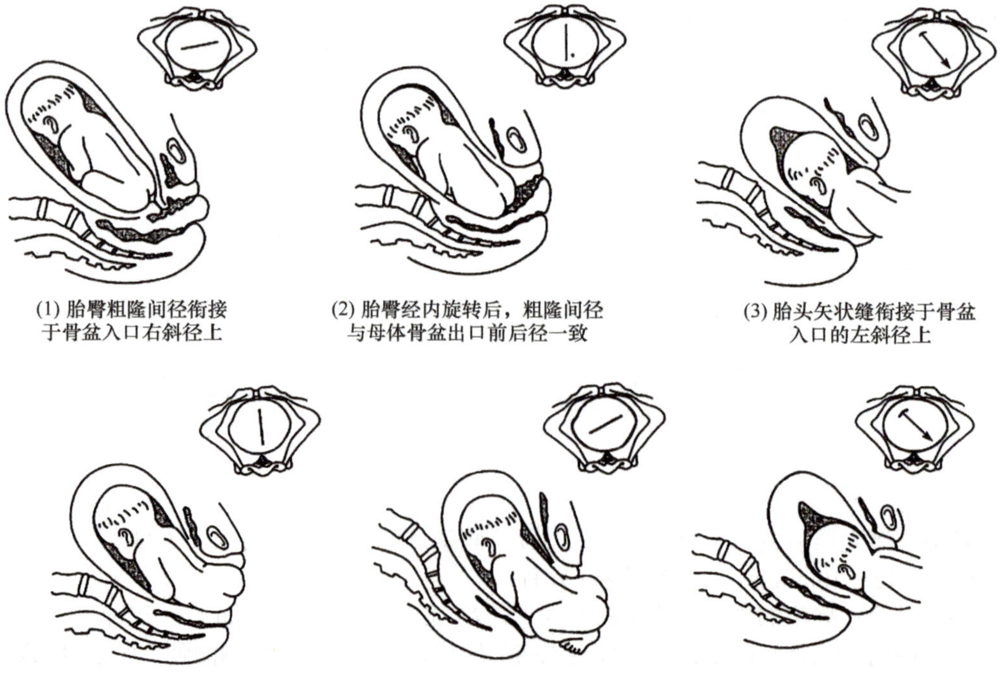

(1) 胎臀粗隆间径衔接于骨盆入口右斜径上

(2) 胎臀经内旋转后，粗隆间径与母体骨盆出口前后径一致

(3) 胎头矢状缝衔接于骨盆入口的左斜径上

(4) 前髋自耻骨弓下娩出，臀部娩出时粗隆间径与骨盆出口前后径一致

(5) 胎臀娩出后顺时针方向旋转，胎臀转向前方

(6) 胎头入盆后矢状缝沿骨盆左斜径下降

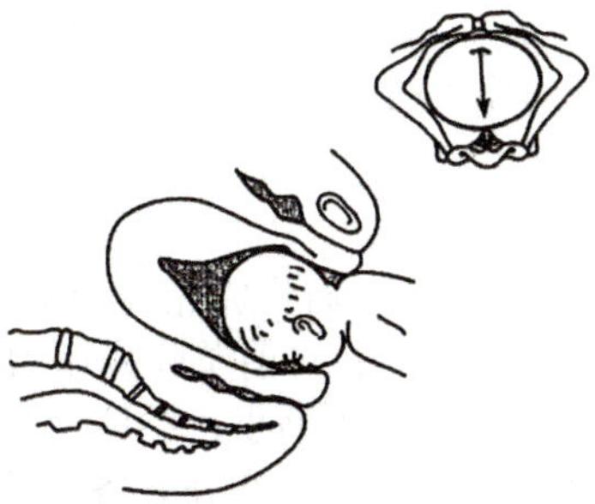

(7) 枕骨经内旋转达耻骨联合下方时，矢状缝与骨盆出口前后径一致

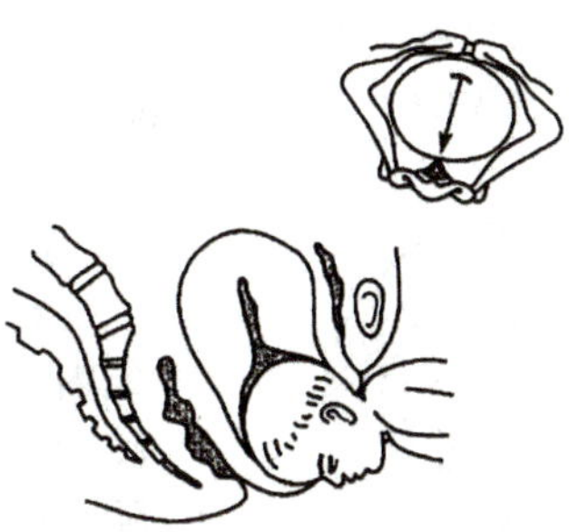

(8) 枕骨下凹达耻骨弓下时，胎头俯屈娩出，此时胎头矢状缝仍与骨盆出口前后径一致

图 6-25 臀先露的分娩机制

开锁骨上窝），先向下方牵拉至胎儿枕骨结节抵于耻骨弓下时，再将胎体上举，以枕部为支点，相继娩出胎儿下颏、口、鼻、眼及额。助娩胎头下降困难时，可用后出胎头产钳助产分娩。产钳助产可避免用手强力牵拉所致的胎儿锁骨骨折、颈椎脱臼及胸锁乳突肌血肿等损伤，但需将产钳头弯扣在枕颏径上，并使胎头充分俯屈后娩出。②臀牵引术。接产者牵拉娩出全部胎儿，通常因对胎儿损伤大而禁用。③自然分娩。极少见，仅见于经产妇、胎儿小、宫缩强、骨产道宽大者。

臀位分娩时应注意：脐部娩出后一般应于 8min 内结束分娩，以免因脐带受压而致死产；胎头娩出时不应猛力牵拉，以防胎儿颈部过度牵拉造成臂丛神经麻痹，以及大脑及小脑幕等硬脑膜撕裂而致颅内出血。

3）第三产程：继发子宫收缩乏力易使产程延长导致产后出血，应积极预防产后出血，同时做好新生儿窒息的复苏准备。行手术操作及有软产道损伤时，应及时检查并缝合，给予抗生素预防感染。

六、肩 先 露

胎儿横位时，胎体横卧于骨盆入口之上，胎体纵轴与母体纵轴相垂直为横产式，因先露部为肩，称为肩先露（shoulder presentation），是对母儿最不利的胎位，占妊娠足月分娩总数的 0.25%。以肩胛骨为指示点，有肩左前、肩左后、肩右前、肩右后 4 种胎方位。除死胎及早产儿胎体可折叠娩出外，足月活胎不可能经阴道娩出。若不及时处理，易造成子宫破裂，威胁母儿生命安全。

【病因】 与臀位的常见原因相似，包括：①经产妇腹壁过度松弛，如悬垂腹；②未足月胎儿；③前置胎盘；④子宫畸形或盆腔肿瘤；⑤羊水过多；⑥骨盆狭窄。

【诊断】

1. 腹部检查 子宫呈横圆形，子宫底高度低于妊娠孕周，子宫底部及耻骨联合上方均空虚，触不到胎头或胎臀；子宫体横径较同妊娠孕周宽，一侧可触到胎头，另一侧触到胎臀。肩前位时，胎背朝向母体腹壁，触之平坦；肩后位时，可触及不规则的肢体。在脐周两侧听胎心最清晰。腹部检查多能进行准确定位。

2. 阴道检查 胎膜未破时，查胎儿先露部高，子宫口上方空虚。当胎膜已破、宫口开大的情况下行阴道检查，可触及胎儿肩胛骨或肩峰、肋骨及腋窝等。腋窝尖端指向胎儿头端及肩部，据此可判断胎头在母体左侧或右侧。肩胛骨朝向母体后方为肩后位，反之为肩前位。若胎手已脱出于阴道口外可用握手法鉴别是胎儿左手或右手，因检查者只能与胎儿同侧的手相握，可运用前反后同原则，即如肩左前位时脱出的是右手，只能与检查者的右手相握，肩左后位时脱出的是左手，检查者只能用左手与之相握（图 6-26）。

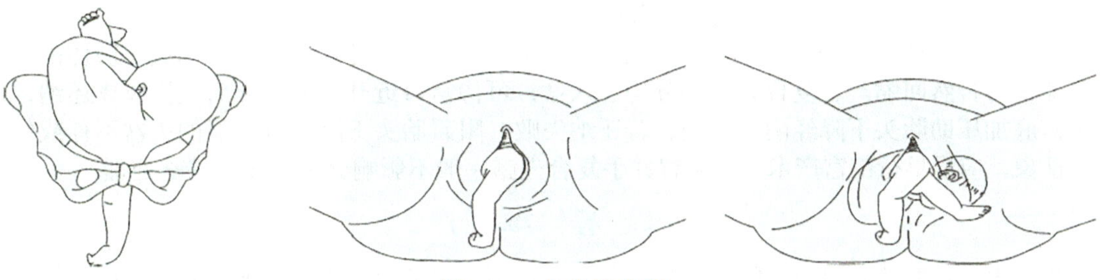

图 6-26 各类肩先露

笔记栏

3. 超声检查 通过检测胎头、脊柱、胎心等，准确诊断出肩先露，并能确定具体胎方位。

4. 产程异常 肩先露时子宫口不能开全，胎体嵌顿于骨盆上方，可致胎儿先露部下降停滞及第二产程延长。

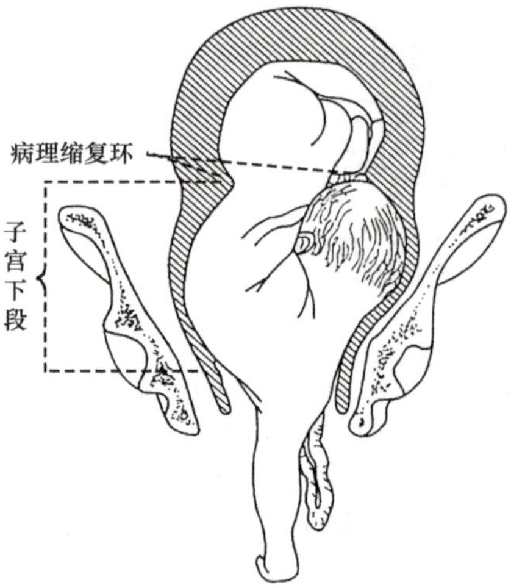

图 6-27 忽略性肩先露

【母儿影响】

1. 对母体的影响 肩先露很难有效扩张子宫下段及子宫颈内口，易致宫缩乏力；对前羊膜囊压力不均又易导致胎膜早破者，破膜后子宫腔容积缩小，胎体易被子宫壁包裹、折叠；随着产程进展胎肩及胸廓一部分被挤入骨盆入口，胎儿颈部进一步侧屈使胎头折向胎体腹侧，嵌顿在一侧髂窝，胎臀则嵌顿在对侧髂窝或折叠在子宫腔上部，胎肩先露侧上肢脱垂入阴道，另一侧上肢脱出于阴道口外，形成对母体最不利的忽略性肩先露（图 6-27），直接阻碍产程进展，导致产程停滞。随着宫缩不断增强可形成先兆子宫破裂的病理性缩复环。嵌顿性肩先露时，妊娠足月无论活胎或死胎均无法经阴道自然娩出，还可增加手术产及术中术后出血、产褥感染等机会。

2. 对胎儿的影响 胎儿先露部不能有效衔接，对前羊膜囊压力不均，发生胎膜早破，可致脐带及上肢脱出，直接导致胎儿窘迫，甚至增加死产率。妊娠足月活胎均需手术助产，若处理不及时，形成嵌顿性肩先露时，将增加手术助产的难度和分娩损伤。

【处理】

1. 妊娠期 定期产前检查，及时发现并纠正肩先露，方法同臀先露，一旦转为头位，需要包扎腹部以固定胎头。若仍未成功，应提前住院待产。

2. 分娩期 应根据胎产次、胎儿大小、胎儿存活与否、宫口扩张程度、胎膜破裂与否以及有无并发症等，决定分娩方式，一般以剖宫产术较安全。

（1）足月活胎：初产妇无论宫口扩张程度以及胎膜是否破裂，均应行剖宫产术。经产妇首选剖宫产分娩，若宫口开大 5cm 以上，胎膜已破，羊水未流尽、胎儿不大，可在全身麻醉或硬膜外麻醉下行内倒转术，转成臀先露后行臀助产分娩。双胎妊娠第一胎儿娩出后未及时固定第二胎儿胎位，由于子宫腔容积骤减使第二胎儿变成肩先露时，也可行内倒转术后阴道助产分娩。

（2）出现先兆子宫破裂或子宫破裂征象：不论胎儿死活，为抢救产妇生命，均应行剖宫产术；子宫破裂口大、感染严重者可行子宫切除术。

（3）胎儿已死，无先兆子宫破裂，宫口开全：在全身麻醉下行断头术或碎胎术。术后常规检查子宫下段、子宫颈及阴道等软产道有无裂伤，及时修补缝合，并预防产后出血及产褥感染。

七、复合先露

胎头或胎臀伴有四肢（上肢或下肢）作为先露部同时进入骨盆入口称为复合先露（compound presentation）。发生率为 0.08%～0.1%。常发生于早产时，以胎头与一手或一前臂的复合先露多见。

【原因】 胎儿先露部与骨盆入口未能完全嵌合留有空间时，或者胎儿先露部周围有空隙时，均可使肢体滑入骨盆而形成复合先露。常见原因有胎头高浮、骨盆狭窄、胎位异常、胎膜早破、早产、羊水过多、经产妇腹壁松弛及双胎妊娠等。

【诊断】 当产程进展缓慢时，常在行阴道检查时发现胎儿先露部旁有肢体而诊断。以胎头和手复合先露最常见，应注意与肩先露及臀先露相鉴别。

【处理】 发现复合先露时，首先应除外头盆不称。若无头盆不称，让产妇向脱出肢体的对侧侧卧，肢体常可自然回缩。若复合先露部分均已入盆，可待宫口近开全或开全后上推肢体还纳，然后经腹子宫底加压助胎头下降经阴道分娩；若还纳失败，阻碍胎头下降、有明显的头盆不称或伴有胎儿窘迫征象，应尽早行剖宫产术。若胎臀并手复合先露一般不影响分娩，无须特殊处理。

八、肩难产

胎头娩出后，胎儿前肩被嵌顿于耻骨联合上方，用常规助产方法不能娩出胎儿双肩者称为肩难产（shoulder dystocia）。其发生率因胎儿体重而异，胎儿体重在 2500～4000g 时发生率为 0.3%～1%，

笔记栏

4000～4500g 时发生率为 3%～12%，≥4500g 为 8.4%～14.6%。超过 50%的肩难产发生于正常体重新生儿，因此无法准确预测和预防。

【高危因素】

1. 产前高危因素 包括：①巨大儿；②肩难产史；③妊娠期高血糖；④过期妊娠；⑤孕妇骨盆解剖结构异常，特别是扁平骨盆、骨盆倾斜度过大、耻骨联合位置过低。

2. 产时高危因素 包括第一产程活跃期延长、第二产程延长伴“乌龟征”（胎头娩出后胎头由前冲状态转为回缩）、使用胎头吸引器或产钳助产。

【对母儿影响】

1. 对母体影响 产后出血和严重会阴裂伤最常见。会阴裂伤主要指会阴Ⅲ度及Ⅳ度裂伤。其他并发症包括阴道裂伤、子宫颈裂伤、子宫破裂、生殖道瘘和产褥感染等并发症。

2. 对新生儿的影响 臂丛神经损伤最常见，其中 2/3 为迪谢内-埃尔布（Duchenne-Erb）麻痹，由第 5、6 颈神经根受损引起，多数为一过性损伤。其他并发症还包括新生儿锁骨骨折、肱骨骨折、新生儿窒息，严重时可导致新生儿颅内出血、神经系统异常，甚至死亡。

【诊断】 一旦胎头娩出后，胎颈回缩，胎儿颏部紧压会阴，胎肩娩出受阻，除外胎儿畸形，即可诊断为肩难产。

【处理】 缩短胎头-胎体娩出间隔，是新生儿能否存活的关键，同时应做好新生儿复苏的抢救准备。

1. 请求援助和会阴切开 一旦诊断肩难产，立即呼叫有经验的产科医师、麻醉医师、助产和儿科医师到场援助。同时行会阴切开或加大切口，以增加阴道内操作空间。

2. 屈大腿法（McRoberts 法） 让产妇双腿极度屈曲贴近腹部，双手抱膝，减小骨盆倾斜度使腰骶部前凹变直，骶骨位置相对后移，骶尾关节稍增宽，使嵌顿在耻骨联合上方的前肩自然松解，同时助产者适当用力向下牵引胎头而娩出前肩。

3. 耻骨上加压法（压前肩法） 助产者在产妇耻骨联合上方触到胎儿前肩部位并向后下加压，使双肩径缩小，同时助产者轻柔牵拉胎头，两者相互配合持续加压与牵引，切忌使用暴力。经过该操作方法，超过 50%的肩难产得到解决。

4. 旋肩法（Woods 法） 助产者以示指、中指伸入阴道紧贴胎儿后肩的背面，将后肩向侧上旋转，助产者协助将胎头向同方向旋转，当后肩逐渐旋转至前肩位置时娩出。操作时胎背在母体右侧用左手，胎背在母体左侧用右手。经过该操作方法，超过 95%的肩难产在 4min 内得到解决。

5. 牵后臂娩后肩法 助产者的手沿骶骨伸入阴道，握住胎儿后上肢，使其肘关节屈曲于胸前，以洗脸的方式娩出后臂，从而协助后肩娩出。切忌抓胎儿的上臂，以免肱骨骨折。

6. 四肢着地法 产妇翻转至双手和双膝着地，重力作用或该方法产生的骨盆径线的改变可能会解除胎肩嵌顿状态，在使用以上操作方法时，也可考虑使用此体位。

当以上方法均无效时，还可以采取一些较为极端的方法，包括胎头复位法（Zavanelli 法）、耻骨联合切开、断锁骨法，预后可能不良，需严格掌握适应证，须谨慎使用。

> **案例 6-1（4）（后续产时情况）**
>
> 胎头娩出后 1min，胎肩娩出困难，此时考虑肩难产，呼叫有经验的助产士及上级医师，并请新生儿科医师协助准备进行新生儿复苏，行会阴切开加大切口，采用屈大腿法（让产妇双腿极度屈曲贴近腹部，双手抱膝），胎肩仍未娩出，采用耻骨上加压法，使胎儿顺利娩出。新生儿出生体重为 3800g，Apgar 评分 1min、5min、10min 均为 10 分，检查产道无裂伤。

（盛 晴 魏 瑗）

笔记栏

第七章 病理妊娠

第一节 自然流产

自然流产（spontaneous abortion）是妇产科最常见的妊娠并发症之一。不同国家对流产的时限定义不同，目前我国仍把妊娠不足 28 周，胎儿体重不足 1000g，胚胎或胎儿自行排出母体外，称为自然流产。根据发生时间分类，在妊娠 12 周末以前为早期流产（early abortion），发生在妊娠 12 周至不足 28 周为晚期流产（late abortion），以前者多见。

案例 7-1

孕妇，32 岁，因“停经 51 天，下腹坠痛，伴阴道少量出血 1 天”就诊。

平素月经规则，平时月经周期为 29～31 天。现停经 51 天，1 天前无明显诱因下腹轻微坠胀，伴少许阴道出血，否认阴道排出组织物。停经 43 天检查尿妊娠试验阳性，血 β-hCG 15 000mU/ml。超声检查提示子宫内可见孕囊 2.1cm×1.3cm，可见胚芽及心管搏动。无发热、头晕、乏力。

既往史：25 岁结婚，G3P0，6 年前药物流产 1 次，4 年前人工流产 1 次。

体格检查：体温 36.5℃，脉率 90 次/分，呼吸 20 次/分，血压 100/62mmHg。发育正常，营养中等，心、肺听诊正常，腹软，肝、脾肋下未触及，下腹轻压痛，无反跳痛，移动性浊音阴性，附件区未触及包块。

问题： 1. 该病例的初步诊断是什么？诊断依据是什么？

2. 应进一步做哪些检查？

一、病因和发病机制

导致流产的原因有很多，包括胚胎因素、母体因素、环境因素、父方因素。约 40%自然流产发生在临床证实的妊娠以前，其余 60%为早期流产，流产因胚胎染色体异常所占比例较大，所以从某种程度上来讲自然流产是人类优胜劣汰自然选择的结果，以保证人类健康繁殖。

（一）胚胎因素

早期流产检查胚胎，发现染色体异常占 50%～60%，其中 75%源于母亲配子发生错误，5%源自父亲。

1. 染色体数目异常 ①三体：常见 13、18、21 号染色体多一条，随母亲年龄的增长而发生率增加；②单体：以 X 单体多见；③三倍体：与胎盘水泡变性共存，流产发生早，偶尔存活较长者往往多发生畸形而胎死宫内；④四倍体：极早期发生流产。

2. 染色体结构异常 包括染色体断裂、倒置、缺失和易位等，多数发生流产，少数存活者多伴结构畸形。

（二）母体因素

1. 全身性疾病 孕妇罹患感染性疾病，发生高热可引起子宫收缩而致流产；细菌毒素和病毒通过胎盘感染胎儿致使胎儿死亡而流产；母亲患有严重贫血、心脏病、心力衰竭可以引起胎儿缺氧，导致流产；慢性肾炎、严重高血压可导致胎盘梗死或早剥而引起流产。

2. 生殖器官解剖异常 ①先天性子宫畸形及子宫发育不良等；②子宫肿瘤；③宫腔粘连；④先天性或继发（裂伤）性子宫颈功能不全致子宫颈内口松弛、难以承受不断提高的子宫腔压力而发生晚期自然流产。

3. 内分泌异常 导致流产的内分泌原因有黄体功能不全、高泌乳素血症、多囊卵巢综合征、甲状腺功能异常、糖尿病血糖未能控制等。

4. 不良生活习惯及创伤 吸烟、酗酒、过量饮咖啡、吸食毒品等亦可引起流产，严重的躯体和心理应激等不良刺激也可导致流产。例如，①直接子宫的挤压或锐器创伤；②间接创伤，如严重休克；③情感创伤，如过度紧张、焦虑、忧伤等。

5. 免疫因素 包括自身免疫病和同种免疫功能异常，常见影响妊娠的自身免疫病包括抗磷脂综合征，患者体内抗磷脂抗体、抗 β_2 球蛋白抗体、狼疮抗凝物质阳性，临床上可表现为自然流产、复发性流产。这些抗体也可出现于系统性红斑狼疮等其他风湿免疫病。同种免疫功能异常是指夫妇间人类白细胞抗原（HLA）过分相似，母体产生保护和封闭抗体不足，或自然杀伤细胞（NK cell）的数量或功能异常，从而导致流产。

（三）父方因素

父方因素，如精子染色体异常可导致自然流产。

（四）不良环境因素

不良环境因素，如化学物质砷、铅、甲醛、苯、氯丁二烯、氧化乙烯的过量接触，以及放射线的异常暴露及高温、噪声、高频等都有引起流产的可能。

二、病　　理

（一）流产过程的母体特征

1. 妊娠 8 周内的流产 流产前胚胎多已死亡，随后发生底蜕膜的海绵层出血、坏死和血栓形成，绒毛膜与底蜕膜分离，已分离的妊娠组织如同异物，刺激子宫收缩而排出，由于此时绒毛发育不成熟，与子宫蜕膜联系还不牢固，发生流产时妊娠组织可以完全排出，故出血一般不多。

2. 妊娠 8～12 周的流产 绒毛发育茂盛，与底蜕膜联系较牢固，流产发生时妊娠组织物往往不容易完全排出而部分滞留在子宫腔内影响子宫收缩，致出血量多。

3. 妊娠 12 周后的流产 胎盘已形成，流产的过程如同正常分娩，先有阵发性子宫收缩，然后排出胎儿、胎盘，流产过程出血不多。

（二）流产物的特征

1. 妊娠 8 周内的流产 胚胎发育异常的流产物表现为两类。①全胚发育异常：无胚胎、结节状或圆柱状胚胎、发育阻滞胚胎；②特殊发育缺陷：神经管或肢体缺陷。

2. 妊娠 8～12 周的流产 死亡的胎儿可因出血多少和滞留在子宫腔的时间长短而呈血肿样胎块、肉样胎块、结节状胎块和微囊型的不同变化。

3. 妊娠 12 周后的流产 死亡的胎儿可因在子宫腔内的时间不同而有不同的形态，如肉样胎块、压缩胎儿、浸软胎儿等。

三、临 床 表 现

虽然流产的主要症状为停经后出现腹痛和阴道出血，但随着孕周的增加主要症状出现的顺序不同。

（一）早期先兆流产

早期先兆流产先有阴道出血，然后出现腹痛，排出妊娠组织物后腹痛消失，出血停止。原因是流产时，绒毛与蜕膜首先剥离，然后血窦开放，出现阴道出血；剥离的妊娠组织和子宫腔内的血液刺激子宫收缩，产生阵发性下腹部疼痛并排出妊娠组织物；组织物全部排出后，子宫的收缩使血窦闭合，阴道出血则停止。

（二）晚期先兆流产

晚期先兆流产先有阵发性腹痛，排出胎儿、胎盘后出现阴道出血。流产整个过程与正常分娩相似，出血不多。

四、临 床 类 型

自然流产从发病开始直至疾病结束经过了一个自然发展过程，根据其发展的不同阶段予以命名区别，其发展过程见图 7-1。

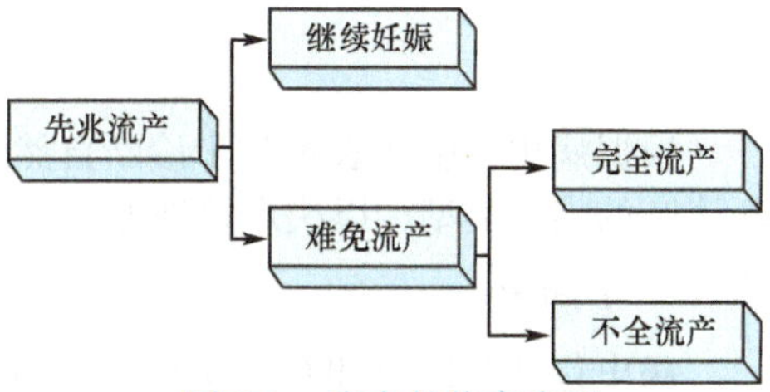

图 7-1 流产的临床类型

笔记栏

（一）先兆流产

先兆流产（threatened abortion）是指阴道少量暗红色流血或血性白带，常伴下腹坠痛、腰背痛或阵发性下腹痛。妇科检查：宫口闭，胎膜未破，妊娠组织物未排出，子宫大小与停经周数相吻合（图7-2）。其后的发展有继续妊娠或难免流产两种转归。

（二）难免流产

难免流产（inevitable abortion）是由先兆流产发展而来，阵发性下腹痛加重，阴道出血时间长、量较多，或因胎膜破裂而出现阴道流液。妇科检查：子宫颈口扩张，有时可见妊娠组织物堵塞于子宫口。

（三）不全流产

不全流产（incomplete abortion）由难免流产发展而来，妊娠组织物已部分排出体外，尚有部分残留于子宫腔内（图7-3），影响子宫收缩，致使子宫出血持续不断，甚至可因流血过多而发生失血性休克。妇科检查：见子宫颈口扩张，活动性出血自子宫腔溢出，有时可见妊娠组织物堵塞于子宫颈口或部分排入阴道内，子宫小于停经周数。

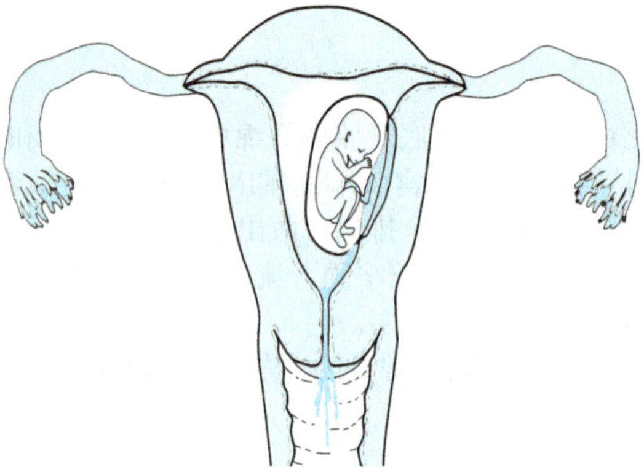
图7-2 先兆流产

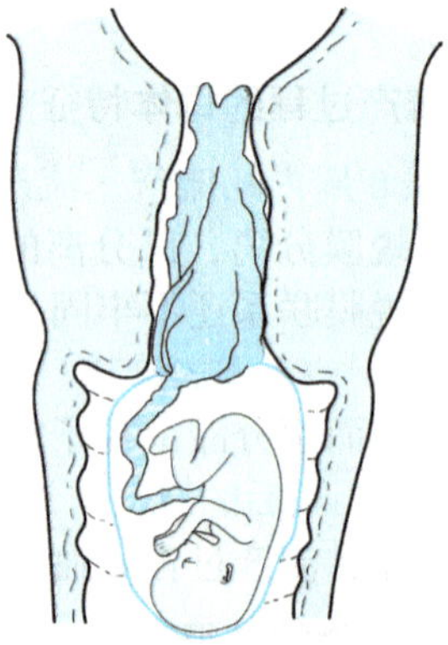
图7-3 不全流产

（四）完全流产

完全流产（complete abortion）由难免流产发展而来，妊娠组织物全部排出，子宫收缩关闭血窦，阴道出血逐渐停止，腹痛逐渐消失。妇科检查：子宫颈口关闭，子宫大小接近非妊娠时的水平。

流产有3种特殊情况。

1. 稽留流产（missed abortion） 胚胎或胎儿死亡后滞留在子宫腔内未自然排出，为稽留流产。由于死亡后的胚胎或胎儿浸软和羊水减少，子宫腔容积缩小，子宫不再增大反而缩小。发生在早期妊娠者，早孕反应消失；发生在中期妊娠以后者，胎动消失。妇科检查：子宫颈口关闭，子宫小于停经周数，未闻及胎心。稽留时间过久可引起孕妇凝血功能障碍。

2. 复发性流产（recurrent abortion） 同一性伴侣连续发生两次及两次以上妊娠28周之前的妊娠丢失，包括生化妊娠，称为复发性流产。复发性流产的病因包括胚胎染色体异常、夫妇染色体异常及基因异常、生殖道解剖异常、子宫颈功能不全、自身免疫病、易栓症、内分泌异常、生殖道感染、男方因素等。

3. 流产感染（septic abortion） 流产过程中，阴道出血和组织残留子宫腔内时间过长或非法堕胎等，均有可能引起宫内感染，严重时感染可扩展到盆腔其他器官，严重者可引起盆腔腹膜炎，甚至败血症及感染性休克等。

五、诊　断

根据病史及临床表现初步诊断自然流产一般并不困难，必要时结合辅助检查多能确诊并同时判断流产的临床类型，以决定处理方法。

（一）病史

病史包括月经史和有无反复流产的病史；近期有无停经史；停经后有无早孕反应；停经后有无不规则阴道出血、出血量多少和持续时间，有无伴腹痛以及腹痛的部位、性质及程度，阴道有无妊娠物排出、排出组织物前是否伴有腹痛加重和阴道出血增多等；有无发热、阴道分泌物有无臭味等

笔记栏

可协助诊断流产感染。

（二）查体

查体包括检查全身和妇科情况。全身情况主要通过体格检查，包括体温、脉搏、呼吸、血压，判断有无感染、贫血、休克等并发症。在消毒条件下进行妇科检查，观察子宫颈口是否扩张、有无组织物堵塞或羊膜囊膨出；子宫大小与停经周数是否相符，有无压痛；双侧附件区有无包块、增厚及压痛。

（三）辅助检查

1. 超声检查 根据孕囊的形态、有无胎心搏动及胎动，确定胚胎或胎儿情况。结合临床表现确定流产类型，指导正确的处理方法。

2. 激素测定 血 β-hCG、孕酮和雌二醇水平的定量测定，既可判断是否妊娠，还可根据其水平的变化判断妊娠的预后。胚胎发育异常时 β-hCG 水平不能正常上升或处于低值，发生流产前 β-hCG 水平更低；孕酮在体内呈脉冲式释放，血孕酮的检测水平波动大，临床上的指导意义不大。

六、鉴别诊断

（一）早期流产

早期流产需要与异位妊娠、葡萄胎、功能失调性子宫出血、子宫肌瘤等疾病相鉴别。

（二）各种类型流产的鉴别要点

各种类型流产的鉴别诊断见表 7-1。

表 7-1 各种类型流产的鉴别诊断

类型	临床表现			妇科检查	
	出血量	下腹痛	组织物排出	子宫颈口	子宫大小
先兆流产	少	无或轻	无	闭合	与妊娠周数相符
难免流产	中→多	加剧	无	扩张	相符或略小
不全流产	少→多	减轻	部分排出	扩张或有组织物堵塞	小于妊娠周数
完全流产	少→无	无	完全排出	闭合	正常或略大

案例 7-1 分析（1）

1. 该病例的初步诊断是先兆流产。诊断依据如下。

（1）该孕妇 32 岁，既往月经规则，停经 51 天，下腹坠痛，伴阴道少量出血 1 天，下腹轻微坠胀，伴少许阴道出血，否认阴道排出组织物。

（2）停经 43 天时查尿妊娠试验阳性，血 β-hCG 15 000mU/ml。超声检查提示子宫内可见孕囊 2.1cm×1.3cm，可见胚芽及心管搏动。

（3）全身体检未发现明显异常。

故考虑初步诊断为先兆流产，为明确流产程度和情况，应进一步完善妇科检查和辅助检查。

2. 应进一步做哪些检查？

（1）完善妇科检查：外阴少量血迹，阴道通畅，少量暗红色血。子宫颈外观光滑，子宫口闭合，抬举痛阴性。子宫前位，质软，增大如妊娠 40 天，活动，无压痛。双侧附件区未触及包块，无压痛。

（2）复查超声检查：提示子宫内妊娠 3cm×4cm，可见卵黄囊，见胚芽 0.5cm，无胎心搏动。

（3）实验室检查：血 β-hCG 7482.67U/L。

3. 根据专科检查，子宫增大小于停经时间，子宫口未开，少许出血。超声提示子宫内孕囊虽增大，胚芽 0.5cm，但心管搏动消失，且实验室检查 β-hCG 显著下降，提示：稽留流产。

七、处 理

（一）先兆流产

1. 适当休息，保持情绪稳定，禁止性生活。

笔记栏

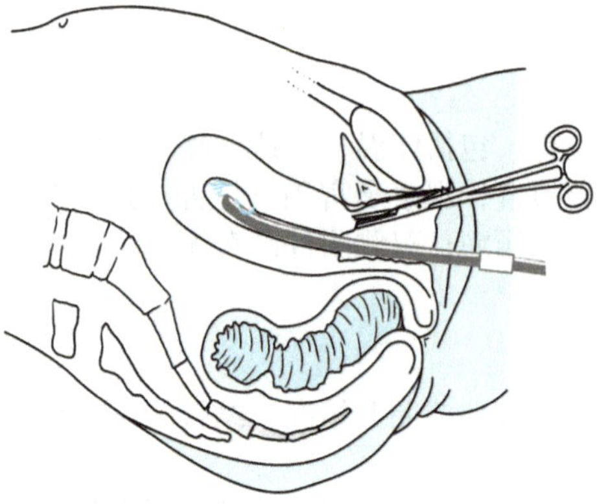
图 7-4 负压吸宫术

2. 针对病因进行处理。如黄体功能不足者可给予黄体酮 10～20mg，每日肌内注射 1 次，或口服孕激素；对甲状腺功能减退的孕妇可应用小剂量甲状腺片。经过治疗后阴道出血停止，且超声检查提示胚胎存活，可继续妊娠。若临床症状加重，超声检查发现胚胎已停止发育，血 β-hCG 持续不升或下降，表明流产不可避免，应终止妊娠。

（二）难免流产

一旦确诊，应尽早清除子宫腔内妊娠组织（简称清宫术）。早期自然流产可行负压吸宫术（图 7-4），手术后应对妊娠组织物进行认真检查，并送病理检查，有条件者进行绒毛染色体检查。晚期自然流产者，因子宫较大、妊娠组织物较多，清宫手术时出血较多，可用促子宫收缩药物，让其自然排出妊娠组织，当胎儿及胎盘排出后应检查是否完全，必要时清除子宫腔内残留的妊娠产物并给予抗生素预防感染。

（三）不全流产

一经确诊，应及时清除子宫腔内残留组织。流血多、有休克者，输血、输液，并同时使用缩宫素促进子宫收缩，待休克纠正后马上清宫；如阴道活动性出血多，可在抗休克的同时予以清宫术，并给予抗生素预防感染。

（四）完全流产

流产的症状已消失，阴道出血少，超声检查证实子宫腔内无妊娠组织物残留，如无感染，一般不需特殊处理。

（五）稽留流产

尽早终止妊娠是稽留流产的处理原则，但手术可能遇到以下两种情况：①稽留时间过长，胎盘组织机化，与子宫壁紧密粘连，造成刮宫困难；②晚期妊娠稽留流产，时间较长可能发生凝血功能障碍，造成严重出血。清宫处理前，应检查血常规、凝血功能等，了解有无 DIC，并做好输血和补充凝血因子的准备。若凝血功能正常，可口服戊酸雌二醇 3mg，每日 2 次，连用 5 日，以提高子宫平滑肌对缩宫素的敏感性。可用米非司酮加米索前列醇，子宫小于妊娠 12 周者，可行刮宫术，术时注射缩宫素以减少出血，若胎盘机化并与子宫壁粘连较紧，手术应特别小心，防止穿孔，一次不能刮净，可于 5～7 天后再次刮宫。子宫大于妊娠 12 周者，应静脉滴注缩宫素，也可先使用米非司酮加米索前列醇，促使胎儿、胎盘排出。若凝血功能障碍，应纠正后方能进行手术。

（六）复发性流产

流产已经发生时，根据流产的类型进行适当的处理，关键的问题是寻找引起复发性流产的原因。①染色体异常的夫妇：妊娠前进行遗传咨询，罗伯逊同源易位携带者应避免妊娠；常染色体平衡易位和罗伯逊非同源易位携带者可以妊娠，但妊娠后必须作产前诊断。②子宫疾病的女性：在妊娠前应进行子宫输卵管造影及宫腔镜检查，以确定子宫有无畸形与病变。针对黏膜下子宫肌瘤、子宫内膜息肉等可行宫腔镜摘除术，对于影响妊娠的肌壁间肌瘤可行剔除术；纵隔子宫、宫腔粘连应在宫腔镜下行纵隔切除、粘连松解。③对子宫颈功能不全者应在 NIPT 初步排查胎儿畸形后，妊娠 12～14 周时行预防性宫颈环扎术，术后定期随访，提前住院，一般建议 36～38 周拆除宫颈环扎线，若环扎术后有流产征象，治疗失败，应及时拆除缝线，以免造成子宫颈撕裂。④黄体功能不全者可给予孕酮治疗，至 12 周停药。⑤抗磷脂综合征者可在明确妊娠诊断后给予低分子肝素抗凝，或加用小剂量阿司匹林服用；继发于 SLE 的抗磷脂抗体阳性者，还需风湿免疫科会诊，给予免疫抑制药。⑥甲状腺功能减退者，应给予甲状腺素片，并定期监测甲状腺功能。⑦针对原因不明的复发性流产孕妇，尤其是可疑同种免疫性流产，可行淋巴细胞主动免疫等治疗，但目前仍存争议。

（七）流产感染

流产感染的治疗原则为积极控制感染，尽快清除子宫内残留物。若阴道出血不多，应用广谱抗生素 2～3 天，待感染控制后再行刮宫；若阴道出血多，在静脉使用广谱抗生素的同时，用卵圆钳将子宫腔内残留组织夹出，使出血减少，切不可用刮匙全面搔刮子宫腔，以免造成感染扩散，术后继

笔记栏

续应用广谱抗生素，待感染控制后再行彻底清宫。若已合并感染性休克，应积极抢救休克。若感染严重或腹、盆腔有脓肿形成时，应行手术引流，必要时切除子宫。

案例 7-1 分析（2）

进一步处理是什么？

给予清宫术，术后将妊娠组织物做病理和染色体检查。

第二节 异位妊娠

受精卵在子宫腔以外着床称为异位妊娠（ectopic pregnancy），习称宫外孕。根据受精卵在子宫腔外着床的部位不同，又分为输卵管妊娠（tubal pregnancy）、宫颈妊娠（cervical pregnancy）、卵巢妊娠（ovarian pregnancy）、腹腔妊娠（abdominal pregnancy）、阔韧带妊娠（broad ligament pregnancy）等（图 7-5）。

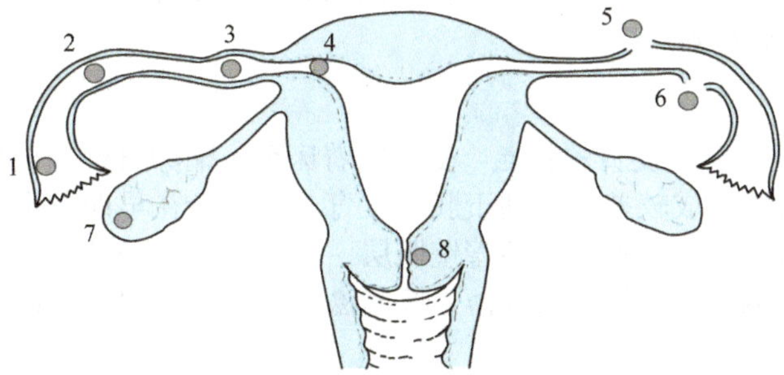

图 7-5 异位妊娠

1. 输卵管伞部妊娠；2. 输卵管壶腹部妊娠；3. 输卵管峡部妊娠；4. 输卵管间质部妊娠；5. 腹腔妊娠；6. 阔韧带妊娠；7. 卵巢妊娠；8. 宫颈妊娠

异位妊娠是妇科常见的急腹症之一，发病率为 2%～3%，是导致早期妊娠孕妇死亡的主要原因，近来由于异位妊娠得到了更早的诊断和处理，孕妇存活率和生育力得到明显改善。

案例 7-2

患者，女性，29 岁。因“停经 52 天，阴道出血 3 天，右下腹疼痛 1 天”入院。患者停经 52 天，3 天来阴道点滴流血，色鲜红，1 天前无明显诱因出现右下腹疼痛，伴呕吐 2 次，在排便时突然晕厥 1 次，遂来院急诊。发病期间否认阴道有组织物流出，无外伤，安全期避孕。

既往体健康，G2P1。3 年前因盆腔感染曾服用药物治疗，效果欠佳。

体格检查：痛苦面容，平车入院，体温正常，血压 80/50mmHg，心率 100 次/分，右下腹部有压痛，反跳痛阳性，移动性浊音阳性。

妇科检查：外阴发育正常，子宫颈口闭合，宫颈举痛、摇摆痛阳性，子宫饱满，右侧附件区可触及一直径为 4～5cm 的包块，边界欠清，触痛明显。阴道后穹窿穿刺抽出 10ml 不凝血液。

实验室检查：尿 hCG 阳性，阴道超声检查提示子宫内未见孕囊，右侧附件区可见一直径约 3.0cm×4.2cm×2.1cm 的包块，内部回声不均，直肠子宫陷凹可见液性暗区，深度为 4.0cm。

问题： 1. 该病例的初步诊断是什么？诊断依据是什么？

2. 进一步处理是什么？

一、输卵管妊娠

95%的异位妊娠发生在输卵管。输卵管妊娠（tubal pregnancy）多发生在壶腹部（75%～80%），其次为峡部，伞部和间质部妊娠较少见（图 7-5）。

（一）病因

1. 输卵管异常 ①慢性输卵管炎是输卵管妊娠的主要病因，因炎症粘连形成管腔狭窄及功能异常；阑尾炎、盆腔结核、腹膜炎及子宫内膜异位症都可能导致输卵管周围粘连，输卵管扭曲、强直、伞端闭锁，使得输卵管管腔狭窄或部分堵塞、蠕动异常。②盆腔内肿瘤压迫或牵引使输卵管变细、变长，迂回曲折，导致管腔狭窄或部分粘连。③输卵管粘连分离术、绝育术后再通、伞端造口术后的再粘连或手术部位瘢痕狭窄，都可能使受精卵运行受阻，不能如期到达子宫腔，从而在输卵管着床而发生输卵管妊娠。④输卵管发育不良或畸形，管壁肌纤维发育不良，内膜纤毛缺陷，外形较正常输卵管细薄、延长，弯曲呈螺旋状，发育畸形者有多孔、憩室、双输卵管口或另有一发育不全的输卵管为副输卵管，也可以导致输卵管妊娠。

2. 受精卵游走 卵子在一侧输卵管受精，经子宫腔进入对侧输卵管内种植（内游走），或游走在腹腔内，被对侧输卵管捡拾（外游走），因为游走的时间过长，受精卵发育增大，种植在对侧输卵管而形成输卵管妊娠。

3. 避孕失败 使用宫内节育器（intrauterine device，IUD）避孕失败，发生输卵管妊娠的机会增加；使用低剂量纯孕激素避孕药时，使输卵管蠕动异常，若排卵未被抑制，可发生输卵管妊娠；用含有大剂量雌激素的紧急避孕药失败而发生的妊娠，约 10%为输卵管妊娠。

4. 其他 施行辅助生殖技术（assisted reproductive technology，ART）后输卵管妊娠的发生增加，据统计美国助孕技术所致的输卵管妊娠发病率为 2.8%；内分泌异常、精神紧张也会导致输卵管蠕动异常或痉挛而发生输卵管妊娠。

（二）病理

1. 受精卵着床在输卵管内发育的特点 受精卵着床后，输卵管壁出现蜕膜反应，由于输卵管管腔狭小、管壁较薄，蜕膜形成较差，不利于胚胎发育，往往会在早期发生流产；受精卵着床后，绒毛借助蛋白水解酶的破坏作用，直接侵蚀管壁肌层，破坏肌层小动脉，引起出血，血液注入囊胚滋养层及周围组织之间；因为输卵管肌层较薄，胚胎滋养细胞容易侵入，甚至穿透输卵管壁引起输卵管破裂。

2. 输卵管妊娠的结局

（1）输卵管流产（tubal abortion）：多发生在输卵管壶腹部（图 7-6）。囊胚向管腔内膨出，因包膜组织脆弱，常在妊娠 8～12 周破裂，使囊胚与管壁分离，若囊胚完全落入管腔，可刺激输卵管逆蠕动经伞端排出到腹腔。如囊胚完整地剥离流入腹腔，流血量往往较少，形成输卵管妊娠完全流产。有时囊胚分离后仍滞留于输卵管内，形成输卵管妊娠不全流产，滋养细胞继续侵蚀输卵管壁引起反复出血，血液充满管腔，形成输卵管血肿或输卵管周围血肿，流到直肠子宫陷凹的血液形成盆腔血肿，甚至流向腹腔。

（2）输卵管妊娠破裂（rupture of tubal pregnancy）：指囊胚在输卵管内生长，绒毛侵蚀穿透输卵管管壁肌层及浆膜，导致管壁破裂（图 7-7），妊娠物流入腹腔，也可破入阔韧带形成阔韧带妊娠。本病多发生在输卵管峡部妊娠 6 周左右。若为间质部妊娠，破裂则发生在妊娠 12～16 周。一旦破裂，犹如子宫破裂，往往在短时间内出现低血容量性休克，后果严重。输卵管间质部妊娠需与宫角妊娠（cornual pregnancy）相鉴别：宫角妊娠时孕囊种植在子宫输卵管交界处及圆韧带内侧的子宫角内，与子宫腔相通；输卵管间质部妊娠时孕囊种植在子宫输卵管交界处及圆韧带外侧，与子宫腔不相通。

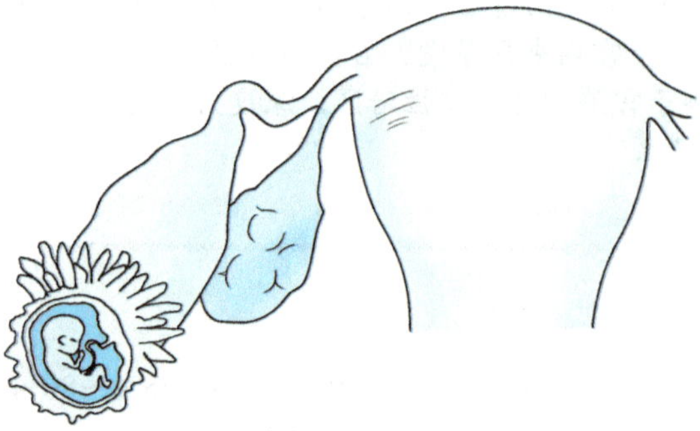

图 7-6 输卵管流产

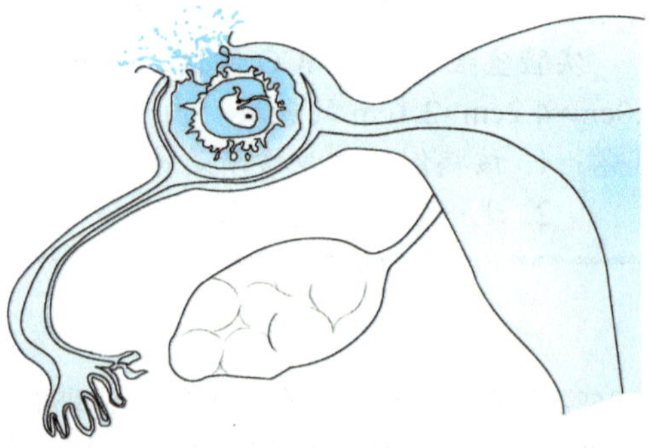

图 7-7 输卵管妊娠破裂

（3）继发性腹腔妊娠：输卵管妊娠破裂后，囊胚进入腹腔后多数死亡，但是也会偶有存活者，可以重新种植在腹腔内脏器而继续生长，形成继发性腹腔妊娠。

笔记栏

（4）陈旧性异位妊娠：输卵管流产或破裂后，若长期反复内出血形成的盆腔血肿不消散，可使血肿机化变硬并与周围组织粘连。机化性包块可存在多年，甚至钙化形成石胎。

（5）持续性异位妊娠（persistent ectopic pregnancy）：指输卵管妊娠保守性手术治疗未能完全清除囊胚，或残留的滋养细胞继续生长，使得术后血 β-hCG 不降或反而上升。

3. 子宫的变化

（1）子宫体：妊娠后血供增加，子宫增大、变软，但是其小于相同妊娠月份的子宫内妊娠，且不会随着妊娠月份的增加而增大。

（2）子宫内膜：输卵管妊娠时，滋养细胞分泌的 hCG 刺激子宫内膜发生蜕膜反应，但是蜕膜下的海绵层及血管发育较差。当胚胎受损或死亡时，滋养细胞活力下降，蜕膜碎片随阴道出血排出。如蜕膜整块剥离，则排出三角形蜕膜管型，但不见绒毛。子宫内膜病理检查可呈蜕膜样变，也可呈增生期或分泌期改变，这是由胚胎死亡、绒毛及黄体分泌的激素下降、新的卵泡开始发育并分泌激素影响子宫内膜所致。输卵管妊娠时，子宫内膜可以见到高度分泌反应或阿-斯（Arias-Stella，A-S）反应，镜下见到阿-斯反应：腺上皮细胞增大，核深染，突入腺腔，细胞质富含空泡。

（三）临床表现

输卵管妊娠的临床表现与受精卵着床部位、是否发生流产或破裂、出血量的多少和时间长短相关。在输卵管妊娠早期，尚在流产及破裂前，一般没有明显的症状。

1. 症状 典型的症状为停经、腹痛与阴道出血，即异位妊娠三联征。

（1）停经：多有 6～8 周停经史。20%～30%患者无停经史，而把异位妊娠的不规则阴道出血误认为月经，或由于月经过期仅数日而不认为是停经。停经时间长短，与输卵管妊娠部位有关。峡部或壶腹部妊娠者，常在停经 6 周左右出现腹痛症状；间质部妊娠常在妊娠 12～16 周发生破裂，有较长的停经史。询问病史时，应详细了解月经的量、质、持续天数及与既往月经比较，不要将点滴阴道出血误认为月经来潮。少数输卵管妊娠的绒毛组织所产生的 hCG，不足以使子宫内膜达到停经的反应，也可无停经现象。

（2）腹痛：患者多因突发性腹痛来就诊，其发生率在 95%以上。开始常为患侧下腹部剧烈疼痛，呈撕裂样，随即可能波及全腹。疼痛的程度和性质与发生的病理类型、内出血的量及速度有关。若为输卵管妊娠破裂，内出血量多且迅速，可刺激腹膜而产生剧烈疼痛，且可波及全腹；若为输卵管流产，则出血量较少、较缓慢，腹痛多限于下腹部或一侧，疼痛程度亦较轻。有少数病例出血量多者，血液可流至上腹部，刺激膈肌，产生上腹部及肩部疼痛，常误诊为上腹急腹症。若反复破裂或流产，可反复引起内出血。一次大量或多次、少量内出血未及时治疗者，血液凝集于盆腔最低处（直肠子宫陷凹），可引起肛门严重坠胀感。

（3）阴道出血：多表现为短暂的停经后不规则阴道出血，量少，点滴状，深褐色或暗红色；部分患者会出现多量的阴道出血，似月经量，有 5%患者出现大量的流血。阴道出血表明胚胎受损或已经死亡，使得 hCG 下降，卵巢黄体分泌的激素不能维持蜕膜生长，发生剥离而出血，并伴有蜕膜碎片或完整排出。在病灶除去（手术或药物）后，出血才能完全停止。

（4）晕厥与休克：患者在腹痛的同时，常有头晕、眼花、出冷汗、心悸，甚至晕厥。晕厥和休克的程度与出血的速度及量有关。

2. 体征

（1）全身检查：体温一般正常，休克时可能略低，当内出血吸收时，体温可稍高，但一般不超过 38℃。内出血时血压下降，脉搏变快、变弱，面色苍白。

（2）腹部检查：腹部有明显的压痛、反跳痛，以患侧最为显著。腹肌强直较一般腹膜炎轻，提示内出血所产生血性腹膜刺激与一般感染性腹膜炎不同。腹腔内出血量多时可出现移动性浊音体征。出血缓慢者或就诊较晚者形成血肿，可在腹部触诊到半实质感、有压痛的包块。

（3）妇科检查：阴道内常有少量出血，来自子宫腔。阴道后穹窿常饱满，有触痛。子宫颈有明显的宫颈举痛或摇摆痛，即将子宫颈向上或向左右轻轻摆动时，患者感到剧烈疼痛。内出血多者，检查时常感觉子宫有漂浮感。子宫常大或稍大、稍软。子宫一侧可触及胀大的输卵管。就诊时间较迟者，可在直肠子宫陷凹处触到半实质包块，时间越长，则血块机化越硬。

（四）诊断

输卵管流产或破裂后，多会出现典型的临床表现。根据停经、阴道出血、腹痛、休克等表现可

笔记栏

以作出诊断。若临床表现不典型，则应该密切监护病情变化，观察腹痛是否加剧、盆腔包块是否增大、血压及血红蛋白下降情况，有助于确诊。下列的辅助检查可帮助诊断。

1. 超声检查 B 型超声是诊断输卵管妊娠的重要方法之一。典型声像图为：①子宫腔内不见孕囊，内膜增厚；②子宫旁一侧见边界不清、回声不均的混合性包块，有时在包块内可见到孕囊、胚芽、原始的心血管搏动，为输卵管妊娠的直接证据；③直肠子宫陷凹处有积液。

2. 妊娠试验 测定 β-hCG 是早期诊断异位妊娠的较好方法。由于输卵管黏膜、肌层薄弱，不能供给绒毛细胞所需的营养，异位妊娠血浆 β-hCG 浓度较正常妊娠偏低。在正常妊娠早期，每 1.2～2.2 天，β-hCG 量增加 1 倍，而异位妊娠的倍增时间在 48h 常不足 66%，且 β-hCG 的绝对值亦低于正常妊娠。

3. 阴道后穹窿穿刺 是一种简单、可靠的诊断方法，适用于疑有腹腔内出血的患者。抽出暗红色不凝血，说明存在腹腔内出血。如抽出液为脓液或浆液，则可以排除输卵管妊娠。如误穿入静脉抽出血液，或未抽出血液均不能排除输卵管妊娠。当出血多，移动性浊音阳性时，也可经腹行腹腔穿刺抽取。

4. 腹腔镜检查 大多异位妊娠经上述检查可作出临床诊断，对不典型的病例可应用腹腔镜检查，可详细观察妊娠的部位以及与周围脏器的关系、粘连状态，且大部分病例可同时在腹腔镜下进行手术治疗。

5. 子宫内膜病理检查 由于诊刮术为有创性检查，因此目前临床上仅适用于阴道出血量较多且需排除宫内妊娠流产者。若刮出宫内组织物病理见绒毛，则可诊断为宫内妊娠；若仅见蜕膜、未见绒毛应高度怀疑异位妊娠。

案例 7-2 分析（1）

1. 诊断 异位妊娠。

诊断依据如下。

（1）病史特点：停经后点滴状阴道出血，下腹部疼痛并加重，伴有呕吐。有盆腔感染病史，具备异位妊娠的高危因素。

（2）体格检查：血压下降、心率增快，下腹部有压痛、反跳痛，有移动性浊音。妇科检查：宫颈举痛，子宫略饱满，一侧附件区触及直径 3cm 的囊性包块，阴道后穹窿饱满，穿刺抽出不凝血：尿妊娠试验阳性。

（3）B 超检查：子宫腔内未见孕囊，附件区内可见囊性占位，盆腔内有积液，初步诊断为异位妊娠。

2. 进一步处理 还需要行血 hCG 定量测定予以明确，必要时做腹腔镜检查以确诊。

（五）鉴别诊断

异位妊娠的鉴别诊断见表 7-2。

表 7-2 异位妊娠的鉴别诊断

鉴别点	输卵管妊娠	流产	急性输卵管炎	急性阑尾炎	黄体破裂	卵巢肿瘤蒂扭转
停经	多有	有	无	无	多无	无
腹痛	突然撕裂样剧痛，自下腹一侧开始向全腹扩散	下腹中央阵发性坠痛	两侧下腹持续性疼痛	持续性疼痛，从上腹开始经脐周转至右下腹	下腹一侧突发性疼痛	下腹一侧突发性疼痛
阴道出血	量少，暗红色，可有蜕膜管型排出	开始量少，后增多，鲜红色，有小血块或绒毛排出	无	无	无或有，如月经量	无
休克	程度与外出血不成正比	程度与外出血成正比	无	无	无或有，轻度休克	无
体温	正常，有时低热	正常	升高	升高	正常	稍高

笔记栏

续表

鉴别点	输卵管妊娠	流产	急性输卵管炎	急性阑尾炎	黄体破裂	卵巢肿瘤蒂扭转
妇科检查	宫颈举痛，直肠子宫陷凹有包块	无宫颈举痛，子宫颈口稍开，子宫增大、变软	宫颈举痛或摇摆痛	无肿块触及，直肠指检右侧高位压痛	无肿块触及，一侧附件压痛	宫颈举痛，卵巢肿块边缘清晰，蒂部触痛明显
白细胞计数	正常或稍高	正常	升高	升高	正常或稍高	稍高
血红蛋白	下降	正常或稍低	正常	正常	下降	正常
经阴道后穹窿穿刺	可抽出不凝血液	阴性	可抽出渗出液或脓液	阴性	可抽出不凝血液	阴性
hCG 检测	多为阳性	多为阳性	阴性	阴性	阴性	阴性
超声检查	一侧附件低回声区，其内有孕囊	子宫内可见孕囊	附件区可有低回声区	子宫附件区无异常回声	一侧附件低回声区	一侧附件低回声区，边缘清晰，有条索状带

（六）治疗

1. 异位妊娠合并休克的紧急处理 患者发生休克时，应该积极纠正休克，如建立静脉通道，立即输液、输血、吸氧，同时进行手术治疗（开腹或腹腔镜手术），迅速打开腹腔，提出患侧输卵管用卵圆钳钳夹止血，清理腹腔积血后，同时视患者年龄、有无生育要求、病灶的情况、内出血量、休克的程度等决定手术方式。

（1）输卵管切除术：无论是流产型还是破裂型输卵管妊娠，输卵管切除可及时止血，挽救生命，对已生育且无再生育要求的女性，可同时处理对侧输卵管。在行保守性手术中，输卵管出血无法控制时应当立即切除输卵管。输卵管间质部妊娠时可行子宫角切除及患侧输卵管切除，必要时切除子宫。

（2）保守性手术：原则上是去除妊娠物，尽可能保留输卵管的解剖与功能，为日后子宫内妊娠创造条件。输卵管伞部妊娠可行挤压术；壶腹部妊娠行开窗术；峡部妊娠行病灶切除、断端吻合术。因手术时输卵管受损，仍可能再发异位妊娠。保守性手术的选择应根据输卵管妊娠部位、输卵管损伤情况而定。输卵管保守手术后，因考虑有绒毛组织残留的风险，术后 1 周内应复查血 hCG，必要时可加用甲氨蝶呤（methotrexate，MTX）治疗。

2. 异位妊娠无合并休克的处理 药物治疗或手术治疗。

（1）药物治疗：目前首选 MTX，为叶酸拮抗药，能够抑制四氢叶酸生成而干扰 DNA 合成，使滋养细胞分裂受阻，胚胎发育停止而死亡。MTX 作用肯定，疗效确定，副作用小，不增加以后妊娠的流产率和畸形率。

1）适应证：①无药物治疗的禁忌证；②输卵管妊娠未发生破裂；③输卵管包块直径<4cm；④低血清 hCG 水平（<5000U/L）；⑤无明显腹腔内出血。

2）用药方案：包括全身治疗和局部用药，最佳方案尚未达到共识。全身治疗：①单次给药，剂量 $50mg/m^2$，肌内注射 1 次，可不加四氢叶酸，成功率达 87%以上；②分次给药，MTX 0.4mg/kg 肌内注射，每日 1 次，共 5 次，同时加用四氢叶酸。给药期间应监测 β-hCG 及 B 型超声严密监护。局部用药：可在超声引导下对孕囊穿刺，将 MTX 直接注入异位孕囊中，或在腹腔镜直视下穿刺异位孕囊，吸出部分囊液后，注入药物。此外，中医中药治疗输卵管妊娠也有疗效。

3）用药后随访：用药后 14 天血 hCG 下降并连续 3 次阴性，腹痛缓解或消失，阴道出血减少或停止者为显效。若病情无改善，甚至发生急性腹痛或输卵管破裂症状，则应立即进行手术治疗。

（2）手术治疗：手术方式与休克型相同。

案例 7-2 分析（2）

因为患者已经出现血压下降，所以应该尽快建立静脉通道，补液、输血抗休克治疗。尽快检测血 β-hCG 水平，知情同意，建议手术治疗。手术方式：剖腹探查术或腹腔镜探查术。术中见右侧输卵管峡部妊娠破裂，行右侧输卵管切除术。

异位妊娠后生育能力：由于器质性或功能性病变所致的异位妊娠患者，以后不孕的机会增多，特别是患过盆腔炎症的 30 岁以上的女性，第一次怀孕为异位妊娠者其生育能力更差。

笔记栏

二、其他类型的异位妊娠

（一）宫颈妊娠

受精卵在子宫颈管内着床和发育称为宫颈妊娠（cervical pregnancy）。虽罕见，一旦发生，非常危险，处理也较困难。临床表现：停经、早孕反应、阴道出血或出现血性分泌物，常突然发生阴道大量流血而危及患者生命，不伴腹痛。妇科检查：子宫颈呈现紫蓝色、软、膨大，流血多时子宫颈外口扩张，可以见到胚胎组织，但是子宫体大小及硬度正常。诊断应根据 B 超检查，可见到子宫颈管内孕囊。

治疗需根据病灶大小及症状决定不同的治疗方案。病灶小、流血量少或无流血者，首选 MTX 全身用药，也可先注射于子宫颈孕囊内，如已有胎心搏动，也可先注入 10% KCl 2ml 到孕囊内。经 MTX 治疗后，胚胎死亡，其周围绒毛组织坏死，待 β-hCG 明显下降后再行刮宫术，刮宫时出血量可能明显减少。若病灶大、流血量多或大出血者，在输液、备血的条件下，可行子宫动脉栓塞术，然后刮除子宫颈管内胚胎组织，用纱条填塞压迫创面止血；或在直视下切开子宫颈剥除胚胎，褥式缝合子宫颈壁，修复子宫颈管；或选用在宫腔镜下消除胚胎组织，电凝创面止血。必要时切除子宫以挽救患者生命。如果患者发生失血性休克，应先积极抢救休克，然后再用上述方法治疗。

（二）卵巢妊娠

卵巢妊娠（ovarian pregnancy）是受精卵在卵巢组织内着床、生长、发育。发病率为异位妊娠的 0.36%～2.74%。临床表现与输卵管妊娠非常相似，常被诊断为输卵管妊娠或误诊为卵巢黄体破裂。腹腔镜对诊断有很大的价值，但是确诊需要病理检查。诊断标准：①双侧输卵管必须完整，并与卵巢分开；②囊胚应位于卵巢组织内；③卵巢与囊胚必须以卵巢固有韧带与子宫相连；④囊胚壁上有卵巢组织。治疗应选择手术治疗，行卵巢楔形切除术、卵巢部分切除术、卵巢切除术或患侧附件切除术，手术方式可为腹腔镜手术或开腹手术。

（三）腹腔妊娠

腹腔妊娠指位于输卵管、卵巢及阔韧带以外的腹腔内妊娠，分原发性和继发性两种。原发性腹腔妊娠非常少见；继发性多发生于输卵管流产或破裂后，或继发于卵巢妊娠时，囊胚落入腹腔内。

患者往往有停经、早孕反应，可先有输卵管流产或破裂症状，然后流血停止、腹痛减轻，以后腹部逐渐增大，有胎动时孕妇腹痛不适。当妊娠月份增加时，在腹部可清楚扪及胎儿胎体，常会出现肩先露、臀先露、胎头高浮，而子宫轮廓不清。即使发育到足月也难以临产，子宫颈口不开，胎儿先露部不下降。腹腔妊娠时胎儿多不能存活，经常被大网膜及腹腔脏器包裹，日久后可变为干尸或成为石胎。B 超检查发现子宫内无胎儿，或见胎儿在子宫以外。

治疗：确诊后应立即手术取出胎儿。胎盘是否取出应视情况决定，如胎盘附着在子宫、输卵管及阔韧带，可将胎盘与其附着的器官一同切除；如果胎盘附着在重要器官上，不宜切除或无法剥离，可留置胎盘在腹腔内，以后会逐渐吸收。

（四）宫内外复合妊娠

宫内外复合妊娠（intrauterine and extrauterine compound pregnancy）指子宫腔内妊娠与异位妊娠同时存在，常见于子宫内妊娠合并输卵管妊娠，极为罕见（10 000～30 000 次妊娠中仅 1 次），但是目前辅助生殖技术的开展及促排卵药物的应用使其发病率明显增加（约为 1%）。诊断需结合病史、症状、体征及辅助检查综合判断和处理。原则上应在保证患者生命安全的基础上，个体化处理不同部位的异位妊娠，同时改善子宫内妊娠的预后，并注意围手术期及妊娠期管理。

（五）子宫残角妊娠

残角子宫是子宫畸形的一种，残角多与发育较好的子宫腔不通。受精卵从残角子宫侧输卵管进入残角子宫内妊娠。可在早孕时发生胚胎死亡而出现类似流产的症状，如胎儿继续生长，多会在中期妊娠时发生残角自然破裂而引起严重的内出血，导致休克。即使足月妊娠，在临产后胎儿也常死亡，如未确诊就盲目试产会引起残角破裂。一经确诊，可行残角子宫及同侧输卵管切除，如是足月活胎，可行剖宫产术后切除残角子宫。

笔记栏

三、剖宫产瘢痕妊娠

剖宫产切口部妊娠是指孕卵种植于剖宫产后子宫瘢痕处的妊娠，是一种特殊的异位妊娠。随着我国的高剖宫产率及我国生育政策的调整，目前剖宫产切口部妊娠（cesarean scar pregnancy，CSP）的发生率呈明显增长趋势。CSP 的发病机制尚未完全明了，可能与受精卵通过子宫内膜和剖宫产瘢痕间的微小腔道着床在瘢痕组织有关。CSP 有两种不同形式：一种是胚囊种植在前次剖宫产切口的瘢痕处，但整体朝向子宫腔生长，有继续妊娠的可能，但常至妊娠中、晚期发生胎盘植入等并发症；另一种是胚囊完全种植在瘢痕缺损处，并朝向膀胱及腹腔生长，有自然破裂而引起致命性出血的风险。剖宫产瘢痕妊娠在妊娠早期的临床表现主要为无痛性少量阴道出血。临床诊断主要依靠超声检查，典型表现为：①子宫腔内及子宫颈管内无孕囊；②孕囊位于子宫峡部前壁，可见卵黄囊、胚芽、原始心管搏动或仅见混合性回声包块；③孕囊与子宫前壁浆膜层之间的肌层明显变薄，甚至连续性中断；④彩色多普勒血流显像显示孕囊周边高速低阻血流信号。三维超声及磁共振检查可增加诊断的准确性。

由于大多数 CSP 预后凶险，一旦确诊，多建议终止妊娠。治疗方法包括手术治疗和（或）药物治疗。手术是最主要的治疗手段，效果优于期待治疗和单独药物治疗。手术方式包括超声引导下吸宫术、宫腔镜或腹腔镜下 CSP 妊娠物清除术、经阴前穹窿切开 CSP 妊娠物清除术等，应根据患者的停经周数、孕囊大小、瘢痕部位最薄肌层厚度、局部血流情况等综合判断，给予个体化治疗。首选的治疗药物是甲氨蝶呤，一般作为术前的预处理，不建议将 MTX 单独用于 CSP 的治疗。MTX 治疗 CSP 的适应证：①不愿意或不适合手术治疗的 CSP 患者，孕周越小，成功率越高；②手术治疗后有妊娠组织残留，血 hCG 水平下降缓慢者，且患者生命体征平稳，无 MTX 治疗禁忌证。

子宫动脉栓塞术是一种有效的辅助治疗手段，主要用于 CSP 终止妊娠时大出血的紧急处理，也可作为高出血风险 CSP 清宫或病灶切除术前的预处理措施。

CSP 可有不同的临床转归，若患者及家属坚决要求继续妊娠，必须充分告知其相关风险，并严密监测，一旦发生并发症，应及时终止妊娠。至妊娠晚期，瘢痕处胎盘多有植入，分娩前应做好充分的准备。

第三节 妊娠剧吐

案例 7-3

孕妇，26 岁。因“停经 80 天，恶心、呕吐 3 周，加重 3 天”入院。平时月经规律，停经 40 天查尿 hCG 阳性，停经 56 天出现恶心、呕吐，为胃内容物，每天 3～5 次，近 3 天恶心、呕吐频繁，每天 10 余次，呕吐物为黄绿色液体，不能进食，伴头晕、乏力、心悸、气短。既往体健，否认肝炎及消化道病史，否认药物过敏史。

体格检查：体温 36.5℃，脉率 116 次/分，呼吸 30 次/分，血压 90/60mmHg，一般情况稍差，营养中等，神志清楚，精神萎靡，查体合作。皮肤、黏膜干燥，无黄染及出血点，浅表淋巴结不肿大，颈软，气管居中，甲状腺不肿大，胸廓无畸形，心率 116 次/分，心律齐，各瓣膜区未闻及病理性杂音，两肺呼吸音清，未闻及干、湿啰音。腹软，肝、脾肋下未触及，无压痛及反跳痛，未触及明显包块。肠鸣音正常。脊柱、四肢无畸形，生理反射存在，病理反射未引出。

妇科检查：外阴未见异常，阴道畅，子宫颈呈紫蓝着色，子宫体前位，如妊娠 2 个多月大小，质软，活动，双侧附件未触及异常。

问题： 1. 还需进行哪些检查?

2. 初步诊断是什么?诊断依据是什么?

3. 应进一步做哪些处理?

妊娠剧吐（hyperemesis gravidarum，HG）是指在妊娠早期发生，以恶心、呕吐频繁及不能进食为主，导致脱水、电解质紊乱及新陈代谢障碍的一组症候群，发病率为 0.3%～1.0%。

一、病因

至今尚未明确，目前认为与以下因素有关。

笔记栏

（一）与血 hCG 水平有关

由于早孕反应的发生和消失过程与孕妇血 hCG 的升降时间相符，且呕吐最严重的时间为血 hCG 水平最高的时间；多胎妊娠、葡萄胎时，hCG 值显著增高，其症状较重，发生率也显著增高；当妊娠一旦终止，症状立即消失。故一般认为妊娠剧吐与血 hCG 增高密切相关，但妊娠剧吐症状的轻重存在个体差异，与血 hCG 水平并不一定成正比。

（二）与甲状腺功能改变有关

60%的 HG 孕妇可伴发短暂的甲状腺功能亢进症，呕吐的严重程度与游离 T_4 水平升高显著相关。

（三）与神经精神状态有关

临床观察发现凡对妊娠怀有恐惧或厌恶心理、情绪不稳、精神紧张、社会地位低、生活不安定、经济条件差的孕妇易患妊娠剧吐，提示精神及社会因素对发病有影响。

二、病理生理

呕吐频繁可导致水和钾、钠、氯等离子丢失而使血容量不足、血液浓缩、电解质紊乱。因不能进食，营养无法摄入可发生负氮平衡，导致血浆尿素氮及尿酸增高；机体动用脂肪供能，因脂肪氧化不全而使代谢中间产物酮体（丙酮、乙酰乙酸、β-羟丁酸）积聚，导致代谢性酸中毒。严重时可出现尿量减少，出现尿蛋白及管型。继发肾脏受损时可出现部分细胞坏死、肾小管退行性变、排泌功能减退，从而导致血肌酐、尿酸等升高，肾功能受损及酸中毒均可使钾离子从细胞内转移至细胞外，导致高钾血症，严重时导致心搏骤停。肝脏受累时转氨酶及胆红素升高，甚至出现黄疸。病程长者，因维生素 C 缺乏而致毛细血管脆性增加，导致视网膜出血。

三、临床表现

本病多见于年轻初孕妇，一般停经 6 周前后出现恶心、流涎和呕吐，初起为晨吐，以后逐渐加重，不局限于晨间，直至频繁呕吐不能进食，呕吐物中有胆汁或咖啡渣样物。患者疲乏、消瘦、口唇干裂、皮肤干燥、眼窝凹陷、尿量减少；体温轻度增高，严重时血压下降、脉率增快、尿比重增加、尿酮体阳性。若肝、肾功能受损，可出现黄疸，血胆红素、转氨酶、肌酐和尿素氮均升高，尿中可有尿蛋白和管型。眼底检查可有视网膜出血。

四、特殊并发症

（一）韦尼克脑病（Wernicke 脑病）

若病情继续发展，患者可出现意识模糊，陷入昏睡状态，甚至昏迷。频繁呕吐、进食困难可引起维生素 B_1 严重缺乏，导致 Wernicke 脑病，主要表现为中枢神经系统症状：眼球震颤、视力障碍、步态及站立姿势异常；有时患者可出现语言增多、近事记忆障碍、精神迟钝或嗜睡等脑功能紊乱状态。未治疗者的死亡率为 50%，经治疗后死亡率高达 10%。

（二）马洛里-魏斯综合征（Mallory-Weiss 综合征）

频繁呕吐还可使胃-食管连接处的纵向黏膜撕裂出血，导致 Mallory-Weiss 综合征，表现为呕血和黑粪，严重时可致食管穿孔，出现胸痛、剧吐、呕血。

（三）甲状腺功能亢进症

60%～70%的妊娠剧吐孕妇可出现短暂的甲状腺功能亢进（甲亢），表现为促甲状腺激素（TSH）水平下降或游离 T_4 水平升高，原因在于 β-hCG 的 β 亚单位结构与 TSH 化学结构相似，妊娠后 β-hCG 水平升高，刺激甲状腺分泌甲状腺激素，继而反馈性抑制 TSH 水平。常为暂时性，多数并不严重，一般无须使用抗甲状腺药物。原发性甲亢患者很少出现呕吐，而妊娠剧吐孕妇没有甲亢的临床表现（如甲状腺肿大、突眼）或甲状腺抗体阳性，应在 20 周复查甲状腺功能，甲状腺激素水平通常会恢复正常。

五、诊断与鉴别诊断

根据病史、临床表现、妇科检查，诊断并不困难，但必须用 B 型超声检查排除葡萄胎，并与可引起呕吐的消化道疾病（如急性病毒性肝炎、胃肠炎、胆道疾病、胰腺炎等）及神经系统疾病（如

笔记栏

脑膜炎及脑肿瘤等）相鉴别。

确诊为妊娠剧吐后，除从临床表现判断外，为鉴别病情轻重，需进行以下检查。

（一）血液检查

测定血红蛋白、红细胞计数、血细胞比容、全血及血浆黏度，以了解有无血液浓缩及其程度。测定二氧化碳结合力，或做血气分析以了解血液 pH、碱储备及酸碱平衡情况。测定钾、钠、氯，以了解有无电解质紊乱。还需测定血胆红素、肝肾功能等。

（二）尿液检查

查每日尿量，查尿酮体、测定尿比重等，并注意有无尿蛋白及管型。

（三）心电图检查及眼底检查

心电图检查及眼底检查可了解有无低血钾或高血钾的影响，以及有无视网膜出血。

案例 7-3 分析（1）

1. 还需进行的检查　该孕妇入院后应进行血尿常规、肝肾功能、电解质检查，完善甲状腺功能、产科超声检查。

（1）血常规：血红蛋白（Hb）140g/L，红细胞（RBC）4×10^{12}/L，白细胞（WBC）8×10^{9}/L，中性粒细胞百分比 0.80，淋巴细胞百分比 0.20，血小板（PLT）150×10^{9}/L。血细胞比容（Hct）45%。

（2）尿常规：相对比重≥1.030，酮体（+++），其余正常。

（3）血电解质：钾（K^+）3.2mmol/L，钠（Na^+）136mmol/L，氯（Cl^-）100mmol/L。

（4）B 超检查：子宫内早孕，顶臀长 4.3cm，胎心搏动好。

（5）甲状腺功能：未见明显异常。

2. 初步诊断　①G1P0，妊娠 11^{+3} 周，单胎妊娠；②妊娠剧吐；③低钾血症。

3. 诊断依据

（1）病史特点：有停经史，恶心、呕吐 24 天，加重 3 天。

（2）临床特点：有因频繁呕吐引起全身脱水、营养不良的相关症状及体征，无肝、胆及消化系统疾病的症状及体征。妇科检查见早期妊娠的相关体征，双侧附件未触及异常。

（3）辅助检查：尿酮体（+++），血液检查有血液浓缩表现，二氧化碳结合力降低，低钾、低氯。排除甲状腺功能亢进症。B 超：子宫内妊娠，顶臀长 4.3cm，胎心搏动好。

六、治　　疗

（一）一般治疗

消除思想顾虑，鼓励进清淡、易消化的食物，少量多餐，避免油腻、甜品及刺激性食物。给予维生素 B_1、维生素 B_6 及维生素 C 口服。适当休息。

（二）住院治疗

持续性呕吐合并酮症者需住院治疗。治疗措施包括静脉补液、补充多种维生素及纠正脱水、电解质紊乱，以及合理使用镇吐药物，防治并发症。

1. 一般处理　避免接触诱发呕吐的气味、食品或添加剂；避免早晨空腹、鼓励少量多餐；饮水，进食清淡、干燥、高蛋白质食物；进行心理疏导。

2. 纠正脱水及电解质紊乱　每日静脉滴注葡萄糖溶液及林格液共 2000～3000ml，使每日尿量在 1000ml 以上，输液中加入维生素 B_6 100～200mg、维生素 C 2～3g，并给予维生素 B_1 100mg 肌内注射。出现代谢性酸中毒时，可适当补充碳酸氢钠，低钾者可静脉补钾。

3. 镇吐治疗

（1）持续呕吐者：应给予维生素 B_6 或维生素 B_6-多西拉敏复合制剂。

（2）甲氧氯普胺：目前研究尚未发现其对妊娠存在明显影响。

（3）昂丹司琼：目前证据尚未能证明昂丹司琼对胎儿的安全性，虽绝对风险低，但使用时仍需权衡利弊。

笔记栏

（4）异丙嗪：其镇吐疗效与甲氧氯普胺基本相似。

（5）糖皮质激素：甲泼尼松龙可缓解妊娠剧吐的症状，但鉴于妊娠早期应用与胎儿唇裂相关，应避免在 10 周前作为一线药物，可作为顽固性妊娠剧吐患者最后的镇吐方案。

4. 终止妊娠指征 出现以下情况提示病情危重，应考虑终止妊娠。①体温持续高于 38℃；②脉率＞120 次/分；③持续黄疸或蛋白尿；④出现多发性神经炎及神经性体征；⑤出现韦尼克（Wernicke）脑病。

（三）Wernicke 脑病的治疗

该综合征死亡率极高，凡疑似病例，应立即给予大剂量维生素 B_1 并终止妊娠，给予 400～600mg 分次肌内注射，以后每日 100mg 肌内注射直至能正常进食，而后改为口服，并给予多种维生素，还可给予桂利嗪、地西泮、奋乃静等。

（四）Mallory-Weiss 综合征

该综合征需急诊手术治疗。

七、预　　后

绝大多数妊娠剧吐患者预后良好，仅极个别病例因病情严重需终止妊娠。

案例 7-3 分析（2）

4. 进一步处理

（1）鼓励少量多餐，合理使用镇吐药物。

（2）记 24h 出入量。

（3）静脉输液每日约 3000ml，补充维生素 B_6、维生素 C，保证每日尿量超过 1000ml。

（4）维生素 B_1 100mg，肌内注射，每日 1 次。

（5）动态监测血电解质、血气分析、尿酮体，并根据结果调整输液。

（6）进行心理护理及妊娠早期宣教。

第四节　早　　产

案例 7-4

孕妇，29 岁。因“停经 32 周，下腹痛 2 小时”入院。

孕期定期行产前检查，未见异常。现妊娠 32 周，2 小时前无明显诱因出现腹部阵痛，无阴道流血、流水，急诊入院。既往体健，G2P1，3 年前早产分娩 34 周男婴。

查体：体温 37℃，脉率 85 次/分，呼吸 20 次/分，血压 120/70mmHg。发育正常，营养中等，心、肺正常，腹软，肝、脾肋下未触及，无压痛、反跳痛，双下肢无水肿。

产科检查：宫高 30cm，腹围 92cm，胎方位头，胎心率 135 次/分，胎头高浮。腹部可触及不规律宫缩，每 5～10min 宫缩 1 次，持续 20s。阴道检查：宫口未开，宫颈消退 60%。辅助检查：血红蛋白 112g/L，红细胞 3.5×10^{12}/L，白细胞 9.8×10^{9}/L，血小板 145×10^{9}/L，尿常规、生化检查未见异常。

B 超：子宫内妊娠 32 周，单活胎，头位，胎盘位于前壁，子宫颈长度 1.5cm，内口扩张 2cm。

问题：1. 该病例的初步诊断是什么？

2. 进一步处理是什么？

早产指妊娠达到 28 周但不足 37 周分娩者。此时娩出的新生儿称为早产儿（preterm neonates）。有些国家已将早产时间的下限定义为妊娠 24 周或 20 周。早产儿各器官发育尚不够健全，出生孕周越小，体重越轻，预后越差。早产占分娩总数 5%～15%。早产儿中约有 15%于新生儿期死亡。近年来由于早产儿及低体重儿治疗学的进步，其生存率已明显提高。

一、早产的分类及原因

早产可分为自发性早产和治疗性早产。前者又分为胎膜完整早产和未足月胎膜早破。早产病因复杂，发病机制尚不明确。

（一）胎膜完整早产

胎膜完整早产为最常见的类型，约占 45%。发生的机制主要如下。①子宫腔过度扩张：如双胎或多胎妊娠、羊水过多等。②母胎应激反应：由于孕妇精神、心理压力过大，导致胎盘-胎儿肾上腺-内分泌轴紊乱，过早、过多分泌促肾上腺皮质激素释放激素（CRH）和雌激素，使子宫颈过早成熟并诱发宫缩。③宫内感染：感染途径最常见为下生殖道的病原体经子宫颈管逆行而上，另外，母体全身感染的病原体也可通过胎盘侵及胎儿或盆腔感染的病原体经输卵管进入子宫腔。最常见的病原体有阴道加德纳菌、梭形杆菌、人型支原体、解脲支原体等。

（二）胎膜早破早产

病因及高危因素包括未足月胎膜早破（PPROM）史、体重指数＜19.0kg/m^2、营养不良、吸烟、子宫颈功能不全、子宫畸形（如纵隔子宫、单角子宫、双角子宫等）、宫内感染、细菌性阴道病、子宫过度膨胀、辅助生殖技术受孕等。

治疗性早产指由于母体或胎儿的健康原因不允许继续妊娠，在未达到 37 周时采用引产或剖宫产术终止妊娠。

二、预　　测

早产的先兆表现缺乏特异性，难以识别真假早产，容易造成过度诊断和治疗。另外，有些早产发生之前并没有明显的临床表现，容易漏诊。因此，有必要对有高危因素的孕妇进行早产风险评估及预测。

（一）高危因素

孕妇年龄过小或高龄、消瘦、妊娠间隔过短、吸烟和心理因素等；既往妊娠中期流产史、早产史；有先天性生殖道畸形、宫颈扩张术和刮宫术史、宫颈手术史、创伤史、短宫颈、宫颈功能不全等；此孕为辅助生殖技术受孕、多胎妊娠、产前出血、感染、胎儿及羊水量异常、有妊娠合并症或并发症等。

（二）经阴道超声测子宫颈长度

测定妊娠 24 周前子宫颈长度＜25mm，或子宫颈内口漏斗形成伴有子宫颈缩短，提示早产风险增大，尤其对子宫颈长度＜15mm 和＞30mm 的阳性和阴性预测价值更大。

（三）子宫颈分泌物生化检测

超声检测子宫颈长度为 20～30mm，对早产的预测价值还不确定，可进一步做子宫颈分泌物的生化指标检测，以提高预测的准确性，尤其是对没有明显早产临床表现的孕妇。检测指标：包括胎儿纤连蛋白（fFN）、磷酸化胰岛素样生长因子结合蛋白-1（phIGFBP-1）、胎盘 α 微球蛋白-1（PAMG-1），其中 fFN 的阴性预测价值更大。

三、早产的临床表现及诊断

早产的临床表现主要是宫缩，起初为不规则宫缩，常伴有少许阴道出血或血性分泌物，后续可发展为规则宫缩，与足月临产相似。胎膜早破较足月临产多。临床上，早产可分为先兆早产和早产临产两个阶段。先兆早产指有规则或不规则宫缩，伴有子宫颈管进行性缩短。

早产临产需符合下列条件：①出现规律宫缩（≥4 次/20min 或≥8 次/60min），伴有子宫颈的进行性改变；②宫颈扩张 1cm 以上；③宫颈展平≥80%。

诊断早产一般并不困难，但应与妊娠晚期出现的生理性子宫收缩相鉴别。生理性子宫收缩一般不规则、无痛感，且不伴有子宫颈管缩短和宫口扩张等改变，也称为假早产。

四、治　　疗

治疗原则：若胎膜完整，在母胎情况允许时尽量期待至妊娠 34 周，监护母胎情况，适时停止早

笔记栏

产的治疗。

（一）一般治疗

宫缩频繁，但子宫颈无变化，无须卧床休息，只需适当减少活动的强度和避免长期站立，给予心理疏导，加强母胎监测及动态评估；子宫颈已有改变的先兆早产，需住院并注意休息。早产临产，需住院治疗。监测胎儿发育情况、羊水量、胎盘成熟度，排除胎儿畸形，并行胎心监护、生物物理评分，避免阴道检查，减少腹部检查所带来的刺激。

（二）抑制宫缩治疗

先兆早产患者，通过适当地控制宫缩，能延长妊娠时间；早产临产患者，宫缩抑制药虽不能阻止早产分娩，但可延长孕周，为促胎儿肺成熟和转运赢取时间。

1. 钙通道阻滞药 是一类能选择性减少慢通道的 Ca^{2+} 内流，因而干扰细胞内 Ca^{2+} 浓度而影响细胞功能的药物，能抑制宫缩。代表药物有硝苯地平，起始剂量为 20mg，然后根据宫缩情况调整，每次 10～20mg，每 6～8h 一次。应密切注意孕妇心率及血压的变化。已用硫酸镁者慎用。

2. 缩宫素受体拮抗剂 代表药物为阿托西班，其抑制宫缩的机制在于竞争性结合缩宫素受体，使缩宫素兴奋子宫平滑肌的作用削弱，起到受体降调作用，从而减少缩宫素的功效。其副作用轻微，无明显禁忌证。用法：起始剂量为 6.75mg 静脉注射，继之 18mg/h 滴注，维持 3h；接着 6mg/h 缓慢滴注，持续 45h。

3. 前列腺素合成酶抑制药 前列腺有刺激子宫收缩和软化子宫颈的作用。前列腺素合成酶抑制药可减少前列腺素的合成或抑制前列腺素的释放以抑制宫缩。常用药物有吲哚美辛等。吲哚美辛的用法：初始剂量为 50～100mg，经直肠给药，也可口服，然后每 6h 给予 25mg，维持 48h。由于这类药物可通过胎盘抑制胎儿前列腺素的合成与释放，使胎儿体内前列腺素减少，而前列腺素有维持胎儿动脉导管开放的作用，缺乏时动脉导管可能过早关闭而致胎儿血液循环障碍，且有使肾血管收缩、抑制胎儿尿形成、使肾功能受损、羊水减少的严重副作用。尽管使用吲哚美辛存在风险，但妊娠＜32 周，给药时间＜48h，吲哚美辛是相对安全的。

4. $β_2$ 肾上腺素受体激动药 可激动子宫平滑肌中的 $β_2$ 受体，抑制子宫平滑肌收缩，减少子宫的活动而延长妊娠期。主要不良反应有母儿心率增快、心肌耗氧量增加、血糖升高、血钾降低等，故对合并心脏病、重度高血压、未控制的糖尿病等患者慎用或不用。目前常用的药物有利托君，用法：起始剂量为 50～100μg/min 静脉滴注，每 10min 可增加剂量 50μg/min，至宫缩停止，最大剂量不超过 350μg/min，共 48h。用药期间要密切观察孕妇主诉及心率、血压、宫缩变化，并限制静脉输液量，以防肺水肿。长期用药者应监测血钾、血糖、肝功能和超声心动图。

（三）硫酸镁保护胎儿脑神经

妊娠 34 周前的早产临产，推荐应用硫酸镁保护胎儿中枢神经系统，可以降低早产儿的脑瘫风险和严重程度。硫酸镁 4g 静脉滴注（30～60min 滴完），可以 1g/h 的速度维持静脉滴注直至分娩（不超过 24h）。如使用 24h 未分娩可停止输注，当产程发动可重复使用。高浓度的镁离子可直接作用于子宫平滑肌细胞，拮抗钙离子对子宫的收缩活性，亦有抑制子宫收缩的作用，一般用药不超过 48h。

（四）控制感染

因感染是早产的常见病因，建议进行阴道分泌物细菌学检查（包括 B 族链球菌）。对于胎膜早破早产者，须预防性使用抗生素。

（五）适时终止妊娠

下列情况，需终止早产治疗：①宫缩进行性增强，经过治疗无法控制者；②有宫内感染者；③衡量利弊，继续妊娠对母胎的危害大于胎儿肺成熟对胎儿的好处时；④妊娠≥34 周，如无母胎并发症，应停用宫缩抑制药，顺其自然，不必干预，继续监测母胎情况。

（六）产时处理与分娩方式

1. 经阴道分娩 严密观察产程，密切监测胎心，间断面罩吸氧，肌内注射维生素 K，预防新生儿颅内出血，慎用可能抑制胎儿呼吸的镇静药。

2. 剖宫产术 为减少早产儿颅内出血的可能性，近年来一些学者提出应放宽对早产的剖宫产指征。但需在评估早产儿存活可能性的基础上加以权衡。

笔记栏

3. 预防新生儿呼吸窘迫综合征 对妊娠＜34周，1周内有可能分娩的孕妇，应使用糖皮质激素促胎儿肺成熟。妊娠34～36周应结合患者及家属意愿，知情同意后可以使用。糖皮质激素能促胎儿肺成熟，明显降低新生儿呼吸窘迫综合征的发病率，并可减轻其严重程度，减少早产儿脑室内出血的发生。用法为分娩前地塞米松6mg肌内注射，每12h一次，共用4次。或倍他米松12mg肌内注射，每日1次，共2次。做好新生儿抢救的准备。如果用药后超过1～2周，仍存在34周前早产可能者，可重复1个疗程。

案例 7-4 分析

1. 本例初步诊断 G2P1，孕32周，单胎头位，先兆早产。

2. 本例诊断依据

（1）病史特点：妊娠32周，阵发性下腹痛。

（2）高危因素：既往早产病史。

（3）妇科检查：下腹部不规则宫缩，宫颈消退60%。

（4）辅助检查：超声提示子宫颈长度缩短，内口扩张。

3. 进一步进行针对性治疗 预计患者近期可能分娩，可使用宫缩抑制药，如硝苯地平、阿托西班，给予地塞米松促胎儿肺成熟。如临产，给予硫酸镁保护胎儿脑神经。

五、预　　防

预防早产是降低围生儿死亡率的重要措施之一。

1. 定期产前检查，指导孕期卫生，应重视可能引起早产的因素。
2. 切实加强高危妊娠管理，积极治疗妊娠并发症，预防胎膜早破，预防亚临床感染。
3. 宫颈机能不全者可行宫颈环扎术。
4. 单胎、妊娠中期子宫颈管短的孕妇，无论有无晚期流产或早产史，可预防性使用孕酮。

第五节 过期妊娠

案例 7-5

孕妇，28岁。因“停经42^{+3}周，自觉胎动减少5天”入院。

孕期未定期做产前检查。近5天自觉胎动减少，急诊入院。根据早期超声核对孕周为42^{+3}周。既往体健，G2P0，人工流产1次。月经规律，月经量中等，无痛经。

查体：体温37.0℃，脉率89次/分，呼吸20次/分，血压110/75mmHg。发育正常，营养中等，身高155cm，体重58kg。自由体位，心、肺正常，腹平软，肝、脾肋下未触及，无压痛、反跳痛，双下肢无水肿。

专科检查：宫高30cm，腹围89cm。胎方位为左枕前位，胎头已入盆，胎心率为160次/分。无宫缩。

阴道检查：宫口未开，子宫颈管消退60%，质中，居后，先露S^{-2}，骨盆外测量均在正常范围内。

辅助检查：B型超声检查示胎盘成熟度Ⅲ级，呈老化胎盘图像；羊水最大暗区1.1cm；估计胎儿体重2335g±125g。胎心监测：无反应型。

问题： 1. 该孕妇的诊断是什么？

2. 需进一步做哪些检查？

3. 如何处理？

平时月经周期规则，妊娠达到或超过42周（≥294天）尚未分娩者，称过期妊娠（postterm pregnancy）。其发生率占妊娠总数的3%～15%。由于妊娠过期，胎盘老化而出现退行性改变，使绒毛间隙血流量明显下降，形成梗死，进一步使血流量减少，供应胎儿氧和营养物质减少，胎儿不再继续生长，羊水量减少，因此过期妊娠是胎儿窘迫、胎粪吸入综合征、新生儿窒息、围生儿死亡及巨大儿、难产的重要原因。

笔记栏

一、病因

过期妊娠原因不明。但已有的研究结果认为以下因素与过期妊娠相关，包括初产妇、既往过期妊娠史、男性胎儿、孕妇肥胖、遗传因素、胎儿异常（如无脑儿和胎盘硫酸酯酶缺乏）等。

二、病理

（一）胎盘

过期妊娠的胎盘有两种类型。一种是胎盘功能正常，除体积、重量略有增加外，胎盘形态和镜检与正常妊娠足月胎盘相似。另一种是胎盘功能减退，胎盘绒毛内血管减少，间质纤维化增加，合体细胞小结增多，部分小结断裂、脱落，绒毛表面出现缺损，缺损部位有纤维蛋白沉积，出现钙化灶，绒毛上皮与血管基底膜增厚；同时出现胎盘老化现象，如绒毛间血栓形成、胎盘梗死、绒毛周围纤维素或胎盘后血肿增加等，使胎盘合成、代谢、运输等功能明显下降。有资料分析表明，过期妊娠胎盘中，有约 40%出现血流灌注不足，胎儿不能适应临产后子宫收缩所附加造成的缺氧状态而易发生意外。

（二）羊水

妊娠足月时羊水量约为 800ml，以后随着妊娠推延，羊水量逐渐减少。妊娠 42 周后，约 30%孕妇的羊水可减少至 300ml 以下，羊水胎粪污染率明显提高，如同时存在羊水过少，羊水粪染率可达 71%。

（三）胎儿

过期妊娠胎儿生长模式可能有以下几种。

1. 正常生长 当过期妊娠胎盘功能正常时，胎儿可继续生长，约 25%体重增加成为巨大胎儿，又由于颅骨钙化，不易变形，易导致经阴道分娩困难，使新生儿的发病率相应增加。

2. 成熟障碍 如过期妊娠胎盘功能不良或下降，由于胎盘血氧供应不足，可导致胎儿不再继续生长发育而并发成熟障碍综合征。临床上可分 3 期：Ⅰ期为过度成熟，胎儿的胎脂消失，皮下脂肪减少，皮肤干燥松弛且多皱褶，头发浓密，指（趾）甲长，身体瘦长，呈“小老人”容貌；Ⅱ期为胎儿缺氧，肛门括约肌松弛，有胎粪排出使羊水及胎儿皮肤黄染，胎膜和脐带呈黄绿色，围生儿发病率及围生儿死亡率最高；Ⅲ期为胎儿全身因粪染历时较长而广泛着色，指（趾）皮肤呈黄色，脐带和胎膜呈黄绿色，此期胎儿已经历和度过Ⅱ期危险阶段，其预后反而较Ⅱ期好。

3. 胎儿生长受限 小样儿可与过期妊娠共存，后者更增加胎儿的危险性。

三、对母儿影响

（一）对围生儿的影响

除胎儿成熟障碍外，尚有胎儿窘迫、胎粪吸入综合征、巨大儿、新生儿抽搐等，使围生儿发病率及死亡率增高。

（二）对母体的影响

产程延长和难产率增高，使手术产率及母体产伤明显增加。

（三）过期产儿患病率和死亡率均高

为减少胎粪吸入综合征的发生，胎儿娩出后应立即在直接喉镜指引下行气管插管吸出气管内容物，注意及时发现和处理新生儿窒息、脱水、低血容量及代谢性酸中毒等并发症。

四、诊断

应正确核实预产期，并确定胎盘功能是否正常。

（一）核实预产期

诊断过期妊娠之前必须准确核实预产期。若平时月经周期不规则，则仅依据末次月经推算的预产期不准确。应注意：①详细询问平时月经情况，有无服用避孕药等使排卵期推迟；②根据妊娠前基础体温升高的排卵期推算预产期；③夫妇两地分居者，应根据性交日期推算；④根据辅助生殖技术（如人工授精、体外受精-胚胎移植术）的日期推算预产期；⑤参考开始出现早孕反应的时间及开

笔记栏

始自觉胎动的时间加以估计；⑥妊娠早期曾做妇科检查者，按当时子宫大小推算；⑦根据超声检查确定妊娠周数，妊娠 20 周内超声检查，早期妊娠（妊娠 12 周）以胎儿顶臀长（CRL）推算妊娠周数最为准确，中期妊娠则综合胎儿双顶径、腹围和股骨长度推算预产期较好；⑧根据妊娠早期血、尿 hCG 增高的时间推算妊娠周数；⑨子宫符合孕足月大小，子宫颈已成熟，羊水量渐减少，孕妇体重不再增加或稍减轻，应视为过期妊娠。

（二）判断胎盘功能

1. 胎动计数 孕妇自数胎动，如胎动明显减少提示胎儿宫内缺氧，应视为胎盘功能（placental function）减退。

2. 胎儿电子监测无应激试验（NST） NST 无反应型时需做催产素激惹试验（OCT），多次、反复出现胎心晚期减速者提示胎儿胎盘功能减退，胎儿明显缺氧。

3. B 型超声 每周 1～2 次 B 型超声监测，观察胎动、胎儿肌张力、胎儿呼吸运动及羊水量等。羊水暗区直径＜3cm，提示羊水减少；＜2cm 提示羊水过少，胎儿窘迫风险明显增加。还可通过彩色超声多普勒检测胎儿脐动脉血流速度，以此判断胎盘功能与胎儿安危。

（三）了解子宫颈成熟度

子宫颈成熟度与引产成功率呈正相关。通常采用 Bishop 子宫颈成熟度评分法（表 7-3），7～9 分的引产成功率约为 80%，评分≥7 分者，可直接引产；评分＜7 分者，引产前先促子宫颈成熟。目前常用促子宫颈成熟的方法主要有前列腺素 E_2（PGE_2）阴道制剂和宫颈扩张球囊。

表 7-3 Bishop 子宫颈成熟度评分法

指标	分数			
	0	1	2	3
子宫颈口扩张（cm）	0	1～2	3～4	≥5
子宫颈管消退（%）	0～30	40～50	60～70	80～100
胎儿先露部高低（坐骨棘水平=0）	−3	−2	−1～0	+1～+2
子宫颈质地	硬	中	软	
子宫口朝向	后	中	前	

五、处　理

应根据胎盘功能、胎儿大小、子宫颈成熟度等综合分析，选择恰当的分娩方式，适时终止妊娠。

（一）引产

确诊过期妊娠，无胎儿窘迫、无头盆不称者，胎盘功能正常，子宫颈条件成熟，Bishop 评分＞7 分者可考虑引产。

1. 引产前促子宫颈成熟（preinduction cervical ripening） 子宫颈成熟度可影响引产的成功率，因此引产前应常规做 Bishop 子宫颈成熟度评分（表 7-3），如 Bishop 评分≤7 分，引产前应给予促子宫颈成熟治疗。

2. 引产（induction of labor） 对子宫颈成熟，Bishop 评分＞7 分者应给予引产。对胎头已衔接者，可采用人工破膜加缩宫素静脉滴注的方法。引产过程中应严密监护胎心、宫缩及产程进展。过期妊娠时，胎儿虽有足够的储备力，但临产后宫缩应激力的显著增加超过其储备力，易出现隐性胎儿窘迫，甚至死亡，对此应有足够的认识，最好应用胎儿监护仪持续监测胎心，注意羊水性状，及早发现胎儿窘迫，并及时处理。如破膜后羊水少、黏稠、粪染；产程长，胎儿先露部下降不满意；产程中出现胎儿窘迫征象；头盆不称等均应行剖宫产术尽快结束分娩。

（二）剖宫产术

过期妊娠时，胎盘功能减退、胎儿储备能力下降，应该放宽剖宫产术的指征。

案例 7-5 分析

1. 该病例入院诊断为 G2P0，孕 42^{+3} 周，单胎头位，过期妊娠，胎儿窘迫，胎儿生长受限。

笔记栏

2. 诊断依据

（1）从末次月经推算，患者停经 42^{+3} 周。根据早期超声核对孕周，预产期相符。

（2）临床表现有胎动减少，提示胎盘功能不良、胎儿窘迫的可能。

（3）NST 呈无反应型；B 型超声检查：胎盘成熟度Ⅲ级，呈老化胎盘图像；羊水过少，羊水最大深径（MVP）为 1.0cm；估计胎儿体重为 2335g±125g。上述结果支持胎盘功能减退的判断。

（4）阴道检查：子宫颈长 3cm，未开，头先露，S^{-2}。提示子宫颈尚不成熟，如经阴道分娩还需促子宫颈成熟、催产。

3. 该案例的进一步检查 包括尽快完善实验室检查，如血常规、尿常规、凝血、生化检查及心电图。

该孕妇属过期妊娠、胎盘功能不良、胎儿宫内窘迫、子宫颈不成熟、短期内无法经阴道分娩，应尽快行剖宫产术终止妊娠。

第六节　妊娠期高血压疾病

案例 7-6

孕妇，24 岁，G1P0，因“停经 35 周，头痛伴视物模糊 3 天，抽搐 3 次”急诊入院。患者孕期未规范行产前检查，3 天来头痛伴视物模糊，3h 前无明显诱因突然抽搐，表现为两目上视、手足抽搐、全身强直，持续约 2 分钟后清醒，在送医院途中抽搐 2 次，现急诊入院。患者既往体健，否认高血压、癫痫等病史，否认外伤、手术史。

体格检查：体温 36.5℃，脉率 102 次/分，呼吸 16 次/分，血压 160/110mmHg。神志欠清，被动体位，查体不合作，全身皮肤无黄染及出血点，瞳孔等大等圆，对光反射存在，面部潮红，无舌咬伤。双下肢水肿（+++），生理反射存在，病理反射未引出。产科检查：腹膨隆如孕月，宫高 32cm，腹围 93cm，胎方位 LOA，胎心率 136 次/分，头先露，未入盆，无宫缩。

辅助检查：血红蛋白（Hb）130g/L，红细胞（RBC）4.1×10^{12}/L，白细胞（WBC）9.8×10^{9}/L，血细胞比容（Hct）39%，血小板（PLT）110×10^{9}/L，出、凝血时间正常。尿蛋白（+++），尿比重 1.030。眼底检查：视网膜动脉变细，A∶V 约为 1∶3，双视盘模糊，边界不清，无出血。

问题： 1. 本案例的初步诊断是什么？诊断依据是什么？

2. 应完善哪些检查？

3. 进一步处理是什么？

妊娠期高血压疾病（hypertensive disorder of pregnancy，HDP）是妊娠与血压升高并存的一组疾病，发病率为 5%～12%。这组疾病包括妊娠期高血压、子痫前期、子痫、妊娠合并慢性高血压、慢性高血压并发子痫前期，病情严重时可以危及全身多脏器，是导致孕产妇和围生儿发病率及死亡率增加的常见原因之一。

妊娠期高血压疾病的分类及临床表现见表 7-4，每种疾病的临床特点、发病机制和处理不同。

表 7-4　妊娠期高血压疾病的分类

分类	临床表现
妊娠期高血压	妊娠 20 周后新发高血压，收缩压≥140 和（或）舒张压≥90mmHg，无蛋白尿，产后 12 周内恢复正常
子痫前期	妊娠 20 周后新发高血压，收缩压≥140 和（或）舒张压≥90mmHg，伴有随机尿蛋白（++），或尿蛋白/肌酐值≥0.3，或尿蛋白≥0.3g/24h 或虽无蛋白尿，但合并下列任何 1 项者：①血小板减少（血小板＜100×10^{9}/L）；②肝功能损害（血清转氨酶水平为正常值 2 倍以上）；③肾功能损害（血肌酐水平大于 97.24μmol/L 或为正常值 2 倍以上）；④肺水肿；⑤新发头痛（药物治疗不能缓解且不能用其他疾病解释）；⑥视觉障碍
子痫	子痫前期基础上发生不能用其他原因解释的抽搐

笔记栏

续表

分类	临床表现
慢性高血压并发子痫前期	慢性高血压女性妊娠前无蛋白尿，妊娠 20 周后出现蛋白尿，或妊娠前有蛋白尿，妊娠后蛋白尿明显增加，或血压进一步升高，或出现血小板减少＜100×10^9/L，或出现其他肝肾功能损害、肺水肿、新发头痛或视觉障碍等严重表现
妊娠合并慢性高血压	妊娠 20 周前收缩压≥140mmHg 和（或）舒张压≥90mmHg，妊娠期无明显加重，或妊娠 20 周后首次诊断高血压持续到产后 12 周后

一、子痫前期、子痫

子痫前期、子痫是妊娠期特发性疾病，20 周后发生，病情可持续进展，有时在短期内可突然恶化为重度子痫前期，出现严重临床表现（表 7-5）。

表 7-5 重度子痫前期的诊断标准

子痫前期伴有以下任何一种表现：
收缩压≥160mmHg，或舒张压≥110mmHg（卧床休息，两次测量间隔至少 4h）
血小板减少＜100×10^9/L
肝功能损害（血清转氨酶水平为正常值的 2 倍以上），严重持续性右上腹或上腹疼痛，不能用其他疾病解释，或两者均存在
肾功能损害（血肌酐水平大于 97.24μmol/L 或无其他肾脏疾病时肌酐浓度为正常值 2 倍以上）
肺水肿
新发头痛（药物治疗不能缓解且不能用其他疾病解释）
视觉障碍

（一）子痫前期

1. 病因与发病机制 病因尚未完全阐明。子痫前期是一种多因素、多机制、多通路的疾病，目前被广为接受的发病机制为“两阶段”学说。第一阶段——临床前期：即滋养细胞对子宫螺旋动脉的重塑障碍，导致局部缺血、缺氧，释放多种胎盘因子；第二阶段——临床表现期：即胎盘因子进入母体血液循环、促进系统性炎症反应激活，以及血管内皮细胞的广泛损伤，发生子痫前期、子痫的临床表现。发病机制主要有以下几种。

（1）子宫螺旋小动脉重铸不足：正常妊娠时，锚定绒毛滋养细胞沿螺旋小动脉逆行浸润，逐渐取代血管内皮细胞，螺旋动脉血管壁平滑肌崩解，血管腔扩大、阻力下降，血流量明显增加，使动脉由高阻力低流量转变为低阻力高流量，提高胎盘血管灌注，确保母胎之间物质交换，以满足胎儿发育所需，这一过程称血管重铸，滋养细胞侵入深度可达子宫肌层的内 1/3。而妊娠期高血压疾病滋养细胞浸润能力受损，发生胎盘浅着床，螺旋动脉重铸障碍，胎盘灌注不足，影响胎儿发育，导致血管内皮细胞损伤和引起子痫前期的临床表现。螺旋动脉重铸障碍的具体机制仍在研究中。

（2）炎症免疫过度激活：胎儿是同种半异体移植物，成功的妊娠要求母体免疫系统对其充分耐受。子痫前期患者无论是母胎界面局部还是全身均存在着炎症免疫反应过度激活现象，现有的证据显示，母胎界面局部处于主导地位的天然免疫系统在子痫前期发病中起重要作用，Toll 样受体家族、蜕膜自然杀伤细胞（dNK cell）、巨噬细胞等的数量、表型和功能异常均可影响子宫螺旋小动脉重铸，造成胎盘浅着床。特异性免疫研究集中在 T 细胞，正常妊娠时母体 Th1/Th2 免疫状态向 Th2 型漂移，但子痫前期患者蜕膜局部 T 细胞向 Th1 型漂移。近年发现，$CD4^+CD25^+$调节性 T 细胞（regulatory T cell，Treg 细胞）参与 Th1/Th2 免疫状态的调控。当 Treg 细胞显著减少时，促进 Th1 型占优势，使母体对胚胎免疫耐受降低，引发子痫前期。

（3）血管内皮细胞受损：血管内皮细胞损伤是子痫前期的基本病理变化，它使扩血管物质，如一氧化氮（NO）、前列腺素 I_2 合成减少，缩血管物质，如内皮素（ET）、血栓素 A_2 等合成增加，从而引起血管痉挛。此外，血管内皮损伤还可激活血小板及凝血因子，加重子痫前期高凝状态。引起子痫前期血管内皮损伤的因素很多，如炎症介质、肿瘤坏死因子、白细胞介素-6、极低密度脂蛋白等，还有氧化应激反应。

（4）遗传因素：从临床观察发现妊娠期高血压疾病存在着明显的遗传倾向。通过对妊娠期高血压疾病患者及其各级亲属的家系研究，认为子痫前期和子痫的发病符合常染色体隐性遗传规律，也

笔记栏

有研究认为只有胎母共同表达隐性致病基因才发生妊娠期高血压疾病，但进一步的研究认为妊娠期高血压疾病的多基因遗传不能除外。

（5）营养缺乏：已发现，多种营养如低白蛋白血症及钙、镁、锌、硒等缺乏与子痫前期发生、发展有关。有研究发现，饮食中钙摄入不足者血清钙下降，导致血管平滑肌细胞收缩。硒可防止机体受脂质过氧化物的损害，提高机体的免疫功能，避免血管壁损伤。锌在核酸和蛋白质的合成中有重要作用。维生素 E 和维生素 C 均为抗氧化剂，可抑制磷脂过氧化作用，减轻内皮细胞的损伤。这些证据需要核实。

（6）胰岛素抵抗：近年研究发现，妊娠期高血压疾病与胰岛素抵抗相关，高胰岛素血症可导致 NO 合成下降及脂质代谢紊乱，影响前列腺素 E_2 的合成，增加外周血管的阻力，升高血压。

2. 病理生理变化及对母儿的影响 本病基本病理生理变化是全身小血管痉挛，全身各系统各脏器灌流减少，对母儿造成危害，甚至导致母儿死亡。

（1）脑：脑血管痉挛，使脑组织缺氧，引起通透性增加，导致脑水肿、充血，以及脑血栓形成、脑梗死、脑出血等，甚至发生脑疝。轻度患者可出现头晕、头痛、眼花、恶心、呕吐等，严重者发生视物模糊，甚至失明、感觉迟钝，个别患者可出现抽搐、昏迷。

（2）肾脏：肾血管痉挛，使肾血流量和肾小球滤过率均下降，肾缺氧使肾小球扩张，血管内皮细胞肿胀，体内代谢产物，如尿素氮和尿酸等排出减少，在体内蓄积。肾缺氧还可使肾小球通透性增加、肾小管重吸收功能降低，致血中蛋白质漏出形成蛋白尿、少尿及管型尿等。蛋白尿的多少标志着肾功能受到损害及病情的严重程度。严重者肾皮质坏死，损伤将不可逆转，表现为肾衰竭。

（3）肝脏：肝血管痉挛，导致肝脏缺血，肝细胞损害，肝功能异常，血浆中各种转氨酶升高，重者发生黄疸。肝动脉周围阻力增加，可致肝门静脉周围坏死，肝包膜下血肿形成，亦可发生肝破裂，导致腹腔内出血，严重者危及母儿生命。

（4）心血管系统：血管痉挛，使外周阻力增加，血压升高，心肌收缩力和射血阻力（即心脏后负荷）增加，心输出量明显减少，低排高阻。有效循环减少、血浓缩和血黏稠度增加，增加心脏负担。血管痉挛，血管内皮细胞损伤，血管通透性增加，血管内液进入细胞间质，导致心肌缺血、间质水肿、心肌点状出血或坏死，严重时导致心力衰竭。

（5）血液：血管痉挛，血管壁渗透性增加，血液浓缩，全血及血浆黏度增高，血细胞比容升高，血小板凝集于血管内皮可使管腔狭窄，影响微循环灌注。血管内皮细胞损伤，可使血小板被激活，而黏附于血管表面，从而释放缩血管活性物质，包括血栓素 A_2（thromboxane A_2，TXA_2）、内皮素（endothelin，ET），导致血管收缩。血管的收缩、痉挛又促使血小板进一步聚集，使血小板数量减少，凝血功能异常。严重时出现微血管病性溶血、红细胞破坏，表现为溶血、球形红细胞、破碎红细胞、网状红细胞增多及血红蛋白尿等，当出现血小板减少（$<100\times10^9$/L）、溶血、肝酶升高时，称为 HELLP 综合征（hemolysis，elevated liver function，and low platelet count syndrome），表明凝血功能的严重受损及疾病病情严重。

（6）内分泌及代谢：由于血管紧张素转换酶增加，妊娠晚期盐皮质激素、去氧皮质酮升高，可致水钠潴留，血浆胶体渗透压降低，细胞外液可超过正常妊娠，但水肿与子痫前期的严重程度及预后关系不大。通常其电解质水平与正常妊娠无明显差异。子痫抽搐后，可出现乳酸性酸中毒及呼吸代偿性的二氧化碳丢失，可致血中碳酸盐浓度降低。

（7）子宫胎盘血流变化：子宫肌层和蜕膜部位的螺旋小动脉痉挛和绒毛浅着床，致使子宫胎盘血流灌注下降、管腔狭窄、内皮细胞损害、血浆成分及脂质沉积于血管壁，导致胎盘血管急性粥样硬化、胎盘梗死、胎盘功能下降，影响对胎儿营养物质及氧的供给，表现为胎儿生长受限、胎儿窘迫，甚至死亡。若胎盘床血管破裂，可致胎盘早剥，严重时致母儿死亡。

3. 临床表现及诊断 典型临床表现为妊娠 20 周后出现高血压、蛋白尿、水肿。轻者血压轻度升高，无症状或有轻度头晕，伴水肿或轻微蛋白尿；重者血压明显增高，表现为头痛、眼花、恶心、呕吐、持续性右上腹疼痛等，尿蛋白增多或明显水肿，甚至抽搐、昏迷。

需根据病史、临床表现、辅助检查作出诊断。疾病表现多样，需及时评估重要脏器有无损害。

（1）病史：了解有无高血压、肾病、糖尿病、风湿免疫性疾病、血栓栓塞性疾病、妊娠期高血压疾病病史；此次妊娠后有无高血压、头痛、视物模糊、上腹痛、少尿、抽搐等情况，以及发生时间和状况。

笔记栏

（2）高血压：同一手臂至少两次测量，应选择适当型号的袖带（袖带长度应为上臂围的 1.5 倍），收缩压≥140mmHg 和（或）舒张压≥90mmHg 定义为高血压。若血压较基础压升高 30/15mmHg，但低于 140/90mmHg 时不作诊断依据，但需严密观察。对首次发现血压升高者，应间隔 4h 或复测血压。对于收缩压≥160mmHg 和（或）舒张压≥110mmHg 的严重高血压，为观察病情指导治疗，应密切观察血压。

（3）尿蛋白：高危孕妇应在每次产前检查时，检测中段尿尿蛋白，对可疑子痫前期孕妇检测 24h 尿蛋白定量。尿蛋白的诊断标准：①蛋白尿≥300mg/24h；②随机尿蛋白≥++。随机尿蛋白定性不准确，仅限于其他定量方法不可行时。要注意避免阴道分泌物或羊水污染尿液，尿路感染、严重贫血、心力衰竭（心衰）和难产时，也可导致蛋白尿。

（4）辅助检查：应进行常规检查，如血常规、尿常规、肝功能、肾功能、尿酸、凝血功能、心电图、胎心监护、超声检查胎儿、胎盘、羊水情况。根据病情发展，可进行以下检查项目的检查，包括眼底检查；超声检测肝、胆、胰、肾等脏器；电解质；动脉血气；心脏超声；脐动脉血流；子宫动脉等多普勒血流监测；头颅 CT 或 MRI 检查；可进行自身免疫病相关指标的检查。

4. 鉴别诊断 子痫前期应与慢性肾炎合并妊娠相鉴别：妊娠前已存在慢性肾炎病变者，妊娠期常可发现蛋白尿，重者可发现管型及肾功能损害，伴有持续性血压升高，眼底可有肾炎性视网膜病变。子痫应与癫痫、脑炎、脑膜炎、脑肿瘤、脑血管畸形破裂出血、糖尿病高渗性昏迷、低血糖昏迷相鉴别：此类疾病无高血压病史，无血压增高症状。

案例 7-6 分析（1）

1. 本例初步诊断 G1P0，子宫内妊娠 35 周，单胎，头位；抽搐原因待查：子痫？

2. 本例诊断依据

（1）病史特点：G1P0，妊娠 35 周，主要症状为头痛、视物模糊 3 天，抽搐 3 次。既往体健，否认高血压、癫痫等病史。

（2）体检：血压显著升高 160/110mmHg，瞳孔等大等圆，对光反射存在，双下肢水肿（+++），生理反射存在，病理反射未引出。眼底检查：视网膜动脉变细，A∶V 约为 1∶3，双视盘模糊，边界不清。符合重度子痫前期表现。

（3）辅助检查：随机血糖 6.0mmol/L，排除低血糖。血细胞比容增高、血浆黏度增高，提示血液浓缩；大量尿蛋白（+++）。

3. 还需尽快完善以下检查

（1）肝肾功能。

（2）凝血功能。

（3）水、电解质和血气分析。

（4）甲状腺功能等。

（5）心电图检查，病情稳定时可行头颅 CT，结果提示脑水肿，未见明显出血及梗死灶。

（6）B 超检查及胎心监护了解胎儿子宫内情况。

5. 预测 妊娠期高血压疾病的预测对早防早治、降低母婴死亡率有重要意义，但目前尚无有效、可靠、简便、经济的预测方法。首次产前检查应进行风险评估，主张联合多项指标综合评估预测。

（1）高危因素：多种危险因素与子痫前期密切相关，其中，初产、肥胖（BMI≥30kg/m^2）、子痫前期家族史（母亲或姐妹）、年龄≥35 岁、个人病史因素（低体重儿或小于胎龄儿分娩史、前次不良妊娠结局、距前次妊娠间隔时间≥10 年）为中危因素，子痫前期病史（尤其伴有不良妊娠结局）、多胎妊娠、慢性高血压、1 型或 2 型糖尿病、肾脏疾病、自身免疫病（如系统性红斑狼疮、抗磷脂综合征）为高危因素。

（2）生化指标：①可溶性 FMS 样酪氨酸激酶 1（soluble FMS-like tyrosine kinase-1，sFlt-1）升高者子痫前期的发生率升高 5～6 倍；②胎盘生长因子（placental growth factor，PLGF）在妊娠 5～15 周血清浓度＜32pg/ml，妊娠 16～20 周＜60pg/ml，对子痫前期预测的敏感度、特异度较高；③胎盘蛋白 13（placental protein 13，PP13）可作为早发型子痫前期危险评估的合理标志物；④可溶性内皮联蛋白（soluble endoglin，sEng）在 PE 临床症状出现前 2～3 个月水平即已升高，预测的敏感性较强。生化指标联合危险因素，有一定的预测价值。

笔记栏

（3）子宫动脉多普勒血流检测：妊娠 11～13^{+6} 周时进行，如子宫动脉搏动指数和阻力指数持续升高或出现子宫动脉舒张早期切迹等病理波形，有助于预测子痫前期的发生。

（4）联合预测：①分子标志物联合。sFlt-1/PLGF＞10 提示 5 周内可能发生 PE；妊娠早期 PLGF 联合 PP13，PLGF 联合 sEng，预测检出率较高。②分子标志物联合子宫动脉（UA）多普勒。UA 多普勒联合 PP13 及 β-hCG，检出率高达 100%，假阳性率仅 3%；UA 多普勒联合 PLGF 或 sFlt-1 或 sEng；UA 多普勒联合 PP13 及妊娠相关血浆蛋白 A（pregnancy associated plasma protein A，PAPP-A）；抑制素 A（inhibin A）联合 UA 多普勒，检出率较高，假阳性率较低。

6. 预防

（1）针对具有特定子痫前期高危因素者可使用阿司匹林，可从妊娠 11～13^{+6} 周，最晚不超过妊娠 20 周开始使用，每晚睡前口服低剂量阿司匹林 100～150mg 至 36 周，或者至终止妊娠前 5～10 天停用。

（2）不推荐限盐饮食预防子痫前期的发生。不推荐通过卧床休息、限制活动来预防或治疗子痫前期。

（3）应妊娠期补钙，尤其是对钙摄入量低（＜600mg/d）的孕妇，每天补充 1.5～2.0g 的钙可降低子痫前期的发生率。

（4）健康饮食、适当锻炼，合理安排休息，保持妊娠期身体健康。

7. 治疗 妊娠期高血压疾病治疗的目的是控制病情、延长孕周、确保母儿安全。治疗基本原则是休息、镇静、解痉，有指征地降压、利尿，密切监测母胎情况，适时终止妊娠。应根据病情轻重进行个体化治疗。妊娠期高血压应休息、镇静，监测母胎情况，酌情降压治疗；子痫前期应镇静、解痉，有指征地降压、利尿，密切监测母胎情况，适时终止妊娠；子痫应控制抽搐，病情稳定后终止妊娠。

（1）评估和监测：子痫前期病情变化快，分娩、产后，以及各种不良刺激均可导致病情恶化。针对产前、产时、产后的病情进行密切的观察和评估非常重要，需早期发现严重并发症，给予合理干预，避免不良临床结局的发生。

（2）一般处理

1）注意休息，但不建议绝对卧床休息。保证充足的蛋白质和热量，不建议限制食盐摄入。

2）保证充足睡眠，必要时可睡前口服地西泮 2.5～5.0mg。

3）妊娠高血压和子痫前期患者可门诊治疗，重度子痫前期患者应住院治疗。

（3）降压

1）降压治疗的目的：预防子痫及心脑血管意外和胎盘早剥等严重母胎并发症。收缩压≥160mmHg 和（或）舒张压≥110mmHg 的高血压孕妇必须降压治疗，收缩压≥150mmHg 和（或）舒张压≥100mmHg 的高血压孕妇建议降压治疗；收缩压 140～150mmHg 和（或）舒张压 90～100mmHg 的高血压孕妇需严密观察血压，如伴随症状或脏器功能损害可考虑降压治疗。妊娠前已用抗高血压药治疗的孕妇应继续降压治疗。

2）目标血压：以收缩压控制在 130～139mmHg，舒张压控制在 80～89mmHg 为宜。降压过程力求平稳，不可波动过大，建议维持在 130/80mmHg 左右。

3）常用的口服抗高血压药物：拉贝洛尔、硝苯地平短效或缓释片。如口服药物血压控制不理想，可使用静脉用药，如拉贝洛尔、尼卡地平、酚妥拉明。为防止血液浓缩、有效循环血量减少和高凝倾向，妊娠期一般不使用利尿药降压。不推荐使用阿替洛尔和哌唑嗪。禁用血管紧张素转化酶抑制药（ACEI）和血管紧张素Ⅱ受体阻滞剂（ARB）。①拉贝洛尔（labetalol）：为 α、β 肾上腺素受体拮抗药，使血管阻力降低而降低血压，但不影响肾及胎盘血流量，并可促胎儿肺成熟，对抗血小板凝集。该药显效快，不引起血压过低或心率加快。用法：50～150mg 口服，每日 3～4 次。静脉注射：初始剂量 20mg，10min 后若无有效降压则剂量加倍，最大单次剂量 80mg，直至血压控制，每日最大总剂量 220mg。静脉滴注：50～100mg 加入 5%葡萄糖溶液 250～500ml 中静脉滴注，根据血压调整滴速，血压稳定后改口服。禁忌证：过敏、支气管哮喘者、重度或急性心力衰竭者，心源性休克、窦性心动过缓者，心脏传导阻滞者。②硝苯地平（nifedipine）：钙通道阻滞药，可抑制平滑肌收缩，使全身血管扩张，血压下降，并有助于抑制宫缩。因其降压作用迅速，现不主张舌下含化。用法：10mg 口服，每日 3 次，24h 总量不超过 120mg。不良反应为心悸、头痛。警惕血压过低引起并发症，因与硫酸镁有协同作用，不建议联合使用。③甲基多巴（methyldopa）：可兴奋血管运动中枢的 α 受

笔记栏

体、抑制中枢神经冲动外传导而降低血压，妊娠期使用效果较好。用法：250mg 口服，每日 3 次。副作用为嗜睡、口干、便秘、心动过缓。哺乳期慎用。④尼卡地平（nicardipine）：二氢吡啶类钙通道阻滞药。用法：初始剂量为口服 20～40mg，每日 3 次。静脉滴注：1mg/h，根据血压变化调整剂量。⑤乌拉地尔：为 α 肾上腺素受体拮抗药，可同时作用于中枢与外周，降压效果快。用法：静脉注射，10～50mg，5min 缓慢静脉注射，如果效果不满意，5min 后可重复给药。静脉滴注：以 2mg/min 静脉滴注，依据血压情况调整滴速，维持给药速率 9mg/h。易引起直立性低血压；若用药前已给予其他抗高血压药，则使用时保证充分间隔时间，必要时减量。⑥硝酸甘油（nitroglycerin）：作用于氧化亚氮合酶，可同时扩张动脉和静脉，降低前、后负荷，主要用于合并心力衰竭和急性冠脉综合征时高血压急症的降压治疗。起始剂量 5～10μg/min 静脉滴注，每 5～10min 增加滴速至维持剂量 20～50μg/min。⑦酚妥拉明（regitine）：为 α 肾上腺素能受体拮抗药，可扩张小动脉，降低心脏后负荷，增加心排血量，并改善心肌供血。因其降压作用快，且有增强心功能作用，故为妊娠期高血压疾病心脏病的首选药。用法：10～20mg 加入 5%葡萄糖溶液 100～200ml 中静脉滴注，以 10μg/min 静脉滴注。根据血压调整滴速。用此药必须血容量充足，外周循环阻力高。⑧硝普钠（sodium nitroprusside）：为速效血管扩张药，它通过释放出 NO，直接扩张周围血管而使血压下降。因该药能迅速通过胎盘进入胎儿体内，其代谢产物（硫氰化盐）对胎儿有毒性作用，目前仅适用于其他抗高血压药物效果不佳的重度高血压孕妇。用法：50mg 加入 5%葡萄糖溶液 500ml，以 0.5～0.8μg/（kg · min）缓慢静脉滴注。用药期间，应严密监测血压及心率。

（4）解痉：硫酸镁是子痫治疗的一线药物，也是重度子痫前期预防子痫发作的预防用药。硫酸镁控制子痫再次发作的效果优于地西泮、苯巴比妥和冬眠合剂等镇静药物。除非存在硫酸镁应用禁忌或硫酸镁治疗效果不佳等情况，否则不推荐使用苯二氮䓬类药物预防和治疗子痫发作。

1）作用机制：①镁离子抑制运动神经末梢释放乙酰胆碱，阻断神经肌肉接头间的信息转导，使骨骼肌松弛；②镁离子刺激血管内皮细胞合成前列环素，抑制内皮素合成，降低机体对血管紧张素Ⅱ的反应，从而缓解血管痉挛状态；③镁离子通过阻断谷氨酸通道阻止钙离子内流，解除血管痉挛、减少血管内皮损伤；④镁离子可提高孕妇和胎儿血红蛋白对氧的亲和力，改善氧代谢。

2）用药指征：①控制子痫抽搐及防止再抽搐；②预防重度子痫前期发展成为子痫；③重度子痫前期患者临产前用药，预防产时子痫或产后子痫。硫酸镁不可作为抗高血压药使用。

3）用药方案：静脉给药结合肌内注射。预防和控制子痫的硫酸镁用药方案相同：负荷剂量硫酸镁 4～6g，溶于 25%葡萄糖溶液 20ml 中静脉注射（15～20min），或者溶于 5%葡萄糖溶液 100ml 中快速静脉滴注（15～20min），继而硫酸镁 1～2g/h 静脉滴注维持。为了夜间更好地睡眠，可在睡眠前停用静脉给药，改为肌内注射 1 次，用法为 25%硫酸镁 20ml+2%利多卡因 2ml 深部臀肌内注射。硫酸镁 24h 用药总量一般不超过 30g，用药时限一般不超过 5 天。

4）注意事项：正常孕妇血清镁离子浓度为 0.75～1.00mmol/L，有效治疗浓度为 1.8～3.0mmol/L，超过 3.5mmol/L 可能出现中毒症状。首先表现为膝反射消失，随后出现全身肌张力减退及呼吸抑制，严重者出现心搏骤停。使用硫酸镁的必备条件：①膝腱反射存在；②呼吸≥16 次/分；③尿量≥17ml/h 或≥400ml/24h；④备有 10%葡萄糖酸钙。镁离子中毒时应停用硫酸镁，并缓慢静脉注射（5～10min）10%葡萄糖酸钙 10ml。如患者同时合并肾功能不全、心肌病、重症肌无力等，则硫酸镁应慎用或减量使用。用药期间应监测血清镁离子浓度。

（5）镇静：镇静药物可缓解孕产妇精神紧张、焦虑症状，改善睡眠，当应用硫酸镁无效或有禁忌时可用于预防并控制子痫。

1）地西泮（diazepam）：具有较强的镇静、抗惊厥、肌肉松弛作用，对胎儿及新生儿的影响较小。用法：2.5～5.0mg 口服，每日 3 次或睡前服用；10mg 肌内注射或缓慢静脉注射（>2min）可用于预防子痫发作。1h 内用药超过 30mg 可能发生呼吸抑制，24h 总量不超过 100mg。

2）冬眠药物：可广泛抑制神经系统，有助于解痉降压，控制子痫抽搐。冬眠合剂由哌替啶 100mg、氯丙嗪 50mg、异丙嗪 50mg 组成，通常以 1/3 或 1/2 量肌内注射，或加入 5%葡萄糖溶液 250ml 内静脉滴注。氯丙嗪可使血压急剧下降，导致肾及子宫胎盘血供减少，导致胎儿缺氧，且对母儿肝脏有一定的损害，现仅用于硫酸镁治疗效果不佳者。

3）苯巴比妥钠：具有较好的镇静、抗惊厥、控制抽搐作用，用于子痫发作时 0.1g 肌内注射，预防子痫发作时 30mg 口服，每日 3 次。该药可致胎儿呼吸抑制，分娩前 6h 慎用。

（6）利尿药物：一般不主张应用，仅用于全身性水肿、急性心力衰竭、肺水肿或血容量过多且

笔记栏

伴有潜在性肺水肿者。常用利尿药有呋塞米、甘露醇等。呋塞米常用 20～40mg，如病情需要可重复使用。甘露醇为渗透性利尿药，常用 20%甘露醇 250ml 快速静脉滴注，15～20min 滴完。禁用于心力衰竭及肺水肿。

（7）促胎儿肺成熟：孕周小于 34 周的孕妇可给予地塞米松促胎儿肺成熟；妊娠 34～36 周应结合患者及家属意愿，知情同意后可以使用。

（8）适时终止妊娠：子痫前期患者经积极治疗后，母儿状况无改善或病情持续进展时，终止妊娠是唯一有效的治疗措施。

1）终止妊娠的指征：①妊娠高血压、子痫前期。期待治疗至 37 周终止妊娠。②重度子痫前期。妊娠<24 周，经治疗，病情仍不稳定，建议终止妊娠；妊娠 24～28 周，根据母儿情况及可获得医疗资源决定是否期待治疗；妊娠 28～33 周，经积极治疗 24～48h，病情仍继续加重，应在促胎儿肺成熟后终止妊娠；若病情稳定，于孕产妇及早产儿救治能力较强的医疗机构监测；妊娠≥34 周应考虑终止妊娠。

2）终止妊娠的方式：①引产。适用于病情控制后，子宫颈条件成熟者，可考虑阴道试产。②剖宫产术。病情严重，出现其他并发症，不能耐受产程刺激者；子宫颈条件不成熟，不能在短时间内经阴道分娩；胎儿窘迫者。

（9）产后：处理妊娠高血压可持续到产后，也有患者首发于产后发生高血压、子痫前期，甚至子痫。当血压升高超过 150/100mmHg 时，建议降压治疗。当发生重度子痫前期和子痫时，应使用硫酸镁。尤其是重度子痫前期患者，产后应继续使用硫酸镁 24～48h，以预防产后子痫的发生。产后 7～10 天是产褥期血压波动的高峰期，高血压、蛋白尿等症状仍可能反复出现，甚至加重，需每日监测血压，当血压≥140/90mmHg 时应考虑降压治疗。如产后血压持续升高，需注意评估和排查患者是否存在其他系统疾病。

（10）早发型重度子痫前期：发生在 34 周前的重度子痫前期称为早发型重度子痫前期。需重视疾病评估及进展，如发生严重脏器损害，需及时处理和终止妊娠。终止妊娠指征：持续不适症状、严重高血压控制困难；子痫、肺水肿及溶血、肝酶升高及血小板降低（HELLP 综合征）；肾功能不全、凝血功能障碍；胎盘早剥；孕周太小胎儿无法存活；胎儿窘迫。

（二）子痫

子痫是妊娠期高血压疾病最严重的阶段，部分患者无血压升高或升高不显著，尿蛋白阴性。子痫通常发生于产前，产后 48h 发生者占 25%。子痫对母儿危害极大，是本病导致母儿死亡的最主要原因，应积极处理。

1. 临床表现 前期症状短暂，可表现为抽搐、面部充血、口吐白沫、深昏迷、呼之不应；随之深部肌肉强直，接着发展为典型的全身高张性阵挛惊厥、有节律的肌肉收缩和紧张，持续 1～1.5min，其间无呼吸动作，此后抽搐停止，呼吸恢复，但仍昏迷，最后意识恢复，但烦躁、易激惹。

2. 诊断与鉴别诊断 在子痫前期基础上发生的抽搐，需与癫痫、脑炎、脑肿瘤、脑血管畸形破裂出血、糖尿病高渗性昏迷、低血糖昏迷相鉴别。

3. 治疗

（1）一般处理：保持呼吸道通畅，维持呼吸和血液循环稳定，密切观察生命体征，心电监护、留置尿管；避免声、光刺激；抬起床栏，预防坠地、唇舌咬伤。

（2）控制抽搐：硫酸镁是治疗子痫的首选药物。当患者存在硫酸镁使用禁忌，或者无效时，可考虑地西泮、苯妥英钠、冬眠合剂控制抽搐。需注意地西泮存在消除喉反射的作用，需加强呼吸道管理。产后需继续应用硫酸镁 24～48h。

（3）降低颅压：可以 20%甘露醇 250ml 快速静脉滴注降低颅压。

（4）控制血压：脑血管意外是子痫患者死亡的最常见原因。当收缩压持续≥160mmHg，舒张压≥110mmHg 时要积极降压以预防脑血管并发症。血压过高时给予静脉抗高血压药。

（5）纠正酸中毒：可使用面罩给氧，必要时口咽通气道、气管插管。根据动脉血气 pH、二氧化碳分压、碳酸氢根浓度等，给予 4%碳酸氢钠纠正酸中毒。

（6）防治各种并发症：有心力衰竭者用毛花苷 C 0.4mg 加入 50%葡萄糖溶液 20ml 静脉注射。有肺水肿者或少尿者可用呋塞米 20～40mg 加入 25%葡萄糖溶液 20～40ml 中缓慢静脉注射。

（7）终止妊娠：抽搐控制后可考虑终止妊娠。子宫颈条件不成熟者，应行剖宫产术结束分娩。

笔记栏

案例 7-6 分析（2）

该患者的临床处理具体如下。

1. 处理原则 解痉、镇静、控制血压、预防子痫再发、尽快终止妊娠。

2. 临床处理具体措施

（1）一般处理：密切观察体温、脉搏、呼吸、血压、神志、膝反射，记录 24h 出入量；置于单人暗室，专人护理，保持环境安静，避免声、光刺激，口腔内置压舌板防止口舌咬伤，防止窒息及受伤等；密切监护胎儿情况。

（2）控制抽搐：硫酸镁 5g 加入 5%葡萄糖溶液 20ml 缓慢静脉注射 15～20min，再以每小时 1～2g 的速度泵入。应用硫酸镁治疗前必须明确：①膝反射存在；②呼吸＞16 次/分；③尿量每小时≥17ml 或每 24h≥400ml；④备有 10%葡萄糖酸钙，出现镁中毒症状时，即刻用 10%葡萄糖酸钙静脉注射，并停用硫酸镁。

（3）镇静：如硫酸镁效果不佳，可使用地西泮 10mg 静脉注射。

（4）降压：拉贝洛尔静脉滴注，剂量为 20mg 静脉注射，血压稳定后，可使用 50mg 加入 5%葡萄糖溶液 250ml，依据血压调整滴速，或酚妥拉明 10～20mg 加入 5%葡萄糖溶液 100～200ml 中静脉滴注，根据血压调整滴速。

（5）降颅内压：心、肺、肾功能正常者可使用甘露醇脱水。

（6）终止妊娠：抽搐控制后尽快终止妊娠。尚未临产者，以剖宫产术为宜。

二、其他类型的高血压

除了妊娠期高血压、子痫前期、子痫外，妊娠期高血压疾病还包括妊娠合并慢性高血压及慢性高血压并发子痫前期。

（一）妊娠期高血压

妊娠期首次出现高血压，不伴蛋白尿，产后 12 周内血压恢复正常，方可确诊。50%以上的患者可能会发展为子痫前期，妊娠期应密切监测，动态评估。主要为降压治疗，降压目标和抗高血压药物的选择原则同子痫前期。母儿情况稳定者，可在严密监测下期待至 37 周及之后终止妊娠。

（二）妊娠合并慢性高血压

慢性高血压患者发生胎盘早剥、胎儿生长受限等母儿风险显著增加，部分可发展为慢性高血压并发子痫前期。妊娠期应加强母儿监测和评估：目的在于预防高血压对母儿带来的风险，尽可能延长孕周。降压目标和药物选择原则同子痫前期；终止妊娠时机取决于有无其他并发症，若无并发症，于妊娠 38～39 周终止妊娠。

（三）慢性高血压并发子痫前期

慢性高血压易并发子痫前期，同时对母儿带来更高的风险。慢性高血压患者应严密监测是否合并子痫前期，如发生重度子痫前期按照子痫前期进行管理。

慢性高血压并发子痫前期者，如母儿情况稳定，可在严密监测下期待至 37 周终止妊娠；如慢性高血压并发重度子痫前期，终止妊娠时机按子痫前期标准。

附 7A

HELLP 综合征

HELLP 综合征是在子痫前期、子痫基础上发生的以溶血、转氨酶升高及血小板减少为特点的一组综合征，严重威胁着母儿生命。

一、病因与发病机制

本病的主要病理改变与子痫前期相同，但具体病因及发病机制尚不清楚，主要可能与自身免疫机制有关。

笔记栏

二、对母儿的影响

（一）对母体的影响

HELLP综合征孕妇可并发肺水肿、胎盘早剥、体腔积液、产后出血、弥散性血管内凝血（DIC）、肾衰竭、肝破裂等，剖宫产率高，死亡率明显增高。有资料表明，多器官功能衰竭及DIC是HELLP综合征最主要的死亡原因。

（二）对胎儿的影响

因胎盘供血、供氧不足，胎盘功能障碍，导致胎儿生长受限、死胎、早产。

三、临床表现

本病的常见主诉为右上腹或上腹部疼痛、恶心、呕吐、全身不适等非特异性症状，少数可有轻度黄疸，查体可发现右上腹或上腹肌紧张，体重骤增、水肿。如凝血功能障碍严重可出现血尿、消化道出血。

本病可发生于妊娠中期至产后数日的任何时间，70%以上发生于产前。

四、诊断

本病表现多为非特异性症状，确诊主要依靠实验室检查，诊断指标如下。

（一）血管内溶血

外周血涂片中见破碎红细胞、球形红细胞等异形细胞。血清总胆红素≥20.5μmol/L，血清结合珠蛋白＜250mg/L。

（二）肝酶升高

血清转氨酶水平为正常值的2倍以上。乳酸脱氢酶（LDH）水平升高，常以LDH≥600U/L为界。

（三）血小板减少

血小板计数＜100×10^9/L。

LDH升高和血清结合珠蛋白降低是诊断HELLP综合征的敏感指标，常在血清未结合胆红素升高和血红蛋白降低前出现。

五、鉴别诊断

HELLP综合征应与血栓性血小板减少性紫癜、溶血性尿毒症综合征、妊娠期急性脂肪肝等相鉴别（表7-6）。

表7-6　HELLP综合征的鉴别诊断

鉴别要点	HELLP综合征	血栓性血小板减少性紫癜	溶血性尿毒症综合征	妊娠期急性脂肪肝
主要损害器官	肝脏	神经系统	肾脏	肝脏
妊娠期	孕中、晚期	孕中期	产后	孕晚期
高血压、蛋白尿	有	无	无	无
血小板	减少	严重减少	减少	正常/减少
PT/APTT	正常	正常	正常	延长
血糖	正常	正常	正常	降低
纤维蛋白原	正常	正常	正常	减少
肌酐	正常或增高	显著增高	显著增高	显著增高
转氨酶	增高	正常	正常	增高
胆红素	增高	增高	增高	显著增高
血氨	正常	正常	正常	显著增高
贫血	无/轻度	无/轻度	严重	无

注：PT.凝血酶原时间；APTT.活化部分凝血活酶时间。

笔记栏

六、治 疗

治疗原则：在重度子痫前期处理原则的基础上，积极控制病情，预防各种严重并发症的发生，适时终止妊娠。

（一）糖皮质激素

地塞米松是治疗 HELLP 综合征常用的糖皮质激素，当血小板<50×10^9/L 时可考虑使用，但对其改善不良妊娠结局的有效性目前尚存争议。

（二）输注血液制品

当存在明显的溶血、凝血功能障碍或血小板明显下降时，需输注红细胞悬液、新鲜冰冻血浆、血小板等血液制品。输注血小板的指征：①阴道分娩前血小板<20×10^9/L；②剖宫产术前血小板<50×10^9/L；③大量活动性出血；④已知血小板功能障碍；⑤血小板快速下降；⑥凝血功能障碍。

（三）终止妊娠

治疗 HELLP 综合征唯一有效的治疗方法为终止妊娠。

1. 终止妊娠的时机 孕龄≥34 周或胎儿肺已成熟、胎儿窘迫、肝包膜下血肿及病情恶化者，应立即终止妊娠；病情稳定、妊娠<34 周、胎儿肺不成熟及胎儿情况良好者，可延长 48h，以完成糖皮质激素促胎儿肺成熟，然后终止妊娠。

2. 分娩方式 HELLP 综合征不是剖宫产的指征，但可酌情放宽剖宫产指征。

3. 麻醉选择 因血小板减少、有局部出血危险、存在阴部神经阻滞和硬膜外麻醉的相对禁忌，阴道分娩宜采用局部浸润麻醉，剖宫产术采用局部浸润麻醉或全身麻醉。

第七节 妊娠期肝内胆汁淤积

案例 7-7

孕妇，29 岁，因“停经 33 周，全身瘙痒 15 天”入院。患者平时月经规律，未到医院做过任何产前检查。半月前无明显诱因出现全身瘙痒，呈持续性，以夜间为甚，严重时无法入睡。既往体健，否认肝炎及皮肤病史，否认药物过敏史。G1P0。

查体：体温 36℃，脉率 76 次/分，呼吸 20 次/分，血压 110/76mmHg，神志清楚，营养发育尚可，步入病房，检查合作，全身皮肤呈轻度黄染，可见多处抓痕，以四肢及腹部为甚。胸部对称，心、肺检查无异常。腹膨隆，肝、脾未触及，腹软，无压痛及反跳痛。脊柱、四肢形态正常，生理反射存在，病理反射未引出。

产科检查：宫高 29cm，腹围 90cm，胎心率 136 次/分，头先露，未入盆，无宫缩。

实验室检查：血常规示红细胞（RBC）3.8×10^{12}/L，血红蛋白（Hb）120g/L，白细胞（WBC）9.4×10^9/L，中性粒细胞百分比 0.76，淋巴细胞百分比 0.24。尿常规：尿蛋白阴性，尿胆红素（++），尿胆原阴性，RBC 0～1 个/HP，WBC 1～2 个/HP。血谷草转氨酶（GOT）60U/L，谷丙转氨酶（GPT）95U/L，总胆汁酸（CA）60μmol/L，总胆红素 63μmol/L，结合胆红素 45μmol/L。肾功能正常。

问题：1. 本案例的诊断是什么？有哪些诊断依据？
2. 应进一步完善哪些检查？
3. 进一步处理是什么？

妊娠期肝内胆汁淤积（intrahepatic cholestasis of pregnancy，ICP）是一种在妊娠期出现皮肤瘙痒及黄疸为特点的妊娠并发症，妊娠时诱发，分娩后消退，其早产率及围生儿死亡率高，发病率为 0.8%～12.0%，有明显地域和种族差异，智利、瑞典、我国长江流域等地发病率较高。

一、病 因

ICP 病因目前尚不清楚，可能与雌激素、遗传及环境因素有密切的关系。

笔记栏

（一）雌激素

ICP多发生在妊娠晚期，正值雌激素分泌的高峰期。高雌激素水平的多胎妊娠者，ICP的发病率比单胎妊娠高6倍。曾应用含雌激素及孕激素避孕药的女性发生ICP的风险增加。高雌激素水平可能与雌激素代谢异常及肝脏对妊娠期生理性增加雌激素的高敏感性有关。雌激素可使钠钾ATP酶活性下降，胆汁流量降低，胆盐转运受到阻碍；使肝细胞膜的流动性下降，从而使胆盐的通过受阻；雌激素还作用于肝细胞表面的雌激素受体，改变肝细胞蛋白质的合成，导致胆汁回流增加。上述因素综合作用可能导致ICP的发生。

（二）遗传与环境因素

流行病学研究发现，世界各地ICP的发病率明显不同，北欧的瑞典、芬兰，南美的智利、玻利维亚是高发地区，我国长江流域，如上海、四川、江苏等地区的发病率较高，华北地区及华南地区发病率比较低。ICP的发病率与季节也有关，冬季高发于夏季。在母亲或姐妹中有ICP病史的女性ICP发病率明显增高，ICP亲代遗传特性符合孟德尔优势遗传规律，表明遗传及环境因素在ICP发病中起一定作用。

二、病理变化

（一）肝脏的变化

光镜下见肝结构完整。肝细胞无明显炎症或变性表现，胆小管直径正常或有轻度扩张，部分毛细胆管内可见胆栓。电镜下肝细胞线粒体肥大，毛细胆管有不同程度的扩张，管腔内充满颗粒状高密度电子物质，微毛扭曲、水肿或消失。

（二）胎盘的变化

胎盘滋养细胞增生，合体滋养层增厚，合体血管膜减少，绒毛间质稀疏水肿，绒毛间隙变窄。

三、诊断

（一）临床表现

1. 症状 瘙痒是首先出现的症状，常起于妊娠28～32周，但亦有早至妊娠12周者，瘙痒程度不一，可有轻度瘙痒至严重的瘙痒，呈持续性，白昼轻，夜间加剧。个别甚至发展到无法忍受而要求终止妊娠。瘙痒一般先从手掌和足掌开始，然后逐渐向肢体近端延伸至腹部及全身，甚至发展到面部，但侵及黏膜者极少。瘙痒症状大多在分娩后1～2天消失，少数在1周或1周以上消失。

2. 体征 四肢及腹部可见抓痕，瘙痒发生的数日至数周内（平均2～4周）部分患者可出现黄疸，发生率较低，程度较轻。部分患者黄疸与瘙痒同时发生，一般在分娩后1～2周消退，持续至1个月以上者少见。发生黄疸时患者粪便色变浅，尿色加深。胎儿预后与有无黄疸关系密切，有黄疸者其羊水粪染、新生儿窒息及围生儿死亡的发生均显著增加。肝大且质地软，有轻压痛，无急、慢性肝病体征。

（二）辅助检查

1. 血清胆汁酸测定 血清甘胆酸（CG）在诊断与程度分类中的稳定性差，故在ICP诊断及监测中以总胆汁酸水平作为检测指标更为合理。空腹血总胆汁酸水平≥10μmol/L可诊断为ICP。ICP孕妇总胆汁酸水平较健康孕妇显著上升，总胆汁酸水平升高，伴或不伴肝酶水平升高都足以支持ICP的诊断和严重程度辨别。

2. 肝功能测定 谷丙转氨酶（GPT）、谷草转氨酶（GOT）在ICP表现为轻中度升高，但一般不超过1000U/L。部分ICP患者γ-谷氨酰胺转移酶（GGT）水平升高。肝功能在分娩后4～6周恢复正常。

3. 胆红素 血清胆红素水平正常或轻度升高，以结合胆红素水平升高为主。

4. 病毒学检查 诊断单纯性ICP需排除肝炎病毒、EB病毒、巨细胞病毒感染。

5. 肝胆B型超声检查 虽然ICP肝脏无特征性改变，但建议常规行肝胆B型超声检查以排除肝胆系统基础疾病。

笔记栏

（三）临床分型

根据瘙痒程度、起病时间、血清总胆汁酸、肝酶的高低及黄疸情况分为轻度与重度，比较一致的观点认为，总胆汁酸水平与围生结局密切相关。

1. 轻度 ①血清总胆汁酸（TBA）：空腹 10μmol/L≤TBA＜40μmol/L 或随机 19μmol/L≤TBA＜40μmol/L；②临床症状：以皮肤瘙痒为主，无明显其他症状。

2. 重度 ①血清总胆汁酸：40μmol/L≤TBA＜100μmol/L；极重度 TBA≥100μmol/L。②临床症状：瘙痒严重。③伴有其他情况，如多胎妊娠、子痫前期、复发性 ICP、曾因 ICP 致围生儿死亡等。④妊娠 28 周以前发生的早发型 ICP。

四、鉴别诊断

ICP 需与非胆汁淤积引起的瘙痒性疾病相鉴别：如皮肤病、妊娠期特异性皮炎、过敏反应、尿毒症性瘙痒等。肝功能不良相关疾病：妊娠合并病毒性肝炎、肝胆结石、妊娠期急性脂肪肝、子痫前期、HELLP 综合征。

五、ICP 对母儿的影响

（一）对孕妇的影响

ICP 患者胆盐分泌量不足，维生素 K 的吸收减少，致使肝脏合成凝血因子量减少，易导致产后出血，也可发生糖、脂代谢紊乱。

（二）对胎儿的影响

由于胆汁酸毒性作用使围生儿发病率和死亡率明显升高，可发生胎儿窘迫、孕期羊水胎粪污染、胎膜早破、早产、胎儿生长受限、新生儿颅内出血，新生儿神经系统后遗症及不能预测的胎死宫内等。

六、治　　疗

治疗目的是缓解瘙痒症状、降低血胆酸水平、恢复肝功能、加强胎儿宫内状况的监护，以便及时发现胎儿缺氧并采取相应措施，从而改善妊娠结局。

（一）母胎监测

1. 一般处理 对轻度 ICP 孕妇，每 1～2 周复查 1 次肝功能及血清总胆汁酸水平直至分娩，对重度和极重度孕妇可酌情增加生化指标检测频率，以及时了解病情程度及治疗反应。炉甘石液、薄荷类、抗组胺药物对瘙痒有缓解作用；肝酶水平升高还可加用护肝药物。

2. 胎儿监测 建议通过胎动、电子胎心监护及超声检查等密切监测胎儿宫内情况。胎动是评估胎儿宫内状态最简便的方法，胎动减少、消失等是胎儿宫内缺氧的危险信号，应立即就诊。妊娠 32 周起可进行无应激试验。产科超声主要用于监测胎儿生长情况以及胎儿宫内状况不确定时的生物物理评分。

（二）药物治疗

1. 降胆汁酸治疗 减轻症状、降低胆汁酸水平、改善预后。

（1）熊去氧胆酸：为 ICP 治疗的常用药物，可降低血胆酸水平，延长胎龄，改善母儿预后，常用剂量为每日 1g 或 10～15mg/（kg·d），分 3～4 次口服，治疗期间根据病情 1～2 周检查肝功能和生化指标，产后停用。

（2）*S*-腺苷蛋氨酸：ICP 临床二线药或联合治疗药物。剂量：静脉注射每日 1g；口服 500mg，每日 2 次。对于重度、进展性、难治性 ICP 患者可考虑熊去氧胆酸、S-腺苷蛋氨酸两者联合治疗。

2. 辅助用药

（1）促胎儿肺成熟：地塞米松可用于有早产风险的患者。

（2）改善瘙痒症状：炉甘石液、薄荷类、抗组胺药物对瘙痒有缓解作用。

（3）预防产后出血：产时加强宫缩。当伴发明显的脂肪痢或凝血酶原时间延长时，可补充维生素 K，每日 5～10mg，口服或肌内注射。

（4）护肝治疗：肝酶水平升高者可酌情加用护肝药物。

笔记栏

（5）镇静：休息差者夜间可给予镇静药物。

（三）产科处理

1. 对症处理 注意休息，左侧卧位，吸氧每日 2～3 次，每次 30min，以提高胎儿对缺氧的耐受性。

2. 产前监护 ICP 患者的胎儿在宫内变化往往十分突然，因此应积极监护，方法包括胎动计数及胎儿电子监护，必要时行胎儿生物物理评分，并检测胎儿肺成熟情况、行 B 超检查及胎盘功能测定。

3. 适时终止妊娠 ICP 对母儿的主要危险是不可预测的胎儿宫内死亡。选择合适时机和分娩方式以获得良好的预后是 ICP 管理的最终目的。终止妊娠指征：轻度 ICP，妊娠 38～40 周终止妊娠；重度 ICP，妊娠 36～38 周分娩；极重度 ICP 可在妊娠 35～36 周分娩。根据治疗反应，以及有无胎儿宫内窘迫、双胎，或合并其他母体并发症等因素综合考虑。地塞米松可用于有早产风险的患者促胎儿肺成熟。

（1）阴道分娩指征：ICP 不是绝对的剖宫产术指征，轻度 ICP，无其他剖宫产术指征时，可在严密监护下经阴道试产，但产程中需密切监测宫缩及胎心情况，做好新生儿复苏的准备，若可疑胎儿窘迫应适当放宽剖宫产术指征。分娩过程中应避免产程过长及宫缩过强等，若存在胎儿窘迫状态，应放宽剖宫产术的指征。

（2）剖宫产术指征：①重度 ICP；②既往有 ICP 病史，并存在与之相关的死胎、死产、新生儿窒息或死亡史；③胎盘功能严重下降或高度怀疑胎儿窘迫；④多胎妊娠、重度子痫前期等；⑤存在其他阴道分娩禁忌者。

案例 7-7 分析

1. 初步诊断 G1P0，妊娠 33 周，单胎头位，妊娠期肝内胆汁淤积（重型）。

2. 诊断依据

（1）病史特点：停经 33 周，全身瘙痒 15 天；否认肝病等病史。

（2）临床特点：全身皮肤瘙痒，四肢及腹部见多处抓痕，黏膜轻度黄染；产科检查子宫增大与孕周相符，胎方位 ROA，胎心率 136 次/分。

（3）辅助检查：血总胆汁酸＞40μmol/L，GPT 及 GOT 均增高，总胆红素及结合胆红素增高，尿蛋白阴性，尿胆红素（++）。

3. 进一步处理

（1）处理原则：缓解瘙痒症状，恢复肝功能，降低血胆酸水平，密切监测胎儿宫内情况，促胎儿肺成熟，适时终止妊娠。

（2）临床处理措施

1）左侧卧位：吸氧，每日 2～3 次，每次 30min；胎动计数。

2）加强母儿监护：主要是对胎儿的监护，包括定期行 NST、B 超检查，了解胎盘功能，地塞米松促胎儿肺成熟，动态监测总胆汁酸、肝功能及凝血功能的变化。

3）药物治疗：熊去氧胆酸口服，1～2g/d，分 3 次口服。如效果不佳，可使用 S-腺苷蛋氨酸。

4）适时终止妊娠：当出现胎儿窘迫或治疗效果不佳时，可考虑终止妊娠，以剖宫产术为宜。

第八节 前置胎盘

案例 7-8

孕妇，31 岁，因“停经 33 周，阴道出血 4h”就诊。4h 前患者无明显诱因突然出现阴道出血，色红，如月经量，无明显腹胀、腹痛、头晕、气促等，无身体其他部位出血。自诉妊娠期一般情况良好，胎动正常。患者既往体健，G4P0，人工流产 3 次。

查体：体温 36.8℃，脉率 90 次/分，呼吸 20 次/分，血压 120/80mmHg。无明显面色苍白，精神尚可，腹部无压痛及反跳痛。

专科检查：宫高 30cm，腹围 96cm，胎心率 148 次/分，头先露，高浮，未触及明显宫缩，双下肢不肿。阴道少量流血，未行内诊。

笔记栏

问题：1. 最可能的诊断是什么？
2. 为明确诊断，应进一步做什么检查？
3. 确诊后应如何处理？

正常胎盘附着于子宫体的前壁、后壁或侧壁。妊娠28周后，胎盘仍附着于子宫下段，其下缘达到或覆盖子宫颈内口，位置低于胎儿先露部，称为前置胎盘（placenta praevia）。前置胎盘是妊娠晚期阴道出血的主要原因之一，是常见的产前出血性疾病，也是妊娠期严重的并发症，病情易突然加重而危及母儿安全。其发病率国内报道为0.24%～1.57%，国外报道为0.3%～0.5%，近年来有上升趋势。

一、病　　因

本病的病因不完全清楚，但多次流产史、子宫腔操作史、高龄产妇（>35岁）、剖宫产术史、经产妇及多产妇、吸烟或吸毒女性、多胎妊娠、辅助生殖技术受孕、子宫形态异常等为高危人群，其病因可能与以下因素有关。

（一）子宫内膜病变或损伤

多产、多次刮宫及子宫手术史等是前置胎盘的高危因素，上述因素可引起子宫内膜炎或子宫内膜受损，使子宫内膜蜕膜生长不全，再次受孕时子宫蜕膜血管形成不良，造成胎盘血供不足，为摄取足够营养，刺激胎盘面积增大延伸到子宫下段。子宫瘢痕影响胎盘移行，至妊娠晚期胎盘仍附着在子宫下段覆盖子宫颈内口。

（二）胎盘面积过大

双胎或多胎妊娠时，胎盘面积较单胎面积增大而达子宫下段。

（三）胎盘形态异常

胎盘形态异常，如主胎盘位于子宫体而副胎盘位于子宫下段近子宫颈内口，膜状胎盘大而薄，可扩展到子宫下段。

（四）受精卵滋养层发育迟缓

受精卵到达子宫腔时，滋养层尚未发育到可以着床的阶段，继续向下游走到达子宫下段，并在该处着床而发育成前置胎盘。

二、分　　类

根据胎盘边缘与子宫颈内口的关系，将前置胎盘分为4种类型（图7-8）。

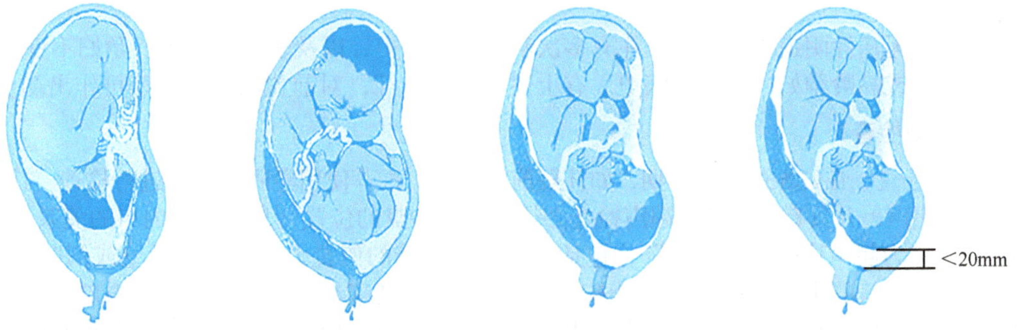

图7-8 前置胎盘分类

1. 完全性前置胎盘（total placenta praevia） 又称中央性前置胎盘（central placenta praevia），胎盘组织完全覆盖子宫颈内口。

2. 部分性前置胎盘（partial placenta praevia） 是指胎盘组织部分覆盖子宫颈内口。

3. 边缘性前置胎盘（marginal placenta praevia） 是指胎盘附着于子宫下段，边缘到达子宫颈内口但不超越子宫颈内口。

笔记栏

4. 低置胎盘（low-lying placenta） 胎盘附着于子宫下段，边缘距子宫颈内口<20mm，但未达到子宫颈内口。

胎盘下缘与子宫颈内口的关系可随妊娠及产程的进展而改变，诊断时期不同，分类也不同，通常以临床处理前的最后一次检查来决定其分类。

三、临床表现

（一）症状

典型症状为妊娠晚期或临产时，发生无诱因、无痛性反复阴道出血。妊娠晚期子宫下段逐渐伸展，牵拉子宫颈内口，子宫颈管缩短；临产后规律宫缩使子宫颈管消失成为软产道一部分；子宫颈口扩张，附着于子宫下段及子宫颈内口的胎盘前置部分不能相应伸展而与其附着处分离，血窦破裂出血。前置胎盘出血前无明显诱因，初次出血量一般不多，剥离处血液凝固后，出血停止；也有初次即发生致命性大出血而导致休克的情况。由于子宫下段不断伸展，前置胎盘出血常反复发生，出血量也越来越多。阴道出血发生孕周、反复发生次数、出血量多少与前置胎盘类型有关。完全性前置胎盘初次出血时间多在妊娠28周左右，称为警戒性出血；低置胎盘出血多发生在妊娠晚期或临产后，出血量较少；部分性前置胎盘的初次出血时间、出血量及反复出血次数，介于两者之间。

（二）体征

患者一般情况与出血量有关，大量出血呈现面色苍白、脉搏增快微弱、血压下降等休克表现。腹部检查：子宫软，无压痛，大小与妊娠周数相符。子宫下段有胎盘占据，影响胎儿先露部入盆，故胎儿先露部高浮，常并发臀位、横位等胎位异常。反复出血或一次出血量过多可使胎儿宫内缺氧，严重者胎死宫内。当前置胎盘附着于子宫前壁时，可在耻骨联合上方闻及胎盘杂音。前置胎盘孕妇临产后宫缩为阵发性，间歇期子宫可完全松弛，当前置胎盘诊断尚不能排除时，阴道检查应慎重，肛门检查则应禁止。

案例7-8分析（1）

1. 诊断 G4P0，孕33周，单胎、头位；前置胎盘。

2. 诊断依据

（1）病史特点：妊娠晚期（停经33周）无诱因、无痛性阴道出血史；具备前置胎盘高危因素：多次妊娠史、子宫腔手术史（G4P0）。

（2）体征：子宫与妊娠月份相符，腹软、无压痛，胎头高浮。

四、诊　断

（一）病史

妊娠晚期无痛性阴道出血，且既往有多次刮宫、分娩史，以及子宫手术史、孕妇不良生活习惯、辅助生殖技术或高龄孕妇、双胎等病史。有上述症状及体征，对前置胎盘的类型可作出初步判断。

（二）辅助检查

1. 超声检查 在妊娠的任何时期，如怀疑前置胎盘，推荐使用经阴道超声进行检查，其准确性明显高于经腹超声，并具有安全性。超声检查必须要明确胎盘的位置、与子宫颈内口的关系、子宫颈管的长度等，称为超声检查“四要素”，包括：①胎盘附着的位置，如前壁、后壁或侧壁等；②胎盘边缘距子宫颈内口的距离或超出子宫颈内口的距离，精确到毫米；③覆盖子宫颈内口处胎盘的厚度；④子宫颈管的长度。对于既往有剖宫产术史的前置胎盘患者，应特别注意是否合并胎盘植入。

2. MRI检查 有条件的医院，怀疑合并胎盘植入者，可选择MRI检查。与经阴道超声检查相比，MRI对胎盘定位无明显优势。

（三）前置胎盘状态的随访

妊娠中期前置胎盘状态常因胎盘“移行”而发生变化，最终的诊断取决于妊娠周数、胎盘边缘与子宫颈内口的关系。妊娠中期超声检查发现前置胎盘状态者建议经阴道超声随访，并根据情况增加超声随访次数。妊娠18～23周时胎盘边缘达到但未覆盖子宫颈内口（0mm），持续前置胎盘状态

笔记栏

的可能性基本为零。如覆盖子宫颈内口范围超过 25mm，分娩时前置胎盘的发生率为 40%～100%。无症状的前置胎盘孕妇建议妊娠 32 周经阴道超声检查随访。妊娠 32 周仍为持续前置胎盘且无症状者，推荐于妊娠 36 周左右经阴道超声复查，以确定最佳的分娩方式和时机。

案例 7-8 分析（2）

为明确诊断，应进一步做 B 型超声检查。根据胎盘边缘与子宫颈内口的关系确定前置胎盘的类型（图 7-9）。超声检查提示胎盘完全覆盖子宫颈内口，提示完全性前置胎盘。

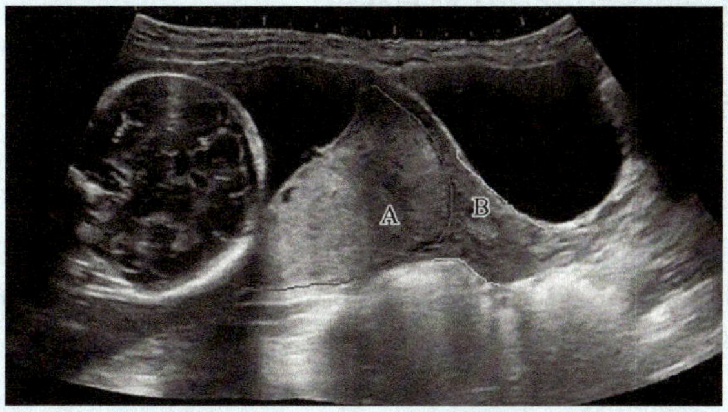

图 7-9 胎盘完全覆盖子宫颈内口，此病例为完全性前置胎盘

A. 胎盘；B. 子宫颈

五、鉴别诊断

前置胎盘应与胎盘早剥、脐带帆状附着、前置血管破裂、阴道静脉曲张破裂出血及宫颈病变，如息肉、糜烂、宫颈癌等产前出血相鉴别。结合病史，通过 B 型超声检查及分娩后检查胎盘，一般可确诊。

六、对母儿的影响

（一）产时、产后出血

附着于前壁的胎盘行剖宫产术时，当子宫切口无法避开胎盘，则出血明显增多。胎儿娩出后，子宫下段肌组织菲薄，收缩力较差，附着于此处的胎盘不易完全剥离，且开放的血窦不易关闭，故常发生产后出血，量多且难以控制。

（二）植入性胎盘

子宫下段蜕膜发育不良，胎盘绒毛穿透底蜕膜，侵入子宫肌层，形成植入性胎盘，使胎盘剥离不全而发生产后出血。

（三）产褥感染

前置胎盘剥离面接近子宫颈外口，细菌易经阴道上行侵入胎盘剥离面，加之多数产妇因反复失血而致贫血、体质虚弱，容易发生产褥期感染。

（四）围生儿预后不良

出血量多可致胎儿窘迫，甚至缺氧死亡。为挽救孕妇或胎儿生命而提前终止妊娠，早产率增加，新生儿死亡率高。

七、处 理

治疗原则为抑制宫缩、止血、纠正贫血、预防感染、适时终止妊娠。根据前置胎盘类型、出血程度、妊娠周数、胎儿宫内状况、是否临产等进行综合评估，给予相应治疗。

（一）期待治疗

期待治疗的目的是在母儿安全的前提下，延长孕周，提高胎儿存活率。适用于妊娠＜36 周，一般情况良好，胎儿存活，阴道出血不多，无须紧急分娩的孕妇。需在有母儿抢救能力的医疗机构进行。对于有阴道出血的患者，强调住院治疗。密切监测孕妇生命体征及阴道出血情况。常规进行血常规、凝血功能检测并备血。监护胎儿情况，包括胎心率、胎动计数、胎儿电子监护及胎儿生长

笔记栏

发育情况。

1. 一般处理 适当休息，给予高纤维素饮食，避免便秘；密切监测孕妇的生命体征及阴道出血情况；长期卧床者需注意血栓栓塞的风险。

2. 纠正贫血 补充铁剂，目标是维持血红蛋白含量在110g/L以上，血细胞比容在30%以上，增加母体储备，改善胎儿宫内缺氧的情况。

3. 宫缩抑制药的使用 在期待治疗过程中，常伴发早产。对于有早产风险的患者可酌情给予宫缩抑制药，防止因宫缩引起的进一步出血，赢得促胎儿肺成熟的时间。常用药物有β受体激动药、钙通道阻滞药、非甾体抗炎药、缩宫素受体抑制药等。

在使用宫缩抑制药的过程中，仍有阴道大出血的风险，应做好随时剖宫产术的准备。值得注意的是，宫缩抑制药与肌肉松弛药有协同作用，可加重肌肉松弛药的神经肌肉阻滞作用，增加产后出血的风险。

4. 糖皮质激素的使用 若妊娠<34周，应促胎儿肺成熟。可参考早产的相关诊疗指南。

5. 保守治疗过程中阴道出血的预测 胎盘附着于子宫前壁出血的发生率较后壁高。无症状的前置胎盘孕妇进行子宫颈长度的测量有助于临床处理。妊娠34周前测量子宫颈管的长度<30mm，胎盘下缘的厚度>1cm，胎盘边缘出现无回声区同时合并胎盘植入超声征象，提示出血及早产的风险增加。

（二）终止妊娠

终止妊娠的时机及方式：剖宫产术是前置胎盘终止妊娠的主要方式。应根据临床判断，辅以超声检查结果，首选择期剖宫产术，同时注意避免过早干预。

1. 紧急剖宫产术 出现大出血，甚至休克时，为挽救孕妇生命，应果断终止妊娠，无须考虑胎儿情况。在期待治疗过程中，若出现胎儿窘迫等产科指征，胎儿已可存活，可行急诊手术。临产后诊断的部分性或边缘性前置胎盘，出血量较大，估计短时间内不能分娩者，可选择急诊剖宫产术终止妊娠。

2. 择期终止妊娠 择期剖宫产术，为目前处理前置胎盘的首选。

对于无症状的前置胎盘，根据类型决定分娩时机。对于无症状的前置胎盘合并胎盘植入者可于妊娠36周后终止妊娠。无症状的完全性前置胎盘，妊娠达37周时，可考虑终止妊娠；边缘性前置胎盘满38周可考虑终止妊娠；部分性前置胎盘应根据胎盘遮盖子宫颈内口的情况适时终止妊娠。

子宫切口的选择，原则上应尽量避开胎盘，以免增加孕妇和胎儿失血。对于前壁胎盘，根据产前超声胎盘定位及胎位，剖宫产术切口应尽量避开胎盘，灵活选择子宫切口。胎儿娩出后，立即子宫肌壁注射子宫收缩药，如缩宫素、前列腺素制剂、麦角新碱等药物，待子宫收缩后徒手剥离胎盘。也可用止血带将子宫下段血管扎紧数分钟，以利于胎盘剥离时的止血，但需警惕结扎部位以下的出血。若局部血窦开放出血，可使用子宫压迫缝合、宫腔纱条填塞、子宫动脉缝扎、髂内动脉缝扎、子宫动脉栓塞等方法止血。若采取各项措施均无效，应向家属交代病情，果断切除子宫。可开展自体血回输。

针对既往有剖宫产史、完全性前置胎盘、胎盘着床于前壁瘢痕处，高度怀疑胎盘植入者，手术时，需做好孕产妇和新生儿抢救的准备，开放静脉通道、积极抢救出血和休克，预防感染。

3. 阴道分娩 低置胎盘孕妇在进行阴道试产时，一定要做好行紧急剖宫产术和输血的准备。建议在有条件的医疗机构，备足血源，严密监测下行阴道试产。需充分与孕妇及家属沟通分娩的方式及风险。产程中需密切注意胎心变化，必要时采用连续胎心电子监护。若阴道活动性出血，或产程进展不顺利，应立即改行剖宫产术。

（三）转诊及转运

一旦确诊完全性前置胎盘，应在有救治能力的医院进行产前检查及治疗。若阴道反复出血或大出血而当地无条件处理，应在充分评估母胎安全、输液、输血的条件下，迅速转院。

案例 7-8 分析（3）

处理：妊娠33周，前置胎盘，胎儿未成熟，如出血不多，孕妇一般情况好，以期待治疗为主，如合并贫血者给予铁剂。如有不规则宫缩给予宫缩抑制药和促胎儿肺成熟治疗。如出血多，危及孕妇及胎儿生命，以手术终止妊娠为宜。

笔记栏

附 7B

胎盘植入性疾病

胎盘植入性疾病是指胎盘组织不同程度侵入子宫肌层的一组疾病。根据胎盘侵入子宫肌层的深度可分为：①胎盘粘连（placenta adherence），即胎盘绒毛黏附于子宫肌层表面；②胎盘植入（placenta accreta），即胎盘绒毛深入子宫肌壁间；③穿透性胎盘（placenta percreta）植入，即胎盘绒毛穿过子宫肌层达到或超过子宫浆膜面。也可根据植入面积分为完全性和部分性胎盘植入。

胎盘植入无典型的临床表现和体征。诊断主要依据高危因素结合超声/磁共振影像学检查，确诊需根据剖宫产术或分娩时所见或产后病理学诊断。

临床表现为胎儿娩出后超过30min，胎盘不能自行剥离，徒手剥离困难，胎盘与宫壁致密粘连；或剖宫产术时发现胎盘植入，甚至穿透浆膜层。超声是评估胎盘植入和位置最常用的影像学方法。磁共振可用于评估胎盘植入的深度、宫旁组织和膀胱累及程度。

胎盘植入常伴严重的产科出血，应在有抢救条件的医疗机构，由有经验的救治团队进行处理。

第九节　胎 盘 早 剥

案例 7-9

孕妇，30岁，因“停经35周，血压增高12天，下腹痛伴阴道出血4小时”急诊入院。

患者不定期产前检查，妊娠20周曾测血压98/66mmHg，妊娠33周在当地医院检查发现血压145/100mmHg，胎心、胎位正常，水肿（++），无头晕、头痛等不适，给予休息、口服硝苯地平控释片降压处理，未监测血压。4小时前突感持续性腹痛，进行性加剧，伴有恶心、呕吐、出汗及阴道出血，遂救护车急送入院。患者既往体健，G2P1。

查体：体温37℃，呼吸22次/分，脉率120次/分，BP 100/50mmHg。急性病面容，面色苍白，神清，查体合作，注意力不集中，恐慌。皮肤湿冷，心率120次/分，心律齐，双下肢、会阴部凹陷性水肿。

专科检查：子宫底位于剑突下2横指，子宫张力高，呈板状，压痛明显，胎方位扪不清，胎心率110次/分。阴道检查：宫颈长2cm，宫口未开，先露：头，S^{-2}。

问题： 1. 该病例的初步诊断是什么？诊断依据是什么？

2. 进一步做什么检查？

3. 确诊后应如何处理？

妊娠20周后或分娩期正常位置的胎盘在胎儿娩出前，部分或全部从子宫壁剥离，称为胎盘早剥（placental abruption），是妊娠晚期的严重并发症之一，具有起病急骤、发展迅速的特点，若诊断、处理不及时，可危及母儿生命。胎盘早剥的发病率：国外为1%，国内为0.46%～2.10%。约1/3的产前出血归因于胎盘早剥，高发于孕晚期，40%～60%的病例发生于妊娠37周之前。

一、病　　因

胎盘早剥确切的发病机制尚未完全阐明，可能与以下危险因素有关。

（一）血管病变

胎盘早剥多发生于妊娠高血压，尤其是重度子痫前期、慢性高血压、慢性肾脏病或全身血管病变的孕妇，这些疾病引起底蜕膜螺旋小动脉痉挛、硬化，引起远端毛细血管变性、坏死，甚至破裂出血，血液在底蜕膜与胎盘之间形成血肿，导致胎盘从子宫壁剥离。妊娠晚期或临产后，孕妇长时间仰卧位，妊娠子宫压迫下腔静脉，回心血量减少，血压下降，子宫静脉淤血，静脉压突然升高，蜕膜静脉床淤血或破裂，形成胎盘后血肿，致使部分或全部胎盘从子宫壁剥离。

（二）机械性因素

外伤尤其是腹部直接受到撞击或挤压、外倒转术、脐带过短（<30cm）等均可诱发胎盘早剥。孕妇外伤最常见的因素是车祸和家庭暴力。

笔记栏

（三）子宫腔内压力骤减

胎膜早破；双胎分娩时第一个胎儿娩出过快；羊水过多时，人工破膜后羊水流出过快，子宫腔内压力骤减，子宫突然收缩，胎盘与子宫壁发生错位剥离。

（四）其他高危因素

其他高危因素有高龄产妇、经产妇、吸烟、吸毒、绒毛膜羊膜炎、子宫肌瘤（尤其是胎盘附着部位的肌瘤）、子宫畸形等。有胎盘早剥史的孕妇再次发生胎盘早剥的风险明显增加。

二、病理及病理生理改变

胎盘早剥的主要病理变化是底蜕膜出血，形成血肿，使胎盘自附着处分离。按病理分为 3 种类型（图 7-10）。①如剥离面积小，血液易凝固而出血停止，临床上可无临床症状或症状轻微。②如继续出血，胎盘剥离面也随之扩大，形成较大胎盘后血肿，血液可冲开胎盘边缘及胎膜，经子宫颈管流出，表现为外出血，称为显性剥离（revealed abruption）或外出血。③若胎盘边缘或胎膜仍附着于子宫壁或由于胎儿先露部固定于骨盆入口，使血液积聚于胎盘与子宫壁之间不能外流而导致无阴道出血，称为隐性剥离（concealed abruption）或内出血。由于血液不能外流，胎盘后积血越来越多，子宫底升高，压力达到一定程度后，血液冲开胎盘边缘和胎膜经子宫颈管流出，称为混合性出血（mixed bleeding）。偶有出血穿破胎膜溢入羊水中，形成血性羊水。

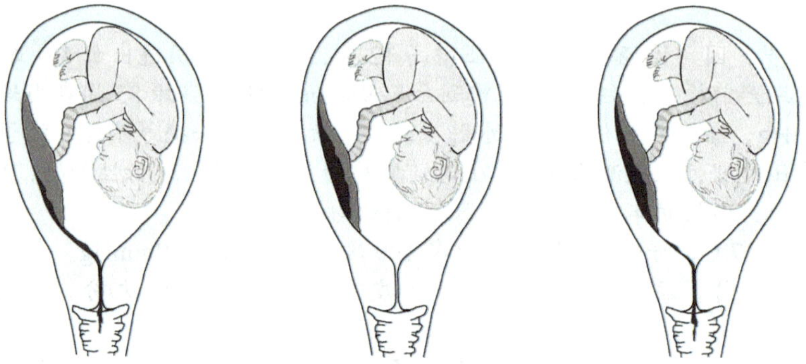

图 7-10　胎盘早剥的类型

胎盘早剥尤其是隐性剥离时，血液积聚于胎盘与子宫壁之间，随着胎盘后血肿逐渐增大，局部压力也逐渐增高，可使血液向子宫肌层浸入，引起肌纤维分离、断裂，甚至变性。当血液浸及至子宫浆膜层时，子宫表面呈紫蓝色瘀斑，尤以胎盘附着处为明显，称为子宫胎盘卒中（uteroplacental apoplexy），又称库弗莱尔子宫（Couvelaire uterus）。有时血液还可渗入输卵管系膜、阔韧带，或经输卵管流入腹腔。子宫肌纤维受血液浸润，收缩力减弱，可造成产后出血。

凝血活酶是蜕膜出血或缺氧时释放的一种物质，在胎盘早剥的发病机制中起着重要作用。剥离处的胎盘绒毛及蜕膜可释放大量组织凝血活酶，进入母体血液循环，激活凝血系统导致 DIC，肺、肾等脏器的毛细血管内均可有微血栓形成，引起器官缺氧及功能障碍。胎盘早剥持续时间越长，促凝物质不断进入母血，DIC 继续发展，激活纤维蛋白溶解系统，产生大量的纤维蛋白降解产物（FDP），继而引发纤溶亢进。由于凝血因子的大量消耗及高浓度 FDP 的生成，最终导致严重的凝血功能障碍。

三、临床表现

胎盘早剥的典型症状是阴道出血、腹痛，可伴有子宫张力增高和子宫压痛，尤以胎盘剥离处最明显。后壁胎盘的隐性剥离多表现为腰背部疼痛，子宫压痛可不明显。阴道出血的特征为陈旧性不凝血，但疾病的严重程度可能与阴道出血量不相符，某些胎盘早剥的出血隐匿于剥离的胎盘和子宫之间，称为隐匿性出血。早期表现通常以胎心率异常为首发表现，宫缩间歇期子宫仍呈高张状态，胎位触诊不清。严重时子宫呈板状，压痛明显，胎心率改变或消失，甚至出现恶心、呕吐、出汗、面色苍白、脉搏细数、血压下降等休克征象。胎盘早剥的分级见表 7-7。

笔记栏

表 7-7 胎盘早剥的分级

分级	临床特征
0 级	胎盘后有小凝血块，但无临床症状
Ⅰ级	阴道出血；可有子宫压痛和子宫强直性收缩；产妇无休克发生，无胎儿窘迫发生
Ⅱ级	可能有阴道出血；产妇无休克；有胎儿窘迫发生
Ⅲ级	可能有外出血；子宫强直性收缩明显，触诊呈板状；持续性腹痛，产妇发生失血性休克，胎儿死亡；30%的产妇有凝血功能指标异常

案例 7-9 分析（1）

1. 初步诊断 G2P1，妊娠 35 周，单胎头位，胎盘早剥，胎儿窘迫，子痫前期。

诊断依据如下：

（1）病史特点：G2P1，妊娠 35 周，主要症状为血压增高 12 天，突感持续腹痛伴阴道出血 4 小时。

（2）查体有内出血表现：面色苍白，皮肤湿冷，心率 120 次/分，血压 100/50mmHg。专科检查：子宫底位于剑突下 2 横指，子宫张力高，呈板状，压痛明显，胎方位扪不清，胎心率 110 次/分。

四、辅助检查

（一）超声检查

超声检查可协助了解胎盘的部位及胎盘早剥的类型，但超声检查无异常发现也不能排除胎盘早剥，但可用于前置胎盘的鉴别诊断及保守治疗的病情监测。

（二）胎心监护

胎心监护用于判断胎儿的宫内状况，胎盘早剥时可出现胎心监护的基线变异消失、变异减速、晚期减速、正弦波形及胎心率缓慢等。

（三）实验室检查

实验室检查主要监测产妇的贫血程度、凝血功能、肝肾功能等。进行凝血功能检测和纤溶系统确诊试验，能及时发现凝血功能障碍。

案例 7-9 分析（2）

2. 进一步检查

（1）超声：了解是否有胎盘后血肿及剥离面大小，了解胎儿宫内情况：超声符合胎盘早剥诊断（图 7-11）。

（2）行胎心监护判断胎儿宫内情况：基线变异差，频发减速。

（3）完善实验室检查：血细胞分析、凝血功能检查、DIC 筛查试验与纤溶确诊试验以及肝肾功能检查。

3. 进一步的处理 急诊手术终止妊娠，备血、做好新生儿抢救的准备。

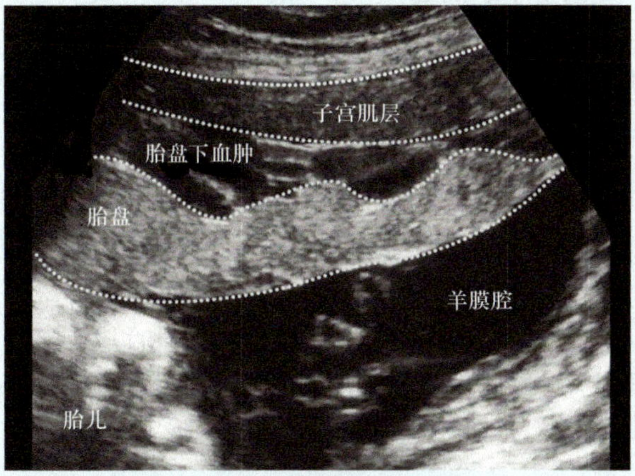

图 7-11 胎盘早剥声像图

五、诊断和鉴别诊断

根据病史、症状、体征，结合实验室检查结果作出临床诊断并不困难，需与前置胎盘、先兆子宫破裂相鉴别（表 7-8）。

表 7-8　胎盘早剥的鉴别诊断

鉴别要点	胎盘早剥	前置胎盘	先兆子宫破裂
高危因素	常伴发妊娠期高血压疾病或外伤史	经产妇多见	头盆不称、分娩梗阻或瘢痕子宫病史
腹痛	发病急，剧烈腹痛	无腹痛	腹痛拒按、烦躁不安
阴道出血	有内、外出血，以内出血为主，阴道出血量与全身失血症状不成正比，严重时也可出现血尿	外出血，阴道出血量与全身失血症状成正比	少量阴道出血，可出现血尿
子宫	子宫板样硬，有压痛，可比妊娠月份大	子宫软，与妊娠月份一致	强烈子宫收缩
胎心胎位	胎位不清，胎心音弱或消失	胎位清楚，胎心音一般正常	胎位尚清楚，有胎儿窘迫
阴道检查	无胎盘组织触及	子宫口可触及胎盘组织，胎盘下缘低于胎儿先露部	无胎盘组织触及，胎盘检查正常
超声检查	胎盘位置正常，胎盘后有时有血肿	胎盘下缘低于胎儿先露部	胎盘检查正常
胎盘检查	早剥部分有凝血块压迹	无凝血块压迹；胎膜下缘距子宫颈内口 2cm 内	无特殊变化

六、并　发　症

（一）DIC 和凝血功能障碍

胎盘早剥是妊娠期发生凝血功能障碍最常见的原因，Ⅱ度及Ⅲ度胎盘早剥，尤其伴有宫内死胎时约 1/3 患者可发生凝血功能障碍。临床表现为皮肤、黏膜及注射部位出血，子宫出血不凝或凝血块较软，甚至发生血尿、咯血和呕血。对胎盘早剥患者入院后应严密观察，结合实验室检查结果，注意 DIC 发生及凝血功能障碍的出现，一旦发生 DIC，病死率较高，应积极预防。

（二）产后出血

胎盘早剥发生子宫胎盘卒中时，可影响子宫肌收缩及凝血功能，导致产后出血。若并发 DIC，则产后出血难以纠正，可引起休克、多器官功能衰竭，以及脑垂体及肾上腺皮质坏死，导致希恩综合征（Sheehan syndrome）的发生。

（三）急性肾衰竭

胎盘早剥出血、休克及 DIC 等，使肾血流量减少，导致肾皮质或肾小管缺血、坏死。胎盘早剥多伴发妊娠期高血压疾病、慢性高血压、慢性肾脏病等，导致肾内小动脉痉挛，肾小球前动脉极度狭窄，肾脏缺血，出现急性肾衰竭。

（四）羊水栓塞

胎盘早剥时，剥离面的子宫血窦开放，羊水可经剥离面开放的子宫血管，进入母体血液循环，导致羊水栓塞。

（五）胎儿宫内死亡

若胎盘早剥面积大，出血多，胎儿可因缺血、缺氧而死亡。

七、对母儿的影响

胎盘早剥对母胎影响极大，剖宫产率、贫血、产后出血率、DIC 发生率均升高。由于胎盘早剥出血可引起胎儿急性缺氧，使新生儿窒息率、早产率、胎儿宫内死亡率明显升高。研究表明，胎盘早剥后分娩的新生儿有长期神经行为异常的风险，新生儿发生与缺氧相关的脑室周围白质软化和胎儿猝死综合征较多。

八、治　　疗

胎盘早剥严重危及母儿生命，母儿的预后取决于处理是否及时与恰当。胎盘早剥的治疗应根据孕周、早剥的严重程度、有无并发症、宫口开大情况、胎儿宫内状况等决定。治疗原则为早期识别，积极处理休克，控制 DIC，减少并发症。

（一）纠正休克

笔记栏

监测产妇生命体征，积极输血、补液维持血液循环系统的稳定，有 DIC 表现者要尽早纠正凝血功能障碍。使血红蛋白维持在 100g/L，血细胞比容＞30%，尿量＞30ml/h。

（二）监测胎儿宫内情况

持续监测胎心可以判断胎儿的宫内情况。对于有外伤史的产妇，疑有胎盘早剥时，应至少行 4h 的胎心监护，以早期发现胎盘早剥。

（三）保守治疗

1. 对于妊娠 32～34 周 0～Ⅰ级胎盘早剥者，可给予保守治疗。

2. 妊娠 28～32 周，以及＜28 周的极早产，如为显性阴道出血、子宫松弛，产妇及胎儿状态稳定时，行促胎儿肺成熟的同时可考虑保守治疗。分娩时机应权衡孕妇及胎儿的风险后再决定。保守治疗过程中，应密切行超声检查，监测胎盘早剥情况。一旦出现明显的阴道出血、子宫张力高、凝血功能障碍及胎儿窘迫时，应立即终止妊娠。

（四）终止妊娠

1. 剖宫产术分娩 ①妊娠 32 周以上，胎儿存活，胎盘早剥Ⅱ级以上，建议尽快、果断地进行剖宫产术，以降低围生儿死亡率。②阴道分娩过程中，如出现胎儿窘迫征象或破膜后产程无进展者，应尽快行剖宫产术。近足月的轻度胎盘早剥者，病情可能随时加重，应考虑终止妊娠并建议行剖宫产术分娩。③胎位异常等产科情况无法阴道分娩者。④胎儿已死亡，产妇病情恶化，不能立即经阴道分娩者。

2. 阴道分娩 ①如胎儿已死亡，在评价产妇生命体征平稳的前提下首选阴道分娩。严重的胎盘早剥常致胎儿死亡，且合并凝血功能异常，抢救产妇是治疗的重点。应尽快实施人工破膜减压及促进产程进展，减少出血。应强调根据不同情况，进行个体化处理。②胎儿存活者，以显性出血为主，宫口已开大，经产妇一般情况较好，估计短时间内能结束分娩者，人工破膜后可经阴道分娩。分娩过程中密切观察血压、脉搏、宫底高度、宫缩与出血情况，建议全程行胎心电子监护，了解胎儿宫内状况，并备足血液制品，发现异常征象时，应行剖宫产术。

（五）产后出血的处理

由于凝血功能障碍及子宫收缩乏力，胎盘早剥患者常发生产后出血。应给予促宫缩药物，针对性补充血液制品。另外，可采用压迫止血、动脉结扎、动脉栓塞、子宫切除术等手段控制出血。若发生 DIC 及难以控制的大量出血，应快速输血、凝血因子，并行子宫切除术。

（六）严重并发症的处理

强调多学科联合治疗，在 DIC 处理方面应重点补充血容量及凝血因子，在改善休克状态的同时及时终止妊娠，以阻止凝血物质继续进入血管内而发生消耗性凝血功能障碍。对肾功能不全的处理，在改善休克后仍少尿者（尿量＜17ml/h）则给予利尿药（呋塞米、甘露醇等）处理。注意监测肾功能，维持电解质及酸碱平衡，必要时行血液透析治疗。

九、预　　防

加强孕产妇围生期保健及五色管理。积极防治妊娠期高血压疾病、慢性高血压、肾脏疾病；胎位异常行外倒转术纠正时，动作应轻柔；妊娠晚期或分娩期，应鼓励孕妇做适量的活动，避免长时间仰卧；避免腹部外伤；羊水过多或双胎分娩时，避免子宫腔内压力骤然降低。

第十节 羊水过多

妊娠期间羊水量超过 2000ml，称羊水过多（polyhydramnios）。羊水过多分为急性和慢性两种：少数孕妇羊水在数日内急剧增多，症状明显，称为急性羊水过多；多数孕妇羊水增多较慢，在数周或更长时间内逐渐增长，症状不明显，称为慢性羊水过多。大多情况为慢性羊水过多。羊水过多的发病率为 0.5%～1.0%。

一、病　　因

羊水是充满羊膜腔的液体，羊水量的调节主要与胎儿尿液、胎儿肺泡分泌液、胎膜吸收、胎儿吞咽相关，其中胎儿尿液是羊水的主要来源。羊水的产生和吸收呈现动态平衡。当产生超过吸收，

笔记栏

平衡被打破，可发生羊水过多。一方面预示着有母胎并发症，另一方面也可危害胎儿安全。孕中期重度羊水过多的围生儿死亡率可超过 50%。

（一）胎儿畸形

胎儿畸形是羊水过多的主要因素，18%～40%合并胎儿畸形。

1. 神经管缺陷 最常见，多为无脑儿、脑膨出与脊柱裂。无脑儿不具备中枢吞咽反射及缺乏抗利尿激素致尿量增多，导致羊水过多；脑膨出与脊柱裂者脑脊膜裸露，脉络膜组织增殖、渗出液增加，导致羊水过多。

2. 消化及呼吸系统畸形 如食管闭锁、十二指肠闭锁，其他还包括腹壁缺陷、颈部包块、胸腔包块、膈疝等结构异常，可引起消化道梗阻，影响羊水吸收，导致羊水过多。

3. 其他异常 如先天性脑血管畸形、心血管畸形及肺囊状腺瘤等与羊水过多有关，多系统、多脏器畸形常伴羊水过多，机制未明。遗传病，如软骨发育不全、肌营养不良、新生儿先天性醛固酮增多症（Bartter 综合征）等代谢性疾病；人类细小病毒 B19 感染。

（二）胎儿染色体异常

18-三体、21-三体、13-三体可能会引起羊水过多。

（三）多胎妊娠

多胎妊娠羊水过多的发生率为单胎妊娠的 10 倍以上，尤以单卵双胎居多，此时两个胎儿间血液循环相互沟通，占优势胎儿，循环血量多，尿量增加，致使羊水过多，多发生在其中体重较大的胎儿。

（四）母亲合并症

母亲合并症占 20%，如糖尿病、ABO 或 Rh 血型不合、妊娠期高血压疾病、孕妇严重贫血。糖尿病孕妇的胎儿血糖也增高，胎儿高渗性利尿导致羊水过多。母儿血型不合时，IgG 抗体通过胎盘导致胎儿溶血，严重的胎儿贫血可发生胎儿免疫性水肿、胎盘绒毛水肿而引起羊水过多。胎盘及绒毛水肿影响液体交换。

（五）胎盘、脐带病变

胎盘、脐带病变，如巨大胎盘、胎盘绒毛血管瘤，可致渗出增加、羊水过多；脐带帆状附着也能导致羊水过多。

（六）特发性羊水过多

特发性羊水过多约占 30%，至今原因不明，未合并孕妇、胎儿或胎盘异常。

二、诊　断

（一）临床表现

1. 急性羊水过多 较少见，多发生在妊娠 20～24 周，由于羊水急速增多，数日内子宫急剧增大，产生一系列压迫症状，腹腔脏器向上推移，横膈上抬，孕妇呼吸运动受限，出现呼吸困难、胸闷、气急，甚至发绀。腹壁张力过大而感到疼痛，严重者皮肤变薄发亮，皮下静脉清晰可见。巨大的子宫压迫下腔静脉，影响静脉回流，出现下肢及外阴部水肿及静脉曲张，孕妇行走不便，不能平卧，仅能端坐，表情痛苦。腹部检查发现子宫明显大于孕周，子宫张力大，胎位不清，胎心音遥远。

2. 慢性羊水过多 较多见，多数发生在妊娠晚期，数周内或更长时间内羊水缓慢增多，且为轻度或中度羊水增多，多数孕妇无自觉不适，仅在产前检查时，见腹部膨隆，宫高及腹围大于同期孕妇，腹壁皮肤发亮、变薄，触诊时腹壁张力大，胎位不清，胎心遥远。

（二）辅助检查

1. B 型超声检查 是诊断羊水过多的重要辅助方法之一，不仅可了解羊水量，还可发现是否有胎儿畸形。

诊断标准：①羊水最大暗区垂直深度测量（羊水池，amniotic fluid volume，AFV）>8cm 考虑为羊水过多（此指标方法简单，检查方便，但准确性相对较差）；②羊水指数（amniotic fluid index，AFI），即孕妇平卧，头高 30°，将腹部经脐横线与腹白线作为标志点，分为 4 个区，测定各区最

笔记栏

大羊水暗区相加而得。国内资料显示，羊水指数>25cm 为羊水过多（为目前最常用的方法）。经比较 AFI 显著优于 AFV。羊水过多时，胎儿在子宫腔内只占小部分，肢体呈自由体态，漂浮于羊水中，可诊断大部分的胎儿畸形，如唇裂、脊柱裂、脑积水及无脑儿等，最常见的为神经管畸形、腹壁疝、膈疝、21-三体综合征等畸形，均能通过超声诊断，因此，如 B 型超声检查发现羊水过多后，一定要仔细检查胎儿重要器官结构。超声还可以通过检测胎儿大脑中动脉收缩期峰值流速（middle cerebral artery peak systolic velocity，MCA-PSV）来预测有无胎儿贫血。

2. 甲胎蛋白（AFP）神经管缺损 胎儿畸形易合并羊水过多，羊水 AFP 平均值超过同期正常妊娠平均值 3 个标准差以上，母血清 AFP 平均值超过同期正常妊娠平均值 2 个标准差以上，有助于临床诊断。

3. 其他检查 羊水过多由糖尿病引起者，需检测血糖、血酮、尿糖、尿酮；Rh 阴性血孕妇妊娠 Rh 阳性血胎儿时，可发生致敏，导致孕妇血清抗 D 抗体滴度升高；检测是否感染过人类细小病毒 B19 及梅毒、弓形虫、单纯疱疹、巨细胞病毒。

三、对母儿的影响

（一）对母体影响

1. 子宫收缩乏力 子宫过度膨大，子宫肌纤维过度伸展，分娩时可发生原发性宫缩乏力、产程延长或产后出血。

2. 胎盘早剥 破膜时突然大量羊水流出，使子宫骤然缩小，致使正常位置的胎盘与子宫壁发生错位，出现胎盘早剥。

3. 手术产率增加 羊水过多者胎位异常发生率高且易出现宫缩乏力，致使手术产率增加。

4. 子宫腔内压力过高 羊水过多者往往因子宫腔压力过高诱发早产、胎膜早破、妊娠期高血压疾病。

（二）对胎儿影响

羊水过多围生儿的死亡率是羊水正常组的 2.1 倍，主要影响是胎儿畸形和巨大儿，突然大量羊水流出可致早产、脐带脱垂、胎儿窘迫及胎死宫内，故围生儿死亡率高。

四、处 理

（一）羊水过多合并胎儿结构异常、遗传病

当胎儿有明确且严重的胎儿结构异常，应及时终止妊娠；对非严重的胎儿结构异常，当结合产前羊水检查结果、胎儿结构异常情况，联合遗传学、新生儿科、儿外科多学科联合讨论，评估胎儿情况和预后，与患者和家属沟通后，决定是否继续妊娠。

（二）羊水过多胎儿无明显异常

若羊水过多胎儿无明显异常，应寻找病因，治疗原发病；加强监测胎动、无应激试验、胎儿超声。急性重度羊水过多合并先兆早产：可使用前列腺素合成酶抑制药，如吲哚美辛作为抗早产及抑制胎尿生成，控制羊水量，使用方法为 2～3mg/（kg·d），长期服用存在胎儿动脉导管提前闭合发生急性胎儿窘迫风险以及其他胎儿发育异常的风险，妊娠 32 周后避免使用；急性羊水过多压迫症状：无菌条件下穿刺羊水减量法，可采用负压适量抽吸羊水，抽吸量不宜过多，速度缓慢，以免子宫腔压力骤降导致胎盘早剥。

（三）合并有双胎输血综合征（TTTS）或胎儿溶血

合并有双胎输血综合征（TTTS）或胎儿溶血建议在有条件的胎儿医学中心进行胎儿镜或子宫内输血治疗。

五、分 娩

羊水量反复过多，症状重，妊娠≥34 周，胎儿肺成熟者，可终止妊娠。如胎儿肺未成熟，可给予地塞米松肌内注射促胎儿肺成熟后计划终止妊娠。数据表明，特发性羊水过多孕妇第一产程延长、非头位分娩和剖宫产术的风险增加，是剖宫产术的危险因素，建议在三级医疗机构分娩，个体化选择终止妊娠的时机。因羊水过多需警惕胎位异常、胎膜破裂时引起脐带脱垂，人工破膜应缓慢。放羊水后从腹部固定胎儿为纵产式，腹部放置沙袋或加腹带包扎以防血压骤降，甚至休克。胎儿娩出

笔记栏

后给予子宫收缩药预防因子宫过度膨胀引起的宫缩乏力性产后出血。

第十一节 羊水过少

妊娠晚期羊水量少于300ml者，称羊水过少（oligohydramnios）。羊水过少可发生在妊娠的任何时期，早、中妊娠期的羊水过少多以流产而告终，而临床上发生的羊水过少多在妊娠28周以后，是妊娠晚期的并发症。发病率为0.4%～4.0%。羊水过少者胎儿脐带受压，胎儿宫内窘迫的发病率明显增加，羊水过少出现越早，围生儿的预后越差。

一、病因

羊水过少原因不明，临床上多见于下列情况。

（一）胎儿畸形

妊娠中期羊水过少常合并胎儿畸形，以泌尿系统异常为主，如梅克尔-格鲁伯综合征（Meckel-Gruber综合征）、Prune-Belly综合征、胎儿肾缺如、肾小管发育不良、输尿管或尿道梗阻、膀胱外翻、婴儿型多囊肾、严重的泌尿系统梗阻（如膀胱出口梗阻）等。染色体异常、脐膨出、膈疝、法洛四联症、水囊状淋巴管瘤、小头畸形、甲状腺功能减退症等也可引起羊水过少。

（二）胎盘功能异常

过期妊娠、胎儿生长受限、胎盘退行性变，均可致胎盘功能异常，胎盘灌注不足，胎儿血液循环重新分配，为保障脑和心脏的血供，而使肾血流量下降，胎尿生成减少、羊水过少；胎儿成熟过度，其肾小管对抗利尿激素的敏感性增高，胎儿尿的生成减少致羊水过少。

（三）羊膜病变

羊膜上皮细胞坏死或退行性变时，羊膜细胞分泌减少。电镜下可见羊膜细胞表面微绒毛变短、数量减少，细胞萎缩，有鳞状上皮化生现象，细胞内粗面内质网及高尔基复合体也减少，使液体和物质交换受到限制。故认为某些原因不明的羊水过少可能与羊膜本身病变有关。

（四）母亲因素

子宫螺旋动脉重塑障碍、胎盘浅着床，可导致胎盘灌注减少，引发子痫前期，发生胎儿生长受限，使羊水过少。孕妇脱水、血容量不足时，孕妇血浆渗透压增高，伴随发生胎儿血浆渗透压相应增高，尿液产生减少。孕妇服用某些药物，如血管紧张素转化酶抑制药（ACEI）、前列腺素合成酶抑制药等具有抗利尿作用，当用药时间过长，可发生羊水过少。风湿免疫系统疾病，如系统性红斑狼疮、干燥综合征、抗磷脂综合征等，也可发生羊水过少。

二、诊断

（一）临床表现

宫高、腹围比同期正常妊娠月份小，子宫敏感性增高，轻微刺激即可诱发宫缩，胎体浮动感不明显，胎儿臀先露多见，胎动时孕妇感腹痛；临产后阵痛剧烈，宫缩多不协调，宫口扩张缓慢，产程延长，易发生胎儿窘迫，人工破膜或自然破膜后无羊水或仅有少量黏稠液体及胎粪流出。若羊水过少发生在妊娠早期，胎膜可与胎体粘连，造成胎儿畸形，甚至肢体短缺；若发生在妊娠中、晚期，子宫周围的压力直接作用于胎儿，容易引起胎儿肌肉骨骼畸形，如斜颈、屈背、手足畸形。

（二）B型超声检查

B型超声检查是诊断羊水过少的重要方法，其敏感度为77%，特异度为95%，但其诊断标准意见尚不统一。既往采用羊水最大暗区（最大羊水池）垂直深度测量法（AFV），AFV≤2cm为羊水过少；≤1cm为严重羊水过少。现应用羊水指数（AFI）诊断羊水过少更敏感、更准确。AFI≤8.0cm时应警惕羊水过少的可能；AFI≤5.0cm为羊水过少。除羊水池外，B型超声还可同时发现是否有胎儿畸形、羊水和胎儿交界不清、胎儿肢体挤压蜷曲、胎盘胎儿面与胎体明显接触等。

（三）电子胎心监护

羊水过少胎儿的胎盘储备功能减低，无应激试验（NST）可呈无反应型。临产后子宫收缩可加

笔记栏

重胎儿和脐带受压，可出现胎心变异减速和晚期减速。

（四）胎儿染色体检查

羊水或脐带血穿刺获取胎儿细胞进行细胞或者分子遗传学检查，可以了解胎儿染色体数目、结构有无异常，有无染色体微缺失或者重复异常。一般来说，羊水过少时穿刺取样操作不便，应告知穿刺风险和取样失败的可能，可超声引导下进行，或抽取羊水前适量灌注生理盐水。

三、处 理

发现羊水过少时，首先应排除胎膜早破。根据胎儿是否畸形、孕周及羊水量而个体化处理。

（一）羊水过少合并胎儿严重或致死性结构异常

超声明确胎儿结构异常、预后不良者应充分告知孕妇及家属，如胎儿泌尿系统异常造成妊娠中期羊水过少时，除非选择胎儿手术治疗，否则预后极差；对于膀胱出口梗阻胎儿可行胎儿期膀胱引流术，将尿液引流入羊膜腔内，改善膀胱过度充盈。染色体异常检查依赖于介入性产前诊断，应与孕妇及家属充分沟通，胎儿预后差、无法存活者可终止妊娠。

（二）羊水过少合并正常胎儿

需积极寻找并去除病因。动态监测胎儿宫内情况，如胎动计数、胎心监护、胎儿生物物理评分、超声动态监测羊水量及脐动脉收缩期峰值流速与舒张末期流速的比值。

1. 终止妊娠 若妊娠已足月，胎儿已成熟，尤其是合并过期妊娠、妊娠期高血压疾病、胎儿生长受限、胎儿窘迫等，应尽快终止妊娠。如胎儿窘迫、破膜时发现羊水粪染严重、子宫颈条件差，估计短时间内不能结束分娩者，为降低围生儿死亡率，应剖宫产术终止妊娠。对胎儿储备功能尚好、无明显胎儿窘迫者可阴道试产，但需严密观察产程进展，持续胎心监护。因胎膜早破导致的羊水过少，按胎膜早破处理。

2. 期待治疗 对无致命性畸形的羊水过少可行羊膜腔灌注生理盐水改善羊水过少围生儿的结局，同时有助于脐带穿刺和胎儿宫内治疗，并能增强超声分辨相关畸形的能力。方法：在 B 型超声的引导下行羊膜腔穿刺及注入 37℃生理盐水，以每分钟 15～20ml 的速度灌注，直至胎心率变异减速消失或 AFI≥8cm。若输液后 AFI≥8cm，但胎心监测不能改善，应停止输液，按胎儿窘迫处理。羊膜腔灌注有发生绒毛膜炎、胎盘早剥、胎膜早破、自然流产、早产等并发症的可能，也有文献报道此方法不能降低剖宫产率和新生儿窒息的发病率，反而可能增加胎粪吸入综合征的发病率。期待治疗过程中根据孕周和胎儿宫内情况，定期评估胎儿生长发育情况，适时终止妊娠，分娩前应每周行 1～2 次胎心监护和羊水量评估。

（金志珊 赵 茵）

笔记栏

第八章 妊娠合并内外科疾病

第一节 心脏病

案例 8-1

孕妇，27 岁，因“停经 34 周，胸闷、憋气 2 小时”就诊。

外院规律行产前检查。1 周前发现血压升高，最高血压为 150/100mmHg，尿蛋白阴性，诊断为妊娠高血压，给予口服拉贝洛尔 100mg qd，血压波动于 130/80mmHg 左右，近 1 周双下肢水肿加重，体重增加 2kg。2 小时前无诱因突然出现胸闷、憋气，不能平卧，咳粉红色泡沫样痰。

既往体健，G1P0。否认高血压、糖尿病、肾脏病等慢性病史。

体格检查：体温 37℃，脉搏 112 次/分，呼吸 24 次/分，血压 165/100mmHg，脉搏氧饱和度 85%。一般状况差，神志清楚，全身水肿，端坐呼吸，口唇略发绀。心率 112 次/分，心尖部可闻及Ⅲ导联收缩期杂音，肺底部可闻及湿啰音。

产科检查：宫高 32cm，腹围 102cm，头位，胎心率 146 次/分，无宫缩。阴道检查：宫颈未消，宫口未开，质地硬，居后，头浮。

辅助检查：尿蛋白（+++）；心电图提示：窦性心动过速。

问题： 1. 该病例的初步诊断是什么？诊断依据是什么？

2. 需要进一步完善哪些检查？

3. 需要与哪些疾病进行鉴别诊断？

妊娠合并心脏病发生心力衰竭是导致孕产妇死亡的重要原因，在我国孕产妇死因顺序中居第二位，为非直接产科死因的第一位。妊娠合并心脏病的发病率为 1%～4%。

一、妊娠对心血管系统的影响

（一）妊娠期循环系统的变化

随着妊娠进展，子宫逐渐增大，胎盘循环建立，母体代谢率增高，母体对氧及循环血液的需求量增加，在血容量、血流动力学等方面发生一系列变化。

1. 妊娠期血容量的变化 从妊娠第 6 周开始，至妊娠 32～34 周达高峰，增加 40%～45%，平均增加 1450ml。

2. 妊娠期心功能的变化 为适应血容量的增加，妊娠 8～10 周开始出现心排血量增加，在妊娠 4～6 个月时增加最多，较妊娠前平均增加 30%～50%。心排血量增加导致妊娠中、晚期心率逐渐加快，至分娩前 1～2 个月心率平均每分钟增加 10 次。

3. 妊娠期心脏体征的变化 妊娠晚期子宫增大、膈肌上升使心脏向左向上移位，心尖冲动向左移位 2.0～3.0cm。由于心脏负担加重，心排血量和心率增加，导致心肌轻度肥大。心尖部第一心音和肺动脉瓣第二心音增强，并可有轻度收缩期杂音。这种心脏改变有时与器质性的心脏病不易区别，增加了妊娠期心脏病诊断的难度。

（二）分娩期循环系统的变化

分娩期为心脏负担最重的时期。每次宫缩时有 250～500ml 的血液被挤入体循环，回心血量增加，同时心排血量也相应增加约 24%，血压升高、脉压增大，以及中心静脉压增加。第二产程由于孕妇屏气用力使右心压升高，如原有左向右分流的先天性心脏病患者，转为右向左分流而出现发绀。胎儿胎盘娩出后，胎盘循环停止，子宫突然缩小，子宫血窦内约有 500ml 血液突然进入体循环。另外，腹腔内压骤减，大量血液向内脏灌注，造成血流动力学急剧波动。此时，患心脏病的孕妇极易发生心力衰竭。

（三）产褥期循环系统的变化

产后 3 天内仍是心脏负担较重的时期。一方面子宫复旧使一部分血液进入体循环，另一方面妊娠期组织间潴留的液体也开始回到体循环，使循环血量再度增加。心脏病产妇此时仍应警惕心力衰竭的发生。

综上所述，妊娠 32～34 周、分娩期、产后 3 天内是心脏负担最重的 3 个时期，也是心脏病孕妇最易发生心力衰竭的时期。

二、妊娠合并心脏病的诊断

由于正常女性妊娠期可出现心悸、气促、踝部水肿、乏力、心动过速等症状，检查有心脏稍扩大、心尖区轻度收缩期杂音等体征。以上症状和体征酷似心脏病，所以增加了心脏病诊断的难度。当出现以下症状和体征时，应警惕器质性心脏病。

（一）病史

妊娠前已诊断心脏病或有风湿热病史，有心悸、气短、心力衰竭史者。

（二）症状

本次妊娠期有心功能异常的表现，如经常性夜间端坐呼吸、胸闷、胸痛、劳力性呼吸困难、咯血等。

（三）体征

心界明显增大；心脏听诊有 2 级以上舒张期或粗糙的 3 级以上全收缩期杂音，严重的心律失常、心包摩擦音等；有发绀、杵状指、持续性颈静脉充盈等。

（四）辅助检查

1. 心电图　严重心律失常，如心房颤动、心房扑动、三度房室传导阻滞、ST 段及 T 波异常改变等。

2. 超声心动图　具有无创性的优点，临床上广泛用于心脏结构及传导方面的检测，当显示心腔扩大、心肌肥厚、瓣膜运动异常、心脏结构畸形等，应警惕心脏病。

3. X 线检查　显示心脏明显扩大。

4. 心导管检查　能准确了解心脏结构的改变及心脏各部分压力的变化。由于是一种有创性检查，在妊娠期较少应用。

三、妊娠合并心脏病的孕前评估

（一）纽约心脏病协会心功能分级方案

纽约心脏病协会（NYHA）依据心脏病患者对日常体力活动的耐受力，对心脏主观功能量进行评估，将心脏功能分为 4 级，此分级方法同样适用于孕产妇。

Ⅰ级：一般体力活动不受限。

Ⅱ级：一般体力活动稍受限，活动后心悸、轻度气短，休息时无症状。

Ⅲ级：一般体力活动显著受限，休息时无不适，轻微日常工作即感到不适、心悸、呼吸困难或既往有心力衰竭史。

Ⅳ级：不能进行任何体力活动，休息时仍有心悸、呼吸困难等心力衰竭表现。

（二）根据客观检查手段心功能分级方案

对心脏病患者根据客观检查手段（心电图、负荷试验、X 线、超声心动图等）进行评估，分为 4 级，其中轻、中、重度没有作出明确规定，由医师根据检查进行判断。

A 级：无心血管疾病的客观依据。

B 级：客观检查表明属于轻度心血管疾病患者。

C 级：客观检查表明属于中度心血管疾病患者。

D 级：客观检查表明属于重度心血管疾病患者。

以上两种分级各有优缺点，主观功能量分级的依据是主观症状，不依赖任何器械检查，简便、易行，但有时与客观检查差距甚大，因此临床上两种分级方案并行使用，如心功能Ⅱ级 C、Ⅰ级 B 等。

笔记栏

四、心脏病患者对妊娠耐受能力的判断

能否安全度过妊娠期、分娩期及产褥期，与心脏病的类型、严重程度、是否手术矫治、心功能级别、妊娠期监护以及医疗条件等多种因素有关。

（一）可以妊娠

心脏病变较轻，NYHA 心功能Ⅰ～Ⅱ级，既往无心力衰竭史，亦无其他并发症者可以妊娠。

（二）不宜妊娠

心脏病变较重，NYHA 心功能Ⅲ～Ⅳ级，既往有心力衰竭病史、有肺动脉高压、右向左分流型先天性心脏病、严重心律失常、风湿活动期、心脏病并发细菌性心内膜炎、心肌炎遗留有严重的心律失常、围生期心肌病遗留心脏扩大，上述患者妊娠期极易发生心力衰竭，不宜妊娠。年龄在 35 岁以上、心脏病病程较长者发生心力衰竭的可能性极大，也不宜妊娠。

五、心脏病患者孕产期常见并发症

1. 心力衰竭是妊娠合并心脏病患者孕产期死亡的主要原因，与孕产期血流动力学的变化使心脏负担加重有关。妊娠合并心脏病若发生心力衰竭，多发生在妊娠 32～34 周、分娩期及产后 3 天内。临床上早期诊断、早期治疗心力衰竭，对降低心脏病孕妇的死亡率有非常重要的意义。

当出现下述症状与体征时，应考虑为早期心力衰竭：①轻微活动后即出现胸闷、心悸、气短；②休息时心率＞110 次/分，呼吸＞20 次/分；③夜间阵发性呼吸困难，常因胸闷而坐起呼吸，或到窗口呼吸新鲜空气；④肺底部出现少量持续性湿啰音，咳嗽后不消失。

2. 有缺损或病变的心脏易发生感染性心内膜炎，感染得不到及时控制易诱发心力衰竭，因此积极预防感染对降低心脏病孕产妇死亡率有非常重要的作用。

3. 妊娠时外周血管阻力降低，使右向左分流型先天性心脏病孕妇全身缺氧性发绀加重；无分流型先天性心脏病孕妇，可因肺动脉高压以及分娩失血等因素而诱发暂时性右向左分流，引起全身缺氧和发绀。

4. 妊娠期血液呈高凝状态，若合并心脏病伴静脉压增高和静脉血流淤滞，或长时间卧床等，可诱发深部静脉血栓形成，栓子一旦脱落，可诱发肺栓塞，是孕产妇的重要死亡原因之一。

六、心脏病患者妊娠风险的分级及管理要求

结合中国育龄期女性心脏病疾病谱的特点，同时为保障心脏病孕妇能够得到产科、心脏内外科、重症监护科、麻醉科等多学科的联合管理，制定了不同级别医院承担不同严重程度妊娠合并心脏病诊治的分层管理制度，以使心脏病孕妇分层管理更加规范、有序、安全、有效（表 8-1）。

表 8-1　心脏病女性妊娠风险分级及分层管理

妊娠风险分级	疾病种类	就诊医院级别
Ⅰ级 （孕妇死亡率未增加，母儿并发症未增加或轻度增加）	①无合并症的轻度肺动脉狭窄和二尖瓣脱垂、小的动脉导管未闭（内径≤3mm） ②已手术修补的不伴有肺动脉高压的房间隔缺损、室间隔缺损、动脉导管未闭和肺静脉畸形引流 ③不伴有心脏结构异常的单源、偶发的室上性或室性期前收缩	二、三级妇产科专科医院或者二级及以上综合性医院
Ⅱ级 （孕妇死亡率轻度增加或者母儿并发症中度增加）	①手术的不伴有肺动脉高压的房间隔缺损、室间隔缺损、动脉导管未闭 ②法洛四联症修补术后，且无残余的心脏结构异常，不伴有心脏结构异常的大多数心律失常	二、三级妇产科专科医院或者二级及以上综合性医院
Ⅲ级 （孕妇死亡率中度增加或者母儿并发症重度增加）	①轻度二尖瓣狭窄（瓣口面积＞$1.5cm^2$） ②马方（Marfan）综合征（无主动脉扩张），二叶式主动脉瓣疾病（主动脉直径＜45mm），主动脉缩窄矫治术后 ③非梗阻性肥厚型心肌病 ④各种原因导致的轻度肺动脉高压（＜50mmHg） ⑤轻度左心功能障碍或者左心射血分数在 40%～49%	三级妇产科专科医院或者三级综合性医院

笔记栏

续表

妊娠风险分级	疾病种类	就诊医院级别
Ⅳ级 （孕妇死亡率明显增加或者母儿并发症重度增加；需要专家咨询；如果继续妊娠，需告知风险；需要产科和心脏科专家在妊娠期、分娩期和产褥期严密监护母儿情况）	①机械瓣膜置换术后 ②中度二尖瓣狭窄（瓣口面积 1.0～1.5cm^2）和主动脉瓣狭窄（跨瓣压差≥50mmHg） ③右心室体循环患者或 Fontan 循环术后 ④复杂先天性心脏病和未手术的发绀型心脏病（氧饱和度为 85%～90%） ⑤Marfan 综合征（主动脉直径为 40～45mm）；主动脉疾病（主动脉直径为 45～50mm） ⑥严重心律失常（心房颤动、完全性房室传导阻滞、恶性室性期前收缩、频发的阵发性室性心动过速等） ⑦急性心肌梗死、急性冠状动脉综合征 ⑧梗阻性肥厚型心肌病 ⑨心脏肿瘤，心脏血栓 ⑩各种原因导致的中度动脉高压（50～80mmHg） ⑪左心功能不全（左心射血分数在 30%～39%）	有良好心脏专科的三级甲等综合性医院或者综合实力强的心脏监护中心
Ⅴ级 （极高的孕妇死亡率和严重的母儿并发症，属于妊娠禁忌证；如果妊娠，须讨论终止问题；如果继续妊娠，需充分告知风险；需由产科和心脏科专家在妊娠期、分娩期和产褥期严密监护母儿情况）	①严重的左心室流出道梗阻 ②重度二尖瓣狭窄（瓣口面积＜1.0cm^2）或有症状的主动脉瓣狭窄 ③复杂先天性心脏病和未手术的发绀型心脏病（氧饱和度＜85%） ④Marfan 综合征（主动脉直径＞45mm），主动脉疾病（主动脉直径＞50mm），先天性的严重主动脉缩窄 ⑤有围生期心肌病病史并伴左心功能不全感染性心内膜炎；任何原因引起的重度肺动脉高压（≥80mmHg） ⑥严重的左心功能不全（左心射血分数＜30%）；NYHA 心功能分级Ⅲ～Ⅳ级	有良好心脏专科的三级甲等综合性医院或者综合实力强的心脏监护中心

七、妊娠合并心脏病的临床处理

（一）妊娠前准备和指导

1. 告知妊娠风险，对于有心脏病的育龄女性，要求做到妊娠前咨询，产科医师与心血管科医师共同对患者心脏病类型、程度、心功能状态进行分析，并确定其对母儿的危险度及能否耐受妊娠等。建议充分告知妊娠风险并于妊娠期进行动态妊娠风险评估。

2. 对于有可能行矫治手术的心脏病患者，应建议妊娠前行心脏手术治疗。

3. 补充叶酸 0.4～0.8mg/d，或者含有叶酸的复合维生素；纠正贫血。

4. 遗传咨询：先天性心脏病或心肌病的女性，有条件时应提供遗传咨询。

（二）妊娠期的管理

1. 终止妊娠　凡不宜妊娠的心脏病孕妇，应在妊娠 12 周前行人工流产。妊娠超过 12 周时，应综合评估妊娠中期引产与继续妊娠对孕妇的风险。若决定继续妊娠，需与心血管科医师密切配合，严密监护，防治心力衰竭，使之度过妊娠与分娩。对顽固性心力衰竭、继续妊娠风险较高者，可考虑严密监护下行剖宫取胎术。

2. 定期产前检查　能极早发现心力衰竭的早期征象。未经系统产前检查的心脏病孕产妇，其死亡率较经过系统产前检查者高 10 倍。

（1）产前检查时间：在妊娠 20 周，每 2 周检查 1 次，妊娠 20 周后，尤其是 32 周以后，发生心力衰竭的概率增加，产前检查应每周 1 次。妊娠经过顺利者，在妊娠 36～38 周提前住院待产。

（2）产前检查内容：除常规产前检查内容外，还应包括：①孕妇心脏功能评估及生命体征监护，及早发现早期心力衰竭征象以便得到及时治疗。②胎儿生长发育的监护。通过测量子宫底高度、B 超等指标监测胎儿生长，一般心脏病孕妇心功能良好者，胎儿相对较安全。另外，据报道双亲中任何一方患有先天性心脏病，其后代先天性心脏病及其他畸形的发病率较对照组增加 5 倍。因此，需对这类孕妇在妊娠期常规进行胎儿心脏彩超检查，早期筛查及诊断胎儿先天性心脏病。

3. 防治心力衰竭

（1）注意休息：避免过劳及情绪激动，每日保证 10h 睡眠。

（2）调整饮食、控制体重增长：应给予高蛋白、高维生素、低盐、低脂肪饮食。整个妊娠期体

笔记栏

重增加不宜超过 10kg。

（3）预防及治疗各种引起心力衰竭的诱因：如预防上呼吸道感染，纠正贫血，治疗心律失常，防治妊娠期高血压疾病和其他并发症。

（4）动态观察心脏功能：定期进行超声心动图检查，测定心脏射血分数、每分心排血量、心脏排血指数及室壁运动状态等，及时评价心脏功能。

（5）心力衰竭的治疗：治疗原则与非妊娠期基本相同。不主张预防性应用洋地黄。对早期心力衰竭者给予作用和排泄较快的制剂，以防止药物在组织内积蓄，不主张用饱和量，以便根据病情变化调整药物剂量，病情好转即停药。妊娠晚期心力衰竭的患者，原则上待心力衰竭控制后再行产科处理，但应放宽剖宫产术的指征。如心力衰竭严重，经积极处理未能见效，若继续发展必将危及生命时，应在控制心力衰竭的同时紧急行剖宫产术，取出胎儿，减轻心脏负担，以挽救孕产妇生命。

（三）分娩期管理

1. 选择适宜的分娩方式

（1）阴道分娩的适应证：心功能Ⅰ～Ⅱ级，胎儿不大，胎位正常，子宫颈条件良好者，可考虑在严密监护下经阴道分娩。

（2）剖宫产术指征：心功能Ⅲ～Ⅳ级，胎儿偏大，产道条件不佳者，可行择期剖宫产术。剖宫产术可减少产妇因长时间宫缩引起的血流动力学改变，减轻心脏负担。

2. 阴道分娩的临床处理

（1）第一产程：密切注意观察血压、脉搏、呼吸、心率等生命体征，监测血氧状态，一旦发现早期心力衰竭征象，及时处理。适当应用地西泮、哌替啶等镇静药消除紧张情绪。产程开始后应给予抗生素预防感染。

（2）第二产程：避免产妇过度屏气加腹压，应行会阴切开术、胎头吸引器或产钳助产术，尽可能缩短第二产程。

（3）第三产程：胎儿娩出后，产妇腹部放置沙袋，以防腹压骤降使回心血量急剧波动而诱发心力衰竭。防止产后出血过多而加重心肌缺血，诱发心力衰竭，可肌内注射缩宫素，或静脉滴注低浓度缩宫素（10～20U），因为高浓度缩宫素作用于心肌易引起低血压。麦角新碱禁用。产后出血过多者，应适当输血、输液，注意输液速度不可过快。

3. 剖宫产术的临床处理 近年来，因麻醉及剖宫产术水平的不断提高，术中和术后监护措施的完善，使得剖宫产术已比较安全，故应放宽剖宫产术的指征。术前即开始应用抗生素预防感染，术中密切监护生命体征及血氧饱和度，麻醉剂中不加肾上腺素，严格限制输液量及输液速度。不宜再次妊娠者，术中同时行输卵管结扎绝育术。

（四）产褥期管理

产后 3 天内，尤其是产后 24h 内仍是发生心力衰竭的危险期，产妇仍需密切监护生命体征，严格控制静脉输液量及速度，防止心力衰竭的发生。在临产或开始手术操作前即开始应用高效广谱抗生素，直至产后 1 周左右无感染征象时停药。产后短期内不能下床活动，应考虑抗凝治疗以预防血栓形成。心功能在Ⅲ级以上者不宜哺乳。对于阴道分娩不宜再妊娠者，可在产后 1 周行绝育术。

（五）妊娠期心脏手术的指征

妊娠期血流动力学的改变使心脏储备能力下降，心脏手术耐受力降低，也影响手术后的恢复。另外，体外循环及术中用药有可能影响胎儿，因此一般不主张在妊娠期行心脏手术。若妊娠期出现心力衰竭，孕妇不愿终止妊娠，内科治疗效果不佳，心脏手术操作不复杂，可考虑手术治疗。手术时机宜在妊娠 12 周以前进行。

案例 8-1 分析（1）

1. 初步诊断 G1P0，妊娠 34 周，单胎头位，重度子痫前期，妊娠期高血压疾病性心脏病，急性左心衰竭，心功能Ⅳ级。

诊断依据如下。

（1）重度子痫前期：孕妇既往无高血压及心脏病病史，妊娠 33 周后出现高血压，最高达 165/100mmHg，尿蛋白（+++），伴全身水肿。

笔记栏

（2）妊娠期高血压疾病性心脏病，急性左心衰竭：孕妇在子痫前期的基础上出现胸闷、憋气、不能平卧，咳粉红色泡沫样痰。脉率 112 次/分，呼吸 24 次/分，端坐呼吸，口唇略发绀。心尖部可闻及Ⅲ级收缩期杂音，肺底部可闻及湿啰音。

2. 需要完善的检查　超声心动图提示：心脏结构未见异常，左心室射血分数为 45%，室壁运动欠协调。NT-proBNP 840ng/L；血气分析：pH 7.412，PO_2 81.6mmHg，SO_2 96.7%，HCO_3^- 19.10mmol/L，标准碳酸氢盐（SBC）20.70mmol/L。

血常规：血红蛋白 120g/L，血小板 185×10^9/L，Hct 0.38；血清白蛋白 26.0g/L；甲状腺功能、肝功能、肾功能及凝血功能等未见异常。

3. 鉴别诊断　包括围生期心肌病、肺栓塞、羊水栓塞、妊娠合并甲状腺功能亢进性心脏病。

4. 该患者如何进行下一步的处理？

八、不同种类心脏病对妊娠的影响

我国在 1975 年以前以风湿性心脏病最为多见，先天性心脏病次之。近 20 年来，越来越多的先天性心脏病患者可通过外科矫治获得早期根治或部分纠正，从而使很多先天性心脏病女性患者获得了妊娠和分娩的机会。另外，人民生活水平的提高及广谱抗生素的应用，风湿热及风湿性心脏病的发病率逐年下降。因此，在妊娠合并心脏病中，先天性心脏病（congenital heart disease）已跃居第一位，占 35%～50%，其次为风湿性心脏病。临床上常将妊娠合并心脏病分为结构异常性心脏病和功能异常性心脏病两类，但妊娠期高血压疾病性心脏病和围生期心肌病属于妊娠期特有的心脏病。下文主要介绍结构异常性心脏病中先天性心脏病和瓣膜性心脏病，以及妊娠期特有的心脏病。

（一）先天性心脏病

1. 左向右分流型先天性心脏病

（1）房间隔缺损（atrial septal defect）：是最常见的先天性心脏病（简称先心病），约占先心病的 20%。对妊娠的影响取决于缺损的大小。缺损面积＜1cm² 者一般无症状，多能耐受妊娠及分娩。若缺损面积较大，妊娠期及分娩期由于肺循环阻力增加、肺动脉高压、右心房压力增加，可引起右向左分流出现发绀及心力衰竭。房间隔缺损面积＞2cm² 者，最好在妊娠前手术矫治后再妊娠。

（2）室间隔缺损（ventricular septal defect）：缺损大小以及肺动脉压力的改变将直接影响血流动力学变化。缺损面积＜1cm² 的小型缺损，若既往无心力衰竭史及其他并发症，一般对妊娠的耐受能力较好。若室间隔缺损较大，常伴有肺动脉高压，妊娠危险性大，妊娠早期宜行人工流产。

（3）动脉导管未闭（patent ductus arteriosus）：是较常见的先天性心脏病。多数患者在儿童期已手术治愈。较大的、未行手术矫治的动脉导管未闭，由于大量动脉血流向肺动脉，肺动脉高压使血流逆转而出现发绀并诱发心力衰竭。对于孕早期已有肺动脉高压或有右向左分流者，宜终止妊娠。若未闭动脉导管口径较小、肺动脉压正常者，对妊娠的耐受能力一般较好。

2. 右向左分流型先天性心脏病　此类患者对妊娠耐受力极差，妊娠后母儿死亡率可高达 30%～50%，故这类心脏病女性不宜妊娠。临床上最常见的是法洛四联症，若未行手术矫治，很少存活至生育年龄。若经手术矫治后、心功能为Ⅰ～Ⅱ级者，可在严密观察下妊娠。艾森门格综合征是指在原有房间隔缺损、室间隔缺损或动脉导管未闭等先天性心脏病的基础上，继发肺动脉高压（平均肺动脉压超过 25mmHg）者。艾森门格综合征也属妊娠禁忌证。

3. 无分流型先天性心脏病

（1）肺动脉口狭窄：单纯肺动脉口轻度狭窄者预后一般较好，多能耐受妊娠。重度狭窄（瓣口面积减少 60%以上）者，孕产期易发生右心衰竭，故宜手术矫治后再妊娠。

（2）主动脉缩窄：常伴有其他心血管畸形，合并妊娠时母儿预后均较差。中、重度缩窄者即使经手术矫正治疗，也应劝告其避孕或在妊娠早期终止妊娠。轻度主动脉缩窄，心功能Ⅰ～Ⅱ级者，可在严密观察下继续妊娠。

（3）马方（Marfan）综合征：为遗传性结缔组织缺陷导致主动脉中层囊性改变，形成夹层动脉瘤。合并妊娠者易发生破裂，故死亡率极高。应劝告其避孕，若已妊娠，动脉瘤根部＞40mm，需终止妊娠。有心功能不全、心律失常者宜内科治疗，合并有主动脉瘤或心脏瓣膜关闭不全者应手术治疗。

笔记栏

（二）瓣膜性心脏病

1. 二尖瓣狭窄 占风湿性心脏病的 2/3～3/4。其对妊娠的影响主要取决于瓣膜口狭窄的程度。当瓣膜口面积<2.5cm^2 时，血流从左心房流入左心室已经受阻。瓣膜口面积<2cm^2 为轻度狭窄，瓣膜口面积<1.5cm^2 为中度狭窄，瓣膜口面积<1cm^2 为重度狭窄。二尖瓣狭窄的血流动力学改变可导致肺淤血和肺水肿，从而出现症状，特别是中度以上的狭窄。轻度狭窄，心功能为Ⅰ～Ⅱ级的孕妇，通常母儿预后良好，应在严密监护下妊娠和分娩。中度以上的狭窄，心功能为Ⅲ～Ⅳ级的患者，妊娠期死亡率高达 4%～19%，因此狭窄严重、伴有肺动脉高压的患者，应在妊娠前手术纠正二尖瓣狭窄才考虑妊娠，已妊娠者宜早期终止妊娠。

2. 二尖瓣关闭不全 由于妊娠期外周阻力降低，使二尖瓣反流程度减轻，故一般情况下单纯二尖瓣关闭不全能较好耐受妊娠。

3. 主动脉关闭不全及狭窄 妊娠期外周阻力降低可使主动脉瓣关闭不全者反流减轻，一般可以耐受妊娠。主动脉瓣狭窄可影响妊娠期血流动力学，严重者应手术矫正后再考虑妊娠。

（三）妊娠期高血压疾病性心脏病

妊娠期高血压疾病性心脏病，是指妊娠期高血压疾病的孕妇，既往无心脏病症状及体征，突发以左心衰竭为主的全心衰竭。病因是妊娠期高血压疾病时冠状动脉痉挛，心肌缺血，使心肌收缩力降低，而周围小动脉阻力增加，水、钠潴留及血黏度增加，从而导致低排高阻型心力衰竭。若能及时诊断及治疗，适时终止妊娠，消除病因，产后病情会逐渐缓解，多不遗留器质性心脏病变。

（四）围生期心肌病

围生期心肌病（peripartum cardiomyopathy，PPCM）是指发生于妊娠期最后 3 个月至产后 6 个月内的心肌疾病，特征为既往无心血管疾病史的孕妇，出现心肌收缩功能障碍和充血性心力衰竭。

1. 病因 尚不十分清楚，可能与病毒感染、免疫、多胎妊娠、多产、高血压、营养不良及遗传等因素有关。目前认为妊娠相关激素及其分解和代谢异常所导致的系统性血管生成障碍及以个体对这些变化的易感性不同是围生期心肌病的主要病理生理机制。

2. 病理 心腔扩大，以左心室扩张为主，室壁多变薄，心肌纤维瘢痕形成，心内膜增厚，常有附壁血栓。

3. 临床表现 主要为心功能不全及充血性心力衰竭的表现，如呼吸困难、心悸、咳嗽、端坐呼吸、颈静脉充盈、肺部湿啰音、肝大、水肿等。25%～40%患者可出现相应器官栓塞症状。

4. 辅助检查 超声心动图示心腔扩大，以左心室腔扩大为主，收缩力下降，心缩幅度<25%，左心室射血分数减低，可见附壁血栓。胸部 X 线摄片见心脏普遍增大、肺淤血。心电图示心房颤动、传导阻滞等各种心律失常，其他还有 ST 段及 T 波异常等改变。心内膜或心肌活检可见心肌细胞变性、坏死，伴炎症细胞浸润。

5. 诊断 缺乏特异性手段，主要根据病史、症状、体征及辅助检查。心内膜及心肌活检有助于确诊。

6. 治疗及预后 治疗原则与其他原因引起的急性心力衰竭一样，即缓解心力衰竭症状、延缓疾病进展和提高生存率，但所有治疗措施均需考虑患者目前的妊娠状态、药物潜在的胎儿毒性及产妇是否需要哺乳这些特殊的妊娠和围生期情况。

7. 药物治疗 围生期心肌病急性发病的药物治疗可以用“BOARD”来概括，即溴隐亭（bromocriptine）、口服抗心衰药物（β 受体拮抗药）、抗凝药物（anticoagulant drug）、血管扩张药（vaso-relaxing agent）和利尿药（diuretic）。

（1）溴隐亭：本药为多巴胺 D_2 受体激动药，能抑制垂体及组织中催乳素的释放，阻断氧化应激-组织蛋白酶 D-16kU 催乳素的级联反应，达到抑制心肌损害和心肌重构的作用。决定使用溴隐亭的患者必须停止哺乳。

（2）β 受体拮抗药：妊娠期和产后均可使用。优先使用选择性 $β_1$ 受体拮抗药美托洛尔，其分泌到乳汁中的剂量可忽略不计，哺乳期可安全使用。

（3）抗凝药物：低分子肝素或普通肝素不通过胎盘，可作为妊娠期抗凝的首选药物，产后则可常规使用华法林。妊娠期及产后早期均处于高凝状态，使用溴隐亭也可增加患者血栓栓塞风险，因此围生期心肌病需要接受抗凝治疗，并至少维持至产后 2 个月或心功能恢复正常。

笔记栏

（4）应用肾素-血管紧张素转化酶抑制药及醛固酮受体拮抗药：包括 ACEI、ARB 和血管紧张素受体脑啡肽酶抑制药，此类药物妊娠期禁用，主要是其胎儿毒性及致畸作用强，以及肾衰竭、羊水过少和胎儿死亡等并发症高。产后患者可以使用 ACEI，停止哺乳可考虑早期使用血管紧张素受体脑啡肽酶抑制药。醛固酮受体拮抗药包括螺内酯，产后哺乳期可使用。

（5）血管活性药物：血管扩张药中硝酸甘油优于硝普钠，因后者中的氰化物对胎儿有毒，不建议在妊娠期使用。多巴胺和肾上腺素等儿茶酚胺类正性肌力药物对围生期心肌病疗效差，且对远期预后有不良影响。α 肾上腺素能受体激动剂去甲肾上腺素有助于维持血压，可以选用。

（6）利尿药：可减轻心脏前负荷，消除液体潴留，改善肺部淤血和外周水肿。

8. 预后　围生期心肌病患者预后通常好于其他射血分数降低的心力衰竭。心功能的恢复多在发病后的 1 个月内开始，一般 6 个月内完全恢复正常，但超过 6 个月仍有可能恢复，最长者可达 2 年。再次妊娠可能复发。心功能未恢复到正常，即左心室射血分数未恢复到＞50%的围生期心肌病患者应避免再次妊娠。

案例 8-1 分析（2）

进一步处理方案：组织多学科会诊：产科、心内科、麻醉科、儿科及重症监护室。

（1）一般处理：吸氧、监测血压、记录出入量、控制液体量、纠正缺氧及酸中毒。

（2）子痫前期治疗：镇静、硫酸镁解痉治疗；静脉给予抗高血压药降压治疗；适当给予利尿药治疗。

（3）心力衰竭治疗：需与多学科医师联合控制心力衰竭。

（4）地塞米松：5mg b.i.d. i.m.，促胎儿肺成熟治疗，积极预防感染，监测胎儿宫内情况，心力衰竭控制同时急诊剖宫产术终止妊娠。

（刘　超　龙　燕）

第二节　病毒性肝炎

病毒性肝炎是由肝炎病毒引起、以肝细胞病变为主的传染性疾病，是妊娠期女性肝病和黄疸最常见的原因。我国是乙型肝炎高发区，妊娠合并重型肝炎仍是我国孕产妇死亡的主要原因之一。妊娠期感染病毒性肝炎还存在母儿垂直传播的危险，直接影响着我国出生人口素质，因此妊娠期病毒性肝炎的临床处理已成为围生医学关注的热点问题。目前已经确定的肝炎病毒有 5 种：甲型肝炎病毒（hepatitis A virus，HAV）、乙型肝炎病毒（hepatitis B virus，HBV）、丙型肝炎病毒（hepatitis C virus，HCV）、丁型肝炎病毒（hepatitis D virus，HDV）及戊型肝炎病毒（hepatitis E virus，HEV），其中以乙型肝炎病毒最为常见。此外，最近还发现了庚型肝炎病毒和输血传播病毒，但其致病性尚未明确。

案例 8-2

孕妇，30 岁，因"停经 38 周，恶心、呕吐 1 周，加重 3 天"就诊。定期行产前检查，化验及产科超声等大致正常。既往发现慢性乙型肝炎 1 年，妊娠前检查肝功能正常，HBV-DNA 定量检测：2.1×10^4U/ml。入院前检测肝功能正常，HBV-DNA 定量波动在 1.35×10^3～8.3×10^4U/ml。近 1 周无明显诱因出现呕吐，3 天前加重，体重减轻 2kg，尿色黄，来院就诊。否认其他慢性病病史，家族史无特殊。G2P0，2 年前人工流产 1 次。

体格检查：体温 36.7℃，脉率 97 次/分，血压 110/70mmHg，呼吸 18 次/分，巩膜黄染，心、肺未见异常。肝、脾肋下未触及，腹软，无压痛。专科查体：宫高 33cm，腹围 103cm，未触及宫缩，胎心率 145 次/分，头位；消毒内诊：子宫颈未消未开，先露 $S^{-2.5}$。

辅助检查：乙肝病毒五项 HBsAg（+），HBeAg（+），HBcAb（+）；肝功能：谷丙转氨酶 232U/L，谷草转氨酶 108U/L，血清总胆红素（TBIL）197μmol/L。血常规：血红蛋白 125g/L，血小板计数（PLT）179×10^9/L；凝血功能：凝血酶原时间（PT）15s，活化部分凝血活酶时间（APTT）39s，纤维蛋白降解产物（FDP）3.75mg/L，抗凝血酶-Ⅲ（AT-Ⅲ）71%，D-二聚体（D-dimer）1.73mg/L；尿常规：酮体（++），尿蛋白（−），尿胆红素（+）。

笔记栏

问题：1. 该患者初步考虑什么诊断？
2. 进一步检查和处理是什么？

一、妊娠期肝脏的生理变化

（一）妊娠期肝脏负担加重

1. 妊娠期孕妇基础代谢率增高，营养物质消耗增多，肝内糖原储备降低，对低糖耐受降低。
2. 妊娠早期食欲降低，体内营养物质、蛋白质相对不足，肝脏抗病能力降低。
3. 妊娠期大量激素需在肝脏内灭活，并影响肝脏对脂肪的转运和胆汁的排泄。
4. 胎儿代谢产物需要经母体肝内代谢解毒。
5. 分娩期体力消耗、缺氧导致酸性代谢产物增加，产后出血、手术及麻醉等均加重肝脏负担。

（二）妊娠期相关实验室检测的变化

1. 血清蛋白及脂蛋白代谢 妊娠期血液稀释使血清总蛋白、白蛋白降低，球蛋白因妊娠期网状内皮系统功能亢进而增多，使白蛋白/球蛋白比值下降。血清胆固醇、三酰甘油增高。

2. 肝脏相关酶的变化 血清谷丙转氨酶（GPT）和谷草转氨酶（GOT）多在正常范围，因血液稀释在妊娠期可稍下降。由于胎盘能产生碱性磷酸酶（ALP），妊娠期 ALP 升高。

3. 凝血因子 凝血因子Ⅱ、Ⅴ、Ⅷ、Ⅸ、Ⅹ均增加，纤维蛋白原较非妊娠期可增加 1 倍。

二、妊娠与病毒性肝炎的相互影响

（一）妊娠对病毒性肝炎的影响

妊娠并不增加对肝炎病毒的易感性，但妊娠期肝脏负担加重可使原有肝损害加重。妊娠期特有的消化系统症状如早孕反应，以及妊娠期并发症可引起肝损害，如妊娠期高血压疾病、妊娠期肝内胆汁淤积、妊娠期急性脂肪肝，易与急性病毒性肝炎混淆。

（二）病毒性肝炎对母儿的影响

1. 对母体的影响 在妊娠早期可加重早孕反应；妊娠晚期妊娠期高血压疾病发病率增加（可能与肝脏醛固酮的灭活能力下降有关）；分娩期因凝血因子合成功能障碍，使产后出血发生率升高；重型肝炎发生率较非妊娠期升高，病情进展为肝衰竭、肝性脑病、肝肾综合征及并发 DIC 时产妇的死亡风险明显增加。

2. 对胎儿影响 流产、早产、死胎、死产和新生儿死亡率均增加。妊娠早期患病毒性肝炎，可能增加胎儿畸形的发病率。

3. 垂直传播 病毒性肝炎可通过垂直传播感染胎儿，其中乙型肝炎常见。

（1）甲型病毒性肝炎：主要通过粪-口途径传播。HAV 不能通过胎盘屏障传给胎儿，故妊娠期患病不必人工流产或引产，但分娩过程中接触含 HAV 的母体血液或受粪便污染可使新生儿感染。

（2）乙型肝炎：主要通过血液传播，但垂直传播也是 HBV 传播的主要途径之一。围生儿免疫功能发育不完全，发展成为慢性病毒感染及慢性肝炎的概率高，远期发生并死于肝硬化和肝癌的风险增加。因此，阻断垂直传播对慢性乙型肝炎的预防和控制有重要意义。

垂直传播有 3 种途径。①子宫内传播：宫内感染可发生在妊娠的各个阶段，随孕周的增长其感染率逐渐增高，以孕晚期感染率最高。子宫内传播的机制尚不清楚，主要有胎盘感染学说、胎盘渗漏学说、母-胎细胞转运学说。②产时传播：由于胎儿通过产道时吞咽含有 HBV 的母血、羊水、阴道分泌物，或在分娩过程中子宫收缩使胎盘绒毛破裂，母血漏入胎儿血液循环而感染。③产后传播：可能与母亲密切接触有关。

（3）丙型病毒性肝炎：主要通过血液传播。当母血中 HCV-RNA 滴度较高时可发生垂直传播。

（4）丁型病毒性肝炎：HDV 需依赖 HBV 重叠感染引起肝炎。传播途径与 HBV 相同，垂直传播率较 HBV 低。

（5）戊型病毒性肝炎：传播途径与 HAV 相似。

三、妊娠期病毒性肝炎的诊断

笔记栏

妊娠期病毒性肝炎的诊断与非妊娠期相同，根据流行病学病史、临床症状、体征及实验室检查进行综合判断。诊断时应注意排除妊娠期肝脏生理性变化的影响。

（一）病史

病毒性肝炎患者密切接触史，以及接受输血、注射血液制品史。

（二）临床表现

出现用其他原因难以解释的消化系统症状，如恶心、呕吐、纳差、腹胀、肝区痛、乏力、发热等，部分患者出现黄疸、尿色深黄、肝大、肝区叩击痛等体征。

（三）实验室检查

血清 GPT、GOT 明显增高，特别是持续时间较长时，对病毒性肝炎更有诊断价值。血清胆红素升高、尿胆红素阳性、凝血酶原时间延长等均有助于肝炎的诊断。

（四）病原学及血清学检测及意义

1. 甲型肝炎　潜伏期为 2～7 周，血清抗 HAV-IgM 阳性提示现症感染，如 IgG 抗体阳性，则提示既往感染或感染恢复期。

2. 乙型肝炎　潜伏期为 6～20 个月，感染 HBV 后可出现一系列血清学标志物。

（1）乙型肝炎表面抗原（HBsAg）与乙肝病毒表面抗体（抗-HBs）：HBsAg 阳性是感染的特异性标志，其滴度随病情恢复而下降。慢性肝炎、无症状携带者可长期检出 HBsAg。血清中抗-HBs 是保护性抗体，在机体感染 HBV 产生免疫力后或接种乙肝疫苗后产生，是评价疫苗效果的标志之一。

（2）乙型肝炎病毒 E 抗原（HBeAg）与乙肝病毒 E 抗体（抗-HBe）：HBeAg 阳性及其滴度与 HBV 的复制和传染性直接相关。急性乙型肝炎时 HBeAg 短暂阳性，如持续阳性提示转为慢性。在慢性 HBV 感染时 HBeAg 阳性常表示肝细胞内有 HBV 活动性复制。抗-HBe 抗体出现于急性乙型肝炎的恢复期，意味着血清中病毒颗粒减少或消失，传染性降低。当 HBeAg 转阴伴有抗-HBe 抗体出现时，常表示 HBV 复制停止。抗-HBe 抗体可较长时间持续阳性。

（3）乙型肝炎核心抗原（HBcAg）与乙肝病毒核心抗体（抗-HBc）：HBcAg 在血清中很难检测到。急性乙型肝炎患者血清中可检测到高滴度的抗 HBc-IgM，抗 HBc-IgM 阳性可确诊为急性乙型肝炎。抗 HBc-IgG 阳性主要见于恢复期和慢性感染患者。

（4）HBV-DNA：应用 DNA 分子杂交技术及 PCR 技术检测 HBV-DNA 和 DNA 多聚酶，阳性为 HBV 存在的直接标志，表示体内存在病毒复制。HBV-DNA 定量监测可用于评估病毒复制水平，是判断是否抗病毒治疗及评估疗效的重要指标。

3. 丙型肝炎　潜伏期为 2～26 周，目前尚无检测 HCV 抗原的方法。血清 HCV 抗体阳性可诊断为 HCV 感染。应进一步检测 HCV-RNA 以确定是否为现症感染。

4. 丁型肝炎　潜伏期为 4～20 周。HDV 需依赖 HBV 的存在而复制和表达，需同时检测 HDV 抗体、HDV-RNA 和乙型肝炎血清学标志物。出现下列情况应考虑丁型肝炎的可能：①HBsAg 携带者急性肝炎发作；②慢性乙型肝炎活动期而无乙肝病毒复制；③原有乙型肝炎发展为重型肝炎或肝衰竭。

5. 戊型肝炎　潜伏期为 2～8 周，HEV-IgM 阳性提示现症感染，恢复期血清可检测出低水平 HEV-IgG。戊型肝炎抗体出现较晚，急性期有时难以诊断，需反复检测。

（五）妊娠合并重型肝炎的诊断要点

1. 乏力，消化道症状严重，食欲缺乏、呕吐、腹胀，出现腹水。
2. 血清胆红素值＞171μmol/L（10mg/dl），出现胆酶分离，或黄疸迅速加深，每日上升 17.1μmol/L。
3. 肝脏进行性缩小，出现肝臭气味，肝功能明显异常。
4. 凝血功能障碍，全身出血倾向，凝血酶原活动度（PTA）＜40%。
5. 出现肝性脑病表现，如烦躁不安、嗜睡、昏迷。
6. 出现肝肾综合征。

四、妊娠期病毒性肝炎的鉴别诊断

（一）妊娠剧吐

妊娠剧吐引起的肝损害：严重的妊娠剧吐可导致水、电解质及酸碱平衡紊乱，甚至肝、肾功能

笔记栏

受损，可出现 GPT 轻度升高，轻度黄疸，血清胆红素一般<68.4μmol/L（4mg/dl），尿酮体阳性，低钾低钠性碱中毒。纠正水、电解质、酸碱失衡紊乱后，病情迅速好转。肝炎病毒血清标志物阴性是最主要的鉴别要点。

（二）妊娠期高血压疾病引起的肝损害

在高血压、蛋白尿和肾功能受损的基础上合并肝损害。HELLP 综合征是妊娠期高血压疾病肝损害的一种严重并发症，以溶血、肝酶升高和血小板降低为三大特征。临床表现除有高血压、蛋白尿外，还表现为呕吐、右上腹疼痛不适，但胃肠道症状有时不明显，可伴有黄疸、视物模糊、牙龈出血、消化道出血等。实验室检查有血管内溶血的表现：外周血涂片见破碎红细胞；总胆红素升高，以非结合胆红素为主；通常 GPT 轻度或中度升高。终止妊娠后多可迅速恢复。血压升高、肝炎血清标志物阴性、血管内溶血相关表现是主要鉴别要点。

（三）妊娠期急性脂肪肝

多发于妊娠晚期，与重型肝炎相似，起病之初可有轻度的消化道症状，如上腹疼痛、恶心、呕吐等，起病后迅速恶化，出现少尿、DIC、肝衰竭、肾衰竭、肝性脑病等多器官功能衰竭，若不能及时诊断及处理，死亡率极高。实验室检查：白细胞明显升高、严重低血糖、血小板减少、凝血酶原时间延长、血清胆红素升高、尿胆红素阴性等特征性表现。超声检查可见肝区弥漫性的密度增高区，呈雪花状强弱不均。MRI 见肝大片密度减低区，对诊断有帮助。确诊有赖于肝脏穿刺行组织学检查，如有肝细胞均匀性增大和肝细胞脂肪变性则可明确诊断。

以下几点有助于鉴别：

1. 妊娠期急性脂肪肝的肝炎血清标志物阴性，而重型肝炎的肝炎血清标志物为阳性。
2. 妊娠期急性脂肪肝尿酸水平升高，尿胆红素阴性，而重型肝炎胆红素阳性。
3. 妊娠期急性脂肪肝 GPT 升高但一般不超过 500U/L，而重型肝炎可在 1000U/L 左右，甚至以上。
4. 肝脏超声、MRI 表现有助于鉴别。

（四）药物性肝损害

由于妊娠期肝脏负担加重，使用药物后发生肝损害或黄疸的概率较非妊娠期增多，特别是对肝脏有损害的药物，如氯丙嗪、苯巴比妥、红霉素等。鉴别要点：有服药史而无病毒性肝炎史，服药后迅速出现黄疸及 GPT 升高，可伴有皮疹、皮肤瘙痒、嗜酸性粒细胞增多，停药后多可恢复。

五、妊娠期病毒性肝炎的处理

（一）妊娠前处理

加强孕前咨询，育龄期及备孕期女性应筛查 HBsAg，阳性者妊娠前需行肝功能、血清 HBV-DNA 检测及肝脏超声检查，由感染科或肝病科医师评估肝脏的功能和全身状况，明确感染状态及是否存在肝纤维化或肝硬化。肝炎活动时，建议暂时避孕，临床表现消失、肝功能正常且稳定 3 个月后再妊娠。需要抗病毒治疗者，待肝功能正常后再妊娠。HBV-DNA 水平较高或合并 HBeAg 阳性者，垂直传播概率增高，建议待 HBV-DNA 水平下降或 HBeAg 阴转后再妊娠。抗病毒药物建议在妊娠前换为富马酸替诺福韦酯（TDF）。使用干扰素期间，需采取避孕措施，建议停药半年后妊娠。

（二）妊娠期处理

1. 轻症急性肝炎经积极治疗后好转可继续妊娠。慢性活动性肝炎者妊娠期可加重，治疗效果欠佳，尤其肝功能及凝血功能持续恶化的患者，适当治疗后需终止妊娠。

2. 妊娠期治疗原则与非妊娠期相同。对于轻症的肝炎主要是注意休息，加强营养，给予高维生素、高蛋白质、高糖、低脂肪饮食。避免应用损害肝脏的药物。防治妊娠期高血压疾病。应积极进行保肝治疗。必要时行抗病毒治疗。

3. 加强胎儿监护，妊娠足月、胎儿已成熟者应适时终止妊娠，避免妊娠延期或过期。

（三）分娩期处理

1. 分娩方式 分娩方式以产科指征为主，对病情严重或血清胆汁酸升高的患者可考虑行剖宫产术，自然分娩应避免产程过长，宫口开全后可行阴道助产缩短第二产程。产时严格消毒，产后积极预防感染。应用广谱、对肝脏损害小的抗生素，以防感染加重肝脏损害。

笔记栏

2. 防止产后出血　可于分娩前 3 天肌内注射维生素 K_1；检测凝血功能，若发现凝血功能异常，应及时补充凝血因子，纠正凝血功能；提前备血；胎肩娩出后立即应用缩宫素以减少产后出血；防止产道损伤和胎盘残留。

（四）产褥期处理

注意休息和护肝治疗。选择对肝脏损伤较小的广谱抗生素预防感染。

对 HBsAg 阳性母亲的新生儿，经过主动及被动免疫后，孕妇 HBeAg 阳性或阴性时，其新生儿均可母乳喂养，无须检测乳汁中 HBV-DNA 水平。孕妇病情严重不宜哺乳者应及早回乳。回乳禁用对肝脏有损害的药物，如雌激素等。

妊娠前或妊娠期间开始服用抗病毒药物的慢性乙型肝炎（chronic hepatitis B，CHB）孕产妇，产后应继续行抗病毒治疗，建议专科评估决定后续治疗方案。

（五）乙型肝炎病毒母婴垂直传播的阻断

目前有关母婴垂直传播阻断方面的研究，主要集中在乙型肝炎方面，包括妊娠期干预及新生儿的主、被动免疫阻断。

1. 妊娠期干预　慢性 HBV 感染女性妊娠后，需定期复查肝功能及 HBV-DNA 水平，尤其妊娠早期和妊娠晚期。HBV-DNA 高水平是垂直传播的高危因素，HBV-DNA 水平$\leqslant 1\times10^6$U/ml 孕妇的新生儿经及时、正规的免疫预防后，几乎不发生垂直传播。建议 HBV-DNA 定量$>2\times10^5$U/ml，在与患者充分沟通知情同意的基础上，可于妊娠第 24～28 周开始抗病毒治疗。HBV-DNA 水平和 HBsAg 水平及 HBeAg 水平均呈正相关，故无 HBV-DNA 定量检查条件地区可进行 HBeAg 检测，母亲 HBeAg 阳性可作为抗病毒治疗预防 HBV 垂直传播的替代指标。因替诺福韦酯不易产生耐药，建议首选。孕妇有肾功能损害或骨质疏松时，可选用替比夫定或拉米夫定。乙型肝炎免疫球蛋白（hepatitis B immunoglobulin，HBIG）进入母体后迅速与 HBsAg 结合形成免疫复合物，不能进入胎儿也不能降低母体的病毒水平，不能减少垂直传播，因此妊娠晚期不建议常规使用 HBIG。

侵入性产前诊断和胎儿宫内手术等侵入性操作可使母体血液成分带入胎儿体内，理论上可引起胎儿宫内感染。现有文献统计对 HBsAg 阳性和 HBeAg 阴性孕妇行羊膜腔穿刺术不增加垂直传播的概率。故有行羊膜腔穿刺术指征时权衡利弊后可考虑手术，需充分知情同意，并尽可能随访其子代，观察有无感染。对孕妇 HBeAg 阳性或高病毒水平者，如果确实有羊膜腔穿刺术的指征，应权衡利弊后再决定。

2. 新生儿　HBV 母婴阻断方案及效果评价见表 8-2。

表 8-2　新生儿 HBV 母婴阻断方案及效果评价

母体情况	胎儿情况	接种方案	随访
孕妇 HBsAg（–）	足月新生儿	3 针方案：即出生后 0、1、6 个月各注射 1 次乙肝疫苗	无须随访
孕妇 HBsAg（+）	早产儿且出生体重≥2000g	3 针方案：即出生后 0、1、6 个月各注射 1 次乙肝疫苗	无须随访
	早产儿且出生体重<2000g	待体重≥2000g 后接种第 1 针乙肝疫苗（出院前未达到 2000g，在出院前接种第 1 针乙肝疫苗），间隔 1 个月接种第 2 针乙肝疫苗，再间隔 5 个月接种第 3 针乙肝疫苗	无须随访
	足月新生儿	出生后 12h 内（越早越好）注射乙型肝炎免疫球蛋白 100U；并行 3 针方案：即出生后 0、1、6 个月各注射 1 次乙肝疫苗（第 2 针疫苗延迟接种超过 1 个月者，重复使用 1 次）	最后 1 针后 1～6 个月随访
	早产儿，无论出生时情况及体重	出生后 12h 内（越早越好）注射乙型肝炎免疫球蛋白 100U（极早或极低体重早产儿，出生后 1 个月左右可重复 1 次） 实行疫苗 4 针方案：即出生后 24h 内、1～2 个月、2～3 个月、6～7 个月各注射 1 次乙肝疫苗	最后 1 针后 1～6 个月随访

注：对随访结果的判别。①HBsAg 阴性，抗-HBs 阳性，且>100mU/ml，说明预防成功，无须特别处理。② HBsAg 阴性，抗-HBs 阳性，但<100mU/ml，表明预防成功。但对疫苗应答反应较弱，可在 2～3 岁加强接种 1 针。③HBsAg 和抗-HBs 均阴性，或<10mU/ml，说明没有感染 HBV，但对疫苗无应答，需再次全程接种（3 针方案）。④HBsAg 阳性，抗-HBs 阴性，高度提示免疫预防失败；6 个月后复查 HBsAg 仍阳性，可确定预防失败，为慢性 HBV 感染。

（六）妊娠期重型肝炎的治疗

1. 保肝治疗 主要目的是防止肝细胞坏死、促进肝细胞再生、降低胆红素，消退黄疸。

2. 防治肝性脑病 限制蛋白质摄入量（每日应<0.5g/kg），增加糖类摄入，使热量每日维持在7531.2kJ（1800kcal）以上；保持排便通畅，以减少氨及毒素的吸收；口服新霉素或甲硝唑抑制大肠埃希菌、减少游离氨及其他毒素形成；补充支链氨基酸，调整血清氨基酸比值，限制补液量，必要时可应用甘露醇治疗脑水肿。

3. 防治凝血功能障碍 凝血功能异常应补充凝血因子，如输新鲜血、凝血酶原复合物、纤维蛋白原、抗凝血酶和维生素 K_1 等。

4. 防治肾衰竭 严格限制补液量，尿少者使用呋塞米利尿治疗，防治高血钾，避免应用对肾脏有损害的药物，必要时考虑肾脏替代治疗。

5. 产科处理 经积极控制，24h 后尽快终止妊娠。因母儿耐受能力差，过度的体力消耗可加重肝脏负担，分娩方式以剖宫产术为宜，术中注意减少出血、缩短手术时间。

6. 防止感染 应用广谱、肝损伤小的抗生素抗感染。

案例 8-2 分析

1. 初步诊断 ①妊娠 38 周，G2P0，单胎头位；②妊娠合并慢性乙型肝炎（重型肝炎？）

诊断依据：既往慢性乙型肝炎，孕晚期出现恶心、呕吐症状，转氨酶及胆红素明显升高伴凝血功能异常，故考虑慢性乙型肝炎（重型肝炎？）。

2. 进一步检查 监测肝功能及凝血功能，复查 HBV-DNA 滴度，检测免疫相关指标，完善肝脏超声或磁共振检查。排查其他原因引起的肝功能损伤。

3. 鉴别诊断 妊娠合并病毒性肝炎应与妊娠期肝内胆汁淤积、HELLP 综合征、妊娠期急性脂肪肝及药物性肝损伤等相鉴别。

4. 进一步处理 建立多学科救治团队，制订诊疗方案。①产科处理：妊娠足月，因病情严重应积极控制病情，尽快剖宫产术终止妊娠；②围手术期处理：休息、加强营养、补充维生素及能量、护肝治疗、防治肝性脑病、防治凝血功能障碍、广谱抗生素预防感染、预防产后出血；③垂直传播阻断：新生儿出生后尽早给予乙型肝炎免疫球蛋白和乙肝疫苗注射；④专科指导抗病毒等治疗。

（李　郴　龙　燕）

第三节　糖　尿　病

妊娠期高血糖产生的原因包括以下几种。①妊娠前糖尿病合并妊娠（pregestational diabetes mellitus，PGDM）：根据糖尿病类型可分为 1 型糖尿病（type 1 diabetes mellitus，T1DM）合并妊娠或 2 型糖尿病（type 2 diabetes mellitus，T2DM）合并妊娠。②糖尿病前期：包括空腹血糖受损（impaired fasting glucose，IFG）和糖耐量受损（impaired glucose tolerance，IGT）。③妊娠糖尿病（gestational diabetes mellitus，GDM）：即妊娠后首次发生的糖尿病，包括 A1 型和 A2 型，其中经过营养管理和运动指导可将血糖控制理想者定义为 A1 型 GDM；需要加用降血糖药物才能将血糖控制理想者定义为 A2 型 GDM。妊娠期高血糖孕妇中 90%以上为 GDM，GDM 患者的糖代谢异常大多于产后能恢复正常，但 20%～50%将来会发展成糖尿病。

案例 8-3

孕妇，34 岁，停经 8 周到医院行首次产前检查。平素月经规律，6/30 天，停经 30 余天自测尿妊娠试验阳性，无阴道出血及腹痛等，有轻度早孕反应，来院就诊。既往体健，G1P0。母亲患甲状腺癌。身高 153cm，体重 51kg，查体无明显异常。

问题： 该孕妇需进一步行哪些检查？

一、妊娠期糖代谢特点及发病机制

妊娠期糖代谢的主要特点是葡萄糖需求量增加、胰岛素抵抗增加和胰岛素分泌相对不足，导致部分孕妇发生 GDM。①葡萄糖是胎儿能量的主要来源，妊娠期胎儿通过胎盘从母体摄取葡萄糖增加、夜间母体葡萄糖不断转运到胎儿体内都可使孕妇空腹血糖比非妊娠时偏低；②妊娠期肾血流量及肾小球滤过率均增加，但肾小管对糖的重吸收率不能相应增加，导致部分孕妇尿糖增加；③胎盘合成的胎盘泌乳素、雌激素、孕激素以及肿瘤坏死因子、瘦素等细胞因子均具有拮抗胰岛素的功能，使孕妇组织对胰岛素的敏感性下降，为维持正常糖代谢水平，胰岛素需求量相应增加，妊娠期胰腺 β 细胞功能代偿性增加，以促进胰岛素分泌。对于胰岛素分泌受限的孕妇，妊娠期不能代偿这一生理变化而使血糖升高，出现 GDM 或原有糖尿病加重。

二、妊娠与糖尿病的相互影响

（一）妊娠对糖尿病的影响

1. 妊娠早期 由于空腹血糖较低，抗胰岛素物质产生较少，对糖尿病影响不大；妊娠中、晚期，由于胰岛素抵抗逐渐增强，可使隐性糖尿病显性化，既往无糖尿病的孕妇发生 GDM，或使原有糖尿病患者的病情加重，胰岛素用量不断增加。

2. 分娩期 由于体力消耗较大，同时进食量少，若不及时调整胰岛素用量，容易发生低血糖，也易发生酮症酸中毒。

3. 产褥期 产后胎盘娩出后，胎盘所分泌的抗胰岛素物质迅速消失，胰岛素用量应立即减少，否则易出现低血糖。GDM 患者多数于产后糖代谢恢复正常，但将来随着年龄的增长，患糖尿病的风险增加。

（二）糖尿病对妊娠的影响

糖尿病对母儿的影响程度取决于糖尿病病情及血糖控制水平。

1. 对孕妇的影响

（1）妊娠前及妊娠早期高血糖可引起胚胎发育异常，导致胎儿畸形，严重者胎儿发育停止，发生流产，多见于 PGDM 孕妇。糖尿病女性宜在血糖控制正常后再考虑妊娠。

（2）糖尿病可导致小血管内皮细胞增厚及管腔变窄，组织供血不足，糖尿病合并微血管病变或血糖控制不佳者，发生妊娠期高血压疾病的风险增加。

（3）血糖控制欠佳的孕妇易发生感染，以泌尿、生殖系统感染最常见，感染亦可加重糖代谢紊乱。

（4）羊水过多的发病率增加，可能与胎儿高血糖、高渗性利尿致胎儿尿液排出增多有关。

（5）因巨大儿发生率明显增高，难产、产道损伤、阴道助产、剖宫产术的概率增高，产程延长易发生产后出血。

2. 对胎儿及新生儿的影响

（1）巨大胎儿：胎儿高胰岛素血症增加胎儿脂肪量，促进胎儿生长。巨大胎儿也使难产和产伤的发病率增加。

（2）新生儿呼吸窘迫综合征：高胰岛素可抑制胎儿肺泡Ⅱ型细胞合成及释放肺表面活性物质，使胎儿肺成熟延迟，导致新生儿呼吸窘迫综合征的发病率增高。

（3）新生儿低血糖：新生儿脱离母体高血糖环境后，高胰岛素血症仍存在，若不及时补充葡萄糖，易发生低血糖，严重时可危及新生儿生命。

（4）糖尿病孕妇的胎儿畸形率增加，原因目前尚不清楚，可能与代谢紊乱、缺氧或应用治疗糖尿病的药物等有关。

（5）胎儿生长受限、胎儿窘迫、新生儿窒息的发病率增加可能与糖尿病合并血管病变，影响胎盘功能有关。

（6）糖尿病孕妇的新生儿易发生红细胞增多症、高胆红素血症、低钙血症和低镁血症。

三、临床表现与诊断

首次产前检查需要排查糖尿病的高危因素：包括肥胖（尤其是重度肥胖）、一级亲属患有 T2DM、冠心病史、慢性高血压、高密度脂蛋白＜1mmol/L 和（或）三酰甘油＞2.8mmol/L、GDM 史或巨大儿分娩史、多囊卵巢综合征史、孕早期空腹尿糖反复阳性、年龄＞45 岁。对于有高危因素的孕妇，妊娠期应加强健康宣教和生活方式的管理。建议所有孕妇在首次产前检查时行空腹血糖检查，以除外妊娠前漏诊的糖尿病，FPG≥5.6mmol/L 可诊断为“妊娠合并 IFG”，明确诊断后应进行饮食指导，

笔记栏

妊娠期可不行口服葡萄糖耐量试验（oral glucose tolerance test，OGTT）检查。如空腹血糖正常，在妊娠 24～28 周进行口服葡萄糖耐量试验（OGTT）。

（一）妊娠前糖尿病合并妊娠（PGDM）的诊断

1. 妊娠前已诊断为糖尿病患者。

2. 妊娠前未进行过血糖检查的孕妇，尤其存在糖尿病高危因素者，首次产前检查时应明确是否存在糖尿病，妊娠期发现血糖升高达到以下任何一项标准应诊断为 PGDM。

（1）空腹血糖（fasting plasma glucose，FPG）≥7.0mmol/L，空腹 8h 以上，但不宜空腹过久。

（2）伴有典型的高血糖或高血糖危象症状，同时任意血糖≥11.1mmol/L。

（3）糖化血红蛋白（glycohemoglobin，HbA1c）≥6.5%，但不推荐妊娠期常规用 HbA1c 进行糖尿病筛查。

案例 8-3 分析（1）

1. 行超声检查，明确是否为子宫内妊娠。结果为子宫内妊娠，大小符合孕周。

2. 该孕妇年龄为 34 岁，体重指数为 21.79kg/m^2，否认糖尿病病史及糖尿病家族史，首次产前检查应行空腹血糖检查。结果：空腹血糖 4.6mmol/L。

问题：患者后续的血糖筛查方案怎么进行？

（二）妊娠糖尿病的诊断

1. 推荐对所有尚未被诊断为 PGDM 或 GDM 的孕妇，在妊娠 24～28 周及 28 周后首次就诊时行 75g OGTT。诊断标准：空腹、服糖后 1h 及 2h 的血糖值分别低于 5.1mmol/L、10.0mmol/L、8.5mmol/L。任何一点血糖值达到或超过上述标准即诊断为 GDM。

2. 孕妇具有 GDM 高危因素或医疗资源缺乏地区，建议妊娠 24～28 周首先检查 FPG。FPG≥5.1mmol/L 可直接诊断为 GDM，不必行 75g OGTT。

四、妊娠合并糖尿病的分级

目前临床上常应用改良的 White 分类法对糖尿病孕妇进行临床分级，该分类法依据患者发生糖尿病的年龄、病程以及是否存在血管并发症等进行分级，有助于判断母儿预后，具体分级标准如下。

A 级：妊娠糖尿病。

A1 级：指经过控制饮食处理后，空腹血糖＜5.3mmol/L，餐后 2h 血糖＜6.7mmol/L。

A2 级：指经过控制饮食处理后，空腹血糖≥5.3mmol/L，餐后 2h 血糖≥6.7mmol/L。

B 级：显性糖尿病，20 岁以后发病，病程＜10 年。

C 级：发病年龄在 10～19 岁，或病程达 10～19 年。

D 级：10 岁以前发病，或病程≥20 年，或合并单纯性视网膜病。

F 级：糖尿病性肾病。

R 级：眼底有增生性视网膜病变或玻璃体积血。

H 级：冠状动脉粥样硬化性心脏病。

T 级：有肾移植史。

案例 8-3 分析（2）

建议孕妇妊娠 24～28 周行 75g OGTT。孕妇妊娠 25 周行 OGTT，结果为空腹血糖 4.21mmol/L、1h 血糖 12.41mmol/L、2h 血糖 9.67mmol/L。

问题：该孕妇的诊断及处理是什么？

五、处　　理

（一）妊娠前期

推荐确诊为糖尿病（T1DM 或 T2DM）、糖尿病前期（IFG 或 IGT）或有 GDM 史的女性计划妊娠，并行孕前咨询和病情评估。

笔记栏

糖尿病女性非计划妊娠可增加胎儿畸形的风险；对暂时不适宜妊娠的人群应同时提供避孕咨询；询问家族遗传病史、药物使用情况等。

血糖控制不佳且合并严重器官损伤者一旦妊娠，母儿并发症多，妊娠风险大，建议行多学科会诊，评估妊娠风险并调整用药方案：①在内分泌科医师协助下调控好血糖，使用口服降血糖药者需改用胰岛素控制血糖，尽量将 HbA1c 控制在 6.5%以内，以降低胎儿先天性发育异常等母儿并发症的风险；②合并高血压者需调整抗高血压药物，避免使用血管紧张素转化酶抑制药或血管紧张素Ⅱ受体阻滞药等；③积极治疗糖尿病肾病，有较严重的肾功能不全者不建议妊娠；④伴增殖性糖尿病视网膜病变者可行激光治疗。

（二）妊娠期

1. 严格控制孕妇血糖水平

（1）控制血糖的理想目标：保证孕妇和胎儿的必需营养；维持理想的血糖水平，即空腹血糖≤5.3mmol/L、餐后 2h 血糖≤6.7mmol/L、夜间血糖不低于 3.3mmol/L，无低血糖风险者妊娠期 HBA1c＜6%，有低血糖倾向者，可适当放宽至＜7%；预防酮症酸中毒；保持孕妇正常的体重增加。

（2）控制血糖的方法

1）饮食疗法：是通过控制饮食而使血糖水平达到理想目标的疗法。临床上大部分妊娠糖尿病患者能通过单纯饮食控制达到理想的血糖控制目标。妊娠期高血糖孕妇应控制每日总能量摄入，妊娠早期不低于 1600kcal/d（1kcal=4.184kJ），妊娠中、晚期以 1800～2200kcal/d 为宜；伴妊娠前肥胖者应适当减少能量摄入，但妊娠早期不低于 1600kcal/d，妊娠中、晚期适当增加。

2）药物治疗：对饮食治疗不能控制血糖在理想水平的糖尿病孕妇，需应用药物治疗。目前，口服降血糖药物二甲双胍和格列本脲在 GDM 患者中应用的安全性和有效性不断得到证实，妊娠期应用二甲双胍的有效性和对母儿的近期安全性与胰岛素相似；若孕妇因主、客观条件无法使用胰岛素（拒绝使用、无法安全注射胰岛素或难以负担胰岛素的费用）时，可使用二甲双胍控制血糖。

胰岛素用量：个体差异较大，一般从小剂量开始，根据血糖值加以调整，力求控制血糖在正常水平。对于妊娠前已应用胰岛素的孕妇，孕早期，由于早孕反应，可产生低血糖，胰岛素有时需减量，随着孕周的增加，胰岛素用量不断增加，至妊娠 32～36 周是用量的高峰，妊娠 36 周后胰岛素用量可能会减少。

2. 妊娠期母儿监护

（1）严密监测孕妇血糖、酮体及糖化血红蛋白等，血糖控制不达标者每日行自我血糖监测并记录空腹、餐前及餐后血糖，如血糖控制良好，可以适当调整监测频率。需要胰岛素治疗的 GDM 孕妇，推荐至少每 2 个月检测 1 次糖化血红蛋白。

（2）妊娠前或妊娠早期血糖控制不理想的 PGDM 孕妇，在妊娠早、中期应用超声检查对胎儿进行产前筛查，应注意胎儿中枢神经系统和心脏的发育，有条件者推荐行胎儿超声心动图检查。

（3）对于血糖控制不佳和使用胰岛素治疗的孕妇，妊娠晚期应每 2～4 周进行 1 次 B 超检查，以便早期识别胎儿生长发育异常。

（4）A1 型 GDM 孕妇，胎心监护应从妊娠 36 周开始，A2 型 GDM 或 PGDM 孕妇，胎儿监护应从妊娠 32 周开始，可在妊娠 32 周开始，每周 1 次 NST，妊娠 36 周开始每周 2 次 NST，如合并其他高危因素，监护孕周可进一步提前。

案例 8-3 分析（3）

1. 诊断　G1P0；宫内妊娠 25 周；妊娠糖尿病。

2. 处理　①营养科指导饮食及运动：控制饮食，少糖、少油，足够蛋白质；②监测空腹及餐后血糖；血糖控制目标为空腹血糖≤5.3mmol/L、餐后 2h 血糖≤6.7mmol/L、夜间血糖不低于 3.3mmol/L，无低血糖风险者妊娠期 HBA1c＜6%，有低血糖倾向，可适当放宽至＜7%。

3. 该孕妇经控制饮食，妊娠 26～27 周监测空腹血糖 5～6mmol/L，餐后 2h 血糖 7～9mmol/L，糖化血红蛋白 5.8%。

问题：进一步的治疗方案是什么？

笔记栏

（三）分娩期

1. 终止妊娠时机 主要取决于胎儿的成熟度、胎盘功能及胎儿宫内情况、孕妇血糖控制情况及是否有并发症发生等。原则上应在严密监护母儿情况、控制血糖的同时，尽量等待胎儿成熟后终止妊娠。血糖控制良好的A1型GDM孕妇，推荐在妊娠40～41周终止妊娠。血糖控制良好的A2型GDM和血糖控制满意且无其他母儿合并症的PGDM孕妇，推荐在妊娠39～39^{+6}周终止妊娠。若血糖控制不满意，伴有血管病变、子痫前期、胎儿生长受限、胎儿窘迫等，应根据病情决定终止妊娠的时机。

2. 分娩方式

（1）剖宫产：糖尿病本身不是剖宫产指征，当有妊娠期血糖控制不佳且超声检查估计胎儿体重≥4000g者或既往有死胎、死产史者，可适当放宽剖宫产术指征。糖尿病并发严重微血管病变者，多需提前终止妊娠，常选择剖宫产术。

（2）阴道分娩：糖尿病孕妇在产程中应停用所有皮下注射胰岛素，间隔1～2h监测血糖，根据血糖水平维持小剂量胰岛素静脉滴注，避免出现高血糖和低血糖。

（3）新生儿处理：进行血糖监测。无论出生时状况如何，均应视为高危新生儿。注意早开奶，密切监测血糖变化。足月新生儿血糖<2.2mmol/L时诊断为新生儿低血糖症，应及时纠正。注意防止高胆血红素血症及新生儿呼吸窘迫综合征、低血钙的发生。接受胰岛素治疗的母亲，哺乳不会对胎儿产生不利影响。

（四）产褥期

分娩后由于胎盘排出，抗胰岛素的激素迅速下降，故产后胰岛素用量应减至产前的1/3～1/2，有的患者甚至完全不需要用胰岛素治疗。建议所有GDM女性产后行75g OGTT，测定空腹及服糖后2h血糖水平，明确有无糖代谢异常及其种类；OGTT正常者也要每1～3年进行1次血糖检测，及时发现糖尿病及糖尿病前期，GDM患者将来患糖尿病的概率较非GDM患者明显增加。

六、预　　防

GDM的预防包括饮食、运动，肌醇、维生素D补充等，可能在GDM的预防中发挥一定的作用。不吸烟、健康饮食以及每周≥150min的中等至高强度运动，可以使GDM的发生率降低41%。因此，建议孕妇在妊娠前和妊娠期采用正确健康的生活方式，最大程度地预防GDM的发生。

案例8-3分析（4）

1. 妊娠28周加用胰岛素控制血糖。该孕妇加用餐前短效胰岛素和睡前中效胰岛素后，监测血糖控制良好，妊娠34周糖化血红蛋白5.5%；孕期监测胎儿生长发育正常，排除胎儿畸形；无孕期其他并发症。

2. 产妇结局：患者妊娠糖尿病A2型，妊娠39周评估有阴道分娩条件，收入院引产，妊娠39^{+3}周阴道分娩，胎儿出生体重3230g，新生儿出生后监测血糖正常。产妇产后6周产妇复查OGTT结果正常。

（杨　磊　龙　燕）

第四节　血液系统疾病

贫血是妊娠期最常见的合并症，在妊娠各期对母儿健康均可造成一定的危害。由于妊娠期血容量增加，血液呈稀释状态，造成生理性贫血，因此妊娠贫血的诊断标准与非妊娠期不同。妊娠贫血的分类很多，包括缺铁性贫血、巨幼红细胞贫血、急性失血性贫血、地中海贫血（地贫）及再生障碍性贫血等，其中以缺铁性贫血最常见。在我国广东、广西和四川等地，地中海贫血（珠蛋白生成障碍性贫血）也是常见的贫血之一。

（一）概述

1. 贫血对妊娠的影响

（1）对孕妇的影响：贫血可增加孕产妇妊娠和分娩的风险。重度贫血可因心肌缺氧导致贫血性心脏病；贫血使胎盘缺氧，故而发生妊娠期高血压疾病的概率增加；贫血的孕妇对分娩、麻醉、手术和失血的耐受性降低，易发生失血性休克；贫血时机体的抵抗力降低，易并发产褥感染。资料显

笔记栏

示，全世界每年约有 50 万名孕产妇死于贫血。

（2）对胎儿的影响：铁通过胎盘从母体运至胎儿是单向运输，不能逆向转运。孕妇骨髓和胎儿在竞争摄取孕妇血清铁的过程中，胎儿组织占优势，因此，一般情况下，胎儿缺铁不会太严重。但当孕妇严重贫血时，主要是影响血液的携氧能力，使子宫胎盘缺氧，易造成胎儿宫内缺氧、生长受限、早产或死胎。

2. 妊娠贫血的诊断标准 WHO 的妊娠贫血诊断标准：外周血血红蛋白＜110g/L 及血细胞比容＜0.33。根据血红蛋白水平将妊娠贫血分为 4 度（表 8-3）。

表 8-3　妊娠贫血分度

贫血程度	血红蛋白（g/L）
轻度	100～109
中度	70～99
重度	40～69
极重度	＜40

案例 8-4

孕妇，26 岁，广东籍，因停经 18 周到医院进行首次产前检查，发现贫血，食欲缺乏，无头晕、乏力等不适。既往体健，否认胃溃疡病、钩虫病、肝病、肾病等疾病史，否认遗传病家族史。查体：体温 36.5℃，脉率 92 次/分，血压 120/72mmHg，呼吸 20 次/分，一般状况可，皮肤、黏膜及睑结膜稍苍白，无出血点，心、肺听诊无特殊，腹软，肝、脾肋下未触及。专科查体：宫高 17cm，腹围 76cm，胎心率 156 次/分，无阴道出血、流液。辅助检查：血常规血红蛋白 96g/L，红细胞计数 3.2×10^{12}/L，平均红细胞体积 70fl，平均红细胞血红蛋白含量 210g/L，红细胞压积 30%。

问题：1. 患者的初步诊断是什么？诊断依据是什么？
2. 需要做什么检查进一步明确贫血原因？
3. 如何处理？

（二）缺铁性贫血

缺铁性贫血（iron deficiency anemia，IDA）是妊娠期最常见的贫血，占妊娠贫血的 95%。

1. 妊娠期缺铁性贫血的原因

（1）铁的需要量增加：由于胎儿生长发育需要铁 250～350mg，妊娠期血容量增加，需要增加 650～750mg 的铁，故妊娠期共需增加铁 1000mg 左右。

（2）孕妇对铁摄取不足或吸收不良：孕妇每日至少需要摄入铁 4mg。按正常饮食计算，每日饮食中含铁 10～15mg，而吸收率仅为 10%，远不能满足妊娠期的需要，即使是在妊娠后半期，铁的最大吸收率达 40%，仍不能满足需要，妊娠期若不给予铁剂补充，容易耗尽体内储存铁而造成贫血。

2. 诊断依据

（1）病史：有月经过多、钩虫病等慢性失血的病史；有长期偏食、胃肠功能紊乱、营养不良等病史；合并肝肾疾病、慢性感染等病史，影响红细胞生成及红细胞寿命，抑制机体存储铁的能力。经铁剂治疗有效对诊断有重要的辅助价值。铁缺乏的高危因素包括曾患过贫血、多次妊娠、在 1 年内连续妊娠及素食等。存在高危因素的孕妇，即使 Hb≥110g/L 也应检查是否存在铁缺乏。

（2）临床表现：轻者常无明显症状，重者可有乏力、头晕、心悸、气短、食欲缺乏、腹泻等；皮肤黏膜苍白、水肿、皮肤干燥、毛发无光、指甲脆薄、反甲及口腔炎、舌炎等。

（3）实验室检查：是诊断缺铁性贫血的重要依据。

1）外周血象：IDA 患者的血红蛋白（hemoglobin，Hb）、平均红细胞体积（mean corpuscular volume，MCV）、平均红细胞血红蛋白含量（mean corpuscular hemoglobin，MCH）和平均红细胞血红蛋白浓度（mean corpuscular hemoglobin concentration，MCHC）均降低。Hb＜110g/L，红细胞＜3.5×10^{12}/L，MCV＜8fl，MCH＜27pg，MCHC＜32%，为小细胞低色素性贫血。除血红蛋白及红细胞计数降低外，白细胞及血小板计数均在正常范围。

2）血清铁浓度：能灵敏反映缺铁状况，正常成年女性血清铁为 7～27μmol/L，但血清铁易受近

笔记栏

期铁摄入、昼夜变化以及感染等因素影响，均属不可靠的铁储存指标。

3）铁代谢检查：血清铁蛋白是一种稳定的糖蛋白，不受近期铁摄入的影响，能较准确地反映铁储存量，是评估铁缺乏最有效和最容易获得的指标。根据储存铁水平，IDA 可分为 3 期。①铁减少期：体内储存铁下降，血清铁蛋白＜20μg/L，转铁蛋白饱和度及血红蛋白正常；②缺铁性红细胞生成期：红细胞摄入铁降低，血清铁蛋白＜20μg/L，转铁蛋白饱和度＜15%，血红蛋白正常；③IDA 期：红细胞内血红蛋白明显减少，血清铁蛋白＜20μg/L，转铁蛋白饱和度＜15%，血红蛋白＜110g/L。建议有条件的医疗机构对所有孕妇检测血清铁蛋白。贫血患者血清铁蛋白＜20μg/L 时应考虑 IDA。

4）骨髓象：红系造血呈轻度或中度活跃，以中晚幼红细胞增生为主，骨髓铁染色可见细胞内外铁均减少，尤其以细胞外铁减少更有诊断意义。

3. 临床处理

（1）预防：为满足妊娠期对铁需要量的增加，孕产妇应常规补铁。小细胞低色素性贫血患者，铁剂治疗试验同时具有诊断和治疗意义，如果铁剂治疗 2 周后 Hb 水平升高，提示为 IDA。应积极纠正胃肠功能紊乱及其他易引起缺铁性贫血的合并症。

（2）补充铁剂：铁缺乏和轻、中度贫血者以口服铁剂治疗为主，并改善饮食，进食富含铁的食物。常用口服铁剂的规格、元素铁含量及补充元素铁量见表 8-4。

表 8-4　常用口服铁剂的规格、元素铁含量及补充元素铁量

名称	规格	元素铁含量	补充元素铁量
多糖铁复合物	150mg/片	150mg/片	150～300mg/d
富马酸亚铁	200mg/片	60mg/片	每次 60～120mg，3 次/天
琥珀酸亚铁	100mg/片	30mg/片	每次 60mg，3 次/天
硫酸亚铁	300mg/片	60mg/片	每次 60mg，3 次/天
硫酸亚铁控释片	525mg/片	100mg/片	每次 100mg，1 次/天
葡萄酸亚铁	300mg/片	36mg/片	每次 36～72mg，3 次/天
蛋白琥珀酸铁口服液	15ml/支	40mg/支	40～80mg/d，2 次/天

如应用硫酸亚铁 0.3g，可每日 3 次；铁的缓释剂（多糖铁复合物）150mg，每日 1～2 次；同时服用维生素 C，可促进铁吸收。对妊娠后期中度缺铁性贫血或因严重胃肠道反应不能给予口服铁剂者，可用右旋糖酐铁或山梨醇铁深部肌内注射。首次给药应从小剂量开始，逐渐增量。诊断明确的 IDA 孕妇应补充元素铁 100～200mg/d，治疗 2 周后复查 Hb 评估疗效，通常 2 周后 Hb 水平增加 10g/L，3～4 周后增加 20g/L。若铁剂治疗 4 周无效，应排除是否缺铁病因未祛除或诊断有误。治疗至 Hb 恢复正常后，应继续口服铁剂 3～6 个月或至产后 3 个月。

（3）输血：重度贫血者除给予口服铁剂或注射铁剂治疗外，还可以少量多次输注浓缩红细胞。极重度贫血者首选输注浓缩红细胞，待 Hb 达到 70g/L、症状改善后，可改为口服铁剂或注射铁剂治疗。血红蛋白 70～100g/L 时，根据患者手术与否和心脏功能等因素，决定是否需要输血。当血红蛋白＜70g/L、接近预产期或短期内需分娩者，应少量多次输注浓缩红细胞，输注时必须掌握速度和量，避免加重心脏负担或诱发急性左心衰竭。

（4）产科处理

1）中、重度贫血产妇：临产后应配血备用，出血量多时应及时输血。

2）预防产后出血：严密监测产程，第一产程避免时间过长，第二产程尽可能缩短，必要时予以助产；胎儿前肩娩出后，药物促进子宫收缩，缩短第三产程，仔细检查和缝合损伤的软产道，减少产后出血。

3）预防感染：产程中严格无菌操作，产后应用广谱抗生素。

（三）巨幼红细胞贫血

巨幼红细胞贫血（mega-loblastic anemia，MA）是由叶酸或维生素缺乏引起 DNA 合成障碍所致的贫血，外周血呈大细胞性贫血，在我国高发于山西、陕西、河南等，国内报道发病率为 0.7%～7.8%。

1. 病因及发病机制　叶酸与维生素 B_{12} 在 DNA 合成过程中起重要作用，是必不可少的辅酶。叶

笔记栏

酸和（或）维生素 B_{12} 缺乏，可使 DNA 合成障碍，累及全身组织和细胞，但以红细胞系统受累最明显，表现为红细胞体积增大、核发育处于幼稚状态，形成巨幼红细胞。由于巨幼红细胞寿命短而发生贫血。妊娠期本病 95%是由叶酸缺乏所致，少数孕妇因缺乏维生素 B_{12} 而发病。引起叶酸和维生素缺乏的原因有以下几种。

（1）摄入量不足或吸收不良：长期偏食、挑食引起营养不良，或烹饪方法导致叶酸大量丢失，或孕妇有慢性消化道疾病，影响叶酸和维生素 B_{12} 的吸收。

（2）妊娠期需要量增加：正常非妊娠女性每天叶酸需要量为 50～100μg/d，妊娠期叶酸推荐量为 400～800μg/d。多胎孕妇需要量更多。

（3）丢失增加：妊娠期肾血流量增加，叶酸从尿中排出增加。

2. 巨幼红细胞贫血对母儿的影响　巨幼红细胞贫血使孕产妇患贫血性心脏病、妊娠期高血压疾病、胎盘早剥、早产、产褥感染等的发病率明显提高。使胎儿发生开放性神经管缺陷或其他畸形的发病率增多，这与叶酸的缺乏密切相关；另外，胎儿生长受限、死胎等的发病率也增加。

3. 临床表现及实验室检查

（1）临床表现：①乏力、头晕、心悸、气短、皮肤黏膜苍白等一般贫血的表现；②消化道症状，如厌食、恶心、呕吐、腹泻、腹胀、舌炎、舌乳头萎缩等；③周围神经炎症状，如手足麻木、深部知觉减退、共济失调、行走困难，出现易激动、神经异常等。维生素 B_{12} 缺乏常伴有神经系统症状，而叶酸缺乏则以舌炎多见。

（2）实验室检查：①外周血象：平均红细胞体积（MCV）和平均红细胞血红蛋白含量（MCH）均升高，MCV＞10fl，MCH＞32pg，为大细胞性贫血，红细胞外形为大卵圆形。中性粒细胞核分叶过多为典型特征之一，而且此特征早于巨幼红细胞出现。网织红细胞常减少，血小板常偏低。②血清叶酸值＜6.8mmol/L（3ng/ml）、红细胞叶酸值＜227nmol/L（100ng/L）提示叶酸缺乏。血清叶酸受进食影响，而红细胞叶酸表示体内叶酸的储存情况，诊断价值大，若叶酸值正常，应测孕妇血清维生素 B_{12} 值，若＜74pmol/L（100pg/ml）提示维生素 B_{12} 缺乏。③骨髓象：红细胞系统增生活跃，不同成熟期巨幼红细胞系列占骨髓细胞总数的 30%～50%，核染色质疏松，可见核分裂。

4. 临床处理

（1）预防：多食新鲜蔬菜、水果、豆类、肉类、动物肝脏及肾脏等食物。计划妊娠前 3 个月开始补充叶酸 0.5～1.0mg/d，直至妊娠 12 周，能减少叶酸缺乏引起的贫血，并可有效降低胎儿开放性神经管畸形的发病率。妊娠晚期由于胎儿生长发育的需要，也需增加叶酸的摄入。

（2）补充叶酸：叶酸缺乏引起 MA 的治疗应包括补充叶酸、营养饮食和铁剂。对于巨幼红细胞贫血者，口服叶酸 5mg，每日 3 次，或每日肌内注射叶酸 15mg/d，直到症状消失、贫血纠正为止。每天至少口服 1mg 叶酸可产生显著的血象变化，治疗 4～7 天后，网织红细胞计数明显增加，白细胞减少和血小板减少迅速得到纠正。应同时补充铁剂，以满足血红蛋白大量生成对铁的需求。有神经系统症状者，应及时补充维生素。

（3）补充维生素 B_{12}：维生素 B_{12} 100μg/d，每日 1 次肌内注射，连续 2 周后改为每周 2 次，直至血红蛋白恢复正常。

（4）输血：血红蛋白＜70g/L 时，少量间断输新鲜血或浓缩红细胞。

（5）产科处理：分娩过程避免产程延长，做好产后出血的防治和产褥期感染的预防。

（四）再生障碍性贫血

再生障碍性贫血（aplastic anemia）简称再障，是骨髓造血干细胞数量减少和质的缺陷，导致造血功能障碍，引起外周全血细胞（红细胞、白细胞、血小板）减少为主要表现的一组综合征。国内报道，妊娠合并再障占分娩总数的 0.03%～0.08%。

1. 再障与妊娠的相互影响

（1）妊娠对再障的影响：再障的病因复杂，部分是由化学、物理或生物因素等对骨髓的毒性作用所致，称继发性再障；而约 1/2 的患者始终未找到原因，称原发性再障。以前认为妊娠不是再障的原因，但妊娠可能使原有病情加剧。少数女性在妊娠期发病，分娩后缓解，再次妊娠时复发。

（2）再障对妊娠的影响

1）对孕产妇的影响：①红细胞减少引起贫血，易发生贫血性心脏病，甚至造成心力衰竭。妊娠期高血压疾病的发病率增高。②血小板数量减少和质的异常，以及血管脆性及通透性增加，可引起

笔记栏

鼻、胃肠道黏膜等出血，产后出血发病率增高。③粒细胞、单核细胞及丙种球蛋白减少，淋巴组织萎缩，使孕妇防御功能低下，易引起感染。再障孕产妇最主要的死因有颅内出血、心力衰竭，以及严重的呼吸道、尿路感染或败血症。

2）对胎儿的影响：血红蛋白≥60g/L 者对胎儿影响不大，分娩后能存活的新生儿，一般血象正常，极少发生再障。血红蛋白＜60g/L 者对胎儿不利，可导致流产、早产、胎儿生长受限、死胎及死产。

2. 临床表现及实验室检查

（1）临床表现：分为急性型和慢性型两种类型。急性再障起病急，进展迅速，以出血和感染为首起及主要表现，慢性再障起病缓慢，以贫血为首起和主要表现。孕妇以慢性型多见。

（2）实验室检查

1）外周血象：全血细胞减少，贫血属正常细胞型，网织红细胞显著减少。

2）骨髓象：增生不良或增生减低，淋巴细胞稍多。

3. 再障合并妊娠的处理 应由产科医师和血液科医师共同管理。

（1）妊娠前期：再障患者妊娠后对母儿均存在极大的威胁，因此，再障患者在病情缓解之前应该避孕。

（2）妊娠期

1）治疗性人工流产：再障患者在病情缓解之前应避孕，若在妊娠早期，且再障病情较重者，应在做好输血准备的同时行人工流产。妊娠中、晚期患者因终止妊娠有较大危险，应加强支持治疗，在严密监护下继续妊娠直至足月分娩。

2） 支持疗法：注意休息，左侧卧位，加强营养，间断吸氧，少量、间断、多次输入新鲜血，提高全血细胞数量，或根据缺少的血液成分间断成分输血。

3）应用糖皮质激素：免疫抑制药可起到暂时止血的作用，用于有明显出血倾向者。泼尼松 10mg，每日 3 次口服，但易致感染不宜久用。

4）蛋白合成激素：有刺激红细胞生成的作用，如羟甲烯龙 5mg，每日 2 次口服。

5）预防感染：选用对胎儿影响小的广谱抗生素。

（3）分娩期

1）尽量经阴道分娩，避免产程延长。第二产程用腹压可造成孕妇颅内出血或其他重要脏器出血，故应缩短第二产程。产后仔细检查软产道并认真缝合，防止产道血肿形成。

2）有产科手术指征者行剖宫产术，但手术指征应放宽。剖宫产术的同时放宽子宫切除术的指征，以免引起产后出血及产褥感染。

（4）产褥期：继续支持疗法，预防产后出血及感染。

（五）地中海贫血

地中海贫血（thalassemia）简称地贫，又称珠蛋白生成障碍性贫血，是一种常染色体隐性遗传病，指由珠蛋白基因缺陷（突变、缺失）导致的一种或多种珠蛋白肽链合成障碍引起的遗传性慢性溶血性贫血，是临床上最常见的单基因遗传病之一。本病的发病情况地区差异很大，好发于地中海沿岸、非洲和东南亚地区，具有明显的种族特征和地域分布差异。在我国，长江以南为高发区，尤以两广地区最为严重，在我国发病以广东、广西、四川等地为多，其次是长江以南各省市。

1. 正常血红蛋白的构成 血红蛋白是一种结合蛋白，由珠蛋白和血红素构成，每一个珠蛋白分子有 2 对肽链（1 对 α 链和 1 对非 α 链，非 α 链包括 β、γ、ε、δ 链等），不同的肽链是由不同遗传基因控制的，每 1 条肽链与 1 个血红素构成一个血红蛋白单体，人类血红蛋白是 4 个单体聚合而成的四聚体。正常血红蛋白主要有 3 种：①HbA（$\alpha_2\beta_2$），是成人血红蛋白的主要形式，占 96%～98%，新生儿占 10%～40%，出生后 6 个月后即达成人水平；②HbA2（$\alpha_2\delta_2$），在成人所占比例不超过 2%～3%，在胎儿期只有微量，甚至缺如，至出生后 6～12 个月达成人水平；③HbF（$\alpha_2\gamma_2$），主要存在于胎儿期，占胎儿血红蛋白的 70%～90%，出生后逐渐减少，6 个月以后基本降至成人水平，即＜2%。

2. 发病机制 地中海贫血是根据珠蛋白基因缺陷累及珠蛋白链的类型，可分为 α-、β-、γ-、δ-、δβ-等类别，最常见的为 α 地中海贫血和 β 地中海贫血。

（1）α 地中海贫血：当 α 珠蛋白基因缺失或缺陷时，导致 α 肽链合成减少或缺乏，称 α 地中海贫

笔记栏

血（α 地贫）。患者含 α 肽链的 HbA、HbA2、HbF 合成减少，过剩的 β 及 γ 肽链各自聚合形成 HbH（β_4）及 Hb Bart（γ_4）。正常 α 基因共有 4 个（父源和母源各两个）。多数 α 地中海贫血是由基因缺失引起的，少数由基因突变（包括单核苷酸替换或寡核苷酸缺失/插入）引起。根据临床表现可分为静止型、轻型、中间型、重型。①静止型：缺失 1 个基因；②轻型：缺失 2 个基因；③中间型：HbH 病，缺失 3 个基因；④重型：Hb Bart 水肿胎儿缺失 4 个基因（图 8-1）。

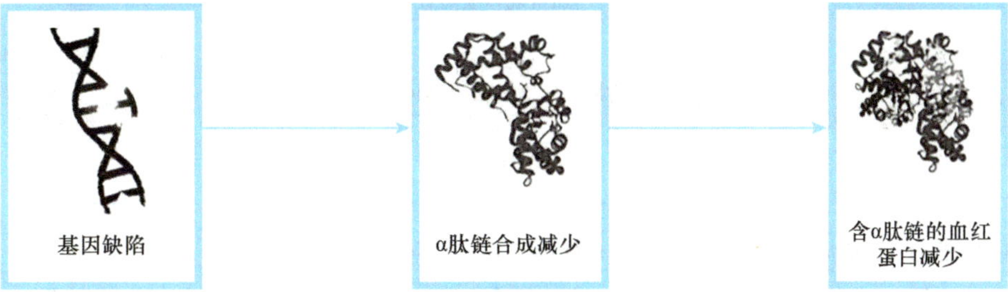
基因缺陷
α肽链合成减少
含α肽链的血红蛋白减少

图 8-1　α 地中海贫血的发病机制

1）静止型：是由于缺失 1 个 α 基因而引起，基因型为-α/αα，或 αTα/αα，多无任何临床症状，血常规提示 Hb、MCV、MCH、HbA2 一般正常，基因诊断须依据 DNA 分析。

2）轻型（标准型）：是由于缺失 2 个 α 基因引起，基因型为（--/αα）或（-α/-α）。胎儿期无临床表现；出生后多无症状，少数有轻微贫血症状。血常规提示 MCV＜82fl 和（或）MCH＜27pg，Hb 正常或轻度下降，贫血的形态学分类为小细胞低色素性贫血，基因诊断须依据 DNA 分析。

3）中间型（HbH 病）：胎儿期多无临床表现，此后逐渐加重，通常为轻度至中度贫血，可伴有肝脾肿大，偶有黄疸，平均发病年龄为 4～14 岁。HbH 病通常不影响日常生活，但个体差异及贫血严重程度差异很大，发病时间越早，病情越严重。血常规提示 MCV＜82fl，MCH＜27pg，Hb 轻至中度贫血，有时 Hb 正常，贫血的形态学分类呈小细胞低色素性贫血，基因诊断须依据 DNA 分析。

4）重型[Hb 巴氏（Bart）胎儿水肿综合征]：胎儿期即可出现重度贫血、严重水肿、肝脾肿大、发育迟缓、胎盘水肿增厚，基本不能存活至出生；母亲并发镜像综合征、妊娠期高血压疾病等。胎儿 Hb 含量重度降低、MCV＜82fl、MCH＜27pg。

（2）β 地中海贫血：当 β 珠蛋白基因缺失与缺陷时，导致 β 肽链合成减少或缺乏，称 β 地中海贫血（β 地贫）。患者含 β 肽链的 HbA 合成减少，而过剩的 α 肽链与 γ 肽链或 δ 肽链结合，导致 HbF 或 HbA2 合成增多。β 地中海贫血的基因缺陷绝大多数属于非缺失型的基因点突变。根据临床表现可分为轻型、中间型、重型。

1）轻型：能合成适量的 β 链，基因型为 β_0/β 或 β+/β。胎儿期无临床表现，出生后出现无贫血症状或轻度贫血。血常规提示 MCV＜82fl 和（或）MCH＜27pg，HbA2＞3.5%。

2）中间型：β 链部分合成，其临床表现介于重型和轻型之间。胎儿期无临床表现；出生后多在儿童期始出现不同程度的贫血，部分患儿靠定期输血来维持生命，可存活至成年。血常规提示 MCV＜82fl 和（或）MCH＜27pg，HbA2＞3.5%，HbF 升高（可达 40%以上）。

3）重型：几乎不能合成 β 链，基因型为 β_0/β_0、β_0/β+或 β+/β+。胎儿期无临床表现；出生 6 个月后贫血进行性加重，临床表现为地中海贫血貌、溶血性贫血，每月需要输血和去铁治疗，若不积极治疗一般存活不到成年。

3. 临床表现及诊断

（1）地中海贫血纯合子状态：可出现严重贫血，通常不能存活至成人。α 地中海贫血纯合子表现为胎儿水肿、死胎或出生后立即死亡，胎儿肝脾肿大，红细胞大小不均、异形，Hb Bart 胎儿水肿综合征占 80%～90%。β 地中海贫血纯合子又称 Cooley 贫血，在胎儿期无临床表现，贫血常在出生后 1 年内逐渐加重，呈明显小细胞低色素性，幼稚红细胞内可见包涵体，HbF 常在 30%～60%，甚至可达 90%；患儿生长迟缓，明显肝脾肿大，可有轻度黄疸，常于儿童期夭折。地中海贫血纯合子状态因为贫血严重，不可能生存至生育年龄，故不存在合并妊娠的问题。

（2）地中海贫血杂合子状态：临床表现不一，有的完全没有症状，有的仅表现为慢性溶血及贫血，典型的表现为外周血红细胞呈小细胞低色素性贫血，红细胞渗透脆性降低。α 地中海贫血的静止型无临床症状和体征，亦无贫血，红细胞形态正常；标准型表现为轻度贫血，部分包涵体生成试验阳性，出生时 Hb Bart 占 5%～15%；HbH 病常有轻度或中度贫血、肝脾肿大、黄疸，Hb 电泳可发现

HbH 带。β 地中海贫血的血红蛋白电泳主要表现为 HbA2 增高、HbF 增高，而 HbA 降低。

地中海贫血杂合子状态的女性贫血轻，不影响正常生活和妊娠，故合并妊娠的问题主要是在对子代的遗传方面，合并妊娠者建议筛查及产前诊断（图 8-2）。

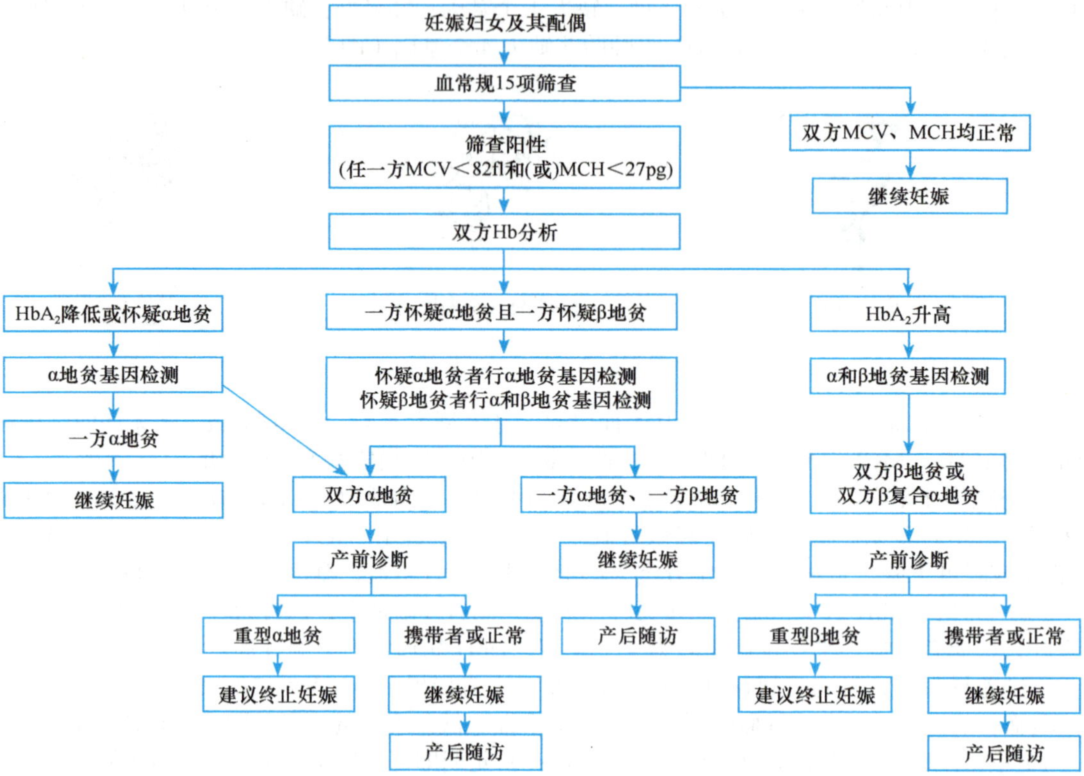

图 8-2 地中海贫血妊娠期筛查

（3）地中海贫血与缺铁性贫血的鉴别：两种贫血的外周血象均表现为小细胞低色素性贫血，鉴别主要依据家族史、外周血 MCV 与 RBC 分离、血清铁及铁蛋白测定、血红蛋白电泳（血液学分析 MCV 降低，HbA2 变化）以及铁剂治疗效果观察等。

有研究表明，地中海贫血患者的外周血象有明显的 MCV 与 RBC 分离现象，即平均红细胞体积降低而红细胞计数升高，而缺铁性贫血通常表现为平均红细胞体积和红细胞计数同步降低，因此 RBC/MCV 增高有助于轻型地中海贫血的诊断。

4. 临床处理

（1）遗传咨询及产前诊断：地中海贫血的筛查应该在妊娠前或在妊娠早期进行，特别是夫妻一方或双方来自具有较高携带风险的种族或地区，应在婚前或计划妊娠前进行地中海贫血和血红蛋白病的筛查。若夫妇双方均为同一类型地中海贫血杂合子，依照遗传规律，后代有 1/4 的机会为患病纯合子，2/4 的机会为杂合子。临床上应尽量避免纯合子胎儿的出生。为了减少缺陷儿童的出生，很有必要对夫妇双方进行有效的产前筛查，最好能在婚前医学检查得出诊断并进行生育指导。对夫妇双方为同型杂合子进行必要的产前诊断，判断胎儿病情，及早对纯合子胎儿作出诊断，及时对出生缺陷进行干预。目前常用于产前筛查和诊断的方法包括血常规、血红蛋白电泳、地中海贫血基因检查，对需要进行宫内诊断的孕妇可抽取绒毛、羊水或胎儿脐血检查。

（2）妊娠期处理：以支持妊娠为主，一般不需要特殊治疗。

1）一般治疗：主要是加强营养。地中海贫血患者骨髓多处于增生状态，消耗大量的叶酸，而且妊娠期对叶酸的需要量增加，因此需注意补充叶酸。所有类型的地中海贫血患者建议在计划妊娠前 3 个月开始补充叶酸 5mg/d。地中海贫血合并缺铁性贫血者，建议同时补充铁剂。中间型或重型地中海贫血患者在妊娠前行去铁治疗可以降低体内铁负荷并减少终末器官的损伤。建议在计划妊娠前 3 个月停用，在妊娠 20 周后低剂量使用。

2）积极治疗妊娠并发症：包括妊娠期高血压疾病、贫血、感染等。

笔记栏

3）纠正贫血：贫血较严重者（血红蛋白<70g/L），可采用少量、间断输浓缩红细胞以维持血红蛋白在 90g/L 以上。

4）分娩方式和分娩时机：地中海贫血的患者可阴道试产，单纯地中海贫血不是剖宫产术的指征。分娩时机：根据地中海贫血患者的产科情况决定终止妊娠时机。没有产科并发症的轻型地中海贫血孕妇可期待至自然临产，若孕周≥41 周可考虑催引产；有产科并发症的轻型地中海贫血孕妇依据相应的高危因素来决定分娩时机。中间型和重型地中海贫血孕妇因伴有中至重度的贫血，应根据贫血程度和有无其他产科高危因素综合判断终止妊娠的时机。

5）预防产后出血：包括防止产程延长、产后出血和合理使用子宫收缩药等。

案例 8-4 分析

1. 初步诊断 ①G1P0，宫内妊娠 18 周，单胎妊娠；②妊娠合并中度贫血：地中海贫血？缺铁性贫血？诊断依据：患者为广东籍年轻女性，食欲缺乏，查体见皮肤及黏膜苍白，实验室检查提示血红蛋白<110g/L，MCV<80fl，MCH<27pg，MCHC<32%，为小细胞低色素性贫血。

2. 进一步检查及结果 血清铁 26μmol/L，血清铁蛋白 80μg/L。血红蛋白电泳：HbA2 5.6%，HbF 2.5%。孕妇基因检测结果为 β_0/β。故明确诊断为妊娠合并 β 地中海贫血。诊断依据：该患者实验室检查表现为小细胞低色素性贫血，地中海贫血及缺铁性贫血均为小细胞低色素性贫血，结合后续辅助检查，缺铁性贫血需伴有血清铁蛋白降低，当血清铁蛋白小于 20μg/L 时考虑 IDA。α 地中海贫血的血红蛋白成分分析多为 HbA2<2.5%，β 地中海贫血则 HbA2>3.5%。结合血常规和 HbA2 的含量初步判断是否为地中海贫血携带者以及携带的类型。

3. 进一步的处理

（1）检查丈夫的血常规及血红蛋白电泳排除地中海贫血，若丈夫也确诊为 β 地中海贫血，则需对胎儿进行产前诊断，排除胎儿地中海贫血纯合子。

（2）继续妊娠者，在妊娠期补充叶酸并定期产前检查，同时监测血清铁蛋白，如合并缺铁性贫血，需同时补充铁剂，密切监测血常规，加强胎儿监护。

（张　凯　龙　燕）

（六）妊娠合并血小板减少症

妊娠合并血小板减少是妊娠期常见的合并症之一。通常情况下，血小板减少被定义为血小板计数小于 100×10^9/L。在非妊娠期，我国血小板计数的正常范围是（100～300）$\times10^9$/L。美国妇产科医师学会（ACOG）将非妊娠期血小板计数的正常范围定义为（165～415）$\times10^9$/L。血小板减少一般是由于血小板破坏增加或生成减少所致。最常见的血小板减少是妊娠期血小板减少症，妊娠期血小板减少症通常不增加产妇出血并发症或胎儿血小板减少症的风险。对于无出血疾病史、出现无症状的血小板减少且血小板计数在（100～149）$\times10^9$/L 的孕妇，应考虑由妊娠期血小板减少症引起。孕妇的血小板水平一般会随着妊娠月份的增加而减少，在妊娠的最后几个月，妊娠女性的血小板水平显著低于非妊娠女性。

案例 8-5

孕妇，30 岁。因“停经 37^{+1} 周，皮肤散在出血点 2 周”入院。平素经常牙龈出血，2 周前皮肤散在出血点，G2P1。2 年前孕足月顺产 1 胎，妊娠期血小板减少，具体不详。查体：体温 36.5℃，呼吸 18 次/分，脉率 90 次/分，血压 115/70mmHg，轻度贫血貌，心、肺查体未闻及异常，肝、脾肋下未触及。专科查体：宫高 34cm，腹围 92cm，头位，胎心率 150 次/分，宫缩间隔 5min，强度中等，每次持续 30～40s。阴道检查：骨盆各径线无异常，宫颈消退，宫口扩张 1cm，头先露，S^{-2}，胎膜未破。血常规示：红细胞计数 3.4×10^{12}/L，血红蛋白 103g/L，血小板计数 55×10^9/L。胎心监护：CST（−）。

问题： 1. 还需要做哪些检查？

2. 该病例的初步诊断是什么？诊断依据是什么？如何进一步处理？

笔记栏

1. 病因

（1）妊娠期血小板减少。

（2）妊娠期高血压疾病：①子痫前期；②HELLP 综合征。

（3）原发免疫性血小板减少。

（4）继发性免疫性血小板减少：①抗磷脂综合征；②系统性红斑狼疮；③感染（HIV、丙型肝炎病毒、巨细胞病毒、幽门螺杆菌）。

（5）药物相关性血小板减少：肝素、抗生素、抗癫痫药、麻醉药。

（6）与系统疾病相关：①弥散性血管内凝血；②血栓性血小板减少性紫癜/溶血尿毒综合征；③脾隔离症；④骨髓造血障碍。

（7）先天性血小板减少。

2. 妊娠相关性血小板减少症（pregnancy associated thrombocytopenia，PAT） 又称妊娠期血小板减少症（gestational thrombocytopenia，GT）、良性妊娠期血小板减少，指的是妊娠前无血小板减少的病史，妊娠期首次发现血小板计数低于<150×10^9/L，是妊娠期最常见的血小板减少，占妊娠期合并血小板减少的65%～80%，主要特点为除外其他基础疾病引起的血小板水平低于 150×10^9/L。

（1）无特异性的实验室诊断标准，此为排除性诊断。

（2）可引起轻度血小板减少，通常大于 70×10^9/L。

（3）抗血小板抗体阴性；肝、肾功能及凝血功能正常；免疫相关检查、狼疮相关检查阴性；骨髓细胞学检查示巨核细胞形态及数量无异常。

（4）与产后出血无关。

（5）非妊娠期无血小板减少病史。

（6）多于妊娠中、晚期发生。

（7）与胎儿血小板减少无关。

（8）产后 1～2 个月恢复正常。

（9）再次妊娠可能复发。

3. 免疫相关性血小板减少症 孕妇特发性血小板减少性紫癜（idiopathic thrombocytopenic purpura，ITP）又称免疫性或特发性血小板减少性紫癜，因免疫性血小板破坏过多致外周血血小板减少的临床综合征。其特点是血小板寿命缩短、骨髓巨核细胞增多、血小板更新率加速。本病女性多见且不影响生育。主要临床表现为皮肤黏膜出血、月经过多，严重者可致内脏出血，甚至颅内出血而死亡。会同时影响孕妇以及胎儿。

（1）发病机制：主要与血小板生成减少及与 T 细胞介导的免疫破坏增加有关。原发性 ITP 为获得性免疫介导的孤立性血小板减少，且不存在其他病因或者促发因素。继发性 ITP 主要包括由于潜在疾病或者药物暴露导致的免疫性血小板减少。根据发病时间分为新发/急性型（持续时间为 3～12 个月）；持续性/慢性型（持续时间≥12 个月）。

急性型好发于儿童，慢性型以成年女性多见。发病前多无明显感染史。慢性型与自身免疫有关，80%～90%的患者血液中可检测到血小板相关免疫球蛋白（platelet associated immunoglobulin，PAIg），包括 PA-IgG、PA-IgM、PA-C3 等，当结合了这些抗体的血小板经过脾、肝时，可被单核巨噬细胞系统破坏，使血小板减少。

（2）ITP 与妊娠的相互作用

1）妊娠对 ITP 的影响：妊娠可使已稳定的 ITP 患者复发或使活动型 ITP 女性病情加重，出血机会增多。

2）ITP 对孕产妇的影响：ITP 对妊娠的影响主要是出血，尤其是血小板<50×10^9/L 者，在分娩过程中，孕妇用力屏气可诱发颅内出血；亦可产道裂伤出血、血肿形成及产后出血。ITP 患者妊娠时，自然流产和母婴死亡率均高于正常孕妇。

3）ITP 对胎儿及新生儿的影响：由于部分抗血小板抗体能通过胎盘进入胎儿血液循环，引起胎儿血小板破坏，导致胎儿、新生儿血小板减少。孕妇血小板<50×10^9/L 时，胎儿（新生儿）血小板减少的发病率为 9%～45%，严重者有发生颅内出血的危险。胎儿血小板减少为一过性，脱离母体的新生儿体内抗体逐渐消失，血小板将逐渐恢复正常。胎儿及新生儿血小板减少的概率与母体血小板不一定成正比。胎儿出生前，母体抗血小板抗体含量可间接帮助了解胎儿的血小板状况。

（3）临床表现及诊断：主要表现为皮肤黏膜出血和贫血。轻者仅有四肢及躯干皮肤的出血点、

笔记栏

紫癜及瘀斑、鼻出血、牙龈出血，严重者可出现消化道、生殖道、视网膜及颅内出血。脾脏不大或者轻度增大。实验室检查示血小板低于 $100×10^9$/L。一般血小板低于 $50×10^9$/L 时才有临床症状。骨髓检查：巨核细胞正常或增多，成熟型血小板减少。血小板抗体测定 PA-IgG 大部分为阳性。通过以上表现及实验室检查，本病的诊断并不困难。但应排除其他引起血小板减少的疾病，如再生障碍性贫血、药物性血小板减少、妊娠合并 HELLP 综合征、遗传性血小板减少等。

（4）鉴别诊断：由于血小板减少的原因很多，慢性 ITP 须与其他原因引起的慢性血小板减少相鉴别，如肿瘤、系统性红斑狼疮、类风湿关节炎、溃疡性结肠炎、伊文思综合征（Evans 综合征）、妊娠合并 HELLP 综合征等。

（5）治疗

1）妊娠期处理：ITP 患者一旦妊娠一般不必终止，只有严重血小板减少在妊娠早期就需要用糖皮质激素治疗者，可考虑终止妊娠。妊娠治疗原则与单纯 ITP 患者相同，用药时应尽可能减少对胎儿的不利影响。除支持疗法、纠正贫血外，可根据病情进行下述治疗。①糖皮质激素：是治疗 ITP 的首选药物。妊娠期血小板＜$50×10^9$/L、有出血症状时，可用泼尼松 40～100mg/d。待病情缓解后逐渐减量至 10～20mg，维持治疗。该药物能减轻血管壁通透性、减少出血、抑制血小板抗体的合成及阻断巨噬细胞破坏已被抗体结合的血小板。②丙种球蛋白：可竞争性抑制单核巨噬细胞系统的 Fc 受体与血小板结合，减少血小板破坏。大剂量丙种球蛋白 400mg/（kg·d），5～7 天为一疗程。③脾切除：激素治疗血小板无改善，有严重出血倾向，血小板＜$10×10^9$/L 者，可考虑脾切除，有效率达 70%～90%。手术最好在妊娠 3～6 个月进行。④血小板：输入血小板会刺激体内产生血小板抗体，加快血小板破坏。因此，只有在血小板＜$10×10^9$/L、有出血倾向、为防止重要脏器出血（脑出血）或手术、分娩时应用。可输新鲜血或血小板悬液。

2）分娩期处理：分娩方式原则上以阴道分娩为主，ITP 产妇的最大危险是分娩时出血，胎儿可能有血小板减少，应避免阴道助产，特别是胎头负压吸引。

3）产后处理：妊娠期应用糖皮质激素治疗者，产后应继续应用。产妇常伴有贫血及抵抗力低下，应预防感染。产后立即检测新生儿脐血血小板，并动态观察新生儿血小板是否减少。ITP 不是母乳喂养的禁忌证，是否母乳喂养应视母亲病情及胎儿血小板情况而定。

其他原因引起血小板减少的治疗请参照相关章节。

案例 8-5 分析

1. 进一步检查　抗血小板抗体阴性，肝、肾功能及凝血功能正常，免疫相关检查、狼疮相关检查阴性，骨髓细胞学检查示巨核细胞形态及数量无异常。

2. 初步诊断　G2P1，孕 37^{+1} 周，单胎头位，先兆临产，妊娠合并特发性血小板减少性紫癜。

诊断依据如下：

（1）病史：停经 37^{+1} 周，2 周前皮肤散在出血点。2 年前孕足月顺产 1 胎。

（2）体征：轻度贫血貌，双下肢可见散在瘀斑；专科查体：宫口开大 1cm；头先露，S^{-2}。

（3）辅助检查：血液学检查示红细胞计数 $3.4×10^{12}$/L，血红蛋白 103g/L，血小板计数 $55×10^9$/L，血小板抗体 PA-IgG 阳性。

3. 进一步处理　产妇临产，应充分配备血液制品，包括红细胞、血小板及血浆，并根据病情与血液科、输血科、麻醉科及新生儿科等多学科协作管理，尽量预防或减少围分娩期的严重出血和感染等并发症。

（张　超　龙　燕）

第五节　甲状腺疾病

妊娠合并甲状腺疾病常见的是甲状腺功能亢进症（甲亢）和甲状腺功能减退症（甲减）。妊娠期受胎盘激素的影响，甲状腺处于相对活跃状态，甲状腺体积增大，甲状腺激素水平也发生特殊变化。妊娠早期胎盘分泌 hCG 在 6～8 周达高峰，由于 hCG 的 α 亚单位与 TSH 相似，因此具有刺激甲状腺作用，增多的甲状腺激素可抑制 TSH，使 TSH 水平下降 20%～30%。在雌激素的刺激下，肝脏甲状腺结合球蛋白（TBG）产生增加，清除减少，从妊娠 6～8 周开始增加，妊娠 20 周达到巅

笔记栏

峰，一般较基础值增加 1.5～2 倍。TBG 的增加使血清总甲状腺素（TT_4）与总三碘甲状腺原氨酸（TT_3）增高，产生高甲状腺素血症。因此，国内外指南推荐妊娠期需要建立本单位或本地区方法特异和妊娠期特异的血清甲状腺功能指标（TSH、FT_4、TT_4）参考范围，选择碘适量地区、单胎、既往无甲状腺疾病、甲状腺自身抗体阴性、无甲状腺肿大的妊娠女性，参考范围是第 2.5～97.5 百分位数。若不能实现，妊娠早期 TSH 上限切点值可采用普通人群 TSH 参考范围上限下降 22%得到的数值或者 4.0mU/L。

案例 8-6

初孕妇，30 岁，因"停经 60 天，心悸 5 天"，到医院就诊。

孕妇意外妊娠，超声提示子宫内妊娠。既往甲状腺功能亢进症病史控制良好，在证实妊娠后自行停用甲巯咪唑。检查甲状腺功能较妊娠前明显增高，TT_4 200nmol/L，TT_3 3.9nmol/L，游离 T_4 30pmol/L，TSH 0.01mU/L，促甲状腺激素受体抗体（TRAb）阳性。近 5 天出现心悸、多汗，焦虑，担心甲状腺功能亢进症和药物对妊娠的影响，遂于产科就诊，以了解是否需要终止妊娠。

既往史：2 年前患甲状腺功能亢进症，一直服用甲巯咪唑治疗至今，近半年甲巯咪唑用量为 5mg/d，甲状腺功能检查一直维持在正常水平。否认其他慢性病病史，G2P0，1 年前因甲状腺功能亢进症控制不稳定，行人工流产 1 次（妊娠 60 天）。

查体：体温 36.7℃，脉率 110 次/分，血压 128/66mmHg，呼吸 20 次/分，一般状况好，心脏听诊第一心音亢进，余心、肺听诊无特殊，腹软，无压痛，双下肢无水肿。妇科检查：宫颈着色、质软，子宫软，增大妊娠孕 8^+周大小，双侧附件未触及包块。

问题： 1. 对于该患者初步考虑什么诊断？

2. 需要进一步做哪些检查以明确诊断？

3. 进一步的处理要点是什么？

一、妊娠合并甲状腺功能亢进症

甲状腺功能亢进症（hyperthyroidism）简称甲亢，是体内甲状腺激素过高，引起机体的神经、循环、消化等系统兴奋性增高和代谢亢进的内分泌疾病。妊娠期甲亢的发病率为 1%，其中临床甲亢占 0.4%，亚临床甲亢占 0.6%。最常见的原因是毒性弥漫性甲状腺肿（toxic diffuse goiter），又称格雷夫斯（Graves）病，约占 85%，包括妊娠前和新发 Graves 病；妊娠一过性甲亢占 10%；其他原因，如甲状腺高功能腺瘤、结节性甲状腺肿、甲状腺破坏及外源性甲状腺激素过量等。由于妊娠期发生的一系列变化，妊娠合并甲亢在诊断、治疗上与非妊娠期有所不同。

（一）妊娠与甲亢的相互影响

1. 妊娠对甲亢的影响 妊娠前已患甲亢的女性，妊娠早期，hCG 刺激下甲状腺激素产生增多，甲亢症状可能加重，此时常需调整甲状腺药物的剂量。妊娠中、晚期免疫抑制加强，与自身免疫增强有关的弥漫性甲状腺肿，此期间病情可能缓解。产后免疫抑制解除，部分患者出现免疫反弹，甲亢病情加重。妊娠期如甲亢控制不当、不适当停药，以及分娩或手术时的应激、疼痛刺激，还有劳累、饥饿及感染等均可诱发甲亢危象，如处理不及时，孕产妇死亡风险增加，需及早防治。

2. 甲亢对妊娠的影响 轻症或经治疗控制良好的甲亢患者，通常对妊娠的影响不大。重症、未经系统治疗或控制不良的甲亢，发生妊娠高血压、流产、早产、低体重儿等的风险增加，可能增加神经行为异常的疾病风险。

（1）对孕妇的影响：发生妊娠高血压的概率增高，可达 15.6%～77.0%。

（2）对胎儿的影响：流产、早产、胎儿生长受限、低体重儿、死产的发病率增加。

（3）对胎儿甲状腺功能的影响：一方面，孕妇服用大量抗甲状腺药物可通过胎盘进入胎儿体内，可能造成胎儿、新生儿甲状腺功能减退。另一方面，甲亢患者血液中存在着一种免疫球蛋白（TRAb），有类似促甲状腺激素的作用，可进入胎儿血液循环，可能会造成儿童智力降低及大脑皮质灰质体积减少、后代远期患癫痫和神经行为异常的疾病风险增加；升高的 T_4能够通过胎盘，进入胎儿体内，进而抑制胎儿垂体 TSH 分泌，导致胎儿甲亢、新生儿一过性中枢性甲减，引起胎儿暂时性甲亢。一

笔记栏

般在新生儿出生后 3～4 周，随着该免疫球蛋白在血液中逐渐消失，新生儿甲亢可自行消退。

（二）妊娠期甲亢的临床表现及诊断

多数甲亢的孕妇，妊娠前有甲状腺疾病史，诊断并不困难。轻症甲亢或妊娠期首发的甲亢，与正常妊娠的代谢亢进不易区别，主要通过临床表现及实验室检查进行诊断。

1. 症状及体征　妊娠期出现心悸、焦虑、休息时心率超过 100 次/分；在食欲好、进食多的情况下孕妇体重不能随孕周如期增长，腹泻；出现怕热多汗、皮肤潮红、皮温升高等症状；脉压＞50mmHg；甲状腺弥漫性肿大、突眼及手震颤为妊娠合并甲亢的三大主征。

2. 实验室检查　是诊断甲亢的重要手段，甲状腺功能实验室检查见表 8-5。

表 8-5　甲状腺功能实验室检查

检查项目	正常非妊娠女性	妊娠女性	妊娠合并甲亢
基础代谢率（BMR）（%）	＜15	20～30	＞30
血清总甲状腺素（TT_4）（nmol/L）	78.0～119.0	轻度增高	≥180.6
血清三碘甲状腺原氨酸（TT_3）（nmol/L）	1.7～1.8	轻度增高	≥3.54
血清游离三碘甲状腺原氨酸（FT_3）（pmol/L）	3.7～9.6	无改变	增高
血清游离甲状腺素（FT_4）（pmol/L）	18.2～39.0	无改变	增高
促甲状腺激素（TSH）（mU/L）	2.0～20.0	正常	降低

3. 甲亢危象的诊断　甲亢未控制，在感染、外伤、手术、分娩、各种应激等不利诱因下导致甲亢病情急剧加重。甲亢孕妇出现高热 39℃以上、脉率 160 次/分、脉压增大、焦虑、烦躁、大汗淋漓、恶心、厌食、呕吐、腹泻、脱水、休克、心律失常及心力衰竭、肺水肿等时可诊断为甲亢危象。

（三）妊娠期甲亢的临床处理

1. 备孕期　患有甲亢的女性，建议在甲状腺功能控制至正常并平稳后再妊娠，如果患者甲亢治疗在疗程 1 年以上、抗甲状腺药物剂量小、TRAb 阴性可以考虑停药备孕；如不能停药者，建议将甲巯咪唑替换为丙基硫氧嘧啶，替换的比例为 1∶（10～20）。甲亢不能得到很好控制者，可以根据患者具体情况选择同位素 ^{131}I 治疗或手术治疗，^{131}I 治疗后需等待 6 个月后再妊娠。患甲亢性心脏病的女性，妊娠后易发生心力衰竭，应避孕，待疾病控制后再考虑妊娠。

2. 妊娠期

（1）甲亢不是终止妊娠的适应证。但如合并甲亢性心脏病，应在积极治疗甲亢的同时，考虑在妊娠早期终止妊娠。

（2）休息，适当给予镇静药等对症处理，病情轻者尽量减少抗甲状腺药物。

（3）抗甲状腺药物（ATD）。常用的 ATD 有丙基硫氧嘧啶（PTU）和甲巯咪唑（MMI）两种，MMI 致胎儿发育畸形已有报道，主要是皮肤发育不全和 MMI 相关胚胎病，包括鼻后孔闭锁、食管闭锁等。在妊娠 6～10 周是 ATD 导致胎儿畸形的危险窗口期，MMI 和 PTU 均有影响，PTU 相关发生畸形率与 MMI 相当，但程度较轻。因此，对于正在接受 ATD 治疗的女性一旦确定妊娠，应立即监测甲状腺功能和 TRAb，根据 FT_4 和 T_3 水平决定是否应用 ATD 治疗，尽量在畸形关键期之前停药。在妊娠 10 周以前如需治疗，优选 PTU，MMI 是二线选择药物。

1）丙基硫氧嘧啶：通过胎盘量少，速度慢，能在甲状腺内阻断甲状腺激素的合成，并阻断 T_4 转变为 T_3（T_3 的生物效应比 T_4 强数倍），是妊娠期治疗甲亢的首选药物。用药原则是既要控制甲亢的发展，又要确保胎儿的正常发育。用药剂量一般为非妊娠期的 1/2。用药期间应密切观察病情变化，包括安静时的脉率、脉压、食欲等症状和游离 T_3、T_4 等指标，切忌过度治疗造成新生儿甲状腺功能减退。病情减轻或稳定后应逐渐减量。

2）甲巯咪唑：药效较 PTU 高 10 倍，极易通过胎盘，对胎儿影响较大，因此不主张用于治疗妊娠期甲亢，尤其是妊娠早期。但若胎儿因受母亲类似促甲状腺激素作用，发生胎儿甲亢，出现甲状腺肿大及持续胎儿心动过速等表现时，可选择甲巯咪唑，利用其极易通过胎盘的特性进行宫内治疗胎儿甲亢。

3）^{131}I 治疗：妊娠期禁用 ^{131}I 进行治疗，因为胎儿甲状腺在妊娠 9～10 周就有浓集碘的功能，应用 ^{131}I 后影响胎儿甲状腺发育，可能造成先天性甲减。且 ^{131}I 有放射性，有致畸的可能。

笔记栏

（4）手术治疗：手术治疗的指征是药物治疗不能控制甲亢症状、怀疑有癌变者，在妊娠期很少手术治疗，如需手术治疗，可选择妊娠中期进行甲状腺次全切除术。

（5）密切监护胎儿生长发育：甲亢孕妇易发生胎儿生长受限。应监护胎儿生长发育的相关指标，如宫高、腹围，每1～2个月行胎儿超声检查，发现胎儿生长受限者应及时评估和治疗。

（6）加强孕妇的监护：甲亢孕妇发生妊娠期高血压疾病的概率增高，妊娠期应密切监测血压、尿蛋白等情况，及时发现，及时治疗。注意避免感染、精神刺激和情绪波动等甲亢危象的诱因。

（7）甲状腺功能的监测：妊娠早期每1～2周、妊娠中晚期每2～4周检测1次甲状腺功能，达到目标值后可每4～6周检测1次甲状腺功能。目标为应用最小剂量的ATD将FT_4控制在正常范围上限或轻度高于正常范围上限。对于TRAb的滴度，如果妊娠早期血清TRAb阴性，妊娠期不需要再次检测；如果妊娠早期血清TRAb升高，在妊娠18～22周及妊娠晚期分别监测TRAb水平，妊娠中晚期TRAb高于参考范围上限3倍的女性，需要监测胎儿心率、超声检查胎儿的甲状腺体积、生长发育情况，同时在产后应密切监测新生儿甲状腺功能以及早发现胎儿和新生儿甲亢或甲减。

3. 分娩期 除有产科因素外，应尽量选择阴道分娩。临产后给予精神安慰，酌情用地西泮镇静，硬膜外药物分娩镇痛，减轻疼痛刺激。产程中给予吸氧，注意补充能量，缩短第二产程。病情重者行手术助产。对于子宫颈条件差、有产科指征者，应考虑行剖宫产术分娩。

4. 产褥期

（1）预防感染及产后出血等并发症，警惕甲状腺危象的发生。

（2）产后哺乳的问题：部分甲亢患者产后有病情加重的倾向，不但需要继续用药，且需增加药量，PTU可通过乳腺组织到达乳汁，但乳汁PTU量很少，24h内乳汁含量为母亲口服量的0.07%。因此，母亲服用PTU哺乳是相对安全的，服用低到中等剂量的PTU和MMI对母乳喂养是安全的，建议最大剂量MMI小于20mg/d，PTU小于300mg/d，ATD应在每次哺乳后服用，同时应定期检测婴儿甲状腺功能。

（3）新生儿的处理：出生时留脐血检测T_3、T_4及TSH水平。注意甲状腺大小、有无杂音、有无甲亢或甲状腺功能减退症的症状和体征。

5. 甲状腺危象的抢救 甲状腺危象是甲亢病情恶化的严重表现，妊娠期合并甲亢一旦发生甲状腺危象，如治疗不及时则孕产妇死亡率极高。故抢救时的治疗以抢救孕产妇生命为主，不考虑胎儿问题。

（1）阻断甲状腺激素合成：丙基硫氧嘧啶，剂量加倍，症状缓解后应及时减量。

（2）抑制甲状腺激素释放：①碘溶液能迅速抑制与球蛋白结合的甲状腺激素水解，减少甲状腺激素向血中释放。在使用PTU 1h后口服饱和碘化钾5滴/次，每6h一次，每日20～30滴。②碘化钠溶液0.5～1.0g加入10%葡萄糖溶液500ml中静脉滴注。

（3）控制心率：口服普萘洛尔10～20mg，每日3次。

（4）氢化可的松：100～200mg静脉滴注或地塞米松10～30mg静脉注射。

（5）对症治疗：吸氧；纠正水、电解质、酸碱平衡紊乱；抗感染；物理及药物降温，必要时人工冬眠。

（6）分娩前发病者，待病情稳定后2～4h结束分娩，以剖宫产术为宜。术后给予大量广谱抗生素控制感染。

案例 8-6 分析

1. 初步诊断 ①早期妊娠；②妊娠合并甲状腺功能亢进症。

2. 进一步检查

（1）评估甲状腺功能：检测TSH、FT_3、FT_4（因TT_3和TT_4在正常妊娠期均升高，妊娠期检查意义较小），监测甲状腺自身抗体如甲状腺球蛋白抗体（TGAb）、抗甲状腺过氧化物酶自身抗体（TPOAb）、TRAb。该患者目前检测结果稍高于正常妊娠的范围。

（2）其他病情评估：心电图、心脏超声。

（3）胎儿情况：产科超声。

3. 进一步处理

（1）对于该患者，甲状腺功能控制不佳，应继续治疗甲亢，充分病情告知，妊娠6～10周

笔记栏

为ATD导致胎儿畸形的危险期，但鉴于对胎儿的安全性，建议改用丙基硫氧嘧啶（PTU），根据甲状腺功能调整药量，注意每2~4周对甲状腺功能进行监测，内分泌科定期复诊。

（2）没有必要终止妊娠，但应当充分告知风险，孕产期没有得到良好控制的甲亢可增加不良妊娠结局及后代神经系统疾病的发生。妊娠期应当严密监测母儿情况，增加产前检查次数，及早发现和治疗妊娠并发症，预防甲亢危象发生的诱因。

（3）分娩后对新生儿甲状腺功能进行监测。

二、妊娠合并甲状腺功能减退症

甲状腺功能减退症（hypothyroidism）简称甲减，是由于甲状腺激素合成和分泌减少或组织作用减弱导致的全身代谢功能降低的内分泌疾病，分为临床甲减和亚临床甲减。

（一）妊娠与甲减的相互影响

甲减患者妊娠早、晚期产科并发症均明显增加，会增加妊娠不良结局的风险，包括子痫前期、胎盘早剥、心力衰竭等。未经规范治疗的甲减孕妇，胎儿流产、早产、死亡、畸形、胎儿生长受限、低体重儿、先天性缺陷与智力发育迟缓等的发病率会增加。

（二）临床表现

妊娠期甲状腺功能减退主要表现为全身乏力、困倦、记忆力减退、声音嘶哑、便秘、语言迟缓、活动迟钝、表情呆滞、头发稀疏、皮肤干燥、体温低，严重者出现心脏扩大、心包积液、心动过缓、腱反射迟钝等症状和体征。

（三）诊断

妊娠期甲减包括甲减患者妊娠及妊娠期新诊断甲减两类。根据妊娠特异性TSH和FT_4参考范围诊断临床甲减和亚临床甲减。诊断妊娠期甲状腺功能异常，建议不同单位和地区建立方法特异和妊娠期（早、中、晚期）特异的血清甲状腺功能指标（TSH、FT_4、TT_4）参考范围。

妊娠期临床甲减：是指由多种原因引起的甲状腺激素合成、分泌或生物效应不足所致的一组临床综合征，血清TSH高于妊娠期特异性参考值上限，FT_4低于妊娠期特异性参考值下限即可诊断。

妊娠期亚临床甲减（SCH）：是指妊娠女性血清TSH高于妊娠期特异性参考值上限，FT_4在妊娠期特异性参考范围内。

单纯低T_4血症：是指一种甲状腺功能异常状态，TSH正常，仅FT_4降低。

对有下列高危因素者建议早期筛查，更应该积极做甲状腺功能筛查，做到甲状腺疾病的早诊、早治，将预防孕产期甲状腺疾病的关口前移至备孕期。①妊娠前已经服用甲状腺激素制剂者；②有甲亢、甲减病史或目前有甲状腺功能异常的症状或体征、产后甲状腺炎、有甲状腺手术史和（或）^{131}I治疗史或头颈部放射治疗史；③有自身免疫性甲状腺病或甲状腺疾病家族史；④已知甲状腺自身抗体阳性者；⑤甲状腺肿大者；⑥提示存在甲减症状和体征者；⑦有1型糖尿病患者；⑧患有其他自身免疫病，包括白癜风、肾上腺皮质功能减退症、甲状旁腺功能减退症、萎缩性胃炎、恶性贫血、系统性硬化病、系统性红斑狼疮、干燥综合征等的患者；⑨有颈部不适者；⑩有流产史、早产史、不孕史、多次妊娠史（≥2次）的女性；⑪年龄＞30岁；⑫服用胺碘酮或锂制剂或近期碘造影剂暴露；⑬有中、重度碘缺乏地区居住史。

（四）处理

治疗目的是尽快将血清TSH和甲状腺激素水平恢复正常范围，降低围生期不良结局的发生率，常需与内分泌科医师共同管理。主要治疗药物为左甲状腺素片。

1. 备孕期　既往有甲减的女性计划妊娠时，需要首先调整LT_4剂量，将血清TSH控制在正常参考范围下限～2.5mU/L水平后再计划妊娠。

2. 妊娠期　应加强营养指导，监测胎儿宫内发育迟缓情况；加强妊娠期和分娩期胎儿的监护，及时发现胎儿窘迫。

（1）对于临床甲减，妊娠期母体与胎儿对甲状腺激素的需求量从妊娠第6周开始增加，直到妊娠20周达到平衡状态。所以，妊娠期间LT_4用量较非妊娠期增加30%～50%。对于妊娠期新确诊的

笔记栏

甲减，LT_4 剂量按照每天每千克体重 2.0～2.4μg 计算，足量起始或根据患者的耐受程度逐渐增加剂量，尽快达标。治疗目标是将 TSH 控制在妊娠期特异性参考范围的 1/2，如无法获得妊娠期特异性参考范围，可控制血清 TSH 在 2.5mU/L。根据控制目标调整 LT_4 剂量。在妊娠前半期（妊娠 20 周前），根据甲减程度，每 2～4 周检测甲状腺功能，血清 TSH 稳定后可以每 4～6 周检测 1 次。

（2）对亚临床甲减，是否需要 LT_4 治疗，在妊娠前和妊娠期控制目标、监测频率均与甲减一致，根据血清 TSH 水平和 TPOAb 是否阳性选择妊娠期亚临床甲减不同的治疗方案，见表 8-6。

表 8-6 根据 TSH 水平选择是否 LT_4 治疗及剂量

TSH	TPOAb	是否治疗	LT_4 起始剂量（μg）
妊娠孕周特异性参考上限（或 4.0mU/L）	+/–	治疗	50～100
2.5mU/L 至妊娠参考上限（或 4.0mU/L）	+	治疗	25～50
2.5mU/L 至妊娠参考上限（或 4.0mU/L）	–	不治疗，要监测	
妊娠参考下限（或 0.1mU/L）至 2.5mU/L	+	不治疗，要监测	
妊娠参考下限（或 0.1mU/L）至 2.5mU/L	–	不治疗，不监测	

（3）对单纯 T_4 血症患者目前不推荐使用 LT_4 治疗。

3. 分娩期 除外其他产科因素后，应鼓励阴道试产，注意预防产后出血及产褥感染。对于子宫颈条件差、有产科指征者，应考虑行剖宫产术分娩。

4. 产褥期 分娩后对于临床甲减的妊娠女性，产后 LT_4 应减至妊娠前剂量，并在产后 6 周需要再次进行甲状腺功能检测，指导 LT_4 剂量；对于妊娠期诊断的亚临床甲减并已应用 LT_4，无论是否伴有 TPOAb 阳性，均可在产后停用，同时在产后 6 周评估血清 TSH 水平。

5. 新生儿甲状腺功能的监测 孕妇血中 TGAb 和 TPOAb 均可通过胎盘，导致胎儿甲减，影响胎儿发育。大多数甲减患儿症状轻微，T_4 及 TSH 的测定是目前筛选检查甲减的主要方法。当出现 FT_4 降低、TSH 升高时，则可确诊为新生儿甲减。新生儿甲减治疗一般需维持 2～3 年。

（崔 鑫 龙 燕）

第六节 妊娠合并急性阑尾炎

急性阑尾炎（acute appendicitis）是妊娠期最常见的外科疾病，妊娠期急性阑尾炎的发病率低于非妊娠期。妊娠期由于子宫增大的影响，阑尾炎的表现不典型，误诊率较高，而且，妊娠期间阑尾穿孔的发病率高，与非妊娠期相比，更易继发弥漫性腹膜炎，母儿发病率及死亡率明显提高。因此，早期诊断和及时处理对母儿预后有重要影响。

一、妊娠期阑尾炎位置特点及对母儿的影响

妊娠早期阑尾的位置与非妊娠期相似，其根部在右髂前上棘至脐连线中外 1/3 处。随着妊娠周数增加，盲肠和阑尾的位置逐渐向上、向外、向后移位，同时阑尾逆时针方向转动，至妊娠足月时阑尾可达胆囊区，一部分被增大的子宫覆盖。盲肠和阑尾位置的改变在产后逐渐回位。

（一）阑尾炎对母体的影响

妊娠期一旦发生阑尾炎则病情发展快，易发生坏死、穿孔及腹膜炎，原因如下。

（1）增大的子宫将腹壁和发炎的阑尾分开，使腹壁防卫能力减弱。

（2）大网膜被增大的子宫推移，难以包裹炎症，一旦阑尾穿孔不易使炎症局限。

（3）妊娠期盆腔血液及淋巴循环旺盛，毛细血管通透性增强，组织蛋白溶解能力加强，容易出现阑尾穿孔。

（4）妊娠期机体免疫力降低，炎症刺激子宫诱发宫缩，两者均可促使炎症扩散，易导致弥漫性腹膜炎。

（5）妊娠期阑尾位置上移及增大子宫的掩盖，导致急性阑尾炎并发局限性腹膜炎时腹肌紧张及腹膜刺激征不明显，体征与实际病变程度不符，容易漏诊而延误治疗时机。

笔记栏

（二）阑尾炎对围生儿的影响

全身炎症反应及弥漫性腹膜炎可导致胎儿缺氧；诱发子宫收缩导致流产、早产；妊娠期手术、药物可对胎儿产生不良影响，导致围生儿病死率增加。

案例 8-7

孕妇，30 岁，因“停经 28 周，阵发性右侧腹部疼痛 4 小时”急诊就诊。

孕早期建档并规律行产前检查，孕早期超声无异常，4 小时前无诱因出现右侧腹部疼痛，为持续性钝痛，伴恶心，呕吐 1 次，为胃内容物，无阴道出血、流水，大小便正常。既往体健，G1P0。

查体：体温 38.2℃，呼吸 25 次/分，脉率 92 次/分，血压 110/70mmHg，神清，查体配合，心、肺听诊未见异常，腹部膨隆，右侧中下腹部压痛明显，轻度腹肌紧张，无明显反跳痛，双下肢无水肿。

专科查体：宫高 28cm，腹围 86cm，头位，胎心率 160 次/分，偶可触及子宫收缩，强度弱，宫缩间歇期子宫松弛。阴道检查：子宫颈居中，质硬，宫口未开。

问题：1. 该病例的初步诊断是什么？诊断依据是什么？

2. 主要与哪些疾病鉴别？

3. 如何做进一步处理？

二、诊断与鉴别诊断

妊娠不增加急性阑尾炎的发病率，但妊娠期急性阑尾炎症状、体征受到了妊娠期这一特殊生理状态的影响，导致诊断和治疗的难度增加，因而容易延误诊断及治疗，增加孕产妇和胎儿的不良预后，因此应提高对妊娠中、晚期腹腔阑尾位置变化导致症状和体征不典型的认识，重视病史分析及体格检查，做到早期诊断。

（一）临床表现

在妊娠的不同时期，急性阑尾炎的临床表现有明显差别。

1. 妊娠早期急性阑尾炎　症状及体征与非妊娠时基本相同，常有转移性右下腹痛及消化道症状，包括恶心、呕吐、食欲缺乏、便秘和腹泻。体温在早期常正常或轻度升高（通常＜38℃），若体温升高（＞39℃）或脉率增快，应警惕阑尾穿孔或合并腹膜炎。腹部检查右下腹麦氏点或稍高处有压痛、反跳痛和肌紧张。

2. 妊娠中、晚期急性阑尾炎　常无明显的转移性右下腹痛，腹痛和压痛的位置较高，甚至可达右肋下肝区，或放射至右侧腰部。增大的子宫将壁腹膜向前顶起，故压痛、反跳痛和肌紧张常不明显，使局限性腹膜炎体征不典型。

（二）辅助检查

1. 白细胞计数　妊娠期有生理性白细胞增加，当白细胞计数＞15×10^9/L 时才有诊断意义，但也有白细胞无明显升高者，因此即使白细胞升高不明显，也不能排除诊断，应动态观察。

2. 腹部超声检查　急性阑尾炎在超声上根据分型不同，表现也不同。单纯性阑尾炎仅有阑尾的轻度肿胀，阑尾腔内积液不多，超声检查往往没有特别的阳性发现。而化脓性阑尾炎、坏死性阑尾炎及阑尾周围脓肿可表现为阑尾明显肿大或脓肿。腹部超声主要对妊娠期急腹症进行鉴别诊断，有助于排除卵巢肿瘤蒂扭转、异位妊娠、输尿管结石等。

（三）鉴别诊断

1. 妊娠早期需与右侧卵巢肿瘤蒂扭转、右侧输卵管妊娠破裂、妊娠黄体破裂等相鉴别。

2. 妊娠中期应与右侧卵巢肿瘤蒂扭转、右侧肾盂积水、右侧急性肾盂肾炎、右侧输尿管结石、急性胆囊炎等相鉴别。

3. 妊娠晚期应与先兆临产、胎盘早剥、妊娠期急性脂肪肝、子宫肌瘤红色变性等相鉴别。

4. 分娩期应与子宫破裂相鉴别。

5. 产褥期应与产褥感染相鉴别。

笔记栏

案例 8-7 分析（1）

1. 初步诊断

（1）G1P0，孕 28 周，单胎头位。

（2）妊娠合并急腹症：①急性阑尾炎？②右侧输尿管结石？③先兆早产？④胎盘早剥？

2. 进一步检查及结果

（1）血常规：白细胞计数 18×10^9/L，GR% 85%，红细胞计数 3.82×10^{12}/L，血红蛋白 110g/L，C 反应蛋白 52mg/L。

（2）尿常规：白细胞（+），红细胞 1～2 个/HP，尿蛋白阴性。

（3）产科 B 超检查：胎儿双顶径 72mm，股骨长 52mm，胎心率 148 次/分，羊水暗区最大深度 56mm，胎盘位置正常，最大厚度为 28mm，未见胎盘早剥征象；双侧附件区未见肿物。

（4）腹部超声检查：阑尾增粗，局部可见积液。

（5）泌尿系超声：双侧泌尿系未见结石。

三、处理

（一）治疗原则

妊娠期合并急性阑尾炎一旦确诊，应在积极抗炎治疗和维持水、电解质及酸碱平衡的同时，立即手术治疗，不主张保守治疗。

（二）手术治疗

1. 麻醉 以连续硬膜外麻醉为宜。病情危重合并休克者，以全麻安全。注意防止产妇缺氧与低血压。

2. 体位及切口选择 在妊娠早期，与未妊娠时阑尾切除术相同。如在妊娠中、晚期，取右侧臀高位（平卧位右臀垫高 30°～45°）或左侧卧位，使子宫偏向左侧，便于暴露阑尾，减少术中牵拉子宫；切口也应采取腹直肌旁切口，高度相当于宫体上 1/3 部位，当诊断不能肯定、剖腹探查时，可行正中切口。

3. 术中操作 与一般阑尾的切除方法相同，注意用纱布保护切口，操作轻柔，减少对子宫的刺激，一般不放置腹腔引流，以免引起早产。若阑尾化脓、穿孔及腹腔炎时，应在尽量吸净脓液后放置引流管，避免引流物直接与子宫接触。

4. 选择先行剖宫产术的指征 ①已接近预产期或胎儿基本成熟，已具备体外生存能力；②阑尾穿孔并发弥漫性腹膜炎，盆腔感染严重，子宫及胎盘已有感染征象；③病情严重，危及孕妇生命，而术中暴露阑尾困难。

5. 腹腔镜的选择 妊娠早、中期可应用腹腔镜诊断和治疗，妊娠晚期慎用，主要因为子宫增大、阑尾位置改变，腹腔镜手术因视野受限寻找阑尾困难。

（三）术后处理

1. 积极抗感染 需继续妊娠者，应选择对胎儿影响小、敏感的广谱抗生素。阑尾炎时厌氧菌感染占 75%～90%，可选择针对厌氧菌的甲硝唑，并同时与青霉素类或头孢菌素类等抗生素配伍使用。

2. 预防早产 若继续妊娠，术后酌情给予抑制宫缩、镇静及镇痛等治疗，根据不同孕周选择应用黄体酮、利托君、阿托西班等。

案例 8-7 分析（2）

1. 该患者的最后诊断 ①G1P0，妊娠 28 周，单胎头位；②妊娠合并急性阑尾炎。

2. 临床处理 在积极抗炎治疗的同时，外科会诊考虑妊娠合并急性阑尾炎可能，立即手术探查腹腔，术中见阑尾水肿、增粗，表面无脓苔，行阑尾切除术，术中注意尽量减少刺激子宫，手术前、后注意抑制子宫收缩，术后选择对胎儿影响小、敏感的广谱抗生素抗炎治疗，注意血栓性疾病的预防。

笔记栏

（马　楠　龙　燕）

第七节 妊娠合并尿路感染

尿路感染是妊娠期常见的一种合并症，可造成早产、败血症，甚至诱发急性肾衰竭，其中以急性肾盂肾炎最常见。急性肾盂肾炎（acute pyelonephritis）常发生在妊娠后期，多为下尿路逆行感染所致，表现为发热、腰痛、肾区叩击痛，并有明显的菌尿，其他症状还包括恶心、呕吐、尿频、尿急、尿痛。

案例 8-8

孕妇，25 岁，G1P0，因“停经 22 周，间断右侧腰痛伴发热 2 周”就诊。2 周前患者开始自觉腰痛，伴发热，体温最高达 39.1°，无尿频、尿急、尿痛等不适。外院就诊，给予头孢地尼口服，发热症状好转，仍间断腰痛。近 1 天患者腰痛症状加重，伴发热，遂来诊。既往史、家族史无特殊。查体：体温 38.2℃，脉率 92 次/分，呼吸 20 次/分，血压 110/70mmHg，心、肺听诊未见异常，腹部膨隆，无腹痛及腹部反跳痛。专科查体：宫高 23cm，腹围 85cm，胎心率 158 次/分，心律齐，无宫缩。右肾区叩击痛阳性，左肾区及双侧输卵管走行区无叩痛及压痛。

问题： 1. 该患者首先应考虑哪些可能的诊断？

2. 需要进一步做何检查以明确诊断？

一、妊娠期尿路感染易发的高危因素

妊娠期以下各种因素的变化增加了尿液淤滞及膀胱输尿管反流的概率，女性本身尿道较短，妊娠期增大的腹部也使其不易进行会阴的清洗，所以妊娠期发生尿路感染的风险增加。

1. 妊娠期肾盂、肾盏、输尿管扩张，而且妊娠期胎盘分泌大量雌激素、孕激素。雌激素使输尿管、肾盂肾盏及膀胱的肌层增生、肥厚，孕激素使输尿管平滑肌松弛，蠕动减弱，使膀胱对张力的敏感性减弱而发生过度充盈，排尿不完全，残余尿增多，为细菌在泌尿系繁殖创造条件。

2. 增大的子宫于骨盆入口处压迫输尿管，形成机械性梗阻，肾盂及输尿管扩张。因子宫多为右旋，故以右侧为重。

3. 增大的子宫和胎头将膀胱向上推移变位，易造成排尿不畅、尿潴留或尿液反流入输尿管。

由于妊娠期血容量增加，肾脏血流量增加，肾小球滤过率在孕早期可增加 30%，孕中期直到分娩时增加 50%左右，肾小球滤过率的增加使电解质、葡萄糖及其他物质被大量滤出，以致出现生理性糖尿。妊娠期生理性糖尿常见，尿液中氨基酸及水溶性维生素等营养物质增多，有利于细菌生长，无症状菌尿症较非妊娠女性更容易发展为急性肾盂肾炎。致病菌以大肠埃希菌最多见，占 75%～90%；其次为克雷伯菌、变形杆菌、葡萄球菌等。

妊娠期发生尿路感染的高危因素还包括妊娠糖尿病、泌尿系统疾病（神经源性膀胱、畸形）、妊娠前及妊娠期尿路感染病史、镰状细胞贫血等。严重的肾盂肾炎可能导致感染性休克、呼吸衰竭，甚至死亡，母亲并发症还可能导致胎儿缺氧、胎盘供血不足。因此，妊娠期急性肾盂肾炎的早发现、早治疗极为重要。

二、妊娠期尿路感染的临床表现、辅助检查与鉴别诊断

（一）临床表现

根据临床表现的不同，尿路感染可分为无症状菌尿症、急性膀胱炎、肾盂肾炎和慢性肾盂肾炎。

1. 无症状菌尿症（asymptomatic bacteriuria，ASB） 当细菌在泌尿系统持续性滋生、繁殖，临床上却无尿路感染症状者，称为无症状菌尿症。其确诊要依据间隔两次清洁中段尿细菌培养菌计数，杆菌细菌数≥105 个/ml 及球菌细菌数≥200 个/ml 才有诊断意义。无症状菌尿症的发生率为 2%～10%，高龄、经产妇及低经济收入的孕妇多见，ASB 是早产和低体重儿的高危因素。

2. 急性膀胱炎（acute cystitis） 妊娠女性急性膀胱炎的发病率为 1%～4%，表现为膀胱刺激征（尿频、尿急及尿痛），尤以排尿终末时明显，下腹部不适，偶有血尿。多数不伴有明显的全身症状。清洁中段尿中白细胞增多，亦可有红细胞。尿培养细菌超过正常值。培养阴性者应行衣原体检查，衣原体也是引起泌尿生殖道感染的常见病原体。

3. 肾盂肾炎（pyelonephritis） 分为急性与慢性两种。急性肾盂肾炎是指肾盂黏膜及肾实质的急性感染，是妊娠期最常见的泌尿系统疾病，发病率为 1%～4%，多见于妊娠中、晚期和产褥期，临床

笔记栏

上起病急骤，突然出现寒战，高热可达 40℃以上，也可为低热。常伴头痛、周身酸痛、恶心、呕吐等全身症状，以及腰痛、尿频、尿急、尿痛、排尿未尽感等膀胱刺激症状。排尿时常有下腹疼痛，肋腰点（腰大肌外缘与第 12 肋骨交叉处）压痛，肾区叩痛阳性。胎心率可能因孕妇发热而加快，超过 160 次/分。除了 ASB，年龄＜18 岁、吸烟、低学历、肾结石和糖尿病等也是急性肾盂肾炎常见的危险因素。

4. 慢性肾盂肾炎 可无明显泌尿系统症状，常表现为反复发作的尿路刺激征或仅出现菌尿症，少数患者有长期低热或高血压，可有慢性肾功能不全的表现。

（二）辅助检查

1. 尿液病原体培养 是妊娠期尿路感染诊断的标准方法。患者自行留取清洁中段尿进行检查，尽量避免阴道分泌物的交叉污染。不主张常规导尿进行检查，因为导尿本身有可能导致细菌侵袭。对急性肾盂肾炎入院治疗的患者、感染复发者或对最初治疗不敏感的患者应行尿培养检查。每毫升尿中细菌数＞105 个/ml 才有意义。培养结果可以识别特殊的病原体并行抗生素敏感试验。

2. 尿常规 尿中亚硝酸盐、白细胞、红细胞及尿蛋白阳性提示尿路感染的可能大，需除外尿液浓缩或阴道分泌物污染的原因。尿沉渣检查尿液细胞学发现大量白细胞则符合肾盂肾炎。

3. 影像学检查 在评估妊娠期尿路感染时不建议常规进行影像学检查。增大的子宫经常使肾脏超声的效果和结论均不明确。尿路结石与急性肾盂肾炎的表现类似，都可能出现血尿、肋部疼痛、寒战、食欲缺乏，尿路结石没有合并肾盂肾炎时通常没有发热。超声有助于鉴别诊断。

静脉肾盂造影一定要在平衡利弊（明确诊断的好处与接受放射线照射的风险）后进行，妊娠期接触放射线的剂量不应该超过 0.03～0.05Gy，一般静脉肾盂造影的剂量为 0.004～0.01Gy。

（三）诊断和鉴别诊断

急性肾盂肾炎发生的高热、腹痛、肋部疼痛需要与以下疾病进行鉴别。

1. 高热需与上呼吸道感染及产褥感染等鉴别 前者有明显的呼吸道症状，全身肌肉酸痛，病毒感染时白细胞计数及中性粒细胞分类均降低；后者可有恶露异常、子宫或宫旁有压痛等，两者均无脊肋角痛及尿检查的异常表现。

2. 腹痛需与其他急腹症鉴别 急性肾盂肾炎发生持续性腹痛及血尿提示泌尿道破裂的可能，应与下述急腹症鉴别。

（1）急性阑尾炎：初起时有低热，并有转移性右下腹痛。

（2）胆绞痛：常有胆石症病史，疼痛位于右上腹，可向肩部放射及伴有黄疸、发热，影像学检查胆囊或胆管处能发现结石。

（3）急性胃肠炎：有发热、恶心、呕吐及腹泻，常有饮食不洁史。

（4）胎盘早剥：持续腹痛、阴道出血、子宫易激惹或局限性压痛，可伴有胎心变化，病史中有外伤史或并发妊娠期高血压疾病，后者有血压增高及蛋白尿。

（5）子宫肌瘤变性：可有低热、持续腹痛症状，超声检查可探及子宫肌瘤变性，局部压痛。

以上急腹症除有各自的特征外，通常无寒战、高热及脊肋角叩痛，尿沉渣检查亦无明显异常可予鉴别。

3. 肋部疼痛还需与急性肾、输尿管积水鉴别 急性肾及输尿管积水多有反复发作的肋痛，与姿势、体位相关，疼痛向腹股沟放射，左侧卧位或者膝胸卧位时症状缓解，尿检查可有少量红细胞，甚至可无红细胞。反复中段尿培养阴性为其特点。

案例 8-8 分析（1）

1. 该患者可能的诊断

（1）G1P0，宫内妊娠 22 周，单胎妊娠。急性肾盂肾炎？

（2）常见妊娠合并急腹症的鉴别：①急性膀胱炎？②右侧输尿管结石？③急性阑尾炎？

2. 进一步检查及结果

（1）血常规：白细胞计数 17.27×10^{9}/L，中性粒细胞百分比 0.844，红细胞计数 3.39×10^{12}/L，血红蛋白 102g/L，C 反应蛋白（CRP）56mg/L，降钙素原 0.33ng/ml。

（2）尿常规：WBC（+++），RBC（+++），尿蛋白阴性。

（3）盆腹腔 B 超检查：子宫及附件未见异常，盆腔未见积液。

笔记栏

（4）泌尿系超声：右肾盂肾盏扩张，最宽约 2.5cm，右侧输尿管扩张，宽约 0.7cm。输尿管中下段受肠管遮挡显示不清。左侧肾脏（–）。

（5）尿培养、血培养。

三、处　理

妊娠期合并尿路感染患者一般饮食及活动均不受限制，但住院治疗的重症患者需限制活动。患者一定要注意会阴卫生，以减少再次尿路感染的风险。对无症状菌尿症患者及膀胱炎患者首选口服抗生素治疗，建议连续治疗 10～14 天，治疗后 1～2 周复查尿培养阴性为治愈。急性肾盂肾炎患者治疗原则是支持疗法、静脉抗炎治疗及防止中毒性休克。

（一）支持治疗

肾盂肾炎因为患者通常有恶心、呕吐而导致脱水，应补充足量的液体，纠正水、电解质及酸碱失衡，改善全身情况；体温过高时应给予物理降温或对乙酰氨基酚退热治疗；呕吐严重者可用镇吐药；取左侧卧位，有利于尿液引流及感染的清除。入院给予静脉抗生素治疗，治疗的同时注意观察并预防发生肺水肿。肾盂肾炎还可能发生早产，需要进行评估并早期干预治疗。有内科并发症及严重并发症时要找相关专科会诊。

（二）抗感染治疗

尿路感染多数为细菌感染所致，如果有尿培养药敏试验结果，应根据药敏试验结果使用抗生素治疗。妊娠期选择抗生素时既要考虑治疗效果，也要考虑药物对胎儿的安全性，避免使用对胎儿有不良影响的药物，可选择头孢菌素类及青霉素类抗生素，而喹诺酮类、氨基糖苷类、氯霉素、四环素类抗生素尽量避免使用，除非用药效果大于药物对胎儿的不良影响。

对急性肾盂肾炎的孕妇应该入院即静脉给予 10～14 天的二代或者三代头孢类抗生素。当肾盂肾炎治疗 72h 未见明显改善时，应重新评估抗生素的使用是否恰当（包括药物的种类与用量）以及有无潜在的泌尿系统疾病，如尿路梗阻等。可以采用肾脏超声检查了解有无肾盂扩张、尿路结石及肾或肾周围脓肿等，但应指出妊娠期泌尿系统的改变可使超声检出结石的敏感性降低，阴性结果仍需进一步检查。静脉肾盂造影可以显示肾脏集合管系统，有助于了解结石及肾结构异常。上述检查均需权衡利弊后施行，确定梗阻后应由泌尿外科协助进行专科处理。对复发或持续存在的尿路感染患者、合并尿路结石者应该在妊娠期给予预防性抗生素 1～2 周，并定期监测尿常规和培养。

（三）其他治疗

妊娠期尿路感染很少需要外科手术治疗，除非怀疑存在病理原因才进行手术。膀胱镜可以帮助鉴别尿道或膀胱憩室、膀胱结石、下泌尿道损伤、间质性膀胱炎或膀胱癌等。逆行输尿管置管或经皮肾造瘘术仅限于缓解输尿管绞痛、梗阻，很少在妊娠期行碎石术，如果必须手术，考虑在孕中期进行。如果在孕晚期急诊手术，要考虑同时娩出胎儿。

（四）随诊

通常情况下，肾盂肾炎患者出院后可继续口服头孢类抗生素 1～2 周以预防复发，完成规范治疗后 7～10 天复查尿培养，仍为阳性时还要继续抗感染治疗。培养阴性者可每月尿培养 1 次，该病的复发率约为 20%。

案例 8-8 分析（2）

1. 该患者的最后诊断　①G1P0，宫内妊娠 22 周，单胎妊娠；② 急性肾盂肾炎，右肾积水，右侧输尿管扩张。

2. 临床处理　选用广谱抗生素抗感染，根据血、尿培养的结果再酌情调整。专科会诊治疗，因患者右肾积水伴有输尿管扩张，采用膀胱镜下右侧输尿管置入输尿管支架术缓解肾积水。围手术期注意支持治疗，预防血栓，手术前、后应注意抑制子宫收缩。右侧输尿管支架于产后由泌尿科医师复查取出。

（刘　娜　龙　燕）

第九章 胎儿异常

第一节 巨大胎儿

案例 9-1

孕妇，39 岁，因“停经 39^{+6} 周，阵发性下腹痛渐重 8 小时”急诊入院。

妊娠期平顺，妊娠期胎儿系统性超声检查未见异常，妊娠 25 周空腹血糖 6.3mmol/L，未定期监测血糖及治疗，自行饮食管理，妊娠期体重增加 25kg。8 小时前出现下腹规律性阵痛伴阴道少量血性分泌物，腹痛渐频繁、难忍，外院查宫口开大 6cm，观察 4 小时产程无进展，急转入本院。既往体健，G2P1，3 年前顺利分娩一体重 4050g 的男婴。

查体：体温 36.9℃，呼吸 22 次/分，脉率 112 次/分，血压 120/70mmHg，神清，查体配合，心、肺查体未触及异常，双下肢轻度水肿。

专科查体：宫高 38cm，腹围 112cm，胎方位 LOA，胎心率 120～156 次/分，宫缩间隔 1～2 分钟，强，每次持续 40～50 秒，宫缩间隙期子宫松弛。消毒后阴道检查：骨盆各径线无异常，子宫颈居中，质软，宫口扩张 6cm，头先露，S^{-3}，胎膜未破。

辅助检查：随机血糖 11.2mmol/L。

问题： 1. 该病的初步诊断是什么？诊断依据是什么？

2. 如何进一步处理？

巨大胎儿（fetal macrosomia）是指胎儿出生体重达到或超过 4000g。大于胎龄儿（large for gestational age infant，LGA）指出生体重达到或超过同胎龄对应体重的第 90 百分位数。近年来巨大胎儿的发病率有逐渐增加趋势。

一、高危因素

（一）糖尿病

妊娠前糖尿病或妊娠糖尿病孕妇，因血糖升高，常使胎儿发育巨大。

（二）遗传因素

胎儿体重与父母体型及母亲出生体重相关，身材高大的父母巨大胎儿发病率上升，母亲身高≥第 80 百分位数时，巨大胎儿的风险增加。母亲出生体重≥4000g，也是巨大胎儿的高危因素。

（三）营养因素

孕妇摄入过多而活动过少，肥胖、超重（BMI≥24kg/m^2）或妊娠期体重增长超标、高血脂等均可发生巨大胎儿。

（四）孕产史

随着分娩次数的增加胎儿体重有所增加，特别是曾分娩较大胎儿的经产妇，巨大胎儿的发病率明显上升。此外，高龄也是巨大胎儿的高危因素。

（五）过期妊娠

如胎盘功能好，胎儿继续发育，巨大胎儿的可能性增加。

（六）遗传和先天性疾病

一些已被证明与巨大胎儿和 LGA 有关的先天性疾病，包括：①胎儿染色体异常，如贝-维综合征（Beckwith-Wiedemann syndrome，BWS）、Pallister-Killian 综合征（PKS）、Perlman 综合征（PS）等，多伴其他结构异常或智力缺陷；②胎儿宫内代谢异常，如胎儿高胰岛素血症。

二、对母儿的影响

（一）对母体的影响

1. 难产 因巨大胎儿通过骨盆受阻，造成难产，为克服分娩梗阻子宫收缩会发生两种结局。①继发性宫缩过强：为克服阻力，宫缩加强，但阻力不可能克服，导致子宫破裂；②继发性宫缩乏力：宫缩过强，不能克服阻力，逐渐子宫肌纤维疲倦，导致宫缩乏力，产程延长。难产的结局是使手术产机会增加。

2. 产伤 阴道分娩易导致严重的软产道损伤，如阴道损伤，甚至子宫破裂、尾骨骨折亦有报道；在产道内压迫时间长，组织缺血、坏死，产后发生尿瘘、粪瘘等；分娩时盆底组织损伤，可引起日后的子宫脱垂、阴道前后壁膨出等。

3. 产后出血及感染 由于子宫过度扩张、宫缩乏力、产程延长，易导致产后出血。产程延长和产后出血都是产褥感染的高危因素。

（二）对胎儿及新生儿的影响

1. 损伤 孕妇糖尿病且可疑巨大胎儿者经阴道分娩时常发生肩难产，易引起新生儿臂丛神经损伤、锁骨骨折等，新生儿颅内出血也有较高的发病率，应引起高度警惕。

2. 代谢及电解质紊乱 如新生儿低血糖、低血钙、低血镁等。

3. 新生儿窒息 由于产程延长，阴道助产概率增加，甚至转为剖宫产术，导致新生儿窒息概率增加，严重者甚至死亡。

4. 其他影响 红细胞增多症、高胆红素血症、儿童期肥胖、葡萄糖耐受异常，以及远期不良影响（如代谢综合征）风险增加。

三、诊　　断

分娩前通过病史、临床表现及辅助检查可以初步估计胎儿的体重，但巨大胎儿需出生后才能确诊。

（一）病史和临床表现

曾分娩巨大胎儿、患糖尿病、过期妊娠、孕妇肥胖或身材高大、妊娠期营养过剩和整个妊娠期孕妇体重增长过多。妊娠晚期孕妇可出现腹部沉重，甚至两肋胀痛的症状。

（二）腹部检查

腹部膨隆明显，宫底高度>35cm，胎体大，先露迟迟不入盆，若为头先露，多数跨耻征阳性。胎心听诊位置稍高且有力。子宫底高度与腹围之和≥140cm，可作为筛选方法之一。腹部检查怀疑巨大胎儿时需与双胎妊娠、羊水过多、胎儿畸形、妊娠合并子宫肌瘤等相鉴别。

（三）超声检查

胎儿各径线均大，巨大胎儿双顶径往往会大于 10cm。Hadlock 公式（包括双顶径、股骨长度和腹围）对胎儿体重的估计最准确。胎儿头径大者需测胸围，如胸围大于头围，发生肩难产的可能性大。超声检查可同时排除双胎妊娠、胎儿畸形、羊水过多等情况。

案例 9-1 分析（1）

1. 初步诊断 G2P1，孕 39^{+6} 周，单胎头位，巨大胎儿，妊娠糖尿病，头盆不称。

2. 诊断依据

（1）高龄、巨大胎儿分娩史、肥胖、妊娠糖尿病（高危因素）。

（2）妊娠 25 周空腹血糖高，入院随机血糖 11.2mmol/L（辅助检查）。

（3）规律宫缩 8 小时，宫口开大 6cm，宫口停止扩张 4h，胎头未入盆（临床表现）。

（4）专科检查：腹围 112cm，宫高 38cm，宫缩规律，40～50s/1～2min，先露为头，坐骨棘上 3cm，宫口开大 2cm，左枕前位。

笔记栏

四、处　　理

（一）妊娠期

详细询问病史，了解有无巨大胎儿的高危因素，定期产前检查及妊娠期营养指导。如发现胎儿大或曾有巨大胎儿分娩史者，应排除糖尿病。如为糖尿病应积极控制血糖，加强孕妇血糖监测和胎儿宫内情况监护，适时终止妊娠。

（二）分娩期

根据腹围、宫底高度、胎儿体重的超声估计分娩期，并结合骨盆情况决定分娩方式。

1. 剖宫产术　估计胎儿体重≥4000g且合并糖尿病者，建议行剖宫产术终止妊娠；无糖尿病者，可阴道试产，产程中严密观察，适当放宽剖宫产术的指征。

2. 阴道试产　警惕发生肩难产，做好预防措施。胎儿胎盘娩出后应仔细检查有无软产道损伤，胎肩娩出后肌内注射或静脉滴注缩宫素，积极预防产后出血。

3. 预防性引产　对于妊娠期发现可疑巨大胎儿者，不建议预防性引产。因为预防性引产不能改善围生儿的结局，反而增加剖宫产率。

（三）新生儿的处理

按妊娠合并糖尿病的新生儿处理原则处理，包括新生儿血糖监测，防止新生儿低血糖的发生；因易发生电解质紊乱，故应注意监测血钙水平，防止发生低钙血症和手足搐搦；监测血镁水平，防止发生低镁血症；关注全血细胞计数，观察是否存在感染、红细胞增多；监测血胆红素水平；密切监护新生儿的呼吸，及时诊断和治疗新生儿呼吸窘迫综合征。

案例 9-1 分析（2）

3. 进一步处理

（1）即刻复查超声，提示胎儿双顶径10cm，腹围369mm（>350mm），结合活跃期停滞、胎头高浮的临床表现，诊断巨大胎儿、头盆不称，应尽快行剖宫产术终止妊娠。术后证实为巨大胎儿，体重4560g。

（2）产后需要关注的问题

1）母体：巨大胎儿的孕妇容易导致术中、术后宫缩乏力，应注意预防产时、产后出血。密切监测血糖，防止发生酮症酸中毒。

2）新生儿：按妊娠糖尿病的新生儿处理原则处理，包括新生儿血糖监测，防止新生儿低血糖的发生；监测血电解质水平，防止低钙血症、低镁血症；行血细胞分析，观察是否存在感染及红细胞增多；定期监测血胆红素水平，及时治疗；密切监护新生儿的呼吸，及时诊断和治疗新生儿呼吸窘迫综合征。

（赵晓敏　常　颖）

第二节　胎儿生长受限

案例 9-2

孕妇，28岁，因“停经30^{+1}周，产前检查发现胎儿偏小3周”入院。

停经32天测尿hCG阳性，NT测量值为1.8mm，NIPT检查结果为低风险，停经18周可感觉胎动。妊娠24周行胎儿系统超声检查提示胎儿大小符合停经孕周。妊娠28周检查发现胎儿大小相当于妊娠26周，胎盘局限、增厚，脐带附着于胎盘边缘，呈球拍状，胎儿脐动脉多普勒指标未见明显异常，妊娠30周复查超声提示胎儿相当于妊娠27周，胎儿脐动脉舒张末期血流缺失。妊娠期体重增加9kg。近1周自觉头痛、头晕，下肢水肿加重。既往体健，G1P0，平时月经周期28天。

查体：体温36.3℃，呼吸20次/分，脉率86次/分，血压165/110mmHg，神清，查体配合，心、肺查体未闻及异常，双下肢水肿（++）。

笔记栏

专科查体：宫高 27cm，腹围 92cm，胎方位 ROA，胎心率 150 次/分，无宫缩。

辅助检查：血红蛋白 126g/L，白细胞 6.0×10^9/L；尿蛋白（+++）；肝、肾功能正常。弓形虫、风疹病毒、巨细胞病毒、疱疹病毒 IgM 抗体均阴性。NST 有反应型。超声提示：双顶径 72mm，头围 268mm（第 13.1 百分位数），腹围 230mm（第 1.5 百分位数），股骨长 52mm（第 10.3 百分位数），估计胎儿体重 1127g（第 1.3 百分位数），羊水指数 9.0cm；脐动脉舒张末期血流缺失，静脉导管 α 波反向。

问题：1. 该病的初步诊断是什么？诊断依据是什么？

2. 如何进一步处理？

胎儿生长受限（fetal growth restriction，FGR）是指受母体、胎儿、胎盘等病理因素影响，胎儿生长未达到其应有的遗传潜能，多表现为胎儿超声估测体重或腹围低于相应胎龄第 10 百分位。严重的 FGR 指估计胎儿体重小于同孕龄正常体重的第 3 百分位数或伴有多普勒血流异常。超声估测体重或腹围低于同孕龄平均体重或腹围第 10 百分位数，称为小于胎龄儿（small for gestational age infant，SGA）。并非所有的 SGA 胎儿均为病理性的生长受限，SGA 胎儿还包含了部分健康小样儿。目前认为应对胎儿和新生儿进行多方面的评价，以确定是否真正存在胎儿生长受限。严重的 FGR 预示母胎不良结局风险增高，妊娠期应重点筛查与管理。

一、病　　因

FGR 病因复杂，主要包括母体因素、胎儿因素及胎盘脐带因素等。

（一）母体因素

1. 营养因素 孕妇营养物质摄入不足或吸收障碍，如偏食、妊娠剧吐等，使胎儿生长发育得不到足够的营养素。

2. 妊娠并发症与合并症 这些疾病的共有特点是影响胎盘血液循环，使胎盘血流量减少，从而影响胎儿发育。①妊娠并发症：妊娠期高血压疾病、多胎妊娠、前置胎盘、胎盘早剥、过期妊娠、妊娠期肝内胆汁淤积等；②妊娠合并症：心脏病、慢性高血压、肾炎、贫血等。

3. 自身免疫病 系统性红斑狼疮、抗磷脂综合征等，原因可能为微血栓形成，影响胎盘血流和灌注，从而影响胎儿生长发育。

4. 其他 ①遗传因素：胎儿生长与孕妇年龄、地域、身高、BMI 等相关；②子宫发育畸形；③妊娠期不良暴露：孕妇吸烟、吸毒、酗酒，以及母体接触放射线或有毒物质等。

（二）胎儿因素

1. 遗传学异常 常伴有胎儿生长受限，且出现的时间较早，包括染色体疾病、基因组疾病、单基因疾病等。

2. 结构异常 如先天性心脏病、腹裂等。

3. 致畸药物暴露 如药物、毒素等。

4. 胎儿宫内感染 胎儿宫内感染后生长发育受到影响，导致胎儿宫内感染的病毒多为风疹病毒、巨细胞病毒、单纯疱疹病毒、弓形虫、梅毒螺旋体等。

（三）胎盘脐带因素

胎盘结构的异常和各种病变使子宫胎盘血流量减少，影响了胎儿的发育，如胎盘梗死、炎症、轮廓胎盘、胎盘血管瘤、绒毛膜下血肿、小胎盘、副胎盘、局限性胎盘嵌合等；脐带过长、脐带过细（尤其是靠近胎儿脐轮根部过细）、脐带扭转、脐带打结等，影响了胎儿的血液供给。

二、诊　　断

FGR 的诊断依据包括核实孕周、超声评估和寻求病理因素。

（一）核实孕周

根据孕妇的月经周期、辅助生殖技术的相关信息以及孕早、中期超声检查结果等信息综合判断。

笔记栏

（二）超声评估胎儿生长发育参数

1. 根据胎儿生长指标评估 胎儿发育情况是目前比较常用和准确的方法，常用的指标如下。①双顶径（BPD）：仅利用 BPD 的测量诊断 FGR 并不可靠，随着孕周增加，BPD 的生理性变异逐渐增大，而且容易受外部因素影响，如颅骨形状改变、胎儿位置等；②头围（HC）：相对准确，一般不受外部外在因素的影响；③腹围（AC）：是诊断 FGR 最好的单项指标，使用第 10 百分位数为截断值；④胎儿股骨长度（FL）：当 FL/AC 值增高时，考虑胎儿生长受限；⑤其他：BPD/AC 值增高、难以解释的羊水过少，均考虑胎儿生长受限。

2. 多普勒技术 ①子宫动脉多普勒：孕早、中期子宫动脉搏动指数增高预测 FGR 的敏感度低，因此不建议将子宫动脉血流用于孕早、中期 FGR 的常规筛查。②脐动脉血流：脐动脉舒张末期血流缺失或反向具有重要意义，提示可能需要干预和考虑分娩时机。③胎儿静脉血流评估：以静脉导管为主，反映胎儿右心房的压力。静脉导管 α 波的减低、缺失，甚至反向通常代表胎儿心肌损伤和右心室后负荷增加所引起的心室舒张末期压力增加，与新生儿死亡率增加有关。脐静脉搏动和静脉导管波形异常，可作为胎儿代谢性酸中毒的独立预测指标。

3. 结构筛查 对于 FGR，建议行详细的胎儿结构超声筛查，FGR 胎儿合并结构异常或孕中期超声软指标异常（如肠回声增强等）的发生率高，排除胎儿染色体异常后，FGR 超声异常的发生率约为 25%，以股骨短、脐膨出及腹裂多见。

（三）寻找病理因素

1. 病史 详细询问病史，特别关注既往有无出生缺陷儿、FGR、死胎等不良分娩史；有无妊娠合并症及并发症，如慢性高血压、严重贫血、糖尿病等疾病；有无吸烟、酗酒等不良嗜好；是否接触过有害的物理、化学因素。

2. 实验室检查 主要寻找引起 FGR 母儿双方的原因，如宫内感染、营养不良等方面的依据。建议常规行 TORCH 筛查，尤其是巨细胞病毒和弓形虫的产前筛查；积极查找与 FGR 相关的胎盘脐带因素，如胎盘形态异常、胎盘绒毛血管瘤、单脐动脉、脐带水肿等。

3. 胎儿电子监测 有利于判断胎儿子宫内的状况，更有助于决定分娩时机及分娩方式。

4. 遗传学检测 FGR 胎儿合并结构异常时，建议进行介入性产前诊断，进行染色体核型分析、染色体拷贝数变异检测胎儿染色体疾病及基因组病，以及采用全外显子测序技术排查胎儿单基因疾病等。对于＜妊娠 24 周或 EFW＜500g 的 FGR 孕妇，无论是否合并胎儿结构异常，均建议产前诊断。

案例 9-2 分析（1）

1. 初步诊断 G1P0，孕 30^{+1} 周，单胎头位，胎儿生长受限，重度子痫前期。

2. 诊断依据

（1）孕妇停经 42 小时的超声检查提示“子宫内妊娠 6 周”，早期妊娠胚胎发育符合孕周（确定胎龄）。

（2）无宫内感染的证据（弓形虫、风疹病毒、巨细胞病毒、疱疹病毒 IgM 抗体均阴性）。

（3）既往超声提示胎盘局限、增厚，脐带附着于胎盘边缘，呈球拍状（高危因素）。

（4）妊娠 30^{+1} 周，子宫底高度 27cm（宫高异常）。

（5）头痛、头晕 1 周。入院查体：血压 165/110mmHg，尿蛋白（+++），双下肢水肿（++），重度子痫前期表现。

（6）B 超检查提示胎儿发育滞后 3 周，胎儿头围正常，腹围及体重明显小于相应孕周第 3 百分位数，脐动脉舒张末期血流缺失，静脉导管 α 波缺失。

（7）其他检查。胎心监护反应型，胎儿生物物理评分 8 分。

三、治　　疗

定期产前检查，及时发现高危因素，尽早处理。FGR 一经诊断，必须综合考虑孕周、病因、类型、严重程度、监测指标和当地新生儿重症监护的技术水平等再决定进一步处理。

（一）一般治疗

笔记栏

目前尚无证据表明，对 FGR 孕妇采取营养补充、吸氧、住院保胎或改变体位等措施，可以改善胎儿的宫内生长状况。建议：①纠正不良生活习惯，避免接触有害物质；②积极治疗各种合并症；③对营养缺乏者建议补充营养物质，加强营养，并注意营养均衡；④对于存在母体高危因素，如子痫前期高风险孕妇，妊娠16周前起每天服用100～150mg阿司匹林可使FGR风险降低近50%。

（二）系统监护和产科处理

1. ＜28周FGR胎儿的产科处理 对于＜妊娠24周或胎儿估测体重（EFW）＜500g的胎儿如果存在明确生长受限的表现，且病因已明确，即使延长孕周也不会改善FGR的围生结局，应与孕妇充分沟通，确定是否继续妊娠。对于妊娠24～28周或EFW 500～1000g的胎儿，在出现明确的脐动脉多普勒血流异常（舒张末期血流缺失或反向）时，如果孕妇及家属要求积极救治，要充分告知FGR的不良围生结局。

2. 28～34周FGR胎儿的产科处理 对于妊娠28～32周的FGR，如脐动脉出现舒张末期血流缺失或反向，同时合并静脉导管α波异常（缺失或反向），建议尽快完成糖皮质激素促胎儿肺成熟后，积极终止妊娠。如未合并静脉系统异常或其他胎儿窘迫表现，可期待妊娠至不超过妊娠32周，对于妊娠32～34周的FGR，如存在单纯的脐动脉舒张末期血流缺失，而没有其他胎儿窘迫的证据，可期待妊娠至不超过妊娠34周。对于妊娠34周之前分娩的FGR，应使用硫酸镁保护胎儿和新生儿的中枢神经系统。

3. 继续妊娠的指征 胎儿状况良好，胎盘功能正常，妊娠未足月，孕妇无合并症及并发症，可以在密切监护下妊娠至38～39周。

4. 分娩期 需要考虑以下监测和处理：①促子宫颈成熟（子宫颈Bishop评分＜7分）；②皮质类固醇的应用，详见早产章节；③硫酸镁的应用，对于妊娠34周之前分娩的FGR，应使用硫酸镁保护胎儿和新生儿的中枢神经系统；④在分娩过程中，建议连续监测胎心率。

5. 分娩方式选择

（1）剖宫产术：FGR不是绝对的剖宫产术指征，但FGR的胎儿对缺氧耐受性差，胎儿胎盘储备不足，难以耐受分娩过程中子宫收缩时的缺氧状态，应适当放宽剖宫产术的指征。

（2）阴道产：经治疗胎儿在子宫内情况良好，胎盘功能正常，胎儿成熟，Bishop宫颈成熟度评分≥7分，羊水量及胎位正常，无其他禁忌者可经阴道分娩。

（3）产后：胎盘送病理行组织学检查。

案例9-2分析（2）

3. 进一步处理

（1）胎儿生长受限在妊娠28～32周，脐动脉舒张末期血流缺失，静脉导管α波缺失，应用糖皮质激素促胎儿肺成熟治疗后尽快终止妊娠，分娩前应用硫酸镁保护胎儿中枢神经。

（2）重度子痫前期的对症治疗，包括休息、镇静、解痉、降压、合理扩容及必要时利尿，监测病情进展情况，向患者及家属交代病情，如病情不稳定，随时终止妊娠。

（3）因FGR对缺氧耐受力差，宜适当放宽剖宫产术的指征。

（赵晓敏　常　颖）

第三节 胎儿窘迫

案例9-3

孕妇，34岁，因“妊娠37^{+6}周，阴道流水2小时”急诊入院。

停经32天，测尿hCG阳性，早孕B超提示胎儿大小与孕周相符，妊娠期系统性超声检查均未见异常，定期行产前检查。2周前复查超声提示胎儿为横位。2小时前无诱因出现阴道流水，无腹痛，既往体健，G1P0。

查体：体温37.2℃，呼吸22次/分，脉率98次/分，血压122/74mmHg，神清，查体配合，心、肺查体未触及异常，双下肢轻度水肿。

笔记栏

专科查体：宫高 34cm，腹围 102cm，胎方位 LSCA，胎心率 95 次/分，未触及宫缩。消毒后阴道检查：子宫颈居中，质软，胎膜已破，子宫颈外口可触及条索状物，有搏动感，阴道分泌物无异味。

问题：1. 该孕妇的初步诊断是什么？诊断依据是什么？

2. 如何进一步处理？

胎儿窘迫（fetal distress）是指胎儿在子宫内因急性或慢性缺氧危及其健康和生命的综合症状。分为两种：多发生在分娩期的急性胎儿窘迫和发生在妊娠晚期的慢性胎儿窘迫，慢性胎儿窘迫在临产后往往表现为急性胎儿窘迫。

一、病　　因

引起胎儿窘迫的病因有母体血液含氧量不足、母胎间血氧运输及交换障碍及胎儿自身因素异常。其中任何一个环节出现异常，均可导致胎儿窘迫。

（一）急性胎儿窘迫

1. 母胎间血氧运输及交换障碍　如前置胎盘、胎盘早剥、强直性子宫收缩、镇静药物使用不当等。

2. 脐带血液循环障碍　如脐带绕颈、真结、扭转、脱垂等。

（二）慢性胎儿窘迫

1. 母体血液含氧量不足　如先天性心脏病、肺部疾病、肺功能不全、重度贫血等。

2. 胎盘功能低下　如妊娠期高血压疾病、慢性肾炎、糖尿病、过期妊娠、胎盘过大或过小、膜样胎盘、轮廓胎盘、帆状胎盘、胎盘局限性嵌合等。

3. 胎儿自身因素　如胎儿严重的心血管疾病、呼吸系统疾病，以及母儿血型不合（胎儿溶血性贫血）、胎儿贫血，胎儿宫内感染、颅内出血及颅脑损伤等，均可导致胎儿窘迫。

二、病理生理变化

胎儿对子宫内缺氧有一定的代偿能力。轻、中度缺氧时胎儿可以通过代偿缓解，长时间重度缺氧可引起严重并发症。妊娠期慢性缺氧可使子宫胎盘灌注不足，导致胎儿生长受限，肾血流量减少。胎儿轻度缺氧时，由于 CO_2 蓄积及呼吸性酸中毒，使交感神经兴奋，肾上腺儿茶酚胺及肾上腺素分泌增多，代偿性血压升高及心率加快。重度缺氧时，转为迷走神经兴奋，心功能失代偿，心率由快变慢，无氧糖酵解增加，发展为代谢性酸中毒，如不能及时干预，胎儿重要器官，如脑、心肌等可能发生严重损害，甚至胎死宫内。

三、临床表现及诊断

（一）急性胎儿窘迫

主要发生在分娩期。多因脐带异常、前置胎盘、胎盘早剥、宫缩过强、产程延长及产妇低血压、休克等引起。

1. 胎心率异常　胎心率变化是急性胎儿窘迫的一个重要征象。正常胎心率为 110～160 次/分，心音强而有规律。缺氧早期，胎心率于无宫缩时加快，胎心率＞160 次/分；缺氧严重时胎心率＜110 次/分。若在进行连续电子胎心监护时出现Ⅲ类图形，提示胎儿缺氧严重。

2. 羊水胎粪污染　胎儿在子宫内缺氧时，出现酸中毒，可反射性地引起胎儿迷走神经兴奋使胎儿肠蠕动增加及肛门括约肌松弛，致使胎粪排出，污染羊水。羊水污染程度与胎粪排出时间及量有关。根据程度不同，羊水分为 3 度，Ⅰ度：浅绿色，质薄；Ⅱ度：深绿色或黄绿色，质较厚；Ⅲ度：棕黄色，质稠厚而黏，可污染胎膜、胎盘和胎儿皮肤。

单纯羊水胎粪污染不能直接诊断为胎儿窘迫，应结合胎心监护及其他检查结果综合判断。临产后如胎儿先露部固定，前羊水清而胎心率异常时，应在无菌条件下，于宫缩间歇期稍向上推胎儿先露部，观察羊水症状。

3. 胎动异常　多表现为胎动减弱及次数减少，进而消失。

笔记栏

4. 脐带血气分析 胎儿娩出后进行脐动脉血气分析，若 pH<7.0 和（或）碱剩余<-12.0mmol/L 和（或）乳酸水平≥6.0mmol/L，可作为新生儿围生期预后不良的最高危值。

（二）慢性胎儿窘迫

主要发生在妊娠晚期，往往延续至临产并加重。多因妊娠期子宫胎盘血管病变、胎儿自身因素导致。

1. 胎动减少或消失 胎动减少为胎儿缺氧的重要表现，临床上常见胎动消失 24h 后胎心消失，应予以警惕。若胎动计数每 2h<10 次或减少 50%者提示胎儿缺氧的可能。

2. 胎儿电子监护异常 出现以下异常时判定为 NST 无反应型，需警惕胎儿缺氧的可能。

（1）胎心率：基线率<100 次/分（即胎心过缓），或>160 次/分（即胎心过速），持续>30min。

（2）胎心基线变异频率：≤5 次/分，持续≥80min，或≥25 次/分，持续>10min 或正弦波形。

（3）减速：变异减速，持续时间≥60s 或晚期减速或延长减速。

（4）加速（≥32 周）：>80min 内 2 次以下加速超过 15 次/分，持续 15s。

（5）加速（<32 周）：>80min 内 2 次以下加速超过 10 次/分，持续 10s。

3. 胎儿生物物理评分低 ≤6 分可疑胎儿宫内缺氧，≤4 分提示胎儿缺氧。

4. 胎儿多普勒血流异常 胎儿生长受限的脐动脉多普勒血流可表现为脐动脉搏动指数升高，提示有胎盘功能障碍；若出现脐动脉舒张末期血流缺失或倒置和静脉导管反向 α 波，提示有胎死宫内的危险。

案例 9-3 分析（1）

1. 初步诊断 G1P0，妊娠 37^{+6} 周，单胎横位，胎膜早破，脐带脱垂，急性胎儿窘迫。

2. 诊断依据

（1）胎膜早破，横位（脐带脱垂高危因素）。

（2）胎儿心动过缓，95 次/分（胎儿窘迫表现）。

（3）查体时子宫颈外口可触及条索状物，伴搏动感（脐带脱出子宫颈口）。

四、处　　理

（一）急性胎儿窘迫

应采取果断措施，改善胎儿缺氧状况。

1. 一般处理 改变体位、吸氧、停止缩宫素使用、抑制宫缩、纠正孕妇低血压等，并迅速查找原因，如上述措施无明显效果，应紧急终止妊娠。

2. 病因治疗 如为不协调子宫收缩过强，或因缩宫素使用不当引起的强直性子宫收缩，应停用缩宫素，给予特布他林或其他 β 受体兴奋药抑制宫缩。如羊水过少（羊水最大暗区垂直深度≤2cm），脐带受压，可经腹羊膜腔输液。

3. 尽快终止妊娠 无论是阴道分娩还是剖宫产术均需做好新生儿窒息的抢救准备，胎儿娩出后留取脐动脉血进行血气分析。

（1）出现Ⅲ类电子胎心监护图形，宫口未开全或短时间内无法阴道分娩者，应立即行剖宫产术。

（2）宫口已开全，先露达坐骨棘平面以下，应尽快经阴道助产结束分娩。

（二）慢性胎儿窘迫

应针对病因，视孕周、胎儿成熟度及胎儿缺氧程度综合判断，拟定处理方案。

1. 一般处理 全面评估母胎状况，可采取侧卧位，积极治疗妊娠合并症及并发症。加强胎儿监护，注意胎动变化。

2. 期待疗法 孕周小，胎儿娩出后存活可能性小，尽量保守治疗以期延长胎龄，同时促胎儿肺成熟后终止妊娠。

3. 终止妊娠 妊娠近足月或胎儿已成熟，胎动减少，电子胎心监护异常、胎儿生物物理评分≤4 分者，建议行剖宫产术终止妊娠。

笔记栏

案例 9-3 分析（2）

3. 进一步处理

（1）上推先露减少脐带受压。

（2）胎儿心动过缓，考虑急性胎儿窘迫，组织抢救团队，准备即刻行剖宫产术。

（3）做好抢救新生儿的准备。

（赵晓敏　常　颖）

第四节　多胎妊娠

案例 9-4

孕妇，35 岁。因"停经 19^{+3} 周，超声发现胎儿羊水量及脐动脉多普勒异常"入院。

停经 7 周超声提示宫内早孕，单绒双羊双胎妊娠，NT 测量值为 1.8mm/2.0mm， NIPT 检查结果为低风险。妊娠 16 周超声提示双胎发育与孕周相符，双胎羊水量无差异。入院前常规超声检查发现：双胎羊水量异常，羊水深度分别为 100mm/10mm，其一胎儿脐动脉舒张末期血流反向，为进一步治疗急诊入院。孕期妊娠期体重增加 9kg。无血压升高，无头晕、头痛、视物不清。既往体健，G2P1，2 年前因头盆不称行剖宫产术分娩一男活婴，体健。

查体：体温 36.5℃，呼吸 22 次/分，脉率 90 次/分，血压 110/68mmHg，神清，查体配合，心、肺查体未触及异常，双下肢轻度水肿。

专科查体：宫高 24cm，腹围 100cm，F1 胎心率 138 次/分，F2 胎心率 145 次/分，宫缩未触及。

辅助检查：超声提示活双胎，胎儿 1 大小如妊娠 19 周，胎儿 2 大小如妊娠 18 周，羊水深度分别为 100mm/10mm，胎盘位于前壁及子宫底，厚度为 28mm；胎儿 1 心脏稍大，心胸面积比 0.379，心包积液 3.5mm；胎儿 2 贴附于子宫底部，脐动脉舒张末期血流出现反向，大脑中动脉及静脉导管血流尚正常，两胎儿未见头皮水肿、胸腔积液及腹水征。

问题： 1. 该病例的初步诊断是什么？诊断依据是什么？

2. 如何进一步处理？

一般情况下正常人类每次妊娠只有一个胎儿，多胎妊娠为特殊现象。一次妊娠子宫腔内同时有两个或两个以上胎儿称多胎妊娠（multiple pregnancy），以双胎妊娠多见。

随着高龄产妇增加、促排卵药物应用增加以及辅助生殖技术的广泛开展，多胎妊娠发生率明显上升。多胎妊娠易引起妊娠期高血压疾病、孕妇贫血、胎膜早破及早产、产后异常等并发症。单绒毛膜双胎还有其特有并发症，危及母胎健康，因此多胎妊娠属于高危妊娠。本节主要讨论双胎妊娠。

一、影响因素

（一）遗传

双卵双胎的家族倾向性明显，单卵双胎少见。

（二）孕妇年龄和产次

与年龄、产次呈正相关，随着年龄的增长产次增加，双胎也逐渐多见，高峰在 35 岁，以后逐渐下降，多为单卵双胎。这种现象与促性腺激素水平上升及多次排卵相关。

（三）营养

良好的营养使双胎的发生率上升。

（四）辅助生育和促排卵药物

随着此项技术的发展，双胎妊娠发生率上升速度很快。根据美国 2017 年内完成周期的数据，接受辅助生殖治疗获得的妊娠中有 25.5%是双胎，其中对增加双胎妊娠率影响最大的是体外受精-胚胎

笔记栏

移植和使用促性腺激素进行控制性卵巢刺激。

二、双胎的分类及其特点

依照卵子个数主要分为双卵双胎和单卵双胎两种，双卵双胎约占双胎妊娠的2/3，单卵双胎约占双胎妊娠的1/3。由于双胎妊娠的临床特点主要与绒毛膜性相关，临床工作中依照单/双绒毛膜进行分类（图9-1）。

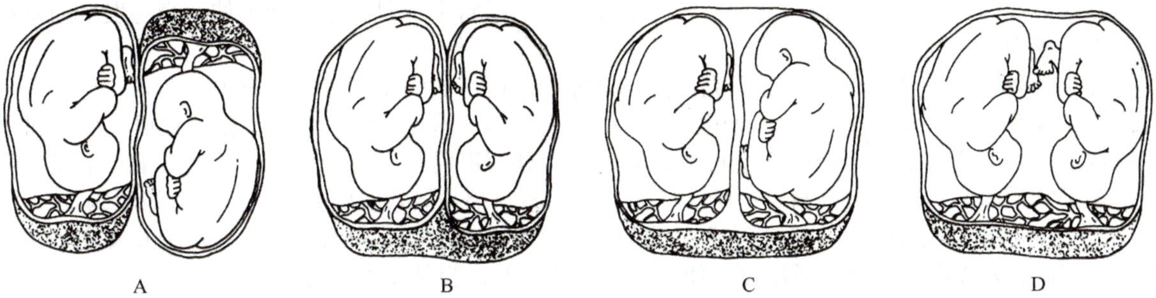

图9-1 双胎盘、胎膜类型示意图

A. 双胎盘、双绒毛膜、双羊膜；B. 单胎盘、双绒毛膜、双羊膜；C. 单胎盘、单绒毛膜、双羊膜；D. 单胎盘、单绒毛膜、单羊膜

（一）双卵双胎

由两个卵子分别受精形成的双胎妊娠，称双卵双胎（dizygotic twins）。两个卵子分别受精形成两个受精卵，两个胎儿具有不同的遗传信息，生物学特征多呈现不同，性别可以相同或不同。胎盘胎儿面有两个羊膜腔，中间隔有两层羊膜、两层绒毛膜，两个受精卵形成各自独立的胎盘、胎囊及血液循环。胎囊之间的中隔由两层羊膜及两层绒毛膜组成，有时两层绒毛膜可融成一层。

（二）单卵双胎

由一个受精卵分裂而成的双胎妊娠，称单卵双胎（monozygotic twins）。因两个胎儿具有相同的遗传基因，故彼此性别、血型、外观特征相同。由于受精卵在早期发育阶段分裂为两个胚胎的时间不同，形成4种不同类型。

1. 双绒毛膜双羊膜囊单卵双胎 分裂发生在受精后3日内，形成两个独立的受精卵、两个羊膜囊、两层绒毛膜，可以独立着床形成各自的胎盘，但两个胎盘靠近，甚至融合为一个胎盘。占单卵双胎中的1/3左右。

2. 单膜毛膜双羊膜囊单卵双胎 受精卵分裂发生在受精后第4～8日，胚胎发育处于胚泡期，此时绒毛膜已分化，但羊膜囊尚未形成，两个独立的胚胎共同拥有一个胎盘及绒毛膜，其中隔有两层羊膜。约占单卵双胎中的2/3。

3. 单绒毛膜单羊膜囊单卵双胎 受精卵分裂发生在受精后第9～13日，此时羊膜囊已形成，两个独立的胎儿共用一个胎盘，共存于一个羊膜腔内。此种类型少见，仅占单卵双胎的1%～2%。因两胎儿间无羊膜囊分隔而互相运动，可发生相互间脐带缠绕、打结，严重者可以致一胎儿死亡，甚至双胎死亡，围生儿死亡率甚高。

4. 连体双胎（conjoined twins） 受精卵在受精后第13日后分裂，原始胚盘已形成，机体不能分裂成两个单独部分，导致不同程度、不同形式的连体双胎。极罕见。极少情况下，内细胞团分裂不对称，形成大小两团，小细胞团在发育过程中与大而发育正常胚胎的卵黄静脉吻合，逐渐包入正常胚胎体内，形成包入性寄生胎，或称胎内胎，应与畸胎瘤进行鉴别。

三、双胎并发症

双胎妊娠孕产妇的并发症多，围生儿患病率和死亡率均高，几乎包括了所有的高危妊娠，应给予重视。

（一）双胎妊娠的母胎并发症

1. 妊娠期高血压疾病 由于子宫过度膨胀，胎盘血液灌流减少，其发病率比单胎妊娠多3～4倍，且发病早、程度重。

2. 妊娠期肝内胆汁淤积 其发病率是单胎妊娠的2倍，由于胆酸明显增高，影响胎盘功能引起

笔记栏

胎儿窘迫，甚至死胎、死产。

3. 贫血 铁及叶酸的储备不能满足两个胎儿生长的需要，导致相对缺乏而出现缺铁性贫血及巨幼红细胞贫血。

4. 羊水过多 发病率约为12%，单卵双胎多于双卵双胎，而且多为急性羊水过多，出现的时间较早，可能与双胎输血综合征及胎儿畸形有关。

5. 胎膜早破 双胎妊娠由于子宫过度膨胀、子宫腔压力高，容易发生胎膜早破。

6. 宫缩乏力 因子宫腔容积增大，子宫过度膨胀，子宫平滑肌纤维被动延伸，容易发生原发性子宫收缩乏力，导致产程延长。

7. 胎盘早剥及前置胎盘 胎盘早剥可能与妊娠期高血压疾病发病率增高有关；如第一个胎儿娩出后或胎膜早破羊水突然排出，致使子宫腔容积突然缩小，胎盘与子宫壁发生错位也可发生胎盘早剥。双胎妊娠时为了适应两个胎儿生长发育的需要胎盘面积较大，有时可向下扩展到子宫下段，甚至覆盖子宫颈内口，形成前置胎盘。胎盘早剥和前置胎盘都是导致双胎妊娠产前出血的原因。

8. 产后出血 与子宫过度膨胀导致产后宫缩乏力及胎盘附着面积增大有关。由于并发症多，手术产概率高，常伴有贫血和产后出血，使产妇的抵抗力差，容易发生产褥感染。

9. 流产及早产 妊娠14周前发生流产的概率是单胎妊娠的2～3倍，其原因与胎儿畸形、胎盘发育异常、子宫腔容积相对较小有关。早期死亡的胎儿发生自溶，被压于另一正常胎儿的羊膜囊与子宫壁，逐渐成薄片，称纸样儿。双胎妊娠并发早产的风险为单胎妊娠的7～10倍。

10. 脐带异常 双胎妊娠常伴胎位异常、羊水过多和胎膜早破，破膜后脐带容易随流出的羊水而脱垂，导致急性胎儿窘迫。单羊膜囊双胎两个胎儿的脐带容易相互缠绕或挤压致胎儿死亡。

11. 胎头交锁及胎头嵌顿 为分娩并发症。胎头交锁多发生在分娩时，首先娩出的胎儿为臀先露，而后出的胎儿为头先露，当第一胎儿头部尚未娩出，第二个胎儿的头部已降入骨盆腔内，使两胎头的颈部交锁，造成难产。胎头嵌顿为分娩时同为头先露的两个胎头同时竞争入盆，相互碰撞造成阻塞性难产。

12. 胎儿畸形 双卵双胎胎儿畸形的发病率与单胎妊娠相似，而单卵双胎胎儿畸形的发病率增加2～3倍。常见的胎儿畸形有心脏畸形、神经管缺陷、腹裂、连体双胎、无心畸形、寄生胎等。

（二）单绒毛膜性双胎特有并发症

由于两胎儿共用一个胎盘，胎盘之间存在血管吻合，可以出现较多且较严重的并发症，围生儿发病率和死亡率均增加。

1. 双胎输血综合征（twin-to-twin transfusion syndrome，TTTS） 为单绒毛膜双胎的严重并发症。通过胎盘间动脉-静脉间的吻合，血液从动脉向静脉单向分流，导致一个胎儿成为供血儿，另一个成为受血儿。导致供血胎儿发生贫血、体重轻、脱水、羊水少，甚至因营养缺乏而死亡；而受血胎儿发生血量增多，可发生充血性心力衰竭、胎儿水肿、羊水过多。TTTS的诊断主要依据：①单绒毛膜性双胎；②双胎出现羊水量改变，一胎羊水池深度>8cm（20周后>10cm），另一胎<2cm。根据Quintero分期，TTTS可分为5期。Ⅰ期：仅羊水量异常；Ⅱ期：超声未能显示出供血儿膀胱；Ⅲ期：出现脐动脉、静脉导管、脐静脉多普勒血流的异常；Ⅳ期：任何一胎水肿；Ⅴ期：任何一胎死亡。妊娠24周前发生的Ⅱ期以上TTTS若不经治疗，胎儿死亡率高达90%。

2. 选择性宫内生长受限（selective intrauterine growth restriction，sIUGR） 也是单绒毛膜双胎的严重并发症，诊断主要依据sIUGR胎儿体重估测位于该孕周第10百分位以下，两胎儿体重相差25%以上。sIUGR可分为3型：Ⅰ型为小胎儿脐血流正常；Ⅱ型为小胎儿出现脐动脉舒张期血流缺失或倒置；Ⅲ型为小胎儿出现间歇性脐动脉舒张期血流改变。

3. 双胎反向动脉灌注（twin reversed arterial perfusion，TRAP）序列征 为少见畸形，又称无心畸胎。双胎之一心脏缺如、残留或无功能。表现为结构正常的胎儿通过胎盘表面动脉-动脉吻合支向无心的胎儿供血。

4. 双胎贫血-多血质序列征（twin anemia polycythemia sequence，TAPS） 单绒毛膜双羊膜囊双胎的一种慢性双胎之间的输血，两胎儿出现严重的血红蛋白差异但并不存在双胎羊水过少-羊水过多序列征。贫血儿表现为大脑中动脉收缩峰值流速（MCA-PSV）升高（>1.5MoM），多血质胎儿表现为MCA PSV降低（<1.0MoM）。

5. 单绒毛膜单羊膜囊双胎 由于两胎儿共用一个羊膜腔，两胎儿之间无胎膜分隔，可因脐带缠

笔记栏

绕和打结而发生宫内死亡。

四、诊 断

（一）病史

有双胎家族史、受孕前应用促排卵药，或通过辅助生育技术，多个胚胎移植而妊娠者，都应注意双胎妊娠的可能。

（二）临床表现

1. 早期妊娠检查血清 hCG 水平较单胎高，早孕反应较严重。
2. 中期妊娠以后子宫增大速度比单胎快，以妊娠 24 周后尤为明显，羊水量多。
3. 妊娠中、晚期体重增加过快而不能用水肿及肥胖解释。
4. 孕妇腹部增大明显，伴行走不便，压迫引起下肢静脉曲张、水肿等症状较重。

（三）产科检查

子宫底高度和腹围大于相应停经月份，妊娠中、晚期腹部触诊扪及较多肢体应疑有多胎可能，但常因胎位、羊水及孕妇腹壁的脂肪等影响而难以发现，胎心听诊时在不同部位可听到频率不同的两个胎心音，两个胎心音之间有一无音区，或胎心率相差 10 次以上。

（四）超声检查

超声在妊娠 6 周后通过观察到子宫内两个孕囊即可诊断，如见两个原始心管搏动即可确诊双胎妊娠，并及早判断绒毛膜性。中期妊娠以后可清楚显示两个胎儿的各部，同时可检查胎儿结构有无畸形，如连体双胎等，并帮助确定胎位。妊娠期主要利用超声对绒毛膜性进行判断、产前结构畸形筛查、胎儿宫内健康状况评估以及单绒毛膜特有并发症的监测。

（五）产后诊断双胎类型

产后根据胎儿性别、外貌特征和血型，以及胎盘、胎膜的类型判断是双卵双胎或单卵双胎。

案例 9-4 分析（1）

1. 初步诊断 G2P1，妊娠 19^{+3} 周，单绒双羊双胎妊娠，双胎输血综合征Ⅲ期，妊娠合并瘢痕子宫。

2. 诊断依据

（1）早孕超声提示单绒双羊双胎妊娠（孕早期确定绒毛膜性，通常表现为单胎囊，双胎芽，可见羊膜分隔）。

（2）单绒毛膜双羊膜囊双胎妊娠，超声检查提示双胎羊水量异常（受血儿最大羊水池＞8cm，供血儿最大羊水池＜2cm，TTTS 的诊断标准）。

（3）供血胎儿脐动脉舒张末期血流出现反向，但未见头皮水肿及胸腔积液、腹水征，诊断为双胎输血综合征Ⅲ期（超声出现多普勒改变为Ⅲ期）。

（4）既往剖宫产史，诊断为妊娠合并瘢痕子宫。

五、处 理

随着围生医学的发展，对双胎的认识不断深入，处理也发生了很大的改变。目前对双胎的处理所关注的问题有：①争取在早期妊娠得到确诊，并明确类型；②确切的产前监护，尽可能减少妊娠并发症的发生，特别是早产的预防；③密切观察胎儿生长发育情况；④根据母儿状况选择最好的分娩时机和分娩方式。

（一）妊娠期处理

1. 营养指导 保证热量、蛋白质、维生素、矿物质的摄入，注意补充铁、叶酸和钙剂。

2. 防治早产 双胎孕妇应适当减少活动量，监测子宫颈管长度，必要时给予宫缩抑制药。

3. 及时治疗妊娠期并发症 双胎妊娠发生妊娠期高血压疾病、妊娠期肝内胆汁淤积等风险增加，应及时诊断并尽早治疗。

笔记栏

4. 监护胎儿生长发育情况 发现胎儿畸形，尤其是连体双胎，应及早终止妊娠。对双绒毛膜性双胎，定期（每4周1次）超声监测胎儿生长情况。单绒毛膜双胎自妊娠16周开始每2周进行1次超声检查，妊娠晚期酌情增加检查次数。

（二）分娩期处理

1. 分娩时机 对于无并发症及合并症的双绒毛膜双胎可期待至妊娠38周时再考虑分娩，最晚不应超过妊娠39周。无并发症及合并症的单绒毛膜双羊膜囊双胎可以在严密监测下至妊娠35～37周分娩。单绒毛膜单羊膜囊双胎的分娩孕周为32～34周。发生其他并发症时及时评估，个体化制订分娩方案。

2. 分娩方式的选择 分娩方式应基于双胎类型、胎儿先露部、孕周和临床医师经验进行选择。双胎不是剖宫产术的指征，先露胎儿为头位时可以考虑阴道试产。双胎分娩产妇的并发症多，如产程长和产后出血等，是必须要考虑的因素。除此之外，还要根据胎儿的体重和胎位考虑适用的分娩方式，以提高围生儿的健康和生存率。

3. 阴道分娩的注意事项

（1）第一产程：保证产妇正常进食和休息，保持良好的体力。严密观察产程，包括胎心、宫缩、先露下降和子宫颈扩张情况。

（2）第二产程：双胎阴道分娩，大约20%发生第二胎胎位的变化，必须做好阴道助产及紧急剖宫产术的准备。第一个胎儿娩出后，立即钳夹胎盘侧脐带，以防第二个胎儿失血；同时助手立即固定第二个胎儿为纵产式并监听胎心；接产者行阴道检查，了解第二个胎儿先露部，决定分娩方式；通常30min内第二个胎儿娩出，等待胎儿娩出期间应注意阴道出血情况，以便及时发现胎盘早剥并处理；等待15min仍无宫缩，阴道检查无脐带先露，可人工破膜、缩宫素静脉滴注促进子宫收缩；若发生脐带脱垂或胎盘早剥，及时助产。

（三）预防产后出血

无论选择任何分娩方式，均需积极防治产后出血。

1. 输血准备，包括配血、静脉通道的及时建立。
2. 第二个胎儿前肩娩出后及时使用缩宫素。

（四）单绒毛膜双胎及其特有并发症的处理

对于TTTS双胎儿，Quintero分期为Ⅱ～Ⅳ期及部分Ⅰ期，在妊娠16～26周时应首选胎儿镜激光术治疗。对于较晚发现的双胎输血综合征合并羊水过多，可采取快速羊水减量术。对于严重的sIUGR或者单绒毛膜双胎一胎合并畸形或TRAP，可采用选择性减胎术（射频消融术或脐带凝固术），减去sIUGR胎儿或畸形胎儿。

案例9-4分析（2）

3. 进一步处理

（1）向患者及家属交代病情，告知目前可行的治疗方案，如胎儿镜胎盘血管交通支激光电凝术、选择性减胎术、羊水减量。

（2）首选胎儿镜下胎盘吻合血管激光凝固术，是治疗TTTS的金标准。适用于TTTSⅡ～Ⅳ期，手术时机主要集中在妊娠18～26周。

（姚立英　常　颖）

第五节　母儿血型不合

案例9-5

孕妇，31岁。因“停经31^{+5}周，胎动减少2天”急诊入院。

停经30^{+}天测尿hCG阳性，停经7周超声提示宫内早孕，NT测量值为1.9mm，NIPT检查结果为低风险，妊娠24周后OGTT结果正常，之后未定期行产前检查，2天前自觉胎动减少，今日产前检查超声提示胎儿MCA-PSV异常。妊娠期体重增加10kg。既往体健，G3P1，3年前足月顺产1子，体健；1年前因计划外妊娠行早期人工流产 1次。

查体：体温36.5℃，呼吸20次/分，脉率82次/分，血压120/68mmHg，神清，查体配合，心、肺查体未闻及异常，双下肢轻度水肿。

专科查体：宫高29cm，腹围92cm，胎方位LOA，胎心率142次/分，未闻及宫缩。

辅助检查如下：

1. 妊娠31^{+5}周超声示，双顶径7.9cm，股骨长5.8cm，羊水最大垂直深度9cm，大脑中动脉多次测量PSV为65～72cm（1.49～1.64MoM）。胎儿腹水。

2. 孕妇血型为A型Rh阴性。第一胎血型为A型Rh阳性。

3. 妊娠31^{+5}周，Rh系统抗体抗D阳性：1∶64。

问题：1. 该病例的初步诊断是什么？诊断依据是什么？

2. 如何进一步处理？

由母婴血型不合引起的溶血性疾病，为胎儿新生儿溶血症（hemolytic disease of the fetus and newborn，HDFN），其中新生儿以ABO血型不合者多见，其次为Rh血型不合，MNS、Kell及Kidd等血型不合少见。与Rh血型不合比较，ABO血型不合发生率高，但宫内溶血发生率低，且病情轻，妊娠期往往无须特别处理，出生后可根据新生儿情况进一步诊治。Rh血型不合虽少见，但会引起严重的HDFN，是胎儿免疫性水肿的主要原因之一。本节重点讲述Rh血型不合。

一、病因及发病机制

胎儿从父方遗传的显性红细胞血型抗原为孕母所缺乏，这一抗原在妊娠或分娩期间从胎儿经胎盘（输血）进入母体，可激发孕妇产生相应的免疫性抗体。当再次妊娠受到相同抗原刺激时，使该抗体的产生迅速增加。抗体通过胎盘进入胎儿体内，与胎儿红细胞结合产生特异性免疫反应，使胎儿红细胞凝集破坏而发生溶血。另外，孕妇有妊娠史、输血史，或可能经自然免疫，体内会产生红细胞同种免疫抗体，此IgG抗体亦可通过胎盘进入胎儿体内引起溶血。

Rh血型抗原共有6种，即D、E、C、c、d、e（d抗原未测出，只是推测）。由于D抗原最早被发现且抗原性最强，因此是导致严重的HDFN、溶血性输血反应、自身免疫性溶血性贫血等多种疾病的主因。临床上将D抗原阳性者称为Rh阳性，无D抗原者称为Rh阴性。

首次妊娠的Rh抗原阴性孕妇在妊娠晚期或胎盘剥离（包括流产及刮宫术）时，Rh阳性胎儿红细胞会进入母体。由于机体初次被抗原致敏的时间较长，产生的抗体以IgM为主，且自然界中极少存在与Rh抗原类似的物质致敏母体，且抗体活性相对较弱，故Rh血型不合溶血病很少发生于初次妊娠。但当再次妊娠时已被致敏的母体可迅速产生能通过胎盘的IgG抗体，破坏胎儿红细胞，引起HDFN。

二、临床表现

胎儿期可表现为贫血、心力衰竭、胎儿水肿，甚至死亡等；新生儿期表现为贫血、溶血性黄疸和胆红素脑病等，严重者导致新生儿死亡。

三、诊断

（一）病史及血型检查

具有新生儿黄疸或水肿分娩史、流产史、早产史、胎死宫内史及输血史的女性，备孕前建议夫妻双方进行血型和血型抗体检测。

（二）间接Coombs试验

所有Rh阴性的孕妇首次就诊时均应行间接库姆斯试验（Coombs试验），筛查有无抗D抗体。如果抗体阳性，则孕妇已经致敏；如果为阴性，则未致敏。根据既往妊娠时胎儿是否出现溶血，可分为首次致敏和再次致敏。间接Coombs试验只作为首次致敏孕妇的病情监测，且仅为筛查性试验，即检查胎儿是否存在溶血风险，而非诊断已经发生的溶血或预测溶血是否将出现进展。

笔记栏

（三）超声检查

胎儿超声监测是临床监测和预测胎儿贫血及判断溶血严重程度的重要手段，如超声提示胎儿腹水、水肿、羊水过多等，往往是胎儿严重贫血的表现。多普勒超声监测胎儿大脑中动脉收缩期峰值流速（MCA-PSV），可用于筛查胎儿是否发生贫血。

（四）穿刺采样

如高度可疑胎儿存在严重贫血时，在充分备血情况下进行脐静脉穿刺，可获得胎儿的血红蛋白浓度，一旦确诊，可及时行子宫内输血治疗。

（五）产后诊断

胎盘水肿对诊断有参考意义。新生儿娩出后，可通过检查血型、血红蛋白、胆红素、直接Coombs试验、血清游离抗体和红细胞释放抗体等试验确诊。

案例 9-5 分析（1）

1. 初步诊断 G3P1，孕 31^{+5} 周，单胎头位，胎儿宫内贫血（母胎Rh血型不合）。

2. 诊断依据

（1）患者既往顺产史，第一胎为Rh阳性血（高危因素）。

（2）胎动减少（胎儿贫血主要的子宫内表现）。

（3）Rh系统抗体抗D阳性，为1∶64（胎儿溶血性贫血的高危因素）。

（4）胎儿MCA-PSV升高＞1.5MoM（胎儿贫血的主要超声诊断指标）。

四、处　　理

（一）妊娠期处理

1. 胎儿宫内输血 可对严重贫血胎儿进行子宫内输血，目的是纠正贫血、避免胎儿水肿发生。

2. 孕妇血浆置换 将全血引出体外分离成血浆和细胞成分，将患者的血浆舍弃，然后以同等速度将新鲜血浆和血浆代用品回输进体内，以达到清除抗体、减轻病理损害的目的，但其疗效尚待确定。

3. 终止妊娠 妊娠达34周并已完成促胎儿肺成熟后可考虑终止妊娠。既往有因溶血导致死胎或分娩新生儿发生溶血的孕妇，须在妊娠32周或上次妊娠出现死胎前1～2周入院，做好分娩前的充分准备和风险评估，择期终止妊娠。

（二）新生儿的观察和治疗

观察新生儿贫血、黄疸进展，是否合并有心力衰竭。症状较轻可采用非手术治疗，方法有光疗及选择性给予白蛋白、激素、保肝药、苯巴比妥钠、丙种球蛋白等治疗。对于严重贫血、黄疸的新生儿，可考虑输血或换血术。

五、预　　防

对未致敏的Rh阴性血型孕妇，建议在妊娠28周及分娩后72h内进行预防性抗D免疫球蛋白注射。异位妊娠、先兆流产、难免流产、介入性产前诊断等手术操作后也建议注射抗D免疫球蛋白。

案例 9-5 分析（2）

3. 进一步处理 胎儿MCA-PSV＞1.5MoM，考虑母胎Rh血型不合导致胎儿子宫内中、重度贫血，由于胎儿子宫内状况差、妊娠未满34周、无终止妊娠指征，随时可能出现心力衰竭、胎儿水肿，甚至胎死宫内等，因此考虑紧急子宫内输血进行宫内治疗。

交代手术风险，胎动已减少2天，不除外胎儿窘迫，子宫内输血时应做好剖宫产术的紧急预案。

（姚立英　常　颖）

笔记栏

第六节 死 胎

案例 9-6

孕妇，34 岁。因“停经 20^{+2} 周，胎动消失 1 天”急诊入院。

停经 7 周超声提示宫内早孕，妊娠 12 周 NT 4.5mm，建议绒毛活检遗传学检查，患者拒绝，行 NIPT 提示性染色体数目偏少，再次建议羊膜腔穿刺遗传学检查，孕妇及家属要求商议后决定，妊娠 16 周复查 B 超未见异常，妊娠 19^{+}周自觉胎动，定期行产前检查，血压正常，无其他不适，1 天前自觉胎动消失，急诊复查超声提示胎死宫内。妊娠期体重增加 8kg。既往体健，G2P1，2 年前顺产一足月活女婴，出生体重为 3200g。

查体：体温 36.5℃，呼吸 22 次/分，脉率 90 次/分，血压 125/80mmHg，神清，查体配合，心、肺查体未闻及异常，双下肢轻度水肿。

专科查体：宫底脐下 2 指，胎心音听诊不清，宫缩未触及。

问题： 1. 该病例的初步诊断是什么？诊断依据是什么？

2. 如何进一步处理？

妊娠≥20 周或胎儿体重≥350g，胎儿分娩时无呼吸、心跳、脐带搏动或随意肌的明确运动等生命迹象，为死胎（fetal death）。胎儿在分娩过程中死亡，为死产（stillbirth），死产仍属于死胎范畴。

一、病 因

导致死胎的原因包括胎盘脐带因素、母体因素及胎儿因素等，大多数原因不明。

（一）胎盘及脐带因素

①胎盘因素：前置胎盘、胎盘早剥、胎盘发育异常（过小）、帆状胎盘、急性绒毛膜羊膜炎；②脐带因素：脐带血管前置、脐带先露、脐带脱垂、脐带过短、脐带根部过细、脐带打结、脐带扭转、脐带缠绕（颈、体）等。

（二）母体因素

①全身因素：严重的妊娠合并症和并发症，如妊娠期高血压疾病、过期妊娠、糖尿病、慢性肾炎、心血管疾病、感染等；②子宫局部因素：子宫张力过大、子宫收缩力过强甚至强直性收缩、子宫肌瘤、子宫畸形、子宫破裂等。

（三）胎儿因素

胎儿严重的结构异常、宫内感染、基因突变或染色体畸变、严重的遗传病、胎儿生长受限、双胎特殊并发症、母儿血型不合等。

二、临床表现及诊断

（一）症状

孕妇自觉胎动停止，子宫不再增长，乳房变小和胀感消失，如死胎时间长还会感觉全身乏力和食欲缺乏等。

（二）体征

子宫停止增长并小于停经月份，胎心消失。胎儿死亡后约 80%在 2～3 周自然娩出。若胎儿死亡后 3 周仍不能自行排出，胎盘组织会发生退行性改变，此过程释放凝血活酶进入母体血液循环，激活血管内凝血因子，引起 DIC，消耗血中纤维蛋白原及使血小板减少，随着死胎时间的延长，纤维蛋白原和血小板的减少越加明显，胎死宫内 4 周以上发生 DIC 的概率会明显升高，可引起严重的产后出血。

（三）辅助检查

①超声是诊断死胎最常用、最方便、最准确的方法。确诊的声像表现为胎心消失，若胎儿死亡时间长，可见颅骨塌陷、重叠，呈袋状变形，颅内结构不清。②因胎死宫内时间过久可发生凝血功

笔记栏

能障碍，故其他的检查还包括血常规、血型、尿常规、肝肾功能、凝血功能等，还必须了解心、肺情况。

案例 9-6 分析（1）

1. 初步诊断 G2P1，孕 20^{+2} 周，胎死宫内，胎儿染色体异常（特纳综合征？）。

2. 诊断依据

（1）胎动消失（胎死宫内的主要表现）。

（2）B 超提示胎死宫内（诊断死胎的金标准）。

（3）早孕 NT 增厚 4.5mm（特纳综合征的常见超声表现）。

（4）NIPT 性染色体数目偏少（特纳综合征高风险）。

三、处　　理

死胎一经确诊，无论胎儿死亡时间长短均应积极寻找病因并尽早引产。

（一）积极寻找病因

积极寻找病因，包括完善家族史、既往史、本次妊娠情况、遗传学检查等。

（二）立即引产

引产原则是尽量经阴道分娩，剖宫产术仅限于特殊情况下使用。引产前必须做全身检查，包括心、肺情况及肝肾功能等。引产的方法有多种，包括米索前列醇、经羊膜腔注入依沙吖啶及缩宫素引产等。引产过程必须严密观察产程，预防分娩并发症的发生。

（三）纠正凝血功能后引产

纠正凝血功能后引产适用于死胎时间长，合并凝血功能障碍者。死胎 4 周未排出应常规做凝血功能检查，凝血功能异常时应纠正后再引产，引产过程做好输血及凝血因子补充的准备，预防产后出血和产褥感染。

产后必须仔细检查胎盘、脐带和胎儿，尽可能寻找死胎发生的原因，建议尸体解剖，最好能做胎儿及其附属物的组织病理检查及遗传学检查。

案例 9-6 分析（2）

3. 进一步处理

（1）立即引产：死胎诊断已明确，应该了解全身各脏器功能后按照产科规范进行引产。产后如有胎膜残留，积极清宫并积极预防产后出血。

（2）产后检查：检查胎盘、脐带和胎儿的病理改变，留取胎儿组织行遗传学检测，寻找死胎的原因。

（姚立英　常　颖）

第七节　胎儿先天畸形

案例 9-7

孕妇，28 岁，因“停经 23^{+1} 周，产前检查发现羊水过少”入院。

停经 6 周出现早孕反应，NT 测量值为 1.5mm，NIPT 检查结果为低风险；妊娠 15 周产前超声检查提示胎儿大小符合停经孕周，羊水量正常。妊娠 20 周超声检查提示胎儿大小符合停经孕周，严重羊水过少。常规实验室检查无特殊。妊娠期体重增加 3kg。既往体健，G1P0，平时月经周期为 28 天。

查体：神清，查体配合，心、肺查体未闻及异常，双下肢无水肿。

专科查体：宫高 19cm，腹围 85cm，胎心率 150 次/分，无宫缩。阴道无排液。

笔记栏

辅助检查：血红蛋白 126g/L，白细胞 $7.0\times10^9/L$，血型 A，Rh（+）；尿蛋白（-）；肝、肾功能正常。弓形虫、风疹病毒、巨细胞病毒、疱疹病毒 IgM 抗体均阴性。羊水试纸（-）。

胎儿畸形筛查超声提示：发现胎儿双侧肾脏区域未见明显肾脏回声，腹主动脉未探及肾动脉分支。胎儿双肾区脊柱两侧可见肾上腺"平卧征"。进一步检查显示，持续 60min 胎儿膀胱未充盈，且周围无羊水回声。

问题：1. 该病的初步诊断是什么？诊断依据是什么？
2. 还有哪项检查可以帮助诊断？
3. 如何进一步处理？

出生缺陷（birth defect）又称先天异常（congenital anomaly），是指出生前发生的身体结构、功能或代谢异常，包括先天畸形、先天性代谢病、染色体异常、先天性宫内感染所致的异常，以及先天发育残疾，如盲、聋、智力障碍等。出生缺陷中最重要和最常见的是先天畸形，后者是专指以形态结构异常为主要特征。

一、病因

出生缺陷危险因素主要包括遗传因素、环境因素（物理、化学）、生物因素、母体因素等。胎儿发育的不同阶段对致畸因素作用的敏感性不同，其结局亦不尽相同。①胚胎期（一般指受孕的前 8 周）：细胞阶段（精卵结合后 1～3 周）为组织分化前期，相对不敏感，致畸因素作用后可致胚胎细胞死亡、流产；胚胎阶段（精卵结合后 4～8 周）为基本器官形成期，处于组织分化阶段，最为敏感，致畸因素作用后可导致胎儿结构发育异常，为致畸敏感期。②胎儿期（从妊娠第 9 周至分娩）：妊娠第 9 周左右逐渐发育成人形的状态，至分娩之前，器官功能仍在发育完善中，致畸因素作用多仅表现为功能异常，少发生结构畸形。

二、诊断

（一）辅助检查

目前应用在胎儿期的辅助检查手段主要为超声检查及胎儿 MRI 检查。

1. 超声检查 胎儿的影像学诊断技术目前主要依赖于超声显像技术。2002 年卫生部颁布的《产前诊断技术管理办法》中要求，根据目前超声技术水平，妊娠 16～24 周应诊断的致命畸形包括无脑儿、脑膨出、开放性脊柱裂、胸腹壁缺损内脏外翻、单腔心、致命性软骨发育不全等。

2. 胎儿 MRI 检查 胎儿 MRI 检查的历史较短，自 20 世纪 80 年代史密斯（Smith）等报道，将磁共振技术运用于胎儿影像学诊断以来，现在已经是重要的胎儿检查手段之一，目前尚不能替代超声检查，可作为超声检查的一个补充。

（二）产前诊断

产前诊断是指在胎儿出生前采用多种方法诊断是否患有某种遗传病或先天性疾病。目前常用方法为介入性产前诊断。取材方式包括绒毛吸取术、羊膜腔穿刺术、脐血穿刺术；获取的样本分别为绒毛组织、羊水、脐血；常用的遗传学检测方法包括染色体核型分析、荧光原位杂交技术、染色体微阵列技术、高通量测序技术、全外显子测序技术等，以诊断胎儿是否存在染色体数目和结构异常、基因组病以及单基因遗传病等。

三、常见胎儿畸形

（一）神经管缺陷（neural tube defect，NTD）

1. 露脑畸形（exencephaly）与无脑畸形（anencephaly） 露脑畸形的主要特征为颅顶骨缺失；颅底及面部结构保留；脑组织直接暴露、浸泡于羊水中。无脑畸形是一种颅盖骨、大脑半球缺如的畸形。

由于缺少头盖骨，发育极原始的脑髓暴露，双眼相对突出，颈短，不可能存活（约 75%在分娩中死亡，其他则在产后数小时或数日后死亡）。伴羊水过多者常早产，不伴羊水过多者常过期产。超声诊断准确率高，现基本可早期诊断。

笔记栏

（1）诊断：腹部检查时，未能感觉胎头或胎头小。无脑儿的垂体及肾上腺发育不良，故孕妇尿E_3值常呈低值。无脑儿脑膜直接暴露在羊水中，使孕妇血清及羊水甲胎蛋白呈高值。妊娠14周后超声探查见不到圆形的颅骨光环，头端有不规则“瘤结”。露脑畸形为骨性眼眶上方的颅盖骨穹顶缺失为特征；无脑儿为颅盖骨及大脑半球均缺失，仅存在于面部和颅底。

（2）处理：无脑儿及露脑畸形一经确诊应治疗性引产。分娩时有可能因头小不能扩张软产道而致胎肩娩出困难，可行毁胎术结束分娩。

2. 脊柱裂（spina bifida） 胎儿脊柱裂属开放性神经管缺陷，指脊椎中线缺损，导致椎管敞开，脊髓或神经暴露。脊柱裂是在胚胎发育第1个月神经孔闭合失败所致。根据病变处是否有完整的皮肤覆盖分为：①开放性脊柱裂，病变处皮肤连续性中断，组织及脊髓、脊膜暴露于羊水中；②闭合性脊柱裂，病变处皮肤连续性完整。胎儿脊柱在妊娠8～9周开始骨化，如两半椎体不融合则形成脊椎裂。

（1）诊断：超声是最好的诊断方法。开放性脊柱裂超声声像图特征：①头部改变，如柠檬头、香蕉小脑、脑室扩张。②脊柱改变，包括旁矢状切面背侧椎弓的骨化中心断裂、缺失；横切面上，背侧椎弓骨化中心向两侧分开，呈U形或V形；冠状切面两条平行的椎弓骨化中心在裂开处异常增宽、梭形膨大。若完全缺损，多数病例有脊髓脊膜膨出或脊膜膨出。缺损处见囊性包块，表面仅覆以一层壁薄的膜（图9-2）。胎儿MRI检查是脊柱裂超声检查的一个补充手段，可提供更多的神经发育信息。

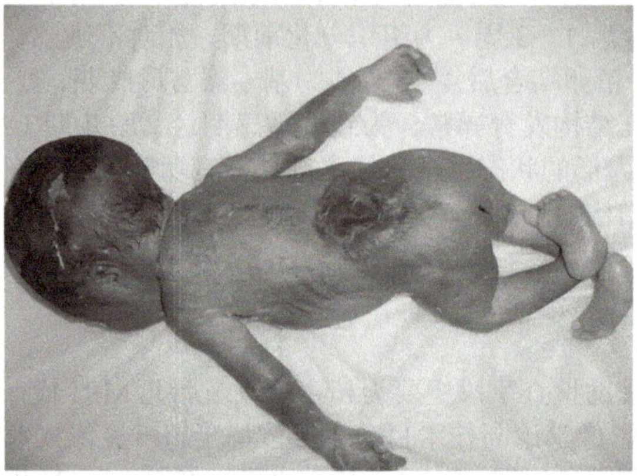

图9-2 脊髓脊膜膨出

（2）处理：脊柱裂预后存在差异。产前确诊脊柱裂后应根据发现孕周、严重程度、孕妇和家属意愿，进行妊娠选择。

3. 前脑无裂畸形（holoprosencephaly） 又称为全前脑，是指胚胎前脑不完全分裂导致的脑部和面部的畸形。全前脑有3种经典类型，分别为无叶型、半叶型和叶状型。无叶型全前脑是最严重的类型，超声表现为大脑纵裂和大脑镰完全缺失，只有单一的原始脑室，丘脑在中线处融合，常伴有颜面异常。前脑无裂畸形是一种严重的中枢神经系统畸形，胎儿期死亡率较高，通常合并颜面部畸形，约40%伴有染色体异常。无叶型全前脑属于致死性结构异常，确诊后建议终止妊娠。

4. 脑膨出（encephalocele） 是颅内容物通过颅骨缺损向外疝出，分为脑膜脑膨出及脑膜膨出。好发于中线部位，以枕部多见，顶部次之。严重的脑膜脑膨出可在孕早期超声检查中发现，超声表现为颅骨光环不完整，颅骨缺损处向外膨出混合性包块，颅内脑实质与膨出物相连，常伴有颅内脑室增宽。其病因包括染色体非整倍体异常；单基因疾病，如梅克尔–格鲁贝尔（Meckel-Gruber）综合征等。一旦确诊严重脑膜脑膨出，建议终止妊娠。

（二）先天性心脏病

先天性心脏病类型很多，其中单心室与单一大动脉是严重的先天性心脏发育异常，预后差。单心室（single ventricle）是指一个心室同时接受左、右心房或共同心房的血液，伴或不伴有残余心腔，具有左、右房室瓣或共同房室瓣，属于严重的先天性心脏发育异常，预后不良。超声检查在四腔心平面仅见单室腔或1个大的主心腔和1个小的残余心腔。单一大动脉是指仅有一条大动脉主干，另一条大动脉主干缺如或不显示，主要包括共同动脉干、肺动脉闭锁和主动脉闭锁。通常预后不良，在有生机儿前诊断，建议终止妊娠（图9-3）。

笔记栏

（三）腹裂

腹裂（gastroschisis）是先天性腹壁发育不全，胚胎早期腹腔的两侧壁发育不全（以右侧为多），导致腹裂畸形。超声检查可见胎儿胃、肠等内脏自缺损处脱出，漂浮于羊水中，表面无膜覆盖（图 9-4）。产前 MRI 检查对腹裂有更直观的诊断。

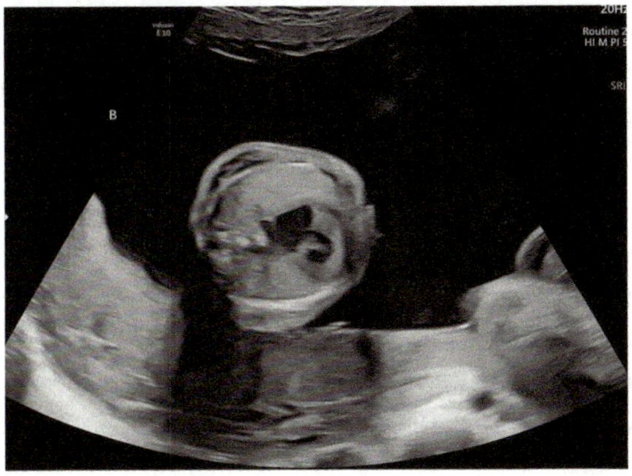

图 9-3 胎儿单心房，单心室

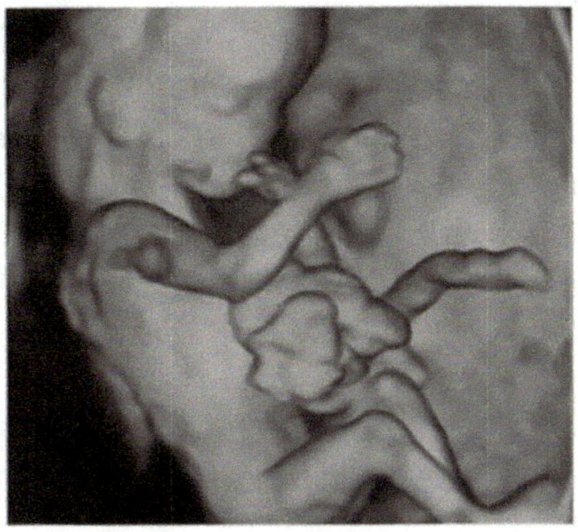

图 9-4 腹壁缺损内脏外翻三维成像图

胎儿孤立性腹裂（未合并其他结构异常及非遗传因素导致的腹裂）可手术治疗，小儿外科手术技术较高地区，胎儿存活率>90%，但有肝脏突出者，存活率有所下降。

（四）双肾缺如

肾缺如（renal agenesis）是指肾脏未能正常发育的情况，也称为先天性肾缺如或无肾症。这是一种罕见的肾脏疾病，在胚胎 4～6 周，因输尿管芽不发育而不能诱导后肾原基分化形成最终的后肾，从而导致肾缺如。肾缺如通常分为单侧肾缺如和双侧肾缺如两种情况。双侧肾缺如（bilateral renal agenesis）是指两个肾脏都未能正常发育，这种情况通常更为严重。近年来，双侧肾不发育被认为是致死性疾病，不但是因为缺乏有功能的肾脏，而且会因无羊水而继发肺脏发育不全。肾缺如的原因可能是遗传因素、环境因素或未知因素。

诊断肾缺如通常需要进行一系列的医学检查，如超声、MRI 等影像学检查。产前超声在肾床区、盆腔、腹腔均未见肾脏影像，可在脊柱两侧探及盘状平卧的肾上腺组织。彩色多普勒血流成像在胎儿腹膜后冠状切面未能显示双肾动脉；持续不显影的膀胱（孕中期超过 60min 不显影），15～18 周后羊水过少。孕早期有羊水并不能排除双侧肾不发育的诊断，因为此时的羊水来自胎儿与胎膜的渗透液。胎儿 MRI 能进一步明确诊断。双肾缺如胎儿预后极差，40%的新生儿可活产但很快死于肺、肾衰竭，一旦确诊应及时终止妊娠。

（五）致死性侏儒

致死性侏儒（thanatophoric dysplasia）是一种可导致死亡的软骨发育异常性疾病。该病为最常见的致死性骨骼发育不良疾病，累及所有软骨内成骨，但以四肢最明显（图 9-5）。主要超声表现为严

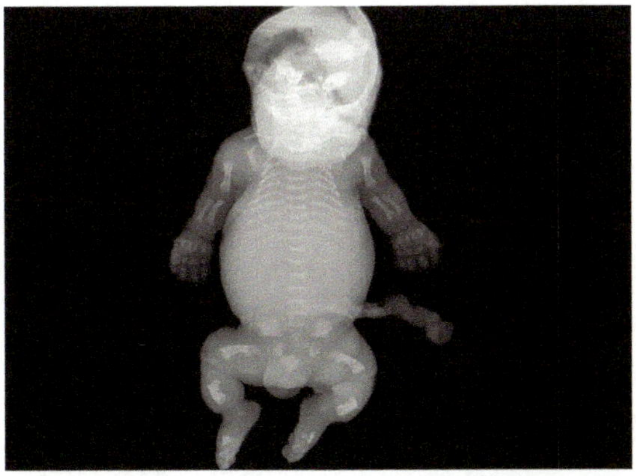

图 9-5 致死性软骨发育不良的 X 线影像学表现

重短肢、长骨弯曲、胸窄、腹膨隆、头颅相对较大、前额突出等，多伴羊水过多。该病致死原因主要是胸腔狭窄导致的肺发育不良及心、肺衰竭。目前已证实该病由 FGFR3 基因突变引起，为常染色体显性遗传，多为散发病例，再发风险较低。如果妊娠 24 周前确诊应及时终止妊娠。

案例 9-7 分析

1. 初步诊断 妊娠 23^{+1} 周，胎儿双肾缺如合并严重羊水过少。

诊断依据：①孕妇妊娠 12^{+5} 周、16 周及 20 周超声检查均提示胎儿大小符合停经孕周，说明胎儿无生长发育异常，可排除因胎盘灌注不良等造成的羊水过少。②无宫缩、无阴道排液，羊水试纸（–），说明并非胎膜早破造成羊水过少。③既往超声妊娠 16 周羊水量正常，妊娠 20 周严重羊水过少，说明妊娠早期羊水量正常，而妊娠中期羊水主要来源于胎儿尿液，可疑胎儿泌尿系统异常。④为明确诊断，进一步超声筛查：发现胎儿双侧肾脏区域未见明显肾脏回声，腹主动脉未探及肾动脉分支。胎儿双肾区脊柱两侧可见肾上腺“平卧征”。持续性膀胱不显影。提示：胎儿双肾缺如。

2. 可辅助诊断的检查 胎儿 MRI 能进一步明确诊断。

3. 进一步处理 双肾缺如胎儿预后极差，一旦确诊应及时终止妊娠。

（张 蕾 常 颖）

笔记栏

第十章　妊娠合并性传播疾病

性传播疾病（sexually transmitted disease，STD）是指通过性行为、类似性行为及间接接触所传染的一组传染病。本章内容除包括梅毒、淋病、艾滋病外，还包括尖锐湿疣、生殖器疱疹、生殖道沙眼衣原体、支原体感染。最后附上妊娠期较常见的B族溶血性链球菌感染和TORCH感染。

妊娠期发生STD，不仅引起母体泌尿生殖器官病变，如果未及时诊治还可通过胎盘、产道、哺乳、母婴密切接触，使胎儿及新生儿感染，导致流产、早产、胎儿生长受限、死胎、死产或新生儿发病。

第一节　淋　　病

案例10-1

患者，女性，28岁。因"停经14^{+2}周，外阴瘙痒，白带增多伴尿频、尿急2天"就诊。

停经40天测尿hCG阳性，停经6周出现早孕反应。既往门诊超声提示宫内妊娠，胎儿大小符合孕周。5天前有性生活，近2天出现白带增多伴尿频、尿急症状。既往体健，G3P1。

查体：体温37℃，脉率90次/分，呼吸18次/分，血压98/68mmHg，神清，查体配合，心、肺查体未闻及异常，双下肢无明显水肿。

专科查体：外阴正常，阴道外口可见少许脓性分泌物，子宫颈充血、水肿、黏膜外翻，有脓性分泌物从子宫颈管流出，子宫颈有触痛，有接触性出血。子宫体前位，增大如妊娠14周大小，质软，活动，无压痛，双附件未见异常。

问题： 1. 该病例的初步诊断是什么？

2. 需要做哪些检查作为诊断依据？

3. 如何进一步处理和预防？

淋病（gonorrhea）是由淋病奈瑟球菌（简称淋球菌）引起的以泌尿生殖系统化脓性感染为主要表现的STD，其发病率居我国性传播疾病的首位。淋球菌为革兰氏染色阴性双球菌，对黏膜腺上皮有较强的亲和力，易侵犯柱状上皮和移行上皮，常隐匿于女性泌尿生殖道，离开人体不易生存，一般消毒剂可以杀灭。妊娠期女性抵抗力降低，淋球菌感染易引起不良妊娠结局及新生儿感染。

一、传播途径

（一）直接接触传播

淋病主要通过性接触传播，病变多局限于下生殖道，并可波及尿道、尿道旁腺、前庭大腺等处。常为男性先感染后再通过性接触传播给女性。

（二）间接传播

淋病的间接传播较少见，主要通过接触淋球菌污染的衣物、消毒不彻底的医疗器械等传播。

（三）垂直传播

孕妇感染淋病后可累及绒毛膜、羊膜致使胎儿宫内感染。新生儿也可在分娩通过患病母亲产道时感染。新生儿接触带菌的阴道分泌物可致淋球菌性结膜炎、肺炎，甚至淋球菌性败血症。

二、对母儿的影响

（一）妊娠期及围生期

妊娠期任何阶段的淋球菌感染，对母儿预后均有不良影响。妊娠早期感染引起的淋球菌性宫颈管炎，可导致感染性流产与流产后感染。妊娠晚期感染可使胎膜脆性增加，易发生早产、胎膜早破、绒毛膜羊膜炎、宫内感染、胎儿窘迫、胎儿生长受限、死胎等。对母体而言，淋球菌感染产时可使胎膜早破孕妇发生羊膜腔感染综合征。分娩后产妇抵抗力低，合并产道损伤易发生淋病播散，引起子宫内膜炎、输卵管炎，严重者可致播散性淋球菌感染（disseminated gonococcal infection，DGI）。

（二）新生儿期

约 1/3 的胎儿通过未经治疗产妇软产道时感染淋球菌，可发生新生儿淋球菌性结膜炎、肺炎，甚至出现淋球菌性败血症，使围生儿死亡率增加。新生儿淋球菌性结膜炎多在出生后 1～2 周发病，可见双眼睑肿胀、结膜发红，有脓性分泌物。如果未及时诊治，结膜炎继续发展，可引起淋球菌性眼眶蜂窝织炎，累及角膜可形成角膜溃疡，甚至发生角膜穿孔或发展成虹膜睫状体炎、全眼球炎，进而导致失明。严重时淋球菌可通过血液循环引起播散性淋球菌感染，导致关节炎、败血症和脑膜炎等。

三、诊断及实验室检查

（一）病史

淋病患者多有性病接触史或不洁性交史。

（二）临床表现

淋病主要累及下泌尿生殖道，以子宫颈管感染最为多见，60%～80%感染女性表现为淋球菌性宫颈炎：以白带异常为主要症状，分泌物开始时为黏液性，随后转变为脓性，外阴瘙痒或灼热，偶有下腹痛。妇检见子宫颈水肿、充血。累及周围组织、器官时，也可伴有尿道炎、前庭大腺炎、输卵管炎和子宫内膜炎的表现。播散性淋球菌感染可表现为发热、寒战、关节炎-皮炎综合征等全身不适。

（三）实验室检查

1. 子宫颈分泌物直接涂片检查 革兰氏染色涂片对子宫颈管、直肠和咽部淋球菌感染检出率较低。急性期尿道口分泌物涂片检查可见中性粒细胞内有革兰氏阴性双球菌，可作出初步诊断，此法对非急性期女性患者的检出率较低。尿道分泌物取材时应当注意，将双合诊的示指和中指按压尿道口，取脓性分泌物送检可以提高阳性检出率。

2. 分泌物淋球菌培养 是诊断淋病的“金标准”。对临床表现可疑但涂片阴性或需要做药敏试验者，应取子宫颈管分泌物送培养；对可疑淋球菌性盆腔炎并有盆腔积液者可行阴道后穹窿穿刺术，抽取盆腔积液做涂片检查及培养；对疑有播散性淋球菌感染者，应在高热时取血做淋球菌培养。培养阳性率可达 80%～90%。

3. 核酸扩增试验（NAAT） PCR 技术检测淋球菌 DNA 片段，具有较高的敏感性及特异性。取子宫颈分泌物进行核酸 PCR 检测，灵敏度为 90%～95%。NAAT 诊断淋球菌的灵敏度优于培养，但操作过程中应避免污染造成的假阳性。

案例 10-1 分析（1）

1. 初步诊断 G3P1，妊娠 14^{+2} 周，单胎；妊娠合并急性宫颈炎；妊娠合并急性尿道炎？

2. 为明确以上诊断应进一步完善以下检查 ①子宫颈分泌物涂片检查：是否有革兰氏阴性双球菌，必要时做分泌物淋球菌培养；②尿常规+尿培养检查：确定是否有尿路感染；③超声检查：确定妊娠的周数及胎儿发育情况。

四、治　疗

淋病的治疗应尽早、彻底使用敏感药物，用药需遵循及时、足量、规范原则。同时，应注意药物对胎儿的影响，在确诊前不应随意治疗；严格掌握治愈标准，坚持定期复查，夫妻或性伴侣双方应同时接受检查和治疗。

（一）孕产妇治疗

由于妊娠期考虑胎儿的因素，加之耐喹诺酮淋球菌的出现，耐青霉素菌株增多，不推荐应用喹诺酮类治疗淋病和相关感染。目前推荐头孢菌素（第三代头孢菌素为主）和阿奇霉素联合使用。

对轻症者可应用大剂量单次给药方法使血液中有足够高的药物浓度杀灭淋球菌，如头孢曲松钠 0.5g 或 1g 单次肌内注射或静脉给药，可同时加用阿奇霉素 1g 顿服。播散性淋球菌感染引起的关节炎-皮炎综合征推荐头孢曲松钠 1g，肌内注射或静脉注射，每日 1 次，可加用阿奇霉素 1g 顿服，至

笔记栏

症状改善后 1～2 天，再根据药敏试验选择口服药物，疗程至少 7 天。播散性淋球菌感染引起的心内膜炎及脑膜炎推荐头孢曲松钠 1～2g，静脉注射，每 12～24h 1 次，可加用阿奇霉素 1g 顿服，脑膜炎疗程为 10～14 天，心内膜炎疗程至少 4 周。

治愈标准：无性接触治疗结束后 3 周内，临床症状和体征全部消失、尿液澄清透明。临床症状消失后 1 周子宫颈口或尿道口取材，作尿沉渣或分泌物涂片和培养，每 5～7 天 1 次，连续 2 次淋球菌培养均阴性。PCR 检测结果不能作为淋病治愈的指标。

（二）新生儿治疗

淋病产妇分娩的新生儿，主要以眼部感染多见，以局部治疗为主。新生儿生后应尽快（1h 内）使用 0.5%红霉素眼膏预防淋球菌性眼炎，并预防性使用头孢曲松钠 25～50mg/kg（最大剂量不超过 250mg）单次肌内注射或静脉注射。治疗的同时等待诊断结果。应注意新生儿播散性淋球菌感染的发生，当并发全身感染时，可使用头孢曲松、头孢噻肟及大观霉素治疗。此类患儿应当转儿科治疗，治疗不及时可致死亡。

案例 10-1 分析（2）

检查结果：子宫颈分泌物涂片发现有革兰氏阴性双球菌，培养+药敏试验显示支原体/衣原体/细菌阴性；白带常规：白细胞（+++）。尿常规：白细胞（+++），亚硝酸盐（+）；尿培养：未见明显细菌生长。超声提示：宫内妊娠 14 周，胎儿存活。可以确诊为淋病合并妊娠。

本病例治疗应选择：头孢曲松钠 0.5g 单次肌内注射，加用阿奇霉素 1g 顿服。在临床症状完全消失后 1 周复诊，应取子宫颈管分泌物涂片及培养检查，每 5～7 天 1 次，连续 2 次均为阴性方为治愈。如为播散性淋球菌感染应按上述所提及的治疗方案治疗。

五、预防与随访

针对高危人群，产前应常规筛查淋病，最好在妊娠早、中、晚期各做 1 次子宫颈分泌物涂片镜检，必要时行淋球菌培养，以便及早确诊和彻底治疗。所有患者在治疗后 2 周至 3 个月应随访并复查。

（余雪琛　陈慧君）

第二节　梅　　毒

案例 10-2

患者，22 岁，因“停经 22^{+5} 周，发现外阴硬块 1 周”就诊。

未定期产检。停经 40d 测尿 hCG 阳性，停经 6 周出现早孕反应，停经 16^{+}周可感胎动，停经 8^{+}周超声提示宫内早孕，NT 1.2mm，NIPT 检查均为低风险。自诉孕早期有不洁性生活史，1 周前外阴出现红色小丘疹，3 天后渐形成无痛性包块，无腹痛、恶心、呕吐及阴道出血、流液等不适。既往体健，G3P2。

查体：体温 36.5℃，脉率 90 次/分，呼吸 18 次/分，血压 110/70mmHg，神清，查体配合，心、肺查体未闻及异常，双下肢无水肿。

专科查体：外阴发育正常，于左侧大阴唇下端可见一约 1cm×1cm 包块，质硬，有浅表性溃疡，无痛感，呈圆形，境界清楚，边缘整齐呈围堤状隆起，周围有暗红色浸润，基底平坦，无脓液，表面附有薄膜，不易除去，挤压有少量液性渗出物；阴道正常，分泌物不多；子宫颈光滑；子宫体增大如妊娠 5 个月，胎心率为 145 次/分。

问题：1. 该病例的初步诊断是什么？
2. 为明确诊断，应做哪些实验室检查？
3. 新生儿如何处理？如何随访？

梅毒（syphilis）是由梅毒螺旋体引起的慢性全身性 STD。梅毒螺旋体在体外干燥条件下不易生存，一般消毒剂及肥皂均可杀灭。梅毒临床表现复杂，几乎可侵犯全身各器官，造成多器官损害。若未及时治疗，随着时间推移可呈现不同分期。

笔记栏

一、传播途径

（一）直接传播

性接触为梅毒最主要传播途径，占 95%，多数通过性接触由皮肤、黏膜微小破损传染。未经治疗的梅毒在 1～2 年传染性最强，随病程延长传染性逐渐减弱。

（二）间接传播

梅毒的间接传播较少见，偶有经接触污染的衣物、剃刀和医疗器械等间接感染。

（三）母婴传播

梅毒可引起母婴垂直传播。妊娠 4 个月后，梅毒螺旋体可通过胎盘及脐静脉由母体传染给胎儿，引起先天性梅毒。梅毒早期或有螺旋体血症时，更易感染胎儿。未经治疗的一期或二期梅毒传染性最强，母婴传播风险为 60%～100%；早期潜伏梅毒次之，为 40%～60%；晚期潜伏梅毒的传播风险降低（10%）。梅毒孕妇即使病期超过 4 年，梅毒螺旋体仍可通过胎盘感染胎儿。分娩时、产后护理时、母乳时接触母亲皮肤病损处，也可导致新生儿感染，但不属先天性梅毒。

二、对胎儿及新生儿的影响

梅毒螺旋体自妊娠 2 周起即可感染胎儿引起流产；妊娠 16～20 周后可通过胎盘播散胎儿所有器官；妊娠晚期感染，新生儿最可能为无症状感染。梅毒如未经治疗，可导致自然流产或死产（17%～46%）、早产或低体重儿（25%）、新生儿死亡（12%～35%）或感染（21%～33%），不良围生结局的发生率为 36%～81%。导致不良围生结局的因素包括，早期梅毒（特别是二期梅毒）；非螺旋体试验抗体高滴度（如 RPR 或 VDRL≥1∶16）；未及时诊治或治疗后 30d 内分娩。先天性梅毒患儿占死胎的 30%左右，即使幸存，病情也较重。妊娠中期超声可提示先天性梅毒征象，如胎儿肝脾肿大、胃肠道梗阻、腹水、胎儿水肿、胎儿生长受限及胎盘增大变厚等。出生后早期表现为皮肤大疱、皮疹、鼻炎及鼻塞、肝脾肿大、淋巴结肿大；晚期多出现在 2 岁以后，表现为楔状齿、鞍鼻、间质性角膜炎、骨膜炎、神经性耳聋等，病死率及致残率均明显增高。

三、临床表现与分期

梅毒根据传播途径，分为获得性（后天）梅毒及胎传（先天）梅毒，根据其病程分为早期梅毒与晚期梅毒。早期梅毒指病程在 2 年以内，包括一期梅毒（硬下疳）、二期梅毒（全身皮疹）、早期潜伏梅毒（感染 1 年内）。晚期梅毒指病程在 2 年以上者，包括三期梅毒；心血管梅毒；皮肤、黏膜、骨、眼等梅毒；内脏梅毒；神经梅毒；晚期潜伏梅毒。梅毒感染后经 2～4 周潜伏期，侵入局部形成硬下疳，即一期梅毒。随后由附近淋巴结进入血液，扩散至全身各组织、器官（6～8 周），进入二期梅毒，以皮疹、皮肤黏膜病变（如梅毒、扁平疣、脱发及口、舌、咽喉或生殖器黏膜红斑、水肿和糜烂等），以及淋巴结病变为主要表现。继而症状可自行消失进入潜伏状态，称潜伏梅毒。抵抗力降低时，再次出现症状，称二期复发梅毒。早期梅毒未治疗或治疗不当，经过 3～4 年（最早 2 年，最晚 20 年），约 40%的患者发展为三期梅毒，主要表现为结节性梅毒疹和梅毒性树胶肿，此外还可侵犯全身各重要组织和器官。

四、诊　断

（一）实验室检查

除病史和临床表现外，主要根据以下实验室检查方法诊断梅毒。

1. 病原体检查　一期梅毒可直接取病损处分泌物涂片，用暗视野显微镜或直接荧光抗体检查梅毒螺旋体确诊。

2. 血清学检查　①非梅毒螺旋体试验：半定量抗体滴度测定，包括快速血浆反应素试验（RPR 试验）、性病研究实验室试验（VDRL 试验）等方法，敏感性高、特异性低，可反映感染活动性及治疗反应性，确诊需梅毒螺旋体试验；②梅毒螺旋体试验：定性试验，包括梅毒螺旋体抗体颗粒凝集试验（TPPA）、梅毒螺旋体血凝试验（TPHA）、荧光密螺旋体抗体吸收试验（FTA-ABS 试验）等，测定血清特异性 IgG 抗体，但该抗体终身阳性，故不能用于观察疗效、鉴别复发或再感染。

3. 脑脊液检查　包括脑脊液 VDRL 试验、白细胞计数及蛋白质测定等，主要用于诊断神经梅毒。

笔记栏

（二）筛查

所有孕妇首次产科检查应行梅毒血清学筛查，对梅毒高发地区的孕妇或梅毒高危孕妇，在妊娠末 3 个月及临产前再次筛查。妊娠合并梅毒以潜伏梅毒多见，强调血清学筛查。有病史或临床表现者应重点监测。妊娠 20 周后出现死胎病史者均需筛查梅毒。

（三）诊断

除病历清楚记录既往曾接受过规律抗梅毒治疗，非螺旋体试验抗体滴度下降良好，定期监测滴度无异常的患者外，妊娠期梅毒血清学检查阳性的孕妇均视为梅毒患者并需接受治疗。螺旋体试验与非螺旋体试验可相互验证。

（四）先天性梅毒的诊断

①先天梅毒的临床表现；②病变部位、胎盘、羊水或脐血找到梅毒螺旋体；③体液中抗梅毒螺旋体 IgM 抗体阳性；④脐血或新生儿血中 RPR 或 VDRL 滴度较母血增高 4 倍以上。

案例 10-2 分析（1）

1. 初步诊断　G3P2，妊娠 22^{+5} 周，单胎；妊娠合并一期梅毒。

2. 为明确以上诊断应做以下检查　①用玻片刮取硬结表面渗出物涂片，滴加生理盐水后置暗视野显微镜下观察梅毒螺旋体；②梅毒螺旋体抗原血清试验；③超声检查，确定妊娠周数及胎儿发育情况。

五、治　疗

（一）治疗原则

妊娠合并梅毒的治疗原则为及早和规范治疗。首选青霉素治疗有双重目的：一方面治疗孕妇梅毒；另一方面预防或减少婴儿患先天性梅毒。妊娠早期治疗可避免胎儿感染；妊娠中、晚期治疗可使感染儿在出生前治愈。梅毒孕妇已接受正规治疗且随诊无异常时，则无须再治疗。如果对上次治疗和随诊有疑问或本次检查发现有梅毒活动征象者，应再接受一个疗程的治疗。既往推荐妊娠早期和晚期应各进行一个疗程治疗，近年来有学者提出此种方案没有明确的循证医学依据，WHO 及英、美等国指南均不建议，我国“妊娠合并梅毒的诊断和处理专家共识 2012”强调严格随访，有指征者重复治疗（治疗后 3 个月滴度上升或未下降 2 个稀释度）。

（二）治疗方案

妊娠合并梅毒不同病期的治疗与非妊娠期梅毒治疗相似。

1. 早期梅毒　苄星青霉素，240 万 U，肌内注射，每周 1 次，连续 2 周；或普鲁卡因青霉素，80 万 U，肌内注射，每日 1 次，连用 15 天。替代方案：头孢曲松钠 0.5～1g，肌内注射或静脉注射，每日 1 次，连用 10 天。对青霉素过敏者给予多西环素 0.1g，口服，每日 2 次，连用 15 天。

2. 晚期梅毒　苄星青霉素，240 万 U，肌内注射，每周 1 次，连续 3 周（共 720 万 U）；或普鲁卡因青霉素，80 万 U，肌内注射，每日 1 次，连用 20 天为 1 个疗程，也可考虑给予第 2 个疗程，疗程间停药 2 周。对青霉素过敏者给予多西环素 0.1g，口服，每日 2 次，连用 30 天。

3. 妊娠期梅毒　苄星青霉素剂量同晚期梅毒；或普鲁卡因青霉素，80 万 U，肌内注射，每日 1 次，连用 15 天。孕妇如对青霉素过敏，目前尚无最佳替代治疗方案，可谨慎选用头孢曲松钠 1g，肌内注射，每日 1 次，连用 10d。红霉素必须在确保无耐药的情况下方可使用。孕妇禁用四环素和多西环素。

4. 先天性梅毒　首选水剂青霉素 5 万 U，静脉滴注，出生 7 天内，每 12 小时 1 次；出生 7d 后，每 8 小时 1 次，连用 10～14d；或普鲁卡因青霉素 5 万 U，肌内注射，每日 1 次，连用 10～14 天。

5. 青霉素过敏者处理　可探究过敏史的可靠性，确认过敏者首选脱敏。脱敏无效时，可选头孢曲松或红霉素，目前尚缺乏头孢类药物预防先天性梅毒效果的依据，红霉素不能预防先天性梅毒，应加强随访，分娩后选择多西环素治疗。

（三）产科处理

妊娠合并梅毒属高危妊娠，需密切监测，多学科联合诊疗。

笔记栏

1. 妊娠期处理 妊娠20～26周超声检查应注意胎儿有无肝脾肿大、胎儿水肿、胎儿生长受限及胎盘增大变厚、胃肠道梗阻、腹水等先天性梅毒征象。若发现明显异常，提示预后不良，此时应与多学科商讨进一步处理。

2. 分娩期处理 妊娠合并梅毒不是剖宫产术的指征，分娩方式应根据产科情况决定。妊娠期用红霉素治疗的孕妇，在分娩后应使用多西环素（0.1g，每日2次，连用15天）复治，治疗期间暂停哺乳；因红霉素和阿奇霉素无法通过胎盘，新生儿出生后应尽快开始抗梅毒治疗。用青霉素治疗时应注意监测和预防吉-海反应，主要表现为发热、子宫收缩、胎动减少和胎心监护提示晚期减速等。分娩前已接受规范治疗且效果良好者，排除胎儿感染后可母乳喂养。

（四）新生儿的处理

新生儿出生后应行体格检查，根据其母亲是否接受规范治疗、体检有无异常、母儿血清学检查的情况分层处理。对于母亲已规范治疗且效果好者，无须对婴儿进行治疗或选择以下方案预防性治疗：苄星青霉素，5万U/kg，肌内注射，共1次（分两臀肌）。对于脑脊液异常者首选水剂青霉素，出生7天内，5万U/kg，每12h 1次，静脉滴注；出生7天后，5万U/kg，每8h 1次静脉滴注；连续10天；备选可采用普鲁卡因青霉素，5万U/kg，1次/d，肌内注射，连续10天。

案例10-2分析（2）

3. 根据检查结果 ①硬结表面渗出物涂片滴加生理盐水后置暗视野显微镜下可见梅毒螺旋体；②FTA-ABS试验阳性；③超声提示“宫内妊娠22周，胎儿存活”。

4. 治疗 苄星青霉素，240万U，肌内注射，每周1次，连续2周；或普鲁卡因青霉素，80万U，肌内注射，每日1次，连用15天。治疗后每个月行非螺旋体试验，非螺旋体抗体滴度RPR为1∶4。

5. 结局 经上述治疗后，患者外阴硬结逐渐消失，3周后复查FTA-ABS试验转为阴性。患者于2024年2月13日自然分娩一女婴，体重3.3kg。

六、随 访

（一）孕产妇的随访

妊娠合并梅毒治疗后，在分娩前应每个月行非螺旋体试验复查抗体滴度评价疗效。抗体高滴度患者治疗后3个月如非螺旋体抗体滴度上升或未下降2个稀释度，应予重复治疗。晚期梅毒治疗后滴度下降缓慢，低滴度（如VDRL≤1∶2，RPR≤1∶4）患者治疗后只要非螺旋体试验抗体滴度无上升，通常无须再次治疗，少数晚期梅毒抗体滴度低水平持续3年以上，可诊断为血清学固定。分娩后按非孕妇梅毒随访。在治疗期间，患者要注意休息，加强营养，避免性生活，性伴侣同时接受治疗。

（二）新生儿的随访

血清阳性未加治疗的婴儿，于出生后0、3、6和12个月时进行严密随诊。未获感染者，非螺旋体试验抗体滴度从3月龄逐渐下降，至6月龄时消失。若发现其滴度保持稳定或增高，则应对患婴重新检测评价，并彻底治疗。少数未获感染者，梅毒螺旋体抗体可能存在长达1年之久，若超过18个月仍然存在，应按先天性梅毒治疗处理。

案例10-2分析（3）

新生儿出生后，应做临床和血清非梅毒螺旋体抗原试验。经临床检查新生儿未发现异常，新生儿血非梅毒螺旋体试验抗体滴度阳性，低滴度。

治疗：对于母亲已规范治疗且效果好者，无须对婴儿进行治疗或选择以下方案预防性治疗：苄星青霉素，5万U/kg，肌内注射，共1次（分两臀肌）。

随访：婴儿3、6、9、12、18月龄进行非梅定量检测观察临床症状。

（卢　静　陈慧君）

笔记栏

第三节　尖锐湿疣

案例 10-3

患者，22 岁，因“停经 30 周，发现外阴赘生物 2 天”就诊。

定期产检，停经 35 天测尿 hCG 阳性，停经 6^+周出现早孕反应，停经 20 周可感胎动，停经 7^+周超声提示宫内早孕，NT 1.9mm，NIPT 检查均为低风险，妊娠期系统性超声检查均未见异常，妊娠 24 周后 OGTT 结果正常，妊娠期体重增加 10kg。妊娠 12 周后开始有性生活，近 2 周自觉阴道分泌物增多，有异味，2 天前发现外阴赘生物，无明显红肿疼痛。既往体健，G1P0。

查体：体温 36.8℃，脉率 92 次/分，呼吸 18 次/分，血压 125/78mmHg，神清，查体配合，心、肺查体未闻及异常，双下肢无水肿。

专科查体：宫高 28cm，腹围 90cm，胎方位，头位，胎心率 140 次/分，外阴发育正常，于右侧小阴唇内侧可见一约 0.5cm×0.5cm 柔软粉红色菜花状赘生物，无痛感。阴道内见散在菜花状赘生物，分泌物多，呈脓性；子宫颈前唇见一 1cm×1cm 菜花状赘生物，堵塞子宫颈外口，触之易出血；子宫体增大如孕月。

问题： 1. 该病例的初步诊断是什么？诊断依据是什么？

2. 为明确诊断，应做哪些实验室检查？

3. 如何处理？

尖锐湿疣（condyloma acuminatum，CA）又称肛门生殖器疣（anogenital wart），是由低危型人乳头瘤病毒（human papilloma virus，HPV）感染引起的以皮肤、黏膜疣状增生性病变为主的 STD。发病仅次于淋病，常与多种 STD 同时存在。HPV 属环状双链 DNA 病毒，目前发现有 40 多个型别与生殖道感染有关。尖锐湿疣有 90%～95%由低危型 HPV6 型和 HPV11 型引起。过早性交、多个性伴侣、免疫力低下、吸烟及高性激素水平等，为发病的高危因素。妊娠期生殖道变化有利于 HPV 的生长繁殖，易患尖锐湿疣。

一、传播途径

（一）直接传播

性接触是主要的传播途径，约占尖锐湿疣患者的 70%。

（二）间接传播

少数可通过日常生活用品，如内裤、浴盆、浴巾、坐便器等传染。

（三）母婴传播

孕妇感染 HPV 后可传染给新生儿，但其传播途径是经胎盘感染、分娩过程中感染还是出生后感染尚无定论。妊娠期尖锐湿疣有垂直传播的危险，但宫内感染极罕见，一般认为胎儿通过产道时因吞咽含 HPV 的羊水、血或分泌物而感染。婴幼儿尖锐湿疣或喉乳头状瘤病，可能因分娩过程中接触感染 HPV 的产道或产后接触母体病灶而引起。

二、对母儿的影响

妊娠期由于细胞免疫功能下降、局部血液循环丰富，导致尖锐湿疣生长迅速，数目多、体积大，有时巨大尖锐湿疣可阻塞产道。此外，妊娠期尖锐湿疣组织脆弱，阴道分娩时组织脱落容易导致大出血。产后尖锐湿疣常可迅速缩小，甚至自然消失。新生儿可在阴道分娩通过软产道时感染，引起新生儿喉乳头状瘤和眼结膜瘤。婴幼儿感染 HPV6 型和 HPV11 型可引起呼吸道乳头状瘤。

三、临床表现及诊断

（一）临床表现

尖锐湿疣潜伏期平均为 3 个月，症状常不明显，可有外阴瘙痒、灼痛或性交后疼痛不适，可因皮损脆性增加、摩擦而发生破溃、浸渍、糜烂、出血或继发感染而出现特殊气味，并有阴道分泌物

笔记栏

增多。湿疣多见于大小阴唇、肛周、阴道前庭、尿道口，也可累及阴道和子宫颈，偶见于口腔和气管黏膜。尖锐湿疣的特征性表现是典型的菜花样损害，颜色鲜红、淡红或少数呈污灰色，病变组织脆，擦拭后容易出血；非特征性损害表面多呈疣状外观，表现为不光滑或颗粒状突起。

（二）诊断

典型的尖锐湿疣肉眼即可诊断。但如果出现下列情况，特别是对于免疫功能低下的患者（包括艾滋病病毒感染者），需要进行组织病理活检：①诊断不确定；②非典型皮损（如溃疡、出血、色素沉着、硬化、与周围组织粘连等）；③经标准治疗后效果不佳，顽固且容易复发；④在治疗期间病情恶化；⑤巨大尖锐湿疣。醋酸试验阳性对尖锐湿疣诊断有较为重要的意义。

用于尖锐湿疣诊断的实验室检查主要有以下 3 种。

1. 醋酸白试验 3%～5%的醋酸溶液湿敷或涂布于待检皮损处及周围皮肤、黏膜，在 3～5min 如见到均匀一致的变白区域为阳性反应。醋酸白试验阴性不能排除 HPV 感染，更多应用于治疗过程中对可疑皮损的甄别。

2. 核酸扩增试验 皮损行 HPV 检测并非常规必须项目。该试验的意义在于，由于多数人感染 HPV 后不发病，直接检测标本中的 HPV DNA 是发现 HPV 感染较为可靠的方法，但结果应结合临床表现和流行病学综合分析。该检测对评估宫颈癌及相关肿瘤风险时有一定意义，并可用于性伴侣咨询，指导采取预防和干预措施。HPV DNA 检测结果不能作为是否治愈的标准。

3. 组织病理学检查 对于典型皮损，组织病理学检查不是必需的，如皮损不典型或病情加重，应取活检行病理学检查。发现挖空细胞是尖锐湿疣病理学的特征性改变，具有重要的诊断价值；其次是真皮乳头毛细血管、基底细胞、棘细胞增生、角化不全及角化不良等病理变化。

案例 10-3 分析（1）

1. 初步诊断 G1P0，妊娠 30 周，单胎头位；妊娠合并尖锐湿疣；妊娠期阴道炎。

诊断依据如下：

（1）停经 30 周，发现外阴赘生物 2 天（临床表现）。

（2）妊娠 12 周后开始有性生活，近 2 周自觉阴道分泌物增多，有异味，2 天前发现外阴赘生物（传播途径）。

（3）专科检查：右侧小阴唇内侧可见一约 0.5cm×0.5cm 柔软粉红色菜花状赘生物，无痛感。阴道内见散在菜花状赘生物，分泌物多，呈脓性；子宫颈前唇见一 1cm×1cm 菜花状赘生物，堵塞子宫颈外口，触之易出血。

2. 为明确以上诊断应做以下检查 典型的尖锐湿疣肉眼即可诊断。必要时可进一步完善醋酸白试验、HPV DNA 检测、组织病理学检查等。

四、处理

产后部分尖锐湿疣可迅速缩小，甚至自然消退。指南建议对于小的、生长缓慢、不影响妊娠分娩的疣体可推迟到分娩后进行治疗。因此，妊娠期常不必切除病灶，治疗的主要目的是缓解症状。

1. 外阴较小病灶，可用 80%～90%三氯醋酸（TCA）涂擦局部，单次外用，如有必要，隔 1～2 周重复 1 次，最多 6 次，直至治愈。若病灶大且有蒂，可行物理治疗，如液氮冷冻、TCA、电外科、激光等。

2. 巨大尖锐湿疣可直接手术切除疣体，待愈合后再行局部药物治疗。

3. 妊娠期禁用足叶草碱、咪喹莫特乳膏、干扰素、绿茶提取物和 5-氟尿嘧啶。

4. 目前尚不清楚剖宫产术能否预防婴幼儿呼吸道乳头状瘤的发生，因此，妊娠合并尖锐湿疣不是剖宫产术的指征。若病灶局限于外阴部，可经阴道分娩。若病灶广泛存在于外阴、阴道、子宫颈，经阴道分娩极易发生软产道裂伤而大出血，应行剖宫产术。若巨大病灶堵塞软产道，也应行剖宫产术。产后的新生儿应避免接触 HPV 感染者病灶。复杂病例必要时需请妇科、新生儿科、性病科专家联合会诊处理。

笔记栏

案例 10-3 分析（2）

治疗：密切随诊，对于小的、生长缓慢、不影响妊娠分娩的疣体可推迟到分娩后进行治疗。鉴于阴道及子宫颈均存在病灶，阴道分娩可能会导致严重出血时，建议在胎儿足月后择期行剖宫产术。

五、预　防

孕妇不建议注射 HPV 疫苗，非妊娠期接种四价或九价 HPV 疫苗可有效预防 HPV 感染和尖锐湿疣的发生。性伴侣应同时接受评估和治疗，推荐使用避孕套阻断传播。

（余雪琛　陈慧君）

第四节　生殖器疱疹

生殖器疱疹（genital herpes，GH）是由单纯疱疹病毒（herpes simplex virus，HSV）感染引起的 STD，主要表现为泌尿生殖器及肛门皮肤溃疡。HSV 属双链 DNA 病毒，有两种血清型，即 HSV-1 和 HSV-2，70%～90%的 GH 主要由 HSV-2 引起，HSV 侵入机体后可潜伏于局部神经节，我国 HSV-IgG 的阳性率达 95%。GH 为感染性复发性疾病，一经感染终身携带，抗病毒治疗不能彻底清除体内潜伏感染的 HSV，导致疾病的迁延与复发。

一、传播途径

（一）性接触传播

HSV-2 存在于皮损渗液、子宫颈和阴道分泌物、精液和前列腺液中，主要通过性接触传播。

（二）口-生殖器性行为传播

HSV-1 主要引起口腔感染，近年来由于口-生殖器性行为方式，导致 HSV-1 引起的 GH 比例逐渐增加，已达到 10%～30%。

（三）垂直传播

原发性 HSV 感染孕妇可通过胎盘或产道引起垂直传播。据统计，孕妇 GH 致新生儿受累者 85%是产时通过产道感染，10%为产后接触感染，仅 5%为宫内感染。

二、对胎儿或新生儿的影响

对胎儿或新生儿的影响与生殖道 HSV 感染状况、型别、孕周，以及损伤性产科操作有关。近分娩时孕妇原发性感染，母婴传播率高达 30%～50%，主要与高病毒载量有关。临产前原发性感染的母体还未产生足够 IgG 传递给胎儿，胎儿在无 IgG 保护下接触产道病毒易发生感染。复发感染时，由于保护性抗体的存在，新生儿感染不常见。如分娩时存在生殖道 HSV 病变，新生儿感染风险为 2%～5%；无生殖道 HSV 病变时，由于病毒无症状脱落所致新生儿感染风险为 0.02%～0.05%。

（一）宫内感染

妊娠早、中期原发性 GH 所致的严重宫内感染罕见，多数不会导致流产，有报道称可致小头畸形、肝脾肿大、死胎、FGR 等。

（二）新生儿感染

表现形式多样，40%局限在新生儿皮肤、眼睛和口腔；30%发生脑炎等中枢神经系统疾病；32%出现播散性疾病，此种最为严重，如不治疗死亡率高。播散性感染或颅内感染的幸存者中 20%～50%存在远期并发症。

三、临床表现

（一）初发性 GH

初发性 GH 指第一次出现临床表现的 GH，包括原发性 GH（第一次感染出现症状）和非原发性（再

笔记栏

次感染另一型 HSV 并出现症状）。原发感染后潜伏期为 2～20 天，临床症状相对较重，表现为生殖器及肛门皮肤散在或簇集小水疱，破溃后形成糜烂或溃疡，自觉烧灼感和疼痛，最后结痂自愈，病程为 2～3 周，常伴有全身不适、乏力、低热、头痛等全身症状，查体可有腹股沟淋巴结肿大并压痛。女性多见于大小阴唇、阴蒂、阴阜、子宫颈等处，亦见于尿道口，有肛交性行为者可见肛门、直肠受累。

（二）复发性 GH

本病常复发，但症状较初发者轻，损害小，病程较短，多在 1 周，常发生在原来部位，往往无全身症状。

（三）特殊类型的 GH

特殊类型的 GH 包括疱疹性宫颈炎、疱疹性直肠炎、亚临床感染、新生儿疱疹等。

四、诊　断

典型患者根据外阴部成群水疱、局部灼热感、有复发史、病程较短等特点可诊断。有些患者临床表现缺乏特异性，诊断需依据以下实验室检查。

（一）核酸扩增试验

检测皮损标本、血液、脑脊液和子宫颈分泌物 HSV-DNA，可提高诊断敏感性，并可分型，有条件的单位可作为首选检测手段。

（二）病毒培养

取皮损处标本行病毒培养、分型和药敏试验。

（三）抗原检测

直接免疫荧光法或酶联免疫试验检测皮损标本 HSV 抗原，是临床常用快速诊断方法。

（四）血清学检查

用酶联免疫吸附试验（ELISA）可检测孕妇血清中特异性 HSV IgG、IgM，但无症状排毒者 IgM 可持续阳性，也可用于检测新生儿脐血，若脐血中特异性 IgM 阳性，提示宫内有感染的可能。

五、治　疗

本病的治疗原则是缩短病程，减轻症状，减少 HSV 排放以控制其传染性。

（一）初发性 GH

在出现症状 72h 内尽快启动抗病毒治疗。初次重症感染者，应根据病情抗病毒，包括孕早期的感染。阿昔洛韦在妊娠期可安全使用，400mg 口服，每日 3 次，连用 7～10 天。伐昔洛韦妊娠期使用也未显示出致畸性或胎儿毒性，可 500mg 口服，每日 2 次，连用 7～10 天；或 250mg 口服，每日 3 次，连用 7～10 天。播散性感染可静脉给药。

（二）复发性 GH

阿昔洛韦 400mg 口服，每日 3 次，连用 5 天；或伐昔洛韦 500mg 口服，每日 2 次，连用 5 天，或伐昔洛韦 250mg 口服，每日 3 次，连用 5 天。复发性感染应根据症状个性化处理。若 GH 频繁复发可采用长期抑制疗法，如口服阿昔洛韦 400mg，每天 2 次，疗程为 4～12 个月。局部可用阿昔洛韦软膏涂抹，但较口服用药疗效差，且易诱导耐药，不推荐使用。由于近分娩期的感染对新生儿危害最大，妊娠 36 周起使用阿昔洛韦或伐昔洛韦能抑制病毒复制，可降低分娩期 HSV 的大量排放，避免剖宫产术，使用前需要和孕妇及家属充分沟通。

（三）产科处理

1. 有感染史的孕妇，分娩前应对可疑病变进行病毒培养或 PCR 检测，建议在妊娠 36 周左右定量检测血清 IgG、IgM 抗体。

2. 孕晚期初次活动性感染、复发感染有前驱症状或生殖器有感染病灶者，传播风险增加，建议行剖宫产术；有感染史，但分娩时没有活动性生殖器病变不纳入剖宫产术的指征。

3. 分娩时应尽量避免有创性操作，如使用头皮电极、胎头吸引器、人工破膜或产钳助产术等，以减少新生儿感染 HSV 的机会。

笔记栏

4. 哺乳期可用阿昔洛韦和伐昔洛韦，该药在乳汁中的药物浓度很低。
5. 有活动性感染的产妇，乳房若没有活动性损伤则可以哺乳，但应严格洗手。
6. 妊娠晚期有活动性感染或有生殖器病灶者，新生儿应明确是否感染。

（瞿鑫兰　陈慧君）

第五节　生殖道沙眼衣原体感染

案例 10-4

患者，26 岁。因“妊娠 32^{+4} 周，阴道脓性分泌物增多 3 天”就诊。停经 40d 测尿 hCG 阳性，停经 7 周出现早孕反应，超声提示宫内早孕。停经 18 周可感胎动，NT 2.0mm，NIPT 检查均为低风险，妊娠期系统性超声检查均未见异常，妊娠 24 周后 OGTT 结果正常，妊娠期体重增加 10kg。近 3 天自觉阴道分泌物呈黄绿色，遂来门诊就诊，无腹痛、恶心、呕吐、阴道出血流液等不适。既往体健，G1P0。

查体：体温 37.1℃，脉率 84 次/分，呼吸 16 次/分，血压 112/72mmHg，神清，查体配合，心、肺查体未闻及异常，双下肢无水肿。

专科查体：宫高 31cm，腹围 92cm，胎方位头位，胎心率 145 次/分。阴道内见大量脓性分泌物，子宫颈红肿，黏膜外翻。取子颈管内分泌物送检，结果回报：沙眼衣原体阳性。

问题： 1. 根据病史和检查，首先应考虑为何诊断？
2. 下一步如何处理？
3. 该患者妊娠期后续如何管理？

沙眼衣原体（chlamydia trachomatis，CT）是一类严格真核细胞内寄生、有独特发育周期的原核细胞型微生物，其感染可累及眼、生殖道、尿道、直肠等，引起多种疾病。生殖道沙眼衣原体感染以局部炎症为主要表现，也可引起盆腔炎性疾病，导致异位妊娠及输卵管性不孕。沙眼衣原体感染可通过垂直传播，导致不良妊娠结局及新生儿感染。

一、传播途径

成人主要经性接触直接传播，极少数为间接传染，通过接触患者分泌物、污染衣物引起。孕妇感染沙眼衣原体感染后，可通过子宫内传播，或者通过产道及产后接触感染胎儿或新生儿，其中分娩时经产道感染是最主要的垂直传播途径。

二、对胎儿及新生儿的影响

CT 感染子宫内垂直传播少见，有报道称可增加流产、早产、胎膜早破、围生儿死亡等不良妊娠结局风险。新生儿多经污染产道而感染，主要表现为新生儿肺炎和眼炎，感染率为 50%～60%。新生儿结膜最容易受到 CT 的侵犯并播散到鼻咽部；其后可引起新生儿衣原体肺炎；少数新生儿可并发中耳炎。未经治疗的 CT 感染孕妇所分娩的新生儿，有 25%～50%在出生后 2 周出现衣原体性结膜炎，10%～20%在出生后 3～4 个月发生衣原体性肺炎。新生儿结膜炎主要表现为眼部黏液脓性分泌物、结膜充血及乳头增生，病程可长达 1～3 个月，多数预后良好，仅少数遗留瘢痕和形成结膜翳。衣原体性肺炎主要表现为气促，常伴有鼻塞、咳嗽，听诊闻及小水泡音，X 线胸片示大片对称阴影，其发病机制可能是结膜感染衣原体，经鼻咽管到达鼻咽部，随后进入下呼吸道所引起。

三、临床表现与诊断

生殖道感染 CT 后能诱导机体产生细胞免疫和体液免疫，但这些免疫应答的保护性不强，且抗体存留短暂，容易造成 CT 感染持续存在、反复感染。潜伏在细胞内的衣原体可逃避免疫防御，存在于子宫颈管等生殖道黏膜上皮而形成慢性炎症。妊娠期机体免疫力下降，潜伏在细胞内的衣原体感染活化，可出现感染症状。

（一）临床表现

男性 50%以上无症状，女性 70%以上无症状。女性常见症状包括阴道分泌物增多、非月经期或

笔记栏

性交后出血、下腹疼痛或不适，累及尿道可有排尿时灼热感。上行性感染可引起急性子宫颈炎、子宫内膜炎等，使异位妊娠及输卵管不孕风险增加。男性常见症状包括排尿时有灼热感、阴茎溢液、睾丸疼痛或不适等。

（二）诊断

由于 CT 感染的临床表现多无特征性，因此需行以下实验室检查来帮助诊断。①CT 培养：是诊断“金标准”，但方法复杂，临床应用困难；②抗原检测：包括直接免疫荧光法和酶联免疫吸附试验，是目前国内临床最常用方法，但敏感度及特异度较低；③核酸扩增试验：主要包括核酸扩增技术和直接检测核酸的技术（即基因探针技术），敏感度高、特异性强，现被广泛应用，但应防止污染的假阳性；④血清抗体检测：对诊断无并发症的生殖道感染价值不大，但在输卵管或盆腔炎性疾病时血清抗体可明显升高，方法包括补体结合试验、ELISA 及免疫荧光法。新生儿衣原体肺炎中 CT IgM 抗体滴度升高，有诊断意义。

四、治疗

治疗孕妇衣原体感染能减少妊娠期并发症发生，降低母婴间传播。CT 感染的治疗应及时、足量、规范应用抗菌药物，有效杀灭 CT，防止并发症。不同的感染部位，治疗的疗程不同。沙眼衣原体常和淋病奈瑟球菌感染同时出现，建议同时检测其他可能存在的 STD 病原体感染并给予相应治疗。由于 CT 的独特繁殖周期，选用的抗菌药物应具有良好的细胞穿透性。CT 本身没有细胞壁，不能应用针对微生物细胞壁合成的抗菌药物。

妊娠期感染首选阿奇霉素 1g 顿服；替代方案为阿莫西林 0.5g，每日 3 次，连用 7 天；红霉素 0.5g，每日 4 次，连用 7 天。妊娠期忌用喹诺酮和四环素类。

对可能感染的新生儿应及时治疗。新生儿肺炎推荐红霉素 50mg/（kg·d），分 4 次口服，连用 14 天。替代方案：阿奇霉素 20mg/（kg·d）口服，每日 1 次，连用 3 天。0.5%红霉素眼膏或 1%四环素眼膏出生后立即滴眼有助于预防衣原体眼炎，若有沙眼衣原体结膜炎可用 1%硝酸银滴眼液滴眼。

五、随访

对 CT 感染的妊娠女性在治疗完成 3～4 周后复查评价疗效，所有确诊 CT 感染的孕妇需 3 个月后复查。对于 CT 感染的婴儿或者新生儿应在治疗完成后 4 周进行判愈检测，以检测治疗效果。

案例 10-4 分析

1. 初步诊断 根据临床症状和检查，初步诊断 G1P0，孕 32^{+4} 周，单胎头位；妊娠合并沙眼衣原体感染。

2. 本病例的处理 因沙眼衣原体感染在分娩时会导致新生儿感染，妊娠期应积极药物治疗。首选阿奇霉素 1.0g 顿服；替代方案：阿莫西林 0.5g，每日 3 次，连用 7 天；红霉素 0.5g，每日 4 次，连用 7 天。妊娠期忌用喹诺酮和四环素类。

3. 该患者妊娠期后续管理 ①上述治疗后 4 周进行判愈测试以验证 CT 是否根除；②在妊娠晚期或分娩时再次检测 CT；③性伴侣同时接受检测和治疗。

（卢 静 陈慧君）

第六节 支原体感染

支原体是一种无细胞壁、结构简单的原核细胞型微生物，通常寄生在呼吸道和生殖道黏膜，除引起生殖道的感染外，还可引起肺炎。感染人类的支原体（mycoplasma）有 10 余种，常见的与泌尿生殖道感染有关的有解脲支原体（ureaplasma urealyticum，UU）、人型支原体（mycoplasma hominis，MH）及生殖道支原体（mycoplasma genitalium，MG）。支原体在泌尿生殖道存在定植现象，人群中存在着相当数量的支原体携带而没有症状和体征者，以 UU 最为突出。因此，阴道内经培养检出解脲支原体的概率较高，但常无明确的临床意义，需要结合临床谨慎判断。目前认为单纯下生殖道支原体定植不引起不良妊娠结局，但在合并沙眼衣原体或 B 族链球菌等感染时，应及时给予治疗。

笔记栏

一、传播途径

成人主要通过性接触传播。支原体存在于阴道、子宫颈外口、尿道口周围及尿液中。妊娠期支原体感染可垂直传播，经生殖道上行扩散引起宫内感染，也可在分娩过程中经污染的产道感染新生儿。在妊娠期生殖道 UU 的阳性率高达 80%，其处于携带状态时，由于免疫系统的保护而被抑制，若 UU 达到一定数量则会破坏免疫平衡，引起上行感染，导致蜕膜和绒毛膜的感染和炎症反应。

二、对胎儿及新生儿的影响

很多证据表明支原体可导致羊膜腔感染，但是有关支原体感染是否与不良妊娠结局有关尚存在争议。一项多中心临床研究表明，母体孕中期阴道解脲支原体的定植与胎儿低出生体重、胎膜早破及早产的发生无显著相关性。目前，大多数临床研究认为不需要对妊娠期下生殖道检出 UU 的患者进行干预和治疗。因此，如果怀疑下生殖道支原体上行感染至子宫腔导致绒毛膜羊膜炎和早产，需要从上生殖道取样检查评估。

三、临床表现与诊断

（一）临床表现

支原体感染多无症状、症状轻微或症状不特异，其临床表现因感染部位不同而异，主要引起阴道炎、宫颈炎和输卵管炎。UU 多表现为非淋球菌性尿道炎（non-gonococcal urethritis，NGU）；MG 多引起宫颈炎、子宫内膜炎、盆腔炎。支原体在泌尿生殖道的定植状态，多与宿主共存，不表现感染症状，仅在某些条件下引起机会性感染，常与其他致病菌共同致病。

（二）诊断依据

本病的诊断依据主要为实验室检查。①支原体培养：是目前的主要检测手段，取阴道和尿道分泌物联合培养，可获得较高的阳性率，但标本容易被污染；②血清学检查：无症状女性血清中人型支原体及解脲支原体血清特异性抗体水平低，再次感染后血清抗体可显著升高。新生儿特异性 IgM 升高对支原体感染有一定的预测作用，但均未能成为常规检查方法。③核酸检测：PCR 比培养法更敏感、特异性高，而且快速，对临床诊断有参考价值。

四、治　　疗

若 MH 和 UU 检测阳性但无症状，考虑为携带者，无须治疗。有症状者可选用多西环素 0.1g，口服，每日 2 次，连用 7 天；阿奇霉素 1g，单次口服，或 0.25g，每日 1 次，首次加倍，连用 5～7 天。若患者合并盆腔炎，疗程则需 14 天。

不需要对下生殖道检出支原体而无症状的孕妇进行干预和治疗，对有症状者首选阿奇霉素 1g 顿服，替代疗法为红霉素 0.5g 口服，每日 2 次，连用 14 天。新生儿感染选用红霉素 25～400mg/(kg·d)，分 4 次静脉滴注，或口服红霉素，连用 7～14 天。

五、随　　访

目前没有最佳随访方案的证据。通常明确支原体感染的患者需要在治疗后随访，采用培养法宜在停药后 2 周复查，采用核酸检测法宜在停药后 4 周复查。

（卢　静　陈慧君）

第七节　获得性免疫缺陷综合征

获得性免疫缺陷综合征（acquired immune deficiency syndrome，AIDS）又称艾滋病，是由人类免疫缺陷病毒（human immunodeficiency virus，HIV）引起的一种 STD。HIV 通过性接触及输血或血液制品等方式传播，可特异性地破坏辅助性 T 细胞（Th 细胞），导致特异性免疫缺陷。HIV 感染后由无症状病毒携带逐渐发展为艾滋病，最后并发严重机会性感染和恶性肿瘤。HIV 属逆转录 RNA 病毒，有 HIV-1、HIV-2 两个型别，引起世界流行的是 HIV-1 型，HIV-2 型主要在非洲西部流行。在未经干预的情况下，HIV 感染的母婴垂直传播率可达 15%～45%，可导致不良妊娠结局和新生儿感染，造成严重危害。

笔记栏

一、传播途径

HIV 存在于感染者血液、精液、阴道分泌物、泪液、尿液、乳汁、脑脊液中，艾滋病患者及 HIV 携带者均有传染性，主要有以下 3 条传播途径。

（一）性接触传播

性接触传播为主要传播途径，包括同性及异性之间的性接触，肛交、口交有着更大的传染危险。

（二）血液传播

血液传播包括：①输入污染了 HIV 的血液或血液制品；②静脉药瘾者共用受 HIV 污染的、未消毒的针头及注射器；③共用其他医疗器械或生活用具（如与感染者共用牙刷、剃刀）也可能经破损处传染，但罕见；④注射器和针头消毒不彻底或不消毒；⑤接受 HIV 感染的黏液、血液或血制品。

（三）母婴传播

孕妇 HIV 感染可通过胎盘垂直传播给胎儿，也可在分娩时经产道感染，或者通过产后哺乳、密切接触传染新生儿，是 15 岁以下儿童感染的最主要途径。妊娠各阶段母婴传播率不同，妊娠 0～14 周约为 1%，妊娠 14～36 周约为 4%，妊娠 36 周后约为 12%，分娩时为 8%～12%，分娩后 0～6 月龄约为 7%。

二、HIV 感染对母儿影响

（一）妊娠合并 HIV 感染

妊娠期因免疫功能受抑制，可影响 HIV 感染病程，加速 HIV 感染者从无症状期发展为艾滋病期，并可加重艾滋病及其相关综合征的病情。艾滋病患者孕产妇死亡的最主要原因是肺孢子菌肺炎（PCP），同时合并其他性传播疾病的概率增加。

（二）HIV 感染对胎儿及新生儿的影响

HIV 感染可增加不良妊娠结局的风险，如流产、早产、死产、胎膜早破、羊膜绒毛膜炎、低体重儿。妊娠期、围生期及产后胎儿/新生儿均有经垂直传播 HIV 感染的风险。未接受抗逆转录病毒治疗的孕妇，HIV 垂直传播率约为 30%；经抗逆转录病毒治疗、产科干预（如妊娠 38 周时选择性剖宫产术）和避免母乳喂养可将垂直传播率降低至 2%以下。与垂直传播有关的因素有 HIV 感染晚期、HIV 病毒载量高、胎膜早破＞4h、低 $CD4^{+}T$ 细胞水平、有创的助产操作。

三、病程及临床表现

从初始感染 HIV 到终末期是一个较为漫长、复杂的过程，在病程的不同阶段，与 HIV 相关的临床表现也是多种多样的。根据感染后的临床表现，HIV 感染全过程可分 3 期，即急性期、无症状期和艾滋病期。

（一）急性期

通常发生在感染 HIV 后的 2～4 周。部分感染者在急性期出现 HIV 病毒血症和免疫系统急性损伤相关的临床表现。临床表现以发热最为常见，可伴有咽痛、盗汗、恶心、呕吐、腹泻、皮疹、关节疼痛、淋巴结肿大和神经系统症状。大多数患者临床症状轻微，持续 1～3 周后自行缓解。此期在血液中可检测到 HIV RNA 和 P24 抗原，$CD4^{+}T$ 细胞计数一过性减少，$CD4^{+}/CD8^{+}T$ 细胞计数比值倒置。部分患者可有轻度白细胞计数和血小板计数减少或血生化指标异常。

（二）无症状期

可从急性期进入此期，或无明显的急性期症状而直接进入此期。持续时间一般为 4～8 年，其时间长短与感染病毒的数量和型别、感染途径、机体免疫状况的个体差异、营养条件及生活习惯等因素有关。在无症状期，由于 HIV 在感染者体内不断复制，免疫系统受损，$CD4^{+}T$ 细胞计数逐渐下降，可出现淋巴结肿大等症状或体征。

（三）艾滋病期

为感染 HIV 后的终末阶段。患者 $CD4^{+}T$ 细胞计数多＜200/μl。此期典型的临床表现为发热、体重下降，全身浅表淋巴结肿大，常合并各种机会性感染（如口腔念珠菌感染、肺孢子菌肺炎、巨细胞病毒感染、疱疹病毒感染、弓形虫感染、隐球菌脑膜炎及活动性肺结核等）和肿瘤（如卡波西肉

笔记栏

瘤、淋巴瘤等），约 50%的患者可出现中枢神经系统症状。

四、筛查及诊断

根据病史、临床表现和实验室检查作出诊断。

（一）实验室检查

1. 抗体筛查试验　包括免疫凝集试验、免疫层析试验（ICA）、免疫渗滤试验（IFA）、酶联免疫吸附试验（ELISA）等。

2. 补充试验　包括抗体确证试验（免疫印迹试验、免疫层析试验、免疫渗滤试验等）及核酸检测（定性或定量）。

3. 病毒载量测定　用于提供开始抗病毒治疗的依据、评估治疗效果、预测疾病进程、指导治疗方案调整，也可作为 HIV 感染诊断的参考指标。

4. $CD4^{+}T$ 细胞计数　采用流式细胞术检测 $CD4^{+}T$ 细胞数。

5. HIV 耐药性检测　可为抗病毒方案的选择和更换提供指导。HIV 抗体检测是 HIV 感染诊断的金标准，HIV 病毒载量和 $CD4^{+}T$ 细胞数是判断疾病进展、疗效和预后的重要指标。

（二）妊娠期筛查

所有孕产妇初次接受孕产期保健，均应行 HIV 抗体筛查试验。筛查试验按照流程分为初筛试验与复检试验，初筛试验有反应者进入复检试验，复检试验有反应者尽快进行补充试验，以明确 HIV 感染状态。已临产而未检测者，需立即同时用两种不同的快速检测试剂筛查，30min 内出结果。

（三）诊断

根据流行病学病史（包括不安全性生活史、静脉注射毒品史、输入未经抗 HIV 抗体检测的血液或血液制品、HIV 抗体阳性者所生子女或职业暴露史等）、临床表现、实验室检查等进行综合分析，慎重做出作出诊断。高危人群孕期妊娠期可重复检测。成人及 18 月龄以上（含 18 月龄）的诊断，需符合下列一项：①HIV 抗体筛查试验和补充试验阳性；②分离出 HIV 病毒。18 月龄及以下的诊断，需符合下列一项：①HIV 感染母亲所生和 HIV 分离试验阳性；②HIV 感染母亲所生和两次 HIV 核酸检测均为阳性（第二次在出生 4 周后）。

五、治　疗

目前尚无治愈方法，主要采用抗病毒药物治疗及对症支持治疗。所有感染 HIV 的孕妇均应尽早接受抗逆转录病毒治疗（ART），HIV 感染母亲所生婴儿应在出生后尽早（6h 内）预防性服用抗病毒药物。联合国艾滋病规划署（UNAIDS）推荐的母婴阻断金标准为：抗病毒药物治疗+产科干预+喂养指导。自愿咨询和检测是母婴阻断的先决条件，产科医师和艾滋病专家应共同提供咨询并制订治疗方案。

（一）抗逆转录病毒治疗（ART）

所有感染 HIV 的孕妇不论其 $CD4^{+}T$ 细胞计数多少或疾病临床分期如何，均应尽早接受抗 ART，具体方案如下（表 10-1）。

表 10-1　HIV 感染孕产妇 ART 方案

类型	2 种逆转录酶抑制药	第三类药物
首选方案	TDF/FTC（或 TDF+3TC 或 ABC[a]/3TC 或 ABC+3TC）	+LPV/r 或 RAL
替代方案	TDF/FTC(或 TDF+3TC 或 ABC/3TC 或 ABC+3TC 或 AZT/3TC 或 AZT+3TC）	+EFV 或 DTG[b] 或 RPV[c] 或 NVP[d]

注：TDF.替诺福韦；ABC. 阿巴卡韦；3TC. 拉米夫定；FTC. 恩曲他滨；AZT. 齐多夫定；EFV. 依非韦伦；LPV/r. 洛匹那韦/利托那韦；RAL. 拉替拉韦；NVP. 奈韦拉平；RPV. 利匹韦林；DTG. 多替拉韦。a. 用于 HLA-B*5701 阴性者。b. 2019WHO 指南指出孕期使用 DTG 预期获益大于风险，如果已充分告知 DTG 的潜在神经管畸形风险（从受孕时至第一孕期末），可以为有生育需求的女性处方 DTG。2019 DHHS 指南指出不应为下列人群处方 DTG：怀孕 12 周内的孕妇，有生育潜力并计划怀孕的人，有生育潜力、性活跃且不使用有效避孕措施的人。2018 EACS 指南指出，服用 DTG 的妊娠前 3 个月的妇女需要将 DTG 更换为另一种第三类药物。c. RPV 仅用于病毒载量＜10^5 拷贝/ml 和 CD4 细胞＞200 个/μl 的患者。d. 对于基线 CD4 细胞＞250 个/μl 的患者要尽量避免使用含 NVP 的治疗方案，合并丙型肝炎病毒感染的避免使用含 NVP 的方案。

笔记栏

推荐含拉替拉韦（RAL）或多替拉韦（DTG）的方案作为孕妇首选，后者因有引起胎儿神经管缺陷的风险不建议用于妊娠 12 周以内。比克替拉韦（BIC）妊娠期应用数据不足，目前不推荐；艾维雷韦/考比司他（EVG/c）在妊娠中、晚期药物浓度不足，应避免应用。依非韦伦（EFV）可应用于妊娠各个阶段。洛匹那韦/利托那韦（LPV/r）临床用药经验多，但消化道反应可能比较明显，且有增加早产和低体重儿的风险。丙酚替诺福韦（TAF）/恩曲他滨（FTC）作为备选方案，可用于妊娠 14 周以后。妊娠前已接受抗病毒治疗，根据病毒载量评估效果，如小于 50 拷贝/ml，可保持原方案不变，否则酌情调整。用药前、过程中检测与评估：病毒载量、$CD4^+T$ 细胞、常规检测，分娩前再次检测病毒载量。

（二）对症支持治疗

加强营养，治疗机会性感染及恶性肿瘤。

（三）产科处理

1. 妊娠期处理 主动提供预防艾滋病母婴传播咨询与评估，由孕产妇及其家人在知情同意的基础上作出终止或继续妊娠的决定。继续妊娠者给予孕期保健咨询、监测随访及心理关怀；免费提供检测及抗病毒药物。

2. 分娩期处理 告知住院分娩对保护母婴安全和预防 HIV 母婴传播的重要作用，帮助其及早确定分娩医院预约待产。HIV 感染不作为剖宫产术的指征，孕早、中期已开始抗病毒、规律服药，没有症状，孕晚期病毒载量<1000 拷贝/ml，可不行剖宫产术终止妊娠，但要避免紧急剖宫产术；病毒载量>1000 拷贝/ml 或分娩时未知，建议在妊娠 38 周计划剖宫产术；已经临产者，剖宫产术的保护作用有限。阴道分娩应尽量缩短破膜距分娩的时间，避免损伤性操作，如会阴侧切、人工破膜、产钳或吸引器助产等，严密观察并积极处理产程。新生儿及时清洗，缩短接触母血及分泌物的时间，避免损伤皮肤、黏膜。医务人员加强个人防护，减少职业暴露。

3. 产后处理 对于产后出血，建议用缩宫素和前列腺素类药物，不主张用麦角生物碱类药物，因其可与逆转录酶抑制药和蛋白酶抑制药协同促进血管收缩。无论何种喂养方式，均应继续治疗。母乳喂养有新生儿感染的风险，因此应提倡人工喂养，避免母乳喂养，尤其是病毒载量仍可以检测到者。杜绝混合喂养，应给予喂养及护理指导。

（四）新生儿处理

符合以下条件之一的孕产妇所生儿童为艾滋病高暴露风险儿童：孕晚期 HIV 病毒载量>50 拷贝/ml；无孕晚期 HIV 病毒载量检测结果，妊娠期抗病毒治疗不足 12 周；孕产妇临产时或分娩后 HIV 初筛试验阳性。对于普通暴露风险的儿童：应在出生后 6h 内尽早开始服用抗病毒药物，至出生后 4 周；如选择母乳喂养，应当首选奈韦拉平（NVP）方案。对于高暴露风险的儿童：应在出生后 6h 内尽早开始服用三联抗病毒药物至出生后 6 周。

六、预　防

艾滋病无治愈方法，但可以预防，主要措施包括：①利用各种形式进行宣传教育，了解艾滋病的危害性及传播途径；②对 HIV 感染的高危人群定期进行血清 HIV 抗体检测，对抗体阳性者进行教育及随访，防止继续播散，并对其配偶及性伴侣检测血清 HIV 抗体；③打击并取缔娼妓活动，严禁吸毒；④献血人员献血前检测血清 HIV 抗体；⑤防止医源性感染；⑥怀疑自己或对方被 HIV 感染时坚持使用避孕套，预防艾滋病的传播；⑦及时治疗 HIV 感染的孕产妇，降低新生儿 HIV 感染。

（余雪琛　陈慧君）

附 10A

B 族溶血性链球菌感染

案例 10-5

患者，30 岁。因“孕 37^{+4} 周，阴道流液 2 小时”就诊。停经 40 天测尿 hCG 阳性，停经 6 周出现早孕反应，停经 16^+ 周可感胎动，停经 8^+ 周超声提示宫内早孕，NT 1.8mm，NIPT 检查均为低风险。妊娠期系统性超声检查均未见异常，妊娠 24 周后 OGTT 结果正常。现妊娠 37^{+4} 周，2 小时前出现阴道流液，色清，无腹痛、阴道出血、恶心、呕吐等不适。既往体健，G1P0。

笔记栏

查体：体温 36.3℃，脉率 82 次/分，呼吸 16 次/分，血压 121/78mmHg，神清，查体配合，心、肺查体未闻及异常，双下肢无水肿。

专科查体：宫高 34cm，腹围 98cm，胎方位头位，胎心率 142 次/分。行阴道-直肠分泌物培养结果示：B 族溶血性链球菌阳性。

问题：1. 根据病史和检查，首先应考虑为何诊断？

2. 下一步如何处理？

3. 所产新生儿后续处理是什么？

B 族溶血性链球菌（group B streptococcus，GBS）又称无乳链球菌，为革兰氏阳性球菌。GBS 为机会致病菌，可侵袭任何年龄人群。妊娠期的带菌率为 10%～30%，50%的孕妇 GBS 定植可垂直传播给胎儿或新生儿。围生期产妇 GBS 感染可引起无症状菌尿、膀胱炎、肾盂肾炎、菌血症等，还可以通过阴道侵入胎膜，引起胎膜早破，早产、宫内感染、新生儿败血症、中枢神经系统感染，严重者甚至引起死亡等不良结局的发生，危害母婴安全。

一、传播途径

母体定植是新生儿 GBS 感染的主要危险因素。新生儿主要通过产时接触有菌群定植的生殖道引起传染，通常发生在产时或胎膜破裂后。也有研究提示可在妊娠期上行性感染胎儿。

二、发病机制

1. GBS 在围生期阶段被激活后，可沿阴道上行扩散感染子宫和胎膜，其代谢产物可刺激羊膜及蜕膜细胞产生前列腺素，引起机体炎症反应和免疫反应，产生大量的炎症因子损害胎膜组织，使局部胎膜张力降低，引起胎膜早破，且随时间推移 GBS 可进一步扩散至子宫内及胎儿体表，引起宫内感染和产后新生儿感染，导致不良妊娠结局的发生。

2. GBS 具有较强的绒毛膜穿透力和吸附力，可在感染后 2h 左右吸附母体，并会侵入绒毛膜，而后可在细菌产生蛋白酶和炎症细胞的吞噬作用下，降低胎膜部分张力，进而引起胎膜早破。

3. 病原微生物在胎膜早破之后可通过其破口侵袭子宫腔、胎膜、羊水、胎盘等，继发宫内感染。

4. 阴道检查次数、产程及破膜时间长短等多种因素与宫内感染发生有密切关系。

5. 在孕妇受到 GBS 感染后，会促进多种炎症细胞因子及激活前列腺素、磷脂酶 A_2 的释放，包括肿瘤坏死因子、IL-8、IL-6、IL-1 等，从而引起子宫收缩，导致孕产妇发生早产。

6. 垂直传播是新生儿发生早发型感染（由 GBS 所致）的主要途径，会导致新生儿出现脑膜炎、肺炎、脓毒血症等。

三、GBS 对母儿的影响

1. GBS 是围生期的条件致病菌，一旦引起感染则危害严重，可引发宫内感染、胎膜早破、晚期流产、早产、胎儿生长受限、临床和亚临床绒毛膜炎、胎儿窘迫以及胎儿和新生儿感染，出现新生儿脑膜炎、肺炎、脓毒血症等一系列母婴不良结局。

2. GBS 引起的新生儿感染根据发病时间分早发型（发生在生后 7 天内，一般在出生后 24～48h 发病。垂直传播是早发型感染的主要传播途径）及晚发型（发生在生后 7 天至 3 个月，由产时垂直传播及出生后水平传播所致）。其中以早发型感染多见，主要表现为肺炎和败血症，早期症状缺乏特异性，多表现为吃奶少、活动差、气急、呻吟、发绀、体温低等，如果不严密观察有时难以发现，诊治不及时可能发生严重后果，严重者合并脑膜炎，有抽搐、神志不清、脑水肿、呼吸衰竭等，病死率高，易造成新生儿严重神经系统后遗症。迟发型感染多为早产儿，症状不典型，表现为嗜睡、拒食、发热等，以败血症及脑膜炎多见，也可出现化脓性关节炎或骨髓炎等迁徙病灶。我们应对生殖道携带 GBS 的产妇给予足够重视，必要时采取相关干预治疗措施，以减少不良妊娠结局的发生。无论普查还是基于高危因素筛查对于预防早发型都有积极意义。筛查时间应集中在妊娠 35～37 周或分娩前 5 周内，取直肠及阴道下 1/3 的分泌物进行 GBS 筛查。

GBS 筛查方法有培养法、乳胶凝集试验、核酸扩增试验等。GBS 培养仍然是诊断的“金标准”，其敏感度和特异度均较高，且价格适中，但耗时较长，易受送检时间、保存条件、环境因素等影响。

笔记栏

乳胶凝集试验检测速度快，适用于床旁检测，但特异度及敏感度较低，存在一定的假阴性率。增菌培养后的核酸扩增试验检出率很高，灵敏度甚至高于传统培养法。其中PCR法被认为是快速检测GBS的最准确方法，可以快速出结果，故可在临产时进行，以便较准确地反映孕妇临产时GBS的带菌情况，避免抗生素过度应用或漏用。但产时核酸扩增试验PCR不能进行药敏试验，因而对青霉素严重过敏的孕妇推荐妊娠35～37周进行GBS培养并检测其对红霉素和克林霉素的敏感性，以指导产时预防性应用抗生素。

四、预防

对于GBS阳性的孕妇，在临产后应给予抗生素预防，以减少阴道及直肠内GBS带菌量。用药至少需4h才能达有效药物浓度，以预防GBS垂直传染和新生儿GBS早发型感染。开始使用抗生素至分娩时的间隔时间＜1h，则GBS垂直感染率＞40%；间隔时间＞4h，垂直感染率为19%。

（一）预防性使用抗生素的指征

1. 既往有GBS疾病患儿的生产史。
2. 此次妊娠期内有GBS菌尿症。
3. 此次妊娠GBS筛查阳性。
4. GBS检查结果未知时，但具有下列高危因素者：早产不可避免，未足月胎膜早破，或产时体温≥38℃，或破膜时间≥18h。
5. GBS检查结果未知时，且不具备以上高危因素，若既往妊娠有GBS定植史，可在知情同意后经验性针对GBS预防性应用抗生素。

对于上述1、2这两种情况，不需要在妊娠35～37周重复进行GBS筛查。对于有以下情况之者，不需要使用抗菌药物：①未破膜且未进入产程的剖宫产术；②此次妊娠阴道和直肠GBS筛查阴性。

（二）药物的选择

美国疾病预防控制中心（Center for Disease Control and Prevention，CDC）、欧洲地区及我国指南均推荐首选静脉输注青霉素。青霉素G首次剂量500万U静脉滴入，然后250万～300万U/4h，直至分娩，或静脉输注氨苄西林，负荷量2g静脉输入，然后1g/4h，直至分娩。对青霉素过敏者，如无血管神经性水肿、呼吸窘迫、荨麻疹等严重过敏表现，可在头孢类抗生素不过敏或头孢唑林皮试阴性的情况下选用头孢唑林进行预防，用法是2g静脉滴入，然后1g/8h，直至分娩。若既往对青霉素出现严重过敏反应，建议妊娠前筛查同时检测GBS对克林霉素的敏感性，如果敏感，推荐采用克林霉素900mg静脉滴入，每8h使用1次。若对于克林毒素耐药则建议使用万古霉素，20mg/kg，每8h 1次，单次最大剂量2g，单次输液时间应该大于1h，肾功能不全者根据肾功能计算用量。

（三）妊娠期GBS菌尿需立即预防用抗生素的指征

1. 有尿路感染症状的孕妇。
2. 尿培养中GBS菌落计数≥104CFU/ml。

妊娠期GBS菌尿预防用药选择遵循分娩期GBS用药处理，首选青霉素，口服或静脉均可，疗程为4～7天。停药1周后和随后的每月都要定期复查尿培养。

（四）新生儿感染

母体预防性用药能减少新生儿败血症的发生。新生儿有败血症症状或母体患绒毛膜羊膜炎时，需要完善相关生化检查，如血培养、全血细胞计数检查等，必要时可做腰椎穿刺检查。新生儿可疑败血症时一般即可以开始经验性用药，静脉滴注氨苄西林和1种氨基糖苷类药物，以针对GBS和其他常见的新生儿病原体为主。如果GBS是唯一的病原体，则静脉滴注青霉素G，疗程为10天。如果是不合并脑膜炎的菌血症，经验用药建议持续48～72h，直至得到实验室检测结果，若血培养48h结果为阴性，则无须继续抗生素治疗。如并发脑膜炎，则需静脉滴注氨苄西林和庆大霉素，直至脑脊液无菌，静脉滴注全疗程，至少14天。

总之，围生期GBS感染危害严重，应引起国内围生学界的重视。产前GBS筛查联合抗生素应用仍是围生期GBS感染主要的防治方法，但使用抗生素可引起耐药菌增加，且可能与新生儿哮喘、过敏发生相关。未来希望积极开展该领域治疗的相关研究，诸如疫苗的开发。目前已有部分GBS候选疫苗进入了临床试验阶段，如外源蛋白作为载体的GBS多糖结合疫苗、蛋白质疫苗等，未来尚需

笔记栏

积极探索更适于中国的GBS治疗方案，以减少早发型GBS感染的发生，改善母儿结局。

案例10-5分析

1. 初步诊断　根据临床症状和检查，初步诊断：G1P0，妊娠37^{+4}周，单胎头位；妊娠合并B族溶血性链球菌感染；胎膜早破。

2. 本病例的处理　孕足月胎膜早破可考虑积极干预终止妊娠，根据宫颈成熟度及患者意愿选择阴道分娩或剖宫产术。患者GBS感染主要通过垂直传播感染新生儿，且主要发生在产时和胎膜破裂后，因此在干预期间应积极给予预防抗生素治疗，首选青霉素G，首次剂量为500万U静脉滴入，然后250万～300万U/4h，直至分娩。

3. 后续处理　所生新生儿需严密监测生命体征、临床表现，完善相关感染指标监测，有疑似败血症表现时，可给予经验性抗生素治疗。

（瞿鑫兰　陈慧君）

附10B

TORCH感染

TORCH是组一组可导致先天性宫内感染的病原微生物的缩写。其中T指弓形虫（toxoplasma，TOX），O指其他（others，如梅毒螺旋体、微小病毒B19等），R指风疹病毒（rubella virus，RV），C指巨细胞病毒（cytomegalovirus，CMV），H指单纯疱疹病毒（herpes simplex virus，HSV）。

此组病原体引起的感染称为 TORCH 感染。孕妇感染后多无症状或症状轻微，不易引起重视，但孕妇感染后可通过胎盘或产道传播给胎儿或新生儿，导致流产、死胎、早产、宫内发育迟缓、先天畸形等，即使幸存，也可遗留中枢神经系统等多器官损害。

一、传播途径

（一）孕妇感染

弓形虫多为食用含有包囊的食物或接触猫等动物带有虫卵的排泄物而感染。风疹病毒主要是直接传播或经呼吸道飞沫传播。巨细胞病毒主要通过分泌物接触感染，也可经输血、人工透析和器官移植感染。

（二）母儿传播

具体传播途径如下。宫内感染：病原体经胎盘血行性感染胚胎或胎儿；上行性：经生殖道进入羊膜腔或沿胎膜外再经胎盘感染胎儿；产道感染：胎儿在分娩过程中通过被病原体感染的软产道而感染；出生后感染：通过母亲的乳汁、唾液和血液等感染新生儿。

二、发病机制

这些病原体的低毒性，在胚胎形成的早期很少引起胎儿死亡。妊娠早期是胚胎发育的最复杂阶段，胎儿许多器官的发育过程极易受到攻击。在这个阶段母体通常会建立免疫耐受机制，而未成熟的胚胎又缺乏完全清除感染的免疫机制，导致感染持续存在。受感染的新生儿通常表现为生长缓慢、发育异常、先天畸形、中枢神经系统损害等。

三、对母儿的影响

（一）对孕妇的影响

孕妇感染后大多无明显症状或症状轻微，部分孕妇可表现为不典型的感冒样症状，如低热、乏力、关节肌肉酸痛、局部淋巴结肿大等。风疹病毒感染者可在颜面部广泛出现斑丘疹，并可扩散至躯干和四肢，还可伴有关节痛或关节炎、头颈部淋巴结病和结膜炎等。

（二）对胎儿和新生儿的影响

原发感染的孕妇可通过胎盘或产道感染胎儿，感染时胎龄越小，先天畸形的发病率越高，畸形

笔记栏

越严重。

1. 弓形虫病 宫内感染率随孕周增加而增加，但妊娠早期感染对胎儿影响最严重。大多数宫内感染的胎儿出生时没有明显弓形虫病特征，随后可逐渐出现肝脾肿大、黄疸、贫血及颅内钙化、脑积水和小头畸形等神经系统疾病，还可发展为脉络膜视网膜炎、学习障碍等。有症状的受感染胎儿远期并发症发生率高。

2. 风疹病毒感染 胎儿器官发生过程中感染风疹病毒的后遗症较为严重。宫内感染率随孕周增加而降低，妊娠20周以后感染者一般不会导致出生缺陷。宫内发育迟缓是孕晚期感染的唯一后遗症。风疹病毒感染可导致严重的新生儿先天性风疹综合征，主要表现为感觉神经性耳聋，其次为先天性心脏病（动脉导管未闭、肺动脉狭窄、室间隔缺损、房间隔缺损、法洛四联症等）、眼睛异常（先天性白内障、青光眼、小眼和色素性视网膜病等），可伴随中枢神经系统病变，如小头畸形、病毒性脑膜脑炎或病毒性脑炎、发育迟缓、智力低下等。远期后遗症有糖尿病、性早熟和进行性风疹全脑炎等。

3. 巨细胞病毒感染 我国成人CMV-IgG阳性率在90%以上，因此我国巨细胞病毒感染主要为再感染或复发感染。孕妇原发感染的发病率仅为0.7%～4%，但一旦原发感染，对胎儿及新生儿损害大。原发感染的30%～40%可发生垂直传播，复发感染者宫内感染率仅为0.15%～2%。大多数宫内受感染胎儿出生时无症状，仅5%～10%有症状，胎儿或新生儿感染主要表现为FGR、小头畸形、颅内钙化、肝脾肿大、皮肤瘀点、黄疸、脉络膜视网膜炎、血小板减少性紫癜及溶血性贫血等。即使出生时无临床表现，随访至2～5岁时，25%的儿童可发生病变，包括感觉神经性耳聋、视力障碍、神经功能缺陷、精神运动发育迟缓和学习障碍等后遗症。

4. 单纯疱疹病毒感染 孕早、中期发生初次感染和胎儿急性概率极低，但对于既往有生殖器疱疹病史的患者需要在孕早期进行评估，以便筛查出高危人群。单纯疱疹主要通过产时接触生殖道病毒感染新生儿，妊娠晚期原发感染新生儿感染风险最大（30%～50%）。

四、诊断及实验室检查

（一）实验室诊断

1. 病原学检查 循环抗原检测（弓形虫）、细胞学检查（CMV包涵体）、病毒分离（RV、CMV）及核酸扩增试验，可对母亲血液、羊水、脐血、胎盘及新生儿血、尿等进行病原学检查。

2. 血清学检查 可检测血清中TOX、RV和CMV的特异性抗体IgM、IgG。IgM多在感染后1周内检出，以后迅速下降，持续1～2个月，提示近期感染；IgG出现在IgM之后，感染恢复后长期持续存在，仅IgG阳性表示感染过且可能有免疫力。抗体的连续监测对于感染的判定至关重要。IgG出现血清学转换、滴度明显增加、IgM阳性和IgG阳性，提示感染。IgG抗体滴度持续升高，病毒分离和基因测序鉴定为新病毒株可诊断再次感染。IgG阳性、IgM阴性提示既往感染。IgG亲合力指数有助于判断感染时间。随感染时间延长，抗体特异性增强，与抗原亲和力升高，亲合力指数也升高。低亲和力提示近期原发感染，高亲和力提示复发、再感染，也不排除数月以上的原发感染，需结合孕周评估。

（二）影像学检查

TORCH宫内感染胎儿的超声检查异常大多缺乏特异性，敏感度只有15%左右，妊娠中、晚期重复超声检查可发现迟发型胎儿异常表现。磁共振在胎儿神经系统结构异常诊断方面具有优势，能对脑室扩张程度及周围脑实质发育情况作出更准确判断，常用于胎儿超声检查发现异常后的进一步检查。

五、产前诊断指征

对于弓形虫、巨细胞病毒、风疹病毒来说，若孕妇为原发感染，或血清学不能排除原发感染，或排除原发感染但出现明显超声异常，都应考虑产前诊断。弓形虫感染产前诊断时间应大于18周，且在母体感染4周后，以降低假阴性率；巨细胞病毒产前诊断在确定感染6周后或大于21周进行。对于单纯疱疹病毒若无超声发现的胎儿畸形，一般不作产前诊断。

六、治　疗

对宫内感染胎儿的预后评估需要根据孕妇感染的病原体种类、感染状态（原发性感染、复发感

笔记栏

染）、感染发生的妊娠期和持续时间、介入性产前诊断结果，以及是否合并有胎儿超声异常等多方面信息进行综合评估。不应依据1次或多次血清学检测结果而向孕妇作出终止妊娠的建议。

（一）弓形虫

孕妇可以通过服用乙酰螺旋霉素来降低病毒垂直传播率。乙酰螺旋霉素3g/d（1g，Q8H）口服，治疗7～10天。妊娠18周后一旦发现胎儿也受到感染，但胎儿超声无异常表现，则治疗方法需联合应用乙胺嘧啶、磺胺嘧啶，能更有效地透过胎盘，杀灭弓形虫，同时必须给予叶酸以拮抗上述两药对骨髓发育的抑制。具体用法：乙胺嘧啶50mg/12h，用2天，然后调整为50mg/d；磺胺嘧啶初始剂量为75mg/（kg·12h），然后50mg/（kg·12h），最大剂量为4g/d；甲酰四氢叶酸10～20mg/d，与乙胺嘧啶同时用药或乙胺嘧啶治疗1周后再用。联合用药较单用乙酰螺旋霉素更能有效地透过胎盘，杀灭TOX，以减轻宫内感染胎儿合并症的严重程度。对于确诊胎儿感染且已经出现超声异常的胎儿，上述治疗效果并不确切。

（二）RV感染和CMV感染

RV感染和CMV感染目前尚无特效治疗方法。不推荐对RV及CMV宫内感染的胎儿使用抗病毒药物，但需要综合评估胎儿预后。

（三）单纯疱疹病毒

单纯疱疹病毒可用阿昔洛韦或伐昔洛韦抗病毒治疗，以降低母婴传播率，详见第十章第四节。

七、预　　防

（一）对易感人群应早期检查，早期诊断，及时治疗

建议妊娠前就监测CMV IgM、IgG。若妊娠前就有活动性感染，则暂不受孕，经3～6个月后再受孕。若妊娠前CMV IgM、IgG均阴性，要做好妊娠期预防原发感染的宣教，如避免与2岁以下的儿童密切接触；妊娠前若发生弓形虫急性感染，自确诊感染6个月后再计划妊娠。妊娠前弓形虫IgG阴性患者，做好健康宣教，同时在妊娠20周前要动态监测IgG变化；对于单纯疱疹病毒，妊娠前若HSV IgG阳性，可取子宫颈分泌物进行PCR病毒载量检测，若高于参考值需要治疗后再准备妊娠。如果孕妇没有单纯疱疹病毒感染史，但性伴侣感染过，妊娠前和妊娠早期也应该尽早评估。

（二）接种疫苗

对RV抗体阴性的生育期女性建议妊娠前接种风疹疫苗，避孕1～3个月后计划妊娠。

（瞿鑫兰　陈慧君）

笔记栏

第十一章 分娩期并发症

第一节 胎 膜 早 破

案例 11-1

孕妇，33 岁，因“停经 32^{+6} 周，阴道少许流液 2 小时余”入院。孕妇平素月经规律，此次妊娠定期产检，无明显异常。2 小时前无明显诱因出现阴道流液，量不多，色清亮，无明显腹痛及阴道出血。28 岁结婚，G2P0A1，1 年前行人工流产 1 次。

查体：体温 36.5℃，血压 105/70mmHg，心率 76 次/分，呼吸 20 次/分，心、肺听诊未见明显异常。专科查体：宫高 29cm，腹围 96cm，胎心率 146 次/分。阴道检查：子宫颈居中，质中，宫口未开，子宫颈未消退，头先露，阴道后穹窿见积液池，清亮，阴道内未扪及条索状物及搏动感。

问题： 1. 该病例的初步诊断是什么？诊断依据是什么？

2. 需要进一步做什么检查？

3. 如何处理？

正常分娩胎膜破裂的时间多发生在子宫口近开全时，临产前胎膜自然破裂称为胎膜早破（premature rupture of membranes，PROM），妊娠满 37 周以后发生的胎膜破裂称为足月胎膜早破；孕周未达 37 周者称为未足月胎膜早破（preterm premature rupture of membranes，PPROM）。胎膜早破可引起脐带脱垂、增加母婴感染的机会。未足月胎膜早破是早产的主要原因之一，胎膜早破孕周越小，围产儿预后越差。

一、病 因

本病是多种因素影响的结果，足月 PROM 与妊娠晚期生理性宫缩所致的胎膜薄弱有一定的关系，而未足月 PROM 更多是由于亚临床绒毛膜羊膜炎所致，常见因素如下。

（一）生殖道感染

生殖道感染是 PROM 的主要原因，可引起胎膜炎，使胎膜局部张力下降而破裂；也可以使体内细胞因子发生变化，如 IL-1、IL-6、IL-8、TNF-α 升高，可激活溶酶体酶，破坏羊膜组织，导致胎膜早破。

（二）羊膜腔压力升高

常见于双胎妊娠及羊水过多。

（三）胎膜受力不均

头盆不称、胎位异常使得胎儿先露部不能衔接，胎膜受压不均，导致破裂。

（四）创伤

羊膜腔穿刺、妊娠晚期频繁性生活、腹部撞击等可能导致胎膜早破。

（五）营养因素

缺乏维生素、锌及铜，影响胎膜胶原纤维、弹力纤维合成，可使胎膜抗张能力下降而破裂。

（六）子宫颈内口松弛

先天性发育不良或创伤使子宫颈内口松弛，前羊膜囊楔入，受压不均及胎膜发育不良，致使胎膜早破。

二、临 床 表 现

典型症状是孕妇突感较多液体自阴道流出，增加腹压时阴道流液量增多。少量间断不能自控的阴道流液需与尿失禁、阴道炎溢液相鉴别。

三、诊　　断

（一）胎膜早破

1. 临床表现　孕妇主诉阴道流液或外阴湿润。

2. 辅助检查

（1）阴道窥器检查：可见液体自子宫颈口流出或阴道后穹窿有液池形成，可混有胎脂和（或）胎粪。

（2）阴道液酸碱度检查：正常阴道液 pH 为 4.5～5.5，羊水 pH 为 7.0～7.5。用石蕊试纸测定阴道流出液 pH≥6.5（试纸变蓝）提示胎膜早破可能性大。需注意血液、尿液、子宫颈黏液、精液及细菌污染可出现假阳性。

（3）阴道液涂片检查：阴道液置于载玻片上，干燥后镜检可见羊齿植物叶状结晶为羊水。用 0.5% 硫酸尼罗蓝染色于镜下见橘黄色胎儿上皮细胞，用苏丹Ⅲ染色见黄色脂肪小粒，均有助于诊断。

（4）胰岛素样生长因子结合蛋白-1（insulin like growth factor binding protein-1，IGFBP-1）测定：IGFBP-1 由肝细胞、蜕膜细胞、卵巢颗粒细胞合成并分泌。当子宫颈阴道分泌物中的 IGFBP-1＞3mg/L 或 IGFBP-1 试纸阳性则支持胎膜早破的诊断，有较高敏感性和特异性，且不受精液、尿液、血液或阴道感染的影响。

（5）超声检查：发现羊水量较破膜前减少。

（二）绒毛膜羊膜炎

1. 临床表现　①母体体温≥38℃；②阴道分泌物异味；③胎心率增快（胎心率基线≥160 次/分）或母体心率增快（心率≥100 次/分）；④母体外周血白细胞计数≥15×10^9/L；⑤子宫呈激惹状态、子宫体有压痛。母体体温升高同时伴有上述②～⑤任何一项表现可诊断绒毛膜羊膜炎。

2. 辅助检查　①超声引导下羊膜腔穿刺抽取羊水检查，指标有羊水细菌培养、羊水涂片革兰氏染色检查、羊水涂片计数白细胞、羊水 IL-6 检测、羊水葡萄糖定量检测，但临床上少用；②胎盘、胎膜、脐带组织病理学检查。

案例 11-1 分析（1）

1. 初步诊断及诊断依据　①G2P0A1，宫内妊娠 32^{+6} 周，单胎头位，先兆早产；②未足月胎膜早破。

2. 需进一步行的检查

（1）阴道口见少许清亮液体流出，石蕊试纸检查 pH≥6.5（试纸变蓝）。阴道窥器检查：见后穹窿有液池，并取阴道液涂片查见羊齿状结晶，取阴道及子宫颈分泌物送培养。

（2）超声检查：宫内单活胎，先露为头位，羊水深度 3.6cm，测量胎儿大小相当于妊娠 33 周左右。

（3）NST：反应型，未见明显宫缩。

（4）母体外周血：查白细胞计数及中性粒细胞比值、CRP 等感染指标检测。

四、对母儿影响

（一）对母体的影响

破膜后阴道内的病原微生物易上行感染，感染程度与破膜时间有关，若破膜超过 24h 以上，感染风险增加 5～10 倍。若突然破膜，有时可引起胎盘早剥。羊膜腔感染若累及子宫肌层，影响子宫收缩，易发生产后出血。胎膜早破后羊水量减少，可发生脐带受压、宫缩不协调、胎儿窘迫，导致剖宫产率升高。

（二）对围生儿的影响

1. 早产　未足月胎膜早破使早产不可避免地发生，且早产儿预后与破膜时间及孕周密切相关。由于早产儿不成熟可发生各种并发症，包括新生儿呼吸窘迫综合征、脑室内出血（intraventricular hemorrhage，IVH）和坏死性小肠结肠炎（necrotizing enterocolitis，NEC）等，孕周越小，预后越差。

笔记栏

2. 感染 合并绒毛膜羊膜炎时，易引起围生儿吸入性肺炎、颅内感染、败血症等并发症。

3. 脐带脱垂或受压 胎膜早破后羊水流出，子宫腔内羊水减少，脐带可能受压或脱垂，容易导致胎儿窘迫。臀位胎膜早破时可能发生脐带脱垂。

五、治疗

（一）足月胎膜早破

评估母胎情况，包括有无胎儿窘迫、绒毛膜羊膜炎、胎盘早剥、胎位异常、脐带脱垂和母体并发症等。随破膜时间延长，宫内感染风险增加，尽量避免频繁阴道检查，超过 12h 应预防性使用广谱抗生素，若 GBS 定植阳性者，应在分娩前或产时根据指征进行 GBS 预防治疗，首选青霉素静脉滴注。妊娠 37 周以上无阴道分娩禁忌证的胎膜早破孕妇，若未临产，宜在破膜后 2～12h 积极引产；子宫颈成熟的孕妇给予缩宫素静脉滴注引产，子宫颈未成熟孕妇，可给予阴道放置米索前列醇制剂促子宫颈成熟后进一步引产，有明确剖宫产术指征时宜行剖宫产术终止妊娠。

（二）未足月胎膜早破

应根据孕周、母胎情况、当地新生儿救治水平及孕妇和家属的意愿进行综合决策。

1. 引产 妊娠＜24 周的 PROM，由于胎儿存活率极低、母胎感染风险很大，以引产为宜。

2. 终止妊娠 ①妊娠 34～36^{+6} 周者；②无论任何孕周，明确诊断的绒毛膜羊膜炎、胎儿窘迫、胎盘早剥等，不宜继续妊娠。

3. 期待治疗 ①妊娠 24～27^{+6} 周，可根据孕妇及家属意愿、抢救新生儿能力等决定，若要求期待治疗者，应充分告知其风险，慎重选择；②妊娠 28～33^{+6} 周胎膜早破不伴继续妊娠禁忌者应行期待治疗。

（1）一般处理：卧床，保持外阴清洁，避免不必要的肛查与阴道检查；密切监测产妇体温、心率、宫缩、阴道流液量及性状，定期复查血常规、羊水量、胎心监护、超声检查等，确定无绒毛膜羊膜炎、胎儿窘迫和胎盘早剥等并发症；应在初次就诊时获取阴道直肠拭子进行 GBS 培养，并按指征给予 GBS 预防治疗等。

（2）预防性应用抗生素：应及时预防性应用抗生素，可有效延长孕周，减少绒毛膜羊膜炎和新生儿感染的发生。通常 5～7 天为 1 个疗程。B 族溶血性链球菌定植阳性者，首选青霉素治疗。

（3）宫缩抑制剂抑制药的应用：妊娠＜34 周者，建议给予宫缩抑制剂药 48h，配合促胎儿肺成熟治疗，常用 β 受体兴奋剂、钙通道阻滞剂及缩宫素受体拮抗剂等（常用宫缩抑制剂用法参考早产章节）。

（4）促胎儿肺成熟：妊娠＜35 周且 24h 至 7 天内有分娩风险的孕妇推荐给予单疗程糖皮质激素促胎儿肺成熟。具体用法：地塞米松 6mg，肌内注射，每 12h 1 次，共 4 次；或倍他米松 12mg，肌内注射，每 24h 重复 1 次。如果 1 周内未分娩，再次出现早产表现，可重复用药一个疗程。

（5）胎儿神经系统保护：妊娠＜32 周，有早产风险者，给予硫酸镁静脉滴注，以降低早产儿脑瘫的发病率。具体用法：硫酸镁 4～5g 静脉注射或快速滴注，随后 1～2g/h 缓慢静脉滴注 12h，一般用药不超过 48h。目前对于硫酸镁保护胎儿脑神经的最新证据及建议，推荐在分娩前 12h、4h 内最佳，应用硫酸镁 4g 静脉滴注超过 30min，维持剂量并非必需。

4. 分娩方式 综合考虑孕周、早产儿成活率、是否存在羊水过少、绒毛膜羊膜炎、胎儿能否耐受宫缩、胎方位等因素。无明确的剖宫产术指征者应阴道试产，产程中密切关注胎心变化，有异常情况时适当放宽剖宫产术的指征。阴道分娩不必常规会阴切开，不主张预防性产钳助产。有剖宫产术指征时，应选择剖宫产术终止妊娠。分娩时应做好新生儿复苏的准备，分娩后行胎盘、胎膜病理学检查及取子宫腔分泌物、新生儿耳拭子培养，以指导抗生素选择。

案例 11-1 分析（2）

3. 进一步处理

病例特点：①未足月胎膜早破；②目前无子宫收缩。实验室检查结果：白细胞计数 10.5×10^9，中性粒细胞 0.78，超敏 CRP 20mg/L。

诊治计划如下：

笔记栏

（1）保持会阴清洁，注意预防血栓。

（2）密切观察产妇体温、脉搏及血白细胞计数、C 反应蛋白，以及行分泌物培养等，监测是否存在绒毛膜羊膜炎。

（3）预防性应用抗生素。

（4）如有宫缩，则应用宫缩抑制剂。

（5）促胎儿肺成熟治疗，必要时给予硫酸镁保护胎儿神经系统。

（6）行胎心监护，定期行彩超评估羊水量及胎儿发育情况，了解胎儿在子宫内的情况。

（7）动态评估母胎情况，适时终止妊娠。

六、预　防

加强围生期卫生宣教与指导，积极预防和治疗生殖道感染；避免突然腹压增加；补充足量的维生素、钙、铜、锌等营养素。

子宫颈功能不全者，可行经阴道宫颈环扎术，术前需排除胎儿畸形，一般不建议早于妊娠 12 周，原则上在妊娠 14～16 周，或在既往流产的妊娠周数前 3～4 周进行。对不适合经阴道环扎的子宫颈功能不全者，推荐经腹腔镜宫颈环扎术。

（刘广钰　何国琳）

第二节　产后出血

案例 11-2

产妇，30 岁，G2P0A1+1，停经 39^{+6} 周，妊娠期规律产检，有妊娠期糖尿病，饮食、运动控制血糖，血糖控制可。既往体健，2 年前因计划外妊娠行人工流产 1 次。

产程中行分娩镇痛，娩一女活婴，体重 4100g，Apgar 评分 10-10-10 分。胎儿娩出后 10min 胎盘自然娩出且完整，产妇疲倦容，现阴道暗红色流血约 600ml。第一产程 16 小时，第二产程 2 小时 50 分钟，第三产程 10 分钟。

查体：体温 37.2℃，心率 95 次/分，血压 110/65mmHg，腹软，子宫底脐上 1 横指，轮廓欠清，子宫颈无裂伤，阴道壁无裂伤，会阴侧切口有渗血。

问题： 1. 该病例的初步诊断是什么？诊断依据是什么？

2. 病因是什么？有哪些高危因素？

3. 如何进一步处理？

产后出血（postpartum hemorrhage，PPH）是指胎儿娩出后 24h 内，阴道分娩者失血量≥500ml、剖宫产术分娩者失血量≥1000ml，或伴有低血容量的症状或体征。无论阴道分娩还是剖宫产术，胎儿娩出后失血量≥1000ml 均称为严重产后出血。突然大量的产后出血容易受到重视和早期发现，而缓慢、持续的少量出血和血肿易被忽视。产后出血是分娩期严重的并发症，仍是目前导致我国孕产妇死亡原因的首位，发病率为 5%～10%。

一、病因及临床表现

产后出血的主要原因为宫缩乏力、胎盘因素、软产道裂伤及凝血功能障碍。上述原因可共存或相互影响，在诊断中应予重视。

（一）宫缩乏力

宫缩乏力（uterine inertia）是产后出血的最常见原因。影响子宫收缩和缩复功能的因素均可引起宫缩乏力性产后出血，常见因素如下。

1. 全身因素及药物因素　产妇精神过度紧张，对分娩恐惧、过度疲劳；体质虚弱或合并有慢性全身性疾病；临产后镇静药、麻醉药或宫缩抑制药过多使用。

2. 产科因素　产程延长或滞产，体力消耗过多；急产；试产时间过长或失败；产科并发症，如前

笔记栏

置胎盘、胎盘早剥、妊娠期高血压疾病、贫血、宫内感染、盆腔炎等均可引起子宫肌层水肿或渗血。

3. 子宫因素 ①子宫肌纤维过分伸展（多胎妊娠、羊水过多、巨大胎儿等）；②子宫肌壁损伤（子宫瘢痕、多次分娩或流产等造成子宫肌纤维损伤）；③子宫发育不良或病变（子宫畸形或子宫肌瘤等）。

宫缩乏力的临床表现：正常情况下胎盘娩出后，子宫收缩，子宫底平脐或脐下 1 横指，质硬，呈球状，阴道出血少。宫缩乏力时，子宫底升高，子宫质软，轮廓不清或呈袋状，阴道出血多。按摩子宫及用子宫收缩药后子宫变硬，阴道出血停止或减少，可确定为宫缩乏力。

（二）胎盘因素

按胎盘剥离状况可分为以下类型。

1. 胎盘滞留（retention of afterbirth） 胎盘多在胎儿娩出后 15min 内娩出，若产后 30min 胎盘仍未娩出，胎盘剥离面血窦不能关闭可导致产后出血。常见原因：①膀胱充盈，使已剥离的胎盘滞留子宫腔；②胎盘嵌顿，子宫收缩药物应用不当，子宫颈内口附近子宫肌出现环形收缩，使已剥离的胎盘嵌顿于子宫腔内；③胎盘剥离不全，第三产程过早牵拉脐带或按压子宫，影响胎盘正常剥离，剥离面血窦开放而出血。

2. 胎盘粘连或植入性胎盘（placental adherence or placenta increta） 胎盘粘连指绒毛仅穿入子宫壁表层，而植入则指胎盘绒毛穿入宫壁肌层，常见于多次刮宫及多次子宫腔操作史或宫内感染使局部子宫内膜生长不良。胎盘粘连及植入性胎盘可为部分性或完全性：部分胎盘粘连或植入，因胎盘部分剥离、部分未剥离，导致宫缩不良，已剥离面血窦开放而发生致命性出血；而完全性粘连与植入则因未剥离而无明显出血。植入性胎盘可导致严重的产后出血，甚至子宫破裂等，穿透性胎盘植入甚者可损伤膀胱或直肠。

3. 胎盘部分残留（retained placenta fragment） 指部分胎盘小叶或副胎盘残留于子宫腔，或部分胎膜残留于子宫腔，影响子宫收缩而出血，有时部分胎膜残留子宫腔亦可引起出血。胎盘残留是引起产后出血的常见原因，娩出后应常规检查胎盘及胎膜是否完整，是否有残留。注意胎盘胎儿面有无断裂血管，警惕有无副胎盘残留的可能。常表现为胎儿娩出后 10min 内胎盘未娩出，阴道大量流血。胎盘嵌顿、剥离不全、胎盘部分粘连或植入、胎盘残留是引起产后出血的常见原因。

（三）软产道裂伤

分娩时软产道裂伤可引起产后出血，需及时手术修补。软产道裂伤包括会阴、阴道、子宫颈。软产道裂伤常发生于阴道手术助产（如产钳助产、臀牵引术等）、巨大儿分娩、急产、软产道组织弹性差，以及软产道静脉曲张、会阴水肿、产力过强等。严重裂伤者可达阴道穹窿、子宫下段，甚至盆侧壁，导致腹膜后及阔韧带内血肿等。疑有软产道裂伤时应及时仔细检查软产道，注意有无子宫颈、阴道及会阴裂伤。宫颈裂伤常发生在子宫颈 3 点及 9 点处，有时可上延至子宫下段或阴道穹窿。阴道及会阴裂伤按撕裂程度分为 4 度：Ⅰ度，仅会阴部皮肤及阴道入口黏膜撕裂，出血不多；Ⅱ度，裂伤已达会阴体筋膜及肌层，累及阴道后壁黏膜，向阴道后壁两侧沟延伸并向上撕裂，出血较多，解剖结构不易辨认；Ⅲ度，裂伤向会阴深部扩展，肛门外括约肌已撕裂，直肠黏膜尚完整；Ⅳ度，裂伤累及直肠阴道隔、直肠壁及黏膜、肛门，直肠肠腔暴露，为最严重的阴道会阴裂伤，但出血量可不多。

（四）凝血功能障碍（coagulation disorder）

任何原发或继发的凝血功能异常均可引起产后出血。产科并发症，如胎盘早剥、死胎、羊水栓塞、子痫前期均可引起 DIC，因凝血功能障碍引起出血；产妇合并有血液系统疾病，如原发性血小板减少、再生障碍性贫血，因凝血功能障碍可引起产后切口及子宫血窦出血。

凝血功能障碍常表现为持续阴道出血，血液不凝，全身多部位出血、皮肤瘀斑、止血困难。根据病史、出血特点及血小板计数、纤维蛋白原、凝血酶原时间等凝血功能检测可作出诊断。

二、诊　断

产后出血的诊断主要根据胎儿娩出后的出血量，诊断产后出血的关键在于对出血量正确的测量和估计。错误低估将会丧失抢救时机，突然大量的产后出血易受到重视及早期识别，而缓慢、持续少量出血及血肿容易被忽视。产后出血的病因诊断对临床处理十分重要。失血方法的估计有称重法、容积法、面积法、休克指数法及血红蛋白测定。休克指数法是根据失血性休克程度估计失血量的方法（为粗略估计）。

笔记栏

休克指数（shock index，SI）=脉率（次/分）/收缩压（mmHg）。当 SI=0.5 时，血容量正常；SI=1.0 时，失血量为血容量的 10%～30%（500～1500ml）；SI=1.5 时，失血量为血容量的 30%～50%（1500～2500ml）；SI=2.0 时，失血量为血容量的 50%～70%（2500～3500ml）（表 11-1）。

表 11-1　休克指数与失血量的关系

休克指数	估计出血量（ml）	占血容量的比例（%）
<0.9	<500	<20
1.0	1000	20
1.5	1500	30
2.0	≥2500	≥50

实验室检查：血红蛋白每下降 10g/L，失血量为 400～500ml。但在产后出血早期，血红蛋白常无法精确地反映实际失血量。严重产后出血可并发凝血功能异常。

案例 11-2 分析（1）

1. 初步诊断及诊断依据

（1）初步诊断：产后出血、妊娠期糖尿病（A1 型）、巨大儿、G2P1+1 39^{+6} 周宫内孕已头位阴道分娩一活婴。

（2）诊断依据：①此孕妇胎盘娩出后累计阴道出血 600ml；②患者孕期产检时考虑妊娠期糖尿病，且经运动及饮食血糖控制可，为 A1 型；③新生儿体重 4100g，考虑巨大儿；④患者既往人工流产一次，此次系第二次妊娠且此次已经阴道足月分娩，故考虑诊断 G2P1+1 39^{+6} 周宫内孕已头位阴道分娩一活婴。

2. 病因及高危因素　病因考虑子宫收缩乏力；高危因素为巨大儿、孕妇疲倦、产程时间长。

三、治　疗

产后出血的处理原则：针对出血原因，迅速止血；补充血容量，纠正失血性休克；防治感染。以下按产后出血原因叙述产后出血的处理，但产后出血亦有多个因素同时存在，治疗中要予以注意。

（一）一般处理

寻找产后出血原因的同时需要进行一般处理，尽早呼救，包括向有经验的助产士、上级产科医师等求助；若发生严重产后出血时应及时组织多学科团队协作参与抢救，包括有经验的产科医师、助产士及护士、麻醉科、血液科及重症医学医师、放射介入科医师等，尽早交叉配血，通知检验科和血库做好准备；建立多条有效静脉通路，积极补充血容量；保持气道通畅，必要时给氧气；监测生命体征和出血量，留置尿管，记录尿量；进行基础实验室检查并动态监测。

（二）针对产后出血原因的处理

1. 子宫收缩乏力　采取加强子宫收缩的方法，能迅速达到有效止血效果。膀胱充盈会影响子宫收缩，故宫缩乏力时应检查膀胱是否处于空虚状态。

（1）按摩或按压子宫：简单有效。①腹部子宫按摩：一手置于子宫底部，拇指在前壁，其余 4 指在后壁，均匀、有节律地按摩宫底；②腹部-阴道双手按压：双合诊按压子宫，一手于阴道前穹窿顶住子宫前壁，另一手在腹部按压子宫后壁（图 11-1）。

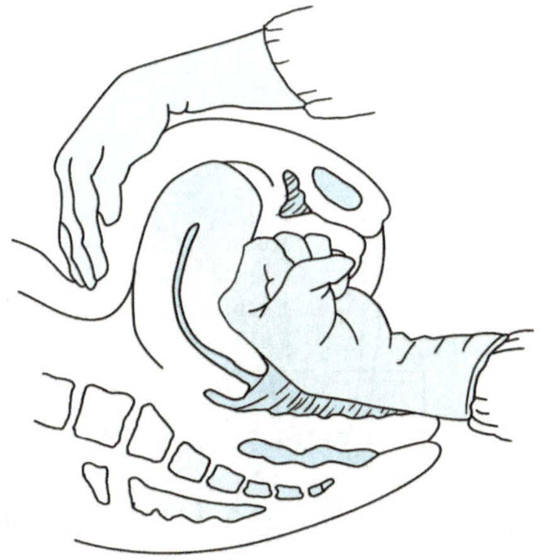

图 11-1　腹部子宫按压及双手压迫子宫法

（2）子宫收缩药物：①缩宫素，胎儿娩出后常规用缩宫素预防产后出血。对产后可能发生子宫收缩乏力的产妇，在胎盘娩出后可用缩宫素 10～20U 加于 5%葡萄糖溶液 500ml 中静脉滴注，可预防或减少宫缩乏力的发生。亦可用 10U 直接注射于子宫体，24h 总量不超过 60U。卡贝缩宫素为长效缩宫素九肽类似物，100μg 缓慢静脉注射或肌内注射，2min 起效，半衰期为 1h。②麦角新碱，0.2mg 肌内注射或子宫体直接注射，或经静脉快速滴注，或缓慢静脉注射（心脏病、妊娠期高血压疾病等患者禁用），必要时可以间隔 2～4h 重复给药，最多不超过 5 次。③前列腺素类药物，前列腺素 $F_{2\alpha}$（如卡前列素氨丁三醇注射液）250μg 肌内注射或子宫体注射，必要时间隔 15min 重复使用，总量不超过 2000μg。米索前列醇 200μg 舌下含服，或卡前列甲酯 1mg 经阴道或直肠给药。④氨甲环酸，适用于各种病因的产后出血者，氨甲环酸具有抗纤维蛋白溶解的作用，一旦发生产后出血，建议尽早使用，最好在出血 3h 内使用。使用方法：氨甲环酸 1g 静脉滴注，滴注时间不少于 10min，若 30min 后出血仍未控制或 24h 后再次出血可重复使用 1 次。

（3）压迫法：①宫腔纱条填塞法，将特制宽 6～8cm、长 1～1.5m、4～6 层长纱条填塞子宫腔，压迫止血。助手在腹部固定子宫，术者用卵圆钳持纱条从子宫底由内向外，将纱条紧紧填于子宫腔（图 11-2），若留有空隙将造成隐性出血而加重病情。②宫腔球囊填塞法（图 11-3），宫腔填塞后需严密观察出血量、子宫底高度及生命体征等。填塞纱条或球囊后应给予抗生素预防感染，24～48h 取出纱条或球囊前应配合强有力子宫收缩药。注意取球囊前应配合子宫收缩药，且需缓慢释放球囊内水，同时观察有无阴道出血等情况。③子宫压迫缝合术（uterine compression suture），多用于子宫按压及子宫收缩药等保守治疗无效的宫缩乏力者，常用的是 B-Lynch 缝合术（图 11-4），近年来也出现了多种改良的子宫压迫缝合术，如 Hanman 缝合术、Cho 缝合术等。

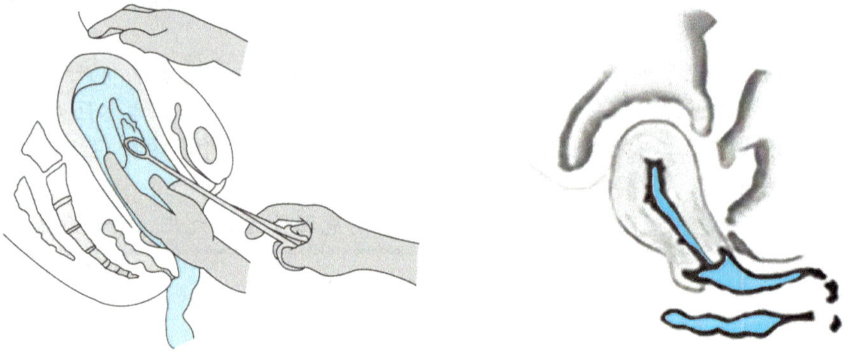

图 11-2 宫腔纱条填塞法

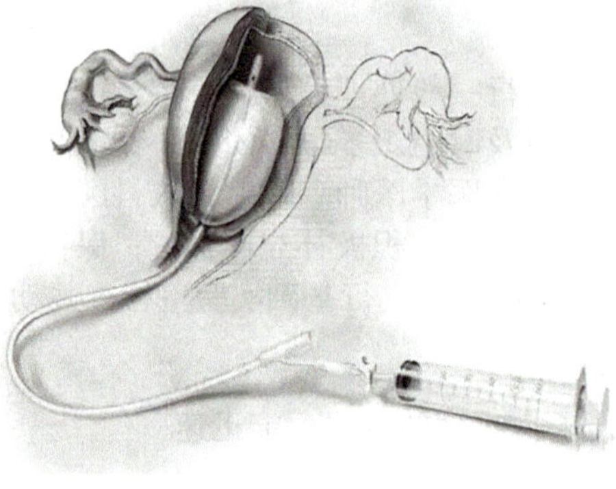

图 11-3 宫腔球囊填塞法

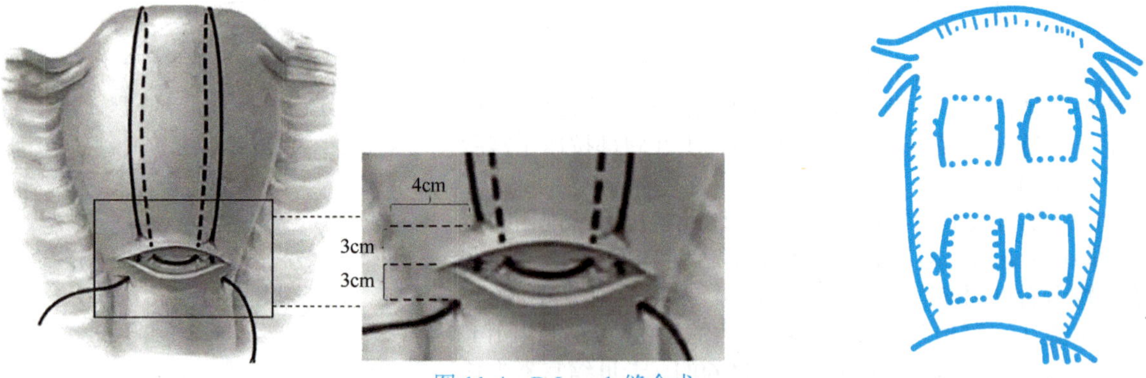

图 11-4 B-Lynch 缝合术

（4）手术止血：①结扎子宫动脉（图 11-5）或髂内动脉。经子宫收缩药、按压子宫及宫腔填塞等上述处理无效，仍有阴道持续出血者，可行子宫动脉上行支、子宫动脉下行支或髂内动脉结扎。结扎后血流暂时中止，出血减少，以利争取时间采取措施纠正休克。②髂内动脉或子宫动脉栓塞。行股动脉穿刺插导管至髂内动脉或子宫动脉，注入明胶海绵栓塞动脉。栓塞剂可于 2～3 周后吸收，血管复通，适用于产妇生命体征稳定时进行。③切除子宫。经积极抢救无效、危及产妇生命时，应进行子宫次全切术或子宫全切术，以挽救产妇生命。

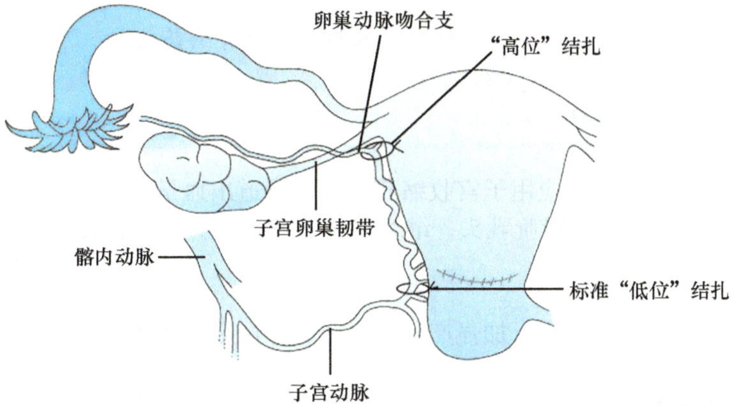

图 11-5　子宫动脉结扎

2. 胎盘因素处理　疑有胎盘滞留时，立即做子宫腔探查。若胎盘已剥离，则应立即取出胎盘；若胎盘粘连，可试行徒手剥离胎盘后取出；若剥离困难，疑有植入性胎盘，则停止剥离，根据患者出血情况及胎盘剥离面积，行保守治疗或子宫切除术。

3. 软产道裂伤的处理　软产道裂伤时应彻底止血，按解剖层次缝合裂伤。宫颈裂伤小于 1cm、无活动性出血者不需缝合，若有活动性出血或裂伤大于 1cm，则应缝合。缝合第一针应超过裂口顶端 0.5cm，常用间断缝合。若裂伤累及子宫下段，缝合时应避免损伤膀胱和输尿管，必要时可经腹修补。修补阴道和会阴裂伤时，需按解剖层次缝合各层，缝合时第一针应超过裂伤顶端 0.5cm，不留死腔，避免缝线穿透直肠黏膜。对软产道血肿，应切开血肿、清除积血，彻底缝合止血，必要时可置橡皮管引流。

4. 凝血功能障碍的处理　首先排除宫缩乏力、胎盘因素、软产伤、裂伤等原因引起的出血。尽快输新鲜全血，补充血小板、纤维蛋白原或凝血酶原复合物、凝血因子。若并发 DIC，可按 DIC 处理。治疗的同时应积极寻找发生凝血功能障碍的原发病因。

（三）失血性休克的处理

产后出血量多而急，产妇因血容量急剧下降可发生低血容量性休克。休克程度与出血量、出血速度和产妇自身状况相关。治疗抢救中应注意以下几点。

1. 密切监测生命体征，保暖、吸氧、呼救，做好记录。
2. 正确估计出血量，判断休克程度。
3. 建立有效静脉通路，必要时做中心静脉压监测，指导输血、输液。
4. 快速补充血容量，必要时输血治疗。需根据出血量多少、临床表现、生命体征、止血情况、继续出血风险及血红蛋白水平等综合评估是否需输血治疗。应结合临床实际情况掌握好输血指征，既要做到输血的及时性、合理性，又要做到尽量减少不必要的输血及其带来的相关不良结局。对于出血已控制且后续出血风险小者，维持血红蛋白≥70g/L；对于出血已控制但有继续出血风险者，可维持血红蛋白≥80g/L；对于出血尚未控制或有持续出血风险者，应根据止血情况等维持更高血红蛋白水平。输注红细胞的同时，应注意补充凝血因子，包括新鲜冰冻血浆、冷沉淀、血小板和纤维蛋白原等。当需要大量输血时，推荐红细胞：血浆：血小板以 1：1：1 的比例输入，即 10U 红细胞悬液+1000ml 新鲜冰冻血浆+1U 机采血小板，或缺什么补什么，有条件的医院可使用自体血液过滤后回输。
5. 随时行血气分析，及时纠正酸中毒。
6. 合并低血压时需应用升压药物及肾上腺皮质激素，改善心、肾功能。
7. 保护心脏，出现心力衰竭时应用强心药物，同时加用利尿药，如呋塞米 20～40mg 静脉滴注，必要时 4h 后可重复使用。

笔记栏

8. 防治肾衰竭，如出现少尿，应积极快速补充血容量，监测尿量。

9. 预防感染，应用大剂量广谱抗生素。

案例 11-2 分析（2）

3. 进一步处理

（1）监测生命体征，吸氧，同时呼叫上级医师，建立静脉通路，导尿，持续双合诊按摩子宫，急查血常规及凝血功能，备血。

（2）促子宫收缩药物，可用麦角新碱或前列腺素类促宫缩药物。

（3）氨甲环酸 1g 静脉滴注。

（4）尽快缝合会阴侧切口。

经过持续双合诊按压子宫及应用子宫收缩药后产妇阴道出血量逐渐减少。嘱产妇适当进食，适时排空小便，新生儿与母亲接触吸吮乳头，继续密切注意产妇阴道出血及子宫收缩情况。

四、预　防

重视产前保健，正确处理产程，加强产后观察。做好产后出血的预防工作，可以大大降低其发病率，预防工作应贯穿于以下各个环节。

1. 做好妊娠前及妊娠期的保健工作，孕早期开始产前检查，不宜妊娠者宜在孕早期终止妊娠。

2. 对具有较高产后出血风险的产妇，做好及早处理的准备工作。高危产妇包括：①多孕、多产及曾有多次子宫腔手术者；②高龄初产妇或低龄孕妇；③有子宫肌瘤剔除史；④生殖器发育不全或畸形；⑤合并妊娠期高血压疾病；⑥合并糖尿病、血液病等；⑦宫缩乏力，产程延长；⑧行胎头吸引、产钳等助产手术，特别是合并使用子宫收缩药时更需注意；⑨死胎等。

3. 第一产程密切观察产妇情况，注意水分及营养的补充，避免产妇过度疲劳，必要时可酌情肌内注射哌替啶，使产妇有休息的机会。

4. 重视第二产程处理，指导产妇适时及正确使用腹压。对存在产后出血的高危产妇，需有经验的产科医师及助产士在场守候。有指征者适时、适度做会阴侧切或会阴正中切开。接产技术操作要规范，正确引导胎头、胎肩及胎体顺利娩出。

5. 正确处理第三产程，预防性使用宫缩剂，准确收集并测量产后出血量。待胎盘自然剥离征象出现后，有控制地牵拉脐带帮助胎盘、胎膜完整排出，并仔细检查胎盘、胎膜是否完整。检查软产道有无裂伤或血肿。检查子宫收缩情况，按摩子宫以促进子宫收缩。

6. 加强产后观察。因产后 2h 是产后出血发生的高峰期，产妇应在产房观察。密切观察产妇的生命体征、子宫收缩及阴道出血等情况，发现异常及时处理。应及时排空膀胱，鼓励母亲与新生儿早接触、早吸吮，以便能反射性地引起子宫收缩，减少出血。

7. 胎盘娩出后，也不能忽视产后 24h 以内的出血情况，应向产妇交代注意事项，医护人员定期巡视，发现问题及时处理。

8. 失血较多尚未有休克征象者，应及时补充血容量，其效果远较发生休克后再补充血容量为好。

（刘广钰　何国琳）

第三节　子宫破裂

案例 11-3

孕妇，31 岁，G1P0，停经 38^{+3} 周，下腹痛 2 小时余入院。患者平素月经规律。妊娠期产检未见明显异常。2 小时前出现规律下腹痛，10min 前患者突然出现下腹部撕裂样疼痛急诊科就诊。查体：患者痛苦貌，心率 125 次/分，血压 95/54mmHg，呼吸 25 次/分，SpO_2 93%；下腹部压痛拒按，未探及子宫压痛，胎心监护提示延长减速，腹壁触及胎儿肢体，胎先露上浮；尿道内淡红色尿液流出。追问患者 2 年前因“子宫肌瘤”行腹腔镜下子宫肌瘤切除术（具体不详）。

问题：1. 该患者考虑什么诊断及诊断依据？高危因素是什么？

2. 与什么疾病相鉴别？

3. 如何处理？

笔记栏

子宫破裂（uterine rupture）是指子宫体或子宫下段于分娩期或妊娠末期发生破裂，是直接威胁孕产妇及胎儿生命的严重并发症。随着妇幼卫生三级保健网及产时保健的建立健全、产科工作质量的提高，其发生率明显下降。

一、病　因

（一）子宫手术史（瘢痕子宫）

子宫手术史是近年来导致子宫破裂的常见原因。有子宫手术史，如子宫肌瘤剔除术、剖宫产史等，妊娠晚期或临产后，由于子宫腔内压力增大，可使肌纤维拉长、变短，发生断裂，造成子宫破裂。术后瘢痕愈合不良者，更易发生子宫破裂。

（二）胎儿先露部下降受阻

骨盆狭窄、头盆不称、软产道阻塞（如阴道横隔及子宫颈瘢痕等）、巨大胎儿、胎位异常（如忽略性肩先露）、胎儿异常（脑积水、联体儿）等，均可发生胎儿先露部下降受阻，为克服阻力引起强烈宫缩，可导致子宫破裂。

（三）子宫收缩药物使用不当

缩宫素使用指征及剂量掌握不当，或子宫对缩宫素过于敏感，均可引起子宫收缩过强，加之子宫瘢痕或胎儿先露部下降受阻，可发生子宫破裂。

（四）产科手术损伤

若宫口未开全行产钳术、胎头吸引术、臀牵引术或臀助产术，极可能造成宫颈裂伤，严重时甚至发生子宫下段破裂；行内倒转胎位手术操作不慎或植入胎盘强行剥离也可造成子宫破裂；行毁胎术或穿颅术，器械损伤子宫也可导致子宫破裂。

（五）子宫肌壁原有病理改变

子宫肌壁原有病理改变如子宫畸形、子宫发育不良，妊娠后因子宫肌层菲薄，可能发生自发性破裂。过去有多次刮宫史、严重宫内感染史、人工剥离胎盘史、子宫穿孔史等因子宫肌层受损可引起妊娠晚期发生子宫破裂，但少见。

（六）妊娠时下腹部严重外伤

妊娠晚期时行动不灵活，如撞击腹部均有可能造成子宫破裂。其他如刀伤、枪伤均可造成子宫的穿通伤。值得提出的是，助产人员在产妇分娩时强行加压于腹部尽快娩出胎儿，有发生子宫破裂的报道。

二、临 床 表 现

绝大多数子宫破裂发生在临产过程中，当胎头或异常的先露部阻隔于骨盆入口上，强有力的子宫收缩不能使其入盆，子宫下段过分伸展变薄发生子宫破裂。从疾病发展过程而言，子宫破裂分为先兆破裂及子宫破裂两个阶段。根据子宫破裂的程度，可分为不完全性子宫破裂和完全性子宫破裂。典型临床表现：病理性缩复环、子宫压痛、血尿等。胎儿窘迫是最常见的临床表现，子宫破裂常见的临床表现还包括电子胎心监护异常、宫缩间歇期仍有严重腹痛、阴道异常出血、血尿、宫缩突然消失、孕妇心动过速、低血压、晕厥，甚至休克等。

（一）先兆子宫破裂

当子宫体肌层增厚而子宫下段肌层菲薄时，两者之间形成明显的环状凹陷，这种凹陷称为病理性缩复环（pathologic retraction ring）（图 11-6）。由于子宫体肌层收缩，病理性缩复环可继续上升，腹部按之有压痛，胎心率亦有改变。患者感宫缩过频，烦躁不安，诉下腹部剧痛。因胎先露紧压于耻骨联合，膀胱受压充血，排尿困难或血尿；因宫缩过强、过频，无法触清胎体等这种状况若不尽快解除，子宫将在病理性缩复环及其下方发生破裂。

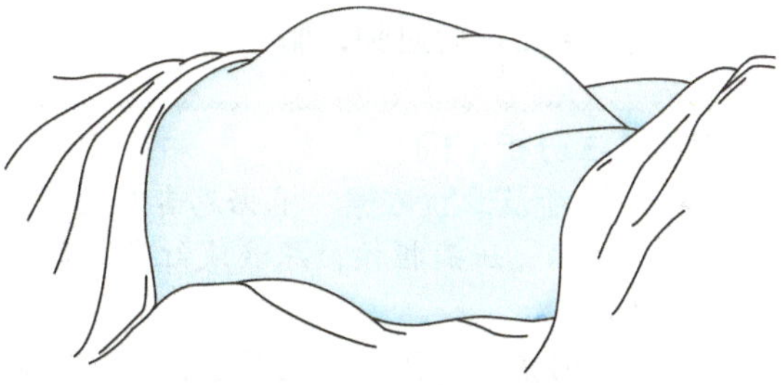
图 11-6　病理性缩复环

笔记栏

（二）不完全子宫破裂

子宫肌层部分或全部破裂，浆膜层完整，子宫腔与腹腔不相通，胎儿及其附属物仍在子宫腔内，称不完全子宫破裂。多见于子宫下段剖宫产术切口瘢痕破裂，常缺乏先兆破裂的症状。检查腹部有明显的局限性压痛，体征不明显。如果破口位于一侧近阔韧带处，可发生阔韧带血肿，如处理不及时，血肿可持续向后腹膜发展，形成巨大血肿，甚至发生休克。

（三）完全性子宫破裂

子宫肌层全层破裂，胎儿、胎盘及羊水进入腹腔内。在发生子宫完全性破裂时，瞬间感到下腹撕裂样疼痛，随之子宫收缩消失，疼痛可暂时缓解，后因羊水、血液进入腹腔刺激腹膜，出现持续性疼痛。因内出血较多，产妇很快进入休克状态，胎心音消失，可在腹壁上触及清楚的胎体。腹部有明显的压痛、反跳痛及肌紧张。

（四）瘢痕子宫破裂

1. 子宫体瘢痕破裂 多数为完全破裂，约 1/3 发生于妊娠晚期。先兆破裂症状常不明显，可有瘢痕局部疼痛和压痛，以及子宫敏感性增高。有时可有少量阴道出血。随着裂口扩大，疼痛加重，出血增多，浆膜层裂开，胎儿部分或全部排入腹腔，此时症状和体征同无瘢痕的子宫发生破裂。由于破裂时不一定出现突发性腹痛的典型症状，有时在产妇出现休克时才发现，偶有二次剖宫产术时才发现。

2. 子宫下段瘢痕破裂 子宫下段剖宫产切口瘢痕裂开，特别是横切口，多为不完全性，出血很少，且因有腹膜覆盖，缺乏明显的症状与体征。有时出现局部压痛、敏感性增高等局部体征，常在二次剖宫产术时才发现。如果瘢痕裂开累及子宫动脉或其分支，可引起急性腹腔大出血。瘢痕完全裂开时，胎儿亦可被排入腹腔，与无瘢痕的子宫发生破裂类似。瘢痕子宫破裂，在胎儿尚未排入腹腔前，行胎心监测时常有早期减速、变异减速及晚期减速，持续较长时间而不恢复，常常是子宫破裂的最早征象。

三、诊　断

1. 病史 产妇有以上病因中的一个或多个情况，如梗阻性难产、瘢痕子宫（剖宫产瘢痕、肌瘤剔除后瘢痕、子宫穿孔病史等）、子宫畸形、外伤或人为因素等。

2. 体征 产妇表现疼痛难忍、烦躁不安、血尿、下腹压痛，出现病理性缩复环、阴道出血等情况，应考虑有先兆子宫破裂的可能。出现剧烈腹痛后突然腹痛缓解，继发全腹持续性疼痛、宫缩突然消失、胎心监护异常等，产妇出现呼吸急促、脉搏加快并微弱、血压下降等休克现象。

3. 腹部检查 全腹压痛和反跳痛，腹肌紧张，可叩及移动性浊音，腹壁下胎体可清楚扪及，子宫缩小，位于胎儿侧方，胎动停止，胎心消失。阴道检查发现子宫颈口较前缩小，先露部上升。听诊心音微弱或消失。

4. 腹腔穿刺或经阴道后穹窿穿刺术 该检查可确定腹腔内有无出血。若有明显的移动性浊音，结合病史、体征可诊断，不必行此项检查。

5. 超声检查 可协助诊断子宫有无破裂，特别是对可疑病例、不完全性子宫破裂、子宫后下壁破裂等有确诊价值。

四、鉴别诊断

胎盘早剥：起病急，剧烈腹痛、胎心变化、内出血、休克等表现，可与先兆子宫破裂相混淆，但胎盘早剥常有妊娠期高血压疾病的病史或外伤史，子宫呈板状硬，胎位不清，无病理性缩复环，超声检查可见胎盘后血肿，胎儿在子宫腔内。

案例 11-3 分析（1）

1. 诊断及诊断依据 根据患者病史及临床表现，考虑为子宫破裂。诊断依据：突发下腹部撕裂样疼痛，压痛拒按，尿液淡红色，腹部未扪及子宫底，腹壁扪及胎儿肢体，胎先露上浮，胎心异常。

高危因素：既往腹腔镜下子宫肌瘤剔除史。

2. 该病主要与胎盘早剥相鉴别。

笔记栏

五、处 理

（一）处理原则

先兆子宫破裂应立即采取镇静药抑制宫缩后尽快剖宫产。子宫破裂应在纠正休克、防治感染的同时行剖腹探查术。手术力求简单、迅速，以达到止血目的。根据子宫破裂的程度与部位、手术距离发生破裂的时间长短，以及有无严重感染而选择不同的手术方式。

（二）处理措施

1. 一般治疗 输液、输血、氧气吸入等抢救休克，并给予足疗程广谱抗生素预防感染。

2. 先兆子宫破裂 发现先兆子宫破裂时立即给予抑制子宫收缩的药物及镇静药、麻醉药，如静脉全身麻醉、肌内注射哌替啶 100mg 等，并尽快行剖宫产术。如胎心存在，则快速行剖宫产术。术中应仔细探查子宫有无裂伤，如有裂伤，应按破裂处理。

3. 子宫破裂 如发生子宫破裂，在手术进入腹腔后，应首先找到出血处，并立即止血。根据产妇情况、破裂程度和部位、有无感染、破裂时间等决定手术方式。瘢痕子宫破裂裂口常发生在瘢痕部位，分娩期子宫破裂裂口往往在子宫下段扩张部位。裂口多呈斜行，接近子宫颈部位呈横行，累及阔韧带时呈垂直走行。阴道助产手术的破裂，可延伸到子宫颈与阴道。不完全破裂的裂口上有腹膜覆盖，裂口往往延伸至阔韧带内，造成阔韧带血肿。子宫外伤破裂较复杂，常合并其他脏器损伤。

子宫破裂手术方法如下：

（1）子宫破裂时间在 12h 内，裂口边缘整齐，无明显感染，需要保留生育功能者，可考虑修补缝合破口。

（2）破裂口较大或撕裂不整齐且有明显感染可能者，考虑行子宫次全切术。

（3）子宫破口累及子宫颈，考虑行子宫全切术。

（4）前次剖宫产瘢痕裂开，包括子宫体或子宫下段裂开者，如产妇已有活婴，应行裂口缝合术，征得家属同意后，同时行双侧输卵管结扎术。

（5）在阔韧带内有巨大血肿存在时，为避免损伤周围脏器，必须打开阔韧带，游离子宫动脉的上行支及伴随静脉，将输尿管与膀胱从将要钳扎的组织推开，以避免损伤输尿管或膀胱。如术时仍有活动性出血，可先行同侧髂内动脉结扎术以控制出血。

（6）开腹探查时，除注意探查子宫破裂的部位外，还应仔细检查膀胱、输尿管、子宫颈和阴道，如发现有损伤，应同时行这些脏器的修补术。

（7）子宫破裂已发生休克者，尽可能就地抢救，以避免因搬运而加重休克与出血。但如限于当地条件必须转院时，应在大量输液、输血、抗休克条件下行腹部包扎后再行转运。

六、预 防

（一）产前保健

做好产前保健，对有子宫破裂高危因素的孕产妇，如有不良产史（剖宫产术、阴道难产、多次刮宫史）、子宫手术史、本次妊娠有胎位异常、胎儿异常、骨盆狭窄或畸形及子宫畸形者，应严密观察，可考虑提前入院待产，有指征者应适时行剖宫产术。

（二）产时

监测已临产者，应密切观察产程进展，发现异常应及时处理，如出现病理性缩复环或先兆子宫破裂者应及时行剖宫产术。严格掌握试产指征和阴道试产时间。

（三）合理、规范应用子宫收缩药

严格掌握引产、催产指征，应用缩宫素及其他子宫收缩药要有严格的适应证。凡胎位异常、头盆不称、产道梗阻、瘢痕子宫者应禁止使用子宫收缩药。有指征者，也应在使用缩宫素过程中有专人监护，调整滴速，严密观察宫缩及胎心变化。

（四）严格掌握阴道助产指征及操作规程

必须严格掌握产钳、胎吸助产指征，操作中要按规程进行，动作轻柔，避免粗暴操作。避免损伤性较大的阴道助产操作，如中高位产钳。宫口未开全时尽量避免助产，忽略性肩先露不宜做内倒转术。人工剥离胎盘困难时，严禁强行剥离。

笔记栏

（五）严格掌握剖宫产术的指征

近年来由于种种原因，剖宫产率不断上升，使瘢痕子宫破裂比例逐渐上升。因此第一次剖宫产时要严格掌握其指征，术式尽可能采取子宫下段横切口术式，有剖宫产史试产要加强产程监护，及时发现先兆子宫破裂的征象，及时行剖宫产术。若前次剖宫产指征仍存在，或为子宫体剖宫产，或已行两次剖宫产者，不宜阴道试产，以剖宫产术为宜。

案例 11-3 分析（2）

3. 处理 孕妇考虑子宫破裂，立即行剖宫产术终止妊娠，备血，呼叫新生儿医师做好新生儿抢救准备。术中探查子宫破裂及出血情况，行修补术，必要时输血。视情况行子宫次全切术或子宫全切术。术后积极广谱抗生素治疗。

（刘广钰　何国琳）

第四节　羊 水 栓 塞

案例 11-4

孕妇，34 岁，G2P1。因停经 40 周，规律下腹痛 1h 余急诊入院。孕晚期多次超声提示羊水过多。既往体健，否认严重疾病史及家族疾病史。5 年前足月顺产一女婴，身体健康。6h 前出现下腹不规则疼痛，1h 前出现规律性下腹痛，间歇 5～6min，入院后宫缩逐渐加强。查体：先露头，S^{-3}，宫颈消退 100%，宫口开大 1cm，羊膜囊凸。入院后 3h 宫缩 30～40″/1～2′，自然破膜，羊水Ⅰ度，检查宫口开大 8cm 入产房。30min 后出现胎心降至 80 次/分不能恢复，检查宫口已开全，立刻阴道助产，胎儿娩出，新生儿男，因重度窒息转儿科，3min 后胎盘自然娩出，患者突然出现烦躁不安，呼吸困难，继而意识丧失，阴道口流出不凝血，心率 40 次/分，血压 60/40 mmHg，SpO_2 70%。

问题： 1. 该产妇初步诊断是什么？其原因是什么？

2. 还需要完善哪些检查？

3. 如何处理？

羊水栓塞（amniotic fluid embolism，AFE）是指分娩过程中羊水及其内容物进入母体血液循环后引起肺动脉高压、低氧血症、右心及循环衰竭、弥散性血管内凝血（DIC）及多器官功能衰竭等一系列病理生理变化及临床表现。羊水栓塞是产科特有的罕见并发症。中期妊娠引产、羊膜腔穿刺等亦可发生，但病情较轻，死亡少见。发病率为（1.9～7.7）/100 000，死亡率为 19%～86%。近年来随着医学科学的发展和医疗技术的进步，AFE 导致的孕产妇死亡率有明显下降的趋势。

一、病因及发病机制

羊水栓塞病因不明，可能与以下因素有关：①羊膜腔压力增高，子宫收缩过强（包括缩宫素使用不当），致使羊膜腔内压力增高，羊水可能被挤入破损的微血管而进入母体血液循环；②血窦开放，分娩过程中子宫颈或子宫因损伤开放静脉或血窦，羊水可通过破损血管或胎盘后血窦进入母体血液循环；③胎膜破裂，大部分羊水栓塞发生在胎膜破裂以后，羊水由子宫蜕膜或子宫颈管破损的小血管进入母体血液循环，导致本病发生。

高龄、经产妇、胎膜早破、前置胎盘、胎盘早剥、子宫破裂、宫颈裂伤、子宫收缩过强、急产、羊水过多、多胎妊娠、刮宫术、剖宫产术等可能是羊水栓塞的高危因素，羊水成分进入母体循环是羊水栓塞发生的先决条件。

二、病理生理变化

（一）过敏样反应

羊水中的抗原成分可引起Ⅰ型变态反应，在此反应中肥大细胞脱颗粒、异常的花生四烯酸代谢产物（包括白三烯、前列腺素、血栓素）等进入母体血液循环，出现过敏样反应。

笔记栏

（二）肺动脉高压

羊水内有形物质直接形成栓子，进入肺循环直接造成肺小血管栓塞，引起肺动脉高压，又刺激肺组织产生和释放血管活性物质，使肺血管反射性痉挛，加重肺动脉高压，使右心负荷加重，导致急性右心扩张及充血性右心衰竭；又使左心房回心血量减少，左心排血量减少，引起周围血液循环衰竭，使血压下降而产生一系列休克症状，产妇可因重要脏器缺血而突然死亡。

（三）炎症损伤

羊水栓塞所致的炎症介质系统突然激活，引起类似于全身炎症反应综合征（systemic inflammatory response syndrome，SIRS）。

（四）弥散性血管内凝血

弥散性血管内凝血（DIC）是羊水栓塞的临床特点之一，甚至可能是唯一的临床表现，也常是孕产妇最终死亡的主要原因。妊娠时母血呈高凝状态（多种凝血因子及纤维蛋白原明显增加），羊水中含大量的促凝物质，可激活外源性凝血系统，在血管内产生大量的微血栓，消耗大量凝血因子及纤维蛋白原，致使 DIC 发生。羊水中亦含有纤溶激活酶，而纤维蛋白原下降的同时可激活纤溶系统。由于大量凝血物质的消耗和纤溶系统的激活，同时炎症介质和内源性儿茶酚胺的大量释放，触发凝血级联反应，产妇血液系统由高凝状态迅速转变为纤溶亢进，血液不凝固，发生严重产后出血及失血性休克。

三、临床表现

羊水栓塞通常起病急且凶险，主要表现为骤然出现的低氧血症、低血压（血压与失血量不符合）和凝血功能障碍，也称羊水栓塞三联征。患者往往来不及行实验室检查就死亡，因此应抓住临床表现作为诊断的重要依据，以便早期诊断、及时抢救，边抢救边进行辅助检查。多发生在分娩前 2h 至分娩后 30min 之间。

（一）前驱症状

30%～40%的患者会出现非特异性症状，主要表现为憋气、呛咳、呼吸急促、心悸、胸痛、寒战、头晕、恶心、呕吐、乏力、麻木、针刺样感觉、焦虑、烦躁、精神状态改变及濒死感等。临床上需高度重视。发病急骤者，于数分钟内死亡，占羊水栓塞发病的 1/3。若羊水栓塞发生在分娩前，胎心监护可显示胎心减速、胎心基线变异消失等，严重者胎儿心动过缓可为非典型羊水栓塞的首发表现。

（二）呼吸循环功能衰竭

孕产妇出现突发呼吸困难和（或）口唇发绀、血氧饱和度下降、肺底部较早出现湿啰音、心动过速、低血压休克、抽搐、意识丧失或昏迷，心电图可表现为右心负荷增加等。严重者可出现心室颤动、无脉性室性心动过速及心搏骤停，数分钟内猝死。

（三）凝血功能障碍

凝血功能障碍及出血可为其首发表现，如以子宫出血为主的全身出血倾向（如切口渗血，针眼渗血等）、产后大出血、血液不凝、血尿、消化道出血等。因此，当产后出现不明原因的休克伴有出血、血不凝时，需考虑羊水栓塞。

（四）肾衰竭等多脏器功能损害

由于肾脏微血管栓塞、痉挛，肾灌注减少，出现肾损害，甚至肾衰竭，临床表现为少尿、无尿、尿毒症等。全身脏器均可受损，中枢神经系统及肾脏是最常见的受累器官。

上述 3 个阶段有时按顺序出现，但有时不全部出现，表现为复杂性及多样性，需重视前驱症状。不典型者可不出现呼吸道症状而仅表现为阴道大出血和休克。当其他原因不能解释时需考虑羊水栓塞。

四、诊　断

目前尚无国际统一的羊水栓塞诊断标准。基于上述临床表现和诱发因素，可作出排除性诊断，一经初步诊断，应立即进行抢救。常用的诊断依据如下。

笔记栏

1. 临床表现 出现以下表现之一：①血压骤降或心搏骤停；②急性缺氧，如呼吸困难、发绀或呼吸停止；③凝血功能障碍或无法解释的严重出血。

2. 诱发因素 以上临床表现发生在分娩、剖宫产术、刮宫术或产后短时间内（多数发生在产后30min内）。

3. 以上临床表现不能用其他疾病来解释 羊水栓塞是临床诊断，母血涂片或器官病理学检查找到羊水有形成分不是诊断羊水栓塞的必需依据，即使找到羊水成分，如果临床表现不支持，也不能诊断羊水栓塞；如果临床表现支持羊水栓塞的诊断，即使没有找到羊水有形成分，也应诊断羊水栓塞。

血常规、凝血功能、血气分析、心肌酶谱、心电图、X 线胸片、超声心动图、血栓弹力图、血流动力学监测等有助于羊水栓塞的诊断及病情监测。

五、鉴别诊断

应逐一排除导致心力衰竭、呼吸衰竭、循环衰竭的疾病，包括肺栓塞、空气栓塞、心肌梗死、心律失常、围生期心肌病、主动脉夹层、脑血管意外、药物引发的过敏反应、输血反应、麻醉并发症、子宫破裂、胎盘早剥、子痫等。应特别注意与产后出血量未准确评估出现的凝血功能障碍相鉴别。

六、处理

羊水栓塞的处理原则是维持生命体征和保护器官功能。一旦出现羊水栓塞的临床表现，应立即进行抢救。推荐多学科团队协作以提高抢救成功率。及时、有效的多学科合作对于孕产妇抢救成功及改善其预后至关重要。AFE 的治疗主要为进行生命支持、对症治疗和保护器官功能，高质量的心肺复苏和纠正 DIC 至关重要。

（一）呼吸支持治疗

保持气道通畅，增加氧合，尽早保持良好的通气状态是成功的关键，包括给予高流量给氧或面罩吸氧、气管插管，甚至体外膜肺氧合（ECMO）等方式增加患者氧合。

（二）循环支持治疗

在羊水栓塞的初始阶段，表现为肺动脉高压及右心衰竭进而造成全身循环衰竭，应严密监测患者血流动力学状态，采用各种措施保证心排血量及血压稳定。

1. 解除肺动脉高压 首选使用前列环素、西地那非、一氧化氮吸入及内皮素受体拮抗药等特异性舒张肺血管平滑肌的药物，也可给予传统药物，如罂粟碱、阿托品、氨茶碱、酚妥拉明等药物。

2. 维持血流动力学稳定 使用去甲肾上腺素和正性肌力药物维持血流动力学稳定，如去甲肾上腺素等药物维持血压，去甲肾上腺素 0.05～3.30μg/（kg·min）静脉泵入。多巴酚丁胺、磷酸二酯酶抑制药兼具强心及扩张肺动脉作用，是治疗的首选药物。

3. 补充血容量 无论任何原因引起的休克都应积极补充血容量，包括液体复苏及成分血输注，液体复苏以晶体溶液为基础，常用林格液。扩容过程中需监测患者中心静脉压，了解心脏负荷以便指导治疗。

4. 心搏骤停处理 应立即进行高质量的心肺复苏及高级生命支持，对未分娩的孕妇，应保持子宫左倾位以减少对下腔静脉的压迫。

（三）抗过敏

目前应用大剂量糖皮质激素尚存在争议，但基于临床实践经验，应用糖皮质激素可解除痉挛、稳定溶酶体，具有保护细胞及抗过敏的作用，应及早使用。首选氢化可的松 100～200mg 加入 5%葡萄糖注射液 50～100ml 中快速静脉滴注，再用 300～800mg 加入 5%葡萄糖注射液中静脉滴注，每日量可达 500～1000mg；或甲泼尼龙 80～160mg/d；或地塞米松 20mg 缓慢静脉注射后，再用 20mg 加入 5%葡萄糖注射液 250ml 中静脉滴注。

（四）纠正凝血功能障碍

1. 积极处理产后出血。
2. 补充新鲜血和新鲜冰冻血浆、纤维蛋白原、血小板、冷沉淀。
3. **抗纤溶药物** 适用于 DIC 继发纤溶期，当纤溶亢进已成为出血的主要原因时，可在肝素化的

笔记栏

基础上使用抗纤溶药物，优球蛋白溶解时间＜120min 时可单独应用，临床常用的有氨甲苯酸（PAMBA）、6-氨基己酸（EACA）、氨甲环酸（AMCA）、抑肽酶。目前肝素治疗羊水栓塞 DIC 的争议很大，由于 DIC 早期高凝状态难以把握，使用肝素治疗弊大于利，因此不推荐肝素治疗。

（五）产科处理

羊水栓塞发生于分娩前时，应考虑在抢救孕妇的同时终止妊娠，心搏骤停者应实施高质量的心肺复苏，如孕产妇心肺复苏 4min 后仍无自主心率可考虑紧急实施剖宫产术。子宫切除术不是治疗 AFE 的必要措施，不应实施预防性子宫切除术。若出现产后出血难以控制，危及产妇生命时，果断、快速地切除子宫是必要的。

（六）全面检测

全面检测包括血压、呼吸、心率、血氧饱和度、心电图、中心静脉压、心排血量、动脉血气和凝血功能等。

（七）器官功能的对症支持治疗

器官功能的对症支持治疗包括神经系统保护、稳定血流动力学、血氧饱和度监测和血糖维持、肝脏功能的支持、血液透析的适时应用、积极防治感染、胃肠功能维护等。

（八）预防感染

积极选用足疗程广谱抗生素，预防肺部及宫内感染，同时注意选用对肾功能无损害的药物。

七、预　　防

1. 对存有羊水栓塞诱发因素者，如胎膜早破、宫缩过强、羊水过多等，需提高警惕，争取尽早发现与诊断、及时抢救，以降低羊水栓塞的死亡率。
2. 人工破膜时应避开宫缩期，也不应施行剥膜。
3. 掌握剖宫产术的技巧，预防子宫切口裂伤。手术操作应准确轻柔，子宫切开后及时吸净羊水再娩出胎儿，以防羊水进入子宫切口开放的血窦内。
4. 严格掌握子宫收缩药、米索前列醇、缩宫素的使用指征，正确使用子宫收缩药，用于引产或催产时需有专人观察并记录，随时调整缩宫素的浓度与速度，以防子宫收缩过强。
5. 出现宫缩过强或急产者，可适当给予镇静药，如哌替啶 100mg，肌内注射，或地西泮 10mg，缓慢静脉注射，减弱子宫收缩。
6. 孕中期钳刮术时，必须待破膜羊水全部流出后，再行钳刮和使用缩宫素。

案例 11-4 分析

1. 初步考虑　G2P1，宫内妊娠 40 周，单胎已娩；羊水栓塞。高危因素：妊娠期多次超声检查提示羊水过多，产程快，后自然破膜。

2. 进一步完善　血常规、凝血功能、血气分析、心肌酶谱、心电图、X 线胸片、超声心动图、血栓弹力图、血流动力学监测病情，备血。

3. 处理　立即呼叫有经验的上级产科医师、麻醉科、重症 ICU 等多学科参与抢救，持续高质量心肺复苏，高流量面罩吸氧、气管插管等，维持血流动力学稳定，抗过敏处理，解除肺动脉高压。静脉补液抗休克、纠正凝血功能障碍等，同时产后出血发生率增加，应积极预防和处理产后出血，行血常规、血气分析、凝血功能等相关检查，测量中心静脉压。若产后出血不能控制，应行子宫切除术。术中及术后补充凝血因子纠正凝血功能障碍，术后积极保护各脏器功能，应用抗生素抗感染治疗。

第五节　脐 带 异 常

一、脐带先露与脐带脱垂

脐带先露（presentation of umbilical cord）又称隐性脐带脱垂，指胎膜未破时脐带位于胎儿先露部前方或一侧。当胎膜破裂，脐带进一步脱出胎儿先露部的下方，经子宫颈进入阴道内，甚至显露

笔记栏

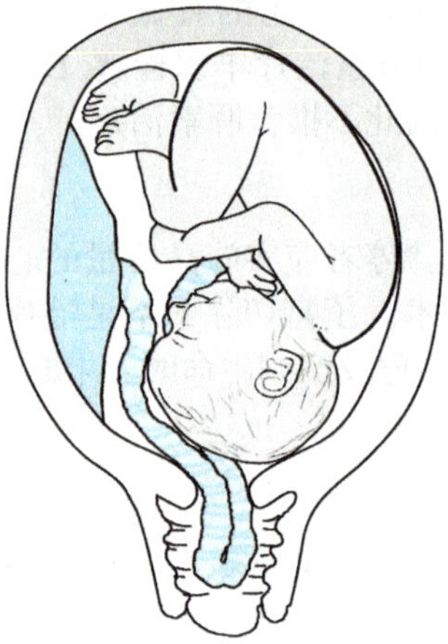
图 11-7 脐带脱垂

于外阴，脐带低于胎儿先露部称脐带脱垂（prolapse of cord）（图 11-7）。其发生率为 0.5%～1%。

（一）病因

易发生在胎儿先露部不能衔接时：①胎头未衔接时，如头盆不称、入盆困难等；②胎位异常，如臀先露、肩先露、枕后位等；③脐带过长；④羊水过多；⑤脐带附着异常及低置胎盘等。

（二）对母儿的影响

1. 对胎儿的影响 ①胎儿先露部尚未衔接、胎膜未破时，脐带先露可在宫缩时因胎儿先露部下降，脐带一过性受压导致胎心率异常；②胎儿先露部已衔接、胎膜已破者，脐带受压于胎儿先露部与骨盆之间，引起胎儿缺氧，甚至胎心完全消失，以头先露最严重，肩先露最轻；③若脐带血液循环阻断超过 7～8min，则胎死宫内。

2. 对产妇的影响 增加剖宫产率及手术助产率。

（三）诊断

有脐带脱垂危险因素存在时，应警惕脐带脱垂的发生。若胎膜未破，于胎动、宫缩后胎心率突然变慢，改变体位、上推胎儿先露部及抬高臀部后迅速恢复者，应考虑有脐带先露的可能，临产后应行胎心监护。监护手段包括胎儿监护仪、超声多普勒等。超声检查需注意判定脐带和胎头的位置关系、脐血流情况。胎膜已破者一旦胎心率出现异常，应立即行阴道检查，了解有无脐带脱垂和有无脐血管搏动。在胎儿先露部旁或胎儿先露部下方以及阴道内触及脐带者，或脐带脱出于外阴者，即可确诊。

（四）治疗

1. 脐带脱垂 一旦发现脐带脱垂、胎心尚好、胎儿存活者，应争取尽快娩出胎儿。①宫口开全，胎头已入盆，应立即行产钳术或胎头吸引术；臀先露应行臀牵引术；肩先露时，可行内转胎位术及臀牵引术协助分娩。后两者对经产妇较易实施。有困难者或初产妇，应行剖宫产术。②若宫口未开全，应立即行剖宫产术。在准备期间，产妇应取头低臀高位，将胎儿先露部上推，以缓解脐带受压，直至取出胎儿前不要将置于阴道内操作的手取出。在严密监护胎心的同时应尽快实施紧急剖宫产术。

2. 脐带先露 经产妇、胎膜未破、宫缩良好者，取头低臀高位，密切观察胎心率，等待胎头衔接，宫口逐渐扩张、胎心仍保持良好者，可经阴道分娩。初产妇、足先露或肩先露者，应行剖宫产术。

（五）预防

妊娠晚期及临产后超声检查有助于尽早诊断脐带先露。对临产后胎儿先露部未入盆者，尽量不做或少做肛查或阴道检查。必须行人工破膜者，应采取高位小孔破膜，以避免脐带随羊水流出时脱出。

二、脐 带 缠 绕

脐带围绕胎儿颈部、四肢或躯干者称为脐带缠绕（cord entanglement）。约 90%为脐带绕颈，以绕颈一周者居多，占分娩总数的 20%～25%。发生原因与脐带过长、胎儿偏小、羊水过多及胎动过频等因素有关。脐带绕颈对胎儿的影响与脐带缠绕的松紧、缠绕的周数及脐带长短有关。脐带绕颈的临床特点如下。①超声检查：脐带缠绕处的皮肤有明显的压迹，脐带缠绕一周者为 U 形压迹，内含一小圆形衰减包块，并可见其中小短光条；脐带缠绕两周者，皮肤压迹为 W 形；脐带缠绕 3 周或 3 周以上者，皮肤压迹为锯齿状，其上为一条衰减带状回声。彩色超声多普勒检查：在胎儿颈部发现脐带血流信号。②胎儿先露部下降受阻：脐带缠绕使脐带相对变短，影响胎儿先露部入盆，可使产程延长或停滞。③胎心监护：可能出现频繁的变异减速。④胎儿窘迫：当缠绕周数多、过紧或宫缩，脐带受到牵拉，使胎儿血液循环受阻，导致胎儿宫内缺氧。当出现上述情况，应高度警惕脐带缠绕，特别是胎心监护出现异常，经吸氧、改变体位不能缓解时，应及时终止妊娠。临产前超声已经诊断为脐带缠绕，应在分娩过程中加强监护，一旦出现胎儿窘迫，及时处理。

笔记栏

三、脐带长度异常

正常脐带长度为 30～100cm，平均长度为 55cm。

（一）脐带过短

脐带过短（short cord）是指脐带长度短于 30cm。经阴道分娩时，脐带的安全长度为从胎盘附着处到母体阴道口的距离。脐带过短在分娩前常无临床征象，孕晚期胎心监护时偶有脐带牵拉的表象。临产后可因胎儿先露部下降受阻，脐带被牵拉过紧致使胎儿血液循环受阻，缺氧，从而出现：①胎心率异常；②胎盘早剥；③胎头下降延缓而引起产程延长，以第二产程延长多见。

（二）脐带过长

脐带长度（long cord）超过 100cm 称脐带过长。脐带过长易造成缠绕、打结、脱垂或脐带受压。

四、脐带打结

脐带打结有假结（false knot）及真结（true knot）两种。脐带假结是指因脐血管较脐带长，血管卷曲似结，或因脐静脉较脐动脉长，形成迂曲似结。一般无大危害，很少因血管破裂而出血。

脐带真结多在妊娠 3～4 个月发生，多开始为脐带缠绕胎体，后因胎儿穿过脐带套环而成真结。脐带真结较少见，发生率为 1.1%，其围生期死亡率为 6.1%。若真结未拉紧则无症状，拉紧后胎儿血液循环受阻可致胎死宫内。多数在分娩后方可确诊。

五、脐带扭转

胎儿活动可使正常的脐带呈螺旋状，即脐带顺其纵轴扭转，生理性扭转可达 6～11 周。脐带过分扭转在近胎儿脐轮部变细呈索状坏死，引起血管闭塞或伴血栓存在，胎儿可因血运中断而致死亡。

六、脐带附着异常

脐带附着异常包括脐带帆状附着（cord velamentous insertion）及球拍状胎盘（battledore placenta）。前者是指脐带附着于胎膜上，脐带血管通过羊膜与绒毛膜间进入胎盘；后者是指脐带附着于胎盘边缘。脐带帆状附着时，若胎膜上血管跨过子宫颈内口位于胎儿先露部前方，称为血管前置（vasa previa）。若前置血管受到宫缩时胎儿先露部的压迫，可导致脐血循环受阻，出现胎儿窘迫。临床表现为胎膜破裂时发生无痛性阴道出血，伴胎心率异常或消失，胎儿死亡。已经诊断为脐带帆状附着和血管前置的孕妇，妊娠期应严密观察，胎儿成熟后择期行剖宫产术，以降低围生儿死亡率。如果超声检查证实血管前置持续存在，建议在 34～37 周终止妊娠。产前 B 型超声检查应注意脐带附着和胎盘的关系。

七、脐血管数目异常

正常脐带有 3 条血管，一条脐静脉，两条脐动脉。若脐带只有一条动脉，称单脐动脉。大多数病例在产前用超声检查时可以发现。如果超声检查只发现单脐动脉这一因素，而没有发现其他结构异常，新生儿预后良好；如果同时有其他超声结构异常，则染色体非整倍体以及其他畸形的风险增高，如肾脏发育不全、无肛门、椎骨缺陷等。

（何国琳　刘广钰）

笔记栏

第十二章　正　常　产　褥

产褥期（puerperium），是指从胎盘娩出至产妇全身各器官（乳腺除外）恢复或接近正常未妊娠状态所需的时间，一般为6周。

案例 12-1

产妇，34岁，因“停经38^{+1}周，见红伴不规律下腹痛6小时”入院。本次妊娠规律产检未见明显异常。既往体健，G2P1，2年前顺娩一足月活婴。

入院第2天自然临产，宫口开2cm行分娩镇痛，14:25宫口开全，14:45分娩一活婴，重3.06kg，羊水清，15:00胎盘胎膜自行娩出，检查胎盘胎膜完整，会阴Ⅰ度裂伤，给予缝合，产后2h阴道出血共计240ml，子宫底平脐，宫缩好，返回病房休息。产后4小时产妇诉阴道出血量多，回病房后出血80ml。查体：体温36.5℃，脉率87次/分，呼吸19次/分，血压110/76mmHg，双乳不涨，泌乳畅，子宫底脐上2指，子宫稍软，膀胱区明显膨隆，达耻骨联合上3横指，叩诊呈浊音，按压时有尿意，询问产妇，返回病房后至今未排尿。

问题：1. 目前该产妇的诊断是什么？诊断依据是什么？

2. 下一步处理是什么？

第一节　产褥期母体变化及临床表现

一、生殖系统的变化

产褥期母体变化包括全身各个系统，其中以生殖系统变化最为显著。

（一）子宫

子宫是产褥期变化最大的器官。胎盘娩出后，子宫逐渐恢复至妊娠前状态的过程称子宫复旧（involution of uterus），包括以下几个方面的变化。

1. 子宫体平滑肌的缩复　胎盘娩出后，子宫圆而硬，子宫底脐下一指，产后第1日子宫底略上升至平脐水平，以后每天下降1～2cm，产后10天子宫降至骨盆腔内，腹部检查时触不到子宫底，产后6周子宫恢复到妊娠前大小。子宫重量也逐渐减少，从分娩结束时约1000g，至产后6周恢复为50～70g。引起这种变化的不是平滑肌细胞数目减少，而是肌细胞体积缩小，因肌质中的蛋白质被分解后从肾脏排出，进而使细胞质减少。产后1～2天子宫肌收缩可引起下腹阵发性疼痛，称产后宫缩痛（after pain），持续2～3天自然消失。经产妇较明显，哺乳时可因反射性缩宫素分泌增多使疼痛加重，无须特殊用药。

2. 子宫内膜再生　第三产程时胎盘、胎膜从蜕膜海绵层剥离娩出，遗留的蜕膜表层因白细胞浸润发生变性、坏死、脱落，形成恶露的一部分自阴道排出。靠近肌层的子宫内膜基底层，逐渐再生形成新的功能层修复整个子宫内膜。胎盘附着部位外的子宫腔表面内膜修复约需3周，胎盘附着部位内膜的全部修复约需6周。

3. 恶露　产后子宫蜕膜（特别是胎盘附着处蜕膜）的坏死、脱落，与血液一起经阴道排出，称恶露（lochia）。根据恶露排出的时间、颜色和内容物的不同可分以下几种。

（1）血性恶露（lochia rubra）：产后3～4天，恶露颜色鲜红、量多，有时伴有小血块。镜下见大量红细胞、坏死蜕膜及少量胎膜。

（2）浆液恶露（lochia serosa）：产后3～4天后，子宫出血逐渐减少，浆液增加，色淡红。镜下见较多坏死蜕膜、子宫腔渗出液、子宫颈黏液及少量红细胞、白细胞，且有细菌，持续10天左右。

（3）白色恶露（lochia alba）：产后2周后，子宫出血进一步减少，恶露颜色变淡，呈白色，镜下可见大量白细胞、坏死蜕膜组织、表皮细胞及细菌，持续约3周干净。

正常恶露有血腥味，但无臭味，一般持续4～6周，总量为250～500ml。若恶露增多，血性恶露持续时间延长或伴有臭味时，应考虑是否存在子宫复旧不全、胎盘胎膜残留或合并感染等。

4. 子宫血管变化 胎盘娩出后，子宫有效地收缩使子宫迅速缩小，胎盘附着面立即缩小至原来面积的一半，穿行于子宫平滑肌间的螺旋动脉和静脉窦压缩变窄，数小时后血管内血栓形成，使出血逐渐减少直至停止。在新生内膜修复期间，若胎盘附着面因复旧不良出现血栓脱落，可引起晚期产后出血。

5. 子宫颈及子宫下段变化 产后子宫下段收缩，逐渐恢复为未妊娠时的子宫峡部。

胎盘娩出后，子宫颈外口呈环状，如袖口，随后子宫颈内、外口迅速回缩形成子宫颈管，产后2～3天，子宫口仍可容2指，直至产后1周子宫颈内口关闭，子宫颈管复原。产后4周子宫颈恢复至妊娠前形态。分娩时子宫颈外口在3点及9点处易发生轻度裂伤，因此初产妇的子宫颈外口由产前圆形（未产型）变为产后的“一”字形（已产型）。

（二）阴道及外阴

分娩后阴道壁松弛、肌张力降低，阴道腔扩大，产褥期可逐渐恢复。产后3周阴道黏膜皱襞重新出现，但至产褥期结束时阴道尚不能完全恢复至妊娠前的紧张度。阴道黏膜及外阴分娩后轻度水肿，产后2～3天可逐渐消退。会阴部的血液循环丰富，若有轻度撕裂或会阴切口缝合，一般产后3～4天可愈合。处女膜在分娩时撕裂形成残缺痕迹，称处女膜痕。

（三）盆底组织

盆底组织在分娩过程中因过度伸展，常伴有肌纤维的部分撕裂，组织张力减弱，产褥期结束时仍常难以恢复至妊娠前状态。产褥期适当的盆底肌肉锻炼有助于恢复盆底组织的张力。若盆底组织发生严重撕裂未能及时修复，可造成盆底松弛，加上产褥期过早参加重体力劳动，或分娩次数过多，且间隔时间短，盆底组织难以完全恢复正常，容易导致盆腔器官脱垂。

二、乳房的变化

（一）泌乳及射乳

乳房的主要变化是泌乳。

1. 激素调节作用 妊娠期体内雌、孕激素及胎盘催乳素升高，有利于乳腺发育及初乳形成。在胎盘剥离娩出后，产妇血中雌激素、孕激素、胎盘催乳素水平急剧下降，垂体催乳素水平升高，乳汁开始产生。

2. 神经反射刺激 婴儿每次吸吮乳头时，来自乳头的感觉信号经传入神经纤维抵达下丘脑，可通过抑制下丘脑分泌多巴胺及其他催乳素抑制因子，引起垂体催乳素呈脉冲式释放，促进乳汁分泌。吸吮动作反射性地引起神经垂体释放缩宫素，缩宫素使乳腺腺泡周围的肌上皮细胞收缩，使乳汁从腺泡经过导管流到乳窦，进而喷射出乳汁，此过程称为喷乳反射。吸吮是保持乳腺不断分泌乳汁的关键。

（二）母乳喂养

母乳是婴儿最合适的天然食品，母乳喂养对母婴健康均有益处，在产后1h内开始哺乳，坚持纯母乳喂养6个月。

1. 母乳 根据产后母乳分泌的时间分为3类。

产后7天内分泌的乳汁称初乳（colostrum），因含β胡萝卜素，呈淡黄色。初乳中含蛋白质及矿物质较成熟乳多，尤其是分泌型IgA，脂肪和乳糖含量较成熟乳少，易消化，是新生儿早期最理想的天然食物。

产后7～14天分泌的乳汁称过渡乳，蛋白质含量逐渐减少，脂肪和乳糖含量逐渐增多。

产后14天以后分泌的乳汁称成熟乳，呈白色，蛋白质占2%～3%，脂肪占4%，糖类占8%～9%，还有维生素等。

母乳内含多种生物活性物质，包括各类细胞因子、生长因子和免疫保护物质。

初乳中含有大量的免疫球蛋白，通过母乳喂养可以使婴儿获得被动免疫力，抵抗外来致病菌的侵扰，增强婴儿免疫系统功能。

2. 哺乳期用药 由于多数药物可经母血渗入乳汁中，故哺乳期女性用药时，应综合考虑药物在

笔记栏

乳汁中的浓度和对新生儿的不良影响。

三、全身其他系统的变化

（一）循环及血液系统的变化

1. 血容量的变化 胎盘娩出后，子宫胎盘血液循环不复存在，子宫迅速缩复，大量血液回流入体循环，加之妊娠期潴留的组织间液吸收，使产后 72h 内产妇的循环血量增加 15%～25%，原有心脏病的产妇，在此期容易发生心力衰竭。血容量于产后 2～3 周恢复至未妊娠状态。

2. 血液系统的变化 产褥早期血液仍处于高凝状态，有利于胎盘剥离后创面形成血栓，进而减少产后出血量，这也是产褥期发生静脉栓塞的风险因素。产后 2～4 周，纤维蛋白原、凝血酶、凝血酶原降至正常。妊娠期生理稀释的红细胞和血红蛋白在产褥期逐渐恢复正常。白细胞总数在产褥早期较高，可达（15～30）$\times 10^9$/L，1～2 周恢复正常，中性粒细胞增多。妊娠晚期逐渐减少的血小板于产后 2～3 天恢复正常。红细胞沉降率于产后 3～4 周降至正常。

（二）消化系统的变化

产后 1～2 天常感口渴，喜进流食或半流食，以后逐渐好转。妊娠期胃肠肌张力及蠕动力减弱，加上产后卧床时间长，活动减少，加之腹肌及盆底肌松弛，容易便秘，胃肠肌张力的恢复约需 2 周。

（三）泌尿系统的变化

产后 1 周内尿量增多，主要是因排出妊娠期体内潴留大量水分的缘故。妊娠期发生的肾盂和输尿管扩张，产后 2～8 周恢复正常。在分娩过程中，由于膀胱受压使黏膜水肿、充血，肌张力降低，膀胱对内压的敏感性下降，加之分娩镇痛药物的应用、会阴切口疼痛、器械助产及不习惯卧床排尿等因素，容易出现尿潴留或残余尿增加，影响子宫收缩，应注意指导产妇及时排尿。

（四）内分泌系统的变化

分娩后雌激素及孕激素水平急剧下降，至产后 1 周时已降至妊娠前水平。胎盘催乳素因半衰期短，产后 6h 已不能测出。垂体催乳素的水平取决于是否哺乳，哺乳产妇于产后下降，但仍高于非妊娠水平，吸吮刺激时催乳素明显增高，不哺乳产妇的催乳素于产后 2 周降至妊娠前水平。血 hCG 通常于产后 10 天左右恢复至妊娠前水平。月经复潮及排卵时间受哺乳影响。不哺乳女性的月经复潮时间通常在产后 6～10 周，产后 10 周左右可恢复排卵。哺乳女性的月经复潮时间延迟，平均在产后 4～6 个月恢复排卵。哺乳期女性在首次月经来潮前可有排卵，故哺乳期即使月经未复潮仍有受孕的可能。

（五）免疫系统的变化

产褥期，机体免疫功能处于逐渐恢复状态，自然杀伤细胞和淋巴因子活化杀伤细胞活性增加，有利于对疾病的防御。但需注意的是，产褥早期产妇免疫力较低，应注意预防产褥期感染性疾病的发生。

（六）腹壁及皮肤的变化

产后腹壁松弛明显，腹壁紧张度在产后 6～8 周恢复。妊娠期腹部的正中线色素沉着，在产褥期可逐渐消退。初产妇腹壁的紫红色妊娠纹变成银白色的陈旧妊娠纹。产褥早期皮肤排泄功能旺盛，排出大量汗液，以夜间睡眠和初醒时较明显，称为褥汗，为正常现象，产后 1 周内自行恢复。

（七）体温

产后体温一般在正常范围，部分产妇因产程延长、过度疲劳，产后 24h 内可出现体温略升高，但一般不超过 38℃。产后 3～4 天由于乳房血管、淋巴管极度充盈，乳房胀大，导致泌乳热，一般在 1 天内恢复正常，不属于病态，但要排除其他原因引起的发热，尤其是感染因素。

第二节 产褥期处理及保健

一、产褥期的处理

正常产褥期的处理主要是观察，了解产妇各系统是否按正常规律复旧，发现异常，及时处理。

（一）产后 2h 内的观察及处理

产后 2h 内易发生严重并发症，如产后出血、子痫、产后心力衰竭等，应严密观察产妇的生命体

笔记栏

征、子宫收缩及阴道出血情况，同时注意子宫底高度及膀胱是否充盈等，防止膀胱过度充盈影响子宫收缩导致产后出血。应用计量法评估阴道出血量，尤其是产后出血的高危孕产妇。出现宫缩乏力时，应立即给予按摩子宫并使用子宫收缩药。阴道出血不多，但子宫收缩不良伴子宫底高度上升者，提示宫腔积血，应挤压子宫底排出积血，并持续使用子宫收缩药。若产妇自觉肛门坠胀，需警惕阴道后壁血肿，行阴道或阴道-直肠联合检查，确诊后给予及时处理。

（二）返病区后的观察及处理

1. 观察子宫复旧 每日同一时间手测子宫底高度，了解子宫复旧情况。测量前嘱产妇排尿，并先按摩子宫使其收缩。

2. 观察恶露 准确记录产后 24h 内的恶露量，统计产后出血量。每日观察恶露的量、颜色、气味，若子宫复旧不良，红色恶露增多且持续时间延长，应尽早给予子宫收缩药。若合并感染，恶露常有臭味且伴有子宫压痛，应给予广谱抗生素控制感染。

3. 排尿 鼓励产妇尽早自行排尿，产后 4h 内即应让产妇排尿。对于排尿困难者，鼓励产妇起床排尿，并用以下方法诱导排尿。①温热刺激：热水袋敷下腹正中膀胱部位，并给予按摩刺激膀胱肌收缩；或温水缓缓冲洗尿道外口周围诱导排尿。②针灸：针刺关元、气海、三阴交、阴陵泉等穴位。③药物：肌内注射甲硫酸新斯的明，兴奋膀胱逼尿肌促排尿，但注射此药物前需排除其用药禁忌。上述方法均无效时，应给予留置导尿管。

4. 会阴处理 保持会阴部清洁及干燥。会阴部水肿者，可用 50%硫酸镁局部湿热敷，产后 24h 可用红外线照射外阴，促进局部血液循环。会阴部切口缝合者，应每日检查切口有无红肿、硬结、压痛及分泌物，一般产后 3～5 天拆线，若伤口感染，应提前拆线引流，清创处理。

5. 饮食与排便 分娩后 2h 内可让产妇进食清淡、易消化食物，逐渐进普通饮食。食物应富含蛋白质、热量和水分，并适当补充维生素和铁剂。产后早期肠蠕动减弱，腹肌、盆底肌张力降低，且常卧床休息，易发生便秘，应鼓励产妇尽早下床活动，多进食蔬菜及水分。发生便秘者，酌情用开塞露或口服轻泻药。

6. 观察情绪变化 产后由于神经内分泌的急剧变化，对哺育婴儿的担心、产褥期的不适等，均可造成产妇情绪不稳定，尤其在产后 3～10 天，可表现为轻度抑郁，应注意减轻产妇身体的不适，给予精神关怀、鼓励，使其恢复自信。建议产后行心理评估和抑郁症筛查，尽早诊断和干预，必要时服抗抑郁药物。

7. 预防产褥中暑 产褥中暑（puerperal heat stroke）指在产褥期因高温环境使体内余热不能及时散发，进而引起中枢性体温调节功能障碍的急性热病，临床表现为高热、水和电解质紊乱、循环衰竭和神经系统功能损害等。此病不常见，但起病急，发展快，处理不当可发生严重后遗症，甚至死亡。常见原因为身处高温、高湿状态，导致体温调节中枢功能障碍所致。治疗原则：立即改变高温和不通风环境，迅速降温，及时纠正水、电解质紊乱及酸中毒，其中迅速降温是抢救成功的关键。

（三）乳房护理

1. 鼓励母乳喂养 推荐早吸吮，产后 30min 内开始哺乳，此时乳量虽少，但婴儿的吸吮可刺激泌乳反射。按需哺乳，哺乳的时间及频率取决于婴儿的需要及产妇奶胀情况。哺乳前，母亲应洗手并用温开水清洁乳房及乳头。哺乳时，母亲及婴儿选择最舒适位置，母亲用手扶托乳房，协助婴儿含接乳头，防止乳房堵住婴儿鼻孔，吸吮时应将乳头和大部分乳晕含在婴儿口中。吸空一侧乳房后，再吸吮另一侧。每次哺乳后，应抱起婴儿，轻拍背部 1～2min，排出胃内空气以防吐奶。乳汁确实不足时，可补充配方奶。

2. 乳胀的处理 多因乳房过度充盈、乳腺管不通畅所致。可先用热毛巾湿热敷乳房 3～5min，再行按摩，随后哺乳，并应增加哺乳次数、排空乳房。

3. 乳汁不足的处理 吸吮及不断排空乳房是保持乳腺不断泌乳的重要条件。鼓励产妇建立信心，指导哺乳方法，按需哺乳，多吃汤水多的食物，保证产妇休息、足够睡眠和营养丰富的饮食，必要时可根据中医辨证后给予中药。

4. 退奶 因母儿因素不能哺乳者，应尽早退奶。最简单的方法是停止哺乳，必要时辅以药物。常用退奶药：①生麦芽 60～90g/d，水煎当茶饮，连服 3～5 天；②芒硝 250g，分装两纱布袋内，敷于两乳房并包扎，湿硬时更换；③维生素 B_6 200mg，每日 3 次，连服 3 天；④溴隐亭 2.5mg，每日 2 次，连续用 7～14 天，对已大量泌乳而需停止哺乳者效果明显。但甾体激素、溴隐亭等退奶药不推

笔记栏

荐作为一线用药。

5. 乳头皲裂 多因婴儿含接乳头不正确、哺乳方法不当或过度清洗乳头等原因所致。皲裂轻者可继续哺乳，调整好哺乳姿势，让婴儿更好地含接乳头，哺乳后挤少许乳汁涂在乳头和乳晕上，暴露和干燥，加强护理。皲裂严重者停止哺乳，挤出或用吸奶器吸出乳汁喂哺婴儿，愈合后再继续哺乳。

二、产褥期保健

（一）产后适当活动

产后应尽早适当活动。产后适当活动，有利于体力恢复、促进排尿及排便，促使骨盆底及腹肌张力恢复，降低静脉栓塞的发生率。

（二）产后健身操

产后康复锻炼的运动量应循序渐进，运动的方式和运动量因个人情况而异，运动量应由小到大，由少到多。如锻炼腹肌张力的抬腿、仰卧起坐动作；锻炼骨盆底肌及筋膜的提肛动作；锻炼腰肌的腰肌回转动作等。

（三）产后访视

社区医疗保健人员在产妇出院后 3 天内、产后 14 天及 28 天分别做 3 次产后访视，了解产褥期产妇及新生儿的健康状况。主要观察内容：①子宫复旧及恶露；②会阴伤口或剖宫产腹部切口情况；③乳房及哺乳情况；④饮食、大小便及精神情况；⑤对于妊娠期高血压疾病产妇，指导其监测血压，提供相应健康教育指导；⑥新生儿情况。若发现异常给予及时指导。

（四）产后健康检查

产妇应于产后 42 天返院行产后健康检查：①全身检查。包括测血压、脉搏；化验血、尿常规；了解哺乳情况；若有内、外科合并症或产科并发症，应注意检查其恢复情况，妊娠期糖尿病产妇产后 4～12 周应再次行糖耐量试验，妊娠期高血压疾病产妇若产后 12 周血压仍未恢复正常，应诊断为慢性高血压，建议心内科诊治。②妇科检查。了解盆腔内生殖器是否已恢复至妊娠前状态。婴儿也应同时来医院做一次全面检查。

（五）计划生育指导

产褥期内禁止性生活。产褥期结束后应采取避孕措施，哺乳者以工具避孕为宜，不哺乳者可选用药物避孕。

案例 12-1 分析

1. 诊断 产后尿潴留。诊断依据：①产后 4h 未排尿，自行排尿困难；②查体见子宫底高度脐上 2 指，膀胱区明显膨隆，叩诊呈浊音，按压时有尿意。

2. 处理 嘱产妇自行排尿，诉排尿困难，给予听流水声、热敷等处理后无效，立即予导尿，引流出清亮尿液 800ml，留置尿管，复查子宫收缩好，子宫底平脐。次日尿管拔除后自行排尿通畅，产后 24h 出血 360ml，产后 3 天母婴平安出院。

（尹沁岚 黄莉萍）

笔记栏

第十三章 产褥期疾病

第一节 产 褥 感 染

案例 13-1

初产妇，26 岁，因“顺产后 4 天，下腹痛伴发热 1 天”入院。4 天前因“胎膜早破”行缩宫素引产，于次日顺娩一足月活婴，重 2.8kg，胎儿娩出后 30min 胎盘未娩出，行手取胎盘术，检查胎盘胎膜基本完整，会阴、阴道及子宫颈无裂伤，产后出血少，产后 2 天出院。妊娠期定期产检，行 GBS（+），余未见异常，入院后已给予青霉素静脉滴注预防感染。

查体：体温 39.2℃，脉率 112 次/分，呼吸 20 次/分，血压 114/65mmHg。心、肺听诊无异常，双侧乳房无胀痛，乳量中，未扪及硬结及肿块，无触痛。腹软，子宫底脐下 2 指，子宫体明显压痛，双肾区无叩击痛，无双下肢水肿。妇科检查：外阴无红肿，阴道见血性恶露，有腥臭味，子宫颈口闭合，已产式，子宫软，子宫体压痛，双侧宫旁组织及双附件未触及异常。

问题： 1. 该孕妇目前的初步诊断是什么？诊断依据是什么？

2. 为了进一步明确诊断，需要做哪些辅助检查？

3. 下一步治疗方案是什么？

产褥感染（puerperal infection）是指分娩及产褥期生殖道受病原体侵袭，引起局部或全身的炎症变化。发病率约为 6%，大部分发生在产后 10 天内，也有产褥期末发病。产褥发热（puerperal fever）是指分娩 24h 后的 10 天内，每日间隔 4h 测体温，其中有 2 次体温达到或超过 38℃。产褥发热多由产褥感染引起，但也包括生殖道以外的急性乳腺炎、呼吸系统感染、尿路感染、血栓性静脉炎等。

一、病　　因

1. 妊娠和分娩降低或破坏了生殖道的防御功能和自净作用。
2. 妊娠期贫血、营养不良、合并慢性病、体质虚弱等，或产时、产后失血较多，降低了产妇抵抗细菌侵入和繁殖的能力。
3. 产科手术，如剖宫产术、阴道手术助产、产道损伤等，增加了病原体侵入生殖道的机会。
4. 其他因素，如胎膜早破、频繁的阴道检查、胎盘残留等均可增加感染的概率。

二、病原体种类

正常孕妇阴道内寄生着大量微生物，包括需氧菌、厌氧菌、真菌、衣原体及支原体，分为致病微生物和非致病微生物。许多非致病微生物在特定环境下可以致病，致病微生物也需达到一定的数量或机体免疫力下降才会致病。

（一）需氧性链球菌

以乙型溶血性链球菌致病性最强，可产生致热外毒素与溶组织酶，引发严重感染，病变迅速扩散可致脓毒症。需氧性链球菌可以寄生在阴道中，也可通过其他部位感染进入生殖道。

（二）厌氧性革兰氏阳性球菌

以消化链球菌和消化球菌最常见，存在于正常阴道。产道损伤、局部组织坏死或胎盘残留时，细菌迅速繁殖，若与大肠埃希菌混合感染，会产生异常恶臭味。

（三）厌氧类杆菌属

常见的有脆弱拟杆菌，为厌氧的革兰氏阴性杆菌，多与需氧菌和厌氧性球菌混合感染，产生大量脓液，形成局部脓肿，伴恶臭味。有加速血液凝固的特点，可引起感染区邻近部位的血栓性静脉炎，形成感染性血栓。

（四）大肠埃希菌属

大肠埃希菌、克雷伯菌属、变形杆菌类，能产生内毒素，是外源性感染的主要致病菌，也是菌血症和感染性休克最常见的病原体。因此，产褥感染若发生菌血症或感染性休克，多考虑大肠埃希菌属感染。

（五）葡萄球菌

主要致病菌是金黄色葡萄球菌和表皮葡萄球菌。金黄色葡萄球菌多为外源性感染，易引起伤口严重感染，且可产生青霉素酶，易对青霉素产生耐药。表皮葡萄球菌存在于阴道菌群中，引起的感染较轻。

（六）支原体和衣原体

解脲支原体、人型支原体及沙眼衣原体，均可引起生殖道感染，但其感染多无明显症状，临床表现轻。此外，梭状芽孢杆菌、淋病奈瑟球菌等也可引起产褥感染，较少见。

三、病理及临床表现

发热、疼痛、异常恶露是产褥感染的三大主要症状。产褥早期发热的最常见原因是脱水，但2～3天低热后突然出现高热，则应考虑感染的可能。感染的部位、程度、扩散范围不同，临床表现也不同。

（一）急性外阴、阴道、宫颈炎，以及剖宫产腹部切口、子宫切口局部感染及会阴裂伤或会阴切开缝合创口感染

表现为局部疼痛明显，伤口红肿，触之有硬结，并可见脓性分泌物自缝线处流出，严重者缝线拆除后伤口裂开，有脓性分泌物流出，创面覆盖坏死组织。由于病变局限，体温多不超过38℃。如未及时拆除缝线，则感染可向深部蔓延。阴道裂伤处的感染严重时可引起阴道旁结缔组织炎。宫颈裂伤感染向深部蔓延，可达宫旁组织，引起盆腔结缔组织炎。剖宫产术子宫切口感染，临床多表现为持续发热，血性恶露增多并有臭味，子宫稍大，下段压痛；超声显示子宫切口隆起的混合性肿块，边界模糊，部分伴宫腔积液。

（二）急性子宫内膜炎和子宫肌炎

急性子宫内膜炎和子宫肌炎是产褥感染最常见的类型。病原体经胎盘剥离面侵入，扩散至蜕膜层，称子宫内膜炎；若感染侵及子宫肌层，称子宫肌炎，两者常伴发。临床表现为产后3～4天发病，寒战、高热、头痛、下腹疼痛、白细胞明显增高。子宫内膜炎者恶露量多、有臭味。子宫肌炎者多为子宫复旧不良，子宫体压痛明显，行子宫颈分泌物细菌培养有助于诊断。

（三）急性盆腔结缔组织炎和急性输卵管炎

急性盆腔结缔组织炎和急性输卵管炎多发生于急性子宫内膜炎或宫颈深度裂伤后。病原体沿子宫旁淋巴或血行到达宫旁组织，出现急性炎症反应而形成炎性包块，同时波及输卵管，形成急性输卵管炎。若侵及整个盆腔，也可形成“冰冻骨盆”。临床表现为下腹痛伴肛门坠胀，可伴寒战、高热、头痛等症状，检查时下腹肌紧张，压痛、反跳痛明显。淋病奈瑟球菌沿生殖道黏膜上行感染，到达输卵管与盆腹腔，可形成脓肿，患者高热不退，白细胞持续升高，中性粒细胞明显增多，核左移。

（四）急性盆腔腹膜炎及弥漫性腹膜炎

急性盆腔腹膜炎及弥漫性腹膜炎多由子宫感染引起，也可继发于盆腔结缔组织炎及血栓性静脉炎。炎症扩散至子宫浆膜，形成盆腔腹膜炎，继而发展成弥漫性腹膜炎。此时产妇出现全身中毒症状，高热、恶心、呕吐、腹胀，检查时下腹部明显压痛、反跳痛，病情危重。急性期治疗不彻底可发展成盆腔炎性疾病后遗症而导致不孕。

（五）血栓性静脉炎

血栓性静脉炎多见于产后1～2周，分为两大类，即盆腔内血栓性静脉炎和双下肢血栓性静脉炎，厌氧菌为常见病原体，病变常为单侧性。继子宫内膜炎之后出现寒战、高热，反复发作，持续数周，不易与盆腔结缔组织炎相鉴别。剖宫产术后患者，因卧床休息活动较少，下肢血液回流不畅，更易

笔记栏

形成下肢血栓性静脉炎。下肢血栓性静脉炎常继发于盆腔静脉炎，多在股静脉、腘静脉及大隐静脉，临床表现为弛张热、下肢持续性疼痛，局部静脉压痛或触及硬索状，下肢水肿，皮肤发白，习称“股白肿”。

（六）脓毒血症

感染性血栓脱落进入血液循环可引起菌血症，病原体繁殖并释放毒素，继续发展可并发脓毒血症和迁徙性脓肿（肺脓肿、肾脓肿）。临床主要表现为持续高热、寒战、全身中毒症状、多器官受损，可引起感染性休克，甚至危及生命。不管是否存在发热，在感染的基础上出现不明原因的终末器官损害，应考虑脓毒血症的诊断。

四、诊断与鉴别诊断

（一）详细询问病史

详细询问病史及分娩经过，对产褥发热者，首先考虑产褥感染，注意排除引起产褥病率的其他疾病。

（二）全身及局部体检

仔细检查腹部、盆腔及会阴伤口，确定感染部位及严重程度。

（三）实验室检查及辅助检查

超声检查、CT、磁共振检查等手段能对产褥感染形成的炎性包块、脓肿及静脉血栓作出定位及定性诊断。行血、尿常规化验，检测血清 C 反应蛋白，有助于早期诊断感染。

（四）确定病原体

病原体的鉴定对产褥感染诊断与治疗非常重要，取宫腔分泌物、脓液、后穹窿穿刺物做细菌培养和药敏试验，必要时需作血培养。病原体抗原和特异抗体检查可作为快速确定病原体的方法。

鉴别诊断：主要与上呼吸道感染、急性乳腺炎、尿路感染等相鉴别。

案例 13-1 分析

1. 诊断　产褥感染（子宫肌炎）。诊断依据：①产褥期女性，有胎膜早破史，妊娠期 GBS（+）；②产程中因胎盘滞留行手取胎盘术；③产后第 4 天，出现高热、腹痛，伴恶露腥臭味；④查体见子宫底脐下 2 指，子宫体明显压痛。

2. 进一步检查　①行子宫颈分泌物培养+药敏试验，明确病原微生物，指导用药；②超声检查了解子宫复旧情况、子宫内有无妊娠物残留、盆腔有无异常；③完善血尿常规、CRP、PCT、肝肾功能、电解质、凝血功能、血培养、血气分析+乳酸测定等，明确感染的严重性并除外其他疾病。

3. 治疗　根据临床表现和经验，首选广谱高效抗菌药物，后根据病原体调整抗菌药物治疗方案。

五、治　　疗

产褥感染的治疗，原则上应给予广谱、足量、有效抗菌药物，并依据感染的病原体调整抗菌药物。对脓肿形成或宫腔残留感染组织者，积极处理感染灶。

（一）支持疗法

取半卧位，利于恶露排出或使炎症局限于盆腔内；加强营养，增强抵抗力，进食易消化富于营养和维生素的饮食，必要时静脉补充；重症患者可少量多次输血，注意纠正水、电解质紊乱，高热时应采取物理降温。

（二）胎盘、胎膜残留处理

有效抗感染，同时清除子宫腔残留物。急性感染伴高热时，应有效控制感染，同时行宫内感染组织的钳夹术。待感染彻底控制、体温正常后，再彻底清宫。

笔记栏

（三）抗菌药物治疗

未确定病原体时，根据临床表现及经验，选用广谱高效抗菌药物，覆盖需氧菌与厌氧菌及耐药菌株，待细菌培养和药敏试验结果后再调整抗菌药物，保持有效血药浓度。抗菌药物使用应足疗程，必要时可短期加用肾上腺皮质激素，提高机体的应激能力。

（四）抗凝治疗

血栓静脉炎时，应用大量抗菌药物的同时，可加用肝素或低分子肝素治疗，用药期间监测凝血功能。

（五）手术治疗

会阴切口或腹部切口感染时，及时切开引流；盆腔脓肿时，经腹或阴道后穹窿穿刺或切开引流；子宫严重感染时，经积极治疗无效，炎症继续扩展，出现不能控制的出血、脓毒血症或脓毒性休克时，应当机立断及时行子宫切除术，切断感染源，挽救患者生命。

（六）中医治疗

治疗产褥感染应以辨证施治为原则，可配合饮食疗法，以期病情早日康复。

六、预　防

1. 积极治疗妊娠合并症与并发症，纠正贫血，加强营养，增强体质。
2. 加强妊娠期卫生宣传，保持外阴清洁，及时治疗外阴、阴道炎及宫颈炎。
3. 严格无菌操作，减少不必要的阴道检查和手术操作。
4. 正确掌握手术指征。对剖宫产手术，建议皮肤切开前使用抗菌药物预防感染。
5. 产后严密观察，对可能发生产褥感染者，必要时给予广谱抗生素预防感染。

第二节　晚期产后出血

一、定　义

晚期产后出血（late postpartum hemorrhage）是指分娩 24h 后，在产褥期内发生的子宫大量出血，以产后 1～2 周发病最常见。阴道出血持续或间断，量多为少量或中等量，也可表现为大量出血，同时有血凝块排出。产妇可因失血过多导致贫血或失血性休克，伴有寒战、低热。

二、病因及临床表现

晚期产后出血的病因不同，胎盘、胎膜残留、子宫切口愈合不良以及感染是常见原因，且各病因常可并存或互为因果。

（一）胎盘、胎膜残留

胎盘、胎膜残留是晚期产后出血最主要的病因，阴道分娩者常见，多发生于产后 10 天。子宫腔内的胎盘或胎膜残留组织变性、坏死、机化，坏死组织脱落时，基底部血管开放，引起大量出血。临床表现为血性恶露时间延长，反复或突然大量阴道出血，检查发现子宫大而软，子宫口松，阴道及子宫口有血凝块，甚至残留组织物。

（二）蜕膜残留

蜕膜多在产后 1 周内脱落，随恶露排出。蜕膜剥离不全或残留时间长易引起子宫内膜炎症，导致晚期产后出血。临床表现与胎盘残留相似，子宫腔刮出物病理学检查可见坏死蜕膜，混以纤维素、玻璃样变性的蜕膜细胞和红细胞，但不见绒毛，可帮助鉴别诊断。

（三）子宫复旧不全

子宫复旧不全多为胎盘附着部位复旧不全导致，胎盘娩出后，其附着面快速缩小，附着部位血管血栓形成，随着血栓机化至内膜逐渐修复，此过程需 6～8 周。胎盘附着面复旧不全可引起血栓脱落，血窦重新开放，导致子宫出血。多发生在产后 2～3 周，临床特点为突发、大量的阴道出血，检查发现子宫软且体积大于相应产褥阶段，子宫口松弛，阴道及子宫口可见血凝块。

笔记栏

（四）感染

感染多见于子宫内膜炎、子宫肌炎、盆腹腔感染、产褥期脓毒血症等。炎症可引起胎盘附着面复旧不全和子宫收缩不佳，血窦开放导致子宫出血。临床表现为恶露异味，伴盆腔痛、发热等感染征象。

（五）剖宫产术切口愈合不良

剖宫产术切口感染、溃疡、裂开等导致切口愈合不良而引起产后出血，多发生在剖宫产术后 3～4 周，临床表现为突然发生的无痛性大量新鲜阴道出血，并反复发作。主要原因有以下几方面。

1. 子宫下段行横切口时切断两端子宫动脉向下斜行分支，局部供血不足，形成局部血肿或感染组织坏死，致切口不愈合。多次剖宫产术后瘢痕组织局部供血不足、术中止血不良、取胎头时切口延裂、切口对合不佳等。

2. 横切口选择过低或过高。①过低，靠近阴道，感染机会增加，子宫颈侧结缔组织血供不佳，组织愈合能力弱；②过高，切口上、下缘宫体肌组织厚薄相差大，导致缝合时对齐不佳。

3. 缝合不当。组织对位不佳、出血血管结扎松弛、切口两侧角部形成血肿、缝扎组织过多过密、切口血液循环供应不良等。

上述因素均可导致子宫切口愈合不良，血窦关闭不全，进而出现大量阴道出血，严重时可致休克。

（六）其他

生殖道血肿；子宫血管异常，如子宫动静脉畸形、假性动脉瘤；肿瘤，如子宫及子宫颈肿瘤、产后滋养细胞肿瘤；全身性疾病，如血液系统疾病、肝脏疾病所致凝血功能障碍等，均可引起晚期产后出血。

三、诊　　断

（一）病史

产后恶露不净，色由暗红色变鲜红，反复或突然阴道出血，应高度怀疑晚期产后出血。若为阴道分娩，应注意产程进展及产后恶露的变化情况；若为剖宫产术，应了解手术指征、术式、术中特殊情况及术后恢复情况。由于剖宫产术后血性恶露持续时间较阴道分娩者长，临床上诊断晚期产后出血时应谨慎。

（二）症状和体征

1. 阴道出血　妊娠组织物残留引起的阴道出血多于产后 10 天内发生。胎盘附着面复旧不全常在产后 2～3 周发生，表现为反复或突然大量阴道出血。剖宫产术子宫切口愈合不良多在术后 3～4 周发生，表现为子宫突发无痛性大量出血，并反复发作，严重时可导致失血性休克。

2. 腹痛和发热　疼痛与宫缩无关，呈持续性，常合并感染，伴恶露增加，有臭味。

3. 全身症状　继发性贫血，严重者因失血性休克可危及生命。

4. 体征　子宫复旧不良，可扪及大而软的子宫，子宫口松弛，阴道及子宫口可见血凝块，伴有感染者子宫压痛明显。

（三）辅助检查

1. 实验室检查　血常规、凝血功能、C 反应蛋白、降钙素原、β-hCG，了解贫血、感染、妊娠组织的残留及滋养细胞疾病等。

2. 病原学及血培养检查　子宫颈管及子宫腔分泌物培养，体温升高时行血培养，可明确病原微生物及指导抗生素的选择。

3. 病理学检查　子宫腔残留物或子宫切除标本，应送病理学检查。

4. 影像学检查　子宫附件超声、盆腔 CT 或磁共振成像等影像学检查，可对子宫及病灶范围进行评估，必要时行数字减影血管造影（DSA），用于鉴别子宫血管异常者，同时可行血管栓塞术。

四、治　　疗

一般情况良好，血流动力学稳定，给予抗炎、促宫缩等支持治疗；如血流动力学不稳定，则需紧急干预，在抗休克的同时，积极针对出血原因治疗。

笔记栏

1. 少量或中等量阴道出血者，考虑由子宫复旧不全引起，给予广谱抗菌药物预防感染、子宫收缩药及支持治疗。

2. 疑有胎盘、胎膜、蜕膜残留或胎盘附着部位复旧不全者，如感染严重，建议感染控制后再行刮宫术，如抗感染治疗后症状未见好转，可在加强抗感染的同时行清宫术。术前备血，开放静脉通路，手术操作应轻柔，避免副损伤。刮出物送病理学检查，以明确诊断。术后继续给予抗菌药物及子宫收缩药。

3. 疑剖宫产术后子宫切口裂开者，应住院治疗。如阴道出血少，可先给予广谱抗生素及支持疗法，密切观察病情变化；若阴道出血多，应积极手术探查。若切口周围组织坏死范围小、炎症反应轻微，可清创缝合；若组织坏死范围大，必要时可行子宫次全切术或子宫全切术。

4. 因肿瘤引起的阴道出血，按肿瘤性质、部位作相应处理。

五、预　防

1. 评估出血倾向的危险因素，行相应检查。

2. 产后应仔细检查胎盘、胎膜是否完整，不能排除胎盘残留时行子宫腔探查，有条件者可行床旁超声辅助。

3. 剖宫产术时合理选择切口位置，避免子宫下段横切口两侧角部撕裂，提高缝合技术。

4. 严格无菌操作，围手术期应用抗菌药物预防感染。

第三节　产褥期抑郁症

案例 13-2

产妇，29 岁，因“产后情绪低落 1 个月，加重 3 天”就诊。1 个月前因“妊娠 32 周，胎膜早破”顺产一早产活婴，新生儿转科。产后一直情绪低落，自觉头痛，奶水少，心情压抑，易哭。近 3 天对什么都没兴趣，情绪极端低下，对生活无信心，怀疑自己不能把孩子养大。

查体：生命体征平稳，心、肺听诊未闻及异常；腹软，无压痛、反跳痛；神经系统检查未见异常。观察了解：衣着整洁，精神倦怠，情绪低落，沟通过程中易哭泣。

问题： 1. 该病例的初步诊断是什么？诱因有哪些？

2. 下一步处理是什么？

一、定　义

产褥期抑郁症（puerperal depression）是指产妇在产褥期出现的持续和严重的情绪低落以及一系列症状，是产褥期精神障碍的一种常见类型。我国发病率为 16.3%，国外发病率约为 30%。常在产后 2 周内出现症状，表现为易激惹、恐惧、焦虑、沮丧等，以及对自身及婴儿健康的过度担忧，影响照料新生儿的能力，严重时陷于错乱或昏睡状态。

二、病　因

产褥期抑郁症的病因比较复杂，主要有生物学、躯体、心理、社会、遗传等因素。

（一）生物学因素

妊娠分娩中，体内的内分泌环境发生变化，尤其是产后 24h 内，激素水平的急剧变化是产褥期抑郁症发生的生物学基础。

（二）躯体因素

产时和产后并发症、难产、剖宫产术等都是产褥期抑郁症不可忽视的诱因。由分娩带来的疼痛与不适使产妇感到紧张、恐惧，出现滞产、难产时，产妇紧张、恐惧增加，躯体和心理的应激增强，从而诱发产褥期抑郁症；另外，有妊娠合并症或并发症的产妇更易发病，感染、发热对产褥期抑郁症的诱发有一定影响。

（三）心理因素

笔记栏

产褥期女性情感处于脆弱阶段，特别是产后 1 周，情绪变化更为明显。由于产妇对即将承担的母亲角色不适应，心理压力的增加导致出现抑郁、焦虑情绪，这是产褥期抑郁症的促发因素。

（四）社会因素

支持系统是一个重要因素，包括丈夫、家人支持及其本人对婚姻的满意度等。产褥期抑郁症患者多存在支持系统不利，如夫妻关系不合、家庭不和睦、产褥期亲属关心较少等；不良的分娩结局（如死胎、死产、畸形儿）及产妇家庭对婴儿性别的反感等，均是产褥期抑郁症的诱发因素。

（五）遗传因素

遗传因素是精神障碍的潜在因素。有精神病家族史，特别是有家族抑郁症病史的产妇发病率高。

三、临床表现

产褥期抑郁症的临床表现主要有以下几方面。

（一）情绪方面

常感到压抑、沮丧，情绪淡漠，表现为孤独、害羞、不愿见人或伤心、流泪，甚至焦虑、恐惧、易怒，夜间加重。

（二）自我评价降低

自暴自弃、自责、自罪，或对身边的人充满敌意、戒心，与家人关系不和谐。

（三）创造性思维受损

主动性降低，行为上反应迟钝，注意力难以集中，工作效率和处理事物的能力下降。

（四）对生活缺乏信心

觉得生活无意义，出现厌食、睡眠障碍、易疲倦，还可伴一些躯体症状，如头晕、头痛、胃部烧灼感等。严重者甚至绝望，出现自杀或杀婴倾向，有时陷于错乱或昏睡状态。

产妇患产褥期抑郁症后，常表现出不愿抱婴儿或不能正常地给婴儿喂食、不注意婴儿的反应、婴儿的啼哭不能唤起母亲注意。

四、诊　断

产褥期抑郁症至今尚无统一的诊断标准。国内外指南推荐使用爱丁堡产后抑郁量表（Edinburgh postnatal depressions scale，EPDS）（表 13-1）进行早期自评筛查及诊疗效果评估。分值越大，症状越重，当得分>9 时，卫生保健人员和产妇均应提高警惕；当得分>12 时为筛查阳性，提示产妇罹患产褥期抑郁症的可能性大，应转精神专科明确诊断。目前临床应用较多的是美国精神病学会 2013 年在《精神障碍诊断与统计手册》（DSM）-Ⅴ中制订的诊断标准（表 13-2）进行诊断。

表 13-1　爱丁堡产后抑郁量表（EPDS）

请仔细阅读以下题目，每个题目有 4 个答案，选出其中 1 个最能反映你过去 7 天感受的答案。

1. 我开心，也能看到事物有趣的一面			
（1）像以前一样——0 分	（2）不如以前——1 分	（3）明显比以前少——2 分	（4）完全不能——3 分
2. 我对未来保持乐观态度			
（1）像以前一样——0 分	（2）不如以前——1 分	（3）明显比以前少——2 分	（4）完全不能——3 分
3. 当事情出错时，我无端地责备我自己			
（1）大多数时候这样——3 分	（2）有时候这样——2 分	（3）很少这样——1 分	（4）从不这样——0 分
4. 我无缘无故感到焦虑和担心			
（1）从来没有——0 分	（2）偶尔这样——1 分	（3）有时候这样——2 分	（4）经常这样——3 分
5. 我无缘无故感到惊慌和害怕			
（1）经常这样——3 分	（2）有时候这样——2 分	（3）偶尔这样——1 分	（4）从不这样——0 分
6. 事情发展到我无法应对的地步			
（1）大多数时候这样——3 分	（2）有时候这样——2 分	（3）很少这样——1 分	（4）从不这样——0 分
7. 我因心情不好而影响睡眠			
（1）大多数时候这样——3 分	（2）有时候这样——2 分	（3）偶尔这样 ——1 分	（4）从不这样——0 分
8. 我感到难过和悲伤			
（1）大多数时候这样——3 分	（2）有时候这样 ——2 分	（3）偶尔这样 ——1 分	（4）从不这样 ——0

笔记栏

续表

9. 我因心情不好而哭泣
（1）大多数时候这样——3 分　（2）有时候这样 ——2 分　（3）偶尔这样 ——1 分　（4）从不这样——0 分
10. 我有伤害自己的想法
（1）经常这样——3 分　（2）有时候这样——2 分　（3）偶尔这样 ——1 分　（4）从不这样——0 分

表 13-2　产褥期抑郁症的诊断标准（DSM-V）

1. 至少持续 2 周，每天或几乎每天出现下列 5 条及以上的症状，必须具备（1）或（2）其中之一：
（1）情绪抑郁
（2）对全部或多数活动明显缺乏兴趣或愉悦
（3）体重显著下降或增加
（4）失眠或睡眠过度
（5）精神运动性兴奋或阻滞
（6）疲劳或乏力
（7）遇事皆感毫无意义或有自罪感
（8）思维能力或注意力不集中
（9）反复出现死亡想法
2. 症状不符合其他精神病的标准
3. 症状妨碍工作、学习及社会活动的功能
4. 症状不是由物质或一般药物直接引起
5. 在产后 4 周内发病

五、鉴别诊断

需排除器质性精神障碍或精神活性物质和非成瘾物质所致抑郁，需与产后忧郁以及产后精神病进行区分。

案例 13-2 分析

1. 目前诊断　产褥期抑郁症。诱因如下：

（1）生物方面因素：产褥期，产妇体内激素水平的急剧变化。

（2）心理方面因素：①新生儿为早产儿需转科住院治疗，认知偏差，想足月分娩健康新生儿未能实现；②产后情绪不稳、担心新生儿情况及泌乳不足。

（3）社会方面因素：承担母亲角色的不适应。

2. ①一般处理：加强对产妇的精神关爱，行心理疏导，家庭给予足够的关爱和支持；②进行抑郁症筛查，常用爱丁堡产后抑郁量表筛查评估；③请精神心理科专科会诊，协助治疗；④完善性激素、甲状腺功能等检查，排除内分泌紊乱等引起的精神类疾病，必要时行头颅 MRI、心电图等检查排除器质性病变。

六、治　　疗

产褥期抑郁症在治疗原则上与一般抑郁症相仿，以综合、全程、分级、多学科协作诊疗为主，保障产妇及新生儿安全。对于轻中度产褥期抑郁症，心理治疗可作为一线治疗方法；对重度抑郁者，建议转至精神专科就诊，采用抗抑郁药物。

（一）心理治疗

心理治疗为重要的治疗手段，包括心理支持、咨询与社会干预等，提供个体化的心理辅导，以解除致病的心理因素。通过心理教育、认知行为疗法，帮助产妇改变其不健康的思维和行为模式，改善其情绪和功能。应对产褥期女性多加关心和照顾，调整好家庭关系，为产褥期产妇提供更多的情感及社会支持。

（二）药物治疗

适用于中重度抑郁及心理治疗无效患者。建议在专科医师指导下用药，应与患者讨论药物的风险和益处，以及未经治疗的风险，让患者作出知情和个性化的选择。应选用不进入乳汁的抗抑郁药，

笔记栏

首选 5-羟色胺再摄取抑制药。目前常用的有以下几种。

1. 5-羟色胺再摄取抑制药　①盐酸帕罗西汀：每日早餐时 20mg，1 次口服，连续用药 3 周后，若疗效不佳且副作用不明显，可以 10mg 递增，最大剂量为 50mg（体弱者为 40mg）。肝、肾功能不全者慎用，不宜骤然停药。②盐酸舍曲林：开始剂量为每日餐时 50mg，每日 1 次。数周后增至每日 100～200mg。需长期应用者，应用最低有效剂量。

2. 三环类抗抑郁药　阿米替林（amitriptyline），为常用的三环类抗抑郁药，每日 25mg，分 2 次口服，渐增至每日 150～250mg，分 2～3 次口服，最高剂量为每日不超过 300mg，维持量为每日 50～150mg。

七、预　　后

产褥期抑郁症发作平均持续 3～6 个月，约 30%的女性在产后 1 年内仍保持抑郁状态。再次妊娠时，有 20%～40%的复发率。其下一代认知能力可能受一定的影响。

八、预　　防

1. 产褥期抑郁症的发生，受许多因素，如社会因素、心理因素及妊娠因素等的影响，应关注孕产妇的心理健康，加强对孕产妇的精神关怀。

2. 通过孕妇学校等多渠道普及有关妊娠、分娩常识，减轻孕产妇对妊娠、分娩的紧张、恐惧，对于预防产褥期抑郁症具有积极意义。

3. 在产后开展抑郁症筛查，目前常用的是爱丁堡产后抑郁量表（EPDS）和患者健康问卷（PHQ-9），早发现、早干预，并鼓励产妇积极参与有益健康的社会活动。

（周睿思　黄莉萍）

笔记栏

第十四章　妇科病史及查体

第一节　妇 科 病 史

一、病史采集方法

病史采集是疾病诊疗过程中的重要步骤，女性患者特有的疾病及其相应的症状、体征使妇科病史具有不同于其他科的特殊之处。采集病史的方法主要包括问诊和查阅患者的各种病历资料。

病史采集要求：需全面、客观、真实、准确、完整而系统。

采集病史时注意态度和蔼，耐心细致，可以采用启发式，但要避免暗示和臆测。

询问应有目的性、条理性及时间性，要了解月经史、生育史，避免造成漏诊或误诊。

询问与婚育状况及性生活有关的病史时，应注意保护患者隐私。

对危急重症患者，初步了解病情后即积极救治。

外院转诊者，应查阅资料用作参考。

遇到不能亲自口述的患者，可向最了解其病情的亲友询问。

二、病史采集内容

（一）一般项目

一般项目包括患者的姓名、性别、年龄、民族、婚姻状况、籍贯、职业、教育程度、联系地址、入院日期、病史陈述人及可靠程度等。

（二）主诉

主诉指促使患者就诊的主要症状或体征及持续时间，一般不超过 20 个字。

妇科患者的主诉常为外阴瘙痒、阴道出血、白带异常、腹部肿块、腹痛、月经异常、不孕等。主诉应按症状出现的时间顺序书写，如停经×天，腹痛×天，阴道出血×天；如检查发现“卵巢囊肿”5 年，腹痛 2 周；如下腹隐痛、腰酸伴白带增多 1 个月，加重 3 天。

（三）现病史

现病史为病史的主要部分，包括主要症状的发病时间、诱因、症状或体征持续时间、严重程度及主要症状发展过程和诊疗经过。还需了解患者有无伴随症状及其出现的时间、特点和演变过程，特别是与主要症状的关系；了解与鉴别诊断有关的阳性或阴性症状等；详细询问患者的睡眠、饮食、体重、大小便等一般情况。

（四）月经史

月经史为妇科病史中的重要内容，包括初潮年龄、月经周期（间隔最短时间至最长时间）、月经期（持续最短时间至最长时间）、月经量及月经期伴随症状等。

月经量多少可询问每次月经期用卫生巾量，或每晚换月经垫次数；经血性状主要指颜色、有无血块；月经期伴随症状包括月经前有无不适（乳房胀痛、水肿、精神抑郁、易激动等），以及有无疼痛及疼痛发生的时间与持续时间。应常规询问末次月经（last menstrual period，LMP），日期及其月经量和持续时间，必要时还应询问前一次月经的日期（past menstrual period，PMP）。

已绝经者，应询问绝经年龄、有无激素补充治疗及有无不适，重点询问有无阴道出血或者白带异常。

（五）婚育史

婚育史即婚姻史和生育史。婚姻史包括结婚年龄、婚次、男方健康情况、是否近亲结婚、有无性病及性生活情况等。生育史需询问与受孕、妊娠、分娩及产褥等相关情况并应正确记录。足月产、早产、流产次数及现存子女数可简写为：足-早-流-存，如足月产 2 次、无早产、流产 1 次、现存 2 个孩子，可简写为 2-0-1-2，或孕 3 产 2（G3P2）。此外，需了解其分娩方式、采用的避孕措施及效果。

（六）既往史

既往史指患者过去的健康和疾病情况，包括以往健康状况、疾病史、预防接种史、手术外伤史、输血史和药物过敏史等。

（七）个人史

个人史包括生活和居住情况，出生地和曾居留地区，有无烟、酒等嗜好及有无毒品使用史。

（八）家族史

家族史包括父母、兄弟姐妹及子女健康情况，家族成员中有无遗传病或可能与遗传有关的疾病（如糖尿病、高血压、恶性肿瘤等）及传染病（如结核等）。

第二节　体格检查

体格检查是疾病诊疗过程中的另一重要步骤，通常能帮助妇科医师发现与疾病诊疗及鉴别要点相关的重要体征，包括全身检查、腹部检查及妇科检查。

一、全身检查

常规测量体温、脉搏、呼吸、血压、体重和身高。其他检查项目包括患者神志、精神状态、面容、体态、全身发育及毛发分布情况、皮肤、浅表淋巴结（特别注意左锁骨上淋巴结和腹股沟淋巴结）、头部器官、颈、乳房、心、肺、脊柱及四肢。危急情况下，如因异位妊娠而出现内出血征象的患者，应在进行重点体格检查后，及时处理。

二、腹部检查

在妇科检查前宜进行腹部的“视、触、叩、听”四诊。视诊，观察腹部是否隆起或呈蛙腹状，腹壁有无瘢痕、静脉曲张、妊娠纹、腹壁疝等。触诊，了解腹壁厚度，肝、脾、肾有无增大及压痛，腹部是否有压痛、反跳痛或肌紧张，能否扪到包块，有包块时应描述包块部位、大小（以 cm 为单位表示或相当于妊娠月份表示）、形状、质地、活动度、表面是否光滑或凹凸不平或有结节感，以及有无压痛等。叩诊，注意鼓音和浊音的分布范围及有无移动性浊音。听诊，了解肠鸣音情况。若合并妊娠，还应按产科要求检查腹围、子宫底高度、胎位、胎心及胎儿大小等。

三、妇科检查

妇科检查包括外阴、阴道、子宫颈、子宫体及双侧附件。妇科检查是妇科特有的检查手法，无性生活史患者不宜做双合诊及阴道窥器检查。男医师实施妇科检查时，需有女性医护人员在场，以缓解患者的紧张心理和避免发生误会。

（一）基本要求

1. 应体贴患者，做到态度严肃、语言亲切、动作轻柔。检查前应告知检查会引起不适，尽可能取得患者的配合。

2. 除尿失禁者外，检查前应嘱患者先排空膀胱，必要时导尿。粪便充盈者应在排便或灌肠后检查。

3. 每检查一人，应更换一次性臀部垫单，以防交叉感染。

4. 患者取膀胱截石位，两手平放于身旁，以使腹肌松弛。检查者面向患者，站立在患者两腿之间。危重患者不宜搬动时可在病床上检查。

5. 避免月经期做妇科检查。但若为阴道异常流血则必须检查，检查前应消毒外阴，使用无菌手套及器械，以防发生感染。

6. 对无性生活史者应行直肠-腹部诊（也称肛诊）。

7. 疑有盆腔内病变的腹壁肥厚、高度紧张不合作的患者，在妇科检查不满意时，可行超声检查。

（二）检查方法及步骤

1. 外阴部检查　观察外阴发育及阴毛分布情况，有无畸形、皮炎、溃疡、赘生物或肿块，了解皮肤和黏膜色泽、质地，有无增厚、变薄或萎缩。分开小阴唇，暴露阴道前庭及尿道口和阴道口，查看尿道口周围黏膜色泽及有无赘生物。已有性生活女性的阴道口能容两指通过；经产妇阴道口可见处女膜瘢痕或会阴侧切瘢痕。检查时还应让患者屏气向下用力，观察有无阴道前后壁脱垂、子宫

笔记栏

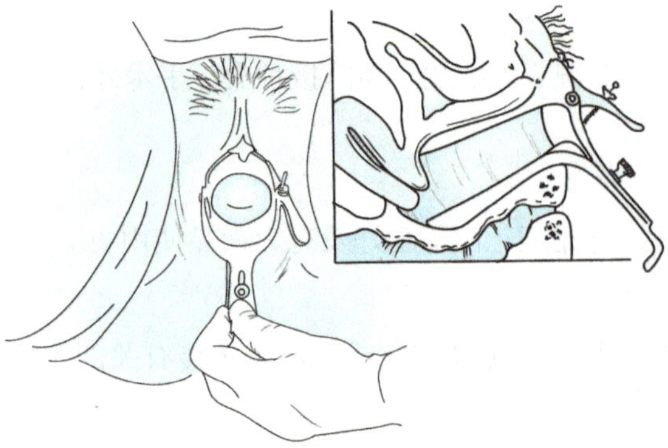

图 14-1 阴道窥器的放置（正面及侧面观）

脱垂、尿失禁等。

2. 阴道窥器检查

（1）放置和取出：临床常用鸭嘴形阴道窥器，可以固定，便于阴道内治疗操作；阴道窥器有大小之分，根据阴道宽窄选用。当放置窥器时，应先将其前后两叶前端合并以便于插入，放置前表面涂抹润滑剂，动作轻柔，避免损伤。若拟作宫颈细胞学检查或取阴道分泌物作涂片检查时，不应使用润滑剂，改用生理盐水润滑，以免影响涂片质量。放置窥器时，检查者用左手将两侧阴唇分开，右手将窥器斜行沿着阴道后侧壁缓慢插入阴道内，缓慢张开两叶，暴露子宫颈、阴道壁及穹窿部，然后旋转窥器，充分暴露阴道各壁（图 14-1）。取出窥器前，先将前后叶合拢，再沿阴道侧后壁缓慢取出。

（2）视诊：①检查阴道。观察阴道前后壁和侧壁及穹窿黏膜颜色、皱襞多少、是否有阴道隔或双阴道等先天畸形、有无溃疡、赘生物或囊肿等。注意阴道内分泌物的量、颜色、性状及有无异味。阴道分泌物异常者应做滴虫、假丝酵母菌、淋病奈瑟球菌及线索细胞等检查。②检查子宫颈。充分暴露子宫颈，观察子宫颈的大小、颜色、外口形状，有无出血、肥大、糜烂样改变、撕裂、外翻、腺囊肿、息肉、赘生物，子宫颈管内有无出血或分泌物，可采集宫颈脱落细胞做细胞学检查和 HPV 检测。

3. 双合诊 是妇科检查中最重要的项目。检查者一只手的两指或一指放入阴道，另一只手在腹部配合检查，称双合诊。目的在于了解阴道、子宫颈、子宫体、输卵管、卵巢、宫旁结缔组织及盆腔内有无异常。

检查方法：检查者戴无菌手套，一只手示、中两指蘸润滑剂，顺阴道后壁轻轻插入，检查阴道通畅度和深度，再扪及子宫颈大小、形状、硬度及外口情况，观察有无接触性出血。将阴道内两指放在子宫颈后方，另一只手的手掌心朝下且手指平放在患者腹部平脐处，当阴道内手指向上向前方抬举子宫颈时，腹部手指向下向后按压腹壁，并逐渐向耻骨联合部移动，通过内、外手指同时抬举和按压，相互协调，即可扪清子宫的位置、大小、形状、软硬度、活动度及有无压痛（图 14-2）。正常子宫位置一般是前倾略前屈。“倾”指宫体纵轴与身体纵轴的关系。若子宫体朝向耻骨称前倾，朝向骶骨称后倾。“屈”指子宫体与子宫颈间的关系，两者间纵轴形成的角度朝向前方为前屈，形成的角度朝向后方为后屈。

随后将阴道内两指由子宫颈后方移至一侧穹窿部，尽可能往上向盆腔深部扪触；与此同时，另一手从同侧下腹壁髂嵴水平开始，由上往下按压腹壁，与阴道内手指相互对合，以触摸该侧子宫附件区有无肿块、增厚或压痛（图 14-3），随后同法检查另一侧附件区。若扪及肿块，应查清其位置、大小、形状、软硬度、活动度、与子宫的关系以及有无压痛等。正常卵巢偶可扪及，触之稍有酸胀感。正常输卵管不能扪及。

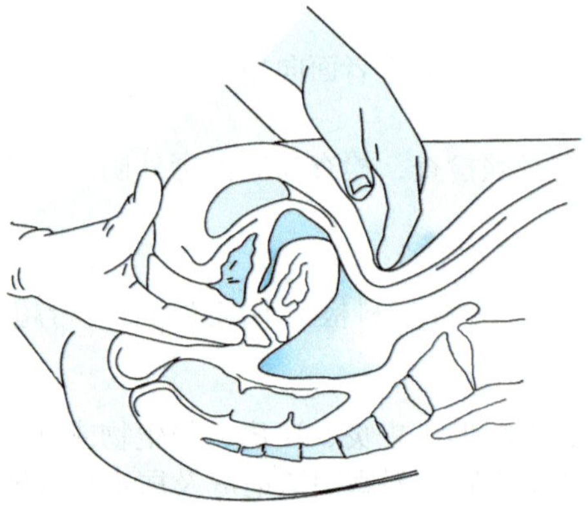

图 14-2 双合诊（检查子宫）

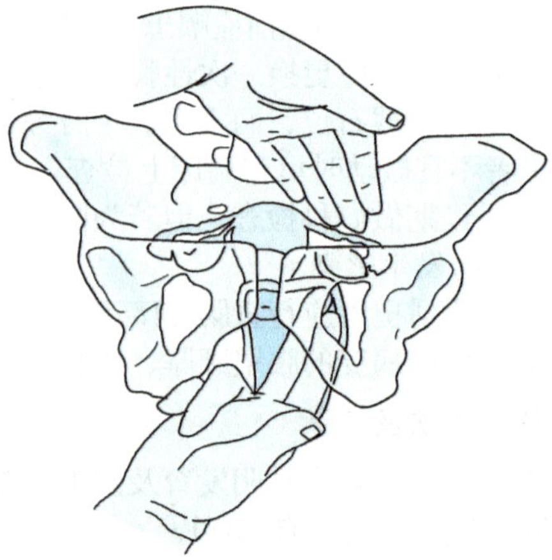

图 14-3 双合诊（检查附件）

笔记栏

4. 三合诊 经直肠、阴道和腹部联合检查称为三合诊。检查方法：一只手示指放入阴道，中指插入直肠，其余检查步骤与双合诊相同（图 14-4），是对双合诊检查不足的重要补充。三合诊检查能更清楚地扪及位于盆腔后部及直肠子宫陷凹部肿物及其与子宫或直肠的关系，也可扪清极度后屈的子宫、直肠阴道隔、子宫颈旁和子宫骶韧带的病变。三合诊在生殖器官肿瘤、子宫内膜异位症和盆腔炎性疾病的检查时尤为重要。

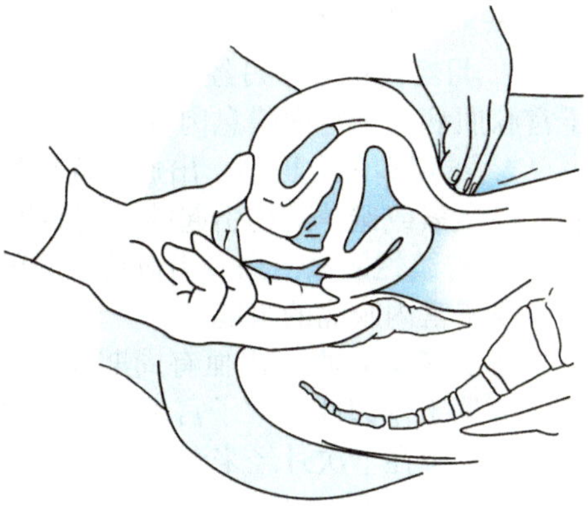

图 14-4　三合诊

5. 直肠-腹部诊 一只手示指伸入直肠，另一只手在腹部配合检查，称直肠-腹部诊。适用于无性生活史、阴道闭锁或有其他原因不宜行双合诊的患者。

行妇科检查时还需注意以下几点：①当两手指放入阴道后，患者感疼痛不适时，尤其是绝经后患者，可单用示指替代双指进行检查；②三合诊时，在将中指伸入肛门时，嘱患者像排便一样同时用力屏气向下，以使肛门括约肌自动放松，可减轻患者的疼痛和不适感；③若患者腹肌紧张，可边检查边与患者交谈，分散其注意力，或让患者张口呼吸而使腹肌放松。

（三）记录

宜将检查的结果按解剖部位做如下记录：

1. 外阴 发育情况及婚产式（未婚、已婚未产或经产）。有异常发现时，应详细描述。

2. 阴道 是否通畅，黏膜情况，分泌物的量、色、性状及有无气味。

3. 子宫颈 大小、硬度，有无糜烂样改变、撕裂、息肉、腺囊肿，有无接触性出血、举痛及摇摆痛等。

4. 子宫体 位置、大小、硬度、活动度、表面光滑与否、有无压痛等。

5. 附件 有无肿块、增厚或压痛。若扪及肿块，记录其位置、大小、硬度，表面光滑与否、活动度、有无压痛及与子宫和盆壁的关系。

第三节　妇科疾病常见症状的鉴别要点

一、阴 道 出 血

阴道出血为妇产科最常见的症状，女性生殖道任何部位均可发生出血，包括卵巢、输卵管、子宫体、子宫颈、阴道等。虽然绝大多数的阴道出血均来自子宫，但不论其源自何处，除非属于正常月经来潮，其余均称为“阴道出血”。

（一）病因

1. 卵巢内分泌功能失调 主要包括无排卵性和排卵性异常子宫出血两类。在排除妊娠及器质性疾病后，可考虑由卵巢内分泌功能失调导致的异常子宫出血。另外，月经间期卵泡破裂致雌激素水平短暂下降也可导致异常子宫出血。

2. 与妊娠有关的子宫出血 常见的有流产、异位妊娠、妊娠滋养细胞疾病、产后胎盘残留和子宫复旧不全等。

3. 生殖器炎症 如阴道炎、宫颈炎、宫颈息肉和子宫内膜炎等。

4. 生殖器肿瘤 子宫肌瘤是引起阴道出血的常见良性肿瘤；有分泌雌激素功能的卵巢肿瘤亦可引起阴道出血；其他，如阴道癌、宫颈癌、子宫内膜癌、子宫肉瘤、输卵管癌、妊娠滋养细胞肿瘤等也可引起阴道出血。

5. 损伤、异物和外源性性激素 生殖道创伤，如外阴或阴道骑跨伤、性交所致处女膜或阴道损伤；阴道异物、放置宫内节育器；使用雌激素或孕激素不当均可引起不规则子宫出血。

6. 凝血功能障碍的全身疾病 如血小板减少性紫癜、再生障碍性贫血、白血病、肝肾功能损害等均可导致异常子宫出血。

（二）临床表现

1. 月经量增多 月经周期基本正常，月经量多（>80ml），或月经期延长，多见于子宫肌瘤、子宫腺肌病及子宫内膜息肉等。

2. 不规则阴道出血 出血无周期性。多为无排卵性异常子宫出血，但应注意排除早期子宫内膜癌。性激素或避孕药物引起的“突破性出血”也可为不规则阴道出血。

3. 持续性阴道出血 出血持续时间长，量时多时少。多为生殖道恶性肿瘤所致，首先应考虑宫颈癌或子宫内膜癌的可能。

4. 经间期出血 出血有周期性。在月经前数日或月经后数日持续少量阴道出血，暗红色或褐红色，可见于排卵性异常子宫出血或宫内置节育器后的不良反应。子宫内膜异位症患者亦可能有此症状。若发生在下次月经来潮前14～15天，历时3～4天，且血量少，多为排卵期出血。

5. 接触性阴道出血 性交后或阴道检查后立即阴道出血或有血性分泌物，色鲜红，应考虑急性宫颈炎、宫颈息肉、子宫黏膜下肌瘤或宫颈癌的可能。

6. 停经后阴道出血 若发生在育龄女性应首先考虑与妊娠有关的疾病，如流产、异位妊娠、葡萄胎等；若发生在围绝经期女性多为无排卵性异常子宫出血，但应排除生殖道恶性肿瘤。

7. 绝经后阴道出血 若血量如月经量或持续流血不止或反复阴道出血，应考虑生殖系统肿瘤的可能；萎缩性阴道炎也可导致少量的阴道出血。

8. 外伤后阴道出血 常见于骑跨伤后。

年龄在阴道出血鉴别诊断中有重要的参考价值。新生女婴出生后数日有少量阴道出血，多为离开母体后雌激素水平下降致子宫内膜脱落。幼女出现阴道出血，应考虑有性早熟或生殖道恶性肿瘤的可能。青春期少女的阴道出血多为无排卵性异常子宫出血。育龄女性出现阴道出血，可考虑与妊娠相关的疾病。围绝经期女性阴道出血以无排卵性异常子宫出血为多见。绝经后女性阴道出血应首先排除生殖道恶性肿瘤。

二、异常白带

白带（leucorrhea）由阴道黏膜渗出物、子宫颈管及子宫内膜腺体分泌物混合组成，其形成与雌激素水平相关，分为生理性白带和病理性白带。生理性白带是指白带呈白色稀糊状或蛋清样、黏稠、无腥臭味，其性状及量随月经周期及年龄变化而稍有不同，一般在排卵期及月经前期白带增多。白带的量、色泽和性状发生异常时，称为病理性白带。临床常见的有以下几种：

（一）黏性白带

黏性白带的外观与正常白带相似，但量多，多见于慢性宫颈炎、卵巢功能失调、阴道腺病或子宫颈腺癌等。

（二）凝乳块状或豆渣样白带

凝乳块状或豆渣样白带为外阴阴道假丝酵母菌病的特征，常伴严重外阴瘙痒或灼痛。

（三）泡沫状稀薄白带

泡沫状稀薄白带为滴虫阴道炎的特征，呈灰黄色或黄白色，可伴外阴瘙痒。

（四）脓样白带

脓样白带色黄或呈黄绿色，黏稠，多有臭味，为细菌感染所致。常见于急性阴道炎、宫颈炎或宫颈管炎，需排除阴道内异物残留的可能。也应注意排查宫腔积脓、宫颈癌和阴道癌合并感染。

（五）鱼腥味白带

鱼腥味白带常见于细菌性阴道病，白带呈灰白色均质，伴外阴轻度瘙痒。

（六）血性白带

白带中混有血液，血量多少不一，应考虑宫颈癌、子宫内膜癌、宫颈息肉、宫颈炎或子宫黏膜下肌瘤等。放置宫内节育器亦可引起血性白带。

（七）水样白带

持续性淘米水样白带且伴奇臭，常应排除晚期宫颈癌、阴道癌或黏膜下肌瘤伴感染。间断性排

笔记栏

出清澈、黄红色或红色水样白带，应考虑输卵管癌的可能。

三、下 腹 痛

下腹痛亦为妇科病的常见症状。应根据下腹痛的部位、性质和临床特点进行鉴别诊断。

（一）起病缓急

起病缓慢而逐渐加剧者，多为内生殖器炎症或恶性肿瘤所引起；急骤发病，应考虑异位妊娠破裂、卵巢肿瘤蒂扭转或破裂、黄体破裂或子宫浆膜下肌瘤蒂扭转可能。

（二）下腹痛部位

下腹正中部位的疼痛多为子宫病变；一侧下腹痛应考虑为该侧附件病变，如卵巢肿瘤蒂扭转、输卵管卵巢炎症、异位妊娠等；右侧下腹痛还应除外急性阑尾炎；双侧下腹痛常见于盆腔炎性疾病；卵巢肿瘤破裂、异位妊娠破裂或盆腔腹膜炎时，可引起整个下腹痛，甚至继发全腹疼痛。

（三）下腹痛性质

持续性钝痛多为炎症或腹水所致；难以忍受的顽固性疼痛应排除晚期生殖器癌肿的可能；阵发性绞痛多为子宫或输卵管等空腔器官收缩所致；输卵管妊娠或卵巢肿瘤破裂可引起撕裂性锐痛；子宫腔内有积血或积脓常导致下腹坠痛。

（四）与月经的关系

在月经周期中间出现一侧下腹隐痛，应考虑为排卵性疼痛；月经期出现腹痛，多为原发性痛经或子宫内膜异位症的可能；周期性下腹痛但无月经来潮，应考虑先天性生殖道畸形或子宫腔及宫颈管粘连等。

（五）下腹痛放射部位

放射至肩部，可考虑腹腔内出血；放射至腰骶部，多考虑子宫颈和子宫的病变；放射至腹股沟及大腿内侧，多考虑为该侧附件病变所引起。

（六）伴随症状

伴恶心、呕吐考虑有卵巢肿瘤蒂扭转的可能；有畏寒、发热常为盆腔炎性疾病；有休克症状应考虑有腹腔内出血；有肛门坠胀，一般为直肠子宫陷凹内积液所致；伴有恶病质为生殖器晚期癌肿的表现；下腹痛同时有停经史者多为妊娠相关疾病。

四、下 腹 肿 块

下腹肿块是妇科患者就诊时常见主诉之一。肿块可能是患者或其家属无意中发现，或因其他症状（如下腹痛、阴道出血等）做妇科检查或超声检查发现。

（一）根据肿块质地分类

1. 囊性　一般为良性病变，如卵巢囊肿、输卵管积水等。

2. 实性　除妊娠子宫为生理情况，子宫肌瘤、子宫腺肌瘤、盆腔炎性包块等为良性病变外，其他实性肿块应首先考虑为恶性肿瘤。

3. 囊实性　多考虑卵巢或输卵管恶性肿瘤。

（二）根据发病机制分类

1. 功能性　为生理性或暂时性肿块，如卵泡囊肿、黄体囊肿、卵巢冠囊肿、妊娠子宫等。

2. 肿瘤　如子宫肌瘤、卵巢肿瘤等。

3. 炎症　由盆腔器官炎症引起，如盆腔脓肿、输卵管积水、输卵管卵巢囊肿、子宫积脓等。

4. 阻塞性　处女膜闭锁、阴道闭锁、子宫颈闭锁等。

5. 其他　卵巢子宫内膜异位症、子宫腺肌病等。

（三）根据发病器官或部位分类

1. 子宫增大

（1）妊娠子宫：育龄女性有停经史，且子宫增大、质软，应首先考虑为妊娠子宫；停经后不规

笔记栏

则阴道出血，且子宫增大超过停经周数，可能为葡萄胎。

（2）子宫肌瘤：子宫均匀增大，或表面有单个或多个球形隆起。子宫肌瘤的典型症状为月经过多。带蒂的浆膜下肌瘤仅以蒂与子宫体相连，一般无症状，故检查时有可能将其误诊为卵巢实性肿瘤。

（3）子宫腺肌瘤：子宫均匀增大、质硬，一般不超过妊娠 12 周子宫大小。患者多伴有逐年加重的痛经、月经量增多及月经期延长。

（4）子宫阴道积血或子宫积脓：青春期无月经来潮，伴有周期性腹痛，可扪及下腹部肿块，考虑为处女膜闭锁或阴道无孔横隔。子宫积脓或积液也可见于子宫内膜癌、老年性子宫内膜炎等。

（5）子宫恶性肿瘤：绝经后女性子宫增大且伴有不规则阴道出血，应考虑子宫内膜癌。有生育或流产史，尤其是有葡萄胎病史者，有子宫增大，甚至外形不规则，伴有异常子宫出血时，可考虑妊娠滋养细胞肿瘤。子宫增长迅速，伴有下腹疼痛及不规则阴道出血者，可能为子宫肉瘤。

（6）子宫畸形：双子宫或残角子宫可扪及子宫另一侧有与其对称或不对称的包块，两者相连，硬度也相似。

2. 附件肿块 附件包括输卵管和卵巢，在正常情况下均难以扪及。当附件扪及肿块时，多属病理现象。临床常见于以下的类型。

（1）卵巢肿瘤：卵巢良性肿物多为囊性，表面光滑、边界清，可活动；恶性肿物多为实性或囊实性，表面不规则，活动受限，盆腔内可扪及无痛性结节，常伴有胃肠道症状。

（2）卵巢子宫内膜异位囊肿：多为与子宫有粘连、活动受限且有压痛的囊性肿块，可有继发性痛经、腹痛及不孕等。

（3）卵巢非赘生性囊肿：多为单侧可活动的囊性包块，直径一般不超过 8cm。黄体囊肿可出现在妊娠早期。葡萄胎常并发一侧或双侧卵巢黄素化囊肿。

（4）输卵管妊娠：肿块位于子宫旁，大小和形状不一，有明显触痛。患者多有短时间的停经、阴道持续少量出血及下腹痛。

（5）附件炎性肿块：肿块多为双侧性，与子宫有粘连，压痛明显。急性发病时，多有发热、腹痛。慢性发病患者有不孕及下腹部隐痛史，部分患者表现为反复发作的急性盆腔炎。

3. 肠道及肠系膜肿块

（1）粪块嵌顿：块物位于左下腹，多呈圆锥状，直径为 4～6cm，质偏实，略能推动。排便后块物消失。

（2）阑尾脓肿：肿块位于右下腹，边界不清，距子宫较远且固定，有明显压痛，伴发热、白细胞增多和红细胞沉降率加快。初发病时先有脐周疼痛，随后疼痛逐渐转移并局限于右下腹。

（3）肠系膜肿块：部位较高，肿块表面光滑，左右移动度大，上下移动受限制，易误诊为卵巢肿瘤。

（4）结肠癌：肿块位于一侧下腹部，呈条块状，略能推动，有轻压痛。患者多有下腹隐痛、便秘、腹泻或便秘腹泻交替，以及粪便带血史。

（5）直肠子宫陷凹脓肿：肿块呈囊性，向阴道后穹窿突出，触痛明显，伴发热、肛门下坠感及急性盆腔腹膜炎体征，阴道后穹窿穿刺抽出脓液即可确诊。

4. 泌尿系统肿块 包括充盈膀胱和盆腔异位肾。

（1）充盈膀胱：位于下腹正中、耻骨联合上方，囊性，表面光滑，不活动，导尿后囊性肿块可消失。

（2）盆腔异位肾：先天异位肾可位于髂窝部或盆腔内，形状类似正常肾，但略小，多无症状，静脉尿路造影可确诊。

5. 腹壁或腹膜后肿块

（1）腹壁血肿或脓肿：位于腹壁内，与子宫不相连。患者有腹部手术或外伤史。患者抬起头部使腹肌紧张后，若肿块更明显，多为腹壁肿块。

（2）腹膜后肿瘤或脓肿：肿块位于直肠和阴道后方，与后腹壁固定，不活动，多为实性，以肉瘤最常见；亦可为囊性，如畸胎瘤、脓肿等。静脉尿路造影可见输尿管移位。

五、外阴瘙痒

外阴瘙痒是外阴多种不同病变或阴道分泌物刺激所引起的一种症状，也可发生于外阴完全正常者。外阴多皱褶、不通风，且易受到分泌物、月经血和尿液浸渍，因而容易发生瘙痒。

笔记栏

1. 原因

（1）局部原因：外阴阴道假丝酵母菌病和滴虫阴道炎是引起外阴瘙痒最常见的原因。细菌性阴道病、萎缩性阴道炎、阴虱、疥疮、蛲虫病、寻常疣、疱疹、湿疹及外阴色素减退性疾病；药物过敏或护肤品刺激及不良卫生习惯等，也常是引起外阴瘙痒的原因。

（2）全身原因：糖尿病、黄疸及维生素 A、B 族维生素缺乏，以及重度贫血、白血病、妊娠期肝内胆汁淤积等。

除局部原因和全身原因外，还有不明原因的外阴瘙痒。

2. 临床表现

（1）外阴瘙痒部位：外阴瘙痒多位于阴蒂、小阴唇和阴唇沟，严重的病例可扩展到阴道口、会阴部、肛周，甚至大腿等部位。长期搔抓可出现抓痕、血痂或继发毛囊炎。

（2）外阴瘙痒症状与特点：外阴瘙痒常为阵发性，也可为持续性瘙痒。瘙痒程度因不同疾病和不同个体而有明显差异，轻者只有针刺感或蚁行感，可以忍耐；重者则巨痒难忍，坐卧不安。外阴瘙痒伴炎症性白带增多常见于外阴阴道假丝酵母菌病、滴虫阴道炎、细菌性阴道病等外阴炎性疾病。外阴瘙痒伴赘生物常见于性传播疾病及外阴恶性肿瘤。外阴奇痒伴色素减退常见于外阴慢性单纯性苔藓或外阴硬化性苔藓等外阴色素减退性疾病。外阴瘙痒伴皮损常见于外阴皮肤病。有些寄生虫可寄生在外阴阴毛、皮肤等部位引起瘙痒性皮炎，蛲虫病引起的外阴瘙痒以夜间为甚。糖尿病患者尿糖对外阴皮肤刺激，特别是并发外阴阴道假丝酵母菌病时，外阴瘙痒特别严重。无原因的外阴瘙痒一般仅发生在生育期或绝经后女性，外阴瘙痒症状严重，甚至难以忍受，但局部皮肤和黏膜外观正常，或仅有抓痕和血痂。黄疸及维生素 A、B 族维生素缺乏，以及重度贫血、白血病等慢性病患者出现外阴瘙痒时，常为全身瘙痒的一部分。妊娠期肝内胆汁淤积也可出现包括外阴在内的全身性皮肤瘙痒。

（李奇灵）

笔记栏

第十五章　女性生殖系统炎症

女性生殖系统炎症是常见的妇科疾病，主要包括外阴阴道炎症、子宫颈炎症及盆腔炎性疾病。病情轻者可无症状，严重者可引起脓毒症，甚至感染性休克。

第一节　阴道微生态

阴道微生态是阴道微生物群、宿主的内分泌系统、阴道解剖结构和阴道局部免疫系统共同构成的生态系统。

一、阴道正常微生物群

正常阴道寄居的微生物在维持正常阴道内环境中起着极为重要的作用，包括革兰氏阳性需氧菌及兼性厌氧菌，如乳杆菌、棒状杆菌、非溶血性链球菌、肠球菌及表皮葡萄球菌；革兰氏阴性需氧菌及兼性厌氧菌，如加德纳菌、大肠埃希菌及摩根菌；专性厌氧菌，如消化球菌、消化链球菌、拟杆菌及梭杆菌；支原体及假丝酵母菌(念珠菌)。正常阴道内有多种微生物存在，形成动态平衡，并不致病。

二、阴道微生态平衡及影响因素

在维持阴道生态平衡中，雌激素、乳杆菌、阴道 pH 及阴道黏膜免疫系统起着重要作用。正常阴道微生物群中，以产生过氧化氢（H_2O_2）的乳杆菌为优势菌。生理情况下，雌激素使阴道上皮增生变厚并富含糖原，糖原在阴道乳杆菌作用下分解为乳酸，维持阴道正常的酸性环境（$pH \leqslant 4.5$，多为 3.8～4.4），抑制其他病原体生长。乳杆菌除维持阴道的酸性环境外，其产生的 H_2O_2 及其他抗微生物因子可抑制或杀灭其他细菌。生殖道黏膜聚集有不同数量的淋巴组织及散在的淋巴细胞，包括 T 细胞、B 细胞。此外，中性粒细胞、巨噬细胞、补体及一些细胞因子均在局部有重要的免疫功能，发挥抗感染作用。

阴道微生态平衡一旦被打破，如自然防御功能遭到破坏、机体免疫功能下降，或有外源病原体侵入，即可导致阴道炎症。婴幼儿或绝经后雌激素水平低；频繁性交或反复阴道灌洗等使阴道 pH 升高，不利于乳杆菌生长；长期应用广谱抗菌药物，可抑制乳杆菌生长，使其他致病菌成为优势菌，均可引起炎症。

三、女性生殖器官的自然防御功能

女性生殖道的解剖学特点，使之也有自然的防御功能，增强了女性抵御生殖道感染的能力。

1. 女性两侧大阴唇自然合拢，遮掩阴道口、尿道口。

2. 由于盆底肌的作用，阴道口闭合，阴道前后壁紧贴，可以防止外界的微生物侵入，避免炎症的发生。

3. 子宫颈内口紧闭；子宫颈管被覆分泌黏液的单层高柱状上皮，分泌大量黏液形成黏液栓构成机械性屏障，子宫颈黏液内含溶菌酶、局部抗体（抗白细胞蛋白酶），可以阻止病原体进入上生殖道。

4. 育龄女性子宫内膜周期性剥脱，有利于消除子宫腔感染。此外，子宫内膜分泌液也含有乳铁蛋白、溶菌酶，可消除少量进入子宫腔的病原体。

5. 输卵管黏膜上皮细胞的纤毛向子宫腔方向摆动以及输卵管的蠕动，可以阻止病原体的侵入。输卵管液与子宫内膜分泌液一样，含有乳铁蛋白、溶菌酶，可清除偶然进入上生殖道的病原体。

四、阴道微生态评价及应用

阴道微生态评价系统包括形态学检测和功能学检测两部分：目前的形态学检测包括阴道菌群密集度、优势菌、病原微生物、Nugent 评分及白细胞等；功能学检测指标包括 pH、H_2O_2、细菌代谢产物酶类和机体炎症反应标志物白细胞酯酶等。

阴道感染时存在阴道微生态的失衡，阴道微生态评价系统可以诊断单一或混合病原体的阴道感染，恢复阴道微生态的平衡对治疗阴道感染具有指导意义。

第二节　外阴及阴道炎症

案例 15-1

患者，女性，34 岁。因外阴瘙痒伴豆渣样阴道分泌物 3 天门诊就诊。患者于半个月前因肺炎静脉滴注抗菌药物治疗 14 天，近 3 天自觉外阴瘙痒、坐卧不宁，阴道分泌物增多呈豆渣样，用水清洗外阴无效。平素月经规则，G1P1，宫内节育器避孕。

妇科检查：外阴发育正常，充血、红肿，双侧小阴唇内侧、阴道前庭和阴道壁附有白色膜状分泌物，呈豆渣样；阴道壁明显充血；子宫颈光滑；子宫前位，大小正常，质中，无压痛；双侧附件未触及异常。

问题： 1. 根据症状和体征，首先应考虑何种疾病？

2. 在明确诊断之前，应做哪些实验室检查？

3. 如何明确诊断？建议如何处理？

外阴及阴道炎症是妇科最常见的疾病，可发生于任何年龄，育龄期女性更为常见。外阴和阴道炎症可单独存在，也可两者同时存在。

一、非特异性外阴炎

（一）病因

外阴皮肤不洁、穿紧身化纤内裤、月经期使用不良卫生巾导致局部通透性差或潮湿、糖尿病患者糖尿的刺激、粪瘘或尿瘘患者粪便或尿液的长期刺激，均可引起非特异性外阴炎（non-specific vulvitis）。

（二）临床表现

外阴部位瘙痒、疼痛、烧灼感，于活动、性交、排尿及排便时加重。检查见局部充血、肿胀、糜烂，常有抓痕，严重者形成溃疡或湿疹。慢性炎症可使皮肤增厚、粗糙、皲裂，甚至苔藓样变。

（三）治疗

治疗原则为消除病因，保持局部清洁、干燥，局部应用抗菌药物。

1. 病因治疗　积极寻找病因，若发现糖尿病应及时治疗，若有尿瘘、粪瘘应及时行修补术。

2. 局部治疗　保持外阴局部的清洁和干燥，可用 0.1%聚维酮碘液或 1：5000 高锰酸钾溶液坐浴，每日 2 次，每次 15～30min。坐浴后涂抗菌药物软膏。此外，可选用中药局部治疗。急性期还可选用微波或红外线局部物理治疗。

二、前庭大腺炎

前庭大腺位于两侧大阴唇下 1/3 深部，腺管开口于处女膜与小阴唇之间，正常情况下看不到也触不到。当性交、分娩等情况污染外阴时，病原体侵入前庭大腺可引起炎症称前庭大腺炎（bartholinitis）。多见于育龄期女性，临床表现为前庭大腺导管炎或前庭大腺脓肿。

（一）病因

主要病原体为葡萄球菌、大肠埃希菌、链球菌和肠球菌等的混合感染。随着性传播疾病发病率升高，淋病奈瑟球菌及沙眼衣原体已成为常见病原体。

（二）临床表现

1. 前庭大腺导管炎　急性炎症时，病原体首先侵犯腺管，导致前庭大腺导管炎。临床表现为外阴部患侧疼痛、灼热感，行动不便。检查见局部皮肤红肿、发热、压痛明显，患侧腺体开口处充血，有时可见白色小点。

笔记栏

2. 前庭大腺脓肿 当腺管开口因肿胀或渗出物凝聚发生阻塞时，脓液不能外流则形成脓肿，称为前庭大腺脓肿（abscess of bartholin gland）。临床表现为外阴部一侧疼痛加剧，部分患者出现发热等全身症状，腹股沟淋巴结可呈不同程度的增大。检查时见脓肿直径可达 3～6cm，局部可触及波动感。腺体开口明显充血及有脓液渗出。当脓肿内压力增大时，表面皮肤变薄，脓肿自行破溃，若破孔大，可自行引流，炎症较快消退而痊愈；若破孔小，引流不畅，则炎症持续不消退，并可反复急性发作。

（三）治疗

急性炎症发作时，需卧床休息，局部保持清洁。可取前庭大腺开口处分泌物做细菌、淋病奈瑟球菌及沙眼衣原体培养，确定病原体。根据病原体选用抗菌药物。此外，可选用清热、解毒中药坐浴。脓肿形成后可行脓肿切开引流及造口术，并放置引流条。

三、前庭大腺囊肿

（一）病因

前庭大腺囊肿（bartholin cyst）系因前庭大腺管开口部阻塞，分泌物积聚于腺腔而形成。原因：前庭大腺脓肿消退过程中，因腺管开口阻塞，囊腔内的脓液吸收后由腺体分泌物代替而形成囊肿；先天性腺管狭窄或腺腔内黏液浓稠，分泌物排出不畅；前庭大腺管损伤，如分娩时会阴与阴道裂伤后瘢痕阻塞腺管口，或会阴侧切开术损伤腺管。前庭大腺囊肿可继发感染形成脓肿并反复发作。

（二）临床表现

前庭大腺囊肿多为单侧，也可为双侧，囊肿大小不等。若囊肿小且无感染，患者可无自觉症状，往往在妇科检查时被发现；若囊肿大，患者可有外阴坠胀感或性交不适，检查见大阴唇后部下方囊肿，可向大阴唇外侧突起，呈椭圆形。

（三）治疗

无症状的前庭大腺囊肿可随访观察，有症状者可采用前庭大腺囊肿造口术。

四、阴道毛滴虫病

阴道毛滴虫病（trichomoniasis vaginalis）是由阴道毛滴虫引起的常见阴道炎，也称滴虫阴道炎（trichomonal vaginitis，TV）。阴道毛滴虫适宜在温度 25～40℃、pH 5.2～6.6 的潮湿环境中生长，在 pH 5.0 以下或 pH 7.5 以上的环境中则不生长。月经前、后阴道 pH 发生变化，月经后接近中性，隐藏在腺体及阴道皱襞中的滴虫于月经前、后得以繁殖，引起炎症发作。滴虫能消耗或吞噬阴道上皮细胞中的糖原，阻碍乳酸生成，使阴道 pH 升高。滴虫不仅寄生于阴道，还可侵入尿道或尿道旁腺，甚至膀胱、肾盂以及男方的包皮皱褶、尿道或前列腺。滴虫能消耗氧，使阴道成为厌氧环境，易导致厌氧菌繁殖，约 60%的患者同时合并细菌性阴道病。

（一）传播途径

1. 经性交直接传播 主要的传播方式，由于男性感染滴虫后常无症状，易成为感染源。

2. 间接传播 经被污染的衣服、浴盆、浴巾、坐式便器、公共浴池、泳池等传播。

（二）临床表现

潜伏期为 4～28 天，70%～85%的患者感染初期无症状，主要症状和体征如下。

1. 外阴瘙痒 部位主要为阴道口及外阴，间或有灼热、疼痛、性交痛等。

2. 阴道分泌物增多 分泌物典型特点为稀薄脓性、灰黄色/黄白色/黄绿色、泡沫状，因滴虫无氧酵解糖类，因此可产生腐臭异味。

3. 其他症状 若合并尿道感染，可有尿频、尿痛、排尿困难、下腹痛，有时可见血尿。阴道毛滴虫能吞噬精子，影响精子在阴道内存活，可致不孕。

4. 体征 检查见阴道黏膜充血，严重者有散在出血点，子宫颈甚至有出血斑点，形成“草莓样”子宫颈，后穹窿有多量阴道分泌物，呈灰黄色、黄白色稀薄液体或黄绿色脓性分泌物，常呈泡沫状。带虫者阴道黏膜无异常改变。

笔记栏

（三）诊断

结合临床表现和实验室检查可进行诊断。最简便的方法是生理盐水湿片法，取 1 滴 0.9%氯化钠溶液于载玻片上，于阴道后壁取典型分泌物混于其中，立即在低倍光学显微镜下检查，可见到呈波状运动的滴虫及增多的白细胞被推移。此方法的敏感性为 40%～70%。取分泌物前 24～48h 避免性交、阴道灌洗或局部用药，取分泌物时窥器不涂润滑剂，分泌物取出后应及时送检并注意保暖，否则滴虫活动力减弱，辨认困难。培养法临床较少应用，有条件的医院可进行核酸扩增试验，其敏感度和特异度都超过 95%。

（四）治疗

因阴道毛滴虫病可同时存在尿道、尿道旁腺、前庭大腺滴虫感染，治愈此病应全身用药。主要治疗药物为硝基咪唑类。

1. 全身用药　初次治疗可选择甲硝唑 400mg，口服，每日 2 次，共 7 天或替硝唑 2g，单次口服。口服药物的治愈率为 84%～100%。服药后偶见胃肠道反应，如食欲缺乏、恶心、呕吐。此外，偶见头痛、皮疹、白细胞减少等，一旦发现应停药。妊娠期阴道毛滴虫病能否口服甲硝唑仍存在争议。目前认为甲硝唑虽可通过胎盘，但未发现妊娠期应用甲硝唑会增加胎儿畸形和（或）体细胞突变的风险，治疗方案为甲硝唑 400mg，口服，每日 2 次，共 7 天。甲硝唑能通过乳汁排泄，若在哺乳期用药，用药期间及用药后 24h 内不宜哺乳。

2. 性伴侣的管理　性伴侣应同时接受治疗，告知患者和性伴侣治愈前应避免无保护性生活。性伴侣的治疗采用替硝唑或甲硝唑 2g，单次口服。

3. 随访　由于阴道毛滴虫病复发率高，对于性活跃女性推荐最初治疗后 3 个月复查阴道分泌物。对治疗失败者可增加甲硝唑疗程及剂量，有条件者进行耐药性检测。

4. 注意事项　有复发症状的病例多数为重复感染。应注意避免重复感染，内裤及洗涤用的毛巾，应煮沸 5～10min，以消灭病原体。

五、外阴阴道假丝酵母菌病

外阴阴道假丝酵母菌病（vulvovaginal candidiasis，VVC）是常见外阴、阴道炎症，也称外阴阴道念珠菌病。国外资料显示，约 75%的女性一生中至少患过 1 次 VVC，40%～45%的女性会有 2 次或 2 次以上的 VVC 发作。

（一）病因

80%～90%的病原体为白假丝酵母菌，非白假丝酵母菌类占 10%～20%，包括光滑假丝酵母菌、近平滑假丝酵母菌、热带假丝酵母菌等。假丝酵母菌适宜酸性环境中生长，阴道 pH 适宜在 4.0～4.7，通常＜4.5。白假丝酵母菌为双相菌，有酵母相及菌丝相，酵母相为芽生孢子，在无症状寄居及传播中起作用；菌丝相为芽生孢子伸长成假菌丝，侵袭组织能力加强。假丝酵母菌对热的抵抗力不强，加热至 60℃仅 1h 即死亡，但对干燥、日光、紫外线及化学制剂等抵抗力较强。白假丝酵母菌为条件致病菌，当阴道内菌量极少时，呈酵母相，并不引起症状；在全身及阴道局部细胞免疫能力下降，假丝酵母菌大量繁殖，并转变为菌丝相，才出现症状。

常见发病诱因：①妊娠及糖尿病时阴道组织内糖原增加，酸度增高，有利于假丝酵母菌生长；②大量应用免疫抑制药（如类固醇皮质激素）或免疫缺陷综合征，使机体抵抗力降低；③长期应用广谱抗菌药物，抑制乳杆菌生长，破坏阴道生态环境，有利于假丝酵母菌的繁殖；④胃肠道假丝酵母菌的感染，也可同时传染阴道；⑤其他诱因，如穿紧身化纤内裤及肥胖，也可使会阴局部温度及湿度增加，假丝酵母菌易于繁殖而引起感染。

（二）传播途径

VVC 的传播途径主要为内源性传染，假丝酵母菌作为条件致病菌，除了寄生于阴道外，也可寄生于人的口腔、肠道，当机体或局部出现菌群失调，可引起假丝酵母菌病，小部分患者可通过性交直接传播，也可通过接触感染的衣物间接传播。

（三）临床表现

VVC 的主要表现为外阴瘙痒和阴道分泌物增多。①外阴瘙痒、灼痛，严重时坐卧不宁，异常痛苦，还可伴有尿频、尿痛及性交痛。②阴道分泌物增多，分泌物特征为白色稠厚呈凝乳状或豆渣样。

笔记栏

③体征：妇科检查外阴可见红斑、水肿，常伴有抓痕。阴道黏膜可见水肿、红斑，小阴唇内侧及阴道黏膜上附有白色块状物，擦除后露出红肿黏膜面，急性期还可见糜烂及浅表溃疡。根据 2012 年中华医学会妇产科学分会感染性疾病协作组修订的评分标准，见表 15-1，得分<7 分为轻、中度 VVC，≥7 分为重度 VVC。根据其发生频率、临床表现、真菌种类、宿主情况、治疗效果而分为单纯性 VVC（uncomplicated VVC）和复杂性 VVC（complicated VVC），见表 15-2。

表 15-1 VVC 临床评分标准

症状及体征	0 分	1 分	2 分	3 分
瘙痒	无	偶有发作，可被忽略	能引起重视	持续发作、坐立不安
疼痛	无	轻	中	重
阴道黏膜充血、水肿	无	轻	中	重
外阴抓痕、皲裂、糜烂	无	—	—	有
分泌物量	无	较正常稍多	量多，无溢出	量多，有溢出

表 15-2 VVC 临床分类鉴别表

鉴别点	单纯性 VVC	复杂性 VVC
发生频率	散发性或非经常发作	复发性或经常发作
临床表现	轻到中度	重度
真菌种类	白假丝酵母菌	非白假丝酵母菌
宿主情况	免疫功能正常	免疫力低下、应用免疫抑制药、糖尿病、妊娠
治疗效果	好	欠佳

（四）诊断

可采用湿片法或革兰氏染色涂片法在分泌物中找到假丝酵母菌的芽生孢子或假菌丝即可确诊。湿片法多采用 10%KOH 溶液，可破坏其他细胞成分，提高假丝酵母菌的检出率。若有症状而多次湿片法检查为阴性或治疗效果欠佳的顽固病例，为确诊是否为非白假丝酵母菌感染，可采用培养法加药敏试验。pH 测定具有重要鉴别意义：若 pH<4.5，可能为单纯假丝酵母菌感染；若 pH>4.5，且涂片中出现乳杆菌减少或消失，提示混合感染，常合并细菌性阴道病或需氧菌性阴道炎。

（五）治疗

消除诱因，根据患者情况选择局部或全身应用抗真菌药物；停用广谱抗菌药物、雌激素及类固醇皮质激素，积极治疗糖尿病；勤换内裤，用过的内裤、盆及毛巾均应用开水烫洗。

1. 单纯性 VVC 的治疗 全身用药与局部用药的疗效相似，治愈率为 80%～90%。

（1）局部用药：①咪康唑栓剂，每晚 1 粒（200mg），共 7 天；或每晚 1 粒（400mg），共 3 天；②克霉唑栓剂，每晚 1 粒（150mg），共 7 日；或 1 粒（500mg），单次给药；③制霉菌素栓剂，每晚 1 粒（10 万 U），共 14 日。

（2）全身用药：对不能耐受局部用药者、未婚女性及不愿采用局部用药者可选用口服药物。常用药物：氟康唑 150mg，顿服；或伊曲康唑每次 200mg，每日 2 次，共 1 天。

2. 复杂性 VVC 的治疗 如复发性 VVC、重度 VVC、非白假丝酵母菌引起的 VVC 等，无论局部用药还是口服药物，均应延长治疗时间。

由于 VVC 容易在月经前复发，故治疗后应在月经前复查。若患者治愈后又出现症状、真菌学检查阳性则称为复发。若 1 年内发作≥4 次则称复发性 VVC。抗真菌治疗分为强化治疗和巩固治疗，根据真菌培养结果和药敏试验选择药物，在强化治疗达到真菌学治愈后，给予巩固治疗半年。①强化治疗方案：a.局部用药。克霉唑阴道片 1 粒（500mg），第 1、4、7 日应用；或咪康唑 1 粒（1200mg），第 1、4、7 日应用；或咪康唑 1 粒（400mg），每晚 1 次，共 1 天。b.全身用药。氟康唑 150mg，第 1、4、7 日口服。②巩固治疗方案：口服氟康唑 150mg，每周 1 次，共 6 个月；或克霉唑栓剂 500mg，每周 1 次，共 6 个月。治疗期间应定期监测肝肾功能、疗效及药物副作用，一旦发现副作用，立即停药。

3. 性伴侣治疗 无须对性伴侣进行常规治疗。约 15%的男性与女性患者接触后患有龟头炎，对

笔记栏

有症状的男性应进行假丝酵母菌检查及治疗，以预防女性重复感染。

4. 妊娠期 VVC 的治疗 以局部治疗为主，7 天疗法效果好，禁用口服唑类药物。

5. 随访 若症状持续存在或诊断后 2 个月内复发，需随访。对复发性 VVC 在治疗结束后 7～14 天、1 个月、3 个月和 6 个月各随访 1 次，3 个月及 6 个月时建议同时进行真菌培养。

案例 15-1 分析

1. 病史特点 患者因肺炎，静脉滴注抗菌药物治疗 14 天，近 3 天觉外阴瘙痒，难以忍受，坐卧不宁。阴道分泌物增多且呈豆渣样，用水清洗外阴无效。

2. 临床特点 妇科检查发现外阴红肿，小阴唇内侧、阴道前庭和阴道壁附有白色膜状分泌物，阴道壁明显充血。

3. 临床分析 有明显诱因（因肺炎用抗菌药物治疗 14 天），外阴及阴道呈现炎症表现。阴道分泌物增多，呈豆渣样，疑似外阴阴道假丝酵母菌病，应取阴道分泌物涂片检查以明确诊断。

4. 辅助检查 阴道分泌物涂片找到假丝酵母菌芽生孢子和假菌丝。

5. 临床诊断 外阴阴道假丝酵母菌病。

6. 处理 ①消除诱因。根据病情停用或更换或减量抗菌药物应用，内裤、洗盆及毛巾用开水烫洗。②用药。局部用药，如咪康唑栓剂每晚 1 粒（400mg），塞入阴道深部，连用 3 天；或全身用药，如氟康唑 150mg，顿服，或伊曲康唑每次 200mg，每日 1 次，连服 3～5 天。

六、细菌性阴道病

细菌性阴道病（bacterial vaginosis，BV）为阴道内产生 H_2O_2 的乳杆菌减少或消失、厌氧菌增多所致的阴道感染。

（一）病因

正常阴道内以乳杆菌占优势。当阴道内产生 H_2O_2 的乳杆菌减少，pH 升高，厌氧菌及人型支原体、解脲支原体感染，导致 BV。其中以厌氧菌居多，主要包括加德纳菌、动弯杆菌、普雷沃菌、消化链球菌等，其数量可增加 100～1000 倍，但原因仍不清楚，可能与频繁性交、多个性伴侣或阴道灌洗等因素有关。

（二）临床表现

10%～40%患者无临床症状，有症状者主要表现为阴道分泌物增多，有鱼腥臭味，尤其性交后加重，可伴有轻度外阴瘙痒或烧灼感。分泌物有鱼腥臭味为厌氧菌繁殖过程中产生多量的胺类物质，如尸胺、腐胺、三甲胺等所致。检查见阴道黏膜无充血等炎症表现，分泌物特点为灰白色、均匀一致、稀薄，常黏附于阴道壁，但黏度很低，容易将分泌物从阴道壁拭去。

（三）诊断

本病的诊断主要根据 Amsel 临床诊断标准和革兰氏染色 Nugent 评分标准。BV 是正常的菌群失调，因此细菌定性培养在诊断中意义不大。

Amsel 临床诊断标准：下列 4 项中有 3 项阳性即可诊断为 BV（线索细胞阳性是必备条件）。①匀质、稀薄、灰白色阴道分泌物，常黏附于阴道壁。②阴道分泌物 pH>4.5。③胺试验（whiff test）阳性：取少许分泌物放在玻片上，加入 10%氢氧化钾 1～2 滴，产生一种烂鱼肉样腥臭味为阳性。④线索细胞阳性：线索细胞数量占鳞状上皮细胞比例大于 20%，即为线索细胞阳性。线索细胞是阴道脱落的表层细胞，在其边缘贴附颗粒状物，使细胞边缘不清，这些颗粒为各种厌氧菌，尤其是加德纳菌。

革兰氏染色 Nugent 评分标准是实验室诊断 BV 的金标准，详见表 15-3，是对阴道分泌物涂片进行革兰氏染色，在油镜下观察细菌形态，并进行量化评分，≥7 分诊断为 BV。

表 15-3 Nugent 评分标准

评分	乳杆菌样菌	加德纳菌及拟杆菌样菌	革兰氏染色不定的弯曲小杆菌
0	4+	0+	0+

笔记栏

续表

评分	乳杆菌样菌	加德纳菌及拟杆菌样菌	革兰氏染色不定的弯曲小杆菌
1	3+	1+	1+或 2+
2	2+	2+	3+或 4+
3	1+	3+	–
4	0+	4+	–

注：按每 10 个油镜视野下（1000 倍）观察到每种细菌形态的平均数量进行计数并分配分值。0+.未见细菌；1+.少于一个细菌；2+.1～4 个细菌；3+.5～30 个细菌；4+.30 个以上细菌；–.无此项。

（四）治疗

有症状者均需要接受治疗，主要选择抗厌氧菌药物，包括甲硝唑、替硝唑、克林霉素等。

1. 全身用药 推荐方案为甲硝唑 400mg，口服，每日 2 次，共 7 天；替代方案为替硝唑 2g，口服，每日 1 次，共 2 天；或替硝唑 1g，口服，每日 1 次，共 5 天；或克林霉素 300mg，口服，每日 2 次，共 7 天。

2. 局部用药 推荐方案为 0.75%甲硝唑凝胶 5g，阴道用药，每日 1 次，共 5 天；或甲硝唑阴道栓 200mg，阴道用药，每日 1 次，共 5～7 天；或 2%克林霉素软膏 5g，阴道用药，每晚 1 次，共 7 天；替代方案为克林霉素栓剂 100mg，阴道用药，每晚 1 次，共 3 天。口服药物与局部用药疗效相似，治愈率在 80%左右。配合阴道用乳杆菌制剂可以重建阴道微生态，提高疗效。

3. 其他治疗 微生态制剂对患者恢复阴道微生态平衡、巩固疗效及预防复发具有一定的作用。

4. 性伴侣的管理 本病虽与多个性伴侣有关，但对性伴侣给予治疗并未改善治疗效果及降低其复发，因此，性伴侣不需常规治疗。

5. 妊娠期 BV 的治疗 由于 BV 与羊膜绒毛膜炎、胎膜早破、早产等不良妊娠结局有关，因此需对任何有症状的孕妇及无症状但既往有感染相关流产或早产病史等高风险的孕妇均需筛查，筛查阳性者需进行治疗。

6. 随访 治疗后无症状者无须随访；症状持续或反复出现者需随访，必要时再次接受治疗。

7. 注意事项 由于 BV 可导致子宫内膜炎、盆腔炎性疾病等，拟行子宫腔操作、子宫切除术或经阴道手术的患者均应行 BV 检测，阳性结果患者无论有无症状均应给予治疗。

七、需氧菌性阴道炎

需氧菌性阴道炎（aerobic vaginitis，AV）是由于阴道产生 H_2O_2 的乳杆菌减少或消失，需氧菌增多所致的阴道炎。

（一）病因

阴道内产生 H_2O_2 的正常优势菌乳杆菌减少，阴道内 pH 升高，菌群多样性增加，多种需氧菌和兼性厌氧菌大量繁殖，其中 B 族链球菌、大肠埃希菌、金黄色葡萄球菌、粪肠球菌、咽峡炎链球菌、肺炎克雷伯菌等最常见，阴道微生态失衡，导致 AV 的发生。目前 AV 的病因尚不明确，可能与阴道局部免疫失调、肠道细菌阴道定植、雌激素缺乏等因素有关。

（二）临床表现

10%～20%的 AV 患者可无症状。有症状者主要表现为阴道分泌物增多，外阴瘙痒、烧灼感、刺痛、性交痛等，分泌物特点为稀薄脓性，黄色或黄绿色，伴异味，查体可见阴道黏膜红肿、溃疡、阴道黏膜萎缩等。

（三）诊断

诊断包括 AV 湿片法评分标准（表 15-4）和革兰氏染色涂片结合临床特征的 AV 联合诊断标准（表 15-5）。

表 15-4 AV 湿片法评分标准

AV 评分	LBG	白细胞数量	含中毒颗粒的白细胞所占比例	背景菌落	PBC 所占比例（%）
0	Ⅰ和Ⅱa	≤10 个/HP	无或散在	不明显或溶胞性	无或＜1%

笔记栏

续表

AV评分	LBG	白细胞数量	含中毒颗粒的白细胞所占比例	背景菌落	PBC所占比例（%）
1	Ⅱb	＞10 个/HP，且≤10 个/上皮细胞	≤50%白细胞	肠杆菌样小杆菌	1%～10%
2	Ⅲ	＞10 个/上皮细胞	＞50%白细胞	球菌样或呈链状	＞10%

注：①累计评分≥3分，结合症状及体征可诊断。3～4分为轻度、5～6分为中度、7～10分为重度。②生理盐水湿片法（400×，相差显微镜）；LBG：乳杆菌分级（lactobacilus grade）；Ⅰ级：多量多形乳杆菌样菌，无其他细菌；Ⅱa级：混合菌群，但以乳杆菌为主；Ⅱb级：混合菌群，乳杆菌比例明显减少，少于其他细菌；Ⅲ级：乳杆菌严重减少或缺失，其他细菌过度增殖；HP：高倍视野（high power field），400×放大倍数；PBC：基底旁上皮细胞（parabasal epitheliocytes）。

表 15-5　革兰氏染色涂片结合临床特征的 AV 联合诊断标准

评分	LBG（1000×）	背景菌落（1000×）	白细胞数（400×）	PBC/上皮细胞（400×）	临床特征
0	Ⅰ和Ⅱa	不明显	≤10 个/HP	＜1%	pH≤4.5 且无异常体征*
1	Ⅱb	肠杆菌样小杆菌	＞10 个/HP 且≤10/上皮细胞	≥1%且≤10%	pH＞4.5 或出现任一项或两项异常体征
2	Ⅲ	球菌样或呈链状	＞10/上皮细胞	＞10%	pH＞4.5 且出现任一项或两项异常体征

注：评分≥4分诊断AV。评分4～5分为轻度，6～7分为中度，8～10分为重度。*包括阴道黏膜充血、阴道黄色分泌物。

（四）治疗

有症状者需治疗，无症状者是否需要治疗存在争议。

1. 抗需氧菌感染药物治疗　根据临床特点及镜检结果进行分类管理，选择经验性抗菌药物，可根据背景菌落选择不同的抗菌药物，包括大环内酯类、头孢菌素类、氟喹诺酮类等。

2. 治疗阴道黏膜萎缩　氯喹那多-普罗雌烯阴道片，每日 1 片，睡前阴道用药，共 12 天。

3. 治疗外阴阴道黏膜局部炎症反应　局部应用类固醇皮质激素。

4. 其他治疗　微生态调节剂、中成药等。

5. 性伴侣的管理　无须常规筛查与治疗。

6. 随访　治疗后无症状者无须随访，症状持续或反复发作者需要随访。

本病应与其他阴道炎相鉴别（表 15-6）。

表 15-6　4 种常见阴道炎的鉴别诊断

鉴别点	阴道毛滴虫病	外阴阴道假丝酵母菌病	细菌性阴道病	需氧菌性阴道炎
症状	分泌物增多，轻度瘙痒	重度瘙痒，烧灼感	分泌物增多，无或轻度瘙痒	分泌物增多，外阴阴道烧灼感
分泌物特点	稀薄、脓性、泡沫状	白色、豆渣样	白色、匀质、腥臭味	黄色、黄绿色、脓性
阴道黏膜	散在出血点	水肿、红斑	正常	充血，严重者有散在出血点或溃疡
阴道 pH	＞5.0	＜4.5	＞4.5	＞4.5
胺臭味试验	阳性	阴性	阳性	阴性
显微镜检查	阴道毛滴虫、多量白细胞	芽生孢子及假菌丝、少量白细胞	线索细胞、极少白细胞	乳杆菌减少，大肠埃希样杆菌、球菌样菌增多；大量白细胞

八、萎缩性阴道炎

萎缩性阴道炎（atrophic vaginitis）为雌激素水平降低、阴道局部抵抗力下降引起。

（一）病因

自然绝经及卵巢去势后的女性，因卵巢功能衰退，雌激素水平降低，阴道壁萎缩，黏膜变薄，上皮细胞内糖原减少，阴道内 pH 增高，常接近中性，局部抵抗力降低，致病菌容易入侵繁殖引起炎症。绝经过渡期及绝经后期女性雌激素下降除引起生殖道感染外，还可引起尿路感染及性生活困难，出现这些症状和体征的集合表现，称为“绝经生殖泌尿综合征”，萎缩性阴道炎仅为绝经生殖泌尿综合征的表现之一。

笔记栏

（二）临床表现

主要症状为阴道分泌物增多及外阴瘙痒、灼热感。阴道分泌物稀薄，呈淡黄色，感染严重者出现脓血性阴道分泌物，可伴有性交痛。检查见阴道壁皱襞消失、菲薄。阴道黏膜充血，有散在小出血点或点状出血斑，有时见浅表溃疡；溃疡面可发生粘连，严重时造成狭窄，甚至闭锁，炎症分泌物引流不畅形成阴道积脓或子宫腔积脓。

（三）诊断

根据绝经、手术切除卵巢史或盆腔放射治疗史及临床表现，诊断一般不难，但它是排除性诊断，应注意排除其他类型的阴道炎症、子宫/宫颈/阴道等生殖道恶性肿瘤。老年性阴道炎患者阴道分泌物检查，显微镜下见大量基底层细胞及白细胞，无滴虫及假丝酵母菌。对血性阴道分泌物者，需常规做子宫颈防癌筛查，必要时行分段诊刮术；对阴道壁肉芽组织及溃疡需排除阴道癌，必要时行局部活组织检查。

（四）治疗

治疗原则为增加阴道抵抗力，抑制细菌生长。

1. 增加阴道抵抗力 针对病因给予雌激素制剂，首选局部给药，也可全身给药。雌三醇软膏局部涂抹，每日1～2次，连用14天；替勃龙1.25～2.5mg，口服，每日1次；也可选用其他雌激素制剂。有不明原因的阴道出血、乳腺癌或子宫内膜癌患者慎用口服雌激素制剂。

2. 抑制细菌生长 应用抗菌药物，如甲硝唑200mg或诺氟沙星100mg，放于阴道深部，每日1次，7～10天为一疗程。

九、婴幼儿外阴阴道炎

婴幼儿外阴阴道炎（infantile vulvovaginitis）是因婴幼儿外阴皮肤黏膜薄、雌激素水平低或阴道内异物引起，常见于5岁以下的婴幼儿。

（一）病因

由于婴幼儿的解剖、生理特点，其外阴阴道容易发生炎症。①婴幼儿外阴未完全发育成熟，大、小阴唇不能遮盖尿道口及阴道前庭，细菌容易侵入；②婴幼儿阴道环境与成人不同，新生儿出生后2～3周，母体来源的雌激素水平下降，自身雌激素水平低，阴道上皮薄，糖原少，乳杆菌没有成为优势菌，阴道抵抗力差，易受其他细菌感染；③如果婴幼儿卫生习惯不良，外阴不洁、尿液及粪便污染、外阴损伤或蛲虫感染，均可引起炎症；④阴道内误放异物，造成继发感染。常见病原体有大肠埃希菌及葡萄球菌、链球菌等，淋病奈瑟球菌、阴道毛滴虫、白假丝酵母菌也为常见病原体。病原体常通过患病成人的手、衣物、毛巾、浴盆等间接传播。

（二）临床表现

主要症状为阴道分泌物增多，呈脓性。临床上多由监护人发现患儿内裤有脓性分泌物而就诊。大量分泌物刺激引起外阴瘙痒，患儿哭闹、烦躁不安或用手搔抓外阴。部分患儿伴有下尿路感染，出现尿急、尿频、尿痛，检查可见外阴、阴蒂、尿道口、阴道口黏膜充血、水肿，有时可见脓性分泌物自阴道口流出，小阴唇可发生粘连。粘连的小阴唇有时遮盖阴道口及尿道口，粘连的上、下方可各有一裂隙，尿自裂隙排出。

（三）诊断

婴幼儿语言表达能力差，采集病史常需详细询问患儿监护人。结合症状及查体所见，通常可作出初步诊断。可用细棉拭子或吸管取阴道分泌物作病原学检查，以明确病原体，必要时做细菌及真菌培养，必要时还应做肛诊排除阴道异物及肿瘤。对有小阴唇粘连者，应注意与外生殖器畸形相鉴别。

（四）治疗

1. 保持外阴清洁、干燥，减少摩擦。
2. 针对病原体选择相应口服抗菌药物治疗，或用吸管将抗菌药物溶液滴入阴道。
3. 对症处理。有蛲虫者，给予驱虫治疗；若阴道内有异物，应及时取出；小阴唇粘连者外涂雌

笔记栏

激素软膏后，多可松解，严重者应分离粘连，并涂以抗菌药物软膏。

第三节　子宫颈炎症

案例 15-2

患者，女性，26 岁，因“阴道分泌物增多 2 周，尿频、尿痛 10 天”就诊。患者于 2 周前无保护性生活后出现阴道分泌物增多，呈黄色、脓性，伴异味，10 天前出现尿频、尿痛，无外阴瘙痒等不适。平素月经规则，5～6/28 天，量中等。G0P0，宫内节育器避孕。

妇科检查：尿道口充血、水肿。外阴已婚型，阴道畅，阴道内见黄色分泌物，呈脓性，伴腥臭味；子宫颈管可见黄色脓性分泌物，擦拭后见子宫颈充血、水肿，接触性出血（+）；子宫前位，正常大小，质实，无压痛，活动好；双附件未触及异常。

问题： 1. 根据病史和检查，首先应考虑什么诊断？

2. 在明确诊断之前，应做哪些辅助检查？

3. 如何明确诊断？处理建议？

宫颈炎（cervicitis）是妇科常见疾病之一，它包括子宫颈阴道部炎症及子宫颈管黏膜炎症。由于子宫颈管黏膜上皮为单层柱状上皮，易受分娩、性交及子宫腔操作的损伤，抗感染能力较差，容易发生感染，故急性子宫颈管黏膜炎是临床最多见的子宫颈炎。同时子宫颈管黏膜皱襞多，一旦发生感染，很难将病原体完全清除，若急性子宫颈管黏膜炎未经及时诊治或病原体持续存在，可导致慢性子宫颈炎。

一、急性子宫颈炎

急性子宫颈炎（acute cervicitis）指子宫颈发生的急性炎症，表现为局部充血、水肿，上皮变性、坏死，黏膜、黏膜下组织、腺体周围见大量中性粒细胞浸润，可见脓性分泌物。

（一）病因及病原体

急性子宫颈炎可由多种病原体引起，也可由物理、化学因素刺激或机械性子宫颈损伤、子宫颈异物伴发感染所致。引起急性子宫颈炎的主要病原体包括：①性传播疾病病原体，最常见的为沙眼衣原体、淋病奈瑟球菌。阴道毛滴虫、单纯疱疹病毒及生殖支原体也与子宫颈炎相关。②内源性病原体，包括需氧菌、厌氧菌，部分子宫颈炎与引起 BV 的病原体有关；部分急性子宫颈炎病原体不清。沙眼衣原体和淋病奈瑟球菌均首先感染子宫颈管柱状上皮，沿黏膜面扩散引起浅层感染，以子宫颈管的病变较明显。以上两种性传播疾病病原体除感染子宫颈管柱状上皮外，还常侵袭尿道移行上皮、尿道旁腺及前庭大腺。葡萄球菌、链球菌更易累及子宫颈淋巴管，侵入子宫颈间质深部。

（二）病理

本病病理可见子宫颈红肿，子宫颈管黏膜充血、水肿，子宫颈外口可见脓性分泌物流出。镜下见子宫颈黏膜及黏膜下组织、腺体周围大量中性粒细胞浸润，腺腔内可见脓性分泌物，血管充血。

（三）临床表现

多数患者无症状。有症状者表现为阴道分泌物增多，呈黏液脓性，因阴道分泌物的刺激，可出现外阴瘙痒及灼热感，也可有经间期出血、性交后出血等症状。此外，常伴有下泌尿道症状，如尿急、尿频、尿痛。妇科检查见子宫颈充血、水肿、黏膜外翻，有脓性分泌物从子宫颈管流出，子宫颈触痛，质脆，触之易出血。若为淋病奈瑟球菌或沙眼衣原体感染，因尿道旁腺、前庭大腺受累，可见尿道口、阴道口黏膜充血、水肿及多量脓性分泌物。

（四）诊断

根据特征性体征和显微镜检查结果可作出初步诊断，进一步确诊需进行性传播疾病病原体及阴道炎症的检测。

1. 两个特征性体征具备一个或同时具备

（1）在子宫颈管或子宫颈管拭子标本上可见脓性或黏液脓性渗出物。

笔记栏

（2）棉拭子擦拭子宫颈管黏膜容易诱发出血。

2. 白细胞检测 可对子宫颈管或阴道分泌物进行显微镜检查，后者应排除引起白细胞增多的阴道炎症。

（1）子宫颈管分泌物涂片革兰氏染色显微镜检中性粒细胞＞30个/HP。

（2）阴道分泌物湿片镜检白细胞＞10个/HP。

3. 病原体检测 对急性子宫颈炎者应在阴道、子宫颈分泌物或尿液样本中检测淋病奈瑟球菌及沙眼衣原体，常用检测方法为核酸扩增试验，同时也应进行阴道毛滴虫病、BV及AV相关病原体的检查。

子宫颈炎症可能是上生殖道感染（如子宫内膜炎）的征象，对子宫颈炎患者应注意有无上生殖道感染。

（五）治疗

本病主要为抗菌药物治疗。可根据不同情况采用经验性抗菌药物治疗及针对性抗菌药物治疗。

1. 经验性抗菌药物治疗 对高危人群，如年龄＜25岁，或最近有新性伴侣，或性伴侣同时有其他性伴侣，或性伴侣有性传播疾病感染者，需进行沙眼衣原体和淋病奈瑟球菌的经验性治疗，尤其是对无法随访或无条件进行核酸扩增试验的患者。未获得病原体检测结果前，可采用经验性抗生素治疗，方案为阿奇霉素1g，单次顿服；或多西环素100mg，口服，每日2次，共7天。

2. 针对性抗菌药物治疗

（1）单纯急性淋病奈瑟球菌性子宫颈炎：主张大剂量、单次给药。常用药物：①第三代头孢菌素。头孢曲松钠0.5～1g，单次肌内注射；或头孢克肟钠800mg，单次口服。②头孢霉素类。头孢西丁钠2g，单次肌内注射，加丙磺舒1g，口服。③氨基糖苷类。大观霉素4g，单次肌内注射。由于淋病奈瑟球菌感染常伴有衣原体感染，因此治疗的同时应增加抗衣原体感染药物。

（2）沙眼衣原体感染所致子宫颈炎：可选用药物包括以下几类。①四环素类：如多西环素100mg，口服，每日2次，共7天；米诺环素0.1g，口服，每日2次，共7～10天。②大环内酯类：阿奇霉素1g，单次口服；克拉霉素0.25g，口服，每日2次，共7～10天；红霉素500mg，口服，每日4次，共7～10天。③氟喹诺酮类：氧氟沙星300mg，口服，每日2次，共7天；左氧氟沙星500mg，口服，每日1次，共7天；莫西沙星400mg，口服，每日1次，共7天。

3. 合并BV的处理 同时治疗BV，否则将导致子宫颈炎持续存在。

4. 性伴侣的管理 对于确诊或怀疑有沙眼衣原体、淋病奈瑟球菌、滴虫感染的子宫颈炎患者60d内的性伴侣应进行检查和治疗。治疗期间，禁止无保护性生活。

二、慢性子宫颈炎

慢性子宫颈炎（chronic cervicitis）可由急性子宫颈炎未治疗或治疗不彻底迁延而来，部分患者无急性子宫颈炎病史，直接表现为慢性子宫颈炎。病原体与急性子宫颈炎相似。

（一）病理

慢性子宫颈炎是一个慢性病理过程，常见的病理改变如下。

1. 慢性子宫颈管黏膜炎 病变局限于子宫颈管黏膜及黏膜下组织，子宫颈阴道部外观光滑，子宫颈外口可见有脓性分泌物，有时子宫颈管黏膜增生向外突出，可见子宫颈口充血、红肿。由于子宫颈管黏膜及黏膜下组织炎症反应和结缔组织增生，可使子宫颈肥大。

2. 子宫颈息肉 由于子宫颈管局部长期慢性炎症刺激，子宫颈管黏膜增生且向子宫颈外口突出而形成息肉。可一个或多个不等，色红，呈舌形，直径一般约为1cm，质软而脆，易出血，息肉蒂细长，根部多附着于子宫颈外口，少数在子宫颈管壁。光镜下见息肉表面覆盖单层高柱状上皮，中心为结缔组织，伴有充血、水肿及炎症细胞浸润。子宫颈息肉极少恶变，但若炎症存在则易复发。

3. 子宫颈肥大 由于慢性炎症的长期刺激，子宫颈组织充血、水肿，腺体和间质增生，还可能在腺体深部有黏液潴留形成囊肿，使子宫颈呈不同程度的肥大、硬度增加，但表面多光滑，有时可见到子宫颈腺囊肿突起。

（二）临床表现

慢性子宫颈炎多无症状，少数患者表现为阴道分泌物增多，呈淡黄色或脓性，可有血性分泌物

笔记栏

或接触性出血（妇科检查或性交后）。若炎症沿子宫骶韧带扩散到盆腔，可有腰骶部疼痛、下腹坠痛等。子宫颈黏稠脓性分泌物不利于精子穿过，可造成不孕。妇科检查可见子宫颈有不同程度的糜烂样改变、肥大、充血、水肿，有时质较硬，或可见子宫颈息肉及子宫颈囊肿。

（三）诊断及鉴别诊断

根据临床表现作出慢性子宫颈炎的诊断并不困难，但需要从分泌物中查找病原体，对有性传播疾病的高危女性，应做淋病奈瑟球菌及衣原体的相关检查，还应注意与子宫颈的常见病理生理改变相鉴别。

1. 子宫颈柱状上皮异位 除慢性子宫颈炎外，子宫颈生理性的柱状上皮异位也表现为子宫颈的糜烂样外观。生理性柱状上皮异位是子宫颈管内的柱状上皮生理性外移至子宫颈阴道部，由于柱状上皮菲薄，其下间质透出而成肉眼所见的红色，既往称为“宫颈糜烂”，并被认为是慢性子宫颈炎最常见的病理类型之一。目前已明确，“宫颈糜烂”并不是病理学上的上皮溃疡、缺失所致的真性糜烂，也与慢性子宫颈炎的定义即间质中出现慢性炎症细胞浸润并不一致。因此，子宫颈糜烂样改变只是一个临床征象，可为生理性改变，也可为病理性改变。生理性柱状上皮异位多见于青春期、雌激素分泌旺盛的生育期女性、口服避孕药或妊娠期。由于雌激素作用，鳞柱交界部外移，子宫颈局部呈糜烂样外观改变。

2. 子宫颈腺囊肿（naboth cyst） 绝大多数情况下是子宫颈的生理性变化。子宫颈转化区内鳞状上皮取代柱状上皮过程中，新生的鳞状上皮覆盖子宫颈腺管口或伸入腺管，将腺管口阻塞，导致腺体分泌物引流受阻，潴留形成囊肿。子宫颈局部损伤或子宫颈慢性炎症使腺管口狭窄，也可导致子宫颈腺囊肿形成。浅部的子宫颈腺囊肿检查见子宫颈表面突出单个或多个青白色小囊泡，容易诊断。深部的子宫颈腺囊肿，子宫颈表面无异常，表现为子宫颈肥大，应与内生型子宫颈癌鉴别。

3. 宫颈鳞状上皮内病变（squamous intraepithelial lesion，SIL） 子宫颈 SIL 及早期子宫颈癌时，子宫颈也可呈糜烂样外观，因此，对于子宫颈糜烂样改变者需进行子宫颈细胞学检查和（或）HPV 检测，必要时行阴道镜及子宫颈活组织检查。子宫颈息肉应与子宫颈及子宫体的恶性肿瘤相鉴别，因为后两者也可呈息肉状，从子宫颈口突出。鉴别方法：行阴道镜子宫颈活组织检查或子宫颈息肉切除，病理组织学检查确诊。除慢性炎症外，内生型子宫颈癌尤其腺癌也可引起子宫颈肥大，因此对子宫颈肥大者，需行子宫颈细胞学检查，必要时行子宫颈管搔刮术，病理诊断鉴别。

（四）治疗

慢性子宫颈炎以局部治疗为主，根据病理类型采用不同的治疗方法，治疗后需定期复查。对于无症状的生理性柱状上皮异位所形成的糜烂样改变无须处理。

1. 慢性子宫颈管黏膜炎 持续性感染应根据子宫颈管分泌物培养及药敏试验结果，采用相应抗感染药物。对于沙眼衣原体及淋病奈瑟球菌感染者需注意性伴侣的治疗。病原体不清者，治疗效果欠佳，可试用物理治疗。

2. 子宫颈息肉 行子宫颈息肉切除术，将切除息肉送病理组织学检查。

3. 子宫颈肥大 一般无须治疗。

案例 15-2 分析

1. 病史特点 患者育龄期女性，2 周前无保护性生活后出现阴道分泌物增多，为黄色脓性，伴异味，10 天前出现尿频、尿痛，无外阴瘙痒等不适。

2. 临床特点 妇科检查发现尿道口充血、水肿；阴道内见黄色分泌物，呈脓性，伴腥臭味；子宫颈管可见黄色脓性分泌物，子宫颈充血、水肿，接触性出血（+）。

3. 临床分析 患者无保护性生活后出现急性子宫颈炎两个特征性临床体征，同时伴有泌尿系统症状，若取阴道或子宫颈分泌物行白细胞检测出现白细胞增多，可作出急性子宫颈炎的初步诊断。同时进一步进行子宫颈管分泌物的核酸扩增试验以明确病原体。

4. 辅助检查 子宫颈管分泌物涂片革兰氏染色显微镜检中性粒细胞＞30 个/HP。分泌物检测报告为淋病奈瑟球菌感染。

5. 临床诊断 急性淋病奈瑟球菌性子宫颈炎。

6. 治疗 主张大剂量、单次给药，常用的药物包括第三代头孢菌素、头孢霉素类或氨基糖苷类。由于淋病奈瑟球菌感染常伴有衣原体感染，因此治疗的同时应增加抗衣原体感染药物，如阿奇霉素 1g，单次口服。

笔记栏

第四节 盆腔炎性疾病

盆腔炎性疾病（pelvic inflammatory disease，PID）指女性上生殖道感染引起的一组疾病，包括子宫内膜炎、输卵管炎、输卵管卵巢脓肿、盆腔腹膜炎等，可局限于一个部位，也可同时累及多个部位，以输卵管炎、输卵管卵巢炎最常见。易发于性活跃的育龄期女性。PID 的症状和体征差异较大，若不及时医治或治疗不彻底，可能导致不孕、异位妊娠、慢性盆腔痛等后遗症，严重影响女性生殖健康。

一、病原体及其致病特点

PID 的病原体按来源可分为内源性及外源性两类，两者可单独存在，但多为混合感染。

（一）内源性病原体

寄居于阴道内的微生物群，包括厌氧菌和需氧菌，以混合感染多见。主要的厌氧菌包括脆弱拟杆菌、消化球菌、消化链球菌、普雷沃菌等；兼性厌氧菌包括阴道加德纳菌；需氧菌包括金黄色葡萄球菌、溶血性链球菌、大肠埃希菌等。

（二）外源性病原体

主要为经性传播途径的病原体，如淋病奈瑟球菌、沙眼衣原体等，其他还包括支原体、铜绿假单胞菌、结核分枝杆菌等。

二、传播途径

（一）沿生殖道黏膜上行蔓延

病原体侵入外阴、阴道，或阴道内菌群沿子宫颈黏膜、子宫内膜、输卵管黏膜蔓延至卵巢、腹腔，此为非妊娠期、非产褥期女性盆腔感染的最主要途径（图 15-1）。淋病奈瑟球菌、沙眼衣原体及葡萄球菌等常沿此途径扩散。

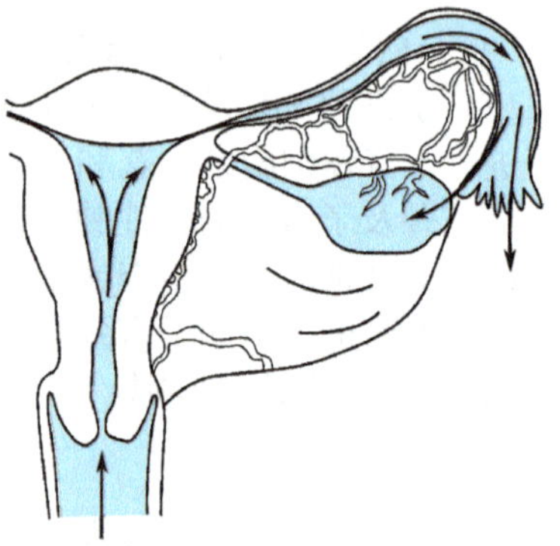

图 15-1 炎症经生殖道黏膜上行蔓延

（二）经淋巴系统蔓延

病原体经外阴、阴道、子宫颈或子宫体创伤处淋巴管侵入盆腔结缔组织及内生殖器其他部分，此为产褥感染、流产后感染及放置宫内节育器后感染的主要途径（图 15-2）。厌氧菌、链球菌及大肠埃希菌多沿此途径蔓延。

（三）经血液循环传播

病原体侵入人体其他系统后经血液循环感染生殖器官，结核分枝杆菌多沿此途径感染（图 15-3）。

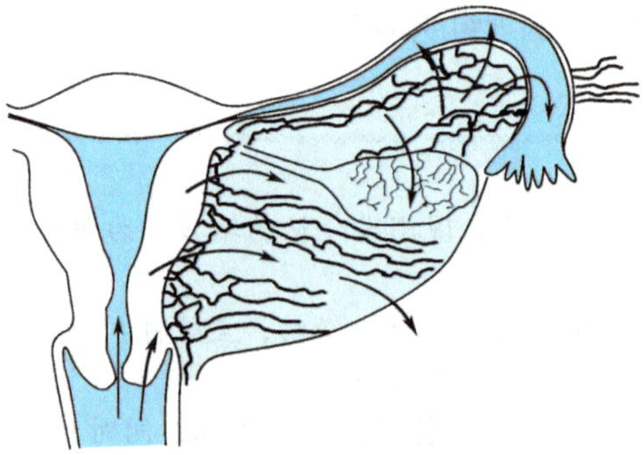

图 15-2 炎症经淋巴系统蔓延

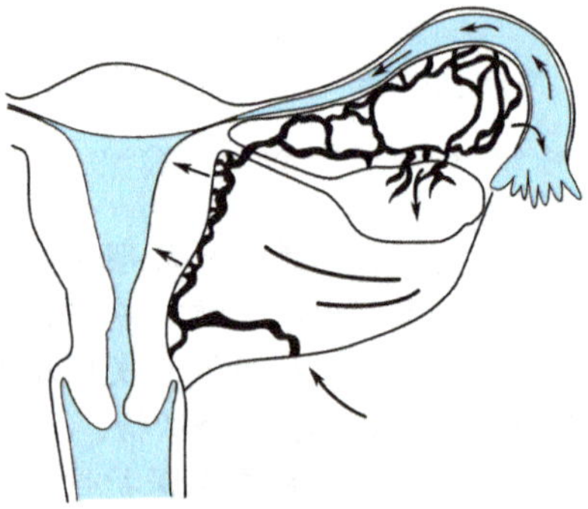

图 15-3 炎症经血液循环传播

（四）直接蔓延

腹腔其他脏器感染后直接蔓延至内生殖器官，如阑尾炎可引起右输卵管炎等。

三、诱发因素

（一）宫腔操作后感染

笔记栏

在行人工流产、刮宫术、放置宫内节育器、输卵管通液术等过程中，若消毒不严格或术前适应证选择不当及手术所致生殖道黏膜损伤、出血、坏死，可导致下生殖道内源性病原体沿生殖道黏膜上行感染；生殖器官原有炎症经手术干扰亦可引起扩散。

（二）感染性疾病

下生殖道性传播疾病，如淋菌性子宫颈炎、衣原体性子宫颈炎及 BV 均与 PID 密切相关。

（三）性活动

PID 多发生在性活跃期女性，性生活过早、多个性伴侣、性生活过频、性伴侣有性传播疾病者尤为高发。

（四）月经期卫生不良

使用不洁月经垫、月经期性交等均可导致病原体侵入而引起炎症。此外，经常做阴道冲洗者其 PID 的发病率也较高。

（五）邻近器官炎症

阑尾炎、腹膜炎等可蔓延至盆腔，病原体主要为大肠埃希菌。

四、病理及发病机制

（一）急性子宫内膜炎及急性子宫肌炎

子宫内膜充血、水肿，伴炎症渗出物，严重者可发生内膜坏死、脱落，形成溃疡。

（二）急性输卵管炎、输卵管积脓、输卵管卵巢脓肿

急性输卵管炎因传播途径不同而有不同的病变特点。

1. 炎症沿生殖道黏膜上行蔓延，首先引起输卵管黏膜炎，造成黏膜肿胀、间质水肿、充血、中性粒细胞浸润。感染导致输卵管上皮表面、输卵管和卵巢腹膜表面的纤维素性或化脓性炎症损伤，导致瘢痕形成、粘连，并可引起输卵管部分或全部阻塞，从而使脓液积聚于管腔内，导致输卵管积脓。除直接引起输卵管上皮损伤外，致病菌释放的内毒素可引起输卵管纤毛大量脱落，最终导致输卵管运输功能减退、丧失。此外，感染后引起的交叉免疫反应可损伤输卵管，造成输卵管纤毛上皮细胞选择性丢失，输卵管黏膜功能、结构严重破坏，盆腔广泛粘连，导致配子运输障碍，从而引起输卵管因素不孕或异位妊娠。

2. 病原体通过子宫颈的淋巴播散到子宫旁结缔组织，首先侵及浆膜层，发生输卵管周围炎，然后累及肌层，而输卵管黏膜层可不受累或受累极轻。病变以输卵管间质炎为主，增厚的肌壁压迫管腔，导致子宫腔变小，但仍能保持通畅。轻者输卵管仅有轻度充血、肿胀、略增粗；严重者输卵管明显增粗、弯曲，纤维素性脓性渗出物增多，造成与周围组织粘连。

3. 卵巢单独的炎症少见，输卵管炎症常导致伞端粘连，波及卵巢而发生卵巢周围炎，称输卵管卵巢炎。白膜是卵巢良好的防御屏障，但当卵巢排卵时，炎症可通过卵巢排卵的破孔侵入卵巢实质形成卵巢脓肿，脓肿壁与输卵管积脓粘连并穿通，形成输卵管卵巢脓肿。输卵管卵巢脓肿可为一侧或两侧病变，多位于子宫后方或子宫阔韧带后叶及肠管间粘连处，可破入直肠或阴道，若破入腹腔则引起弥漫性腹膜炎。

（三）急性盆腔腹膜炎

盆腔内器官发生严重感染时，往往蔓延到盆腔腹膜，炎症使腹膜充血、水肿，并有少量纤维素的渗出液，导致盆腔脏器粘连。当有大量脓性渗出液积聚于粘连的间隙内，可形成散在小脓肿；积聚于直肠子宫陷凹处则形成盆腔脓肿，较多见。脓肿的前面为子宫，后方为直肠，顶部为粘连的肠管及大网膜，脓肿可破入直肠而使症状突然减轻，也可破入腹腔引起弥漫性腹膜炎。

（四）急性盆腔结缔组织炎

病原体经淋巴管进入盆腔结缔组织而引起充血、水肿及中性粒细胞浸润。以子宫旁结缔组织炎最常见，开始出现局部增厚，边界不清，以后逐渐向两侧盆壁呈扇形浸润，若组织化脓则形成盆腔腹膜外脓肿，可自发破入直肠或阴道。

（五）脓毒症

因感染引起的宿主反应失调可导致危及生命的器官功能障碍。严重的卵巢输卵管脓肿或盆腔脓

笔记栏

肿者可出现脓毒症。若控制不及时，有可能发展成感染性休克，甚至死亡。

（六）Fitz-Hugh-Curtis 综合征

Fitz-Hugh-Curtis 综合征指肝脏包膜炎症而无肝实质损害的肝周围炎。淋病奈瑟球菌及衣原体感染均可引起。早期肝包膜与前腹壁腹膜间形成松软粘连，晚期形成琴弦样粘连。

五、临床表现

（一）症状

因炎症轻重及范围大小而有不同的临床表现。轻者无症状或症状轻微。常见症状包括下腹痛、发热、阴道分泌物增多。下腹痛多为持续性，活动或性交后加重。月经期发病可出现月经量增多、月经期延长。严重者可有寒战、高热、头痛、食欲缺乏等症状。若有腹膜炎，则出现消化系统症状，如恶心、呕吐、腹胀、腹泻等。若有脓肿形成，可有下腹包块及局部压迫刺激症状，如子宫前方的包块可出现膀胱刺激症状；子宫后方的包块可有直肠刺激症状；腹膜外的包块可致腹泻、里急后重感和排便困难。若有输卵管炎的症状及体征并同时有右上腹疼痛者，应怀疑有肝周围炎。腹痛突然加剧、寒战、高热、恶心、呕吐、腹胀或有感染性休克表现时，应考虑脓肿破裂。

（二）体征

患者的体征差异较大，轻者无明显异常，严重者呈急性病容，体温升高、心率加快，下腹部有压痛、反跳痛及肌紧张，甚至可出现腹胀、肠鸣音减弱或消失。妇科检查：①阴道壁充血，可见脓性臭味分泌物。②子宫颈充血、水肿、举摆痛，可见脓性分泌物从子宫口流出。③穹窿触痛明显，盆腔脓肿形成则后穹窿饱满。若位置较低，可扪及后穹窿或侧穹窿有肿块且有波动感。④子宫体稍大，有压痛，活动受限。⑤子宫两侧压痛明显，若为单纯输卵管炎，可触及增粗的输卵管，压痛明显；若为输卵管积脓或输卵管卵巢脓肿，可触及包块且压痛明显、不活动；子宫旁结缔组织炎时，可扪及子宫旁一侧或两侧片状增厚，或两侧子宫骶韧带高度水肿、增粗，压痛明显。三合诊常能协助进一步了解盆腔情况。

六、诊断及鉴别诊断

根据病史、症状和体征可作出初步诊断。由于 PID 的临床表现差异较大，临床诊断准确性不高。2021 年美国疾病预防控制中心（CDC）推荐的 PID 诊断标准见表 15-7。

表 15-7　盆腔炎性疾病的诊断标准

最低标准
子宫颈举痛、子宫压痛或附件区压痛
附加标准
口腔温度超过 38.3℃
子宫颈异常黏液脓性分泌物或子宫颈脆性增加
阴道分泌物生理盐水湿片镜检可见大量白细胞
红细胞沉降率升高
血 C 反应蛋白升高
实验室检查证实的子宫颈淋病奈瑟球菌或沙眼衣原体阳性
特异标准
子宫内膜活检证实子宫内膜炎
阴道超声或磁共振检查显示输卵管增粗，输卵管积液，伴或不伴有盆腔积液、输卵管卵巢肿块
腹腔镜检查发现 PID 征象

诊断上采用 3 个标准，即最低标准、附加标准和特异标准。

（一）最低标准（minimum criteria）

在性活跃的年轻女性或者具有性传播疾病的高危人群，若出现下腹痛，并可排除其他原因引起下腹痛的原因，妇科检查符合最低诊断标准，即可给予经验性抗菌药物治疗。

笔记栏

（二）附加标准（additional criteria）

可增加最低诊断标准的特异性，多数 PID 患者有子宫颈黏液脓性分泌物，或阴道分泌物生理盐水湿片中见到大量白细胞，若子宫颈分泌物正常并且阴道分泌物镜下见不到白细胞，PID 的诊断需慎重，应考虑其他引起腹痛的疾病。阴道分泌物检查还可同时发现是否合并阴道感染，如 BV 或阴道毛滴虫病。

（三）特异标准（special criteria）

基本可诊断 PID，但由于除超声检查及磁共振成像检查外，均为有创检查，特异标准仅适用于一些有选择的病例。腹腔镜诊断盆腔炎性疾病的标准：①输卵管表面明显充血；②输卵管壁水肿；③输卵管伞端或浆膜面有脓性渗出物。腹腔镜诊断准确，并能直接取感染部位的分泌物做细菌培养，但临床应用有一定的局限性。

完成 PID 诊断后，需进一步明确是由何种病原体引起的，建议以子宫颈管分泌物及阴道后穹窿穿刺液涂片、培养及进行核酸扩增试验。

PID 需要与急性阑尾炎、输卵管流产或破裂、输卵管或卵巢肿瘤（如卵巢畸胎瘤、子宫内膜异位囊肿、卵巢浆液性囊腺瘤等）扭转或黄体破裂等急腹症进行鉴别。

七、治　疗

PID 主要以抗菌药物治疗为主，必要时手术治疗。

抗菌药物的治疗原则：及时、经验、广谱、足量、个体化。①及时经验性应用抗菌药物：诊断后应立即开始治疗，在 PID 诊断 48h 内及时用药将明显降低 PID 后遗症的发生率；根据药敏试验选用抗菌药物较为合理，但通常需在获得实验室结果前即给予抗菌药物治疗，因此，初始治疗往往根据病史、临床症状及体征推断病原体经验性选择抗菌药物。②广谱抗菌药物：由于 PID 的病原体多为需氧菌、厌氧菌及沙眼衣原体、淋病奈瑟球菌的混合感染，需氧菌及厌氧菌又有革兰氏阴性及革兰氏阳性之分，故抗菌药物的选择应涵盖以上病原体，选择广谱抗菌药物以及联合用药。③足量抗菌药物：抗菌药物治疗至少持续 14 天。④个体化选择抗菌药物：应综合考虑安全性、有效性、经济性、患者依从性等因素选择治疗方案，根据严重程度决定静脉给药或非静脉给药。

（一）非静脉给药方案

若患者一般状况好，症状轻，能耐受口服抗菌药物，并有随访条件，可在门诊给予口服或肌内注射抗菌药物治疗，见表 15-8。

表 15-8　PID 非静脉给药方案

推荐方案
β-内酰胺类+甲硝唑+四环素方案
头孢曲松钠 500mg，肌内注射，单次给药；或头孢西丁钠 2g，单次肌内注射，同时联用丙磺舒 1g，顿服；或其他三代头孢菌素类药物，口服给药，至少 14 天
为覆盖厌氧菌，加用甲硝唑 400mg，口服，每日 2 次，连用 14 天
为治疗非典型病原微生物，可加用多西环素 100mg，口服，每日 2 次，至少 14 天；或阿奇霉素 500mg，口服，每日 1 次，1～2 天后改为 250mg，口服，每日 1 次，共 5～7 天
替代方案
氟喹诺酮类+甲硝唑方案
左氧氟沙星 500mg 口服，每日 1 次，加用甲硝唑 400mg，每日 2 次，口服，连用 14 天；或莫西沙星 400mg 口服，每日 1 次，连用 14 天

（二）静脉给药方案

若患者一般情况差，病情严重，不能排除急症手术可能，或伴有输卵管卵巢脓肿、高热、恶心、呕吐或妊娠，或门诊治疗无效，或无法耐受口服抗菌药物，或诊断不明确，均应住院给予静脉抗菌药物治疗为主的综合治疗。

1. 支持疗法　卧床休息，半坐卧位有利于脓液积聚于直肠子宫陷凹而使炎症局限。给予高热量、高蛋白、高维生素流食或半流食，补充液体，注意纠正电解质紊乱及酸碱失衡。高热时采用物理降温。腹胀者应行胃肠减压。尽量避免不必要的妇科检查，以免引起炎症扩散。

笔记栏

2. 抗菌药物治疗 给药途径以静脉滴注为主，收效快，静脉治疗临床症状改善后 24～48h，可改为口服药物治疗，至少治疗 14 天。常用的配伍方案见表 15-9。

表 15-9 PID 静脉给药方案

推荐方案
β-内酰胺类+四环素类（+甲硝唑）方案
头孢曲松钠 1g，每 24h 1 次，静脉滴注；或头孢替坦 2g，每 12h 1 次，静脉滴注；或头孢西丁钠 2g，每 6h 1 次，静脉滴注
为覆盖厌氧菌，加用甲硝唑 500mg，每 12h 1 次，静脉滴注
为覆盖非典型病原微生物，加用多西环素 100mg，每 12h 1 次，口服；或米诺环素 100mg，每 12h 1 次，口服；或阿奇霉素 500mg，静脉滴注或口服，每日 1 次，静脉滴注 1～2 天后改为口服 250mg，每日 1 次，5～7 天
替代方案
方案 1：喹诺酮类+甲硝唑方案
氧氟沙星 400mg，每 12h 1 次，静脉滴注；或左氧氟沙星 500mg，每日 1 次，静脉滴注
为覆盖厌氧菌，加用甲硝唑 500mg，每 12h 1 次，静脉滴注
方案 2：β-内酰胺类+酶抑制剂类联合
氨苄西林舒巴坦 3g，每 6h 1 次，静脉滴注；或阿莫西林克拉维酸 1.2g，每 6～8h 1 次，静脉滴注；或哌拉西林他唑巴坦 4.5g，每 8h 1 次，静脉滴注
为覆盖厌氧菌，需加用硝基咪唑类药物，如甲硝唑 500mg，静脉滴注，每 12h 1 次
为覆盖非典型病原微生物，加用多西环素 100mg，每 12h 1 次，口服至少 14 天；或米诺环素 100mg，每 12h 1 次，口服至少 14 天；或阿奇霉素 500mg，静脉滴注或口服，每天 1 次，1～2 天后改为口服 250mg，每日 1 次，5～7 天
方案 3：克林霉素+庆大霉素方案
克林霉素 900mg，每 8h 1 次，静脉滴注；加用
庆大霉素，首次负荷剂量为 2mg/kg，静脉滴注或肌内注射，维持剂量 1.5mg/kg，每 8h 1 次

给药注意事项如下：

（1）静脉给药治疗者应在临床症状改善后继续静脉给药至少 24h，然后转为口服药物治疗，总治疗时间至少持续 14 天。

（2）如确诊为淋病奈瑟球菌感染，首选静脉，或非静脉给药推荐方案，对于选择非三代头孢菌素类药物者应加用针对淋病奈瑟球菌的药物。

（3）选择静脉给药方案 3 者，应密切注意药物的耳、肾毒性。此外，有报道克林霉素和庆大霉素联用偶出现严重神经系统不良事件。

（4）药物治疗持续 72h 无明显改善者应重新评估，确认诊断并调整治疗方案。

（三）手术治疗

手术指征如下：

1. 药物治疗无效 盆腔脓肿经药物治疗 48～72h，体温持续不降，患者中毒症状加重或包块增大者，应及时手术，以免发生脓肿破裂。

2. 脓肿持续存在 经药物治疗病情有所好转，继续控制炎症数日，包块仍未消失但已局限化，应择期手术治疗。

3. 脓肿破裂 突然腹痛加剧，寒战、高热、恶心、呕吐、腹胀，检查腹部拒按或有中毒性休克表现，均应怀疑脓肿破裂，需立即在抗菌药物治疗的同时行手术探查。手术途径可根据患者情况选择经腹或腹腔镜手术。手术范围应根据病变累及范围、患者年龄、一般状态、脓肿大小以及患者有无保留生育功能的要求等全面考虑，包括脓肿切开引流术、病灶切除术、患侧附件切除术，必要时子宫全切术+双附件切除术。若盆腔脓肿位置低、贴近阴道后穹窿时，可经阴道后穹窿切开引流，同时放置引流管；年轻女性应尽量保留卵巢功能；若患者病情危重，一般状态差或手术困难者，可在有条件的医院，行超声或 CT 引导下穿刺脓肿，将脓液吸出。

（四）中医药治疗

中医中药和物理治疗在 PID 的治疗中发挥了一定的作用。在抗菌药物治疗的基础上辅以中药治疗可以减少慢性盆腔痛后遗症的发生。

笔记栏

（五）性伴侣管理

对于 PID 患者出现症状前 60d 内接触过的性伴侣应进行检查和治疗。如 PID 患者检测出性传播感染相关的病原体，性伴侣需要同时接受治疗。在 PID 患者治疗期间应避免无保护性性生活。

八、随 访

PID 患者给予抗菌药物治疗 72h 后，应出现临床改善（如退热、腹部压痛或反跳痛减轻、子宫及附件压痛减轻、子宫颈举痛减轻）。如果无临床改善，建议进一步检查并调整治疗方案。所有被诊断为衣原体或淋病奈瑟球菌感染的 PID 患者应在治疗 4～6 周及 3～6 个月后重新检查上述病原体。

九、预 防

1. 公共卫生教育，提高公众对 PID 及性传播感染发生、并发症及预防重要性的认识。
2. 对高危女性的子宫颈分泌物进行沙眼衣原体感染筛查和治疗能有效降低 PID 的发病率。
3. 注意性生活卫生，减少性传播疾病。全面进行性教育，推荐使用避孕套，对预防 PID 有益。对患有盆腔炎或子宫颈感染女性的男性性伴侣进行及时评估和经验性治疗。
4. 严格掌握产科、妇科手术指征；术时注意无菌操作；术后预防感染。

第五节 生殖器结核

生殖器结核（genital tuberculosis）又称结核性盆腔炎，是由结核分枝杆菌侵入人体引起的输卵管、子宫内膜、卵巢、盆腔腹膜及子宫颈等部位的女性生殖器官炎症性病变。多见于 20～40 岁女性，亦见于绝经后。

生殖器结核是全身性结核的表现之一，常继发于身体其他部位的结核，如肺结核、肠结核、腹膜结核等，约 10%的肺结核患者伴生殖器结核。生殖器结核潜伏期很长，可达 1～10 年，多数患者在日后发现生殖器结核时，其原发病灶多已痊愈。由于耐多药结核分枝杆菌和艾滋病患者的显著增加，生殖器结核发病率亦呈现升高趋势。

一、传播途径

（一）血行传播

血行传播为最主要的传播途径。青春期是发育旺盛时期，生殖器官血供丰富，结核分枝杆菌易经血行传播。结核分枝杆菌感染肺部后，大约 1 年内可感染内生殖器，结核分枝杆菌首先侵及输卵管，依次扩散到子宫内膜、卵巢；但较少侵犯外阴、阴道及子宫颈。

（二）直接蔓延

肠结核、腹膜结核可直接蔓延到内生殖器。

（三）淋巴传播

淋巴传播较少见，消化系统结核可经淋巴管感染内生殖器。

（四）经性交直接传播

经性交直接传播较罕见，患有泌尿系统结核的男性可经性交传播至女性内生殖器。

二、病 理

生殖器结核的主要病理改变如下。

（一）输卵管结核

几乎所有的生殖器结核均可累及输卵管，占生殖器结核的 90%～100%，常累及双侧，但双侧的病变程度可有差异。输卵管结核的特征表现是输卵管增粗、肥大，伞端外翻，也可表现为伞端封闭，管腔内充满干酪样坏死物质。输卵管管壁内有结核结节，或峡部有多个结节隆起是引起输卵管增粗的主要原因。此外，输卵管浆膜面可见多个粟粒结节，盆腔腹膜、卵巢表面、肠道表面也可布满类似结节，或并发腹水型结核性腹膜炎。输卵管常与邻近器官，如卵巢、子宫、肠管广泛粘连。输卵管管腔内见到干酪样物质，有助于与非结核性炎症相鉴别。

笔记栏

（二）子宫内膜结核

子宫内膜结核占生殖器结核的 50%～80%，常由输卵管结核蔓延而来，约 50%的输卵管结核患者同时有子宫内膜结核。早期病变仅累及两侧子宫角，子宫形状、大小无显著变化。随着病情发展，子宫内膜被结核病变破坏，形成瘢痕组织，使子宫腔粘连、变形、缩小。

（三）卵巢结核

卵巢结核占生殖器结核的 20%～30%，常由输卵管结核蔓延而来（图 15-4）。因卵巢表面有白膜，所以病变较少侵犯卵巢深层，一般仅表现为卵巢周围炎。若卵巢结核由血液循环传播所致，则卵巢深部可形成结节和干酪样坏死。

（四）子宫颈结核

子宫颈结核较少见，仅占生殖器结核的 5%～15%，常由子宫内膜结核蔓延而来或经血液循环、淋巴传播。病变可表现为乳头状增生或溃疡，外观易与子宫颈癌相混淆。

（五）盆腔腹膜结核

盆腔腹膜结核常合并输卵管结核（图 15-5）。根据病变特征不同分为渗出型及粘连型。渗出型以渗出为主，特点为腹膜及盆腔脏器浆膜面密布灰黄色结节，结节散在、大小不等；渗出物为浆液性草黄色澄清液体，积聚于盆腔，可因粘连形成多个包裹性囊肿。粘连型以粘连为主，特点为腹膜增厚，与邻近脏器粘连紧密，粘连间的组织常发生干酪样坏死，易形成瘘管。

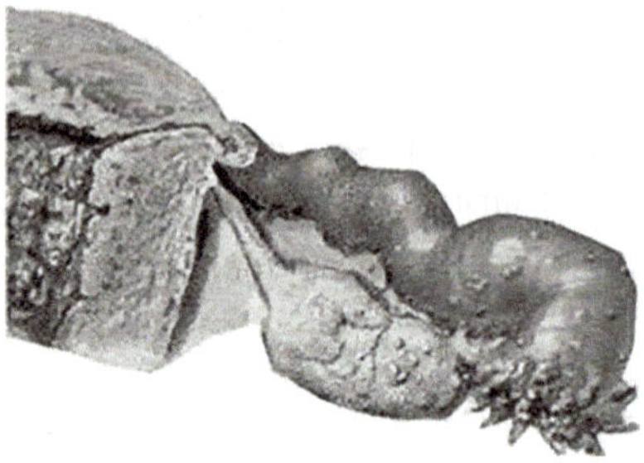

图 15-4 输卵管结核

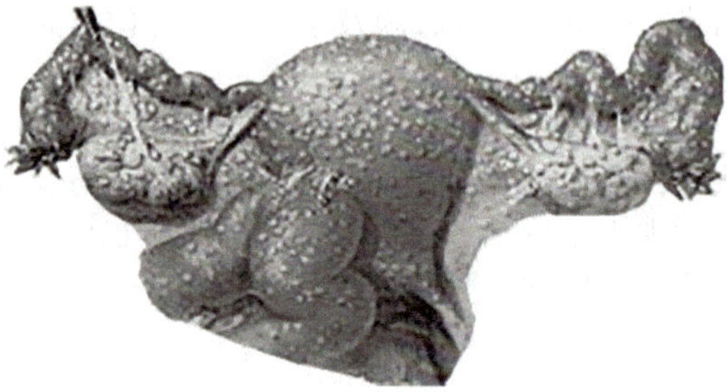

图 15-5 盆腔腹膜结核

三、临床表现

（一）症状

1. 不孕 多数生殖器结核因不孕而就诊。在原发性不孕患者中生殖器结核为常见原因之一。由于输卵管黏膜纤毛被粘连、破坏，造成管腔狭窄、阻塞，输卵管僵硬、蠕动受限，丧失运输功能。此外，子宫内膜结核也可干扰受精卵的着床与发育，从而导致不孕。

2. 月经异常 早期因子宫内膜充血、溃疡，可有月经量过多；晚期因子宫内膜被破坏而表现为月经稀少或闭经。多数患者就诊时已为晚期。

3. 下腹坠痛 由于盆腔炎症和粘连，可有不同程度的下腹坠痛，月经期加重。

4. 全身症状 月经期发热是生殖器结核典型的临床表现；若处于活动期，可伴有结核病的其他一般症状，如盗汗、乏力、食欲缺乏等。轻者全身症状不明显，有时仅有月经期发热，但重者可有高热或全身中毒症状。

（二）体征

发病多缓慢，患者可无自觉症状和明显体征，多因不孕行诊断性刮宫、子宫输卵管碘油造影及腹腔镜检查时才发现。合并腹膜结核时，腹部查体有柔韧感或腹水征。有包裹性积液时，可触及边界不清的囊性肿块，因肿块表面与肠管粘连，所以位置相对固定，叩诊为鼓音。子宫发育一般较差，活动受限。若附件受累，在子宫两侧则可触及条索状的输卵管；当输卵管与卵巢等粘连形成大小不均、形态不规则的肿块时，触之则质硬、表面不平、呈结节状突起，或可触及钙化结节。

四、诊断及鉴别诊断

患者多缺乏明显症状，阳性体征较少，易被漏诊。应详细询问病史，若出现以下情况，则要考

笔记栏

虑到生殖器结核的可能：①原发不孕、月经稀少或闭经；②未婚女青年有低热、盗汗、盆腔炎或腹水；③患者既往有肺结核、结核性胸膜炎、肠结核，或有结核病接触史。找到病原学或组织学证据即可确诊。

常用的辅助诊断方法如下。

（一）结核菌素试验

结核菌素试验结果阳性说明体内曾有结核分枝杆菌感染，结核菌素试验结果强阳性说明目前仍有活动性病灶，但不能说明病灶部位；结果阴性一般情况下表示未有过结核分枝杆菌感染。

（二）γ 干扰素释放试验（interferon-γ release assay，IGRA）

IGRA 为诊断结核病的新方法，其原理是当体内曾经受到结核分枝杆菌抗原刺激而致敏的 T 细胞再次遇到同类抗原时能产生 γ-干扰素，可通过检测 γ-干扰素浓度或从单细胞水平检测分泌 γ-干扰素细胞数目来诊断肺结核及肺外结核，其中结核感染 T 细胞斑点试验（T-SOPT.TB）具有很高的敏感性和特异性。

（三）影像学检查

1. 胸部 X 线片或 CT 检查 有利于发现原发病灶。必要时行消化系统或泌尿系统检查。

2. 盆腔 X 线片或 CT 检查 发现孤立钙化点，提示曾有盆腔淋巴结结核病灶。

3. 子宫输卵管碘油造影 ①宫腔呈不同程度和形态的狭窄或变形，边缘呈锯齿状；②输卵管管腔有多个部分狭窄，呈典型串珠状，管腔细小、强直；③在相当于输卵管、卵巢、盆腔淋巴结等处有钙化灶；④若碘油进入子宫一侧或两侧静脉丛，则提示有子宫内膜结核的可能。在造影前后应用抗结核药物，以防止操作过程中将结核菌及输卵管管腔中的干酪样物质带到腹腔。

（四）腹腔镜检查

腹腔镜检查可直接观察输卵管浆膜面、子宫有无粟粒结节，取腹水进行结核分枝杆菌培养，或在病变处做组织活检，检查时注意避免肠道损伤。

（五）子宫内膜病理学检查

通过诊断性刮宫进行病理学检查是诊断子宫内膜结核最可靠的依据。刮宫的时机应选择在月经前 1 周或月经来潮 6h 内；术前 3 天及术后 4 天应用抗结核药物以预防刮宫引起结核病灶扩散。子宫内膜结核多由输卵管蔓延而来，刮宫时应注意刮取子宫角部内膜。将刮出物送病理学检查，在病理切片上找到典型结核结节，即可确诊。但阴性结果并不能排除结核的可能。若可疑子宫颈结核，应做组织活检明确诊断。

（六）结核分枝杆菌检查

取月经血或子宫腔刮出物或腹水做结核分枝杆菌检查，可选用：①涂片抗酸染色查找结核分枝杆菌；②结核分枝杆菌培养，此法准确，但结核分枝杆菌生长缓慢，需要较长时间才能得到结果；③分子生物学方法，目前以 Xpert MTB/RIF（利福平耐药实时荧光定量核酸扩增试验）为代表的盒式诊断技术，灵敏度、特异度较高。

（七）其他

白细胞计数不高，分类计数中淋巴细胞增多，此点有助于鉴别化脓性盆腔炎；红细胞沉降率对结核活动期的阳性预测值较高，但红细胞沉降率正常不能除外结核。这些血生化检查缺乏特异性，只作为诊断参考。

结核性盆腔炎性疾病应与盆腔炎性疾病后遗症、子宫内膜异位症、卵巢恶性肿瘤，尤其是卵巢上皮性癌鉴别，诊断困难时，可作腹腔镜检查或剖腹探查确诊。

五、治　疗

治疗原则：以抗结核药物治疗为主，休息营养为辅。

（一）药物治疗

抗结核药物治疗对 90%的女性生殖器结核有效。药物治疗应遵循早期、联合、规律、适量、全程的原则。联合使用异烟肼、利福平、乙胺丁醇、链霉素及吡嗪酰胺等抗结核药物，可将疗程缩短

笔记栏

为6～9个月。

（二）支持疗法

急性患者应至少休息3个月，慢性病患者可以从事部分轻体力的工作和学习，但要注意劳逸结合，加强营养，适当参加体育锻炼，增强体质。

（三）手术治疗

下列情况应考虑手术治疗：①盆腔包块经药物治疗后缩小，但不能完全消退；②治疗无效或治疗后又复发；③难以与盆腹腔恶性肿瘤鉴别；④盆腔结核形成较大的包块或较大的包裹性积液；⑤子宫内膜结核严重，内膜被广泛破坏，药物治疗无效。围手术期应用抗结核药物治疗，可降低手术时感染扩散的风险，减轻粘连，提高手术治疗效果。手术范围应个体化综合考虑：对年龄大、病变重、无生育需求患者可行子宫全切术及双侧附件切除术；对年轻女性应尽量保留卵巢功能；对病变局限于输卵管而又迫切希望生育者，可行双侧输卵管切除术，保留卵巢及子宫。虽然生殖器结核经药物治疗取得了良好疗效，但治疗后的妊娠成功率极低，可行辅助生殖技术助孕。此外，由于生殖器结核所致的粘连常较紧密而广泛，因此在术前肠道准备、术时应注意解剖关系，避免损伤肠管。

六、预　　防

增强体质，做好卡介苗接种，积极防治肺结核、淋巴结核和肠结核等。

（王颖梅）

笔记栏

第十六章　女性生殖系统肿瘤

第一节　外阴肿瘤

一、外阴良性肿瘤

外阴良性肿瘤较少见，主要有来源于上皮的外阴乳头状瘤、汗腺腺瘤及来源于中胚叶的纤维瘤、脂肪瘤、平滑肌瘤和神经纤维瘤，而淋巴管瘤、血管瘤等罕见。

（一）外阴乳头状瘤

外阴乳头状瘤（vulvar papilloma）是以上皮增生为主的病变，常见于围绝经期和绝经后女性。肿物多发生于大阴唇、阴蒂或肛周，呈多个或单个乳头状突出于皮肤表面，质略硬，表面因反复摩擦破溃、出血、感染，镜下见复层扁平上皮，需与疣状乳头状瘤、外阴湿疣、外阴癌等鉴别。因2%～3%有恶变倾向，应行局部肿瘤切除，术中行快速病理，如有恶变者应扩大手术范围。

（二）纤维瘤

纤维瘤（fibroma）由成纤维细胞增生而成。常单发，多位于大阴唇，初起为皮下硬结，继而可增大，形成光滑、质硬的带蒂肿块，大小不一，表面可有溃疡和坏死。切面为致密、灰白色的纤维结构。镜下见平行的纤维素，由成熟的成纤维细胞和胶原纤维组成。肿瘤恶变少见。治疗原则为沿肿瘤根部切除。

（三）汗腺腺瘤

汗腺腺瘤（hidradenoma）是一种表皮内的汗腺肿瘤，由汗腺上皮增生而成。较少见，常发生于青春期，与激素有关，可伴有下眼睑及颧骨部位的病灶。呈多发的淡黄色丘疹样隆起，直径在1～2cm，确诊需活检。极少恶变，小病灶可行激光治疗，较大的病灶可行手术切除。

（四）脂肪瘤

脂肪瘤（lipoma）来自大阴唇或阴阜的成熟脂肪细胞构成的良性肿瘤，生长缓慢。位于皮下组织内，质软，呈分叶状，大小不一，也可形成带蒂肿物。小脂肪瘤无须处理；肿瘤较大，有不适症状、影响活动或性生活者，需手术切除。

（五）平滑肌瘤

平滑肌瘤（leiomyoma）来源于外阴平滑肌、毛囊立毛肌或血管平滑肌。多见于育龄女性，常位于大阴唇、阴蒂及小阴唇，突出于皮肤表面，表面光滑，质硬。治疗原则为手术切除。

二、外阴鳞状上皮内病变

外阴鳞状上皮内病变（vulvar squamous intraepithelial lesion）是指与人乳头瘤病毒（human papilloma virus，HPV）感染相关的临床和病理改变，或有进展为浸润癌潜在风险的局限于外阴鳞状上皮内的一组病变，多见于45岁左右的女性，近年来在年轻女性中的发病率也有所增加。仅2%～4%的患者发展为浸润癌，但60岁及以上或伴有免疫抑制的年轻患者可能转变为浸润癌。

（一）病因和发病机制

不完全清楚。外阴高级别鳞状上皮内病变（high-grade squamous intraepithelial lesion，HSIL）是HPV相关浸润性癌的癌前病变，与高危型HPV感染相关，其中70%为HPV16感染，吸烟和免疫抑制也是相关的危险因素。分化型外阴上皮内瘤变（differentiated-type vulvar intraepithelial neoplasia，dVIN）和非HPV相关SIL的发病机制尚不完全清楚，dVIN可能与基底细胞TP53、PIK3CA、ARID等基因突变和缺血、氧化应激、免疫异常等综合致病因素有关，有研究表明，70%～90%的dVIN存在TP53突变。

（二）病理

2014 年，WHO 女性生殖器官肿瘤分类将外阴鳞状上皮内病变分为低级别鳞状上皮内病变、高级别鳞状上皮内病变和分化型外阴上皮内瘤变。

1. 低级别鳞状上皮内病变（low-grade squamous intraepithelial lesion，LSIL） 以往称为外阴上皮内瘤变（vulvar intraepithelial neoplasia，VIN）、轻度不典型增生等。与低危型和高危型 HPV 感染均有关，进展为浸润癌的风险极低。

2. 高级别鳞状上皮内病变（high-grade squamous intraepithelial lesion，HSIL） 以往称为外阴上皮内瘤变（vulvar intraepithelial neoplasia，VIN）Ⅱ级或 Ⅲ级、中度不典型增生、重度不典型增生、原位癌、鲍文病等。大部分为高危型 HPV16 感染所致，其复发或进展为浸润癌的风险较高。

3. 分化型外阴上皮内瘤变（differentiated-type vulvar intraepithelial neoplasia，dVIN） 以往称为分化型 VIN、单纯性原位癌。与 HPV 感染无关，可能系 p53 基因突变所致。常伴有硬化性苔藓、扁平苔藓。此病损常伴随鳞癌出现，一旦病变进展，常在半年内发展为浸润癌。

依据与 HPV 的相关性，2020 年 WHO 第 5 版女性生殖器官肿瘤分类将外阴病变分为 HPV 相关的鳞状上皮内病变（LSIL 和 HSIL）和非 HPV 相关的鳞状上皮内病变，后者包括 dVIN、分化型外生性外阴上皮内病变（differentiated exophytic vulvar intraepithelial lesion，DEVIL）和伴分化改变的外阴棘皮病（vulvar acanthosis with altered differentiation，VAAD）。

（三）临床表现

症状无特异性，主要为外阴瘙痒、皮肤破损、烧灼感、溃疡等，部分患者也可无症状。体征可表现为外阴任何部位的皮疹、丘疹、斑点、斑块或乳头状赘疣，单个或多个，融合或分散，灰白或粉红色；少数为略高出表面的色素沉着。

外阴 HSIL 多见于绝经前女性，通常多发，位于阴道口周围，常累及小阴唇，可同时累及阴道、子宫颈、肛周或肛门齿状线区。

dVIN 多发生于老年女性，仅凭临床表现有时很难与硬化性苔藓等皮肤病进行鉴别。硬化性苔藓通常表现为单灶性和单中心性的粉红色或灰白色粗糙斑块。

（四）诊断

确诊需依据病理学检查，与外阴湿疹、外阴白色病变、黑色素瘤、棘皮瘤等鉴别。

1. 活组织检查 对任何可疑病变均应做多点活组织检查。为排除浸润癌，取材时需根据病灶情况决定取材的部位和深度，局部涂抹 3%～5%醋酸或 1%的甲苯胺有助于提高 HPV 相关外阴上皮内瘤变的识别率，而 dVIN 通常对醋酸无反应。阴道镜下观察外阴、会阴及肛周皮肤，在血管不典型处取材。

2. 生殖道 HPV 检测 可协助诊断。

（五）治疗

治疗原则在于消除病灶，缓解症状，阻断浸润癌发生。治疗决策应综合考虑年龄、症状、病变的位置和大小、病理类型、病变级别，并消除因病灶形态和功能改变造成的影响。

长期随访研究发现，从确诊 VIN 到癌变的时间为 0.3～24.2 年，HSIL 进展为癌的平均时间为 4.1 年，dVIN 平均为 1.4 年。

外阴 HSIL 治疗主张个体化，原则是预防癌变，保留正常的解剖结构，缓解临床症状，维持生活质量和性功能。

dVIN 治疗则以手术切除为主。

1. 手术治疗

（1）低级别鳞状上皮内病变：若无明显症状，定期随访即可。有症状者，可选择局部药物治疗，如咪喹莫特软膏、5-氟尿嘧啶（5-FU）软膏或激光治疗，适用于病灶广泛的年轻人。

（2）高级别鳞状上皮内病变：①局灶性病变，采用病灶局部表浅切除术，切缘超过病灶外至少 0.5cm；②较大病灶或多灶性病变，尤其是可疑早期浸润癌，考虑行外阴局部广泛切除术。病变累及阴蒂周围或肛周者可采用 CO_2 激光消融术。皮肤缺损大者可行带蒂皮瓣移植。

（3）分化型外阴上皮内瘤变：有短期进展为鳞状细胞癌的风险，需彻底切除病灶。①对于老年、病灶广泛者可采用单纯外阴表浅切除术，手术范围包括外阴皮肤及部分皮下组织，不需切除至会阴

笔记栏

筋膜。②若合并外阴浸润癌，则按外阴恶性肿瘤处理。

2. 药物治疗　优点在于保留了正常的外阴解剖结构，但治疗前必须活检排除癌变。咪喹莫特：小分子免疫调节药，5%咪喹莫特乳膏外用具有抗炎、抗过敏、止痒及免疫抑制作用。

3. 物理治疗

（1）光动力疗法（photodynamic therapy，PDT）：原理是局部使用光敏剂 5-氨基乙酰丙酸，结合适当波长的非热光诱导氧化反应，导致细胞坏死和凋亡。①用于治疗外阴和阴道尖锐湿疣、上皮内瘤变。②PDT 治疗的特异性高，治疗后愈合时间短，可保留外阴正常形态及功能，具有较好的效果，且能够重复实施，对多发病灶有一定的治疗优势。③浅表病灶切除联合 PDT 可以提高治疗的反应率，减少复发，保持外阴正常结构和功能。

（2）激光汽化治疗：一般采用 CO_2 激光，利用热效应破坏组织，从而达到破坏病变的目的，是一种有效的方法。适合于单病灶或多中心、融合病灶及位于阴蒂周围或肛周的病变。治疗原则是至少破坏全部的上皮组织。相对疗效较好，与手术相似，损伤小，尤其是小阴唇病灶。如果病灶大，最好选择手术治疗，或选择分次激光治疗。

（六）预后及随访

外阴 HSIL 与 dVIN 复发和进展为癌的风险相对较高，需要长期的严密随访，预防浸润癌的发生。随访内容包括妇科检查、HPV 检测，必要时行阴道镜检查及活检。强调随访过程中对可疑复发部位的活检。

三、外阴恶性肿瘤

（一）概述

外阴恶性肿瘤是一种少见的妇科恶性肿瘤，约占女性全身恶性肿瘤的 1%，占女性生殖道恶性肿瘤的 3%～5%。常好发于 60 岁及以上的女性。外阴恶性肿瘤以鳞状上皮细胞癌最常见，其他包括恶性黑色素瘤、基底细胞癌、汗腺癌、前庭大腺癌、肉瘤等。绝大多数肿瘤生长在外阴皮肤表面，多生长较缓慢，易见到或扪及。

外阴病变需活检以避免延误诊断，外阴癌的现代治疗方法为注重个体化的多学科综合治疗，淋巴转移是外阴癌最重要的独立预后因素，而一旦腹股沟区复发，往往是致命的。

本节重点介绍外阴鳞状细胞癌。

案例 16-1

患者，女性，49 岁。因外阴瘙痒 9 个月，发现外阴赘生物 6 个月就诊。

患者 6 个月前于右侧外阴扪及绿豆大小的肿块，质硬，粗糙，渐增，1 周前肿块增大至 3cm，门诊阴道镜检查+肿块切除活检。病理（肉眼所见组织 2.5cm×1.5cm×1.5cm）：鳞状上皮增生伴角化过度、角化不全，中重度不典型增生，局灶癌变。

患者既往体健，月经规律，1-0-2-1，月经稀发 1 年，末次月经在 7 个月前。

查体：体温 37.2°C，脉率 78 次/分，呼吸 18 次/分，血压 130/88mmHg，心、肺听诊未发现异常，腹软，肝、脾肋下未触及，无移动性浊音。

妇科检查：外阴见大小阴唇、阴蒂、会阴后联合对称性白色病变，阴蒂下方增厚、质硬，右侧大阴唇中段术后改变，病灶距会阴中线<1cm；阴道通畅，未见黏膜增厚、溃疡和赘生物；子宫颈光滑；子宫体前位，正常大小，活动可；双附件未扪及。

问题： 1. 该患者的初步诊断是什么？诊断依据是什么？

2. 需做哪些进一步的检查？

3. 需行何种治疗？

（二）外阴鳞状细胞癌

外阴鳞状细胞癌（vulvar squamous cell carcinoma）是最常见的外阴恶性肿瘤，占 80%～90%。多见于绝经后女性，但有一部分病例（约 15%）在 40 岁之前发病。

1. 病因　尚不完全清楚。可能与以下因素相关：①HPV 感染，40%～60%外阴癌与 HPV 感染相关，年轻女性的 HPV16 感染率超过 50%；②非 HPV 感染相关病变，如外阴硬化性苔藓、分化型外

笔记栏

阴上皮内瘤变；③其他，如外阴乳头状瘤、尖锐湿疣、慢性溃疡、吸烟、饮酒、免疫抑制等。

2. 临床表现

（1）症状：大部分病例在诊断时无症状，如果有症状，最常见的表现为顽固性外阴瘙痒和肿块。肿块呈现不同形态，如结节状、菜花状、溃疡状，合并感染或较晚期则出现溃疡、出血、疼痛、排液和排尿困难。

（2）体征：癌灶可生长在外阴任何部位，但大阴唇最多见，其次为阴蒂、会阴、尿道口、小阴唇、肛门周围等。早期表现为局部隆起病灶，可为鲜红的、溃疡的、白斑状的和疣状外观；晚期为不规则肿块，伴或不伴破溃或呈不规则的乳头样肿瘤。若癌灶已转移至腹股沟淋巴结，可扪及一侧或双侧腹股沟有增大、质硬、固定的淋巴结。

3. 转移途径 直接浸润、淋巴转移较常见，血运转移多发生在晚期。

（1）直接浸润：癌灶逐渐增大，沿皮肤、黏膜向内侵及阴道、尿道、肛门，晚期还可累及直肠和膀胱等。

（2）淋巴转移：癌细胞通常沿淋巴管扩散，汇入腹股沟浅淋巴结，再至腹股沟深淋巴结，进入髂外、闭孔、髂内淋巴结，最后转移至腹主动脉旁淋巴结。癌灶多向同侧淋巴转移。浅淋巴结被癌灶侵犯后才转移至深淋巴结。若腹股沟浅、深淋巴结无癌转移，一般不会侵犯盆腔淋巴结。阴蒂癌灶常向两侧侵犯并可绕过腹股沟浅淋巴结直接转移至股深淋巴结。外阴后部及阴道下段癌可绕过腹股沟浅淋巴结直接转移至盆腔淋巴结。

（3）血行播散：晚期经血行播散至肺和骨。

4. 诊断 除极早期病变较难诊断外，根据活组织检查，外阴恶性肿瘤诊断一般不难。应仔细检查外阴部，尤其当病变呈疣样外观时，对于任何大的、融合的疣样病变在药物和切除治疗前均应行活检以避免误诊。对有可疑病变应及时做活检，确诊后再予治疗。应注意病灶与邻近器官的关系，检查双侧腹股沟有无肿大淋巴结，阴道和子宫颈有无肿瘤。可在阴道镜下对可疑病灶活检。其他，如 HPV 检测、影像学检查（磁共振、CT、PET/CT）、膀胱镜和直肠镜检查可协助诊断和分期。

5. 临床分期 目前采用国际妇产科联盟（FIGO）2021 年分期（表 16-1）。

表 16-1 外阴恶性肿瘤 FIGO 分期（2021 年）

FIGO	肿瘤累及范围
Ⅰ期	肿瘤局限于外阴
ⅠA	病灶≤2cm，间质浸润深度≤1.0mm[a]
ⅠB	肿瘤的最大径线＞2cm，间质浸润深度＞1.0mm[a]
Ⅱ1	任何大小肿瘤，侵及尿道、阴道、肛门下 1/3，且无淋巴转移
Ⅲ期	任何大小肿瘤，侵及会阴邻近结构上部，或伴任意数量非溃疡性淋巴结累及
ⅢA	任何大小肿瘤，侵及尿道、阴道、膀胱黏膜、直肠黏膜的上 2/3，或局部淋巴结转移≤5mm
ⅢB	局部[b]淋巴结转移＞5mm
ⅢC	局部[b]淋巴结转移伴包膜外扩散
Ⅳ期	任意大小的肿瘤，伴骨转移、溃疡性淋巴结转移或远处转移
ⅣA	盆腔骨转移或区域[b]溃疡性淋巴结转移[b]
ⅣB	远处转移

注：a. 浸润深度：指测量从邻近最表浅的真皮乳头处的表皮-间质交界到最深浸润点的距离。b. 区域性：指腹股沟和股淋巴结。

6. 治疗 以手术治疗为主，辅以放射治疗与化学药物治疗。外阴恶性肿瘤治疗方案的制订应充分考虑原发病变和腹股沟淋巴结的情况，治疗方案应当个体化，强调以最保守的手术治疗疾病，早期患者在不影响预后的情况下，应尽量缩小手术范围，以最大限度地保留外阴的正常结构。

（1）手术治疗

1）ⅠA 期：外阴局部扩大切除，手术切缘阴性者随访。

2）ⅠB 期：外阴局部广泛切除+同侧/双侧腹股沟淋巴结清扫术，手术切缘距肿瘤边缘 1cm，深度应达尿生殖膈筋膜；如果癌灶位于阴蒂部位及其附近，应切除阴蒂。术后根据原发病灶及淋巴结的病理结果决定辅助治疗。①单侧病变（病灶距外阴中线≥2cm），行局部广泛切除术（radical local resection）+单侧腹股沟/股淋巴结评估（前哨淋巴结活检术或单侧腹股沟/股淋巴结切除术）；②中线

笔记栏

部位病变（前部或后部），行局部广泛切除术+双侧腹股沟/股淋巴结评估（前哨淋巴结活检术或双侧腹股沟/股淋巴结切除术）。

3）局部晚期肿瘤（病灶直径>4cm 的Ⅱ期和Ⅲ期）：腹股沟淋巴结和外阴病灶分步处理。先影像学检查和淋巴结病理评估，再采取个体化手术或与放化疗结合的综合治疗。

4）肿瘤转移超出盆腔：可考虑局部控制或姑息性外照射放疗和（或）全身治疗，或者采用最佳支持治疗。

（2）放射治疗：外阴皮肤对放射敏感性差，易发生皮肤放射反应，难以达到根治剂量，因此，放射治疗常用于术前辅助治疗、转移淋巴结区域照射、术后辅助治疗。

（3）化学药物和靶向治疗：晚期复发采用学科治疗，包括化疗（单独）、靶向治疗（单独）、免疫治疗等。

案例 16-1 分析

1. 初步诊断及诊断依据　患者为围绝经期女性，因外阴瘙痒 9 个月，发现外阴赘生物渐增 6 个月就诊，1 周前肿块增大至 3cm，门诊行肿块切除活检，病理提示中重度不典型增生，局灶癌变。妇科检查：外阴见对称性白色病变，右侧大阴唇中段术后改变。诊断：外阴鳞状细胞癌ⅠB 期可能，外阴硬化性苔藓。诊断依据：①外阴瘙痒伴外阴赘生物，肿瘤最大径线>2cm；②妇科检查：外阴对称性白色病变，阴蒂下方增厚质硬，右侧大阴唇中段病灶切除术后改变，病灶距会阴中线<1cm；③病理（肉眼所见组织 2.5cm×1.5cm×1.5cm）：鳞状上皮增生伴角化过度、角化不全，中重度不典型增生，局灶癌变。

2. 进一步检查　为明确诊断，需进一步行 HPV 检测、子宫颈细胞学检查、血鳞癌相关抗原（SCC）、盆腔 MRI、PET/CT 检查，明确是否为 HPV 相关鳞状细胞癌，排除宫颈肿瘤，影像学检查明确是否有淋巴转移和远处转移。

3. 处理　行右侧外阴局部广泛切除术+双侧腹股沟/股淋巴结评估，术后根据原发病灶及淋巴结的病理结果决定是否辅助治疗。外阴硬化性苔藓的药物治疗：氢化可的松软膏缓解瘙痒，他克莫司软膏可用作症状缓解期的免疫抑制治疗。

7. 预后与生存率　预后与病灶大小、部位、细胞分化程度、有无淋巴转移、治疗措施等有关。早期病例通常预后良好。

最重要的独立预后因素是淋巴转移情况。外阴癌患者的生存率与 FIGO 分期相关，Ⅰ期相关 5 年生存率>80%；晚期 5 年生存率仅为 30%～40%。

8. 随访　治疗后的外阴恶性肿瘤应进行定期随访。治疗后前 2 年内每 3～6 个月随访 1 次，第 3～5 年每 6～12 个月随访 1 次，5 年以后每年随访 1 次。建议行子宫颈/阴道细胞学筛查（可包括 HPV 检测）以早期发现下生殖道上皮内病变。

9. 预防

（1）注意外阴清洁卫生，每日清洗外阴；积极治疗外阴瘙痒，但禁用刺激性药物擦洗外阴。

（2）当外阴出现结节、溃疡或白色病变，应及时就诊。

（汪希鹏）

第二节　子宫颈肿瘤

一、宫颈鳞状上皮内病变

案例 16-2（选为典型病例）

患者，女性，34 岁。因“体检发现子宫颈病变 1 周”入院。患者于 1 周前单位体检时发现宫颈细胞学异常，无异常阴道出血及排液，无腹痛、腹胀，无腰痛或下肢肿痛，遂于医院门诊就诊。

患者无性病史，无慢性病病史；13 岁月经初潮，月经周期 30d，月经期 5～7 天，月经量中等，无痛经。已婚已育，1-0-2-1，顺产一子，丈夫体健。

笔记栏

妇科查体：外阴呈已婚已产型；阴道通畅，见少量黄色分泌物；子宫颈中度糜烂，子宫旁无增厚；子宫前位，形态规则，活动好，无压痛；双附件无包块。

辅助检查：HPV16 阳性，子宫颈液基薄层细胞学检查（TCT）提示 HSIL。

问题：1. 该患者诊断为何种疾病的可能性大？

2. 要明确诊断还需做哪些检查？

3. 临床上如何治疗该患者？

宫颈鳞状上皮内病变（squamous intraepithelial lesion，SIL）是一组与宫颈癌密切相关的癌前病变，从正常的宫颈鳞状上皮发展为 SIL，再由 SIL 发展为宫颈癌，它反映了宫颈癌发生、发展的连续过程（图 16-1）。研究发现，SIL 的发展并非是单向的病理生理学过程，它具有两种不同的生物学行为：一种是由病毒诱发的病变，常自然消退，很少发展为浸润癌；另一种是多因素（包括病毒）诱发的病变，具有癌变潜能，易发展为浸润癌。

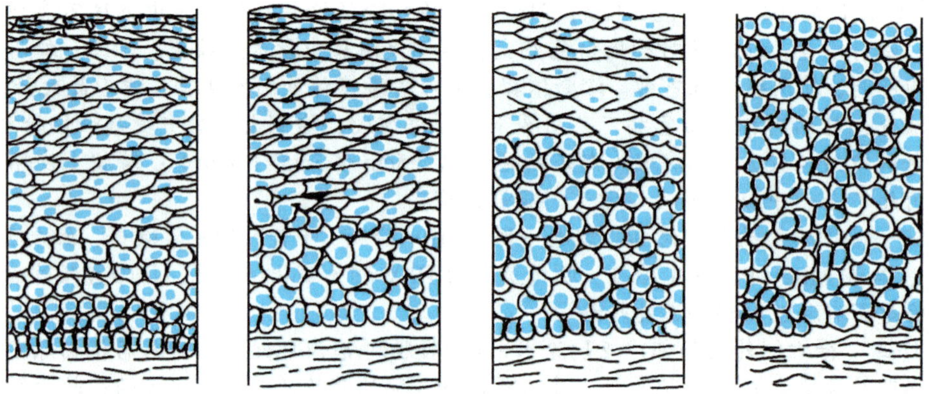

图 16-1 子宫颈正常上皮及上皮内病变

（一）病因及病理

流行病学调查发现，SIL 与 HPV 感染、性生活活跃、吸烟等密切相关。其他的危险因素包括性生活过早（<16 岁）、性传播疾病、经济状况低下、口服避孕药和免疫抑制药等。

90%以上的 SIL 有 HPV 感染。早期 HPV 感染时，病变的子宫颈上皮变成典型的挖空细胞，在这些细胞中可见大量的 HPV-DNA 和病毒壳抗原（capsid antigen），HPV 不适应在未成熟的细胞中生长，随着 SIL 病变加重，HPV 复制减少，病毒壳抗原消失。但具有转录活性的 HPV-DNA 片段可整合到宿主细胞，导致宿主细胞的恶性转化。HPV 感染多不能持久，常自然被抑制或消失。许多 HPV 感染女性并无临床症状。当 HPV 感染持久存在时，在一些其他因素（如性传播疾病、吸烟、使用避孕药等）作用下，可诱发 SIL。LSIL 主要与 HPV6、HPV11、HPV31 和 HPV35 等型别有关；HSIL 主要与 HPV16、HPV18 和 HPV52 及 HPV58 有关。目前已知 HPV6、HPV11、HPV42、HPV43 及 HPV44 属低危型病毒，多引起良性病变，不易诱发癌变；而 HPV16、HPV18、HPV31、HPV33、HPV35、HPV39、HPV45、HPV51、HPV52、HPV56 或 HPV58 属高危型病毒，可诱发癌变。

（二）子宫颈组织学

子宫颈上皮是由宫颈鳞状上皮和子宫颈管柱状上皮组成的。

1. 宫颈鳞状上皮 由深至浅可分为 3 个带（基底带、中间带及浅表带）。基底带由基底细胞和旁基底细胞组成。基底细胞为储备细胞，无明显细胞增殖的表现，但在某些因素刺激下可以增生为成熟鳞状细胞，或异常增生为无明确诊断意义的不典型鳞状细胞（atypical squamous cells of undetermined significance，ASC-US）。旁基底细胞为增生活跃的细胞，偶见核分裂象。但中间带及浅表带的细胞不发生增生，这些细胞渐趋死亡。从宫颈鳞状上皮 3 个带细胞的不同生物学特性，可解释宫颈上皮内瘤变的细胞起源。

2. 子宫颈管柱状上皮 柱状上皮为分化良好的细胞，而柱状上皮下细胞为储备细胞，具有分化或增殖能力，一般病理切片中见不到。

笔记栏

3. 转化区（transformation zone）及其形成 宫颈鳞状上皮与柱状上皮交界区称为鳞-柱状交界区或鳞柱交界。根据其形态学变化，鳞-柱状交界区又分为原始鳞-柱状交界区和生理鳞-柱状交界区。

胎儿期，子宫颈阴道部的鳞状上皮与子宫颈管的柱状上皮交界区位于子宫颈外口，形成原始鳞-柱状交界区。青春期后，在雌激素作用下，子宫颈发育增大，子宫颈管黏膜组织外翻，即子宫颈管柱状上皮及其下的间质成分到达子宫颈阴道部，导致原始鳞-柱状交界区外移；在阴道酸性环境或致病菌的作用下，其外翻的柱状上皮被鳞状上皮替代，形成新的鳞-柱状交界区，称为生理鳞-柱状交界区。原始鳞-柱状交界区和生理鳞-柱状交界区之间的区域被称为移行带区，绝经后雌激素水平下降，子宫颈萎缩，原始鳞-柱状交界区退回至子宫颈管内。

在转化区形成过程中，其表面被覆的柱状上皮逐渐被鳞状上皮所替代。替代的机制如下。

（1）鳞状上皮化生：当鳞-柱状交界区位于子宫颈阴道部时，暴露于阴道的柱状上皮受阴道酸性影响，柱状上皮下方的未分化储备细胞（reserve cell）开始增生，并逐渐转化为鳞状上皮，继之柱状上皮脱落，被复层鳞状细胞所替代，此过程称鳞状上皮化生（squamous metaplasia）。化生的鳞状上皮偶可分化为成熟的角化细胞，一般其大小、形态均一致，多为圆形且核大的未成熟鳞状细胞，无明显表层、中层、底层三层之分，也无核深染、异型或异常分裂象。化生的鳞状上皮既不同于子宫颈阴道部的正常鳞状上皮，镜检时见到两者间的分界线；又有别于鳞状上皮内病变，因而不应混淆。子宫颈管腺上皮也可鳞化而形成鳞化腺体。

（2）鳞状上皮化：宫颈鳞状上皮直接长入柱状上皮与其基底膜之间，直至柱状上皮完全脱落而被鳞状上皮替代，称鳞状上皮化（squamous epithelization）。转化区成熟的化生鳞状上皮对致癌物的刺激相对不敏感，但未成熟的化生鳞状上皮代谢活跃，在一些物质（如精子、精液组蛋白及 HPV 等）的刺激下，可发生细胞分化不良，排列紊乱，细胞核异常，有丝分裂增加，形成 SIL。

（三）病理学诊断与分级

SIL 既往称为“宫颈上皮内瘤变”（cervical intraepithelial neoplasia，CIN），分为 3 级。子宫颈上皮内病变分类依据 2020 年《第 5 版 WHO 女性生殖器官肿瘤分类》，继续沿用 2014 年第 4 版 WHO 分类中鳞状上皮内病变的两级分类，即低级别鳞状上皮内病变（low-grade squamous intraepithelial lesion，LSIL），包括宫颈上皮内瘤变Ⅰ级（cervical intraepithelial neoplasia，CINⅠ）；高级别鳞状上皮内病变（high grade squamous intraepithelial lesion，HSIL），包括宫颈上皮内瘤变Ⅱ级或Ⅲ级（CINⅡ、CINⅢ），主要由高危型 HPV 感染后引起，细胞有明显的异型性，核分裂象增多。其中 CINⅡ的诊断具有重复性差的特性，可能包含部分组织形态学类似 CINⅠ或 CINⅢ的病变，虽然生物学标志物 $p16^{INK4a}$ 蛋白可作为辅助诊断并判断预后的指标，但强调不能过分依赖 $p16^{INK4a}$ 蛋白标志物的检测，仍需结合组织形态学表现作出诊断。推荐采用 LSIL（CINⅠ）、HSIL（CINⅡ）、HSIL（CINⅢ）的书写形式。

LSIL：上皮下 1/3 层细胞核增大，核质比例略增大，核染色稍加深，核分裂象少，p16 染色阴性或在上皮内散在点状阳性（图 16-2）。

HSIL：病变细胞几乎或全部占据上皮全层，细胞核异常增大，核质比例显著增大，核形不规则，染色较深，核分裂象增多，细胞拥挤，排列紊乱，无极性，p16 在上皮>2/3 层面内呈弥漫连续阳性（图 16-3）。

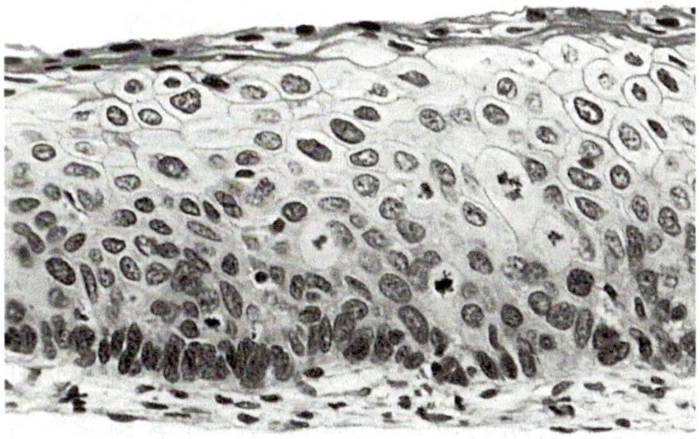

图 16-2 低级别鳞状上皮内病变

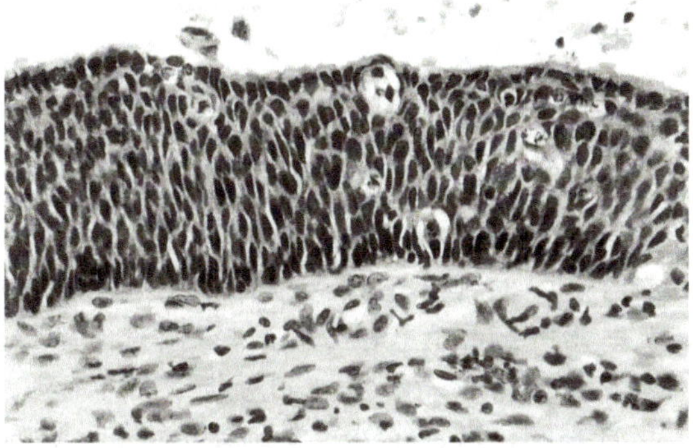

图 16-3 高级别鳞状上皮内病变

（四）临床表现

SIL 常无特殊症状，偶有阴道排液增多，伴或不伴臭味，也可有接触性出血，常发生在性生活或妇科检查（双合诊或三合诊）后。体征上子宫颈可无明显病灶，光滑或仅见局部红斑、白色上皮，或子宫颈柱状上皮异位（columnar ectopy）。

（五）诊断

本病的诊断主要依靠病理学检查，但一些辅助检查有助于提高病理学诊断的准确性。

1. HPV 检测 敏感性较高，特异性较低。常与细胞学检查联合应用于 29 岁以上女性的宫颈癌筛查，也可用于女性宫颈癌筛查的初筛，阳性者用细胞学分流，阴性者常规随访。

2. 子宫颈刮片细胞学检查 为最常用的 SIL 辅助检查方法，可发现早期病变。凡有性生活史三年及以上的女性应常规做子宫颈刮片细胞学检查，并定期复查。同时应告知患者子宫颈刮片细胞学检查存在一定的漏诊率及误诊率，约有 20%的假阴性率。炎症也可导致宫颈鳞状上皮不典型增生，故应按炎症治疗 3～6 个月后再重复检查。若发现异常细胞，可做阴道镜检查，进一步明确诊断。

3. 阴道镜检查 可了解病变区血管情况。注意子宫颈转化区内无血管的醋酸白色上皮，毛细血管形成的极细红点、异形血管以及由血管网围绕的镶嵌白色或黄色的上皮块。在上述病变区域进行活检，可以提高诊断的准确性。因为阴道镜不能了解子宫颈管的病变情况，所以应行宫颈管搔刮术（endocervical curettage，ECC）取子宫颈管细胞做病理学检查。

4. 宫颈活检 为确诊 SIL 的最可靠方法。任何肉眼可见的病灶均应做单点或多点活检。如无明显病灶，可在阴道镜指导下进行活检，或在碘试验（Schiller test）不染色区或醋酸染色后的醋酸白区取材活检以提高确诊率。

（六）治疗

根据细胞学、阴道镜及宫颈活检结果决定治疗方法。

1. LSIL 约 70%的 LSIL 可自然消退。细胞学检查为 LSIL 及以下者可仅观察随访。在随访过程中病变进展者宜进行治疗。当细胞学为 HSIL，活检为 LSIL 时，若阴道镜检查不充分，或不能排除 HSIL，或 ECC 阳性者，可采用子宫颈环形电切术（loop electrosurgical excision procedure，LEEP）加宫颈管搔刮术。

2. HSIL 可发展为浸润癌，需要治疗。建议采用宫颈锥切术，包括 LEEP 和冷刀锥切术。对于年轻有生育要求的 CINⅡ患者，如果阴道镜下新鳞柱交接部及病灶完全可见，并且患者具备随访条件时，可以选择消融术治疗或密切随访观察。子宫全切术不作为组织学 HSIL（CINⅡ）、HSIL（CINⅢ）的首选治疗方法，仅在年长者 HSIL（CINⅢ）子宫颈萎缩无法实施宫颈锥切术且病变未累及阴道的情况下选用。

（七）妊娠合并宫颈鳞状上皮内病变

妊娠期间，雌激素过多使柱状上皮外移至子宫颈阴道部，转化区的基底细胞出现不典型增生，可类似原位癌病变；妊娠合并宫颈鳞状上皮内病变多由 HPV 感染所致。大部分患者为 LSIL，仅约 14%为 HSIL。目前无依据表明妊娠期间 LSIL 比非妊娠期更易发展为宫颈癌，因此妊娠期 LSIL 仅作观察。如患者妊娠期伴 HSIL，排除子宫颈浸润癌，建议每间隔 12 周复查细胞学及阴道镜，产后 6～8 周复查。

案例 16-2 分析

患者年轻女性，无异常阴道出血及排液，例行体检发现宫颈细胞学异常和 HPV 阳性，查体发现子宫颈中度糜烂。患者外院子宫颈液基薄层细胞学检查提示 HSIL，且 HPV 检测 HPV16 阳性，应行阴道镜检查明确病变的范围和性质。患者阴道镜检查显示子宫颈 6 点醋白染色阳性，碘酊染色不着色，活检病理结果为“子宫颈 6 点高级别鳞状上皮内病变，累及腺体，其余子宫颈 3、9、12 点及宫颈管搔刮物均未见明显病变”。临床初步诊断：子宫颈高级别鳞状上皮内病变。治疗：由于患者已生育，故首选宫颈锥切术+宫颈管搔刮术。术后病理报告：子宫颈锥切标本见子宫颈 5～7 点高级别鳞状上皮内病变，累及腺体，其余子宫颈慢性炎症；宫颈管搔刮物见少许黏液；内、外切缘及基底切缘均未见病变。建议患者定期随访，复查 HPV、子宫颈液基薄层细胞学检查等。

笔记栏

二、宫　颈　癌

（一）概述

宫颈癌（cervical cancer）又称子宫颈浸润癌（invasive carcinoma of cervix uteri），在全球女性癌症中，发病率排名第 4 位。在发展中国家的女性中，则为最常见的妇科生殖道恶性肿瘤。患者年龄分布呈双峰状，为 35～39 岁和 60～64 岁，平均患病年龄为 52.2 岁。近 40 年来，国内外均已普遍开展 HPV 疫苗的预防性注射和宫颈癌筛查，宫颈癌的发病率及死亡率明显下降。

案例 16-3（选为典型病例）

患者，女性，40 岁。因“性交后阴道出血 2 个月”入院。患者于 2 个多月前开始出现性交后阴道出血，量少，伴白带增多，无腹痛、腹胀，腰痛，遂于医院门诊就诊。

患者无性病史，无慢性病病史；14 岁月经初潮，月经周期 28 天，月经期 5～7 天，月经量中等，无痛经。已婚已育，1-0-1-1，顺产一子，丈夫体健。

妇科查体：外阴呈已婚已产型；阴道：通畅，黏膜光滑；子宫颈：后唇可见直径 3cm 菜花样肿物，质脆，有接触性出血；子宫：前位，萎缩，形态规则，活动好，无压痛，子宫旁组织无增厚；双附件：无包块。

问题： 1. 该患者诊断为何种疾病的可能性大？
2. 要明确诊断还需做哪些检查？
3. 临床上如何治疗该患者？

（二）病因

病因同宫颈鳞状上皮内病变。

（三）组织发生和发展

SIL 为宫颈癌的癌前病变，但并非所有 SIL 均发展为宫颈癌。SIL 有 3 个不同的转归：①部分逆转为正常子宫颈上皮；②部分长期停留不发展；③部分缓慢进展，发展为子宫颈原位癌或浸润癌。当导致 SIL 的病因持续存在时，位于子宫颈转化区的 SIL 可继续发展为原位癌。当癌细胞突破上皮下基底膜，浸润间质，则形成子宫颈浸润癌。

（四）病理学诊断

1. 鳞状细胞癌（squamous cell carcinoma） 占 75%～80%。

（1）巨检：子宫颈原位癌和早期浸润癌肉眼观察无明显异常，或类似子宫颈柱状上皮异位，随病变发展，有以下 4 种类型（图 16-4）。

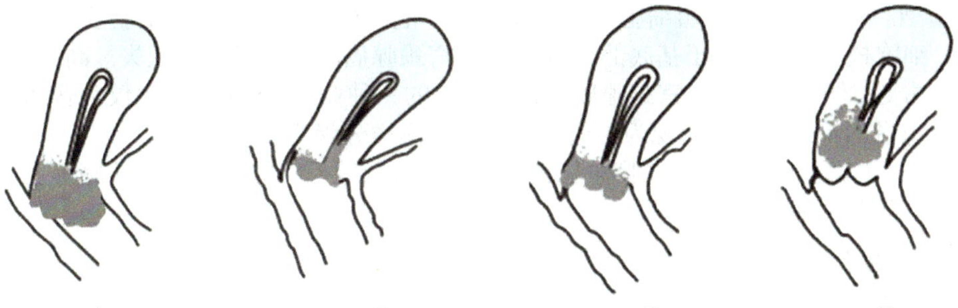

图 16-4　宫颈癌的类型（巨检）
A. 外生型；B. 内生型；C. 溃疡型；D. 颈管型

1）外生型：最常见。病灶向外生长，形如菜花，又称菜花型。组织脆，初起为息肉样或乳头状隆起，继而发展为向阴道内突出，形成菜花状赘生物，触之易出血。这种外生型癌常较早出现临床症状，能够尽早发现并治疗，故预后相对较好。

2）内生型：癌灶向子宫颈深部组织浸润，使子宫颈扩张、肥大而质硬，表面光滑或仅见子宫颈柱状上皮异位，整个子宫颈段膨大如桶状，并侵犯子宫峡部或子宫颈旁组织。

3）溃疡型：上述两种类型癌继续发展，癌组织坏死、脱落形成凹陷性溃疡或空洞，形如“火山口”。

4）颈管型：癌灶隐蔽在子宫颈管，侵入子宫颈及子宫峡部供血层以及转移到盆壁的淋巴结。不同于内生型，是由特殊的浸润性生长扩散到子宫颈管。

（2）显微镜检

1）子宫颈镜下早期浸润癌：在原位癌基础上，镜下发现癌细胞团突破基底膜，呈泪滴状、锯齿状或间质膨胀性浸润，但浸润深<5mm（图 16-5）。

2）宫颈癌：指癌灶浸润间质的范围已超出可测量的早期浸润癌，呈网状或团块状间质浸润。根据细胞分化程度分 3 级。颈癌：癌灶浸润间质的范围已超出可测量的早期浸润癌，呈网状或团块状，2 个/HP，即角化性大细胞型（图 16-6）；癌灶浸润间质的范围已超出可测量的早期浸润癌，呈网状，2～4 个/HP，即非角化性大细胞型；癌灶浸润间质的范围已超出可测量的早期浸润癌，呈网状或团块状，>4 个/HP，即小细胞型。

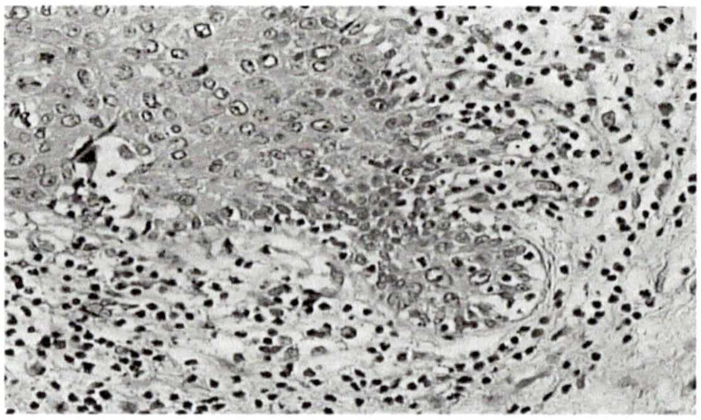

图 16-5　癌灶呈泪滴状浸润间质

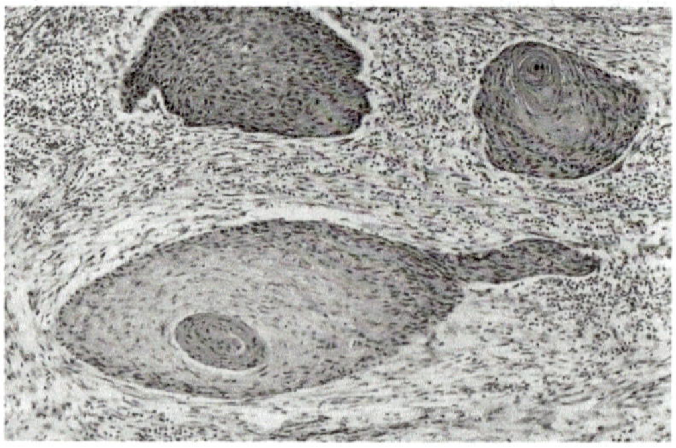

图 16-6　癌巢中见癌珠及角化现象

2. 腺癌　近年来宫颈腺癌的发病率呈上升趋势，占 20%～25%。

（1）巨检：癌灶来自子宫颈管，呈乳头状、芽状溃疡或浸润性生长，并浸润子宫颈管壁，癌灶也可突向子宫颈外口，可侵犯宫旁组织。当癌灶向子宫颈管内生长时，子宫颈外观可完全正常，但子宫颈管膨大如桶状。

（2）显微镜检

1）普通型宫颈腺癌：为最常见的组织学亚型，约占子宫颈腺癌的 90%。虽然来源于子宫颈管柱状黏液细胞、间质内偶尔可见黏液池形成，但肿瘤细胞内不可见明确的黏液，细胞质呈双嗜性或嗜酸性。镜下见腺体结构复杂，呈筛状和乳头状，腺上皮细胞增生呈复层，核异型性明显，核分裂象多见。该亚型绝大部分呈高-中分化。

2）黏液性腺癌：该亚型的特征是细胞内可见明确的黏液，又进一步分为胃型、肠型、印戒细胞样和非特指型。胃型腺癌指肿瘤细胞具有大量透明、泡沫样，或弱嗜酸性细胞质，细胞分界清晰；核质比低，细胞核不规则，位于基底部；HPV 相关宫颈腺癌的特征极少或缺失。高分化的胃型腺癌，虽然分化非常好，但几乎是所有宫颈腺癌中预后最差的一种亚型，5 年生存率仅为普通宫颈腺癌的一半。临床上患者的特征性临床表现为阴道排出大量清涕样分泌物。

3. 其他少见类型　如腺鳞癌、腺样基底细胞癌、管状绒毛状腺癌、内膜样癌等上皮性癌，神经内分泌肿瘤，间叶性肿瘤等。

（五）转移途径

宫颈癌以直接蔓延及淋巴转移为主，血行转移少见。

1. 直接蔓延　最常见。癌组织局部浸润，向邻近器官及组织扩散。外生型常向阴道壁蔓延，子宫颈管内病灶使子宫颈管扩张并可向上累及子宫峡部或子宫腔。癌灶向两侧蔓延至子宫主、骶韧带及阴道旁组织，甚至可延伸至骨盆壁，晚期可引起输尿管阻塞。癌灶向前、后蔓延可侵犯膀胱或直肠，甚至可造成尿瘘或粪瘘。

2. 淋巴转移　宫颈癌经局部病灶侵入淋巴管，形成癌栓，随淋巴引流到达局部淋巴结，并在淋巴管内扩散。淋巴转移一级组包括子宫旁、闭孔、髂内、髂外、髂总、骶前淋巴结；二级组包括腹股沟淋巴结和腹主动脉旁淋巴结。

笔记栏

3. 血行转移　早期很少见。晚期可转移至肺、肝或骨等。

（六）临床分期

采用国际妇产科联盟（FIGO，2018 年）的分期标准（表 16-2）。初治患者治疗后复发、转移时不再更改分期。

表 16-2　宫颈癌的临床分期（FIGO，2018 年）

Ⅰ期	肿瘤局限在子宫颈（扩展至子宫体应被忽略）
ⅠA	镜下浸润癌，浸润深度≤5mm[a]
ⅠA1	间质浸润深度≤3mm
ⅠA2	3mm＜间质浸润深度≤5mm
ⅠB	肿瘤局限于子宫颈，镜下最大浸润深度＞5mm[b]
ⅠB1	癌灶浸润深度＞5mm，最大径线≤2cm
ⅠB2	2cm＜癌灶最大径线≤4cm
ⅠB3	癌灶最大径线＞4cm
Ⅱ期	肿瘤超越子宫，但未达阴道下 1/3 或未达骨盆壁
ⅡA	侵犯上 2/3 阴道，无宫旁组织浸润
ⅡA1	癌灶最大径线≤4cm
ⅡA2	癌灶最大径线＞4cm
ⅡB	有宫旁组织浸润，未达骨盆壁
Ⅲ期	肿瘤累及阴道下 1/3 和（或）扩展到骨盆壁和（或）引起肾盂积水，或肾无功能和（或）累及盆腔和（或）主动脉旁淋巴结[c]
ⅢA	肿瘤累及阴道下 1/3，没有扩展到骨盆壁
ⅢB	肿瘤扩展到骨盆壁和（或）引起肾盂积水或肾无功能（除非已知由其他原因引起）
ⅢC	不论肿瘤大小和扩散程度，累及盆腔和（或）主动脉旁淋巴结[注明 r 或 p][c]
ⅢC1	仅累及盆腔淋巴结
ⅢC2	主动脉旁淋巴结转移
Ⅳ期	肿瘤侵犯膀胱黏膜或直肠黏膜（活检证实）和（或）超出真骨盆（泡状水肿不分为Ⅳ期）
ⅣA	侵犯盆腔邻近器官
ⅣB	远处转移

注：当有疑问时，应归入较低的分期。

a. 所有分期均可用影像学和病理学资料来补充临床发现，评估肿瘤大小和扩散程度，形成最终分期。

b. 淋巴脉管间隙浸润不改变分期。浸润宽度不再作为分期标准。

c. 对用于诊断 C 期的证据，需注明所采用的方法是 r（影像学）还是 p（病理学）。

例：若影像学检查显示盆腔淋巴结转移，分期为 C1r；若经病理证实，分期为 C1p。所采用的影像学类型或病理技术需始终注明。

（七）临床表现

1. 症状　宫颈癌患者在早期多无症状，也可无明显体征，有时甚至查体可见子宫颈光滑。尤其子宫颈已萎缩的老年女性或部分子宫颈管癌患者，因癌灶位于子宫颈管内，子宫颈阴道部外观正常，故易被忽略而漏诊或误诊。糜烂型容易与慢性子宫颈炎相混淆。患者一旦出现症状，主要表现如下。

（1）阴道出血：常表现为接触性阴道出血，多在性生活后或妇科检查后出血。出血量可多可少，根据病灶大小、侵及间质内血管的情况而定。早期出血量少，晚期病灶较常表现为多量出血，一旦侵蚀较大血管可能引起致命性大出血。部分年轻患者也可表现为月经期延长、月结周期缩短、月经量增多等。老年患者主要表现为绝经后不规则阴道出血。一般外生型癌出血较早，出血量也多；内生型癌出血较晚。

（2）阴道排液：患者常诉阴道排液量增多，呈白色或血性，稀薄如水样或米泔状，有较明显的腥臭味。晚期因癌组织破溃、坏死，继发感染，有大量脓性或米汤样恶臭的阴道分泌物。

（3）晚期症状：根据病灶侵犯范围和部位，可出现相应的继发症状。病灶波及盆腔结缔组织、骨盆壁，压迫输尿管或直肠、坐骨神经时，可有肛门坠胀、尿频、尿急、血尿、粪便秘结、里急后

笔记栏

重、下肢肿痛等症状；严重时可导致输尿管梗阻、肾盂积水，最后引起尿毒症。到疾病晚期，患者可出现贫血及恶病质等全身衰竭症状。

2. 体征 微小浸润癌时，子宫颈光滑或轻度糜烂样改变，随病情发展，根据其大体病理类型的不同，局部体征亦不同。外生型见子宫颈赘生物向外生长，呈息肉状或乳头状突起，继而形成菜花状赘生物，表面不规则，灰白色，质脆，触之易出血。内生型可见子宫颈肥大，子宫颈管膨大如桶状，质硬，子宫颈表面光滑或有浅表溃疡。晚期由于癌组织坏死、脱落，形成溃疡，整个子宫颈有时呈空洞状，并覆盖有灰褐色坏死组织，恶臭。癌灶如浸润阴道壁可见阴道穹窿变浅或消失，阴道壁增厚、变硬，甚至有赘生物；若向两侧宫旁组织侵犯，妇科检查可扪及子宫颈两侧增厚，结节状，质硬，有时浸润达盆壁，形成生物向外生长。

（八）诊断

根据病史和临床表现，结合详细的全身检查及妇科三合诊检查，对肉眼可疑病灶进行活检即可确诊。但宫颈癌的诊断关键在于早期诊断，检查方法同本章第一节“宫颈鳞状上皮内病变”。子宫颈有明显病灶者，可直接在癌灶取材。对子宫颈活检为 HSIL 但不能除外浸润癌者或活检为可疑微小浸润癌需要测量肿瘤范围或除外进展期浸润癌者，需行宫颈锥切术。切除组织应作连续病理切片检查。确诊后根据具体情况选择胸部 X 线检查或 CT 平扫、静脉肾盂造影、膀胱镜检查、肠镜检查、超声检查及盆腔磁共振或腹腔增强 CT 或 PET-CT 等检查。

（九）鉴别诊断

宫颈癌通常有接触性出血和阴道排液，临床上应与下列疾病相鉴别。

1. 子宫颈柱状上皮异位糜烂或子宫颈息肉 均可引起接触性出血，外观难以与早期宫颈癌相区别，但可做子宫颈刮片、阴道镜、活检以鉴别。

2. 子宫颈结核 罕见，偶表现为不规则阴道出血和阴道分泌物增多，局部见多个溃疡，甚至菜花样赘生物，宫颈活检是唯一可靠的鉴别方法。

3. 子宫颈乳头状瘤 为良性病变，多见于妊娠期，表现为接触性出血和阴道分泌物增多，外观呈乳头状或菜花状，经宫颈活检即可确诊。

4. 子宫颈子宫内膜异位症 有时子宫颈有多个息肉样病变，甚至波及穹窿部，肉眼较难鉴别，需经病理学检查才可确诊。

5. 子宫内膜癌 子宫内膜癌宫颈转移必须与原发性宫颈腺癌相鉴别。

（十）治疗

常用的治疗方法有手术、放疗及全身治疗等。原则上手术治疗仅适用于早期宫颈癌患者，而放疗适用于各期患者。应根据患者的临床分期、年龄、生育要求、全身情况、就诊医院的医疗技术水平和设备条件而决定治疗方案。

1. 手术治疗 优点是年轻患者可保留卵巢及阴道功能。主要用于早期宫颈癌（ⅠA～ⅡA 期）患者。

（1）ⅠA1 期：无淋巴脉管间隙浸润患者淋巴转移率小于 1%。锥切切缘要求至少有 1mm 的阴性距离（切缘阴性指切缘无浸润性病变或高度鳞状上皮内病变）。经锥切确诊的ⅠA1 期淋巴脉管间隙无浸润者，可行单纯筋膜外子宫切除术。

（2）ⅠA2 期：行筋膜外子宫全切术加双侧盆腔淋巴结清扫术或前哨淋巴结切除。ⅠA1、ⅠA2 期患者如合并脉管癌栓，建议行改良广泛子宫切除术加双侧盆腔淋巴结清扫术/前哨淋巴结切除。

（3）ⅠB1 期、ⅠB2 期和部分ⅠB3～ⅡA1 期：行广泛性子宫切除术及盆腔淋巴结清扫术，必要时行腹主动脉旁淋巴结切除术。未绝经、小于 45 岁的鳞癌患者可保留卵巢。

2. 放射治疗

（1）根治性放疗：适用于部分ⅠB3 期和ⅡA2 期、ⅡB～ⅣA 期患者和全身情况不适宜手术的各期患者。

（2）辅助放疗：适用于手术后病理学检查发现有中、高危因素的患者。高危因素包括淋巴结阳性、切缘阳性和宫旁浸润。中危因素（肿瘤大小、间质浸润、脉管癌栓）按照 Sedlis 标准（表 16-3）补充盆腔外照射±含铂同期化疗。

笔记栏

表 16-3 Sedlis 标准

脉管癌栓	间质浸润	肿瘤直径（cm）
+	外 1/3	任何大小
+	中 1/3	≥2
+	内 1/3	≥5
−	中或外 1/3	≥4

（3）姑息性放疗：适用于晚期患者，可控制局部肿瘤进展或对转移病灶放疗以减轻症状。放疗包括体外照射和腔内放疗。体外照射以三维适形放疗及调强放疗为主，主要针对子宫、宫旁组织及盆腔和或腹主动脉旁淋巴结。腔内放疗多采用铱-192（^{192}Ir）高剂量腔内及组织间插植放疗，主要针对子宫颈、阴道及部分宫旁组织给予大剂量照射。体外照射和腔内放疗相结合使病变部位的剂量分布更符合肿瘤生物学特点，可提高局部控制率。

3. 全身治疗 包括化疗和靶向治疗、免疫治疗。

（1）化疗：主要用于晚期/复发转移患者和根治性同期放化疗，也可用于手术前、后的辅助治疗。常用抗癌药物有顺铂、卡铂、紫杉醇、拓扑替康等，多采用静脉联合化疗，也可用动脉局部灌注化疗。

（2）靶向治疗：靶向药物主要是血管靶向抑制药，如贝伐珠单抗。常与化疗联合应用，方案如顺铂/紫杉醇/贝伐珠单抗、拓扑替康/紫杉醇/贝伐珠单抗，以及抗体偶联药物（antibody-drug conjugate，ADC）等。

（3）免疫治疗：主要是免疫检查点抑制药，如抗 PD-1/PD-L1 抑制药等，已被指南推荐用于晚期和复发宫颈癌。复发转移性宫颈癌推荐 PD-L1 阳性患者，首选 PD-1 阻滞药联合化疗和贝伐珠单抗。

（十一）预后

宫颈癌的预后与临床期别、病理类型及治疗彻底性等有关。早期患者术后病理无高危因素，预后良好。

（十二）随访

建议治疗后 2 年内每 3～6 个月随访 1 次，第 3～5 年每 6～12 个月随访 1 次，5 年后每年随访 1 次。高危患者应缩短随访间隔（如第 1～2 年每 3 个月随访 1 次），低危患者可以延长（如每 6 个月随访 1 次）。至少每年进行 1 次子宫颈（保留生育功能者）或阴道细胞学检查。随访时需进行仔细的临床评估，教育患者了解复发的早期症状，如阴道排液、体重减轻、厌食，盆腔、髂关节、背部或腿部疼痛等。鼓励患者戒烟或减少吸烟。随访时应进行妇科及全身检查、肿瘤指标及相关的影像学检查，有症状或怀疑复发转移时可选用 CT/MRI 或 PET/CT。复发转移病例在治疗前须经病理证实。对于肿瘤未控或复发者，治疗前需要进一步的影像学检查或手术探查来评估病情。

（十三）宫颈癌合并妊娠

宫颈癌是中国发病率最高的女性生殖道恶性肿瘤，同时也是妊娠期最常见的恶性肿瘤之一，发生率为（1.5～12）例/10 万次妊娠，多数患者确诊时处于 I 期。在过去的 10 年中，我国妊娠合并宫颈癌的发病率有所增高，主要与高龄妊娠的增加密切相关。妊娠并不会影响宫颈癌患者的预后。

阴道不规则流血为妊娠合并宫颈癌患者的首发症状，妇科检查有明显赘生物者直接进行活检或者切除；无明显赘生物者，可以根据患者既往的子宫颈筛查结果，决定是否进行进一步检查。妊娠期进行子宫颈细胞学检查并不增加流产、早产等不良事件的发生率。如细胞学筛查异常与高危型 HPV 为阳性，可考虑进一步行阴道镜检查。妊娠期间，原则上不推荐进行诊断性宫颈锥切术。如果阴道镜活检病理不能排除浸润性癌变，或细胞学高度异常但阴道镜检查不满意，可行诊断性宫颈锥切术。宫颈锥切术推荐在妊娠中期进行，以妊娠 14～20 周为宜。

FIGO 指南推荐确诊宫颈癌时孕周≤20 周者，无论是否有妊娠意愿应该立即终止妊娠并进行治疗。对于妊娠 20～28 周确诊宫颈癌的患者，若有强烈继续妊娠意愿，须充分考虑患者年龄、疾病分期、妊娠周数及胎儿发育情况等进行评估，并与患者及家属进行充分知情同意，告知相关风险。对于晚期妊娠（≥28 周）合并宫颈癌患者，原则上应尽量延长孕周，提高新生儿的生存率。

肿瘤病理类型影响预后，也是确定是否继续妊娠的重要因素。子宫颈小细胞神经内分泌癌、胃型腺癌和透明细胞癌恶性程度高，预后差，本身就是宫颈癌保留生育功能的禁忌证。如在早、中期

笔记栏

妊娠确诊该类肿瘤，建议尽早终止妊娠、按照非妊娠期宫颈癌治疗。无继续妊娠意愿的妊娠合并宫颈癌参照非妊娠期宫颈癌处理。有继续妊娠意愿的妊娠合并宫颈癌，妊娠晚期（≥28 周）确诊的宫颈癌由于胎儿已经成熟，生存率高，评估胎儿成熟度与疾病分期情况后，可以立即剖宫产分娩后接受治疗，或新辅助化疗延长孕周待胎儿发育成熟后再处理。妊娠早、中期（<28 周）确诊宫颈癌者是否继续妊娠需考虑肿瘤分期、孕周及胎儿发育情况等。建议针对妊娠合并宫颈癌的患者组织多学科团队专家进行讨论后制订个体化的治疗方案。所有推迟治疗患者必须严密评估，推荐每 4～8 周进行 1 次 MRI 检查。FIGO 指南建议新辅助化疗用于妊娠周数>15 周的患者，3 周疗方案末次给药时间推荐在妊娠 34 周之前；每周疗方案末次给药时间推荐在妊娠 37 周之前。分娩方式一般采用子宫体剖宫产术。

（十四）预防

1. 推广 HPV 疫苗接种、开展性卫生教育是减少宫颈癌发病率的有效措施。
2. 普及防癌知识，凡已婚女性，特别是围绝经期女性有月经异常或性交后出血者，应警惕宫颈癌的可能，及时就医。
3. 发挥女性防癌保健网的作用，定期开展宫颈癌的普查普治，做到早发现、早诊断和早治疗。及时诊断和治疗 SIL，阻断宫颈癌的发生。

案例 16-3 分析

患者年轻女性，临床症状表现为性交后阴道出血，查体可见子宫颈后唇菜花状病灶，宫颈癌的可能性大。患者子宫颈液基薄层细胞学检查提示 HSIL 且 HPV16 阳性，应行子宫颈病灶活检以明确病理。由于活检病理结果为“宫颈鳞状细胞癌”，临床医师应进一步根据妇科查体及影像学检查进行初步的临床分期。首选进行盆腔磁共振以及腹部 CT 检查了解病灶范围及其转移情况。盆腔磁共振对于子宫颈局部病灶的大小、宫颈肌层浸润深度、膀胱/直肠侵犯、阴道宫旁累及及盆腔淋巴结转移都能提供非常有价值的信息。腹部 CT 可以提供腹主动脉旁淋巴结转移以及腹部脏器转移的信息。胸部 CT 可以了解肺转移、下颈部及纵隔淋巴结转移情况。该患者查体及影像学检查提示子宫颈肿块为 3cm，无阴道及宫旁累及，无淋巴转移，临床初步分期为ⅠB2 期。

治疗：由于患者无生育要求，故首选行广泛性子宫切除+盆腔淋巴结清扫术。患者术后病理报告：子宫颈浸润性鳞状细胞癌，浸润子宫颈壁>2/3 层，阴道切缘阴性，见脉管内癌栓，宫旁及阴道壁切缘未见癌累及，盆腔淋巴结均未见癌转移。根据 Sedlis 标准，该患者脉管内见癌栓，间质浸润>2/3，故术后辅助盆腔放疗±同步化疗。若患者术前麻醉评估不能耐受手术，也可直接选择根治性放射治疗。

附 16A

早期宫颈癌保留生育功能治疗

我国宫颈癌虽然总体发病率有所下降，但是出现了发病年轻化的趋势。据统计，约 40%的宫颈癌患者处于生育年龄。宫颈锥切术、宫颈切除术和广泛性宫颈切除术（radical trachelectomy，RT）是早期宫颈癌保留生育功能的手术方式。

早期宫颈癌保留生育功能的手术适应证：有强烈的生育愿望；年龄≤45 岁；影像学提示病灶局限于子宫颈，病灶未侵犯子宫颈内口；FIGO 分期为ⅠA1～ⅠB2 期的患者，无淋巴转移；病理确认为宫颈鳞癌、腺癌和腺鳞癌，排除神经内分泌癌、胃型腺癌等特殊病理类型。

早期宫颈癌保留生育功能须根据疾病的分期选择不同的手术类型，包括宫颈锥切术、宫颈切除术和广泛性宫颈切除术。①ⅠA1 期、无 LVSI，推荐宫颈锥切术，达到 3mm 以上阴性切缘。②ⅠA1 期和ⅠA2 期伴 LVSI，首选广泛性宫颈切除术+盆腔淋巴结切除术或前哨淋巴结切除；次选宫颈锥切术+盆腔淋巴结切除术，锥切达到 3mm 以上阴性切缘。③ⅠB1 期推荐广泛性宫颈切除术+盆腔淋巴结切除术，要求 5～8mm 阴性切缘。④部分严格选择的ⅠB2 期，推荐开腹根治性宫颈切除术+盆腔淋巴结切除术±腹主动脉旁淋巴结切除（阴性切缘 8～10mm）。淋巴转移是宫颈癌术后复发的高危因素，与预后显著相关。对于肿瘤直径≤2cm 的患者可以选择系统淋巴结切除术或使用前哨淋巴结活

笔记栏

检替代系统淋巴结切除。对于肿瘤直径>2cm 的患者推荐系统淋巴结清扫术。采用宫颈锥切术者一般不需要行宫颈环扎术。胎膜早破、晚期流产和早产是广泛性宫颈切除术后常见的产科并发症。宫颈环扎术是减少晚期流产和早产的重要手段，首选在术中同时行宫颈环扎术；对于术中未行宫颈环扎术或环扎线脱落的患者，建议在妊娠前评估残留子宫颈长度及子宫颈功能状况，必要时可选择妊娠前经腹腔镜或经阴道宫颈环扎术。

宫颈狭窄（cervical stenosis）又称子宫颈管粘连，是广泛性宫颈切除术后另一常见的并发症，主要原因是阴道黏膜侵蚀残余子宫颈，瘢痕形成与挛缩。推荐术中常规置入子宫颈管粘连预防装置。保留生育功能术后存在中危因素的患者如何选择合适的辅助治疗手段，目前国际上并没有定论。对于术后存在中危因素（肿瘤直径≥3cm，深肌层浸润>1/2，伴 LVSI）的患者可考虑实施紫杉醇联合卡铂化疗 3～6 个疗程，化疗期间同时使用促性腺激素释放激素激动剂（gonadotrophin releasing hormone analogue，GnRH-a）保护卵巢。

术后妊娠受多因素影响，包括阴道子宫颈解剖结构改变、术后并发症、性生活、夫妻感情等。若患者属于高危妊娠，必须进行产科全程管理，必要时可进行多学科团队讨论制订个体化方案。

（程　玺）

第三节　子宫肿瘤

一、子宫肌瘤

子宫肌瘤（myoma of uterus）是发生在子宫的由平滑肌细胞增生形成，其间伴有少量纤维结缔组织的良性肿瘤，为女性生殖器最常见的良性肿瘤，也是人体最常见的肿瘤。多见于 30～50 岁女性，其中以 40～50 岁最常见，20 岁以下少见。其在人群中的发病率较难统计，根据尸检资料，35 岁以上女性约 20%患有子宫肌瘤，因大部分肌瘤很小，患者常无症状，因此临床报道的发病率较其真实的发病率明显偏低。

案例 16-4

患者，女性，40 岁。因“月经量增多半年”入院。

患者 3 年前体检发现“子宫肌瘤”，B 超提示“子宫后壁占位，约 31cm×22mm”，当时无月经改变，未予处理。其间未定期复查。于半年前开始出现月经量较前增多 1 倍，伴少量血块，月经周期规律，伴腰酸、乏力，无腹痛、腹胀，无体重减轻。近日门诊复查妇科超声提示“子宫肌瘤，位于子宫后壁，89cm×78mm，贴近内膜，稍向子宫腔隆起”。

患者无特殊既往史。13 岁月经初潮，月经周期 28 天，月经期 5 天，无痛经。末次月经 20××-03-01。近半年来月经量增多，月经第 2～4 天约 4h 浸透夜用卫生巾一片，已婚已育，1-0-2-1，顺产一子，丈夫体健。

体格检查：贫血貌，心、肺听诊未发现异常。腹部平软，无压痛，无反跳痛，未触及包块。妇科查体：外阴呈已婚已产型；阴道通畅；子宫颈光滑；子宫前位，增大如妊娠 3 月余，活动好，无压痛；双附件无包块。

血常规：血红蛋白 81g/L，余阴性。

问题： 1. 该患者的疾病诊断及鉴别诊断是什么？
2. 临床下一步如何治疗？

（一）病因

确切病因尚不清楚。雌激素水平或受体功能异常及细胞遗传学异常可能与子宫肌瘤的发生有一定的关系，有以下证据：子宫肌瘤细胞中雌激素受体和组织中雌二醇含量较正常子宫组织高，且雌激素可刺激子宫肌瘤体积增大，故子宫肌瘤多发生于生育年龄女性，绝经后肌瘤多停止生长，甚至萎缩；孕激素可刺激子宫肌瘤细胞核分裂，也可促进肌瘤生长。细胞遗传学研究显示 25%～50%的子宫肌瘤存在细胞遗传学的异常，包括 12 号和 14 号染色体长臂片段相互换位、12 号染色体长臂重排及 7 号染色体长臂部分缺失等。

笔记栏

（二）子宫肌瘤的分类

按其生长部位分为子宫体肌瘤（占 92%）和子宫颈肌瘤（占 8%）。按肌瘤与子宫壁的关系分为 3 类。

1. 肌壁间肌瘤（intramural myoma） 肌瘤位于子宫肌壁内，周围均为肌层所包围，占 60%～70%。

2. 浆膜下肌瘤（subserous myoma） 肌瘤向子宫浆膜面生长，突出于子宫表面，约占 20%。肌瘤表面仅由子宫浆膜覆盖。若瘤体继续向浆膜外生长，仅有一蒂与子宫肌壁相连，形成带蒂浆膜下肌瘤，营养由蒂部血管供应。若血供不足可变性、坏死。若蒂部扭转而断裂，肌瘤可脱落至腹腔或盆腔，形成游离性肌瘤。若肌瘤生长在子宫体侧壁并向子宫旁延伸，突入阔韧带前、后叶之间称阔韧带肌瘤。

3. 黏膜下肌瘤（submucous myoma） 肌瘤突向子宫黏膜方向生长，突出于子宫腔，其表面仅由黏膜覆盖，称为黏膜下肌瘤，占 10%～15%。单个或多个，使子宫腔变形增大，子宫内膜面积增大，但子宫外形多无明显变化。黏膜下肌瘤易形成蒂，在子宫腔内生长，常引起子宫收缩，致使肌瘤被挤至子宫颈，甚至突入阴道。

子宫肌瘤可以是一个或多个，如各种类型的肌瘤可发生在同一子宫，称为多发性子宫肌瘤。

国际妇产科联盟（FIGO）在 2018 年推出了第 2 版子宫肌瘤分类方法（图 16-7）。

把所有的子宫肌瘤分为 0～8 型 9 个细分种类。

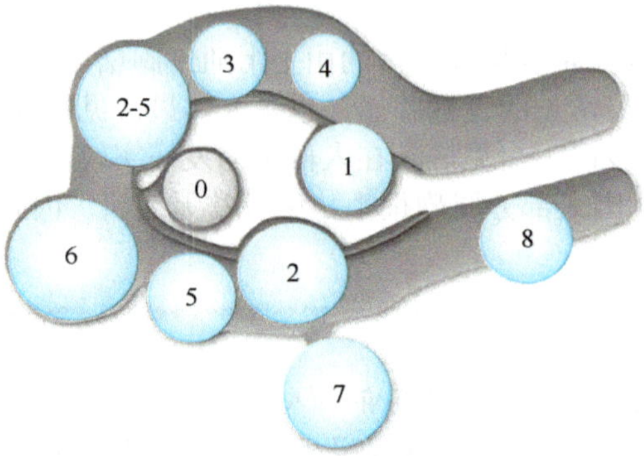

图 16-7 子宫肌瘤的分类（FIGO）

子宫肌瘤 9 型分类方法如下。0 型：有蒂黏膜下肌瘤；1 型：无蒂黏膜下肌瘤，瘤体向肌层扩展≤50%；2 型：无蒂黏膜下肌瘤，瘤体向肌层扩展＞50%；3 型：肌壁间肌瘤，瘤体接触子宫内膜但不接触浆膜；4 型：肌壁间肌瘤，瘤体既不接触子宫内膜也不接触浆膜；5 型：浆膜下肌瘤，≥50%的瘤体位于肌层；6 型：浆膜下肌瘤，＜50%的瘤体位于肌层；7 型：有蒂浆膜下肌瘤；8 型：其他特殊类型或部位的肌瘤（子宫颈、阔韧带、圆韧带肌瘤）。以上表述的瘤体百分比是指瘤体三维平均直径的百分比

（三）子宫肌瘤病理

1. 巨检 肌瘤为实质性球形结节，表面光滑，与周围肌层组织有明显界线。虽无包膜，因肌瘤周围的子宫肌层受瘤体的长期挤压形成假包膜，故肌层与肌瘤间便有一层疏松的间隙区域，手术切开包膜后肿瘤容易剥出。血管由肌层穿入假包膜供给肌瘤营养，假包膜中的血管呈放射状，血管壁缺乏外膜，受压后易引起循环障碍而使肌瘤发生退行性变；肌瘤越大，血管越多越粗。肌瘤常为白色，质硬，切面为旋涡状结构。肌瘤颜色与硬度随纤维组织含量的多少而变化：若含平滑肌多，色略黄，质较软；若纤维组织多则色较白，质较硬。

2. 镜检 因子宫肌瘤为来自子宫肌层的平滑肌细胞或肌层血管壁的平滑肌细胞，因此肌瘤在镜下常为皱纹状排列的平滑肌纤维相互交叉而成，呈旋涡状，其间掺有多少不等的纤维结缔组织，但细胞大小均匀，呈卵圆形或杆状，核染色较深。

（四）肌瘤变性

肌瘤失去其原有的典型结构时称为子宫肌瘤变性，常见的变性如下。

1. 玻璃样变性（hyaline degeneration） 最多见。变性组织局部见均匀的透明样物质，色苍白，肌瘤剖面原有的旋涡状结构消失。镜下见病变区域肌细胞消失，为均匀粉红色无结构区，变性区与非变性区界线清楚。

笔记栏

2. 囊性变（cystic degeneration） 常继发于玻璃样变性，因肌瘤组织坏死、液化可形成大小不

等的囊腔，其间由结缔组织相隔，也可融合成一个大的囊腔，囊内包含清澈、无色的液体，也可自然凝固成胶冻状物。镜下见囊腔壁由玻璃样变性的肌瘤组织构成，囊腔内壁无上皮衬托。

3. 红色变（red degeneration） 是肌瘤的一种特殊类型的坏死，其原因尚不清楚。多见于妊娠期或产褥期。肌瘤内血管发生破裂，出血弥散于组织内，致肌瘤体积迅速增大。肌瘤剖面呈暗红色，如半熟的烤牛肉状，腥臭，质软，旋涡状结构消失。镜下见假包膜内大静脉及瘤体内小静脉栓塞，并伴有溶血，肌细胞减少，可见较多脂肪小球沉积。

4. 钙化（degeneration with calcification） 多见于蒂部狭小、血供不足的浆膜下肌瘤及绝经后女性的肌瘤。常因脂肪变性后，分解的三酰甘油与钙盐结合成碳酸钙石，形成营养不良性钙化。镜下见钙化区为层状沉积，呈圆形或不规则形，苏木精染色有深蓝色微细颗粒浸润。

5. 肉瘤样变（sarcomatous change） 少见，多为肌瘤术后病理发现。因无明显症状，易被忽略。若肌瘤在短期内体积迅速增大应考虑有肉瘤变的可能，尤其是绝经后女性。肉瘤变的组织变软，质脆，切面呈灰黄色，似生鱼肉状。

（五）临床表现

1. 症状 大多无明显症状，仅在盆腔检查时偶被发现。症状出现与肌瘤部位、生长速度及肌瘤变性关系密切，但与肌瘤大小、数目关系不大。常见有以下症状。

（1）月经改变：为最常见症状。大的肌壁间肌瘤可使子宫内膜面积增大、宫缩不良，导致月经量增多、周期缩短、月经期延长或不规则阴道出血等。黏膜下肌瘤常为月经量过多，随肌瘤体积的增大，可出现月经期延长，若肌瘤发生坏死、溃疡、合并感染时，则有持续性或不规则阴道出血或脓血性液体排出。浆膜下肌瘤及肌壁间小肌瘤常无明显月经改变，若合并子宫内膜增生，也可引起月经紊乱。

（2）阴道分泌物增多：肌瘤使子宫腔面积增大，内膜腺体分泌增多，或伴有盆腔充血等可致白带增多；暴露于阴道内的黏膜下肌瘤，当合并感染及坏死时，可产生大量脓血性排液及腐肉样组织排出，伴臭味。

（3）腹部肿块：肌瘤逐渐增大，子宫超过妊娠 3 个月大时，下腹可扪及肿块。当清晨膀胱充盈时，子宫往向上方推移，更易扪及质硬、形态不规则的下腹肿块。

（4）腹痛、腰痛、下腹坠胀：子宫肌瘤常无腹痛，但当浆膜下肌瘤蒂扭转时可出现急性下腹痛，伴恶心、呕吐；肌瘤红色变时可出现腹痛剧烈、发热及肌瘤迅速增大等症状。较大的肌瘤引起下腹坠胀、腰痛背痛等症状。

（5）压迫症状：当肌瘤增大时，若向子宫前方压迫膀胱，可引起尿频、排尿障碍、尿潴留等；若向侧旁压迫输尿管，可致肾盂积水。若向子宫后方压迫直肠，可致排便困难。

（6）不孕：黏膜下肌瘤或肌壁间肌瘤可使子宫腔变形，妨碍受精卵着床或压迫输卵管使之扭曲而导致不孕。

（7）继发性贫血：长期月经过多致继发性贫血。

2. 体征 与肌瘤数目、大小、位置及有无变性有关。肌瘤较大时可在腹部扪及质硬、不规则、结节状肿物。妇科检查：肌壁间肌瘤时子宫常增大，表面不规则、质硬、单个或多个结节状突起；浆膜下肌瘤可扪及质硬、球状或半球形肿物，且与子宫相连；黏膜下肌瘤子宫多为均匀增大，有时宫口扩张，肌瘤堵塞于宫口内或脱出在阴道内，表面呈红色、光滑、质硬；合并感染时表面有渗出或溃疡形成，排液增多伴臭味。

（六）诊断及鉴别诊断

根据病史、症状和体征，诊断多无困难。若症状不明显或有囊性变的肌瘤，有时诊断困难。通常借助 B 超、宫腔镜、腹腔镜、子宫输卵管造影、MRI 等辅助检查协助确诊。子宫肌瘤需与下列疾病相鉴别。

1. 妊娠子宫 肌瘤囊性变可被误诊为妊娠子宫，而先兆流产也可被误诊为子宫肌瘤。可借助尿或血 β-hCG 测定、多普勒超声检查以协助诊断。

2. 子宫腺肌病或子宫腺肌瘤 多有继发性痛经，进行性加重；月经量过多，子宫常均匀增大，子宫很少超过妊娠 3 个月大小。而子宫肌瘤患者子宫呈局限性、质硬的结节状突起。可借超声或 MRI 协助诊断，但有时两者鉴别较困难，须借助病理学检查方可确诊。

3. 卵巢肿瘤 一般无月经改变，多为单侧的囊性肿块，能与子宫分开。但实质性卵巢肿瘤常被

笔记栏

误诊为有蒂浆膜下肌瘤；而肌瘤囊性变可被误诊为卵巢囊肿。此时应详细询问病史，仔细行三合诊检查，注意肿块与子宫的关系。B 型超声可协助诊断；对鉴别有困难者可应用腹腔镜检查明确诊断。

4. 盆腔炎性肿物 常有盆腔感染病史。肿物边界不清，与子宫粘连或不粘连，有压痛，抗炎治疗后症状、体征好转。有时 B 型超声检查可协助鉴别。

5. 子宫畸形 子宫畸形自幼即有，无月经改变等。借助 B 型超声检查、子宫输卵管造影、腹腔镜检查可协助诊断。

6. 子宫恶性肿瘤

（1）子宫肉瘤：好发于老年女性，生长迅速，多有腹痛、腹部包块及不规则阴道出血，超声及 MRI 有助于鉴别诊断，但通常术前较难明确诊断。

（2）子宫内膜癌：以绝经后阴道出血为主要症状，好发于老年女性，子宫呈均匀增大或正常。应注意围绝经期女性肌瘤合并子宫内膜癌。诊刮或宫腔镜检查有助于鉴别。

（3）宫颈癌：有不规则阴道出血及白带增多或不正常阴道排液等症状，外生型较易鉴别，内生型宫颈癌应与宫颈肌瘤相鉴别。可借助 B 超/MRI、宫颈脱落细胞学检查、HPV 检测、宫颈活检等鉴别。

（七）治疗

子宫肌瘤的治疗必须根据患者年龄、有无生育要求、症状、肌瘤大小和部位等情况综合考虑。

1. 随访观察 对于无症状的小肌瘤，通常不需治疗，尤其近绝经年龄的女性。绝经后肌瘤多可萎缩。每 3～6 个月随访 1 次。若在随访期间发现肌瘤增大或症状明显，再考虑进一步治疗。

2. 药物治疗 只适用于症状较轻、接近绝经年龄及全身情况不能手术者。

（1）促性腺激素释放激素激动剂（gonadotrophin releasing hormone analogue，GnRH-a）：采用大剂量连续或长期非脉冲式给药，可抑制 FSH 和 LH 的分泌，降低雌激素至绝经后水平，以缓解症状并抑制肌瘤生长使其萎缩，连续用药 3 个月可使瘤体缩小 50%，但停药后又逐渐增大。

适应证：缩小肌瘤以利于妊娠；术前控制症状，纠正贫血；术前用药缩小肌瘤，减少术中出血，降低手术难度，或使经阴道或腹腔镜手术成为可能；绝经过渡期子宫肌瘤伴月经量多、继发性贫血的患者。

部分绝经过渡期的患者可顺利过渡到绝经。但停药后肌瘤又逐渐增大至原来大小，且 GnRH-a 制剂不宜长期持续使用，长期应用可因雌激素缺乏导致骨质疏松。其不良反应主要是围绝经期综合征症状。

（2）其他药物：米非司酮（mifepristone），可作为手术前预处理，但不宜长期使用，因其拮抗孕激素后，子宫内膜长期受雌激素刺激，增加子宫内膜病变的风险。

3. 手术治疗 手术适应证：因肌瘤导致月经过多，继发贫血；严重腹痛、性交痛或慢性腹痛、有蒂肌瘤扭转引起的急性腹痛；肌瘤体积大压迫膀胱、直肠等引起相应的症状；因肌瘤造成不孕或反复流产；可疑肉瘤等。

手术方式如下：

（1）肌瘤剔除术（myomectomy）：适用于希望保留生育功能的患者。可经腹或经腹腔镜切除肌瘤。突出子宫颈口或阴道内的黏膜下肌瘤经阴道或经宫腔镜切除。术后有残留或复发的风险。

（2）子宫切除术（hysterectomy）：适用于经药物治疗无效、无须保留生育功能或疑有恶变者。术前行宫颈细胞学检查排除宫颈病变，发生于围绝经期的子宫肌瘤要注意排除子宫内膜的病变。50 岁以下、卵巢外观正常者可保留卵巢。

手术可经腹、经阴道或经宫腔镜及腹腔镜进行，若选择腹腔镜手术行肌瘤剔除术或子宫切除术，不推荐使用粉碎器在腹腔直接绞碎后取出肌瘤或子宫体，建议使用保护装置避免瘤细胞播散。

4. 其他治疗 子宫肌瘤治疗还有其他的方法，如经导管子宫动脉栓塞术（transcatheter uterine artery embolization，UAE）和高强度超声聚焦消融（high intensity focused ultrasound ablation，HIFU）等。还有破坏及去除子宫内膜的方法，如射频消融术、微波消融术、冷冻治疗、子宫热球治疗等。

（八）子宫肌瘤合并妊娠

妊娠合并子宫肌瘤时，对妊娠和分娩均有一定的影响，影响程度与肌瘤类型及大小有关。黏膜下肌瘤可阻碍受精卵着床致不孕或早期流产。较大的肌壁间肌瘤由于机械性阻碍或子宫腔变形易导致流产。妊娠期易发生红色变，出现剧烈腹痛伴恶心、呕吐、发热、白细胞计数升高，肌瘤迅速增

笔记栏

大，确诊后应采用保守治疗，包括卧床休息、纠正水和电解质紊乱、冰袋冷敷下腹部及适当应用镇静药和镇痛药，多数患者不需手术治疗即可好转。较大肌瘤于妊娠期可使胎位异常，导致胎儿生长受限、胎盘低置或前置等；在分娩过程中可发生产道阻塞、胎儿先露部下降困难而难产，还可引起宫缩乏力而导致产程延长、产后出血等。妊娠合并肌瘤多能自然分娩，但应预防产后出血。若肌瘤阻碍胎儿下降，应行剖宫产术。一般不建议在剖宫产术的同时切除肌瘤，是否切除需根据肌瘤大小、部位和患者情况决定。

案例 16-4 分析

1. 患者年轻女性，有子宫肌瘤史 3 年，月经量增多半年致贫血。妇科检查见子宫增大如妊娠 3 个多月大。B 超检查示子宫后壁实性低回声光团，部分贴近内膜，突向子宫腔。根据患者的病史、临床症状、体征及影像学检查，初步诊断：①子宫肌瘤；②继发性贫血（中度）。鉴别诊断应与子宫腺肌病、子宫肉瘤、子宫内膜癌、宫颈癌及卵巢肿瘤等相鉴别。

2. 患者子宫肿瘤导致明显的月经量增多，同时合并继发性贫血，有明确的手术指征。术前应先纠正贫血。首选手术方式为子宫肌瘤剔除术。

二、子宫内膜癌

子宫内膜癌（carcinoma of endometrium）是指原发于子宫内膜的一组上皮性恶性肿瘤，大多数为起源于子宫内膜腺体的腺癌，为女性生殖道常见三大恶性肿瘤之一，近年发病率上升，且呈年轻化趋势。

案例 16-5

患者，女性，57 岁。因“绝经后阴道出血 15 天”入院。患者 5 年前绝经，于 15 天前无明显诱因出现少量阴道出血，持续 1～2 天后停止。无腹痛、腹胀，无腰痛或下肢肿痛。

患者有高血压病史 8 年。否认糖尿病史，14 岁月经初潮，既往月经规则。已婚已育，2-0-1-2。体格检查：血压 145/90mmHg，身高 161cm，体重 70kg。妇科查体：外阴呈已婚已产型；阴道通畅，见少许血性分泌物；子宫颈光滑；子宫前位，饱满，形态规则，活动好；双附件区未触及明显肿块。

辅助检查：妇科 B 超显示子宫腔占位，回声不均，可见血流信号。盆腔磁共振平扫+增强示子宫内膜不规则增厚，3.2cm×2.1cm，累及肌层，盆腔未见肿大的淋巴结。胸部 CT 及上腹部 CT 显示脂肪肝，余未见异常。

问题：1. 患者的初步诊断是什么？诊断依据是什么？

2. 需进一步做哪些的检查？

3. 临床上如何进行治疗？

（一）病因

确切病因仍不清楚，通常将子宫内膜癌分为两种类型。

Ⅰ型子宫内膜癌是雌激素依赖型，发病原因可能为子宫内膜受雌激素的长期持续刺激、又无孕激素拮抗，导致子宫内膜增生，甚至癌变。单纯型增生者发展为子宫内膜癌的概率约为 1%，复杂型增生约为 3%，而不典型增生约为 30%。长期雌激素的持续刺激临床上常见于无排卵性疾病（如无排卵性功能性子宫出血、多囊卵巢综合征、排卵障碍的不孕症）；分泌雌激素的卵巢肿瘤（颗粒细胞瘤、卵泡膜细胞瘤）；长期使用单一雌激素的绝经后女性及长期服用他莫昔芬的患者。最常见的病理类型为子宫内膜样腺癌，患者常较年轻，合并肥胖、高血压、糖尿病（三联征）。常见的分子事件是 PTEN 基因失活和微卫星不稳定性。Ⅱ型子宫内膜癌是非雌激素依赖型，发病与雌激素无明确关系，属高危类型子宫内膜癌，包括子宫内膜浆液性癌、透明细胞癌及癌肉瘤等，较少见。多见于老年女性，雌、孕激素受体多呈阴性或低表达，预后不良。p53 基因突变和 HER2 基因过度表达是常见的分子事件。

近年研究发现，这种子宫内膜癌的二元论分型存在着分子特征的交叉，部分病例与病理特征并不

笔记栏

完全一致，因此有学者通过基因组序列分析，根据分子特征将子宫内膜癌分为了 4 种亚型：POLE 突变型、错配修复（MMR）缺陷型/高度微卫星不稳定性（MSI-H）、无特殊分子特征型和 p53 突变型。该分子分型对子宫内膜癌的预后有较高的预测价值，POLE 突变型预后较好，而 p53 突变型预后最差。

大多数子宫内膜癌为散发性，但约有 5%与遗传有关，其中关系最密切的遗传综合征是林奇综合征（Lynch syndrome），也称遗传性非息肉病性结直肠癌（hereditary nonpolyposis colorectal cancer，HNPCC），是一种由错配修复基因突变引起的常染色体显性遗传病，与年轻女性的子宫内膜癌发病有关。

（二）病理

1. 巨检 子宫内膜癌的组织学类型虽然很多，但各种不同组织类型癌的肉眼表现没有明显区别。病变多见于子宫内膜底部，以两子宫角附近居多。依病变形态和范围分为以下几种。

（1）弥漫型：子宫内膜大部或全部被癌组织侵犯，癌灶常呈菜花样从内膜层向子宫腔突出，充满子宫腔，甚至脱出于子宫口外。癌组织呈灰白或淡黄色，可伴有出血、坏死或溃疡灶。较少浸润肌层，晚期可侵犯肌壁全层及子宫颈管，可致子宫腔积液或积脓。

（2）局限型：癌灶局限于子宫腔的某部分，多见于子宫底部或子宫角部，呈息肉或菜花状，表面有溃疡，易出血。极早期病变很小，诊刮时可能将其刮净。局限型癌灶易侵犯肌层。

2. 镜检 最常见的为内膜样腺癌。

（1）内膜样腺癌（endometrioid adenocarcinoma）：最常见，占 80%～90%，内膜腺体高度异常增生，上皮复层，并形成筛孔状结构。癌细胞异型性明显，核大、深染、不规则，核分裂活跃，分化差的腺癌腺体少，腺结构消失，呈实性条索或片状癌巢。

（2）浆液性腺癌（serous adenocarcinoma）：是癌细胞向输卵管上皮分化而形成，其形态特征与输卵管癌和卵巢浆液性癌十分相似。癌细胞形成复杂分支的乳头，核异型性较大，约 1/3 的患者伴沙粒体。恶性程度很高，易广泛累及肌层及脉管，出现淋巴转移；无明显肌层浸润时就可能发生腹膜播散。常见于老年患者。

（3）透明细胞癌（clear cell carcinoma）：癌细胞呈实性片状、腺管状或乳头状排列，癌细胞胞质丰富、透亮，核异型性居中，或由靴钉状细胞组成，恶性程度较高，易发生早期转移。

（4）黏液性癌（mucinous carcinoma）：肿瘤半数以上由胞质内充满黏液的细胞组成，大多腺体结构分化良好，生物学行为与内膜样腺癌相似，预后较好。

（5）癌肉瘤（carcinosarcoma）：较少见，是一种由恶性上皮和恶性间叶成分混合组成的子宫恶性肿瘤，又称恶性米勒混合瘤（malignant mixed Müllerian tumor，MMMT）。常见于绝经后女性。肿瘤体积可以很大，并侵犯子宫肌层，伴出血、坏死。镜下见恶性上皮成分通常为米勒管型上皮，间叶成分分为同源性和异源性，后者常见恶性软骨、横纹肌成分，恶性程度高。

（三）转移途径

大多数子宫内膜癌生长缓慢，局限在内膜或子宫腔时间较长，部分特殊病理类型（浆液性癌、透明细胞癌、癌肉瘤）和高级别（G_3）内膜样癌可发展很快，短期内出现转移。转移途径主要为直接蔓延、淋巴转移，晚期有血行转移。

1. 直接蔓延 癌灶可沿子宫内膜蔓延生长，向上经子宫角至输卵管，向下至子宫颈管及阴道。也可向肌层浸润，穿透子宫肌壁层累及浆膜层并延至输卵管和卵巢。亦可广泛种植在盆腔腹膜、直肠子宫陷凹及大网膜。

2. 淋巴转移 当癌肿浸润至深肌层，或扩散到子宫颈管，或癌组织分化不良时，易发生淋巴转移。其转移途径与癌灶生长部位有关。子宫底部的癌灶沿阔韧带上部淋巴管网，经骨盆漏斗韧带转移至卵巢，向上转移至腹主动脉旁淋巴结；子宫角部的癌灶沿圆韧带转移至腹股沟淋巴结；子宫下段及子宫颈管的癌灶与宫颈癌淋巴转移途径相同，可转移至宫旁、髂内、髂外及髂总淋巴结；子宫后壁癌灶可沿子宫骶韧带扩散到直肠淋巴结。内膜癌也可向子宫前方扩散到膀胱淋巴，亦可通过淋巴逆行引流累及阴道前壁。

3. 血行转移 少见。晚期患者可经血行转移至全身各器官，常见部位为肺、肝、骨等。

（四）分期

子宫内膜癌的分期采用 FIGO 2009 手术-病理分期（表 16-4）。

笔记栏

表 16-4　子宫内膜癌手术-病理分期（FIGO，2009 年）

分期	定义
Ⅰ期	肿瘤局限于子宫体
ⅠA	肿瘤局限于内膜层或浸润深度<1/2 肌层
ⅠB	肿瘤浸润深度≥1/2 肌层
Ⅱ期	肿瘤侵犯子宫颈间质，但无子宫体外蔓延
Ⅲ期	肿瘤局部和（或）区域扩散
ⅢA	肿瘤累及浆膜层和（或）附件
ⅢB	阴道或宫旁受累
ⅢC	盆腔淋巴结和（或）腹主动脉旁淋巴结转移
ⅢC1	盆腔淋巴结阳性
ⅢC2	腹主动脉旁淋巴结阳性和（或）盆腔淋巴结阳性
Ⅳ期	肿瘤侵犯膀胱和（或）直肠黏膜，和（或）远处转移
ⅣA	肿瘤侵及膀胱和（或）直肠黏膜
ⅣB	远处转移，包括腹腔内和（或）腹股沟淋巴结转移

（五）临床表现

1. 症状　约 90%患者出现阴道出血或阴道排液症状。

（1）阴道出血：可表现为绝经后阴道出血或围绝经期月经紊乱，量不多，大量出血者少见，呈持续性或间歇性，未绝经者则表现为月经量增多、月经期延长或经间期出血。

（2）阴道排液：为癌瘤渗出液或感染坏死的表现，早期为浆液性或血性液体，晚期合并感染则为脓血性排液，伴有恶臭。

（3）疼痛：早期不引起疼痛，晚期癌瘤浸润周围组织或压迫神经可引起下腹及腰骶部疼痛，并向下肢及足部放射。若癌灶侵犯子宫颈并堵塞子宫颈管，可导致子宫腔积液、积脓，可出现下腹胀痛及阵发性腹痛。

（4）全身症状：晚期患者可出现贫血、消瘦、发热及恶病质等全身症状。

2. 体征　早期患者妇科检查无明显异常。当病情逐渐发展，子宫增大、质软；由于绝经后女性子宫已萎缩，如果扪及正常大小的子宫应视为异常。晚期偶见癌组织自子宫口脱出，质脆，触之易出血。若合并子宫腔积脓，子宫明显增大，质极软。若癌灶向周围浸润，则子宫固定或在子宫旁或盆腔内扪及不规则的结节状肿物。

（六）诊断

除根据上述病史、症状和体征外，确诊需依靠分段诊刮病理学检查。

根据患者上述症状及体征，应考虑子宫内膜癌的可能，对于绝经后出现不规则阴道出血，或绝经过渡期女性月经紊乱，或应用性激素治疗 3 个疗程后无效者，均应进行相应的辅助检查以排除子宫内膜癌。应注意以下高危因素，如肥胖、高血压、糖尿病、长期服用雌激素或他莫昔芬药物、绝经延迟、不育及有肿瘤家族史等。诊断步骤见图 16-8。

辅助诊断措施如下：

1. B 超检查　早期见子宫正常大，仅见宫腔线紊乱、中断。典型内膜癌声像为子宫增大或绝经后子宫相对增大，子宫腔内见实质不均回声区，形态不规则，宫腔线消失，有时可见肌层内不规则回声紊乱区，边界不清，可作出肌层浸润的诊断。

2. 细胞学检查　从阴道后穹窿或子宫颈管吸取分泌物涂片找癌细胞，阳性率不高。用特制的子宫腔吸管或宫腔刷置子宫腔内，吸取分泌物涂片找癌细胞，阳性率可达 90%，但只有筛查的作用，不能作为诊断依据，最后确诊仍需根据病理学检查结果。

3. 分段诊刮　是确诊子宫内膜癌最常用、最可靠的方法。先用小刮匙环刮子宫颈管，再用探针探测子宫腔深度，最后进行子宫腔搔刮，刮出物分瓶标记送病理学检查。分段刮宫操作要小心，当刮出多量豆渣样组织疑为子宫内膜癌时，只要刮出物足够送病理学检查，即应停止操作，以免子宫穿孔。

笔记栏

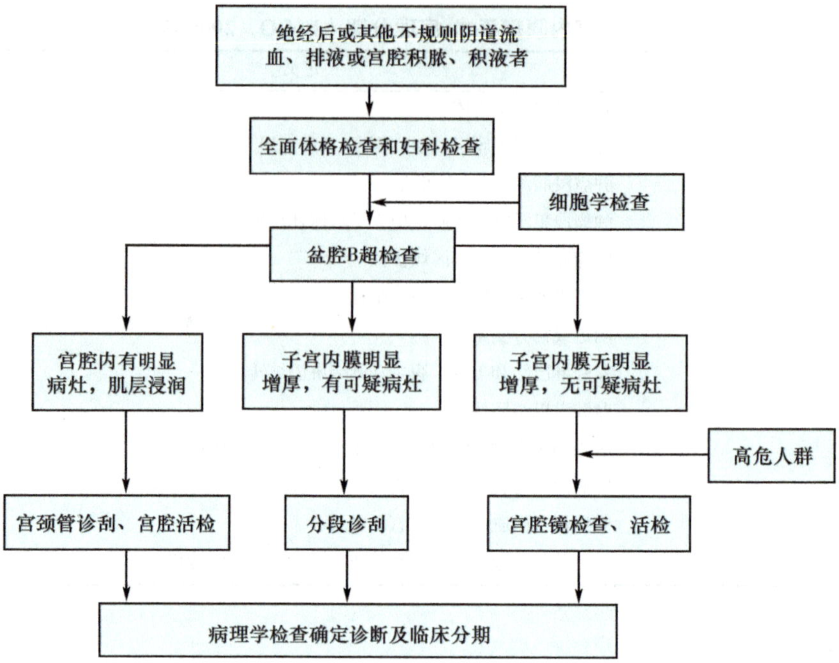

图 16-8　子宫内膜癌的诊断步骤

高危人群包括持续雌激素暴露、代谢异常（如肥胖、糖尿病）、初潮早、未育、绝经延迟、携带子宫内膜癌遗传易感基因，如林奇综合征及高龄人群

4. 宫腔镜检查　能直接观察子宫颈、子宫腔的情况，发现隐匿病灶并定位活检，可提高活检的确诊率，避免常规诊刮漏诊，并可观察病变范围、子宫颈管有无受累等，协助术前进行临床分期。

5. MRI、CT、PET 等检查　建议首选 MRI 检查了解子宫腔、子宫颈病变，以及肌层浸润深度、淋巴结有无肿大等。晚期或复发患者可选用 PET/CT 了解转移部位。

6. 肿瘤标志物测定　有子宫外转移者或浆液性癌，血清糖类抗原 125（CA125）、人附睾蛋白（HE4）可升高，也可作为疗效观察的指标。

（七）鉴别诊断

1. 老年性阴道炎　主要表现为血性白带，需与内膜癌相鉴别。前者见阴道壁充血或散在出血点，后者则阴道壁正常，排液来自子宫颈管内。老年女性还须注意两种情况并存的可能。

2. 子宫黏膜下肌瘤或内膜息肉　主要表现为月经过多及月经期延长，需与子宫内膜癌相鉴别。及时行分段诊刮、宫腔镜检查及 B 型超声检查等可确诊。

3. 原发性输卵管癌　主要表现为阵发性阴道排液、阴道出血和下腹疼痛。分段诊刮阴性，宫旁能扪及块物，而内膜癌刮宫阳性，宫旁无肿块扪及。B 型超声检查有助于鉴别。

4. 老年性子宫内膜炎合并子宫腔积脓/积液　常表现为阴道排液增多，呈浆液性、脓性或脓血性。子宫正常大或增大，扩张子宫颈管及诊刮即可明确诊断。扩张宫子颈管后即见脓液流出，刮出物见炎症细胞，无癌细胞。子宫内膜癌合并宫腔积脓时，需刮出组织物，病理学检查即能确诊。

5. 子宫颈管癌、子宫肉瘤　均可表现为不规则阴道出血及排液。子宫颈管癌病灶位于子宫颈管内，子宫颈管扩大形成桶状子宫颈。子宫肉瘤一般多在子宫腔内，导致子宫增大。影像学检查和病理有助于明确诊断。

（八）治疗

根据肿瘤累及范围及组织学类型，结合患者年龄、生育需求及全身情况制订适宜的治疗方案。早期患者以手术为主，术后根据高危因素选择辅助治疗。影响子宫内膜癌预后的高危因素有侵袭性组织病理学类型（包括分级和组织学类型，浆液性腺癌、透明细胞癌、中肾样癌、胃肠型黏液性内膜癌、未分化癌和癌肉瘤被认为是高级别）、肌层浸润超过 1/2、弥漫性脉管癌栓（≥5 个）、宫颈间质受侵、淋巴转移和子宫外转移等。早期患者可考虑术后密切随访，其中局限于子宫内膜或息肉的非侵袭性子宫内膜癌患者如有生育需求可考虑采用孕激素治疗为主的保留生育功能治疗。术后有高危因素的患者行辅助放疗 ± 同步化疗。晚期或复发转移的患者采用手术治疗、药物治疗、放疗等综合治疗。

笔记栏

1. 手术治疗　为首选的治疗方法。肿瘤局限于子宫体的患者行筋膜外子宫全切术及双侧附件切除及肿瘤分期手术，但对年轻、无高危因素的早期患者，可考虑保留卵巢。如子宫体肿瘤侵犯子宫颈管间质应行广泛子宫、双附件切除术及分期手术。病变超出子宫者实施肿瘤细胞减灭术，尽可能切除所有肉眼可见的病灶。

2. 放疗　是治疗子宫内膜癌有效的方法之一。有以下情况者可选择放疗：①术后病理提示有高危因素的患者，手术后进行辅助放射治疗；②老年或有严重合并症不能耐受手术可考虑放疗。放疗应包括腔内照射及体外照射。部分晚期患者根据病情需要行姑息性放疗。

3. 药物治疗　对晚期或复发不能手术的患者或年轻、早期、要求保留生育功能者，可考虑激素治疗。激素治疗推荐用药包括醋酸甲羟孕酮（250～500mg/d）、醋酸甲地孕酮（160～320mg/d）、芳香化酶抑制药等，仅适用于分化好、雌激素/孕激素受体阳性的子宫内膜样腺癌，尤其是肿瘤病灶较小且生长缓慢的患者。用药10～12周才能评价效果，不良反应为水钠潴留、水肿、体重增加、药物性肝炎等，停药后逐渐好转。有血栓性疾病史者慎用。

4. 化疗、靶向治疗、免疫治疗　术后有复发高危因素、晚期不能手术或治疗后复发者可考虑使用化疗、靶向治疗、免疫治疗及其联合治疗。常用的化疗药物有顺铂、卡铂、多柔比星、紫杉醇、白蛋白紫杉醇、拓扑替康、多烯紫杉醇、异环磷酰胺等。靶向治疗药物包括血管靶向抑制药（如贝伐珠单抗）、TKI靶向药物，或抗体偶联药物（antibody-drug conjugate，ADC），如HER2阳性的靶向药物曲妥珠单抗等。免疫治疗药物PD-1/L1阻滞药适用于存在高度微卫星不稳定性/错配修复缺陷或肿瘤突变高负荷（TMB-H）的患者。

（九）随访和预防

1. 随访　完成治疗后应定期随访，75%～95%的复发在术后2～3年，定期复查有利于及时发现复发，开展治疗。随访时间：术后2年内，每3个月1次；术后3～5年，每6个月1次，此后每年复查1次。随访检查：①盆腔检查（三合诊）；②X线胸片/CT（6个月至1年）；③肿瘤标志物检测，如血清CA125等检查；④根据不同情况可选用CT、MRI或PET/CT等。

2. 预防措施　①重视绝经后女性阴道出血和绝经过渡期女性月经紊乱的诊治；②正确掌握雌激素应用的指征及方法；③对有高危因素的人群，如肥胖、不育、绝经延迟、长期应用雌激素及他莫昔芬等，应密切随访或监测；④加强对林奇综合征女性的监测，有建议可在30～35岁后开展每年1次的妇科检查、阴道超声和内膜活检，甚至建议在完成生育后可预防性切除子宫和双侧附件。

案例16-5分析

患者临床表现为绝经后阴道出血，肥胖，高血压病史，具有子宫内膜癌的高危因素。妇科B超及盆腔磁共振均发现子宫腔占位。MRI提示子宫内膜不规则增厚，3.2cm×2.1cm，累及肌层。根据以上表现初步诊断为子宫内膜癌。为排除子宫黏膜下肌瘤，或内膜息肉及子宫肉瘤等，应行分段诊刮术以明确病理诊断。分段诊刮病理报告显示：宫腔子宫内膜样腺癌，子宫颈管少量黏膜组织。初步临床诊断为局限于子宫体的子宫内膜样腺癌。治疗方案首选手术治疗，手术方式为子宫全切术、双侧附件切除术及盆腔和腹主动脉旁淋巴结清扫术/前哨淋巴结切除术。根据术后病理分期和分子分型决定是否进行辅助治疗。

附16B

子宫内膜癌分子分型及最新分期

FIGO 2023年分期考虑了肿瘤组织类型、组织分级和脉管癌栓，推荐所有子宫内膜癌患者进行分子分型检测，Ⅰ期和Ⅱ期患者如若分子分型为POLEmut，分期均改为ⅠA mPOLEmut期，若分子分型为p53突变型，分期均改为ⅡC mp53abn期（表16-5）。

表16-5　子宫内膜癌分期（FIGO，2023年）

分期	定义
Ⅰ期	肿瘤局限于子宫并预后良好
ⅠA	肿瘤局限于内膜层，或非侵袭性组织类型侵犯肌层＜1/2，无或局灶性LVSI，或预后良好
ⅠA1	肿瘤局限于子宫内膜、内膜息肉

笔记栏

续表

分期	定义
ⅠA2	非侵袭性组织类型侵犯肌层<1/2，无或局灶性 LVSI
ⅠA3	同时存在局限于子宫和卵巢的低级别子宫内膜样癌
ⅠB	非侵袭性组织类型侵犯肌层≥1/2，无或局灶性 LVSI
Ⅱ期	肿瘤侵犯子宫颈间质但无子宫体外扩散，或弥漫性 LVSI，或侵袭性组织类型侵犯子宫肌层
ⅡA	肿瘤侵犯子宫颈间质
ⅡB	弥漫性 LVSI
ⅡC	侵袭性组织类型侵犯子宫肌层
Ⅲ期	肿瘤局部或区域性扩散
ⅢA	肿瘤累及子宫浆膜面和（或）附件
ⅢA1	扩散到卵巢或输卵管，符合 $Ⅰ_{A3}$ 期标准除外
ⅢA2	肿瘤侵犯子宫浆膜或通过子宫浆膜向外扩散
ⅢB	肿瘤转移或直接蔓延到阴道和（或）至宫旁，或转移到盆腔腹膜
ⅢB1	肿瘤转移或直接蔓延到阴道和（或）至宫旁
ⅢB2	肿瘤转移到盆腔腹膜
ⅢC	肿瘤转移至盆腔和（或）腹主动脉旁淋巴结
ⅢC1	转移到盆腔淋巴结
ⅢC1i	微转移（淋巴结直径在 0.2～2.0mm）
ⅢC1ii	大转移（淋巴结直径>2.0mm）
ⅢC2	转移至腹主动脉旁淋巴结，有或无盆腔淋巴结转移
ⅢC2i	微转移（淋巴结直径在 0.2～2.0mm）
ⅢC2ii	大转移（淋巴结直径>2.0mm）
Ⅳ期	肿瘤侵犯膀胱和（或）侵犯直肠黏膜和（或）远处转移
ⅣA	肿瘤侵犯膀胱和（或）直肠黏膜，或同时存在
ⅣB	肿瘤转移到腹腔腹膜/盆腔外腹腔内腹膜转移
ⅣC	远处转移，包括腹股沟淋巴结、肺、肝，或骨转移

根据临床预后将子宫内膜癌分为 4 种分子亚型，包括 POLE 突变型、错配修复（MMR）缺陷/高度微卫星不稳定性（MSI-H）、无特殊分子特征（NSMP）及 p53 突变型。额外进行 POLE 突变（核酸外切酶结构域的热点突变）、错配修复蛋白的免疫组化检测或微卫星稳定的基因检测及 p53 表达的免疫组化检测有助于完善对子宫内膜癌肿瘤组织分型的大体病理学检查评估。强烈推荐 POLE 突变型、MSI-H 型或高拷贝型患者入组临床研究。推荐对子宫内膜癌广泛进行 MMR 蛋白及 MSI 检测。应进一步评估启动子甲基化对 MLH1 缺失的影响，以评估表观遗传过程。建议进行遗传咨询、分子分析和所有其他 MMR 异常检测。对于 MMR 完整/MSI 稳定或尚未进行基因筛查，但有明显子宫内膜癌和（或）结直肠癌家族史的患者，应进行遗传咨询和检测。对于转移或复发子宫内膜癌患者，可考虑行 NTRK 基因融合检测。可考虑采用经 CLIA 认证的实验室所验证的和（或）FDA 批准的分析方法检测肿瘤突变负荷（TMB）。

侵袭性组织病理学类型包括分级和组织学类型，浆液性腺癌、透明细胞癌、中肾样癌、胃肠型黏液性内膜癌、未分化癌和癌肉瘤被认为是高级别。

三、子宫肉瘤

子宫肉瘤（uterine sarcoma）罕见，是恶性程度高的女性生殖器肿瘤，来源于子宫肌层或肌层内结缔组织和子宫内膜间质，约占女性生殖道恶性肿瘤的 1%，子宫恶性肿瘤的 3%～7%。好发于围绝经期女性，多发年龄为 50 岁左右。

（一）组织发生及病理

根据不同的组织发生来源，主要分为四大类。

1. 子宫平滑肌肉瘤（uterine leiomyosarcoma，uLMS） 最多见，占子宫肉瘤的 40%～50%。

笔记栏

巨检：肉瘤呈弥漫性生长，与子宫肌层无明显界线。若为肌瘤肉瘤变常从中心开始向周围播散。剖面失去旋涡状结构，常呈均匀一片或鱼肉状，色灰黄或黄红相间，半数以上见出血、坏死。病理组织学类型包括梭形细胞型（普通型）、上皮样型和黏液型，其中梭形细胞型（普通型）uLMS 最为常见，肿瘤细胞为梭形，呈束状排列，细胞核多形，具有异型，核分裂象通常≥4 个/mm^2，相当于≥10 个/10HP（HP 指 0.55mm 直径的高倍镜视野），出现肿瘤细胞坏死对于诊断梭形细胞型 uLMS 具有特征性意义。当肿瘤细胞主要（>50%）由圆形、多角形细胞组成时，且细胞核具有中-重度异型，核分裂象≥1.6 个/mm^2，相当于≥4 个/10HP，则诊断为上皮样型 uLMS。黏液型 uLMS 最为少见，肿瘤具有丰富的黏液间质，细胞具有中-重度异型，但细胞较稀疏，核分裂象≥0.4 个/mm^2，相当于≥1 个/10HP，肿瘤向周围肌壁浸润性生长。

2. 子宫内膜间质肉瘤（endometrial stromal sarcoma，ESS） 较少见，分为两类。

（1）低级别子宫内膜间质肉瘤：有向宫旁组织转移的倾向，较少发生淋巴、肺转移。巨检：子宫球状增大，有多发性颗粒样、小团状突起，质如橡皮，富弹性，用镊子夹起后能回缩，似拉橡皮筋的感觉。剖面见子宫内膜层有息肉状肿块，黄色，表面光滑，切面均匀，无旋涡状排列。镜下见子宫内膜间质细胞侵入肌层肌束间，细胞质少，细胞异型少，核分裂象少（<10 个/10HP），细胞周围有网状纤维围绕，很少有出血、坏死。

（2）高级别子宫内膜间质肉瘤：恶性程度较高。巨检见肿瘤向腔内突起呈息肉状，质软，切面呈灰黄色，鱼肉状，局部有出血、坏死，向肌层浸润。镜下见内膜间质细胞高度增生，腺体减少、消失。瘤细胞致密，圆形或纺锤状，核大，分裂象多（>10 个/10HP），细胞异型程度不一。

3. 未分化子宫肉瘤（undifferentiated uterine sarcoma，UUS） 大体见侵入子宫腔内的息肉状肿块，伴有出血、坏死。肿瘤细胞分化程度差，细胞大小不一致，核异型明显，核分裂活跃，多伴脉管侵犯，恶性程度高。

4. 其他罕见的类型 包括子宫腺肉瘤、血管周上皮样细胞肿瘤以及横纹肌肉瘤等。腺肉瘤（adenosarcoma）指含有良性腺上皮成分及肉瘤样间叶成分的恶性肿瘤。多见于绝经后女性，也可见于青春期或育龄期女性。腺肉瘤呈息肉样生长，突入子宫腔，较少侵犯肌层，切面常呈灰红色，伴出血、坏死，可见小囊腔。镜下可见被间质挤压呈裂隙状的腺上皮成分，周围间叶细胞排列密集，细胞轻度异型，核分裂不活跃（2～4 个/10HP）。

子宫癌肉瘤归入子宫内膜癌章节。

（二）临床表现

1. 症状 早期症状不明显。最常见的症状是不规则阴道出血，量或多或少，出血来自向子宫腔生长的肿瘤表面破溃。若合并感染、坏死可有大量脓性分泌物排出，内含组织碎片，味臭。患者常诉下腹部包块迅速增大，晚期肿瘤向周围组织浸润，压迫周围组织，出现下腹痛、腰痛等。当肿瘤压迫直肠、膀胱时可出现相关脏器的压迫症状。癌肿转移至腹膜或大网膜时可出现血性腹水。晚期可出现恶病质、消瘦、继发性贫血、发热等全身衰竭现象。

2. 妇科检查 可表现为子宫增大，质软，表面不规则。有时宫口扩张，子宫口内见赘生物或经子宫口向阴道脱出息肉样或葡萄状赘生物，暗红色，质脆，触之易出血。

（三）转移途径

有血行播散、直接蔓延及淋巴转移。

（四）诊断

根据病史、症状及体征，应疑有子宫肉瘤的可能。对于恶性中胚叶混合瘤和多数子宫内膜间质肉瘤，分段刮宫是有效的辅助诊断方法。刮出物送病理学检查可确诊。因子宫肉瘤组织复杂，刮出组织太少易误诊为腺癌。有时取材不当仅刮出坏死组织而易误诊或漏诊。若肉瘤位于肌层内，尚未侵犯子宫内膜，单靠刮宫无法诊断。B 型超声、盆腔磁共振及 CT 等检查可协助诊断，但最后确诊必须根据病理切片检查结果。术前怀疑肉瘤者，禁用子宫粉碎器。手术切除的子宫肌瘤标本应逐个详细检查，有可疑时即做冷冻切片以确诊。子宫肉瘤易转移至肺部，故应常规行胸部 CT 平扫。

（五）分期

子宫平滑肌肉瘤及子宫内膜间质肉瘤采用国际妇产科联盟（FIGO，2009 年）制定的手术-病理分期（表 16-6），子宫腺肉瘤采用国际妇产科联盟（FIGO，2015 年）制订的手术-病理分期（表 16-7）。

笔记栏

表 16-6 子宫平滑肌肉瘤和子宫内膜间质肉瘤手术病理分期（FIGO，2009 年）

分期	定义
Ⅰ期	肿瘤局限于子宫
ⅠA	肿瘤最大直径≤5cm
ⅠB	肿瘤最大直径>5cm
Ⅱ期	肿瘤扩散到盆腔
ⅡA	侵犯附件
ⅡB	侵犯子宫外的盆腔内组织
Ⅲ期	肿瘤扩散到腹腔
ⅢA	一个病灶
ⅢB	多个病灶
ⅢC	侵犯盆腔和（或）主动脉旁淋巴结
Ⅳ期	肿瘤侵犯膀胱和（或）直肠或有远处转移
ⅣA	肿瘤侵及膀胱和（或）直肠
ⅣB	远处转移

表 16-7 子宫腺肉瘤手术-病理分期（FIGO，2015 年）

分期	定义
Ⅰ期	肿瘤局限于子宫
ⅠA	局限于子宫内膜/子宫颈管内膜，无肌层浸润
ⅠB	≤1/2 肌层浸润
ⅠC	>1/2 肌层浸润
Ⅱ期	肿瘤扩散到盆腔
ⅡA	累及附件
ⅡB	累及子宫外的盆腔组织
Ⅲ期	肿瘤侵犯腹腔组织（并非仅突向腹腔）
ⅢA	一个病灶
ⅢB	多个病灶
ⅢC	侵犯盆腔和（或）主动脉旁淋巴结
Ⅳ期	肿瘤侵犯膀胱和（或）直肠，和（或）远处转移
ⅣA	肿瘤侵及膀胱和（或）直肠
ⅣB	远处转移

（六）治疗

治疗原则应以手术为主。局限于子宫者行子宫全切术及双侧附件切除术。早期、雌激素/孕激素受体阴性的绝经前子宫平滑肌肉瘤患者可保留卵巢。腹膜后淋巴结清扫术有争议，扩散到子宫外者可行减瘤术。术后根据分期可辅以内分泌治疗、化疗或放疗。内分泌治疗主要为去雌激素治疗，适用于低级别子宫内膜间质肉瘤或雌激素/孕激素阳性的子宫平滑肌肉瘤，可选择芳香化酶抑制药、醋酸甲羟孕酮、醋酸甲地孕酮及 GnRH 类似药。化疗用药方案可选多柔比星、多西他赛+吉西他滨、异环磷酰胺、曲贝替定（trabectedin）等。对于晚期复发患者，在常规治疗失败的情况下，可以进行基因检测，尝试个体化靶向治疗，包括血管靶向药物，并鼓励患者参加临床试验。

（七）预后

子宫肉瘤易反复发生局部复发和远处转移，5 年存活率仅为 20%～30%，术后须密切随访。

（程　玺）

第四节　卵巢肿瘤、输卵管肿瘤及原发性腹膜癌

卵巢肿瘤（ovarian tumor）是女性生殖系统的常见肿瘤，其组织学类型繁多，形态复杂，可发生于任何年龄。卵巢生殖细胞肿瘤常见于青春期女性；性索间质肿瘤多发生于育龄期女性；卵巢恶性肿瘤以上皮性卵巢癌最为常见，多发于绝经后女性。由于卵巢位于盆腔深处，症状隐匿，难以早期发现，至今仍缺乏有效的早期诊断方法，约 70%卵巢恶性肿瘤患者确诊时已为中、晚期，治疗效果差。总 5 年生存率徘徊在 25%～30%，其死亡率居妇科恶性肿瘤的首位。

输卵管恶性肿瘤（carcinoma of the fallopian tube）是少见的女性生殖道恶性肿瘤，占妇科恶性肿瘤的 0.1%～1.8%。在组织学特点和生物学行为上，输卵管癌与卵巢癌相似，因此，两者的诊断和治疗方法也基本一致。近年的组织学、分子遗传学的证据表明，曾被归类于卵巢癌或原发性腹膜癌中的 40%～60%可能起源于输卵管，即输卵管癌的实际发病率可能被低估了。

一、卵巢肿瘤概论

案例 16-6

患者，女性，24 岁。因“突发右下腹痛 6h”急诊入院。患者今日凌晨睡时起夜，回床后突发右下腹绞痛，体位改变难以缓解，无放射痛和发热，无尿频、尿急、尿痛，伴恶心，呕吐胃内容物 3～4 次，急诊来院。既往史无特殊。月经初潮 14 岁，周期 28～30 天，经期 4～5 天，无痛经，末次月经 1 周前，现月经干净 2 天。未婚，无性生活史。

笔记栏

查体：体温37℃，脉率92次/分，呼吸19次/分，血压109/67mmHg，急性病容，强迫体位，无贫血貌，心、肺听诊未发现异常。腹部平坦，右下腹压痛（+），反跳痛（+），未触及包块，肝、脾肋下未触及。

妇科检查：外阴呈未婚式，外阴发育正常；肛诊见子宫体前位，正常大小，无压痛；右附件区触及一张力较高的囊性包块，压痛（+），大小约为10cm×15cm，左侧附件区未触及包块，无压痛。

问题：1. 该患者应考虑哪些诊断及鉴别诊断？

2. 为明确诊断，应做哪些辅助检查？

3. 如何明确诊断？应如何处理？

案例16-7

患者，女性，64岁。因"腹胀伴食欲缺乏1个月，发现盆腔包块5天"入院。患者10天前消化内科就诊，腹部CT提示大量腹水，肝硬化可能，以"腹水原因待查"收治入院。入院后腹水脱落细胞提示腺癌，女性生殖系统来源高级别浆液性癌可能。盆腔超声：子宫内膜厚度4mm，左附件区见低中混合回声包块，大小为56cm×48mm，右附件区见低中混合回声包块，大小为49cm×35mm，盆腔见游离无回声区，范围约为118cm×67mm。患者自患病以来，食欲缺乏，排便量减少、不成形，1个月内体重减轻4kg。

既往史：无特殊，绝经15年，既往月经规则，1-0-1-1，顺产，无肿瘤及其他家族遗传史。

查体：体温36.9℃，脉率92次/分，呼吸21次/分，血压130/80mmHg，神志清，查体合作，应答切题。全身皮肤、黏膜无黄染、出血点。浅表淋巴结未触及肿大。无颈静脉充盈，全腹膨隆，未触及腹部包块，肝、脾肋下未触及，叩诊呈鼓音，移动性浊音（+）。

妇科检查：外阴呈已婚式；阴道通畅；子宫颈轻度糜烂样改变；子宫体前位，萎缩；附件：左侧附件扪及约6cm囊实性包块，右侧附件扪及约5cm囊实性包块，边界不清，活动度差。

问题：1. 该患者应首先考虑什么诊断？诊断依据及鉴别诊断是什么？

2. 为明确诊断，应做哪些辅助检查？

3. 如何制订治疗方案？

（一）组织学分类

根据WHO制定的卵巢肿瘤组织学分类（2020版），卵巢肿瘤主要组织学类型为上皮性肿瘤、生殖细胞肿瘤、性索间质肿瘤及转移性肿瘤四大类。

1. 上皮性肿瘤　是最常见的组织学类型，占原发性卵巢肿瘤的50%～70%。来源于卵巢表面的生发上皮，可分为浆液性、黏液性、子宫内膜样、透明细胞、浆黏液性肿瘤、布伦纳瘤（Brenner瘤）、其他类型癌（中肾管腺癌、癌肉瘤等）、间叶性肿瘤（子宫内膜间质肉瘤、平滑肌瘤/肉瘤等）、混合性上皮性和间叶性肿瘤（腺肉瘤）等。各类别肿瘤根据生物学行为，进一步分为良性、交界性和癌。

2. 生殖细胞肿瘤　占卵巢肿瘤的20%～40%。生殖细胞来自生殖腺以外的内胚叶组织，有发生多种组织的功能，可分为良性畸胎瘤、未成熟性畸胎瘤、无性细胞瘤、卵黄囊瘤、胚胎性癌、绒毛膜癌、混合性生殖细胞瘤以及单胚层畸胎瘤（囊性畸胎瘤）和起源于皮样囊肿的体细胞型肿瘤（恶性卵巢甲状腺肿、甲状腺肿类癌）。

3. 性索间质肿瘤　占卵巢肿瘤的5%～8%。性索间质来源于原始性腺中的性索及间叶组织，可分为单纯性间质瘤（纤维瘤、卵泡膜细胞瘤、印戒细胞间质瘤、间质细胞瘤、类固醇细胞瘤等）、单纯性索肿瘤（成年型/幼年型颗粒细胞瘤、支持细胞瘤等）和混合性性索间质肿瘤（支持-间质细胞瘤、两性母细胞瘤等）。

4. 转移性肿瘤　占卵巢肿瘤的5%～10%。继发于胃肠道、生殖道、乳腺的恶性肿瘤转移至卵巢形成的肿瘤。

5. 其他　卵巢瘤样病变：由于卵巢功能改变形成的潴留性囊肿，不属于肿瘤范畴，会自然消退，如滤泡囊肿、黄体囊肿、黄素化滤泡囊肿、妊娠黄体瘤、间质增生和卵泡膜细胞增殖症等。

笔记栏

（二）临床表现

1. 卵巢良性肿瘤 病程发展缓慢。肿瘤较小时多无症状，肿瘤增大时，常感腹胀或腹部扪及肿块，肿瘤继续增大可出现压迫症状，如尿频、便秘等。妇科检查在子宫一侧或双侧触及球形肿块，多为囊性，表面光滑，边界清楚，与子宫无粘连。

2. 卵巢恶性肿瘤 卵巢上皮性癌多见于绝经后女性，由于卵巢深居盆腔，早期症状不明显，难以早期诊断，约2/3的卵巢上皮性癌患者诊断时已是晚期，主要症状为下腹不适、腹胀、食欲缺乏等，部分患者表现为短期内腹围迅速增大，伴有消瘦、乏力、贫血等恶病质表现，也可因肿瘤压迫出现排便、排尿次数增多，出现胸腔积液者可有气短，不能平卧。

卵巢恶性生殖细胞肿瘤常见于年轻女性，早期即出现症状，如腹部包块、腹胀，还可因肿瘤内出血、扭转、破裂感染而出现急腹痛、发热等症状；功能性卵巢肿瘤还可出现不规则阴道出血或绝经后出血；60%～70%的卵巢恶性生殖细胞肿瘤患者就诊时属早期。

妇科检查可扪及盆腔肿块，或直肠子宫陷凹结节。上皮性癌多为双侧，实性或囊实性，表面凹凸不平，活动差，合并大量腹水时移动性浊音（+）；恶性生殖细胞肿瘤多为单侧实性或囊实性肿块；有淋巴转移时可在腹股沟或锁骨上触及肿大的淋巴结。

（三）并发症

1. 蒂扭转 为常见的妇科急腹症，约10%的卵巢肿瘤并发蒂扭转。好发于瘤蒂长、中等大、活动度良好、重心偏于一侧的肿瘤（如成熟畸胎瘤）。常在突然改变体位，或妊娠期、产褥期子宫位置改变时发生。卵巢肿瘤扭转的蒂部由骨盆漏斗韧带、卵巢固有韧带和输卵管组成，初期静脉回流受阻，瘤内充血或血管破裂致瘤内出血，瘤体急剧增大，后期动脉血流受阻，肿瘤发生坏死、破裂和继发感染。典型症状是突发患侧下腹剧痛，常伴恶心、呕吐，甚至休克。妇科检查可扪及压痛的肿块，以蒂部最明显。有时不全扭转可自然复位，腹痛随之缓解。

蒂扭转一经确诊，应尽快行手术治疗。根据术中探查情况、年龄和生育要求决定手术范围。如果扭转时间短或不全扭转，卵巢颜色正常，可予以缓慢复位后行患侧卵巢囊肿剥除术；如果卵巢组织坏死或年龄大、无生育要求患者，可行患侧附件切除术，术时应先在扭转蒂部钳夹后，再切除肿瘤和扭转的瘤蒂，钳夹前不可先将扭转的蒂回复，以防血栓脱落造成栓塞。

2. 破裂 约3%的卵巢肿瘤会发生破裂。外伤性破裂常因腹部重击、分娩、性交、妇科检查及穿刺等引起；自发性破裂常因肿瘤过速生长所致。小囊肿或单纯浆液性囊腺瘤破裂时，患者仅有轻度腹痛；大囊肿或畸胎瘤破裂时，常剧烈腹痛伴恶心、呕吐，有时可致内出血、腹膜炎及休克。查体见腹部压痛、腹肌紧张或腹水征，原有的肿块摸不到或体积缩小。疑诊肿瘤破裂者应立即手术探查，术中尽量吸净囊液，行细胞学检查，彻底清洗盆腹腔，标本送病理学检查确定肿瘤性质，再决定手术范围。

3. 感染 较少见，多继发于蒂扭转或破裂，也可来自邻近器官感染灶（如阑尾脓肿）的扩散，可表现为发热、腹痛、腹部压痛、反跳痛、肌紧张及白细胞升高等。治疗原则是抗感染后手术切除肿瘤。

4. 恶变 短期内肿瘤迅速生长，尤其双侧性，应考虑恶变的可能，须尽早手术。

（四）诊断

根据病史及体征，辅以必要的检查可以初步判断是否为卵巢肿瘤，并鉴别良恶性、可能的组织学类型、恶性肿瘤的临床分期。常用的辅助检查如下。

1. 影像学检查

（1）超声检查：了解肿块的部位、大小、形态、囊性或实性、囊内有无乳头，并判断肿块性质。临床诊断符合率>90%。彩色多普勒超声扫描可测定卵巢以及肿块的血流变化，有利于诊断。

（2）磁共振、CT、PET检查：磁共振可判断肿块性质及其与周围器官的关系；CT可判断周围侵犯、肠管受累、淋巴转移及远处转移的情况；PET或PET/CT可判断是否有全身转移，特别是复发情况。

（3）腹部X线摄片：卵巢畸胎瘤可显示牙齿、骨质及钙化囊壁，临床已不常用。

2. 血清肿瘤标志物 CA125、人附睾蛋白4（human epididymis protein 4，HE4）是卵巢上皮性癌中应用价值最高的肿瘤标志物，可用于辅助诊断、疗效监测和复发监测。

笔记栏

（1）CA125：最为常用的卵巢癌肿瘤标志物，尤其是浆液性癌的首选肿瘤标志物。CA125 的阳性率与肿瘤分期、组织学类型有关；近半数的早期病例并不升高， 不单独用于早期诊断；90%以上患者 CA125 水平与病程进展相关，故 CA125 更多用于病情监测和疗效评估。

（2）HE4：是近十余年来应用于临床的肿瘤标志物，其对卵巢癌的诊断特异性（90%～95%）高于 CA125（76.6%～86.5%）。HE4 与 CA125 联合应用判断盆腔肿块的良恶性。

（3）ROMA 指数：是将 CA125 和 HE4 的血清浓度与患者绝经状态相结合的一个评估模型，研究显示，对于绝经前的患者，ROMA 指数诊断卵巢癌的敏感性平均为 76.0%，特异性约为 85.1%，而在绝经后的患者中，其敏感性约为 90.6% 、特异性约为 79.4%。

（4）性激素：卵巢颗粒细胞瘤、卵泡膜细胞瘤可产生较高水平雌激素，浆液性、黏液性囊腺瘤或 Brenner 瘤有时也可分泌一定量雌激素。支持-间质肿瘤分泌雄激素。

（5）其他：①血清甲胎蛋白（alpha fetoprotein，AFP），升高可见于卵黄囊瘤、混合性无性细胞瘤、未成熟畸胎瘤；②血清 HCG，升高见于卵巢非妊娠性绒癌；③神经元特异性烯醇化酶（neuron-specific enolase，NSE），升高见于未成熟畸胎瘤或伴有神经内分泌分化的肿瘤；④乳酸脱氢酶(lactic acid dehydrogenase，LDH)，升高常见于无性细胞瘤；⑤糖类抗原 19-9（carbohydrate antigen 19-9，CA19-9），升高常见于未成熟或成熟畸胎瘤、黏液性卵巢癌或某些交界性肿瘤、胃肠道转移性卵巢癌。

3. 腹腔镜检查　可直接观察肿块外观以及盆、腹腔及横膈等部位，对可疑部位行多点活检，抽吸腹水行细胞学检查。目前腹腔镜 Fagotti 评分（预测性指标值，predictive index value，PIV）（表 16-8）已作为晚期卵巢癌是否行初次肿瘤细胞减灭术（primary cyto-reductive surgery）的重要评估手段。PIV＜8 分者行初次肿瘤细胞减灭术，≥8 分者行新辅助化疗（neoadjuvant chemotherapy，NACT）+中间型肿瘤细胞减灭术。

表 16-8　腹腔镜 Fagotti 评分标准

腹腔镜特征	表现	分值
腹膜转移	大块/粟粒样的腹膜种植病灶	2
横膈转移	广泛腹膜浸润性病灶和（或）大部分膈面受累	2
肠系膜转移	肠系膜根部受累	2
网膜转移	大网膜，并累及胃大弯处	2
肠浸润	小肠/大肠切除及/肠袢上病灶的广泛种植	2
胃浸润	肿瘤侵及胃壁	2
肝浸润	肝脏表面病灶大于 2cm	2

4. 细胞学检查　抽取腹水或腹腔冲洗液、胸腔积液以查找癌细胞，有助于确定分期。

5. 胃肠镜检查　排除胃肠道转移性肿瘤。

（五）鉴别诊断

1. 卵巢良性肿瘤　与恶性肿瘤的鉴别见表 16-9。

表 16-9　卵巢良性肿瘤和恶性肿瘤的鉴别

特点	卵巢良性肿瘤	卵巢恶性肿瘤
年龄	20～50 岁	不同类型肿瘤年龄各异
肿瘤生长	缓慢	迅速
病程	较长	较短
一般情况	良好	较差，甚至恶病质
体征	肿瘤多为单侧，表面光滑	肿瘤多为两侧，形状不规则
腹水	多无腹水	有，腹水中可查到癌细胞
B 型超声	液体暗区、边界清，内部回声均匀，血供不丰富	实性或囊实性混合回声、内部回声不均匀，血供丰富
预后	良好	晚期预后差

笔记栏

2. 良性肿瘤的鉴别诊断

（1）卵巢瘤样病变：滤泡囊肿和黄体囊肿最常见。多为单侧，直径≤8cm，壁薄，一般在月经第5天复查超声，大多缩小或消失。临床上可观察2～3个月或口服避孕药，囊肿可自行消失，若持续存在或增大，应考虑为卵巢肿瘤。

（2）输卵管卵巢囊肿：为盆腔炎性疾病后遗症形成的包块。常有不孕或盆腔炎性疾病病史。两侧附件区形成不规则条形囊性包块，边界较清，活动受限。

（3）子宫肌瘤：浆膜下肌瘤或肌瘤囊性变。肌瘤常为多发性，与子宫相连，检查时随子宫体及子宫颈移动。超声检查可协助鉴别。

（4）腹水：应与巨大卵巢肿瘤相鉴别。腹水平卧时腹部两侧突出如蛙腹，叩诊腹部中间鼓音，两侧浊音，移动性浊音阳性；巨大卵巢囊肿平卧时腹部中间隆起，叩诊浊音，腹部两侧鼓音，无移动性浊音。超声检查有助于鉴别。

3. 恶性肿瘤的鉴别诊断

（1）子宫内膜异位症：盆腔检查异位症形成的粘连性肿块和直肠子宫陷凹结节有时与卵巢恶性肿瘤难以鉴别。但前者常有进行性痛经、月经改变。结合血清CA125和HE4水平及超声、MRI检查有助于鉴别。

（2）盆腔结缔组织炎：盆腔检查附件区组织增厚，包块边界不清，易与卵巢恶性肿瘤混淆。但前者常有流产或产褥感染病史，表现为发热、下腹痛，妇科检查附件区压痛、片状块物达盆壁，用抗生素治疗症状缓解，块物缩小。若治疗后症状、体征无改善，块物反而增大，应考虑为卵巢恶性肿瘤。超声、CT及MRI检查有助于鉴别。

（3）结核性腹膜炎：因合并腹水和盆腹腔内粘连性肿块易与卵巢恶性肿瘤混淆。多发生于年轻、不孕的女性，多有肺结核病史，常有月经稀少或闭经史，以及低热、盗汗等全身症状。影像学检查有助于鉴别，必要时行剖腹探查或腹腔镜检查取活检确诊。

（4）转移性卵巢肿瘤：需与直肠癌、乙状结肠癌、腹膜后肿瘤、胃癌、乳腺癌等相鉴别。胃肠道肿瘤多有消化道症状，可伴有CA19-9、CEA等升高，可行超声检查、胃肠镜、盆腔MRI等，有助于鉴别。

（六）卵巢恶性肿瘤转移途径

卵巢恶性肿瘤主要通过直接蔓延、腹腔种植、淋巴转移。瘤细胞可直接侵犯包膜，累及邻近器官，并广泛种植于腹膜、大网膜表面。

淋巴转移有3种方式：①沿卵巢血管经卵巢淋巴管向上至腹主动脉旁淋巴结；②沿卵巢门淋巴管达髂内、髂外淋巴结，经髂总至腹主动脉旁淋巴结；③沿子宫圆韧带进入髂外及腹股沟淋巴结。横膈为转移的好发部位，尤其右膈下淋巴丛密集，最易受侵犯。

血行转移少见，晚期可转移到肺、胸膜及肝实质。

（七）恶性肿瘤的临床分期

恶性肿瘤的临床分期多采用国际妇产科联盟（FIGO，2014版）的手术病理分期（表16-10）。

表16-10　卵巢癌、输卵管癌、原发性腹膜癌的手术病理分期（FIGO，2014版）

Ⅰ期	病变局限于卵巢或输卵管
ⅠA	肿瘤局限于单侧卵巢（包膜完整）或输卵管，卵巢和输卵管表面无肿瘤；腹水或腹腔冲洗液未找到癌细胞
ⅠB	肿瘤局限于双侧卵巢（包膜完整）或输卵管，卵巢和输卵管表面无肿瘤；腹水或腹腔冲洗液未找到癌细胞
ⅠC	肿瘤局限于单侧或双侧卵巢或输卵管，并伴有如下任何一项
ⅠC1	手术导致肿瘤破裂
ⅠC2	手术前包膜已破裂或卵巢、输卵管表面有肿瘤
ⅠC3	腹水或腹腔冲洗液发现癌细胞
Ⅱ期	肿瘤累及单侧或双侧卵巢，伴盆腔内扩散（在骨盆入口平面以下）或原发性腹膜癌
ⅡA	蔓延或种植到子宫和（或）输卵管和（或）卵巢
ⅡB	蔓延至其他盆腔内组织

笔记栏

续表

Ⅲ期	肿瘤累及单侧或双侧卵巢、输卵管或原发性腹膜癌，伴细胞学或组织学证实的盆腔外腹膜转移或证实存在腹膜后淋巴结转移
ⅢA1	仅有腹膜后淋巴结转移（细胞学或组织学证实）
ⅢA1（i）	淋巴结转移最大直径≤10mm
ⅢA1（ii）	淋巴结转移最大直径>10mm
ⅢA2	显微镜下盆腔外腹膜受累，伴或不伴腹膜后淋巴结转移
ⅢB	肉眼盆腔外腹腔转移，病灶最大直径≤2cm，伴或不伴腹膜后淋巴结转移
ⅢC	肉眼盆腔外腹腔转移，病灶最大直径>2cm，伴或不伴腹膜后淋巴结转移（包括肿瘤蔓延至肝包膜和脾，但未转移到脏器实质）
Ⅳ期	超出腹腔外的远处转移
ⅣA	胸腔积液细胞学阳性
ⅣB	腹膜外器官实质转移（包括肝实质转移和腹股沟淋巴结及腹腔外淋巴结转移）

（八）治疗

一经确诊，应手术治疗。手术目的：①明确诊断；②切除肿瘤；③恶性肿瘤进行手术-病理分期：术中不能确定肿瘤性质者，应将切下的卵巢肿瘤进行快速冰冻组织病理学检查，明确诊断；④解除并发症。

手术可通过腹腔镜和（或）剖腹进行。良性肿瘤可行腹腔镜手术，恶性肿瘤一般经腹手术，术后根据组织学类型、手术-病理分期、残余灶大小决定是否进行辅助性化疗、靶向治疗、放疗等综合治疗。

（九）预防

1. 筛查　目前主要应用血清 CA125 检测联合经阴道盆腔检查进行卵巢肿瘤筛查，但尚无理想的适用于普通人群的卵巢癌、输卵管癌及原发性腹膜癌的筛查方案。

2. 遗传咨询和相关基因检测　建议有卵巢癌、输卵管癌、腹膜癌或乳腺癌家族史的女性，进行遗传咨询、BRCA 基因检测、Lynch 综合征相关错配修复基因检测，确定有基因突变者，自 30 岁始每半年进行 1 次盆腔超声检查，尽管盆腔超声用于筛查的有效性尚不明确。也可建议在生育后进行预防性双附件切除，以降低卵巢癌的风险。

3. 预防　口服避孕药 5 年以上，可降低卵巢癌风险的 50%。预防性输卵管切除推荐用于实施保留卵巢的子宫切除术患者。口服避孕药可以降低携带 BRCA1/BRCA2 突变基因的女性发生卵巢癌的风险。预防性的双附件切除适合于已完成生育的高危女性，携带 BRCA1 突变基因，在 35～40 岁完成手术；携带 BRCA2 突变基因，在 40～45 岁完成手术；或根据家族中卵巢癌患者发病年龄决定手术年龄。

（十）妊娠合并卵巢肿瘤

卵巢良性肿瘤合并妊娠较常见，以成熟囊性畸胎瘤及浆液性囊腺瘤居多。早期妊娠时可通过妇科检查发现，妊娠中期以后主要靠超声诊断。妊娠中期时易发生卵巢肿瘤、蒂扭转；晚期妊娠时肿瘤可导致胎位异常；分娩时肿瘤位置低可梗阻产道导致难产或肿瘤破裂。合并卵巢良性肿瘤，发现于早期妊娠者可至妊娠 12 周后手术，发现于晚期妊娠者可至妊娠足月行剖宫产术的同时切除肿瘤。疑为卵巢恶性肿瘤者，应尽早手术，处理原则同非妊娠期。

二、卵巢上皮性肿瘤

卵巢上皮性肿瘤（ovarian epithelial tumor）为最常见的卵巢肿瘤，占原发性卵巢肿瘤的 50%～70%，占卵巢恶性肿瘤的 85%～90%，有良性、交界性、恶性之分。

传统上认为卵巢上皮性肿瘤起源于卵巢表面的生发上皮，从胚胎学上看，卵巢表面的生发上皮和副中肾管都是来自原始的体腔上皮，因此，生发上皮有向副中肾管方向分化的特性：向输卵管上皮分化者为浆液性，向宫颈黏液上皮分化者为黏液性，向内膜上皮分化者为内膜样肿瘤。

越来越多的证据表明，部分卵巢高级别浆液性腺癌源于输卵管伞端而非卵巢。目前认为，卵巢高级别浆液性癌（high grade serous carcinoma，HGSC）可能为输卵管上皮内癌形成后脱落种植在卵

笔记栏

巢表面或内陷到卵巢实质所致，在基因水平，HGSC 高度不稳定，部分与 BRCA1/BRCA2 基因突变相关，几乎所有病例皆有 TP53 突变，病程进展迅速，对铂类化疗敏感；卵巢低级别浆液性癌（low grade serous carcinoma，LGSC）则可能由正常输卵管上皮脱落至卵巢表面或形成包涵囊肿后再发生癌变的结果，在基因水平，LGSC 具有高频的 KRAS 和 BRAF 突变，但罕见 TP53 突变，病程进展缓慢，对铂类化疗不敏感；高级别和低级别卵巢浆液性上皮肿瘤不同来源的学说被称为“二元论学说”。

（一）发病的相关因素及预防

卵巢肿瘤的病因仍不清楚。有学者提出了持续排卵假说。理论上讲，排卵次数多，卵巢表面生发上皮反复地发生破裂和修复，这一过程导致上皮细胞自发突变的可能性增加，进而使生殖细胞发生突变或导致癌基因表现型的出现。

1. 发病相关因素 高危因素：卵巢癌与产次少和不孕有关。初潮早、绝经晚、晚婚晚育（>35岁）、不孕不育、累计排卵超过 40 年者，患卵巢癌的风险相对较高。产次与卵巢癌发生的风险呈负相关，至少生育 1 胎具有保护性作用，患病风险可以降低 30%～40%。

遗传因素：占 5%～10%，如 BRCA1 和 BRCA2 基因突变、遗传性非息肉病性结直肠癌等。如直系亲属有卵巢癌和乳腺癌者，女性罹患卵巢癌和乳腺癌的概率会明显升高。BRCA1 基因突变携带者乳腺癌的患病风险为 45%～85%，卵巢癌患病风险为 20%～45%；BRCA2 基因突变者乳腺癌和卵巢癌的患病风险分别为 30%～50%和 10%～20%。

2. 预防 卵巢癌的保护因素：早孕早育（<25 岁）、妊娠期、哺乳期，长期服用避孕药。口服避孕药是唯一已证实的可预防卵巢癌的一种方法，应用口服避孕药 5 年或 5 年以上的患者，发生卵巢癌的可能性降低 50%；生育两胎同时口服避孕药使用 5 年或 5 年以上的女性，发生卵巢癌的可能性降低 70%。对于有卵巢癌家族史的患者尤为重要。

（二）病理

卵巢上皮性肿瘤的组织学类型主要有以下几种。

1. 良性上皮性肿瘤

（1）浆液性囊腺瘤（serous cystadenoma）：占卵巢良性肿瘤的 25%，多为单侧，囊性，大小不等，表面光滑，壁薄，囊内充满淡黄色清亮液体。镜下见囊壁为纤维结缔组织，内衬浆液性单层柱状上皮。

（2）黏液性囊腺瘤（mucinous cystadenoma）：是由部分或全部含细胞内黏液的瘤细胞构成的卵巢肿瘤，占卵巢良性肿瘤的 20%，多为单侧，圆形或卵圆形，表面光滑，灰白色，体积较大或巨大。常为多房，囊腔内充满胶冻状黏液，很少有乳头生长。镜下见囊壁为纤维结缔组织，内衬单层黏液柱状上皮，有时可见杯状细胞及嗜银细胞。

2. 交界性上皮性肿瘤

（1）浆液性交界性肿瘤（serous borderline ovarian tumor，SBOT）：形态学特征介于良性浆液性肿瘤和 LGSC 之间。分子生物学分析表明，SBOT 具有与 LGSC 相似的分子和遗传学特点，4%～7%进展为 LGSC。30%呈双侧，囊性，囊内壁至少局部呈乳头状生长，少数可有乳头向卵巢表面生长。镜下见逐级分支的乳头，浆液性上皮复层化不超过 3 层，细胞核低级别，核分裂象少见，无间质浸润或仅有微小浸润。

超过 40%的浆液性交界性肿瘤可播散到卵巢以外，SBOT 腹膜种植分为非浸润性种植和浸润性种植，后者治疗同 LGSC。若肿瘤中出现直径≥5mm 融合区的细长 HGSC 微乳头结构，且细胞核出现更明显的非典型性微乳头亚型（micropapillary variant），则称为非浸润性低级别浆液性癌，多为双侧性，更易出现腹膜种植性病变，复发率高，预后较差，与 LGSC 相似。

（2）黏液性交界性肿瘤（mucinous borderline tumor）：几乎均为单侧，瘤体较大，通常直径>10cm，切面常为多房或海绵状，囊壁增厚，可有细小质软乳头形成。镜下见胃肠型黏液上皮被覆，细胞核有轻至中度异型，可形成绒毛状或纤细丝状乳头。无间质浸润或仅有微小浸润灶。

3. 恶性上皮性肿瘤

（1）浆液性癌（serous carcinoma）：占卵巢癌的 75%，多为双侧，体积较大，囊实性或实性。表面呈结节状或分叶状，灰白色，或有乳头状增生，囊内液浑浊，充满质脆的乳头，易出血、坏死。根据组织学形态和分子特征，可分为高级别和低级别浆液性癌两类，二者具有完全不同的形态和分子特征。高级别癌最常见，约占浆液性卵巢癌的 70%，镜下以特征性的囊实性蜂窝状乳头状腺癌为

笔记栏

主，细胞核级别高，核分裂象常见（>12 个/10HP），预后极差。低级别浆液性癌仅占卵巢浆液性癌的 5%，镜下以伴间质浸润的乳头状生长为主，细胞核级别低，预后远好于高级别癌。

（2）黏液性癌（mucinous carcinoma）：绝大多数为转移性癌，卵巢原发性黏液性癌并不常见，占卵巢癌的 3%～4%。单侧多见，瘤体巨大，表面光滑，囊实性或实性，可有出血、坏死。镜下见异型黏液性上皮排列成腺管状或乳头状，出现融合性或毁损性间质浸润。由于绝大多数卵巢黏液性癌含有肠型细胞，因此仅根据组织学无法与胃肠道等（胃肠道、阑尾、胰腺、胆道、子宫颈）来源的转移癌相鉴别。

（3）子宫内膜样癌（endometrioid carcinoma）：占卵巢癌的 10%～15%，单侧多见，较大，多为单房，囊性或实性，有乳头生长，囊液多为血性。镜下特点与子宫内膜癌极相似，多为高分化腺癌，常伴鳞状分化。与子宫内膜异位症或子宫内膜样交界性肿瘤相关，或子宫同时合并有子宫内膜样癌，5 年存活率为 40%～50%。

（4）透明细胞癌（clear cell carcinoma）：占卵巢癌的 10%，多为单侧，囊实性，常含有子宫内膜异位症病灶。镜下表现为乳头状、管状和实性多种模式。肿瘤细胞胞质清晰、嗜酸性，核大而不典型，核仁明显，有丝分裂象少见（<5 个/10HP）。特征性改变：多发性复合乳头；密集透明的基底膜或黏液样间质扩大的乳头中心（透明体）。传统上被认为是高度恶性肿瘤，对铂类化疗耐药，晚期预后较同期 HGSC 更差。但 I 期肿瘤预后相对较好，5 年生存率为 80%～90%。

（三）治疗

1. 良性肿瘤　治疗原则：一经确诊，应手术治疗。根据患者年龄、生育要求及对侧卵巢情况决定手术范围。年轻、单侧肿瘤患者应行卵巢肿瘤切除术或患侧附件切除术，双侧者应行卵巢肿瘤切除术。围绝经期女性/绝经后女性可行患侧附件切除，或子宫及双侧附件切除术。术中尽可能防止肿瘤破裂，巨大卵巢良性囊性肿瘤可穿刺放液，待体积缩小后再取出，穿刺前保护好周围组织，或作荷包缝合后再穿刺放液后打结，避免囊液外渗污染。

2. 交界性肿瘤　主要采用手术治疗，预后较好，即使有卵巢外种植转移，也可行保留生育功能的手术。对于无生育要求的患者，手术方法为全面分期手术；临床 I 期的患者经仔细探查后可不行腹膜后淋巴结切除术。年轻有生育要求的早期交界性肿瘤行患侧附件切除+全面分期手术，保留健侧附件和子宫，腹腔冲洗液细胞学检查及腹膜多点活检。术后一般不选择辅助性化疗，除非伴浸润性种植。

3. 恶性肿瘤　初次治疗原则是以手术为主，辅以化疗、靶向治疗、放疗等综合治疗。

（1）手术治疗：初次手术的彻底性与预后密切相关。

1）早期患者应行全面分期手术：取腹部正中足够大的直切口，先取腹水或腹腔冲洗液行细胞学检查；全面探查腹膜和腹腔脏器表面，活检和（或）切除任何可疑病灶；正常盆腹腔腹膜多点活检；子宫全切术及双附件切除术；结肠下网膜切除术；系统切除盆腔淋巴结及腹主动脉旁淋巴结取样；黏液性癌应行阑尾切除。

2）保留生育功能手术：对于年轻、希望保留生育功能的早期患者选择保留生育功能手术。指征为：临床 I 期，所有分级者。I_{A} 和 I_{C} 期的卵巢上皮性癌患者，可行全面分期手术+患侧附件切除术；I_{B} 期的患者，可行全面分期手术+双附件切除；I 期透明细胞癌恶性程度高，保留生育功能需慎重。

3）肿瘤细胞减灭术（cytoreductive surgery）：晚期患者行肿瘤细胞减灭术，又称减瘤术（cytoreductive surgery），手术目的是尽可能切除所有原发病灶和转移病灶，使残留肿瘤病灶达到最小，必要时可切除部分肠管、膀胱、脾脏等，淋巴结如无受累可以不切除。若残余癌灶直径≤1cm，为满意的肿瘤细胞减灭术；残余癌灶直径>1cm，称为不满意的肿瘤细胞减灭术。

4）中间型肿瘤细胞减灭术（interval cytoreductive surgery）：如判断难以实现满意的肿瘤细胞减灭术或年老体弱难以耐受手术者，则在取得细胞学或组织学-病理诊断后先行新辅助化疗 2～3 个周期，再行手术者称为中间型肿瘤细胞减灭术，手术后再继续化疗。

（2）化学药物治疗：上皮性癌对化疗敏感，即使已发生广泛转移者也能取得一定疗效。除经过全面分期手术的 I_{A} 和 I_{B} 期低级别浆液性癌/子宫内膜样癌、黏液性癌不需化疗外，其他卵巢恶性肿瘤均需要化疗。I 期 3～6 个疗程（I 期 HSGC 化疗 6 个疗程），晚期 6 个疗程。化疗主要用于：①初次手术后辅助化疗，以杀灭残余癌灶、控制复发；②新辅助化疗，使肿瘤缩小，为达到满意减瘤术创造条件；③不能耐受手术者。

笔记栏

化疗方案采取以铂类为基础的联合化疗，首选化疗方案为紫杉醇联合卡铂，除非患者有紫杉醇应用的禁忌证（如存在外周神经病变）。常用联合化疗方案，见表 16-11。

表 16-11 卵巢恶性肿瘤常用化疗方案

方案	用法	肿瘤类型
静脉化疗方案（适用于Ⅱ～Ⅳ期）		
TC	紫杉醇 175mg/m^2>3h+卡铂 AUC 5～6>1h，q3 周	上皮性、癌、肉瘤、性索间质类
AC	卡铂 AUC 5>1h +脂质体多柔比星 30mg/m^2，q4 周	
DC	多西紫杉醇 60～75mg/m^2>1h + 卡铂 AUC 5～6>1h，q3 周	
BEP	（博来霉素 30U 静滴 qw + 依托泊苷 100mg/m^2×5 天+顺铂 20mg/m^2）×5 天，q3 周	生殖细胞及性索间质类
EC	依托泊苷 120mg/m^2×3 天 +卡铂 400mg/m^2，D1，q4 周	
静脉腹腔联合：紫杉醇 135mg/m^2>24h，静脉滴注，D1+顺铂 75～100mg/m^2，D2，腹腔注射+紫杉醇 60mg/m^2，D8，腹腔注射，q3 周		上皮性（Ⅱ～Ⅲ期）
TC 联合靶向：紫杉醇 175mg/m^2>3h +卡铂（AUC 5～6）>1h+贝伐单抗 7.5mg/kg，30～90min，q3 周，5～6 个疗程后，继续贝伐单抗 12 个疗程		

注：AUC 指曲线下面积（area under the curve），根据患者的肌酐清除率计算卡铂剂量。

（3）靶向治疗：如血管内皮生长因子（VEGF）抑制剂贝伐单抗用于初次化疗的联合用药和维持治疗。多腺苷二磷酸核糖聚合酶抑制药（PARP inhibitor）：尼拉帕利、奥拉帕利应用于上皮性卵巢癌Ⅱ～Ⅳ期有 BRCA 突变，以及铂敏感高级别浆液性癌的一线维持治疗；PD-1 抑制剂帕姆单抗用于高度微卫星不稳定性（MSI-H）或错配修复缺陷的铂耐药复发卵巢癌的免疫治疗。

（4）放疗：无性细胞瘤对放疗最敏感，颗粒细胞瘤中度敏感，卵巢上皮性癌中度敏感，复发的上皮性癌可选用姑息性局部放疗。盆腹腔放疗多有近期和远期并发症，所以放疗基本不再用于卵巢癌术后的辅助治疗。即使是对放疗敏感的无性细胞瘤，术后亦以化疗为主要辅助治疗手段。对于肿瘤局限，仅有腹膜后或纵隔淋巴结转移，但手术难以切除，且化疗效果不佳者，可考虑调强放疗。

案例 16-6 分析

1. 诊断及鉴别诊断 患者为育龄期女性，变换体位时突发右下腹剧痛伴恶心、呕吐，腹部检查有右下腹局限性腹膜刺激征，肛查触及右侧附件区囊性包块，张力大，包块与子宫之间的部位明显压痛。诊断考虑右侧卵巢肿瘤合并蒂扭转可能性大，鉴别诊断应考虑输卵管妊娠、卵巢囊肿或黄体囊肿破裂、卵巢肿瘤合并感染、卵巢子宫内膜异位囊肿破裂等。

2. 进一步检查 为明确诊断，应进一步行彩色多普勒超声扫描，了解盆腔肿块的性质和盆腔是否有积液；测定血 CA125、HE4、AFP、β-hCG、CA19-9 及血常规等，必要时行 CT 或 MRI 检查，以明确肿瘤的性质。

3. 明确诊断及处理方案 患者无性生活史，通过血 β-hCG 测定可除外异位妊娠；患者无明显炎症病史，无发热，体格检查腹痛局限于一侧下腹，可除外炎性包块；结合盆腔超声、CT 或 MRI 检查可明确右附件区囊肿大小变化及有无腹水、囊壁及血流情况，可除外卵巢囊肿或黄体破裂及卵巢子宫内膜异位囊肿破裂等。该患者病史和临床表现符合右侧卵巢肿瘤蒂扭转，一旦确诊应尽早手术治疗，行腹腔镜下右侧卵巢肿瘤切除术，如术中探查发现患侧卵巢有显著淤血、坏死，为避免卵巢血管内的栓子脱落造成栓塞，可行患侧附件切除术，术时应先在蒂根下方钳夹，再将肿瘤和扭转的瘤蒂一并切除，台下检查肿物性状，必要时送冷冻病理学检查排除恶性肿瘤。

案例 16-7 分析

1. 诊断、诊断依据及鉴别诊断 患者为绝经后女性，短期内出现消化道症状，检查发现双附件区囊实混合性不规则包块伴中量腹水，腹水脱落细胞提示腺癌，女性生殖系统来源高级别浆液性癌可能。初步诊断考虑卵巢浆液性癌可能性大。需与盆腔子宫内膜异位症、盆腔结核、直肠癌及转移性卵巢肿瘤相鉴别。

2. 进一步检查 应进一步行血清 CA125、HE4、AFP、CA19-9、CEA 和 β-hCG 检查以鉴别卵巢肿瘤类型及卵巢以外的肿瘤；盆腔彩色多普勒超声扫描、盆腔及腹部 CT 或 MRI 检查，明

笔记栏

确肿瘤的性质，并确定有无远处转移；粪便隐血检查+胃肠镜检查排除消化道肿瘤。

3. 卵巢浆液性癌诊断依据 ①绝经后女性短期内出现消化道症状，检查发现双附件区囊实混合性不规则包块伴中量腹水。②妇科检查：双侧附件区触及囊实性包块，边界欠清。③辅助检查：血清 CA125、HE4 阳性；彩色多普勒超声提示双附件区囊实性包块伴有中量腹水。盆腔及腹部 CT 或 MRI 检查提示卵巢恶性肿瘤可能。④腹水穿刺液见腺癌细胞，女性生殖系统来源高级别浆液性癌可能。⑤胃肠镜检查除外消化道原发肿瘤。

4. 处理 术前评估满意减瘤术可能性后，先行腹腔镜探查，大网膜呈饼状，腹腔内见大量血性腹水，量约 1000ml，全腹膜及肠段表面均见大小不一菜花样种植病灶，肠段之间、与腹膜粘连，肝脏表面均见病灶累及。考虑恶性肿瘤广泛转移，转开腹肿瘤减灭术（全子宫+双附件+大网膜+阑尾切除术）。剖腹进行全面的盆腹腔及膈面的探查+肿物活检病理确诊，术中冰冻：双侧卵巢低分化癌，阑尾及大网膜均见肿瘤累及。术中请外科主任上台，切除肝脏表面病灶，残余癌灶小于 1cm。术后诊断：双侧卵巢低分化癌 IIIc 期。术后行以铂类为主的联合化疗（紫杉醇+卡铂+贝伐珠单抗）6 个疗程。术后行 BRCA+HRD 基因检测，发现 BRCA（-），HRD（+），6 个疗程化疗结束后用贝伐珠单抗+PARP 抑制剂（尼拉帕利）维持治疗。

三、卵巢生殖细胞肿瘤

卵巢生殖细胞肿瘤（ovarian germ cell tumor）为一组来源于不同分化阶段的卵巢原始生殖细胞的肿瘤，占卵巢肿瘤的 30%，多发生于年轻女性及幼女，其结构成分复杂，常有各种成分不同程度地混合存在，除成熟畸胎瘤等少数组织类型外，大多类型为恶性肿瘤。主要表现为原始生殖细胞的异常增生。出生时的生殖细胞是有包膜的（始基卵泡），无包膜或游离的生殖细胞死亡。如果这些细胞没有死亡，生殖细胞就可能失去正常控制，发生异常增生。原始生殖细胞有分化为 3 个胚层组织的潜能，其不同的分化阶段可发生不同种类的肿瘤（图 16-9）。

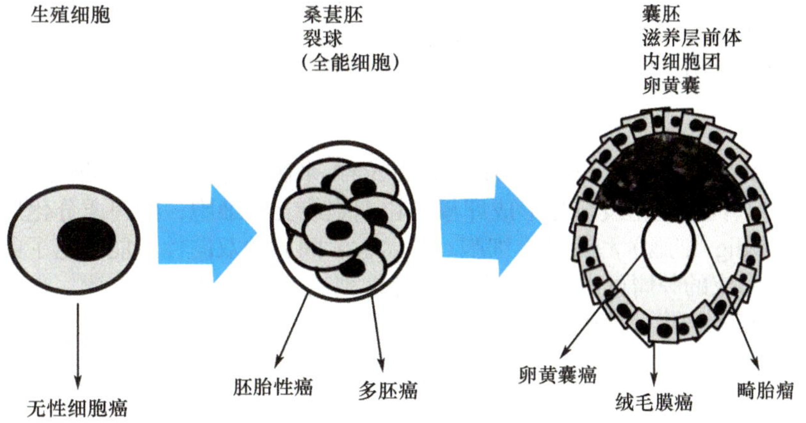

图 16-9　卵巢生殖细胞肿瘤的组织学来源

（一）病理

1. 畸胎瘤（teratoma） 为最常见的生殖细胞肿瘤，由多胚层组织构成，多数成熟、囊性，少数未成熟、实性。

（1）成熟畸胎瘤（mature teratoma）：属良性肿瘤，又称皮样囊肿，占生殖细胞肿瘤的 85%～97%，占卵巢畸胎瘤的 95%以上。可发生于任何年龄，以 20～40 岁居多。单侧多见，圆形或卵圆形，中等大，壁光滑、质韧。多为单房，腔内可充满油脂和毛发，有时可见牙齿或骨质。囊腔内突出物形成“头节”，头节的上皮易恶变，恶变率为 2%～4%，恶变多见于绝经期后女性。肿瘤可含外、中、内 3 个胚层组织。偶见向单一胚层分化的高度特异性畸胎瘤，如卵巢甲状腺肿，可分泌甲状腺激素，甚至引起甲状腺功能亢进症。直径大于 5cm 者易发生卵巢肿瘤蒂扭转，是最常见的妇科急腹症之一，另外，肿瘤亦可发生破裂和感染。

（2）未成熟畸胎瘤（immature teratoma）：属恶性肿瘤，占卵巢恶性生殖细胞肿瘤的 20%，卵巢畸胎瘤的 1%～3%，好发于青少年。多为单侧实性分叶状，局部可有囊性区域。可含 2～3 个胚层，

笔记栏

由分化程度不同的未成熟胚胎组织构成，主要为原始神经组织。肿瘤恶性程度根据未成熟组织所占比例、分化程度及神经上皮含量而定。复发及转移率高，但复发后再次手术时可见肿瘤组织有向成熟转化的特点，称恶性程度“逆转现象”。

2. 无性细胞瘤（dysgerminoma） 占卵巢恶性肿瘤的1%～2%，好发于青春期及生育期女性，约5%发生于染色体核型异常的女性表型患者的性腺，伴有性腺发育异常及含有Y染色体异常核型。因此，对于有盆腔实性包块的初潮前患者，建议行染色体核型检查，如含有Y染色体，建议一经诊断，行双侧卵巢切除术。5%的患者因混合合体滋养细胞，会有血hCG升高。

多为单侧，圆形或椭圆形，实性，表面光滑或分叶状，切面呈淡棕色，镜下见圆形或多角形大细胞，细胞核大，细胞质丰富，瘤细胞排列成片状或条索状，由少量纤维组织相隔，间质中有淋巴细胞广泛浸润。对放疗敏感，因为肿瘤主要发生于青少年和年轻女性，放疗会导致生育能力丧失，故很少用于一线治疗。预后好，纯无性细胞瘤5年生存率可达90%。

3. 内胚窦瘤（endodermal sinus tumor） 来源于原始的卵黄囊，故又名卵黄囊瘤，占卵巢恶性肿瘤的1%，多见于儿童及年轻女性。常为单侧，圆形或卵圆形，表面光滑。切面部分囊性，组织质脆，多有出血坏死区，呈灰红或灰黄色，易破裂。镜下见疏松网状和内皮窦样结构，典型病例中可见Schiller-Duval小体。瘤细胞产生甲胎蛋白（AFP），恶性程度高，预后差，生长迅速，易早期转移，对化疗十分敏感。

（二）治疗

1. 良性生殖细胞肿瘤 单侧行卵巢肿瘤切除术或患侧附件切除术，双侧应行双侧卵巢肿瘤切除术。绝经后女性行全子宫及双附件切除术。

2. 恶性生殖细胞肿瘤

（1）手术治疗：年轻并希望保留生育功能者，无论期别早晚，只要对侧卵巢和子宫未受肿瘤累及，均可行保留生育功能手术；无生育要求者，行全面分期手术；儿童或青春期女孩，可不进行全面分期手术。

（2）化学药物治疗：恶性生殖细胞肿瘤对化疗非常敏感。除Ⅰ期的无性细胞瘤、Ⅰ期G1未成熟畸胎瘤，其余均需化疗。常用方案为BEP方案。

（3）放疗：极少应用，仅用于治疗后复发的无性细胞瘤。

四、卵巢性索间质肿瘤

卵巢性索间质肿瘤（ovarian sex cord stromal tumor）来源于原始性腺中的性索及间质组织，占卵巢肿瘤的5%～8%。性索向上皮分化形成卵巢颗粒细胞或支持细胞；向间质分化形成卵泡膜细胞、睾丸间质细胞（Leydig细胞）和成纤维细胞。原始性索间质的双向性潜能决定了卵巢性索间质肿瘤的高度异质性，其形成的肿瘤可由男性细胞（支持细胞或Leydig细胞）构成，也可由女性细胞（颗粒细胞或卵泡膜细胞）构成。该肿瘤可发生于各年龄段女性，因常有激素分泌特征，又称为“功能性肿瘤”。

（一）病理

卵巢性索间质肿瘤来源于原始性腺中的性索及间质组织，占卵巢肿瘤的5%～8%。分为3类：①单纯性间质瘤；②单纯性性索肿瘤；③混合性性索间质肿瘤。

1. 单纯性间质瘤（pure stromal tumor）

（1）纤维瘤（fibroma）：属良性肿瘤，占卵巢肿瘤的2%～5%，多见于中年女性。激素分泌不活跃，多为单侧，实性、坚硬，表面光滑或呈结节状，切面灰白色。镜下见梭形瘤细胞组成，排列呈编织状。纤维瘤合并腹水或胸腔积液时，称梅格斯综合征（Meige syndrome），手术切除肿瘤后，胸腔积液、腹水可自行消失。

（2）卵泡膜细胞瘤（theca cell tumor）：常与颗粒细胞瘤合并存在，能分泌高水平雌激素。临床上以异常阴道出血和（或）盆腔肿块为首发症状，常合并子宫内膜不典型增生或子宫内膜癌，当瘤细胞黄素化时，与黄体细胞相似，约50%的黄素化患者雌激素分泌不活跃，或产生过多雄激素，表现为男性化体征。单侧居多，圆形、卵圆形或分叶状，表面被覆有光泽、薄的纤维包膜。切面实性，灰白色。镜下见瘤细胞短梭形，胞质富含脂质，细胞交错排列呈旋涡状。该肿瘤为良性，手术切除可治愈。

笔记栏

2. 单纯性索肿瘤（pure sex-cord tumor） 以粒层细胞和黄素化粒层细胞为主要成分的肿瘤。颗粒细胞瘤（granular cell tumor）占 70%，分为成人型和幼年型两种病理类型。

（1）成人型颗粒细胞瘤：占颗粒细胞瘤的 95%，为低度恶性肿瘤，发生于任何年龄，高峰年龄为 45～55 岁。肿瘤能分泌雌激素，出现性激素分泌紊乱的相应症状，如月经过多、绝经后阴道出血，子宫内膜长期暴露于雌激素环境下可发生子宫内膜不典型增生、子宫内膜癌。肿瘤多为单侧，圆形或椭圆形，呈分叶状，表面光滑，实性或部分囊性，切面组织脆而软，伴出血坏死灶。镜下见颗粒细胞环绕成小圆形囊腔，菊花样排列，中心含嗜伊红物质及核碎片（Call-Exner 小体），瘤细胞具典型的核纵沟，呈咖啡豆样，核分裂少。肿瘤进展缓慢，预后较好，5 年生存率达 80%以上，但有晚期复发的倾向。

（2）幼年型颗粒细胞瘤：占颗粒细胞瘤的 5%，好发于青少年，45%发生在 10 岁以下，可出现性早熟。绝大多数为单侧。镜下见肿瘤呈卵泡样结构或结节，瘤细胞核分裂较多，明显的核异型占 10%～15%，缺乏核纵沟。临床上以月经不规则、闭经多见。多数在初诊时为早期，预后良好，如肿瘤包膜不完整则术后复发快，扩散广泛。

3. 混合性性索间质肿瘤（mixed sex cord stromal tumor） 支持-间质细胞瘤（sertoli-Leydig cell tumor）又称睾丸母细胞瘤（orchioblastoma），少见，多发生在 40 岁以下的女性。单侧居多，通常较小，实性，表面光滑，有时呈分叶状，部分囊性。切面灰白伴囊性变，镜下见不同比例和分化程度的支持细胞和间质细胞。高分化者属良性，中-低分化为恶性，占 10%。该肿瘤可产生雄激素，表现为男性化作用。

（二）治疗

1. 良性性索间质肿瘤 单侧行卵巢肿瘤切除术或患侧附件切除术，双侧应行双侧卵巢肿瘤切除术。绝经后女性行全子宫及双附件切除术。

2. 恶性性索间质肿瘤

（1）手术治疗：ⅠA 和ⅠC 性索间质肿瘤有生育要求者可行单侧附件切除+全面分期手术，保留健侧附件和子宫；但对肉眼观察肿瘤局限于卵巢者，可不行腹膜后淋巴结切除术。

（2）术后辅助治疗：Ⅰ期低危，术后随访；Ⅰ期高危（肿瘤破裂、G3、肿瘤直径超过 10～15cm），术后随访或化疗；Ⅱ～Ⅳ期术后化疗。

五、卵巢转移性肿瘤

由体内其他部位原发性癌转移到卵巢，占卵巢肿瘤的 5%～10%，约 90%来源于胃肠道肿瘤、乳腺肿瘤和子宫内膜癌。卵巢克鲁肯贝格瘤（ovarian Krukenberg tumor），以印戒细胞为组织特征，常伴有卵巢间质肉瘤增生。多数来源于胃肠道，少数来源于非消化道肿瘤。

肿瘤以双侧常见，中等大，多保持卵巢原状或呈肾形，包膜完整，无粘连，切面实性，胶质样。镜下肿瘤细胞为充满黏液的多形性、含有黏蛋白、小周边核的黏液细胞——印戒细胞。转移途径认为可能有血行转移、淋巴转移和种植转移，并可能是通过多种途径转移至卵巢。临床表现缺少特异性，常有以转移病灶为首发症状，原发病灶因微小或发病隐匿而漏诊，也可伴有恶病质等晚期肿瘤征象。治疗效果不佳，预后极差。

六、原发性输卵管癌

原发性输卵管癌（primary carcinoma of the fallopian tube）是少见的女性生殖道恶性肿瘤，占妇科恶性肿瘤的 0.1%～1.8%。在组织学特点和生物学行为上，输卵管癌与卵巢癌相似。

输卵管恶性肿瘤有原发性和继发性两种。肿瘤几乎均为上皮来源，浆液性癌最常见，肉瘤则罕见。绝大多数为继发性癌，其他部位的原发肿瘤经常累及输卵管，如由子宫内膜癌、卵巢癌、胃肠道癌、乳腺癌、原发性腹膜癌转移而来。转移途径主要有直接蔓延及淋巴转移。病灶首先侵犯输卵管浆膜层，组织形态与原发病灶相同。症状、体征和治疗取决于原发癌的类型，预后不良。

病因尚未明确。不孕、生育少、过往结核病史、盆腔炎性疾病等是其主要发病因素。

（一）病理

原发性输卵管癌绝大多数为单侧发生（87%～97%），病灶平均大小为 5cm（范围 0.2～10cm），常发生于输卵管远端 2/3 段，以壶腹部常见，其次为伞端。多表现为输卵管增粗、扩张，呈腊肠形或不规则形，输卵管剖面可见腔内有黄色或黄褐色菜花样团块。输卵管伞端常与周围粘连封闭，因病灶出血或坏死，管腔内可以积液、积血、积脓。

乳头状腺癌占 90%，其中 50%为浆液性癌。病灶始于黏膜层，早期呈结节状增大，病程逐渐进展，输卵管增粗似腊肠。

（二）转移途径

1. 局部及腹腔内转移 脱落的癌细胞经开放的伞端转移至腹腔，种植于腹膜、卵巢、大网膜、肠表面，也可直接蔓延至邻近器官。

2. 淋巴转移 子宫、卵巢与输卵管间有丰富的淋巴管沟通，常可转移至腹主动脉旁淋巴结和（或）盆腔淋巴结。

3. 血行转移 仅发生于晚期，经血行转移至肺、肝、脑及阴道等器官。

（三）临床分期

采用国际妇产科联盟（FIGO，2014 版）的手术病理分期（见本章第四节）。

（四）临床表现

早期无症状，无特异性体征，易延误诊断或误诊为卵巢癌。典型表现为阴道排液、腹痛及盆腔肿块，称输卵管癌三联征。

1. 阴道排液 间歇性阴道排液，为浆液性黄水，量或多或少，有时为血性，一般无臭味。当癌灶坏死或浸润血管时，可出现阴道出血。

2. 腹痛 多发生于患侧，为钝痛，以后逐渐加剧，呈痉挛性绞痛。阴道排水样或血性液体后，疼痛常随之缓解。

3. 盆腔肿块 妇科检查可扪及肿块位于子宫一侧或后方，活动受限或固定不动。

4. 腹水 较少见，呈淡黄色，有时呈血性。

（五）诊断及鉴别诊断

1. 诊断 典型病史+体征。因少见常被忽略，50%以上的患者有阴道排液或阴道出血，60%的患者体格检查可以发现盆腔包块，晚期出现腹水。常用的辅助检查方法有以下几种。

（1）影像学检查：包括超声、CT 及 MRI 等，可确定肿块的部位、大小、性状及有无腹水等。腹水涂片中见不典型腺上皮纤毛细胞，提示有输卵管癌的可能。

（2）血清 CA125 测定：可作为诊断及判断预后的参考指标，无特异性。

（3）细胞学检查：子宫颈和子宫腔脱落细胞学检查见不典型腺细胞，排除宫颈癌和子宫内膜癌后，应高度怀疑为输卵管癌。

（4）腹腔镜检查：见输卵管增粗，外观似输卵管积水，有时可见到赘生物。

2. 鉴别诊断

（1）输卵管炎——输卵管积水、积脓：输卵管炎可出现输卵管积水或积脓。输卵管积水时形成腊肠形无回声包块；输卵管积脓时，腊肠形囊性包块壁厚，可出现丰富的血流信号，囊液无回声区内见点状或絮状低回声。

（2）输卵管卵巢脓肿：有发热、腹痛、附件区压痛包块，伴或不伴阴道出血。当输卵管癌症状不典型，尤其是病灶出血、坏死，继发感染时，易误诊为输卵管卵巢脓肿。

（3）卵巢癌：当输卵管和卵巢均有肿瘤病灶时，有时候很难判断原发病灶，多被常规列入卵巢癌。

（六）治疗及预后

处理原则参照卵巢上皮性癌，以手术为主，辅以化疗、放疗的综合治疗。早期患者行分期手术，晚期患者行肿瘤细胞减灭术。除了ⅠA、ⅠB、ⅠG1 患者术后不需化疗外，其他术后均需辅以铂类、紫杉醇为基础的联合化疗。存在 BRCA1 和 BRCA2 突变基因的患者发生输卵管癌的危险性较高，可以行预防性的双侧卵巢和输卵管切除。原发性输卵管癌的预后相关因素与卵巢上皮性癌相似，但预后更差。

（汪希鹏）

笔记栏

第十七章　妊娠滋养细胞疾病

妊娠滋养细胞疾病（gestational trophoblastic disease，GTD）是一组来源于胎盘绒毛滋养细胞的疾病，包括葡萄胎妊娠（molar pregnancy）、妊娠滋养细胞肿瘤（gestational trophoblastic neoplasia，GTN）、非肿瘤病变以及异常（非葡萄胎）绒毛病变。葡萄胎妊娠包括完全性葡萄胎（complete hydatidiform mole）、部分性葡萄胎（partial hydatidiform mole）和侵蚀性葡萄胎（invasive hydatidiform mole）；GTN 包括绒毛膜癌（choriocarcinoma）、胎盘部位滋养细胞肿瘤（placental site trophoblastic tumor，PSTT）和上皮样滋养细胞肿瘤（epithelial trophoblastic tumor，ETT）。虽然侵蚀性葡萄胎在组织学分类中属于交界性或不确定性肿瘤，但其临床表现、诊断及处理原则与绒毛膜癌有相似性，临床上仍将其与绒毛膜癌一起合称为妊娠滋养细胞肿瘤，病变局限于子宫者称为无转移性滋养细胞肿瘤，病变出现在子宫以外部位者称为转移性滋养细胞肿瘤。PSTT 和 ETT 在临床上罕见，与侵蚀性葡萄胎和绒毛膜癌在临床表现、发病过程及处理上存在明显不同，故分别单列。本章主要讨论临床上常见的葡萄胎、侵蚀性葡萄胎和绒毛膜癌。

第一节　葡　萄　胎

案例 17-1

患者，女性，33 岁。因停经 60 余天，不规则阴道出血 15 天入院。患者停经 40 余天出现明显的食欲缺乏，伴恶心、呕吐，自验妊娠试纸阳性。遂到当地医院诊治，诊断为“早孕，妊娠剧吐”，予以输液、维生素 B 等对症治疗，但症状无明显改善。近 15 天无明显诱因出现阴道出血，量少，色鲜红。遂来院就诊。

患者既往月经规律，13 岁初潮，月经周期 25～28 天，持续 4～5 天，量中，色暗红，无痛经。结婚 1 年余，G0P0。

查体：体温 36.6℃，脉率 90 次/分，呼吸 21 次/分，血压 110/62mmHg，皮肤、黏膜无异常，心、肺听诊未发现异常。腹部平软，肝、脾肋下未触及。妇科检查：外阴发育正常，阴道通畅，子宫如妊娠 3 个月大，质软，双侧附件区均可触及囊性包块，直径约 5cm 大小，边界清，活动，无压痛。血 β-hCG 120kU/L。

问题： 1. 该患者应考虑哪些临床诊断？
2. 为明确诊断应完善哪些辅助检查？
3. 应如何处理？

葡萄胎是指妊娠后胎盘绒毛滋养细胞异常增生，形成大小不等的水泡，水泡间由蒂相连成串，形如葡萄而得名，亦称水泡状胎块。根据巨检标本及显微镜下特点、染色体核型分析及临床表现，将葡萄胎分为完全性和部分性葡萄胎两类，其中大多数为完全性葡萄胎，恶变概率为 15%～20%；而部分性葡萄胎发生子宫局部，侵犯的概率为 1%～4%，一般不发生远处转移，也缺乏明显的临床或病理高危因素。两类葡萄胎的发病原因及临床经过均有不同之处。

一、流 行 病 学

葡萄胎发生有明显的地域差异，亚洲和拉丁美洲国家葡萄胎的发病率较高，如日本每 500 次妊娠中有 1 次，而欧美国家发病率较低，约每 1000 次妊娠 1 次。根据我国的一次全国性调查，平均每 1000 次妊娠中有 0.78 次，其中浙江省最高为 1.39 次，山西省最低为 0.29 次。

二、病　　因

葡萄胎的发病原因不明。研究发现，葡萄胎的发生和营养状况、社会经济及年龄有关。食物中维生素 A、胡萝卜素和动物脂肪缺乏者，发生葡萄胎的概率升高。年龄>40 岁者葡萄胎的发病率比年轻者高 7.5 倍，年龄<20 岁也是发生完全性葡萄胎的高危因素，可能与这两个年龄阶段女性易发生受精缺陷有关。既往葡萄胎史也是高危因素，有 1 次或 2 次葡萄胎妊娠者，再次葡萄胎的发病率分别为 1%和 15%～20%。另外，葡萄胎的发生也可能与遗传因素有关。

完全性葡萄胎的染色体核型为二倍体，根据遗传起源，葡萄胎可分为：①两组染色体均来源于父系的完全性葡萄胎（androgenetic CHM，AnCHM），也称为孤雄来源完全性葡萄胎。②两组染色体分别来自父亲和母亲的双亲来源的完全性葡萄胎（biparental CHM，BiCHM）。根据受精方式，又将 AnCHM 进一步分为纯合性二倍体和杂合性二倍体核型：其中 90%的 AnCHM 核型为 46，XX，由 1 个细胞核缺如或失活的空卵与 1 个单倍体精子（23，X）受精，经自身复制为二倍体（46，XX）；另有 10%AnCHM 核型为 46，XY，由 1 个空卵被 2 个单倍体精子（23，X 和 23，Y）同时受精而成。部分性葡萄胎的染色体核型 90%以上为三倍体，最常见的核型是 69，XXY，其余为 69，XXX 或 69，XYY，系由 1 个看似正常的单倍体卵子和 2 个单倍体精子受精或 1 个减数分裂缺陷的双倍体精子受精而成，所以 1 条多余的染色体也来自父方。

三、病　　理

（一）巨检

葡萄样水泡大小不一，直径自数毫米至数厘米不等，水泡壁薄、透亮，其间由纤细的纤维素相连成串，常混有血液、凝血块或蜕膜碎片。完全性葡萄胎时整个子宫腔内充满水泡状组织，胎盘绒毛全部受累，胎儿及其附属物消失；部分性葡萄胎仅部分胎盘绒毛发生水泡状变，胎儿多已死亡，极少有足月婴诞生。胎儿与部分性葡萄胎并存时，可伴有胎儿宫内发育迟缓、多发性先天畸形，如并指（趾）和脑积水。

（二）组织学特点

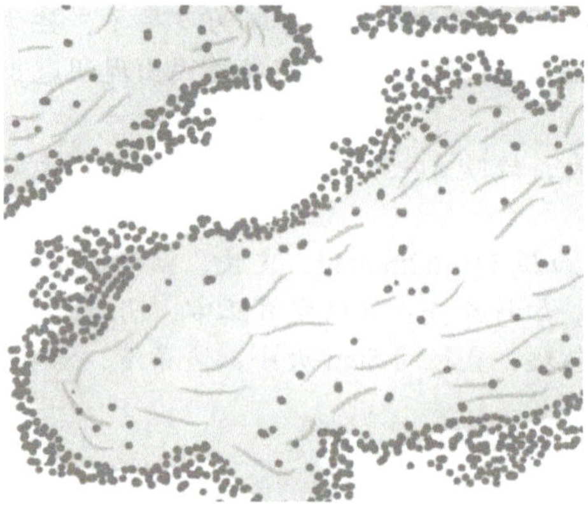

图 17-1　葡萄胎镜下病理

完全性葡萄胎呈弥漫性病变，主要组织学特征：①滋养细胞不同程度的增生；②绒毛间质水肿、扩大，并有水泡形成；③间质内胎源性血管消失；④无胚胎和胎膜的组织结构（图 17-1）。

部分性葡萄胎呈局灶性病变，即部分绒毛水肿，而其他绒毛基本正常；滋养细胞增生程度较轻，常限于合体滋养细胞；间质内可见胎源性血管及有核红细胞；此外，还可见胚胎和胎膜的组织结构。

染色体核型的检查有助于完全性和部分性葡萄胎的鉴别诊断。完全性葡萄胎为二倍体，而部分性葡萄胎为三倍体。完全性葡萄胎染色体均来自父系，不表达母源基因（如 P57KIP2），所以 P57 免疫组化染色阴性，而部分性葡萄胎阳性。

四、临 床 表 现

（一）停经后阴道出血

停经后阴道出血为最常见症状，见于 80%的患者，多数在停经 8～12 周后出现，量多少不定，可反复发作，从而导致贫血。可伴有葡萄胎组织排出，当排出前或排出组织物时常伴有多量流血，若葡萄胎组织自蜕膜剥离，使母体血管破裂，此时腹痛并不十分明显，而出血往往汹涌，可导致休克，甚至死亡。流血时间长又未及时治疗者，可继发贫血及感染。

（二）子宫异常增大、变软

由于葡萄胎迅速增长及宫腔积血，约半数葡萄胎患者的子宫体积大于停经月份，质地变软。约 1/3 患者的子宫体积与停经月份相符，少数患者因水泡状组织发生退行性变而使子宫体积小于停经月份。部分性葡萄胎的症状往往较轻，子宫大小与停经月份相符或小于停经月份，容易误诊为不全流产或稽留流产。

（三）妊娠呕吐

笔记栏

由于子宫增大和血 hCG 水平异常升高，葡萄胎患者出现妊娠呕吐较正常妊娠早，持续时间长，且症状严重。发生严重呕吐且未及时纠正时，可导致水、电解质紊乱。

（四）腹痛

由于葡萄胎迅速增长，子宫快速扩张，可出现下腹阵发性疼痛，一般可以忍受，常发生于阴道出血前。若发生卵巢黄素化囊肿扭转或破裂，可出现急性腹痛，伴恶心、呕吐。

（五）子痫前期

葡萄胎在妊娠24周前即可出现高血压、水肿、蛋白尿等子痫前期征象，子宫增大迅速者尤易发生，且症状严重，但子痫罕见。

（六）卵巢黄素化囊肿

由于滋养细胞显著增生，产生大量的hCG，可刺激卵巢卵泡内膜细胞发生黄素化而形成囊肿，称卵巢黄素化囊肿（theca lutein ovarian cyst）。一般不产生症状，偶可因急性扭转或破裂而致急性腹痛。卵巢黄素化囊肿多为双侧，大小不等，囊肿表面光滑，壁薄，切面多房，囊液呈清亮或琥珀色，镜下内衬2～3层黄素化细胞。部分性葡萄胎一般不伴有黄素化囊肿。黄素化囊肿在葡萄胎清除后，随着hCG水平下降，多于2～4个月自行消退。

（七）甲状腺功能亢进

约7%的葡萄胎患者合并轻度甲状腺功能亢进症状，表现为心动过速、多汗及震颤等，血浆T_3、T_4浓度上升，但突眼少见。葡萄胎清除后这些症状可迅速消失。

案例17-1分析（1）

该患者为生育年龄女性，停经后发生不规则阴道出血，首先考虑异常妊娠的可能性大，如葡萄胎、早期妊娠流产、异位妊娠等。患者妊娠呕吐症状较重，出现阴道出血的时间较晚，子宫体积比相应孕周增大，双胎妊娠尚不能排除。该患者停经60余天，子宫如妊娠12周大小，血β-hCG水平＞120kU/L，葡萄胎的可能性最大。

五、诊　　断

根据停经后不规则阴道出血，子宫明显大于停经月份、变软；停经12周以上时仍听不到胎心，应考虑葡萄胎的可能。若妊娠剧吐、妊娠24周前出现子痫前期、甲状腺功能亢进表现或双侧卵巢囊肿等均支持诊断。若在阴道排出血液中查见水泡状组织，则更支持葡萄胎的临床诊断。下列辅助检查有助于进一步明确诊断，其中B型超声检查和hCG检测是最重要的辅助诊断手段。

（一）B型超声检查

B型超声检查为诊断葡萄胎的重要辅助诊断方法。完全性葡萄胎的超声影像学表现：子宫明显大于相应孕周，无妊娠囊或胎心搏动，子宫腔内充满不均质密集状或短条状回声，呈“落雪状”，若水泡较大而形成大小不等的无回声区，则呈“蜂窝状”。子宫壁薄但回声连续，肌层回声均匀。常可见到两侧或一侧卵巢囊肿，多房，囊壁薄，内见部分纤细分隔。彩色多普勒超声检查可见子宫动脉血流丰富，但子宫肌层内无血流或仅稀疏“星点状”血流信号。

（二）hCG检测

测定正常妊娠时，受精卵着床后数天滋养细胞开始分泌hCG，随着妊娠周数增加，血清hCG滴度逐渐升高，在妊娠8～10周达高峰，血清β-hCG达50～100kU/L，以后滴度逐渐下降，以10kU/L持续至足月妊娠。由于葡萄胎患者滋养细胞高度增生，产生大量hCG，血清中hCG浓度通常显著高于相应孕周正常妊娠的值，到了妊娠12周以后血hCG水平不下降，反而继续升高。利用血或尿hCG浓度的变化可帮助诊断。葡萄胎时血清β-hCG多在100kU/L以上，＞80kU/L支持诊断，有些可达1000kU/L，且持续不降。但有部分葡萄胎患者，尤其部分性葡萄胎因绒毛退化变性，这种变化可能不明显。

（三）其他检查

流式细胞DNA倍体分析可确定染色体核型，完全性葡萄胎的染色体核型为二倍体，部分性葡萄

笔记栏

胎为三倍体。母源表达基因（如 P57KIP2）可鉴别完全性和部分性葡萄胎，因为部分性葡萄胎拥有双亲染色体，所以可检测到 P57 表达，而完全性葡萄胎无母源染色体，故不表达该类基因。近几年分子基因分型，如短串联重复序列（short tandem repeat，STR），可更精准地协助葡萄胎的诊断。

六、鉴别诊断

（一）流产

流产也表现为有停经史及阴道出血症状，妊娠试验可阳性，而葡萄胎患者子宫体积多大于相应孕周，妊娠期超过 12 周时 hCG 水平仍高。B 型超声图像显示葡萄胎特点。部分性葡萄胎与流产的鉴别诊断较为困难，因为在病理学检查时也因绒毛水肿、滋养细胞增生不明显等造成混淆，无法鉴别时可利用 DNA 倍体分析、母源表达印迹基因检测及短串联重复序列基因分析等进行鉴别。

（二）双胎妊娠

双胎妊娠子宫体积较同期单胎妊娠大，hCG 水平亦稍高于正常，但双胎妊娠无阴道出血，B 型超声显像可确诊。

（三）羊水过多

羊水过多常发生于妊娠后期，但若发生在妊娠中期则需与葡萄胎鉴别。羊水过多时不伴阴道出血，hCG 水平在正常范围，B 型超声显像可确诊。

案例 17-1 分析（2）

该患者应进行盆腔 B 超检查以明确诊断，有条件者可行彩色多普勒超声检查。B 超提示：子宫增大如妊娠 12 周大小，子宫腔内未探及妊娠囊，内充满大小不等的无回声区，呈“蜂窝状”。根据患者的临床症状和体征，以及血清 hCG 水平和 B 超检查结果，临床诊断为“葡萄胎”。

七、自然转归

完全性葡萄胎具有局部侵犯或远处转移的潜在危险，葡萄胎清除后发生子宫局部侵犯和（或）转移的概率分别为 15%及 4%，其中存在高危因素者发生的概率约高出 10 倍。

葡萄胎恶变的高危因素：①血清 β-hCG＞500kU/L；②子宫明显大于相应妊娠月份；③卵巢黄素化囊肿直径＞6cm；④年龄超过 40 岁者；⑤重复葡萄胎的患者。葡萄胎清理子宫腔后 hCG 的消退规律对预测预后极重要，血清 β-hCG 正常回归曲线稳定下降，平均在清宫后 9 周降至非妊娠的正常范围，最长不超过 14 周。若葡萄胎排空后 hCG 持续异常要考虑妊娠滋养细胞肿瘤。

部分性和完全性葡萄胎的预后差异主要表现在恶变概率的不同，完全性葡萄胎清除后发生侵蚀性葡萄胎的概率为 15%～25%，而部分性葡萄胎仅为 4%～5%，且一般极少发生远处转移。

八、处理

（一）清除子宫腔内容物

葡萄胎确诊后应及时清除子宫腔内容物。由于葡萄胎子宫大而软，容易发生子宫穿孔，一般采用吸刮术。手术应在输液、配血的条件进行，术中充分扩张子宫颈管，选用大号吸管吸取子宫内容物，待子宫缩小后轻柔刮宫，刮出物送病理学检查。术时使用缩宫素静脉滴注加强宫缩，可减少失血及子宫穿孔，但需在宫口扩大后给药，以防滋养细胞挤入子宫壁血窦诱发肺栓塞或转移。子宫小于妊娠 12 周者尽量一次刮净，子宫大于 12 孕周或一次刮净有困难时，可于 1 周后行第二次刮宫。每次刮宫的刮出物必须送病理学检查。

（二）黄素化囊肿的处理

因囊肿可自行消退，一般不需处理，即使并发扭转，在 B 型超声或腹腔镜下穿刺吸液后多可自然复位。若扭转时间较长，血运恢复不良，则行患侧附件切除术。

（三）预防性化疗

不常规推荐。研究显示，预防性化疗可降低高危葡萄胎发生妊娠滋养细胞肿瘤的概率，因此预防性化疗仅适用于有高危因素和随访困难的完全性葡萄胎患者，但也非常规。预防性化疗在葡萄胎清宫后进行，选用甲氨蝶呤、氟尿嘧啶或放线菌素 D 等单一药物，一般采用多疗程化疗至 hCG 阴性。部分性葡萄胎不做预防性化疗。

（四）子宫切除术

对于有高危因素、无生育要求者可考虑行子宫全切术加双侧输卵管切除，保留卵巢。单纯切除子宫只能去除局部病灶，不能预防转移的发生，所以不作为常规处理。手术后仍需定期随访。

案例 17-1 分析（3）

该患者已确诊葡萄胎，应首先完善相关检查。因患者较长时间呕吐，进食量少，反复不规则阴道出血 18 天，验血结果提示轻度贫血，低血钾、低血钠，尿酮体（+），应先予补液、补碱，纠正水、电解质及酸碱平衡的紊乱。改善全身情况后，配血，做好输血的准备，在静脉输液的状态下行清宫术。由于患者第一次清宫术后 7 天超声提示子宫内回声异常，可疑残留，故行第二次清宫术。两次清宫均将组织物送病理学检查。术后给予预防感染和铁剂治疗。术后定期随访，以便尽早发现滋养细胞肿瘤并及时处理。

九、随　　访

葡萄胎患者清宫后必须定期随访，以便尽早发现滋养细胞肿瘤并及时处理。随访应包括以下内容：①定期 hCG 测定，葡萄胎清宫后每周 1 次，直至连续 3 次阴性，以后每个月 1 次，共 6 个月；②询问病史，包括月经状况，有无阴道出血、咳嗽、咯血等症状；③妇科检查，必要时可选择 B 型超声、X 线胸片或 CT 检查等。hCG 自然降至正常者应可靠避孕半年，之后可以妊娠。若在随访不足 6 个月时意外妊娠，只要妊娠前 hCG 已经正常，也不需终止妊娠。但应在妊娠早期作 B 型超声和 hCG 测定，以明确是否为正常妊娠，产后也需随访 hCG 至正常。避孕方法可选用避孕套或口服避孕药。不宜选用宫内节育器，以免混淆子宫出血的原因或造成穿孔。

第二节　侵蚀性葡萄胎及绒毛膜癌

案例 17-2

患者，女性，33 岁。葡萄胎清宫术后定期随访，清宫后第 1 周血清 β-hCG 水平 14kU/L，第 4 周时血清 β-hCG 水平（清宫后 1 周 hCG）下降至 2.1kU/L，随后血 β-hCG 水平持续不降，仍有不规则阴道出血，量时多时少，伴恶心，无呕吐、腹痛、咯血和胸痛等。随访第 7 周血清 β-hCG 上升至 12kU/L，B 超显示“子宫增大，宫内异常回声”，于 2017 年 11 月 9 日再次入院。

查体：体温 36.6℃，脉率 87 次/分，呼吸 21 次/分，血压 106/64mmHg，贫血面容，心、肺听诊未发现异常。腹部平软，无压痛，无反跳痛，肝、脾肋下未触及。双下肢无水肿。

妇科检查：外阴发育正常，无炎症；阴道通畅，无炎症，未见紫蓝色结节；子宫前位，增大如妊娠 6 周大小，质软，活动可，无压痛；右侧附件区可触及囊性包块，约 50mm×50mm×40mm，边界清，活动，无压痛；左侧附件无增厚，无压痛，未触及包块。

问题： 1. 应首先考虑什么临床诊断？

2. 为明确诊断应做哪些辅助检查？

3. 应如何处理？

侵蚀性葡萄胎（invasive mole）指葡萄胎组织侵入子宫肌层引起组织破坏或并发子宫外转移的妊娠滋养细胞肿瘤。多数在葡萄胎排空后 6 个月内发生，具有恶性行为，但恶性程度一般不高，多数仅发生局部侵犯，仅 4%发生远处转移，预后较好。

绒毛膜癌为一种继发于正常或异常妊娠的高度恶性的滋养细胞肿瘤。其中 50%继发于葡萄胎（多在葡萄胎清除后 1 年以上）；25%继发于流产；22.5%继发于足月产；2.5%继发于异位妊娠（图 17-2）。20 世纪 60 年代前，绒毛膜癌的死亡率高达 90%以上，此后由于诊断技术的进展和化疗的发展，使绒毛膜癌患者的预后有显著改观。

笔记栏

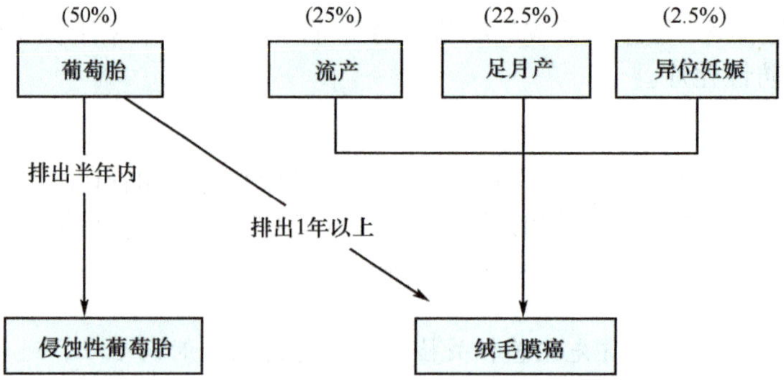

图 17-2 滋养细胞肿瘤与先行妊娠的关系

一、病 理

（一）侵蚀性葡萄胎

大体检查可见子宫肌层内有大小不等、深浅不一的水泡状组织，当侵蚀接近子宫浆膜层时，子宫表面可见紫蓝色结节。当侵犯较深时可穿透子宫浆膜层或至阔韧带内。镜检时有绒毛样结构，滋养细胞过度增生及不典型增生，具有高度的侵蚀能力，并造成血管壁坏死和出血。

（二）绒毛膜癌

多数原发癌灶发生在子宫，但也有未发现子宫内原发病灶者。可形成单个或多个子宫壁肿瘤，直径为 2～10cm，肿瘤可侵犯子宫壁、突入子宫腔或突出于浆膜层。癌灶表面呈紫色而切面为暗红色结节，质软脆，极易出血，常伴出血、坏死及感染。镜下只见增生的滋养细胞侵犯子宫肌层及血管，伴有大量出血、坏死，肿瘤不含间质和自身血管，无绒毛及水泡状结构。

二、临 床 表 现

由于侵蚀性葡萄胎与绒毛膜癌在临床表现、诊断和处理原则等方面基本相同，故本章节合并叙述。

（一）阴道出血

阴道出血为最主要的症状。由子宫病灶侵蚀血管或阴道转移结节破溃所致。多数在葡萄胎清除后、流产或足月产后出现持续、不规则的阴道出血，量多少不定，长时间出血可继发贫血。有时子宫原发病灶已消失而继发病灶发展，则无阴道出血症状。

（二）子宫复旧不全或不均匀增大

妇科检查子宫复旧延迟，葡萄胎排空后 4～6 周子宫未恢复正常大小，质偏软。但也有因肌层内病灶部位和大小的影响，表现为子宫不均匀增大。

（三）卵巢黄素化囊肿

当葡萄胎排空、流产、足月产或异位妊娠后，因滋养细胞肿瘤分泌的 hCG 作用，可使一侧或双侧的卵巢黄素化囊肿持续存在。

（四）腹痛

一般无腹痛，若肿瘤组织穿破子宫，则表现为腹痛及腹腔内出血症状。若子宫病灶坏死合并感染时，可引起下腹痛和脓性白带；若卵巢黄素化囊肿发生扭转或破裂可引起急性下腹痛，伴恶心、呕吐等。

（五）假孕征象

由于滋养细胞肿瘤分泌的 hCG 及雌、孕激素的作用，表现为乳房增大、乳头和乳晕着色，甚至有初乳样分泌，子宫颈着色，子宫体变软。

（六）转移病灶征象

转移病灶多见于绒毛膜癌，尤其是继发于非葡萄胎后的绒毛膜癌。侵蚀性葡萄胎以原发病灶症状为主，少数可发生远处转移。肿瘤主要经血行播散，转移发生早且广泛。最常见的转移部位是肺（80%），依次为阴道（30%）、盆腔、脑和肝脏等。由于滋养细胞的生长特点是破坏血管，所以转

笔记栏

移病灶的共同特征是局部出血。可同时有原发病灶和转移病灶的症状，但也有不少的患者仅有转移病灶的症状，临床上易造成误诊。

1. 肺转移　当肺转移病灶小时，可无任何症状，仅靠胸部 X 线摄片或 CT 可作出诊断。若癌肿侵及支气管，多有咳嗽、咳血痰或反复咯血症状；若阻塞支气管可导致肺不张；转移病灶侵犯胸膜，可出现胸痛及血胸；个别病例也可出现急性肺栓塞的症状，表现为肺动脉高压及呼吸循环功能障碍。

2. 阴道转移　为子宫旁静脉逆行性转移所致，转移处多位于阴道前壁，呈紫蓝色结节，破溃后可引起阴道出血，甚至大出血。

3. 脑转移　一般同时伴有肺转移和（或）阴道转移，是绒毛膜癌致死的主要原因。临床病程分为三期。

（1）瘤栓期：因脑组织缺血出现一过性症状，如猝然跌倒、暂时性失明或失语等。

（2）脑瘤期：因瘤组织的增生侵入脑组织形成脑瘤。患者出现头痛、喷射样呕吐、偏瘫、抽搐，直至昏迷。

（3）脑疝期：病情逐渐加重，脑瘤增大及周围组织出血、水肿，颅压不断升高，脑疝形成致死。

4. 肝转移　常同时有肺转移或阴道转移，是预后不良的因素之一，往往出现黄疸、肝区疼痛、消化道症状或肝包膜破裂、出血。

5. 其他转移　肾、膀胱、消化道等。

案例 17-2 分析（1）

患者葡萄胎排空 9 周后，仍有妊娠反应、不规则阴道出血，血清 β-hCG 水平持续不下降，子宫仍增大，复旧不全，右侧卵巢黄素化囊肿不消失，B 超显示“宫内异常回声”。由于患者先行妊娠为葡萄胎，而且发病于葡萄胎排空后半年内，因此，初步诊断为“侵蚀性葡萄胎”。应与绒毛膜癌、胎盘部位滋养细胞肿瘤和再次妊娠相鉴别。应行彩色多普勒超声检查，有条件者可行盆腔 MRI 检查，了解是否侵犯子宫肌壁层；X 线摄片了解有无肺转移，对于小的肺部转移病灶需行胸部 CT 检查方可确诊；可疑脑转移时行脑 CT 检查，以确定临床诊断和临床分期。

三、诊　　断

（一）临床诊断

大部分的滋养细胞肿瘤以临床诊断为主。根据葡萄胎排空后或流产、足月产、异位妊娠后出现阴道出血和（或）转移病灶及相应症状和体征，应考虑滋养细胞肿瘤的可能。结合 hCG 和超声检查等辅助检查可以临床确诊。葡萄胎排空后半年内发病诊断为侵蚀性葡萄胎；葡萄胎流产后 1 年以上发病者，临床可诊断为绒毛膜癌；半年至 1 年内发病则侵蚀性葡萄胎和绒毛膜癌均有可能，间隔时间越长绒毛膜癌的可能性越大。继发于非葡萄胎妊娠者临床诊断为绒毛膜癌。常用的辅助诊断方法如下。

1. 血清 β-hCG 测定　葡萄胎排空后 9 周以上，流产、足月产、异位妊娠后 4 周以上，血清 β-hCG 仍持续高水平，或 hCG 曾一度下降后又上升，临床已排除妊娠物残留或再次妊娠，可诊断为滋养细胞肿瘤。但应注意 PSTT 和 ETT 患者血 hCG 测定多为阴性或仅轻度升高。当疑有脑转移时，可测定脑脊液 β-hCG，并与血清 β-hCG 比较，当血清：脑脊液 β-hCG<20：1 时，有脑转移的可能，应动态观察。

2. B 型超声检查　子宫正常大小或不同程度的增大，子宫壁显示局灶性或弥漫性强光点或高回声光团，边界不清且无包膜，也可表现为整个子宫呈弥漫性增高回声，内部伴不规则低回声或无回声。彩色多普勒超声主要显示丰富血流信号和低阻抗血流频谱。

3. X 线胸片　诊断肺转移有价值。肺转移最初 X 线征象为肺纹理增粗，以后发展为片状或小结节阴影，典型表现为棉球状或团块状阴影。肺转移以右侧及中下部较多见。

4. CT 和磁共振检查　CT 主要用于诊断 X 线胸片难以发现的早期肺部病灶。磁共振检查主要用于诊断脑和盆腔病灶。

（二）组织学诊断

单凭刮宫标本不能作为侵蚀性葡萄胎的诊断依据，但在侵入子宫肌层或子宫外转移的切片中，

笔记栏

见到绒毛结构或绒毛退变痕迹，即可诊断为侵蚀性葡萄胎。若原发病灶与转移病灶诊断不一致，只要任一标本中有绒毛结构，即应诊断为侵蚀性葡萄胎。

四、鉴别诊断

绒毛膜癌易与其他滋养细胞疾病以及合体细胞子宫内膜炎、胎盘残留等相混淆，鉴别要点见表17-1。

表17-1 绒毛膜癌与其他疾病的鉴别

鉴别内容	葡萄胎	侵蚀性葡萄胎	绒毛膜癌	PSTT	合体细胞子宫内膜炎	胎盘残留
前次妊娠	无	葡萄胎	各种妊娠	各种妊娠	各种妊娠	流产、足月产
潜伏期	无	≤6个月	葡萄胎后发生者多>6个月	≤1年	无	无
绒毛	有	有	无	无	无	有、退化
滋养细胞增生程度	轻→重	轻→重，成团	重，成团	中间型滋养细胞	散在，无增生	无增生
浸润深度	蜕膜层	肌层	肌层	肌层	浅肌层	蜕膜层
转移	无	少见	较常见	少	无	无
肝、脑转移	无	少	较易	少	无	无
hCG	阳性	阳性	阳性	阳性或阴性	阴性	阳性或阴性

五、临床分期

滋养细胞肿瘤分期参照2002年FIGO的解剖学分期（表17-2）及预后评分系统（表17-3）。

表17-2 滋养细胞肿瘤解剖学分期

Ⅰ期	病变局限于子宫
Ⅱ期	病变扩散或转移，但仍局限于生殖器官（附件、阴道、阔韧带）
Ⅲ期	病变转移至肺，有或无生殖系统病变
Ⅳ期	所有其他部位的远处转移

表17-3 FIGO预后评分系统

评分	0	1	2	4
年龄（岁）	<40	≥40	—	—
前次妊娠	葡萄胎	流产	足月产	—
距前次妊娠时间（月）	<4	4～6	7～12	>12
治疗前血β-hCG（U/L）	$<10^3$	10^3～10^4	10^4～10^5	$\geq10^5$
最大肿瘤大小（包括子宫病灶）	<3cm	3～5cm	>5cm	—
转移部位	肺	脾、肾	胃肠道	肝、脑
转移病灶数目	0	1～4	5～8	>8
先前失败化疗	—	—	单药	两药及以上

六、预后

绒毛膜癌死亡率已由过去无化疗年代的90%左右降至20%～30%，其中多数死于脑转移。以下情况提示预后不良：①葡萄胎发展为恶性滋养细胞肿瘤的间隔时间>4个月；②治疗前血清hCG水平>40kU/L；③有脑或肝转移者；④患者前期已接受过化疗或出现耐药病灶。

七、治疗

治疗原则以化疗为主，手术为辅，尤其是侵蚀性葡萄胎，化疗几乎已完全替代了手术，仅在出现严重的、难以控制的出血或感染等并发症，或经化疗后病灶孤立持续存在或已出现耐药病灶的情况下选择手术治疗。

（一）化疗

所用药物：5-氟尿嘧啶（5-FU）、放线菌素D（Act-D）、甲氨蝶呤（MTX）及其解救药四氢叶

笔记栏

酸钙（CF）、环磷酰胺（CTX）、长春新碱（VCR）、依托泊苷（VP16）、顺铂（DDP）等。

1. 用药原则　根据预后评分将患者评定为低危或高危（低危通常包括≤6 分的Ⅰ～Ⅲ期患者；高危包括≥7 分的Ⅰ～Ⅲ期和Ⅳ期患者）。低危患者选择单一药物化疗，高危患者选择联合化疗。

2. 常用的单一化疗药物　①MTX 0.4mg/（kg·d）肌内注射，连续 5 天，疗程间隔 2 周；或 MTX 1mg/（kg·d）肌内注射，第 1、3、5、7 天，甲酰四氢叶酸 15mg 口服（首选）或肌内注射，每次 MTX 用药后 30h，第 2、4、6、8 天，每 14 天重复。②Act-D 0.5mg 固定剂量静脉滴注，第 1～5 天，每 14 天重复；或 Act-D 1.25mg/m^2（最大剂量为 2mg），脉冲式静脉注射，1 次，每 14 天重复 1 次。③5-FU 28～30mg/（kg·d）静脉滴注，连续 8～10 天，每 2 周重复 1 次。

3. 常用的联合化疗方案　用于滋养细胞肿瘤联合化疗的方案繁多，目前国内常用的联合化疗方案见表 17-4。高危患者首选 EMA/CO 方案。

表 17-4　联合化疗方案

方案	药物及用法	疗程间隔
5-FU+KSM		3 周
5-FU	26～28mg/（kg·d），静脉滴注，共 8 天	
KSM	6g/（kg·d），静脉滴注，共 8 天	
EMA/CO 方案		2 周
EMA		
Act-D	0.5mg，静脉注射，第 1 日	
VP16	100mg/m^2，静脉滴注，第 1 日	
MTX	100mg/m^2，静脉注射，第 1 日	
MTX	200mg/m^2，静脉滴注（12h），第 1 日	
Act-D	0.5mg，静脉注射，第 2 日	
VP16	100mg/m^2，静脉滴注，第 2 日	
CF	15mg，肌内注射，自 MTX 后 24h 开始，每 12h 1 次，共 4 次	
CO		
VCR	1mg/m^2，静脉注射，第 8 日	
CTX	600mg/m^2，静脉滴注，第 8 日	

4. 不良反应　以造血功能障碍为主，其次为消化道不良反应，脱发、肝功能损害也常见，所以用药前应先做血、尿常规，以及肝、肾功能检查，以了解骨髓及肝、肾功能。用药期间要严密观察，注意不良反应的防治，一般这些不良反应停药后可逐渐恢复。

5. 疗效判定　在每疗程结束后，hCG 每周监测 1 次，结合盆腔检查、B 超、X 线胸片、CT 等检查综合评价疗效。每疗程结束至 18 天内，血 β-hCG 下降至少 1 个对数称为有效。连续 2 个疗程化疗后，血清 hCG 水平处于平台状（变化<10%），甚至上升，称为无效。

6. 停药指征　化疗应持续到症状、体征消失，以及原发病灶和转移病灶消失，每周测定 1 次 hCG，连续 3 次正常后，再巩固 2～3 个疗程方可停药，随访 5 年无复发者为临床治愈。

（二）手术

病变在子宫、化疗无效者可切除子宫，手术应在化疗的基础上进行，生育期女性可保留一侧或双侧卵巢。对于有生育要求的年轻女性，若子宫耐药病灶为单个，且血 hCG 水平不高，子宫外转移病灶已控制，可考虑病灶切除术。对无生育要求、无转移的患者初次治疗时可首选子宫切除术，并在术中开始辅助性化疗。经多次化疗未能吸收的肺部孤立耐药病灶，可考虑做肺叶切除术。

（三）耐药复发病例的治疗

经 2～3 个疗程规范化疗后 hCG 未呈对数下降或呈平台状，甚至升高，或影像学检查提示肿瘤病灶未缩小，反而增大，甚至出现新病灶，称为耐药性滋养细胞肿瘤。经治疗达临床治愈 3 个月后出现 hCG 升高或影像学检查又发现新病灶则诊断为滋养细胞肿瘤复发。高危滋养细胞肿瘤患者约有 20%可出现肿瘤耐药或复发。对这类患者可选择二线化疗药物，多联合应用，PVB（顺铂、长春新碱、博来霉素）、BEP（博来霉素、依托泊苷，顺铂）、VIP（依托泊苷、异环磷酰胺、顺铂或卡铂）等，

笔记栏

必要时可在化疗的同时辅以手术治疗和放疗，以提高缓解率。

案例 17-2 分析（2）

经上述辅助检查诊断为侵蚀性葡萄胎后，应完善相关化验及检查，及时进行化疗。需要根据 FIGO 预后评分系统对患者进行评分（评分分数），确定该患者为低危或高危患者。低危患者首选单药化疗，高危患者多选择联合化疗。化疗原则：应足量，规范疗程，不同方案间隔期不同，注意预防化疗的严重不良反应。停药后严密进行随访。

八、随　　访

患者治疗结束后应严密随访 5 年，每月监测 hCG，持续 1 年；第 2～3 年，每 3 个月 1 次；第 4～5 年，每年 1 次。随访内容同葡萄胎。随访期间应严格避孕，一般于化疗停止≥12 个月后方可妊娠。

第三节　胎盘部位滋养细胞肿瘤

胎盘部位的滋养细胞肿瘤临床罕见，起源于胎盘种植部位的中间型滋养细胞，是一种特殊类型的滋养细胞肿瘤，占妊娠滋养细胞肿瘤的 1%～2%。多数不发生转移，故预后较好，但一旦有转移，则预后不良。

一、病　　理

巨检，肿瘤可为突向子宫腔的息肉样组织，也可侵入子宫肌层或存在子宫外扩散，切面呈黄褐色或黄色。镜下观，肿瘤由种植部位中间型滋养细胞组成，无绒毛结构，肿瘤侵入子宫肌纤维之间，瘤细胞可完全取代肌层血管壁，具有特征性。免疫组化人胎盘催乳素（hPL）、CD146 等种植部位滋养细胞标记可见弥漫表达。

二、临床表现

多发生于生育期，平均发病年龄为 31～35 岁。可继发于足月产、流产和葡萄胎，偶尔合并活胎妊娠。常见症状为停经后不规则阴道出血或月经过多。体征为子宫均匀性或不规则增大。仅少数病例会出现子宫外转移，受累部位包括肺、阴道、脑、肝、肾及盆腔和腹主动脉旁淋巴结。

三、诊　　断

因症状、体征不典型，容易误诊。确诊靠组织学诊断，可通过刮宫或宫腔镜下电切取到组织进而作出诊断，有些情况下需靠手术切除的子宫标本才能准确诊断。常用的辅助检查如下。

（一）血清 hCG 测定

多数轻度升高或呈阴性，其水平与肿瘤负荷不成比例，故用于评估预后或监测病情变化的价值有限。

（二）hPL 测定

血清 hPL 一般为轻度升高或呈阴性，但免疫组化染色通常阳性。

（三）超声检查

超声检查表现为突向子宫腔的或完全位于肌层内的异常回声包块，彩色多普勒超声检查可显示病灶内异常丰富的血流。

四、临床分期和高危因素

参照滋养细胞肿瘤 FIGO 分期中的解剖学分期，但预后评分系统不适合 PSTT。一般认为，与 PSTT 预后相关的高危因素为：①深肌层浸润、广泛坏死、核分裂象＞5 个/10HP；②淋巴脉管间隙浸润；③距前次妊娠时间＞2 年；④子宫外转移。

五、治　　疗

相对于绒毛膜癌和侵蚀性葡萄胎，PSTT 对化疗不敏感，故首选手术的治疗。无转移性 PSTT 的

笔记栏

患者（Ⅰ期）行子宫全切术，建议同时切除输卵管。若术后发现具有 1 个或多个不良预后因素者应考虑化疗。转移性 PSTT 患者除切除全子宫和双侧输卵管外，还需尽可能切除转移性病灶，术后予以化疗。化疗优先选择 EP/EMA 方案。

六、随　访

治疗后应随访，随访基本同妊娠滋养细胞肿瘤。由于血 hCG、hPL 水平多数轻度增高或正常，所以随访时临床表现和影像学检查更有价值。

（崔保霞）

第十八章　生殖内分泌疾病

第一节　异常子宫出血

案例 18-1

患者，女性，15 岁。因“不规则阴道出血 50 天”入院。

12 岁初潮，平素月经不规则，月经周期 37～45 天，月经期 5～7 天，量中，无痛经。50 天前无明显诱因出现阴道出血，量多于平素月经，每日使用 10～15 片夜用卫生巾，8 天后量减少，但一直淋漓不尽。2 天前突然月经量明显增多，有大量血块，伴头晕、心悸、乏力，无腹痛等不适。既往体健，无牙龈出血等病史。否认肝炎等病史。否认性生活史。

查体：体温 37.2℃，脉率 112 次/分，呼吸 24 次/分，血压 112/70mmHg，发育正常，营养良好，贫血貌，神志清，精神可，查体合作，皮肤、黏膜无黄染、无皮疹及出血点；甲状腺不大；乳房 Tanner Ⅲ期；心、肺听诊无异常，腹平软，未触及压痛及反跳痛。

妇科检查：外阴发育正常，未婚式。

肛查：子宫前位，大小正常，质地中等，活动好，无压痛；双附件未触及异常。

辅助检查：血常规示血红蛋白 57g/L，白细胞计数 4.62×10^9/L，血小板计数 253×10^9/L，凝血功能及血生化正常。B 超示：子宫形态正常，内膜厚度为 0.7cm，双侧附件未见异常。尿 hCG 阴性。

问题： 1. 初步应考虑什么诊断？

2. 下一步处理的方案是什么？

正常子宫出血即月经（menstruation）。评价月经的指标至少包括月经周期的频率（21～35 天）、规律性、月经期时长（3～7 天）和月经期出血量（5～80ml）等 4 个要素。凡是与上述 4 项指标任一项不符、源自子宫腔的异常出血，即为异常子宫出血（abnormal uterine bleeding，AUB）。

一、异常子宫出血相关术语及病因分类系统

异常子宫出血是妇科常见的症状和体征。国际妇产科联盟（FIGO）2011 年提出了“正常和异常子宫出血相关定义和术语”以及“育龄期非妊娠妇女异常子宫出血病因分类系统”用以指导临床治疗及研究。中华医学会妇产科学分会内分泌学组也分别于 2018 年和 2022 年发布了《排卵障碍性异常子宫出血诊治指南》和《异常子宫出血诊断与治疗指南》。异常子宫出血作为总的术语，限定于生育期非妊娠女性，与正常月经的周期频率、规律性、月经期时长、月经期出血量任何 1 项不符的，源自子宫腔异常的出血，需排除妊娠和产褥期相关的出血，也不包括青春期前和绝经后出血。

（一）异常子宫出血术语

我国暂定的正常子宫出血（即月经）和推荐的异常子宫出血的术语标准见表 18-1。其他还应有月经期有无不适，如痛经、腰酸、下坠等。

表 18-1　异常子宫出血的术语范围

月经的临床评价指标	术语	范围
周期频率	月经频发	<21 天
	月经稀发	>35 天
周期规律性（近 1 年周期之间的变化）	规律月经	<7 天
	不规律月经	≥7 天
	闭经	≥6 个月无月经

续表

月经的临床评价指标	术语	范围
月经期时长	月经期延长	＞7 天
	月经期过短	＜3 天
月经量	月经过多	＞80ml（自觉月经量多，影响生活质量）
	月经过少	＜5ml（自觉月经量较以往减少，点滴状）

（二）其他名词和术语

1. 经间期出血（inter-menstrual bleeding，IMB）　指在有规律、可预期的月经之间发生的出血，包括随机出现和每个周期固定时间发生的出血。一般出血量少、出血时间短，偶尔有较长时间的大量出血。按出血时间可分为卵泡期出血、围排卵期出血、黄体期出血及无规律的 IMB。

2. 不规则子宫出血　完全无规律可循的出血。

3. 月经过多（hypermenorrhea）　指月经期失血过多，影响女性的身体、社交、情绪和（或）日常生活质量。无论是否存在贫血，只要影响患者的生活质量，即应诊断。

4. 月经过少（hypomenorrhea）　女性自我感觉月经量较以往明显减少，表现为点滴出血、时间缩短，通常 1 次月经总量不能浸透 1 张日用型卫生巾。

5. 突破性出血（breakthrough bleeding，BTB）　指周期性使用雌激素和孕激素组合制剂时，计划外的子宫内膜出血。出血量较多者为出血（bleeding），量少者为点滴出血（spotting）。

（三）慢性异常子宫出血与急性异常子宫出血的概念

1. 慢性 AUB　指近 6 个月内至少出现 3 次 AUB，不需要紧急临床处理，但需进行规范诊疗的 AUB。

2. 急性 AUB　指发生了严重的大出血，需要紧急处理以防进一步失血的 AUB，可见于有或无慢性 AUB 病史的患者。

（四）异常子宫出血的病因分类

FIGO 将异常子宫出血按病因分为两大类共 9 个类型，按英语首字母缩写为“PALM-COEIN”（表 18-2），“PALM”存在结构性改变，可采用影像学技术和（或）组织病理学方法明确诊断，而“COEIN”无明显子宫结构性改变。具体为子宫内膜息肉（polyp）所致 AUB（AUB-P）、子宫腺肌病（adenomyosis）所致 AUB（AUB-A）、子宫平滑肌瘤（leiomyoma）所致 AUB（AUB-L）、子宫内膜恶变和不典型增生（malignancy and hyperplasia）所致 AUB（AUB-M）；全身凝血相关疾病（coagulopathy）所致 AUB（AUB-C）、排卵障碍（ovulatory dysfunction）相关 AUB（AUB-O）、子宫内膜局部异常（endometrial）所致 AUB（AUB-E）、医源性（iatrogenic）AUB（AUB-I）、未分类（not yet classfied）AUB（AUB-N）。任一患者可有 1 个或多个引起 AUB 或与 AUB 有关的病因。

表 18-2　FIGO 异常子宫出血的 PALM-COEIN 分类

结构性病因（PALM）	非结构性病因（COEIN）
子宫内膜息肉所致 AUB（AUB-P）	全身凝血相关疾病所致 AUB（AUB-C）
子宫腺肌病所致 AUB（AUB-A）	排卵障碍相关 AUB（AUB-O）
子宫平滑肌瘤所致 AUB（AUB-L）	子宫内膜局部异常所致 AUB（AUB-E）
子宫内膜恶变和不典型增生（AUB-M）	医源性 AUB（AUB-I）
	未分类 AUB（AUB-N）

既往所称“功能失调性子宫出血”（dysfunctional uterine bleeding，DUB）一词，因为不同地区的定义和所用诊断检查的资源不同，导致内涵不一致，它包括了排卵障碍相关异常子宫出血及子宫内膜局部异常性异常子宫出血等病理情况。国际妇产科联盟 2011 年强烈建议弃用“功能失调性子宫出血”这一诊断术语，这一建议也被中华医学会妇产科学分会所接受。

二、排卵障碍相关异常子宫出血

排卵障碍包括从无排卵、稀发排卵到黄体功能不足等情况。大多数排卵障碍无法确诊病因，主要由下丘脑-垂体-卵巢轴功能紊乱所致，也有一部分排卵障碍可以追溯到病因，如多囊卵巢综合征、高催乳素血症、甲状腺疾病、肥胖、厌食、精神紧张等。本节主要讨论由下丘脑-垂体-卵巢轴功能紊乱所致的排卵障碍相关异常子宫出血（AUB-O）。

（一）无排卵或稀发排卵性异常子宫出血

无排卵可以是持续的，也可以是间断或暂时的。稀发排卵如不超过 60 天，可随访观察，但更长时间的稀发排卵则须处理，与无排卵处理原则相似。

1. 病理生理 下丘脑-垂体-卵巢轴的正常调控是月经发生的基础。任一环节功能紊乱都会影响排卵，随之影响子宫内膜由增生期向分泌期的转化及正常脱落，引发异常子宫出血。无排卵性异常子宫出血常见于青春期和绝经过渡期，但也可发生于生育年龄。在青春期，下丘脑-垂体-卵巢轴激素间的反馈调节尚未成熟，大脑中枢对雌激素的正反馈作用存在缺陷，FSH 呈持续低水平，无促排卵性 LH 陡直高峰形成而不能排卵；在绝经过渡期，卵巢功能不断衰退，卵巢对垂体促性腺激素的反应性低下，卵泡发育受阻而不能排卵；生育年龄的女性有时因应激等因素干扰，也可发生无排卵。

无排卵时卵巢无黄体形成和孕激素分泌，导致子宫内膜受单一雌激素刺激处于增生状态，其间可能因卵泡退化闭锁，雌激素水平下降，内膜因失去雌激素支持而剥脱出血，称雌激素撤退性出血（estrogen withdrawal bleeding）。低水平雌激素维持在阈值水平，也可发生间断性少量出血，称雌激素突破性出血（estrogen breakthrough bleeding）；高水平雌激素维持在有效浓度，引起长时间闭经，因无孕激素参与，内膜增厚但不牢固，容易发生急性突破性出血，血量汹涌，是急性异常子宫出血的典型表现，需要紧急医疗干预。

无排卵性异常子宫出血时，由于子宫内膜受单一雌激素刺激，腺体持续增生，间质缺乏孕激素作用反应不足，致使子宫内膜组织及血管脆性增加，容易自发破溃出血；同时由于雌激素水平波动，子宫内膜脱落不规则和不完整。子宫内膜某一区域在雌激素作用下修复，而另一区域发生脱落和出血，这种持续性增生子宫内膜的局灶性脱落，缺乏足够的组织丢失量，使内膜再生和修复困难，因此，出血特点表现为无周期性、无规律性与自限性，出血量时多时少。

2. 子宫内膜病理改变 无排卵性异常子宫出血患者的子宫内膜受雌激素持续作用而无孕激素拮抗，可有以下表现。

（1）增殖期子宫内膜：在月经周期后半期甚至月经期仍表现为增殖期形态。

（2）子宫内膜增生（endometrial hyperplasia）：WHO 2020 年发布的女性生殖道肿瘤病理分类中将子宫内膜增生分为两类。①子宫内膜不伴不典型的增生（endometrial hyperplasia without atypia）：子宫内膜腺体过度增生，大小和形态不规则，腺体和间质比例高于增殖期子宫内膜，但无明显的细胞不典型，包括既往所称的单纯型增生和复杂型增生，是长期雌激素作用而无孕激素拮抗所致，发生子宫内膜癌的风险较低。②子宫内膜不典型增生/子宫内膜上皮内瘤变（endometrioid intraepithelial neo-plasia,EIN）：镜下表现为管状或分支腺体排列拥挤，并伴有细胞不典型（包括细胞核增大、多形性、圆形、极性丧失和核仁），病变区域内腺体比例超过间质，腺体拥挤仅有少量间质分隔。发生子宫内膜癌的风险较高，属于癌前病变。

（3）萎缩性子宫内膜：内膜萎缩菲薄，腺体少而小，腺管狭而直，间质少而致密，胶原纤维相对增多。

3. 临床表现 无排卵性异常子宫出血可有各种异常子宫出血的表现，包括月经频率、规律性、月经期时长和出血量均可异常。周期不规律、常发生不可预知的出血，或在闭经一段时间后发生出血，月经期长短不一，月经量不定或增多，甚至大量出血。出血期间一般无腹痛或其他不适，但出血量多或时间长时常继发贫血，大量出血可导致休克。

4. 诊断与鉴别诊断 无排卵性异常子宫出血的诊断应采用排除法。通过详尽的病史询问、体格检查及相应的辅助检查首先排除妊娠相关出血、确定出血源自子宫腔。病史询问中应详细了解异常子宫出血的类型、发病时间、病程经过、出血前有无停经史及以往治疗经过。注意患者的年龄、月经史、婚育史和避孕措施，近期有无服用干扰排卵的药物或抗凝药物等，是否存在引起月经失调的全身或生殖系统相关疾病，如肝病、血液病、糖尿病、甲状腺功能异常等。

笔记栏

同时需排除结构性病因、凝血系统疾病及一些可能引起异常子宫出血的医源性因素，加上稀发月经或不可预知的出血等出血模式，即可考虑为无排卵引发的异常子宫出血。这时可在开始止血纠正贫血的同时，进一步检查有无排卵或查找导致无排卵的原因。如果通过以上排查没有发现病因，排卵功能正常，可以考虑异常子宫出血是原发于子宫内膜局部异常所致。

辅助检查在无排卵性异常子宫出血中的目的主要是鉴别诊断、确定病情严重程度、判断有无排卵及是否有合并症。常用辅助检查如下。

（1）尿妊娠试验或血 hCG 检测：有性生活史者，应除外妊娠及妊娠相关疾病。

（2）全血细胞计数：确定有无贫血及血小板减少。

（3）凝血功能检查：凝血酶原时间、部分促凝血酶原激酶时间、血小板计数、出凝血时间等，排除凝血功能障碍性疾病。

（4）盆腔 B 型超声检查：了解子宫内膜的厚度及回声，以明确有无子宫腔占位性病变及其他生殖道器质性病变等，同时可用于监测排卵。

（5）基础体温（basal body temperature，BBT）测定：经典方法，因超声监测排卵的普及，目前应用较少。有助于判断有无排卵并可判断黄体功能。有排卵时基础体温呈双相型表现，而无排卵时基础体温呈单相型表现（图 18-1，图 18-2）。

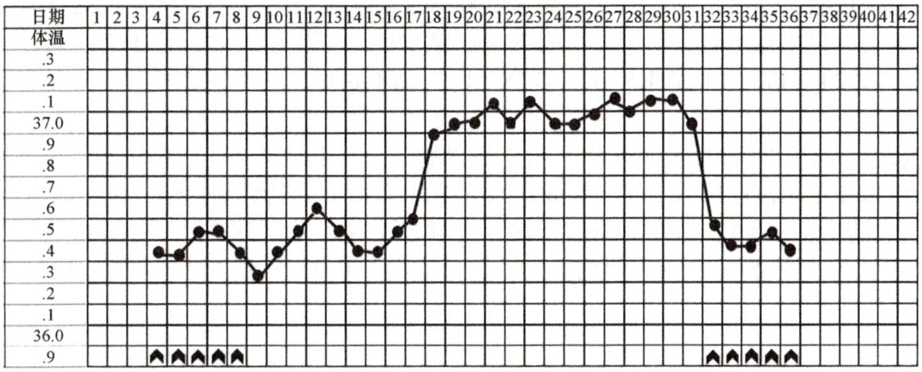

图 18-1　排卵时基础体温（双相型表现）

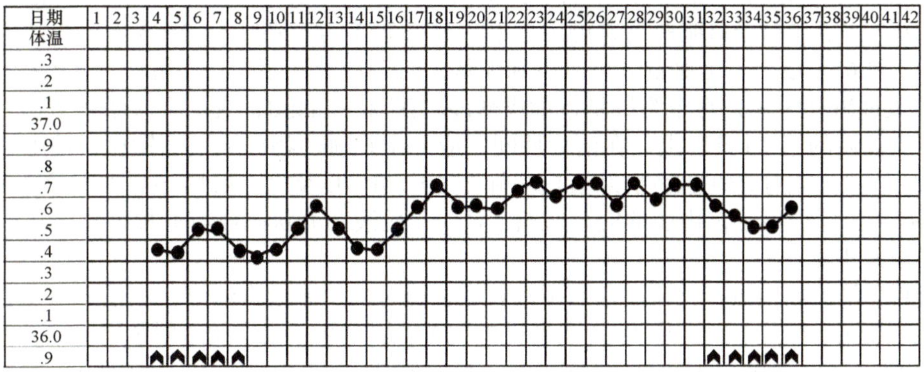

图 18-2　无排卵时基础体温（单相型表现）

（6）血清性激素测定：在月经前 5～9 天测定孕酮水平可确定有无排卵及黄体功能，但常因出血模式改变，难以选择测定孕激素的时间。测定血睾酮、催乳素水平及甲状腺功能可以排除其他内分泌疾病。

（7）子宫内膜活组织检查：可以获得子宫内膜的病理诊断，一方面可以确定卵巢排卵和黄体功能，另一方面可以判断有无子宫内膜病变（如子宫内膜增生或子宫内膜癌等）。子宫内膜取样（sampling）的方法有以下几种。①诊断性刮宫（diagnostic curettage，DC）：除了可明确子宫内膜的病理诊断外，还可起到止血的作用。为确定卵巢排卵和黄体功能，应在月经前期或月经来潮 6h 内刮宫。不规则阴道出血或大量出血时，可随时刮宫。诊刮时必须搔刮整个子宫腔，尤其是两子宫角，以防漏诊。疑有子宫内膜癌时，应行分段诊刮。无性生活史患者，若激素治疗失败或疑有器质性病变应经患者或其家属知情同意后行诊刮术。②子宫内膜取样器取材：创伤小，无须麻醉，在大部分情况下能获取足够的内膜标本，得到较高的阳性诊断率，常用的取样器有 Endo 套管如 Karman 套管和环状刮刷。不同的取样器会影响到诊断的准确性。③宫腔镜检查：在宫腔镜直视下，选择病变区

笔记栏

进行活检，可提高诊断的阳性率，诊断各种子宫腔内病变，如子宫内膜息肉、子宫黏膜下肌瘤、子宫内膜癌等。

案例 18-1 分析（1）

该患者为青春期女性，初潮后3年，月经尚未规则，即下丘脑-垂体-卵巢轴的调节尚未成熟，表现为不规则阴道出血。血常规提示血红蛋白57g/L，提示贫血存在。其他结果均无异常。B超结果提示子宫、双附件无明显器质性病变，尿hCG阴性，可基本排除生殖器官器质性疾病、妊娠相关疾病及全身凝血功能障碍性疾病等。根据其发病年龄、病史及辅助检查结果，初步诊断：①排卵障碍相关异常子宫出血；②重度贫血。

5. 治疗 原则是急性出血期维持一般状况和生命体征，积极给予支持疗法（输液、输血），尽快止血并纠正贫血；血止后调整周期，预防子宫内膜增生和AUB复发。有生育要求者行诱导排卵治疗，完成生育后应长期随访。由于AUB-O涉及从初潮到绝经的各年龄段，治疗措施的选择应综合考量患者的年龄、出血量、出血速度、贫血严重程度、是否耐受、是否有生育要求等。

（1）出血期止血：性激素治疗对大多数急性异常子宫出血有效。需根据出血量选择合适的制剂和使用方法。对少量出血患者，使用最低有效量以减少药物副作用。对大量出血患者，要求性激素治疗8h内见效，24～48h出血基本停止。若96h以上仍不止血，应考虑无排卵性异常子宫出血诊断是否成立。

1）孕激素：又称“子宫内膜脱落法”或“药物刮宫”。止血机制：使雌激素作用下持续增生的子宫内膜转化为分泌期，停药后子宫内膜脱落较完全。适用于一般情况较好，血红蛋白≥80g/L者。具体用法：地屈孕酮片10mg，口服，每日2次，共10天；微粒化孕酮200～300mg，口服，每日1～2次，共10天；黄体酮20～40mg，肌内注射，每日1次，共3～5天；甲羟孕酮（MPA）6～10mg，口服，每日1次，共10天。

2）雌激素：又称“子宫内膜修复法”。止血机制：应用大剂量雌激素可迅速提高血雌激素水平，促使子宫内膜生长，短期内修复创面而止血。适用于血红蛋白低于80g/L的青春期患者。主要药物为结合雌激素、戊酸雌二醇。具体如下：①结合雌激素1.25/次，戊酸雌二醇2mg/次，口服，每6～8h 1次；②不能耐受口服药物者可用苯甲酸雌二醇3～4mg/d，分2～3次肌内注射，若出血量明显减少，维持剂量，若出血量未见减少则加量，每日最大量不超过12mg。经上述用药，患者止血后每3天递减1/3量，直至维持量，如戊酸雌二醇1～2mg/d，或结合雌激素0.625～1.25mg/次，维持至血止后的第20日以上。在治疗期间，应给予补血药物，或适当输血，使患者血红蛋白尽快上升。所有雌激素疗法在患者血红蛋白增加至80～90g/L及以上后均必须加用孕激素，使子宫内膜转化，有利于停药后子宫内膜的完全脱落。对存在血液高凝状态或有血栓性疾病史的患者应禁用大剂量雌激素止血。

对于间断少量长期出血者，雌激素水平常较低，也可应用雌激素治疗，多使用生理替代剂量，如戊酸雌二醇2mg，每日1次，共21天，最后7～10天加用孕激素，如地屈孕酮10mg，每日2次。

3）雌孕激素联合治疗：目前常用的短效复方口服避孕药（COC），如炔雌醇环丙孕酮片、屈螺酮炔雌醇片、去氧孕烯炔雌醇片、复方左炔诺孕酮（左炔诺孕酮炔雌醇）等。方法为1片/次，急性AUB多使用每日2～3次，淋漓出血者多使用每日1～2次，大多数出血可在1～3天完全停止；继续维持原剂量治疗3天以上仍无出血可开始减量，每3～7天减少1片，仍无出血，可继续减量到每日1片，维持至血红蛋白含量≥80～90g/L。禁用于有避孕药禁忌证的患者。

4）高效合成孕激素：又称为“内膜萎缩法”。高效合成孕激素转化子宫内膜的效能高，可使内膜萎缩，达到止血目的，此法不适用于青春期患者，尤其适用于年龄大、血红蛋白含量较低者。如炔诺酮5～10mg/d、甲羟孕酮10～30mg/d，连续用药10～21天，血止、贫血纠正后停药。也可在出血完全停止后，维持原剂量治疗3天后仍无出血即开始减量，减量以不超过原剂量的1/3为原则，每3天减量1次，直至每天最低剂量而不再出血为维持量，维持至血红蛋白含量≥80～90g/L。停药后3～7天发生撤药性出血。

5）雄激素：有拮抗雌激素的作用，能增强子宫平滑肌及子宫血管张力，减轻盆腔充血而减少出血量，可给予丙酸睾酮25～50mg/d，肌内注射，用1～3天。但大出血时雄激素不能立即改变内膜的脱落过程，也不能使其立即修复，单独应用止血效果不佳。

笔记栏

6）GnRH-a：也可用于止血的目的，但如应用 GnRH-a 治疗大于 3 个月，推荐应用雌激素反向添加治疗。

7）刮宫：可迅速止血，并具有诊断价值。对于绝经过渡期及病程长的生育年龄患者诊刮、子宫内膜病理学检查可作为首次止血的治疗选择，同时可发现或排除子宫内膜病变。对于近期已行子宫内膜病理学检查、除外恶变或癌前病变者不必反复刮宫。对无性生活史的青少年，仅适于大量出血且药物治疗无效需立即止血或检查子宫内膜组织学检查的患者。

（2）调节周期：止血治疗后，需调节月经周期。青春期及生育期无排卵性异常子宫出血患者，需恢复正常的内分泌功能，以建立正常月经周期；绝经过渡期患者需控制出血及预防子宫内膜增生症的发生，防止 AUB-O 再次发生。常用方法有以下几种。

1）孕激素定期撤退法：适用于青春期或活组织检查为增生期内膜的患者。可于月经周期后半期（或撤药性出血的第 16～25 天）加用孕激素，选用对下丘脑-垂体-卵巢轴无抑制或抑制较轻的天然孕激素或地屈孕酮。如地屈孕酮 10～20mg/d 或微粒化黄体酮胶囊 200～300mg/d，共 10～14 天，酌情应用 3～6 个周期。

2）雌孕激素联合治疗：常用短效复方口服避孕药，开始即用孕激素，以限制雌激素的促内膜生长作用，使撤药性出血逐步减少，其中雌激素可预防治疗过程中孕激素的突破性出血，可以很好地控制月经周期，尤其适用于有避孕需求的患者。一般在止血周期撤药性出血后周期性使用 COC 3 个周期，病情反复者酌情延长使用周期。

3）雌孕激素序贯法：在少数青春期或生育期患者，如孕激素治疗后不出现撤退性出血，考虑是内源性雌激素水平不足；或绝经过渡期有雌激素缺乏症状的患者，可使用雌孕激素序贯法，即人工周期。模拟自然月经周期中卵巢的内分泌变化，序贯应用雌孕激素，使子宫内膜发生相应变化，引起周期性脱落。从撤药性出血第 5 日开始，生理替代全量为结合雌激素 1.25mg 或戊酸雌二醇 2mg，每晚 1 次，连服 21 天，服雌激素 11 天后加用孕激素，连用 10 天（图 18-3）。连续 3 个周期为一疗程。若正常月经仍未建立，应重复上述序贯疗法。若患者体内有一定的雌激素水平，雌激素可采用半量或 1/4 量。也可使用复合制剂，如戊酸雌二醇/雌二醇环丙孕酮片、雌二醇/雌二醇地屈孕酮片。

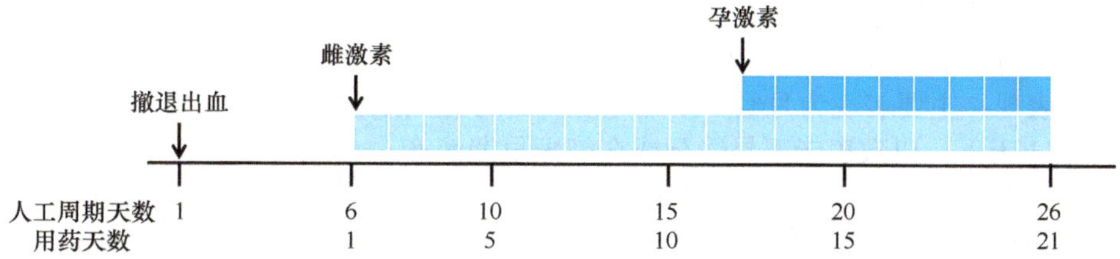

图 18-3　雌孕激素序贯法示意图

4）左炔诺孕酮宫内缓释节育系统（levonorgestrel-releasing intrauterine system，LNG-IUS）：子宫腔内局部释放左炔诺孕酮（20μg/d），抑制子宫内膜生长，既有非常好的避孕作用，又可长期保护子宫内膜、显著减少出血量，有时甚至出现闭经，可预防不排卵导致的子宫内膜增生，对子宫内膜增生也有治疗作用。特别适合病程长、病情反复发作、肥胖和围绝经期患者。同时由于外周血中的药物浓度很低，对全身的副作用较小。LNG-IUS 的应用过程中有一些常见的不良反应（如点滴出血等），建议放置前充分告知患者以增加放置后的依从性。

（3）促排卵：希望尽快妊娠的患者可予促排卵，包括口服来曲唑、氯米芬、人绒毛膜促性腺激素（hCG）、尿促性素（hMG）、中药等，详见第二十二章“不孕症与辅助生殖技术”。如能排卵，即使暂时不能妊娠，排卵后产生的孕激素也可以调整月经，促使增生内膜转化。青春期患者不应采用促排卵药物来控制月经周期。

（4）手术治疗：对于药物治疗无效、无生育要求的患者，尤其是不宜随访的年龄较大患者，可考虑子宫全切术，不推荐子宫内膜切除术。

（5）其他治疗：对于维持一般状况和生命体征非常重要，配合性激素治疗可达到更好的止血效果，可酌情同时进行。

1）一般止血药：氨甲环酸 1g，每日 2～3 次，或酚磺乙胺、维生素 K 等。

2）矫正凝血功能：出血严重时可补充凝血因子，如纤维蛋白原、血小板、新鲜冰冻血浆或新鲜血。

3）矫正贫血：对中、重度贫血患者，可同时给予铁剂和叶酸治疗，必要时输血。

笔记栏

4）抗感染治疗：出血时间长，贫血严重，抵抗力差，或有合并感染的临床征象时应及时应用抗生素。

案例 18-1 分析（2）

该患者为青春期排卵障碍相关异常子宫出血，急性出血期，治疗原则是积极支持疗法（输液、输血），维持一般状况和生命体征，尽快止血并纠正贫血；血止后调整月经周期，预防 AUB 复发。

1. 监测生命体征，输血、输液。
2. 性激素止血。采用复方 COC，1 片/次，每日 3 次，入院第 2 天阴道出血量明显减少，第 3 天完全停止，第 7 天 COC 减为每日 2 次，第 14 天减为每日 1 次，持续用药至血止后 21 天停药。
3. 同时口服铁剂、叶酸纠正贫血，门诊随访。
4. 调整周期。撤药性出血后周期性使用 COC 3 个周期。

（二）黄体功能异常所致异常子宫出血

下丘脑-垂体-卵巢轴功能异常除了引起不排卵外，还可能导致排卵后黄体功能异常，主要包含黄体功能不足、黄体萎缩不全。

1. 黄体功能不足（inadequate luteal function） 月经周期中有卵泡发育及排卵，但黄体期孕激素分泌不足或黄体过早衰退，可导致黄体期缩短，不能维持子宫内膜稳定而提前少量出血（黄体期出血），子宫内膜分泌反应不良。

（1）发病机制：卵泡的正常发育及其相应的内分泌调节是黄体健全发育的基础。神经内分泌调节功能紊乱可导致卵泡期 FSH 缺乏，使卵泡发育缓慢，雌激素分泌减少，从而对垂体及下丘脑正反馈不足；LH 脉冲峰值不高及排卵峰后 LH 低脉冲缺陷，使排卵后黄体发育不全，孕激素分泌减少；此外，卵巢本身发育不良，卵泡期颗粒细胞 LH 受体缺陷，也可使排卵后颗粒细胞黄素化不良，孕激素分泌减少。有时黄体分泌功能正常，但维持时间短。部分黄体功能不足可由高催乳素血症引起，而某些生理性因素也可导致黄体功能不足，如初潮、分娩后、绝经过渡期等。

（2）病理：孕激素分泌不足，使子宫内膜分泌反应不足，子宫内膜形态一般表现为分泌期内膜，腺体分泌不良，间质水肿不明显或腺体与间质发育不同步。

（3）临床表现：主要表现为月经周期缩短。有时月经周期虽在正常范围内，但卵泡期延长、黄体期缩短（<11 天），以致患者不易受孕或在妊娠早期流产。

（4）诊断：根据月经周期缩短、不孕或早孕时流产，妇科检查无引起异常子宫出血的生殖器官器质性病变；基础体温双相型，但高温相小于 11 天（图 18-4）；子宫内膜活检显示分泌反应不良；超声监测明确排卵日，推算黄体期，可作出诊断。

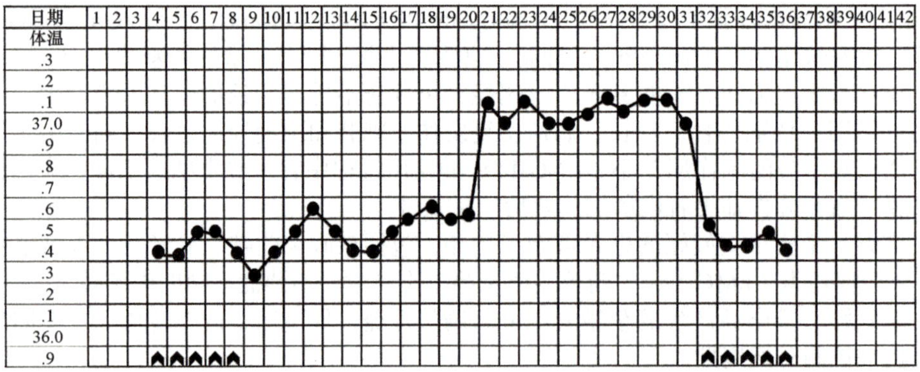

图 18-4　基础体温双相型（黄体期短）

（5）治疗

1）黄体功能补充疗法：一般选用天然黄体酮制剂，自排卵后开始每日肌内注射黄体酮 10mg，或口服黄体酮胶囊 200～300mg/d，共 10～14 天，以补充黄体酮分泌不足。

2）促进月经中期 LH 峰形成：当卵泡成熟后，给予绒毛膜促性腺激素 5000～10 000U，一次或分 2 次肌内注射，以加强月经中期 LH 排卵峰，达到不使黄体过早衰退和提高其分泌黄体酮的目的。

3）黄体功能刺激疗法：超声监测有排卵后（或基础体温上升后），隔日肌内注射绒毛膜促性腺激素 1000～2000U，共 5 次，可使血浆黄体酮明显上升，延长黄体期。

4）促进卵泡发育：常使用氯米芬或来曲唑促排卵。

5）黄体功能不足合并高催乳素血症的治疗：使用溴隐亭每日 2.5～5.0mg，可使催乳素水平下降，并促进垂体分泌促性腺激素及增加卵巢雌、孕激素分泌，从而改善黄体功能。

2. 黄体萎缩不全　月经周期有排卵，黄体发育良好，但萎缩过程延长，导致子宫内膜不规则脱落（irregular shedding of endometrium）。

（1）发病机制：由于下丘脑-垂体-卵巢轴调节功能紊乱，或溶黄体机制失常，引起黄体萎缩不全，使子宫内膜受孕激素作用延长，以致不能如期完整脱落。

（2）病理：正常月经第 3～4 日时，分泌期子宫内膜已全部脱落。黄体萎缩不全时，月经期第 5～6 日仍能见到呈分泌反应的子宫内膜。常表现为混合型子宫内膜，即残留的分泌期内膜及新增生的内膜混合共存。

（3）临床表现：月经周期正常，但月经期延长，长达 9～10 天，且出血量多。

（4）诊断：具有月经期延长的临床表现，基础体温呈双相型，但下降缓慢（图 18-5）。在月经第 5～6 日内膜取材，病理学检查见混合型子宫内膜可作为确诊依据。

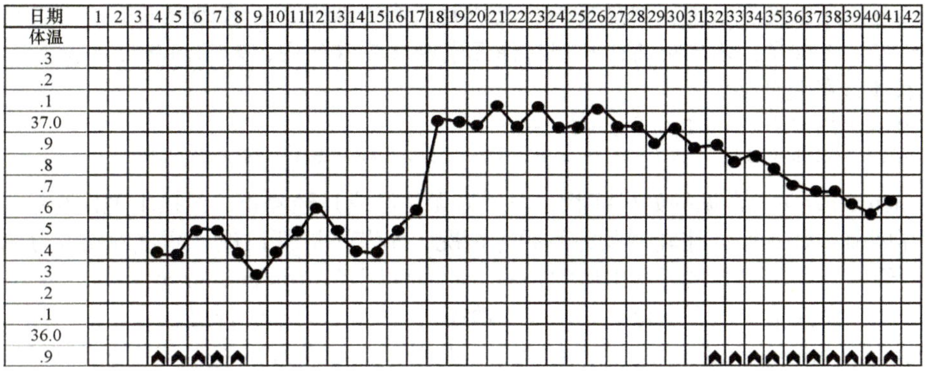

图 18-5　基础体温双相型（黄体萎缩不全）

（5）治疗

1）雌激素：卵泡期出血者可在少量出血期间，使用小剂量雌二醇 1～2mg/d，连续 3～5 天，帮助修复子宫内膜，血止后停药。

2）孕激素：排卵后第 1～2 日或下次月经前 10～14 天开始，每日口服甲羟孕酮 10mg，连服 10 天。有生育要求者推荐使用天然孕激素或地屈孕酮。无生育要求者也可口服复方口服避孕药，自月经周期第 5 日始，每日 1 片，连续 21 天为一周期。

3）绒毛膜促性腺激素：有促进黄体功能的作用，用法同黄体功能不足。

4）复方短效口服避孕药：抑制排卵，控制周期。

三、子宫内膜局部异常所致异常子宫出血

当异常子宫出血发生在有规律且有排卵的月经周期，特别是经排查未发现其他原因可解释时，可能是原发于子宫内膜局部异常所致。

（一）发病机制

症状如仅是月经过多（月经量＞80ml），可能为调节子宫内膜局部凝血纤溶功能的机制异常；此外，还可仅表现为经间期出血（intermenstrual bleeding，IMB）或月经期延长，可能是子宫内膜修复的分子机制异常，包括子宫内膜炎症、感染、炎症反应异常和子宫内膜血管生成异常。IMB 中围排卵期出血的原因也可能与排卵前、后激素水平波动有关。

（二）诊断

尽管发现子宫内膜局部异常会导致异常子宫出血，但目前仍没有相应的、可靠的检测手段应用于临床。主要是在有排卵月经的基础上排除其他明确异常后而确定。

（三）治疗

对此类非器质性疾病引起的月经过多，建议先行药物治疗，推荐的药物治疗顺序为：①左炔诺

笔记栏

孕酮宫内缓释节育系统，适合于近 1 年及以上无生育要求者；②氨甲环酸抗纤溶治疗或非甾体抗炎药（non-steroidal anti-inflammatory drug，NSAID），可用于不愿或不能使用性激素治疗或想尽快妊娠者；③短效口服避孕药；④孕激素子宫内膜萎缩治疗，如炔诺酮 5mg/次，每日 3 次，从周期第 5 天开始，连续服用 21 天。刮宫术仅用于紧急止血及病理学检查。对于无生育要求者，当药物治疗失败或有其他子宫病理改变时可考虑保守性手术治疗，如子宫内膜切除术。

第二节 闭　经

案例 18-2

患者，女性，26 岁。因"人工流产术后闭经 7 个月"就诊。伴有周期性下腹痛，无恶心、呕吐，无乳房胀痛等不适。

月经生育史：初潮 14 岁，平素月经规律，月经周期 30 天，月经期 5～7 天，7 个月前行人工流产术后至今月经未再来潮。G4P0，曾有 4 次人工流产史。

体格检查：身高 150cm，体重 40kg，第二性征发育正常。

妇科检查：外阴发育正常，阴道通畅，见少许白色分泌物，子宫颈光滑，子宫前位，质地中等，活动可，轻压痛，无反跳痛，双侧附件区未触及异常包块，无压痛及反跳痛。

问题： 1. 初步诊断是什么？

2. 诊疗思路是什么？下一步如何处理？

闭经（amenorrhea）为常见的妇科症状，表现为无月经或月经停止，包括生理性与病理性。生理性闭经有青春期前、妊娠期、哺乳期及绝经后等情况，本节不展开讨论。病理性闭经分为原发性闭经和继发性闭经两类，属于异常子宫出血的一种。原发性闭经（primary amenorrhea）指年龄超过 14 岁尚无月经来潮，女性第二性征发育缺乏；或年龄超过 16 岁，第二性征已发育，无月经来潮。继发性闭经（secondary amenorrhea）指正常月经建立后月经停止 6 个月，或按自身原来月经周期计算停经 3 个周期以上者。

一、病　因

正常月经的建立和维持依赖于下丘脑-垂体-卵巢轴的神经内分泌调节，以及靶器官子宫内膜对性激素的周期性反应和下生殖道通畅性，其中任何一个环节发生障碍均可导致闭经。

（一）原发性闭经

原发性闭经较少见，往往由遗传学因素或先天性发育缺陷引起。根据第二性征的发育情况，分为第二性征存在和第二性征缺乏两类。

1. 第二性征存在的原发性闭经

（1）米勒管发育不全综合征（Müllerian agenesis syndrome）或先天性子宫阴道缺如综合征（Mayer-Rokitansky-Küster-Hauser syndrome，MRKH 综合征）：是由胚胎期双侧副中肾管发育障碍引起的先天畸形，可能与基因突变及半乳糖代谢异常有关，在青春期原发性闭经中约占 20%。染色体核型正常为 46，XX。促性腺激素正常，有排卵，外生殖器、输卵管、卵巢及女性第二性征均正常，主要异常为始基子宫或无子宫、无阴道。大约 30%的患者伴有肾脏异常，40%有双套尿液集合系统，5%～12%伴骨骼畸形。

（2）雄激素不敏感综合征（androgen insensitivity syndrome）：又称睾丸女性化完全型，患者为男性假两性畸形，染色体核型为 46，XY，性腺为睾丸，但位于腹腔内或腹股沟。虽睾酮水平在男性范围，但由于 X 染色体上的雄激素受体基因缺陷，靶细胞缺乏睾酮受体，故睾酮不发挥生物效应，只能通过芳香化酶转化为雌激素，因而表型为女性，女性体态，青春期乳房发育但乳头发育差，阴毛、腋毛无或稀少，女性外阴，大阴唇、小阴唇发育较差，阴道呈盲端，无子宫。部分型患者有不同程度的男性化，包括增大的阴蒂和阴唇的部分融合。性激素在正常男性范围。

（3）卵巢不敏感综合征（insensitive ovary syndrome）：或称对抗性卵巢综合征。其特征有：①卵巢内多数为始基卵泡及初级卵泡，但极少见卵泡进入窦卵泡期及成熟期；②内源性促性腺激素水平升高，特别是 FSH 升高；③卵巢对外源性促性腺激素不敏感；④临床表现为原发性闭经，可以有月经

笔记栏

或稀发，但女性第二性征发育接近正常。

（4）生殖道闭锁：任何生殖道闭锁导致的横向阻断，均可导致闭经，如阴道横隔、无孔处女膜等，促性腺激素及雌二醇水平正常。

（5）真两性畸形：非常少见，同时存在男性和女性生殖腺，染色体核型可为 XX，XY 或嵌合体。可能第二性征发育不良，外生殖器通常是模棱两可的，常有乳房发育，也可男性化。

2. 第二性征缺乏的原发性闭经

（1）低促性腺激素性性腺功能减退症（hypogonadotropic hypogonadism）：多因下丘脑合成、分泌 GnRH 不足或垂体分泌促性腺激素不足而导致原发性闭经。最常见的为体质性青春发育延迟（constitutional delayed puberty，CDP）；其次是卡尔曼综合征（Kallmann syndrome），又称性幼稚嗅觉丧失综合征，是下丘脑先天性 GnRH 分泌缺乏同时伴嗅觉丧失或减退，主要临床表现为原发性闭经、女性第二性征缺如、嗅觉减退或丧失，但女性内生殖器分化正常。

（2）高促性腺激素性性腺功能减退症（hypergonadotropic hypogonadism）：性腺衰竭致使性激素分泌减少，导致 FSH、LH 反馈性升高，常伴有生殖道异常。

1）特纳综合征（Turner syndrome，TS）：属于性腺发育不全（gonadal dysgenesis），是最常见的染色体异常疾病之一，也是人类唯一能生存的染色体单体综合征，核型为 X 染色体单体（45，XO）或嵌合体（45，XO/46，XX 或 45，XO/47，XXX）。卵巢呈条索状，无卵泡，不分泌雌激素。典型临床表现为原发性闭经、女性第二性征发育不良、身材矮小，以及特殊的一些躯体畸形，如蹼颈、盾胸、后发际低、鱼样嘴、肘外翻等，也可伴发一系列内分泌异常，如糖代谢紊乱、甲状腺疾病等。

2）46，XX 单纯性腺发育不全：染色体为 46，XX，卵巢呈条索状无功能实体。临床表现为原发性闭经、女性第二性征发育差，有输卵管、子宫及阴道，神经性耳聋发病率较高。

3）46，XY 单纯性腺发育不全：又称 Swyer 综合征，染色体为 46，XY，条索状性腺。主要表现为原发性闭经、女性第二性征发育不良，具有女性生殖系统。由于存在 Y 染色体，患者在 10～20 岁时易发生性腺母细胞瘤或无性细胞瘤，诊断确定后应切除条索状性腺。

（二）继发性闭经

继发性闭经发病率显著高于原发性闭经。根据生殖轴病变和功能失调的部位分类，依次分为下丘脑性闭经、垂体性闭经、卵巢性闭经、子宫性闭经及其他内分泌功能异常所致闭经。

1. 下丘脑性闭经 为最常见的闭经，以功能性为主。

（1）功能性下丘脑性闭经

1）精神应激性：突然的精神压抑、紧张忧虑、环境改变等诱因均可引起神经内分泌障碍而导致闭经，其机制与应激状态下下丘脑分泌的促肾上腺皮质激素释放激素和糖皮质激素分泌增加有关。

2）体重下降和神经性厌食：中枢神经对体重急剧下降极为敏感。热量摄入或吸收不足导致的低能量状态会抑制下丘脑-垂体-卵巢（HPO）轴，将能量从生殖系统转移到更重要的功能系统。持续进行性消瘦可使 GnRH 降至青春期前水平，使促性腺激素和雌激素水平低下。严重的神经性厌食通常为强迫节食后发生，当体重减轻 10%～15%，或体脂丢失 30%时将出现闭经。

3）运动性闭经（exercise-related amenorrhea）：初潮及月经维持需要 17%～20%的机体脂肪，长期剧烈运动或芭蕾舞、现代舞等训练易致肌肉/脂肪比率增加或总体脂肪减少而使月经异常。过度运动、基础代谢率急剧增加（重病或受伤），GnRH 释放受抑制使 LH 释放受抑制,可引起闭经。目前认为体内脂肪减少和营养不良引起瘦素水平下降，是生殖轴功能受抑制的机制之一。

（2）药物性闭经（drug-induced amenorrhea）：抗精神病药物、口服甾体类避孕药、利血平、地西泮和阿片类药物等，均可引起继发性闭经，其机制是药物抑制下丘脑分泌 GnRH，或通过抑制下丘脑多巴胺使垂体分泌催乳素增加所致。药物性闭经通常是可逆的，一般在停药后 3～6 个月月经可自然恢复。

（3）颅咽管瘤（craniopharyngioma）：较为罕见，为先天性、生长缓慢的肿瘤。最常见的部位为蝶鞍上的垂体柄漏斗部前方，因瘤体增大可压迫下丘脑和垂体柄引起闭经、生殖器萎缩、肥胖、颅内压增高、视力障碍等症状，也称肥胖生殖无能营养不良症。

2. 垂体性闭经 腺垂体器质性病变或功能失调使促性腺激素的分泌异常，导致卵巢功能受到影响而引起闭经。

（1）垂体梗死：希恩（Sheehan）综合征最为常见。由于产后大出血休克，导致垂体，尤其是腺

笔记栏

垂体促性腺激素分泌细胞缺血、坏死，引起腺垂体功能减退而出现一系列症状，包括闭经、无乳、性欲减退、毛发脱落、女性第二性征衰退、生殖器官萎缩，以及其他内分泌功能减退，如畏寒、嗜睡、低血压等症状及基础代谢率降低。

（2）垂体肿瘤：位于蝶鞍内腺垂体的各种腺细胞均可发生肿瘤，最常见的是分泌催乳素（PRL）的腺瘤，闭经程度与 PRL 对下丘脑 GnRH 分泌的抑制程度有关。其他肿瘤包括嗜酸性粒细胞瘤、Gn 腺瘤、促甲状腺素腺瘤等，亦可出现闭经，是因肿瘤所分泌激素的占位效应，以及其他垂体分泌激素功能减退的症状，系因肿瘤分泌激素抑制 GnRH 分泌和（或）压迫分泌细胞，使促性腺激素分泌减少所致。

（3）空泡蝶鞍综合征（empty-sella syndrome）：蝶鞍膈因先天性发育不全、肿瘤或手术破坏，使脑脊液流入蝶鞍的垂体窝，使蝶鞍扩大，垂体受压缩小，称空泡蝶鞍。如空泡蝶鞍使垂体柄受压，导致下丘脑分泌的 GnRH 和多巴胺经垂体门脉循环向垂体的转运受阻，从而导致闭经，可伴 PRL 水平升高和乳溢。X 线检查仅见蝶鞍稍增大，CT 或 MRI 检查可精确显示在扩大的垂体窝中可见萎缩的垂体和低密度的脑脊液。

3. 卵巢性闭经 指卵巢本身功能衰竭或继发性病变，属于高促性腺激素性闭经，卵巢分泌的性激素水平低下，子宫内膜不发生周期性变化而导致闭经。

（1）卵巢早衰（premature ovarian failure）：是指卵巢功能衰竭所导致的 40 岁之前即闭经的现象。特点是原发性或继发性闭经伴随血促性腺激素水平升高和雌激素水平降低，并伴有一系列不同程度的低雌激素症状，如潮热多汗、面部潮红、性欲低下等。可能与遗传因素、自身免疫病、医源性损伤（放疗、化疗、手术对性腺的破坏或手术所致的卵巢血液供应受影响）有关，但大多数的患者找不到明显的诱因，称为特发性卵巢早衰。主要特征为低雌激素及高促性腺激素，FSH＞40U/L。从卵巢储备功能下降至功能衰竭，可有数年的过渡时期，临床异质性很高，个体差异较大。

（2）卵巢功能性肿瘤：卵巢支持-间质细胞瘤，因分泌过量的雄激素，可抑制下丘脑-垂体-卵巢轴功能而闭经。颗粒-卵泡膜细胞瘤分泌雌激素，持续分泌的雌激素可抑制排卵，使子宫内膜持续增生而闭经。

（3）多囊卵巢综合征：以长期无排卵、高雄激素及卵巢多囊改变为特征，临床表现为闭经、不孕、多毛和肥胖。

4. 子宫性闭经 闭经的原因在于子宫，是由于子宫内膜受破坏或对卵巢激素不能产生正常的反应而出现闭经。月经调节功能正常，第二性征发育也正常。

（1）宫腔粘连：也称阿谢曼（Asherman）综合征，为子宫性闭经中最常见的原因。大多宫腔粘连与子宫内手术操作直接相关，子宫内膜基底层损伤后干细胞数量缺失，异常修复出现纤维化病理改变。此外，子宫内膜结核及流产或产褥感染所致的子宫内膜炎症，也可导致宫腔粘连而闭经。仅宫颈管粘连者可引起阻塞性闭经；宫腔完全粘连者则无月经。

（2）子宫切除后或子宫腔放疗后：手术切除子宫或放疗破坏子宫内膜可致闭经。

5. 其他内分泌功能异常所致闭经 甲状腺、肾上腺、胰腺等功能紊乱也可引起闭经，如甲状腺功能减退或亢进、肾上腺皮质功能亢进、肾上腺皮质肿瘤等。

二、诊 断

闭经只是一种症状，诊断时必须先寻找闭经原因，排除生理性闭经，确定病变环节，然后再确定是何种疾病所引起。

（一）病史

详细询问月经史，包括初潮年龄、月经周期、月经期时长、月经量和闭经期限及伴随症状等；发病前有无任何导致闭经的诱因，如精神因素、环境改变、体重增减、剧烈运动、各种疾病、手术史及用药情况等；有无头痛、视力变化、乳溢、多毛、痤疮、周期性腹痛等，有无潮热、多汗等；对于已婚女性应询问其生育史及产后并发症史；原发性闭经应了解出生后阴蒂大小、青春期生长和发育进程；嗅觉有无缺失或敏感度下降；了解既往检查及治疗情况，有无先天性缺陷或其他疾病及家族史。

（二）体格检查

观察精神状态、智力发育、营养和健康情况，包括智力、身高、体重；检查全身发育状况，有无畸形，甲状腺有无肿大。妇科检查应注意内、外生殖器的发育，有无阴毛及分布特点、阴蒂是否

笔记栏

增大、阴唇是否有融合、是否有阴道口，有性生活史者检查有无阴道、子宫颈，盆腔检查是否有子宫及其大小、盆腔是否有异常包块等。有无先天性缺陷、畸形；女性第二性征，如皮肤色泽及毛发分布、乳房发育是否正常，以及乳房有无乳汁分泌等。其中第二性征的检查有助于鉴别原发性闭经的病因，缺乏女性第二性征提示该患者从未受过雌激素的刺激。

（三）辅助检查

有性生活史的闭经者，须首先排除妊娠，通过病史及体格检查对闭经的病因及病变部位有初步了解，在此基础上再通过有选择的辅助检查明确诊断。

1. 功能试验

（1）药物撤退试验：用于评估体内雌激素水平以确定闭经程度。

1）孕激素试验：黄体酮注射液，每日肌内注射 20mg，连续 5 天；或口服甲羟孕酮，每日 10mg，连用 5 天。停药后 3～7 天出现撤药性出血（孕激素试验阳性），提示子宫内膜已受一定水平的雌激素影响，为Ⅰ度闭经。若停药后无撤药性出血（孕激素试验阴性），应进一步行雌孕激素序贯试验。

2）雌孕激素序贯试验：适用于孕激素试验阴性的闭经患者。每晚睡前服戊酸雌二醇 2mg 或妊马雌酮 1.25mg，连续 20d，最后 10 天加用地屈孕酮 10～20mg/d 或甲羟孕酮 6～10mg/d，停药后发生撤药性出血者为阳性，提示子宫内膜功能正常，可排除子宫性闭经，引起闭经的原因是患者体内雌激素水平低落，为Ⅱ度闭经，应进一步寻找原因。无撤药性出血者为阴性，应重复一次试验，若仍无出血，提示子宫内膜有缺陷或已被破坏，可诊断为子宫性闭经。

（2）垂体兴奋试验：又称 GnRH 刺激试验，可了解垂体对 GnRH 的反应性。典型方法：将 LHRH 100μg 溶于生理盐水 5ml 中，30s 内静脉注射完毕。于注射前及注射后 15min、30min、60min、120min 分别采血测定 LH 含量。若注射后 15～60min LH 高峰值较注射前升高 2～4 倍，说明垂体功能正常，病变在下丘脑；若经多次重复试验，LH 值无升高或升高不显著，说明垂体功能减退，如 Sheehan 综合征。

2. 激素测定　停用雌孕激素药物至少 2 周后行 FSH、LH、PRL、TSH 等激素测定，协助诊断。

（1）血清甾体激素测定：包括雌二醇、孕酮及睾酮测定。血孕酮水平升高，孕酮≥10ng/ml 提示排卵。若雌激素浓度低，结合 FSH 判断；若睾酮值高，提示有多囊卵巢综合征或卵巢支持-间质细胞瘤等的可能。

（2）PRL 及 TSH 测定：PRL＞25μg/L 时称高催乳素血症。PRL、TSH 水平同时升高，提示甲状腺功能减退；若 TSH 正常，而 PRL＞100μg/L 时应行头颅 MRI 检查，以排除垂体肿瘤。

（3）FSH、LH 的测定：FSH＞40U/L（相隔 4 周，两次以上测定），提示卵巢功能衰竭；FSH＞25U/L，提示早发性卵巢功能不全；FSH、LH 均＜5U/L，提示病变环节在下丘脑或者垂体。若 LH 升高或 LH/FSH 比例≥2～3 时，应怀疑为多囊卵巢综合征。

（4）其他激素的测定：对存在肥胖、多毛、痤疮体征的患者尚需测定胰岛素、雄激素（血睾酮、硫酸脱氢表雄酮、尿 17-酮等），以确定是否存在胰岛素抵抗、高雄激素血症或先天性 21-羟化酶缺陷。

3. 影像学检查　盆腔 B 型超声检查可观察盆腔有无子宫及子宫大小、形态及内膜情况，以及卵巢大小、形态及卵泡数目等。CT 或 MRI 可用于盆腔及头部蝶鞍区检查，了解盆腔内肿块性质，诊断垂体微腺瘤、空泡蝶鞍等。有明显男性化体征的患者还应行卵巢和肾上腺超声或 MRI 检查以排除肿瘤。

4. 宫腔镜检查　能了解有无宫腔粘连和子宫腔病变情况。

5. 腹腔镜检查　能直视下观察卵巢、子宫大小、形态，可协助诊断多囊卵巢综合征。

6. 染色体检查　对鉴别性腺发育不全的病因及指导临床诊治有重要意义。

7. 其他检查　主要为靶器官反应检查，包括基础体温测定、宫颈黏液评分、阴道脱落细胞检查、子宫内膜活检或诊断性刮宫，以及了解排卵等情况。此外，骨龄检查对评估病因、选择治疗方案有指导作用。

（四）诊断步骤

首先区分是原发性闭经还是继发性闭经。若原发性闭经，则按图 18-6 闭经的诊断步骤进行，首先检查乳房及女性第二性征、子宫的发育情况，然后查垂体及卵巢激素水平及染色体等；继发性闭经的发病率明显高于原发性闭经，若为继发性闭经，则按图 18-7 闭经的诊断步骤进行。

笔记栏

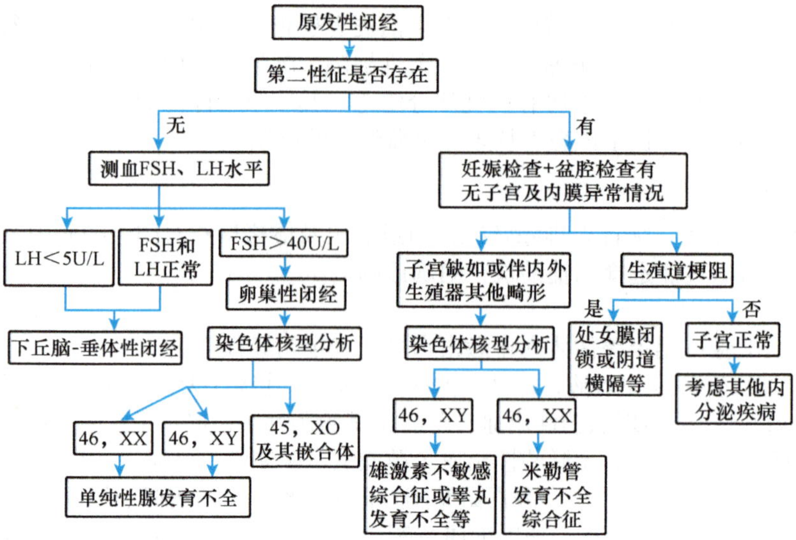

图 18-6　原发性闭经的病因诊断流程

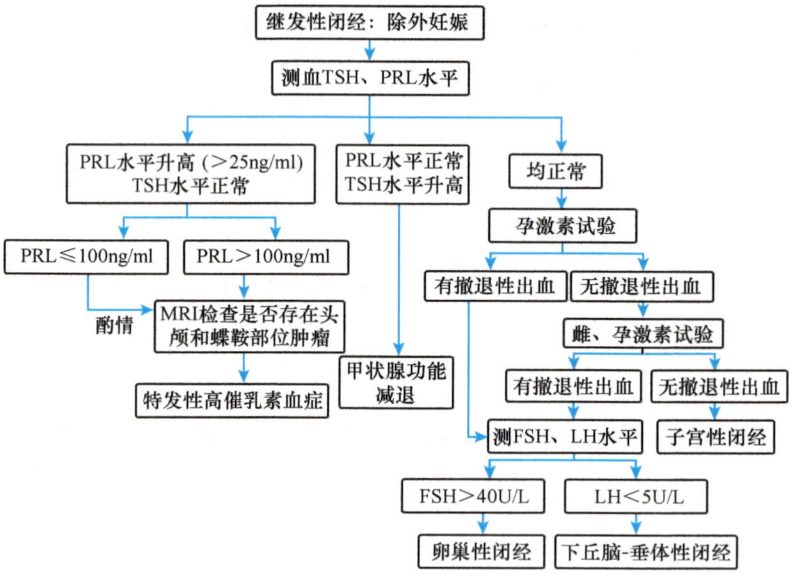

图 18-7　继发性闭经诊断流程

三、治　　疗

首选是病因治疗，对于目前尚无病因治疗方法者采用对症治疗。治疗目的是维持女性生殖健康及全身健康，促进第二性征发育，恢复月经，帮助有生育意愿的女性实现生育目标，并预防疾病发展与诊治过程中可能出现的并发症，如子宫内膜病变及骨质疏松等。

（一）全身治疗

健康的生活方式，包括饮食、运动、作息、情绪等，有助于疾病的治疗。运动性闭经者应适当减少运动量或强度，增加营养，保持标准体重。闭经因应激或精神因素所致者，应进行耐心的心理疏导，消除精神紧张和焦虑。肿瘤、高催乳素血症、多囊卵巢综合征等引起的闭经，应对因治疗。

（二）激素治疗

明确病变环节及病因后，若卵巢早衰和先天性卵巢发育不全等高促性腺激素性闭经应用性激素替代治疗。

1. 性激素替代治疗　目的：①维持女性全身健康及生殖健康，包括心血管系统、骨骼、神经系统等；②维持第二性征和月经。主要治疗方法有以下几种。

（1）雌激素替代治疗：适用于无子宫患者，戊酸雌二醇 1mg/d，妊马雌酮 0.625mg/d 或微粒化 17-β-雌二醇 1mg/d，连用 21 天，停药 1 周后重复给药。

笔记栏

（2）雌孕激素序贯法：对于有子宫的患者，选用上述雌激素连服 21 天，服药的最后 10 天同时加服地屈孕酮 10～20mg/d 或甲羟孕酮 6～10mg/d。

（3）孕激素疗法：适合于体内有一定内源性雌激素水平的 I 度闭经患者，于月经周期后半期（或撤退性出血第 16～25 日）口服地屈孕酮 10～20mg/d 或甲羟孕酮 6～10mg/d。

2. 促排卵 适用于有生育要求的患者。对于低促性腺激素性闭经患者，在采用雌激素治疗促进生殖器发育，子宫内膜已获得对雌、孕激素的反应后，可采用尿促性素（hMG）联合人绒毛膜促性腺激素（hCG）促进卵泡发育及诱发排卵，需警惕卵巢过度刺激综合征（OHSS）的发生，建议由有经验的医师在超声和激素监测条件下用药；对于 FSH 和 PRL 正常的闭经患者，可选用来曲唑、氯米芬作为促排卵药；对于 FSH 升高的闭经患者，因其卵巢功能衰竭，不建议促排卵治疗。

（1）来曲唑（letrozole）：属于芳香化酶抑制药，是最常用的促排卵药物，可抑制雄激素向雌激素转化，低雌激素水平负反馈作用于垂体分泌促性腺激素，使卵泡发育。给药方法为月经第 5 日开始，每日 2.5～5mg，连用 5 天。

（2）氯米芬（clomiphene）：作用机制为氯米芬与下丘脑细胞内的雌激素受体竞争性结合，从而阻断内源性雌激素对下丘脑的负反馈作用，促使下丘脑分泌更多的 GnRH，从而诱发排卵。给药方法为月经第 5 日开始，每日 50～100mg，连用 5 天。

（3）促性腺激素（Gn）：适用于低促性腺激素性闭经及用氯米芬促排卵失败者，促卵泡发育的制剂有：①hMG；②卵泡刺激素，包括尿提取 FSH、纯化 FSH、基因重组 FSH。促成熟卵泡排卵的制剂为 hCG。常用 hMG 或 FSH 和 hCG 联合用药促排卵。

（4）促性腺激素释放激素（GnRH）：利用其天然制品促排卵，通常脉冲皮下注射或静脉给药，适用于下丘脑性闭经。

3. 溴隐亭（bromocriptine） 属于多巴胺受体激动药，通过与垂体多巴胺受体结合，直接抑制垂体 PRL 分泌，恢复排卵；溴隐亭还可直接抑制垂体分泌 PRL 肿瘤细胞生长。单纯高催乳素血症患者，每日 2.5～5mg，一般在服药的第 5～6 周能使月经恢复。垂体催乳素瘤患者，每日 5～7.5mg，敏感者在服药 3 个月后肿瘤明显缩小。

4. 其他激素治疗

（1）肾上腺皮质激素：适用于先天性肾上腺皮质增生症所致的闭经，一般用泼尼松或地塞米松。

（2）甲状腺激素：适用于甲状腺功能减退引起的闭经。

（三）辅助生育技术

详见第二十二章“不孕症与辅助生殖技术”。

（四）手术治疗

针对各种器质性病因，采用相应的手术治疗。

1. 生殖器畸形 如处女膜闭锁、阴道横隔、阴道斜隔或阴道闭锁，均可行手术切开或成形术，手术矫正可使月经血流出畅通。

2. Asherman 综合征 行宫腔镜下分离粘连，术后子宫内放置球囊或节育器、生物胶等防止粘连复发。难治性宫腔粘连可以采用干细胞治疗。术后可用雌孕激素序贯法。

3. 肿瘤 卵巢肿瘤一经确诊应给予手术治疗。垂体肿瘤患者，应根据肿瘤部位、大小及性质确定治疗方案。对于催乳素瘤，手术多用于药物治疗无效或巨腺瘤产生压迫症状者。高促性腺激素性闭经、含 Y 染色体性腺者具有恶变潜能，一旦诊断必须手术切除性腺。

闭经涉及病种繁多，不同疾病的诊断与处理方法也不同，需要系统的检查与分析，才能作出正确的诊断与治疗。

案例 18-2 分析

1. 初步诊断 继发性闭经：Asherman 综合征？

2. 诊疗思路 首先区分原发性闭经还是继发性闭经，患者 26 岁，平素月经规律，人工流产术后发生闭经，既往多次人工流产术史，存在损伤子宫内膜的高危因素，患者有周期性腹痛，不排除月经血流出受阻的可能，故考虑为继发性闭经，可能为子宫性闭经。下一步可进行 B 超检查、性激素六项，了解子宫内膜情况及卵巢激素水平，必要时行宫腔镜检查。

笔记栏

第三节　多囊卵巢综合征

案例 18-3

患者，22 岁，因“停经 3 个月”就诊。

月经初潮 12 岁，月经周期规律，6～7/28～30 天，无明显痛经。近 2 年月经不规律，月经周期 45～90 天，经常需服用黄体酮胶囊才能来月经。近 2 年来患者工作压力大，经常熬夜，体重较之前增加了 10kg。既往史：无特殊。

查体：身高 155cm，体重 70kg，BMI 29kg/m^2，面部痤疮，多毛。

辅助检查：黄体酮撤退性出血第 3 天经阴道超声提示，左侧卵巢窦卵泡数 15 个，右侧卵巢窦卵泡数 13 个。双侧卵巢均未见直径＞8mm 卵泡。性激素六项：LH 12mU/ml，FSH 4mU/ml，E_2 35pg/ml，P 0.85ng/ml，T 0.78ng/ml，PRL 325μU/ml。

问题： 1. 患者诊断考虑什么？还需完善哪些检查？

2. 如何长期管理患者？

多囊卵巢综合征（polycystic ovarian syndrome，PCOS）是一种以雄激素过高的临床或生化表现、持续无排卵（chronic anovulation）以及卵巢多囊样改变为临床主要特征的内分泌代谢异常症候群。临床表现为月经失调、多毛、肥胖、不孕和卵巢多囊样改变。它是导致生育期女性月经紊乱最常见的原因之一。其发病原因至今尚未阐明。

一、内分泌特征

PCOS 的主要内分泌特征：①高雄激素血症和雄激素抵抗；②高胰岛素血症和胰岛素抵抗（insulin resistance，IR）；③促性腺激素的比率失常；④雌酮过多。其发病机制尚未明了，可能涉及以下几方面。

（一）下丘脑-垂体-卵巢轴调节功能异常

由于垂体对 GnRH 敏感性增加，使 LH 分泌量增加，卵巢内促雄激素合成的细胞色素 P450c17 酶的功能失调，导致卵巢间质、卵泡膜细胞产生过量雄激素。卵巢内高雄激素抑制卵泡成熟，引起发育中的卵泡闭锁，不能形成优势卵泡。PCOS 时过多的雄激素主要是雄烯二酮和睾酮，尤其是游离睾酮增加；雌激素以雌酮（E_1）增高为主，雌酮主要来源于雄烯二酮在周围组织中芳香化酶转化，而雌二醇（E_2）处于早卵泡期水平。持续分泌的雌酮和卵巢小卵泡分泌的一定水平的雌二醇作用于下丘脑及垂体，使 LH 分泌幅度及频率增加，LH 呈持续高水平，而 FSH 水平相对降低。LH 水平上升又促进卵巢分泌雄激素，进一步形成雄激素过多、持续无排卵的恶性循环。约 2/3 的 PCOS 患者 LH 高值、LH/FSH＞3。

（二）高胰岛素血症和胰岛素抵抗

胰岛素抵抗指外周组织对胰岛素敏感性降低，使胰岛素的生物效能低于正常。研究证明，肥胖的 PCOS 患者中有 30%～45%存在胰岛素抵抗和高胰岛素血症。过量的胰岛素作用于卵巢内相应受体，加之局部雄激素的过量分泌，导致卵泡成熟障碍，无优势卵泡形成。高胰岛素血症可抑制肝脏性激素结合球蛋白（SHBG）的合成，使体内游离雄激素增加。严重的胰岛素抵抗患者可发生雄激素过多、胰岛素抵抗和黑棘皮症。

（三）肾上腺内分泌功能异常

50%的 PCOS 患者中存在脱氢表雄酮（dehydroepiandrosterone，DHEA）及脱氢表雄酮硫酸盐（dehydroepiandrosterone sulfate，DHEAS）升高，可能与 PCOS 患者肾上腺中合成甾体激素的关键酶活性增加，以及肾上腺细胞对促肾上腺皮质激素（ACTH）敏感性增加及功能亢进有关。

二、病　理

（一）卵巢的变化

双侧卵巢均匀性增大，为正常女性的 2～5 倍，包膜增厚，呈灰白色，切面可见卵巢白膜均匀性

笔记栏

增厚，其下可见许多直径<1cm 的囊性卵泡。镜下见白膜增厚、硬化，皮质表层纤维化，血管显著较多。白膜下含有很多的闭锁卵泡和处于不同发育期的卵泡，但无成熟卵泡生成及排卵迹象（图 18-8）。

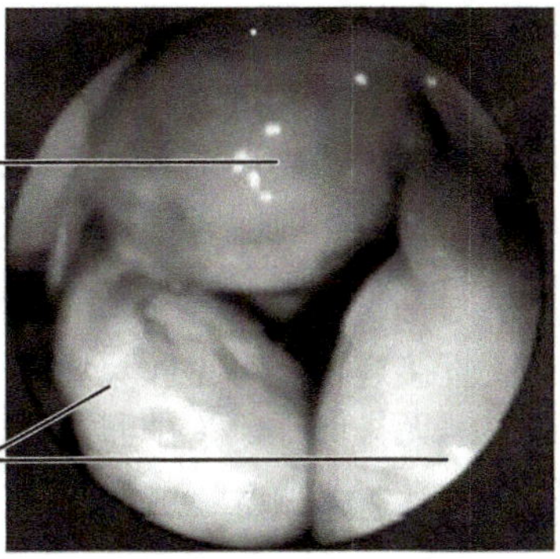

图 18-8　卵巢多囊样改变

（二）子宫内膜变化

PCOS 患者因无排卵，子宫内膜长期受雌激素刺激，呈现不同程度的增生。当卵泡发育不良时，子宫内膜呈增生期表现，当卵泡持续分泌雌激素时，子宫内膜呈单纯型或复杂型增生，甚至呈不典型增生；长期持续无排卵可增加子宫内膜癌的发病概率。

三、临床表现

（一）月经失调

月经失调为 PCOS 患者的主要症状，常表现为闭经或月经稀发，闭经多为继发性，闭经前常有月经稀发或过少。也有少数患者表现为月经过多或不规则异常子宫出血。

（二）不孕

生育期女性因排卵障碍及月经失调而导致不孕。

（三）多毛、痤疮

由高雄激素引起，可出现不同程度的多毛，表现为体毛密集、变粗，尤其是阴毛，分布常呈男性型。油脂性皮肤及痤疮也常见，与体内雄激素积聚刺激皮脂腺分泌有关。

（四）肥胖

50%以上的 PCOS 患者肥胖（体重指数≥25kg/m^2），以腹部肥胖型为主。肥胖的产生与雄激素过多、未结合睾酮比例增加及雌激素长期刺激有关。

（五）黑棘皮症

由雄激素过多引起，常在阴唇、颈背部、腋下、乳房下和腹股沟等处皮肤出现灰褐色色素沉着，呈对称性，皮肤增厚，质地柔软。

四、辅助检查

（一）基础体温测定

多表现为单相型。

（二）超声检查

双侧卵巢增大，包膜回声增强，轮廓较光滑，间质增生回声增强，两侧卵巢各有 12 个以上 2～9mm 直径的无回声区围绕卵巢边缘，称为项链征。连续监测未见优势卵泡发育及排卵迹象（图 18-9）。

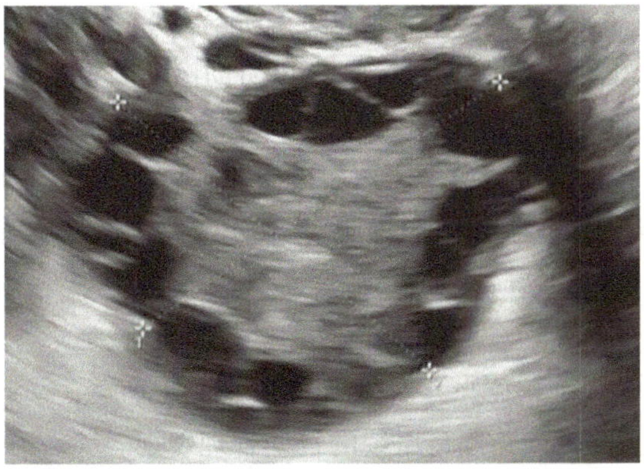
图 18-9　PCOS 的超声图像（项链征）

笔记栏

（三）诊断性刮宫

由于 PCOS 患者约 85%的子宫内膜病理表现为不同程度增生，无分泌期变化，因此，对于 B 超显示子宫内膜增厚的有性生活患者，应行诊断性刮宫，以早期发现子宫内膜不典型增生或子宫内膜癌。诊刮手术时间应选择在月经前数日或月经来潮 6h 内进行。

（四）腹腔镜检查

直接窥视，可见卵巢增大，包膜增厚，表面光滑，呈灰白色，有新生血管。包膜下显露多个卵泡，但无排卵征象（排卵孔、血体或黄体）。腹腔镜下取卵巢组织送病理学检查，可明确诊断。

（五）激素测定

1. 血清睾酮、DHEA、DHEAS 浓度测定 睾酮水平升高，但通常不超过正常范围上限的 2 倍，DHEA、DHEAS 浓度正常或轻度升高。

2. 血清 FSH、LH 测定 血清 FSH 值偏低，LH 值升高，无周期性排卵前 LH 峰值出现。LH/FSH ≥2，常见于非肥胖型 PCOS 患者。

3. 尿 17-酮类固醇 正常或轻度升高，正常时提示雄激素来源于卵巢，升高时提示肾上腺功能亢进。

4. 血清雌激素测定 雌二醇为正常值或稍增高，其水平恒定，缺乏周期性变化，E_1/E_2 高于正常周期。

5. 血清 PRL 测定 部分患者血清 PRL 轻度增高。

6. 抗米勒管激素（anti-Müllerian hormone，AMH） 血清 AMH 水平在 PCOS 患者中常明显增高，但具体阈值无统一标准。

7. 其他 PCOS 尤其是肥胖患者，应测定空腹血糖及口服葡萄糖耐量试验（OGTT），有条件时测定空腹胰岛素水平（正常<20mU/L）及葡萄糖负荷后血清胰岛素最高浓度（基础值为 5～10 倍）。胰岛素抵抗的稳态模型评估（homeostasis model assessment insulin resistance，HOMA-IR），HOMA-IR=空腹血糖水平（mmol/L）×空腹胰岛素水平（μU/ml）/22.5，以评估患者胰岛素抵抗情况。肥胖型患者可有三酰甘油增高。

五、诊断

根据 2003 年鹿特丹标准，目前认为诊断 PCOS 的主要标准为以下 3 项中符合两项即可诊断：①稀发排卵或无排卵；②有高雄激素血症的临床和（或）生化特征（排除其他高雄激素的病因）；③超声检查表现为多囊卵巢。多囊卵巢的超声诊断：卵巢内可见到≥12 个直径在 2～9mm 的卵泡，或卵巢的体积增大＞10ml。

六、鉴别诊断

（一）卵泡膜细胞增殖症

临床和内分泌征象与 PCOS 相仿但更严重，肥胖和男性化明显，睾酮水平高达 5.2～6.9nmol/L，而 DHEAS 正常。镜下表现为卵巢皮质有一群卵泡膜细胞增生。

（二）卵巢男性化肿瘤

如睾丸母细胞瘤、门细胞瘤、肾上腺残迹肿瘤等均可产生过量雄激素，男性化肿瘤多为单侧性实性肿瘤，进行性增大明显，B 型超声、CT 或 MRI 可协助诊断。

（三）肾上腺皮质增生或肿瘤

血清 DHEAS＞18.2mol/L 时，应与肾上腺皮质增生或肿瘤相鉴别。肾上腺皮质增生患者 ACTH 兴奋试验反应亢进，过夜的塞米松抑制试验时抑制率≤0.70；肾上腺皮质肿瘤患者则对这两项试验均无明显反应。

七、治疗

治疗原则：应根据患者的病因、症状及严重程度、治疗诉求、生育状况等情况，进行多学科管理、个体化治疗。还应关注远期风险，制订系统的长期管理规划。

笔记栏

（一）调整生活方式

对肥胖的 PCOS 患者，通过加强锻炼、控制饮食及减轻体重，有利于降低胰岛素、睾酮及 SHBG 水平，并有可能恢复排卵及生育功能。

（二）药物治疗

1. 调整月经周期

（1）口服避孕药：使卵巢和肾上腺产生的雄激素降低。避孕药中孕激素成分通过反馈作用抑制 LH 的异常分泌，减少卵巢产生雄激素，而雌激素成分使性激素结合球蛋白浓度增加，使游离睾酮减少。常用短效口服避孕药，用药 6～12 个周期可抑制毛发生长并治疗痤疮。

（2）孕激素后半期疗法：可保护子宫内膜、调节月经周期。对 LH 也有抑制作用。

2. 降低血雄激素水平

（1）醋酸环丙孕酮（cyproterone acetate，CPA）：为 17-羟孕酮类衍生物，可与睾酮和双氢睾酮竞争受体，并诱导肝酶加速血浆雄激素的代谢廓清，从而降低雄激素的生物效应。目前常用达英-35，每片含 CPA 2mg、炔雌醇 35μg，行周期疗法，即于出血第 1 日起，每日口服 1 片，连续 21 天，停药 7 天后重复，共 3～6 个月。

（2）糖皮质激素：适用于 PCOS 雄激素过多为肾上腺来源或混合性来源者。常用药物为地塞米松，每晚 0.25mg 口服，可有效抑制脱氢表雄酮硫酸盐浓度。

3. 改善 PCOS 的胰岛素抵抗 二甲双胍可通过降低血胰岛素，纠正 PCOS 患者的高雄激素状态，改善卵巢排卵功能，提高促排卵治疗的效果。

4. 诱发排卵 在调整生活方式、改善代谢、治疗精神心理等问题后仍未排卵的患者，可用药物诱导排卵。常用药物有来曲唑及氯米芬等，使用促排药物后需严密监测卵泡发育情况，警惕卵巢过度刺激综合征和多胎妊娠的发生。

（三）手术治疗

不常规推荐为了行卵巢打孔术而行手术治疗。若因其他疾病，如输卵管因素、子宫因素行腹腔镜探查术，术中可同时行卵巢打孔术，注意避免过度打孔而致卵巢损伤，术后可能出现治疗无效、盆腔粘连、卵巢功能减退，甚至卵巢早衰等问题。

案例 18-3 分析

1. 初步诊断 多囊卵巢综合征。依据：①稀发排卵；②高雄激素血症表现：多毛、痤疮；③超声提示多囊状态。下一步可完善代谢相关检查：血脂、OGTT、胰岛素释放试验，必要时检查尿 17-酮类固醇、DHEA。PCOS 的诊断应注意排除其他高雄激素的病因，引起体内雄激素分泌过多的疾病，如皮质醇增多症、卵巢分泌雄激素的肿瘤可引起多囊卵巢状态。

2. PCOS 是一种复杂的内分泌代谢疾病，近期它可引起闭经、多毛、肥胖、不孕等临床后果；而远期因高雄激素血症和胰岛素抵抗的影响，也可影响脂蛋白及胆固醇的代谢，导致高脂血症、冠心病等远期合并症。子宫内膜长期受雌激素刺激而缺乏孕激素的影响可以诱发子宫内膜癌，因此，患者不论有无不孕，都应该治疗其内分泌失衡，积极改善肥胖、高雄激素血症和胰岛素抵抗/高胰岛素血症。注意保护子宫内膜，对不需要生育的女性，最好的治疗是口服短效避孕药。在诱发排卵方面特别应注意排卵方案的选择、卵巢过度刺激综合征的预防和治疗。

第四节 痛 经

案例 18-4

患者，女性，17 岁。因“月经期腹痛 3 年”就诊。

13 岁时月经初潮，月经规律，5～6/28～30d，量中，3 年前开始每次月经第 1 天出现下腹部耻骨上疼痛，伴有恶心、呕吐，一般持续 2 天后缓解。严重时需服用镇痛药治疗，治疗后痛经稍有缓解，仍影响学习及生活。痛经较前加重，难以忍受，无头晕、心悸等不适，无性生活史。既往史无特殊。

笔记栏

肛诊：外阴呈未婚式，子宫体前位，正常大小，无压痛，双侧附件区未触及异常。
妇科B超提示：子宫和双侧附件未见异常。
问题：该患者的诊疗思路是怎样的？

痛经（dysmenorrhea）为妇科最常见的症状之一，是指月经前、后或月经期出现下腹疼痛、坠胀，伴腰酸或其他不适，影响生活和工作质量者。痛经可分为原发性和继发性两大类，前者是指生殖器官无器质性病变的痛经，后者是指盆腔器质性疾病所引起的痛经。本节仅叙述原发性痛经。

一、病　因

原发性痛经的发生与月经时子宫内膜前列腺素（prostaglandin，PG）含量增高有关。研究表明，痛经患者子宫内膜和月经血中 $PGF_{2\alpha}$ 和 PGE_2 含量较正常女性明显升高，尤其是 $PGF_{2\alpha}$ 含量增高是造成痛经的主要因素。痛经也与子宫平滑肌不协调收缩，造成子宫供血不足，导致厌氧代谢物储积，刺激疼痛神经元有关。原发性痛经的发生还受精神、神经因素影响，疼痛的主观感受与个体痛阈有关。无排卵性子宫内膜因无孕酮刺激，所含 PG 浓度甚低，一般不发生痛经。吸烟或接触环境中的烟草烟雾会加重痛经。

二、临床表现

主要特点：①原发性痛经在青少年期常见，多在初潮后 1～2 年发病。②疼痛多自月经来潮后开始，以月经第 1 日疼痛最剧，持续 2～3 天后缓解。疼痛常呈痉挛性，通常位于下腹部耻骨上，可放射至腰骶部和大腿内侧。③可伴发恶心、呕吐、腹泻、头晕、乏力等症状，严重时面色发白、出冷汗。④妇科检查无异常发现。

三、诊断与鉴别诊断

根据月经期下腹坠痛，妇科检查无阳性体征，临床即可诊断。诊断时必须与子宫内膜异位症、子宫腺肌病、盆腔感染、黏膜下子宫肌瘤及宫腔粘连等疾病引起的继发性痛经相鉴别，初潮后就出现的痛经需要注意排除生殖道畸形。继发性痛经常在初潮后数年出现症状，多有月经过多、不孕、放置宫内节育器或盆腔炎病史，妇科检查有异常发现。三合诊检查、腹腔镜及宫腔镜有助于鉴别诊断。

四、治　疗

（一）一般治疗

应重视精神心理治疗，阐明月经时轻度不适是生理反应。疼痛不能忍受时可行非麻醉性镇痛治疗，适当应用镇痛、镇静、解痉药。

（二）非激素类药物治疗

前列腺素合成酶抑制药：通过抑制前列腺素合成酶，减少 PG 的产生，防止出现过强或痉挛性子宫收缩，从而减轻或消除痛经。该类药物治疗的有效率可达 80%。主要药物：①苯基丙酸类，如布洛芬（ibuprofen）400mg，每日 3～4 次；或酮洛芬（ketoprofen）20～50mg，每日 3～4 次。②灭酸类，如氟芬那酸（flufenamic acid）200mg，每日 3 次；或甲芬那酸（mefenamic acid）250mg，每日 3 次，月经来潮即开始服药，连续 2～3 天。

（三）激素治疗

1. 复合型激素避孕药　通过抑制子宫内膜生长，减少月经量及抑制排卵，减少月经中的 PG。主要适用于要求避孕的痛经女性，疗效可达 90%以上

2. 孕激素治疗　甲羟孕酮、黄体酮胶丸及左炔诺孕酮宫内缓释节育系统通过抑制排卵使子宫内膜发生萎缩，从而缓解疼痛，副作用更少。与复合型激素避孕药相比，孕激素避孕药的深静脉血栓形成发生率也较低。因此，孕激素治疗有利于有静脉血栓栓塞史或先兆偏头痛等不适合使用雌激素的患者。地诺孕素在治疗子宫内膜异位症引起的痛经时疗效确切，对于没有避孕要求的女性是一种有效的经验性治疗方法。

笔记栏

（四）其他

对上述方法治疗后疗效仍不佳者，亦可于月经来潮时，用氢可酮（hydrocodone）或可待因（codeine）。当痛经伴月经过多时，无生育要求者，宫腔镜子宫内膜消融可能减轻痛经的症状。对于特别难治性的病例，可考虑腹腔镜子宫骶神经消融、骶前神经切除术或子宫切除术。另外，2017 年加拿大产科医师协会发布的《原发性痛经临床实践指南》还推荐了以下方法：规律的健身活动可改善痛经引起的相关症状；使用加热垫或加热片进行局部加热可以作为痛经的补充治疗方法；对于不能或不愿使用传统治疗方法的女性，高频经皮电刺激可作为补充治疗；穴位刺激（针灸治疗）适用于有意愿使用补充治疗或替代治疗的女性。

案例 18-4 分析

诊疗思路：原发性痛经诊断时必须与子宫内膜异位症、子宫腺肌病等疾病引起的继发性痛经相鉴别，对其诊断应采用排除法，可适当选择盆腔超声等检查进行排除。非甾体抗炎药可作为一线治疗药物，必要时给予激素类药物治疗。对原发性痛经进行任何治疗后的随访都很重要。如果治疗没有改善症状，特别是激素治疗或非甾体抗炎药治疗无效，则需要进一步评估痛经的继发原因。

第五节 围绝经期综合征

案例 18-5

患者，女性，48 岁。闭经半年，闭经后出现潮热、盗汗、心烦、易激动、睡眠障碍等不适症状，日渐加重。既往体健。G2P1，流产 1 次，顺产 1 胎。

妇科检查：外阴呈经产型，阴道通畅，黏膜萎缩；子宫颈光滑；子宫前位，略小于正常；双附件区未触及异常。

辅助检查：FSH 29U/L，LH 43U/L。肝、肾功能正常。经阴道彩超：子宫大小、形态正常，内膜厚约 0.3cm，双侧附件区未见明显异常。肝胆胰脾、泌尿系统、乳腺彩超未见明显异常。

问题： 1. 初步诊断考虑什么？

2. 治疗方案是什么？

围绝经期（perimenopausal period）指围绕绝经的一段时期，包括从接近绝经出现与绝经有关的内分泌、生物学和临床特征起至最后一次月经后 1 年，即绝经过渡期至最后一次月经后 1 年。围绝经期综合征（perimenopausal syndrome）指女性绝经前、后由于性激素减少所致的一系列躯体及精神心理症状。绝经分为自然绝经和人工绝经，前者指卵巢内卵泡生理性耗竭所致绝经，后者是指两侧卵巢经手术切除或受化疗药物及放射线毁坏等导致的绝经。人工绝经者更易发生围绝经期综合征。

一、围绝经期内分泌变化

围绝经期的最早变化是卵巢功能衰退，表现为卵泡对 FSH 的敏感性下降，然后才表现为下丘脑和垂体功能退化。

（一）雌激素

在围绝经期，不同阶段的雌激素水平是有差异的。绝经过渡期早期雌激素水平呈波动状态，其原因是 FSH 升高对卵泡过度刺激引起雌二醇分泌过多，可导致雌激素水平高于正常卵泡期水平，但在整个绝经过渡期，雌激素水平并不呈逐渐下降趋势，而是在卵泡停止生长发育时，雌激素水平才迅速下降。绝经后卵巢极少分泌雌激素，女性体内低水平的雌激素主要是由来自肾上腺皮质及来自卵巢的雄烯二酮经周围组织中芳香化酶作用转化为雌酮，转化的部位主要在肌肉和脂肪，肝、肾、脑等组织也可促使转化。雌酮在周围组织也与雌二醇相互转化，但与生育期女性相反，雌酮（E_1）高于雌二醇（E_2）。

笔记栏

（二）孕酮

绝经过渡期卵巢尚可有排卵功能，但因卵泡期延长，黄体功能不全，导致孕酮分泌减少。绝经后无孕酮分泌。

（三）雄激素

绝经后雄激素来源于卵巢间质细胞及肾上腺，总体雄激素水平下降。其中雄烯二酮主要来源于肾上腺，量约为绝经前的1/2。卵巢主要产生睾酮，由于升高的LH对卵巢间质细胞的刺激增加，使睾酮水平较绝经前增高。

（四）促性腺激素

绝经过渡期FSH水平升高，呈波动型，LH仍可在正常范围，且FSH/LH仍<1。绝经后由于雌激素水平下降，诱导下丘脑分泌促性腺激素释放激素增加，进而刺激垂体释放FSH和LH增加；同时，由于卵泡产生抑制素（inhibin）减少，使FSH和LH水平升高，其中FSH升高较LH更显著，FSH/LH>1，绝经后2～3年达最高水平，约持续10年，然后下降。

二、临床表现

（一）月经紊乱

月经紊乱是绝经过渡期的常见症状，由于稀发排卵或无排卵，表现为月经周期不规则、月经期持续时间长及月经量增多或减少。此期症状的出现取决于卵巢功能状态的波动变化。

（二）雌激素下降的相关症状

1. 血管舒缩症状（vasomotor symptom，VMS） 主要表现为潮热，是雌激素下降的特征性症状。其特点是反复出现短暂的面部和颈部皮肤阵阵发红，伴有轰热，继之出汗。持续时间一般为1～3min，症状轻者每日发作数次，重者发作十余次或更多，夜间或应激状态易促发。此种血管功能不稳定可历时1～2年，有时长达5年或更长，持续的中位时间是4.5年。自然绝经者潮热发生率超过50%，人工绝经者发生率更高。

2. 自主神经失调症状 常出现心悸、眩晕、头痛、失眠、耳鸣等自主神经失调症状。

3. 精神神经症状 主要包括情绪、记忆及认知功能症状。围绝经期女性往往出现激动易怒、焦虑不安或情绪低落、抑郁寡欢、不能自我控制等情绪症状。记忆力减退及注意力不集中也较常见。雌激素缺乏对发生阿尔茨海默病可能有潜在危险，表现为老年痴呆、记忆丧失、失语失认、定向计算判断障碍及性格行为情绪改变。

4. 绝经生殖泌尿综合征（genitourinary syndrome of menopause，GSM） 主要表现为泌尿生殖道萎缩症状，出现阴道干燥、性交困难及反复发生的阴道炎，以及排尿困难、尿急及反复发生的尿路感染。尿道缩短，黏膜变薄，括约肌松弛，常有张力性尿失禁。

5. 心血管疾病 包括冠状动脉及脑血管病变。雌激素对女性心血管系统有保护作用，雌激素通过对脂代谢的良性作用改善心血管功能并抑制动脉粥样硬化。绝经后女性易发生动脉粥样硬化、心肌缺血、心肌梗死、高血压和脑出血，冠心病发病率及并发心肌梗死的死亡率也随年龄增长而增加。

6. 骨含量改变及骨质疏松 雌激素具有保护骨矿含量的作用，是女性一生维持骨矿含量的关键激素，其机制主要与雌激素对骨生成的直接作用以及对抗甲状旁腺的骨吸收作用有关。绝经后女性雌激素下降，骨质吸收速度快于骨质生成，促使骨质丢失变疏松，围绝经期约25%女性患有骨质疏松。骨质疏松可引起骨骼压缩、身材变矮，严重者可致骨折，常见于桡骨远端、股骨颈、椎体等部位。

三、诊　断

根据病史及临床表现，不难诊断。实验室检查有助于诊断。

1. 基础FSH值及E_2值测定 FSH>10U/L，提示卵巢储备功能下降。闭经、FSH>40U/L且E_2<10～20pg/ml，提示卵巢功能衰竭。

2. 抗米勒管激素（AMH）测定 AMH低至1.1ng/ml提示卵巢储备功能下降；若低于0.2ng/ml提示即将绝经；绝经后AMH一般测不到。

3. 超声检查 卵巢体积缩小，卵巢的窦卵泡数减少，子宫内膜变薄。阴道不规则流血者应排除

笔记栏

器质性病变。

四、治　疗

治疗目标：应能缓解近期症状，并能早期发现、有效预防骨质疏松、动脉粥样硬化等老年性疾病。

（一）一般治疗

通过心理疏导，使绝经过渡期女性了解绝经过渡期的生理过程，并以乐观的心态去适应。绝经女性需开展全面的健康管理，包括每年健康体检、推荐合理饮食、增加社交及脑力活动和健康锻炼，必要时可选用适量的镇静药以助睡眠，如夜晚服用艾司唑仑 2.5mg。谷维素有助于调节自主神经功能，口服 20mg，每日 3 次。老年女性应坚持体育锻炼，增加日晒时间，摄入足量蛋白质及含钙丰富的食物。

（二）绝经激素治疗

有适应证且无禁忌证时选用。绝经激素治疗（menopausal hormone therapy，MHT）是针对绝经相关健康问题而采用的一种医疗措施，可有效缓解绝经的相关症状，从而改善生活质量。启动 MHT 应在有适应证、无禁忌证，且绝经过渡期和绝经后期女性本人有通过 MHT 提高生命质量主观意愿的前提下尽早开始。目前，尚无证据支持限制 MHT 应用的时间，只要有适应证、获益风险评估的结果提示获益大于风险即可继续使用 MHT。

1. 适应证　主要包括因雌激素缺乏所致的各种症状，预防存在高危因素的骨质疏松及心血管疾病等。

2. 禁忌证　①绝对禁忌证：已知或疑有妊娠、不明原因的阴道出血、已知或疑有乳腺癌、已知或疑有性激素依赖性恶性肿瘤、最近 6 个月内患有活动性静脉或动脉血栓栓塞性疾病及严重肝、肾功能不全；②相对禁忌证：子宫肌瘤、子宫内膜异位症及子宫腺肌病、子宫内膜增生病史、血栓形成倾向、胆石症、免疫系统疾病[系统性红斑狼疮（SLE）、类风湿关节炎（RA）]、乳腺良性疾病及乳腺癌家族史、癫痫、偏头痛、哮喘、血卟啉病、耳硬化症和现患脑膜瘤等。

3. 制剂及剂量的选择　主要药物为雌激素，常同时使用孕激素。对有子宫者，标准的激素替代治疗应同时使用雌激素及孕激素，单纯雌激素治疗仅适用于子宫已切除者。剂量应个体化，以最小有效剂量为佳。

（1）雌激素制剂：应用雌激素原则上应选择天然制剂。常用的雌激素有：①戊酸雌二醇（estradiol valerate），每日口服 0.5～2mg；②结合雌激素（conjugated estrogen），每日口服 0.3～0.625mg；③17β-雌二醇经皮贴膜，有每周更换 2 次和每周更换 1 次的剂型；④尼尔雌醇（nylestriol），为合成长效雌三醇衍生物，每周服用 1～2mg。

（2）组织选择性雌激素活性调节药：替勃龙（tibolone），根据靶组织不同，其在体内的 3 种代谢产物分别表现出雌激素、孕激素及弱雄激素活性，每日口服 1.25～2.5mg。

（3）孕激素制剂：最常用甲羟孕酮（medroxyprogesterone acetate，MAP），每日口服 2～6mg。近年来倾向于用天然孕激素制剂，如微粒化黄体酮（micronized progesterone），每日口服 100～300mg。

4. 用药途径及方案

（1）口服：主要优点是血药浓度稳定，改善血脂。口服方案：①单用雌激素，适用于子宫已切除的女性。②雌孕激素联合，适用有完整子宫的女性，包括序贯用药和联合用药：前者模拟生理周期，在用雌激素的基础上，每月后 10～14 天加用孕激素，每周期停用 5～7 天，模拟自然月经周期，可预测撤药性出血，适用于年龄较轻、绝经早期或愿意有月经样定期出血的女性。后者连续用药，每日同时口服雌激素及孕激素，不发生撤药性出血，但可发生不规则淋漓出血，适用于年龄较长、绝经后期或不愿意有月经样定期出血的女性。

（2）胃肠道外途径：能解除潮热，防止骨质疏松，能避免肝脏的首过效应，对血脂影响小。①经阴道给药：常用药物有 E_3 栓和 E_2 阴道环及结合雌激素霜，主要用于泌尿生殖道局部低雌激素症状；②经皮肤给药：包括皮肤贴膜及涂胶，主要药物为 17β-雌二醇，每周使用 1～2 次，可提供恒定的雌激素水平，方法简便。

5. 用药时间

（1）短期用药：用药目的主要是解除围绝经期症状，待症状消失后即可停药。

（2）长期用药：用于防治骨质疏松和心、脑血管疾病，MHT 使用年限无限制，每年随访时评估，

笔记栏

若有适应证、利大于弊，可长期使用。

6. 不良反应及危险性

（1）子宫出血：多为突破性出血所致，但必须高度重视，查明原因，必要时行宫腔镜检查和（或）子宫内膜活检以排除子宫内膜病变。

（2）性激素不良反应：①雌激素，剂量过大时可引起乳房胀、白带多、头痛、水肿、色素沉着等，应酌情减量，或改用雌三醇；②孕激素，不良反应包括抑郁、易怒、乳房痛和水肿，患者常不易耐受；③雄激素，有发生高血脂、动脉粥样硬化、血栓栓塞性疾病的危险，大量应用时出现体重增加、多毛及痤疮，口服时影响肝功能。

（3）子宫内膜癌：单一雌激素的长期应用，可使子宫内膜异常增生和子宫内膜癌危险性增加，此种危险性依赖于用药持续时间长短及用药剂量的大小。目前对有子宫者强调雌孕激素联合使用，可降低风险。

（4）乳腺癌：应用天然或接近天然的雌、孕激素可使增加乳腺癌的发病风险减小，但乳腺癌患者仍是 MHT 的禁忌证。

（三）非激素类药物

1. **钙剂** 可减缓骨质丢失，如氨基酸螯合钙胶囊，每日口服 1 粒（含 1g）。

2. **维生素 D** 适用于围绝经期女性缺少户外活动者，每日口服 400～500U，与钙剂合用有利于钙的吸收完全。

3. **降钙素（calcitonin）** 是作用很强的骨吸收抑制药，用于骨质疏松症。有效制剂为鲑降钙素。用法：100U 肌内或皮下注射，每日或隔日 1 次，2 周后改为 50U，皮下注射，每月 2～3 次。

4. **双膦酸盐类（bisphosphonate）** 可抑制破骨细胞，有较强的抗骨吸收作用，用于骨质疏松症。常用氯甲双膦酸盐（clodronate），每日口服 400～800mg，间断或连续服用。

案例 18-5 分析

1. 根据患者的症状、体征及辅助检查，该患者是典型的绝经综合征。

2. 患者存在绝经相关症状、泌尿生殖道萎缩症状，具有 MHT 治疗的适应证，同时排除禁忌证。患者 48 岁，闭经半年，有来月经意愿，故可用连续联合方案进行补充。对于局部萎缩症状严重的患者可外用雌激素软膏，以迅速缓解症状。同时，需补充钙剂，预防骨质疏松；规律生活，适当运动，健康饮食；定期随访，并监测各项指标。

第六节 高催乳素血症

案例 18-6

患者，女性，35 岁。因“月经稀发 1 年，停经伴乳溢 3 个月”就诊。

月经初潮 14 岁，既往月经规则，月经周期 28～30 天，月经期 7 天，近 1 年出现周期延长至 50～60 天，3 个月前出现双乳房乳溢及停经，曾在当地医院就诊未愈。6 年前顺产 1 子。患者于当地医院检查血清 PRL 50ng/ml，2 天后复查 PRL 45ng/ml。

问题：1. 初步诊断是什么？

2. 下一步应做什么检查？

3. 可考虑用什么方法治疗？若患者有生育意愿，如何帮助其助孕？妊娠期有哪些特别注意事项？

一、定　义

各种原因导致血清催乳素（PRL）异常升高，＞1.14nmol/L（25μg/L）称为高催乳素血症（hyperprolactinemia）。乳溢为乳房于停止哺乳或结束妊娠 1 年后，或出现与妊娠、哺乳无关的持续或间断性分泌乳液。乳溢伴有闭经者，称为乳溢-闭经综合征。乳溢的程度从双乳挤压时溢出至自然乳溢，其量多少不一。有文献报道，25～34 岁女性中高催乳素血症的年发病率为 23.9/100 000。

笔记栏

继发性闭经及乳溢-闭经综合征患者中高催乳素血症各占 10%～25%及 70%～80%。高催乳素血症中异常乳溢约占 90%。月经正常的女性中 5%～10%可有乳溢，月经正常伴乳溢的女性中 27%有高催乳素血症。

二、病　　因

（一）下丘脑疾病

颅咽管瘤、神经胶质瘤、炎症等病变可影响催乳素抑制因子（如多巴胺）的分泌，导致血清催乳素升高。下丘脑邻近部位疾病，如头部外伤引起的垂体柄切断、下丘脑功能失调（如假孕）等，也可引起 PRL 增高。

（二）垂体疾病

垂体疾病是引起高催乳素血症最常见的原因，1/3 以上的患者存在垂体微腺瘤（瘤体直径＜1cm）。空泡蝶鞍综合征、库欣病、肢端肥大症也可使血清催乳素增高。

（三）特发性高催乳素血症

诊断前应排除器质性疾病，其中大多数催乳素轻度升高，长期观察可恢复正常。对部分伴月经紊乱而 PRL 高于 100ng/ml 者，应警惕潜隐性垂体微腺瘤的可能。

（四）其他

除上述常见原因外，一些内科疾病也可以引起血清 PRL 的升高。原发性或继发性甲状腺功能减退，TRH 水平升高引起 PRL 细胞的增生；慢性肝、肾功能不全：前者由于肝脏降解催乳素异常，后者则由于肾脏代谢减慢；异位 PRL 分泌，如支气管癌、肾癌及卵巢畸胎瘤等；胸壁疾病或乳腺慢性刺激，如创伤、带状疱疹、神经炎、乳腺手术、妇产科手术等；多发性内分泌瘤病Ⅰ型及多囊卵巢综合征（PCOS）、子宫内膜异位症等。

三、临床表现

（一）月经紊乱

生育年龄的患者可出现排卵障碍或黄体期缩短，表现为异常子宫出血、月经少、稀发，甚至闭经。

（二）不育

因高水平的催乳素对下丘脑和垂体的抑制作用，导致排卵障碍，甚至干扰受精和胚胎发育，导致不孕、流产等。

（三）乳溢

乳溢是本病的特征之一。乳溢-闭经综合征患者中约 2/3 存在高催乳素血症，乳溢表现为双乳自然流出或挤压乳房时挤出乳白色或透明液体。

（四）头痛、眼花及视觉障碍

垂体腺瘤增大明显时，可导致脑脊液回流障碍并压迫视神经，出现头痛、眼花、呕吐、嗜睡、视野缺损及动眼神经麻痹等症状。

（五）性功能改变

由于高催乳素血症使垂体 LH 与 FSH 的分泌受抑制，因此可出现低雌激素的临床表现，如阴道壁变薄或萎缩、分泌物减少、性欲减退、性交痛等。

四、诊　　断

（一）临床症状

对生育年龄的女性出现月经紊乱、不育、乳溢、头痛、眼花及视觉障碍、性功能改变者，应考虑是否存在高催乳素血症，并寻找病因。

笔记栏

（二）血液学检查

血清 PRL＞1.14nmol/L（25μg/L）可确诊为高催乳素血症。由于血清 PRL 水平受许多生理因素和应激的影响，因此应于充足睡眠后、安静清醒状态下、上午 9～12 时取血测定。由于 PRL 有峰释放的特征，较准确的方法是多次采血测定和混合测定。

（三）影像学检查

当血清 PRL＞100ng/ml（4.55nmol/L）时，应行蝶鞍 MRI 或 CT 检查，明确是否存在微腺瘤或腺瘤，同时也可用于排除下丘脑肿瘤及空泡蝶鞍综合征。

（四）眼科检查

眼科检查包括视力、视野、眼底检查，蝶鞍腺瘤可侵犯和（或）压迫视交叉，因而眼底视野检查可了解垂体腺瘤的大小、部位，是一种简单、低廉、有价值的检查方法，双颞侧偏盲是典型视交叉受压。同时，视野检查也是判断疗效的指标。

五、治　疗

确诊后应及时治疗，治疗方法有药物治疗、手术治疗及放射治疗。

（一）药物治疗

1. 降 PRL 治疗　目前最常用的药物为溴隐亭。溴隐亭是第一个在临床上应用的多巴胺受体激动药，能有效降低 PRL。溴隐亭对功能性或肿瘤引起的 PRL 水平升高均能产生抑制作用，溴隐亭治疗后还能缩小肿瘤体积，恢复患者的月经和生育功能。用药主要不良反应有恶心、头痛、眩晕、疲劳、嗜睡、便秘、直立性低血压等，用药数日至 1 周后可自行消失。在治疗垂体微腺瘤时，为减轻不良反应一般从小剂量开始，即从 1.25mg 开始，每 3～7 天增加 1.25mg/d，递增到需要的治疗剂量，并根据血清 PRL 水平进行剂量调整。常用剂量为每天 2.5～5mg，分 2～3 次服用，少数患者需每日 12.5mg 见效。溴隐亭治疗可以使 70%～90%的患者获得较好疗效。不能耐受治疗剂量的溴隐亭，可更换其他药物或手术治疗。卡麦角林是具有高度选择性的多巴胺 D_2 受体激动药，是溴隐亭的换代药物，抑制 PRL 作用更强大而不良反应相对减少，作用时间更长。对溴隐亭抵抗（每天 15mg 溴隐亭效果不满意）或不耐受溴隐亭治疗的 PRL 腺瘤患者改用这些新型多巴胺激动药仍有 50%以上有效。卡麦角林每周只需服用 1～2 次，常用剂量为 0.5～2.0mg。近年来有多种新型的多巴胺兴奋药，如喹高利特（quinagolide）及长效溴隐亭（parlodel）用于临床，疗效较溴隐亭佳、作用时间长、副作用小。中药或针灸治疗可能有一定的效果，但均需进一步研究。

2. 药物治疗时的随诊　治疗 1 个月起要定期测定血清 PRL 及雌二醇水平，观察 PRL 下降情况和卵泡情况；每 1～2 年复查鞍区 MRI；对于视野缺损、大腺瘤患者初始治疗时每周复查 2 次视野。

3. 药物的减量及维持　如果治疗后血清 PRL 至正常，症状好转或消失，可考虑减量。减量应缓慢分次，每 1～2 个月减少溴隐亭 1.25mg/d，至最小剂量维持。治疗中一旦症状再次出现或 PRL 升高，应查找原因、复查 MRI，必要时增量。

4. 维生素 B_6　可缓解溴隐亭引起的消化道及眩晕等不良反应，与溴隐亭类药物同时使用可产生协同作用。

（二）手术治疗

手术切除肿瘤。手术指征：①垂体肿瘤产生明显压迫症状者；②合并有神经系统症状者；③药物治疗无效者。术前短期服用溴隐亭能使垂体肿瘤缩小、术中出血减少，也有利于手术，可能提高治疗效果。60%～90%的微腺瘤患者术后 PRL 水平可达到正常，而大腺瘤患者达到正常的比例约为 50%，手术后仍有肿瘤残留患者，需要进一步采用药物或放射治疗。

（三）放射治疗

放疗用于不能坚持或耐受药物治疗、不愿手术或不能耐受手术者。放射治疗显效慢，可能引起全垂体功能减低、视神经损伤、诱发肿瘤等并发症，还可能出现对生育的影响。不主张单纯放疗。

（四）长期随访

高催乳素血症患者应长期随访。药物治疗及手术治疗、放射治疗后的患者，均应严密随访血清 PRL 水平。

笔记栏

（五）高催乳素血症与妊娠

高催乳素血症大腺瘤患者应先治疗待肿瘤缩小到鞍内后再妊娠。目前，也尚无证据提示哺乳会刺激肿瘤生长，故分娩后仍然可以哺乳。溴隐亭可以通过胎盘，原则上妊娠期应尽量缩短胎儿药物暴露的时间。但对于妊娠期服用溴隐亭的孕妇，不推荐终止妊娠。在妊娠晚期，腺瘤增大且对重新开始多巴胺激动药治疗无反应者，应考虑垂体手术或终止妊娠。

案例 18-6 分析

1. 诊断 高催乳素血症。

2. 下一步检查 头颅 MRI 检查、甲状腺功能、肝肾功能、眼科检查。

3. 治疗方法 睡前口服溴隐亭，剂量由 1.25mg/d 逐渐递增，服药过程中定期复查血清 PRL 水平，一般 2～3 个月血清 PRL 恢复正常、异常乳溢停止、月经和排卵恢复，用小剂量溴隐亭维持。受孕指导：氯米芬促排卵治疗，同时注意黄体功能不足而影响妊娠，妊娠期仍要注意 PRL 水平的变化。

第七节 早发性卵巢功能不全

案例 18-7

患者，女性，30 岁。因“月经周期缩短、月经量减少 1 年”就诊。

既往月经规则，3～4/28～30 天，近 1 年出现月经周期缩短、月经量减少，周期 2～3/20～21 天，否认卵巢及盆腹腔相关手术史。2 个月前于当地医院检查性激素：FSH 32U/L，E_2 15pg/ml，AMH 0.2ng/ml。阴道超声提示：双卵巢体积稍小，双侧窦卵泡共约 3 个。

问题： 1. 初步诊断是什么？

2. 下一步应做什么检查？

3. 可考虑用什么方法治疗？

早发性卵巢功能不全（premature ovarian insufficiency，POI）指女性在 40 岁之前出现卵巢功能减退，以月经紊乱伴有高促性腺激素和低雌激素为特征，不仅影响患者的生育力、心理健康及生命质量，而且可对骨骼、心血管、泌尿生殖系统等造成严重影响，其发病率为 1%～5%。

女性卵巢功能减退是一渐进的发展过程，与卵巢功能减退相关的另外两个概念为卵巢储备功能减退（diminished ovarian reserve，DOR）和卵巢早衰（premature ovarian failure，POF）。DOR 指由于卵母细胞的数量减少和（或）质量下降，导致卵巢功能减退所引起的生育力下降，无 40 岁以下的年龄限制，常伴有 AMH 降低、FSH 升高及窦卵泡数减少。POF 指女性 40 岁以前出现闭经、促性腺激素水平升高（FSH＞40U）和雌激素水平降低，并伴有不同程度的低雌激素症状，是 POI 的终末阶段。

一、病　　因

常见病因包括遗传因素、免疫因素、感染因素、医源性因素、环境因素及不良生活方式等。50% 以上的 POI 患者病因尚不明确，为特发性 POI。

（一）遗传因素

POI 在遗传学上具有高度异质性，有阳性家族史者约占 10%（5.0%～37.5%），主要包括以下几种情况。

1. X 染色体异常和相关基因缺陷 最常见的异常核型是 45，XO 及其嵌合型、X 染色体长臂或短臂缺失。X 染色体相关的候选基因包括 BMP15、PGRMC1、FOXO4、POF1B、FMR1/FRAXA、XIST、DIA 等。

2. 常染色体异常和相关基因缺陷 常染色体异常见于约 2%的患者。常染色体候选基因：①生殖内分泌功能有关的基因，如 FSHR、CYP17、ESR1 等；②卵泡发育相关的基因突变，如 GDF9、FIGLA、NOBOX 等；③减数分裂和 DNA 损伤修复相关基因，如 MSH4、MSH5、MCM8、MCM9 等。

笔记栏

3. 综合征型 POI 的相关基因异常 是指以 POI 为临床表型之一的遗传性综合征，如睑裂狭小、上睑下垂、倒转型内眦赘皮综合征、脑白质发育不良、共济失调毛细血管扩张症等，在中国患者中罕见。

（二）医源性因素

放化疗及手术治疗均可导致。

（三）免疫因素

桥本甲状腺炎最常见，还有艾迪生病（Addison 病）、肾上腺功能不全、类风湿关节炎、系统性红斑狼疮等。

（四）感染因素

如腮腺炎等。

（五）环境因素及不良生活方式

某些环境中带有不良化学、物理、生物因素，吸烟、反复染发也可能会影响卵巢功能。

二、分型及临床表现

根据曾经是否出现自发月经，将 POI 分为原发性 POI 和继发性 POI。临床表现如下。

（一）月经改变

从卵巢储备功能减退至衰竭的过程中，可先后出现月经频发或稀发、月经量减少、闭经，该过渡期长短不等。

（二）低雌激素表现

原发性闭经患者表现为女性第二性征不发育或发育差。继发性闭经患者可有潮热出汗、生殖道干涩灼热感、性欲减退、骨质疏松、情绪和认知功能改变、心血管症状和代谢紊乱等。

（三）不孕、不育

生育力显著下降；在卵巢储备功能减退的初期，由于偶发排卵，仍有 5%左右的自然妊娠可能，但自然流产和胎儿染色体异常的风险增加。

（四）其他

因病因而异，如特纳综合征患者可发生心血管系统发育缺陷、智力障碍等异常。

三、辅助检查

（一）基础内分泌激素检查

基础状态下 FSH＞25U/L（间隔＞4 周连续 2 次血清水平）；AMH≤1.1ng/ml。

（二）盆腔超声检查

子宫正常或偏小；双侧卵巢体积较小或显示不清，双侧卵巢窦卵泡数量之和＜5 枚。

（三）染色体及基因检测

非医源性 POI 患者建议行染色体检测，有条件时可应用全基因组关联分析或第二代测序技术。

（四）免疫学检查

进行相关免疫性疾病筛查，如 21-羟化酶抗体、肾上腺及甲状腺相关抗体等。

（五）卵巢活检

对于鉴别卵巢抵抗综合征有一定意义。

四、诊断

根据病史、临床表现及实验室检查有助于诊断。

诊断标准：①年龄＜40 岁；②月经稀发或停经＞4 个月；③间隔＞4 周的连续 2 次血清基础 FSH＞25U/L。

笔记栏

亚临床期 POI：FSH 值 15～25U/L，属高危人群。

五、鉴别诊断

妊娠；生殖道发育异常；卵巢抵抗综合征；完全性雄激素不敏感综合征；Asherman 综合征；多囊卵巢综合征；甲状腺疾病；肾上腺疾病；中枢系统肿瘤；功能性下丘脑性闭经等。

六、治　疗

治疗原则：调整月经，缓解症状，提高生命质量，解决生育难题，减少长期健康问题及远期并发症。

（一）激素补充治疗

缓解低雌激素症状，如阴道萎缩症状；减少骨质疏松和降低心血管疾病的风险。早期诊断的原发性 POI 患者推荐在 11～12 岁时开始低剂量的雌激素治疗，有子宫并出现阴道出血者可加用孕激素，激素可持续使用至平均自然绝经年龄 50 岁，之后可参考绝经后激素补充治疗方案继续使用。治疗过程中注意监测血压、身高、体重、胸围、腹围、乳腺及生殖器情况，注意肝功能及凝血功能等血检指标。继发性 POI 患者经评估无禁忌证后，尽早使用雌孕激素序贯法，若无子宫者可单用雌激素，根据患者病情及时调整用药方案。

（二）非激素治疗

中医药治疗和针灸治疗有一定的作用，干细胞疗法、卵巢内注射富血小板血浆和卵巢激活等方法都需要进一步研究，并确认其有效性和安全性。

（三）生育管理

辅助生殖技术可在一定程度上改善受孕率，缩短受孕时间。赠卵是 POI 患者治疗不孕症的可选方案。针对 POI 高风险人群、因某些疾病或治疗可能损伤卵巢功能的女性，根据患者意愿、年龄和婚姻状况，可采用胚胎冷冻、卵母细胞冷冻、卵巢组织冷冻等技术进行生育力保存，但卵母细胞冷冻、卵巢组织冷冻尚存在的技术、伦理、安全性等问题尚需进一步研究。

（四）健康管理

健康管理包括心理及不良生活方式干预、维持骨密度、预防心血管疾病、注意认知功能障碍。

案例 18-7 分析

初步诊断：早发性卵巢功能不全。

下一步检查：复查性激素六项，还可检查甲状腺功能、肾上腺激素、风湿免疫抗体、核型分析、全基因组测序。

治疗方案：雌孕激素序贯法使月经来潮，患者有生育需求者，建议尽快通过辅助生殖技术助孕。

（马燕琳）

第十九章　子宫内膜异位症和子宫腺肌病

子宫内膜异位症（endometriosis，EMT），简称内异症，是指子宫内膜组织（腺体和间质）在子宫腔被覆内膜及子宫以外的部位生长、浸润、反复出血，继而引发疼痛、月经不调、不孕及结节或包块等。内异症是生育年龄女性的常见病、多发病，其病变广泛、形态多样，具有炎症性、侵袭性、复发性和遗传性，也具有性激素依赖的特点。异位子宫内膜虽可生长在远离子宫的部位，但绝大多数病变出现在盆腔内生殖器官和其邻近器官的腹膜面，故临床常称盆腔子宫内膜异位症。子宫内膜亦可出现和生长在子宫肌层称子宫腺肌病（adenomyosis）。子宫腺肌病与内异症可独立存在，也可合并存在，在发病机制和组织发生学方面不同，临床表现也有不同。内异症是导致痛经、不孕症和慢性盆腔痛的主要原因之一。

第一节　子宫内膜异位症

案例 19-1

患者，女性，36 岁。因“继发性进行性痛经 3 年”入院。

患者平素月经规则，5～6/30d，量中等，3 年前开始出现月经期下腹疼痛，于当地医院检查，妇科彩超提示左侧附件囊性暗区，大小约为 68mm×60mm×45mm，考虑卵巢子宫内膜异位囊肿，患者因故未经治疗，未定期随访。近 3 年来因痛经进行性加重来院就诊。检查发现盆腔包块收入院治疗。一般情况可。

妇科检查：外阴未见异常；阴道通畅，软；子宫颈少许糜烂；子宫体正常大小、质中、活动，无压痛。附件：子宫左侧可及直径约 10cm 大小的包块，囊性感，无压痛，边界清楚；右侧附件区未触及异常。

阴道彩超检查：子宫大小正常，子宫内膜回声欠匀，左侧附件区囊肿（大小约为 100mm×60mm×44mm），考虑左卵巢子宫内膜异位囊肿；右侧附件区未见明显异常。血常规、肝肾功能、血生化指标等正常；CA125 47.7U/ml。

既往史：已婚，G3P2A1，安全期避孕，否认家族遗传病史。

问题： 1. 对这位患者应如何诊断？

2. 还需要做什么检查来证实诊断？

3. 应该选用何种方法对她进行治疗？

一、发病率和发生部位

内异症是妇科常见疾病之一，发病率于近年明显增高，与剖宫产率增高、人工流产与宫腔镜操作增多有关。此病一般仅见于生育年龄女性，以 25～45 岁女性居多，与内异症是激素依赖性疾病的特点相符合。约 10%生育年龄女性患有内异症，20%～50%的不孕症女性合并内异症，71%～87%的慢性盆腔疼痛女性患有内异症。

异位子宫内膜可出现在身体的不同部位，但绝大多数位于盆腔内的卵巢、子宫骶韧带、子宫后壁下部浆膜面以及覆盖直肠子宫陷凹、乙状结肠的腹膜层和直肠阴道隔，其中以侵犯卵巢者最常见，约占 80%，其他如子宫颈、阴道、外阴亦有受累。此外，脐、膀胱、肾、输尿管、肺、胸膜、乳腺、淋巴结，甚至手、臂、大腿、膝关节处均可发病，但极罕见（图 19-1）。

二、病因和发病机制

内异症的病因目前尚不清楚，涉及学说较多，尚无一个单独学说可以解释各种类型内异症的发生。关于异位子宫内膜的来源目前主要有以下几种学说。

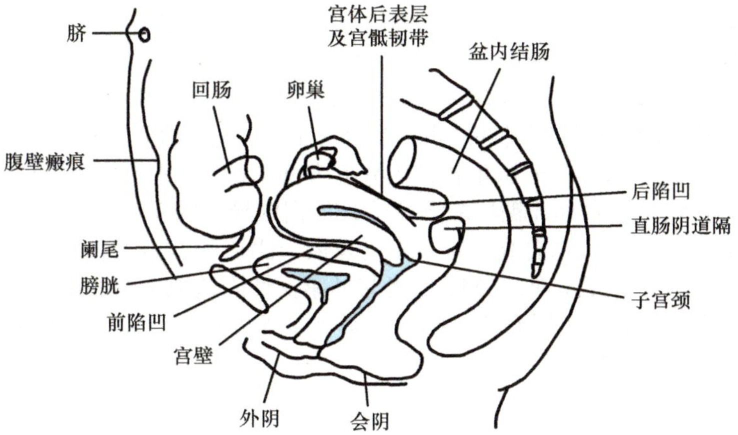

图 19-1　子宫内膜异位症的发生部位

（一）种植学说

1. 经血逆流　1921 年 Sampson 最早提出了经血逆流“种植学说”，认为月经期时经血中脱落的子宫内膜组织随经血逆流，经输卵管进入腹腔，种植于卵巢或盆腹腔腹膜及盆腔其他组织，得以继续生长、发生病变，形成盆腔子宫内膜异位症。这一学说得到了广大学者们的认同，但其并不能完全解释 EMT 的发病原因，亦无法解释盆腔外子宫内膜异位症的发生。实际上有近 90%的女性会出现经血逆流，而只有 10%～15%的女性患有 EMT。

2. 淋巴及静脉播散　子宫内膜也可以通过淋巴及静脉向远处播散，发生异位种植。不少学者在光镜检查时发现盆腔淋巴管、淋巴结和盆腔静脉中有子宫内膜组织。临床上所见远离盆腔的器官，如肺、鼻腔、膝关节、肌肉等发生内异症，可能就是内膜通过血行和淋巴播散的结果。但该学说无法说明子宫内膜如何通过静脉和淋巴系统，而盆腔外内异症的发病率又极低。

3. 医源性种植　剖宫产术后腹壁切口或分娩后会阴切口出现内异症，可能是手术时将子宫内膜带至切口直接种植所致。此途径在人猿实验中获得证实。

（二）体腔上皮化生学说

该学说由 19 世纪著名病理学家 Robert Meyer 提出。认为卵巢表面上皮、盆腔腹膜均由有高度化生潜能的体腔上皮分化而来，在受到卵巢激素或经血及慢性炎症的反复刺激后，这些上皮能被激活而转化成子宫内膜组织，形成内异症病灶，但目前仅有动物实验证实。

（三）诱导学说

未分化的腹膜组织在内源性生化因素诱导下，可发展成为子宫内膜组织，种植的内膜可以释放化学物质诱导未分化的间充质形成异位的子宫内膜组织，形成内异症病灶。

（四）其他

内异症的形成可能还与下列因素有关。

1. 在位内膜决定论　国内学者郎景和提出的“在位内膜决定论”在很大程度上修正和补充了 Sampson 的“种植学说”。在位内膜决定论即指逆流至盆腔的子宫内膜经黏附、侵袭、血管形成等过程得以种植、生长、发生病变；患者的在位内膜特性决定了经血逆流的子宫内膜碎片是否能够在异位组织发生种植生长。

2. 遗传因素　内异症具有一定的家族遗传性，患者一级亲属的发病风险是无家族史者的 7 倍，研究发现单卵双胎姐妹中一方患有内异症时，另一方的发病率可达 75%。此外，有研究发现内异症与谷胱甘肽转移酶、半乳糖转移酶和雌激素受体的基因多态性有关，提示该病存在遗传易感性。

3. 免疫与炎症因素　在内异症的发生、发展中，免疫调节异常起重要作用，表现为免疫监视功能及免疫杀伤细胞的细胞毒作用减弱而不能有效清除异位内膜。研究发现，内异症还与某些自身免疫病（如系统性红斑狼疮）有关，患者的 IgG 及抗子宫内膜抗体明显增加；内异症也与亚临床腹膜炎有关，表现为腹水中巨噬细胞、炎症细胞因子、生长因子、促血管生成物质增加。

4. 环境因素与血管生成因素　环境因素与内异症之间也存在着潜在联系，二噁英在内异症发病中有一定的作用。血管生成因素也可能参与内异症的发生，异位子宫内膜周围血管形成增加，表明

笔记栏

异位子宫内膜可以通过释放出信号使得静止的脉管系统启动，生成毛细血管；内异症患者腹水中VEGF等血管生长因子增多，使盆腔微血管生长增加，易于异位内膜种植生长。

5. 孕激素抵抗因素 EMT患者子宫内膜孕激素受体表达下降，与EMT患者痛经的严重程度相关。雌二醇局部增加和（或）黄体酮局部减少，有助于EMT病变的发展和生长。

6. 肠道菌群失调 近年来，肠道微生物在内异症发病中的重要性和作用受到广泛关注。内异症患者肠道菌群失调可导致异常β-葡萄糖醛酸酶表达，加剧内异症的发展。

7. 阴道菌群失调 近年来，随着高通量技术的发展，阴道菌群与内异症的发病关系逐渐成为研究热点。国内谭布珍团队等研究发现，EMT患者与健康女性阴道微生物的组成存在显著差异，证实阴道菌群失调可能与内异症病变进展有关。国外学者Ata等也发现，Ⅲ/Ⅳ期内异症患者子宫颈、阴道表面微生物群中的有害菌（加德纳菌）增多。

三、病　　理

内异症的主要病理变化为异位内膜随卵巢激素的变化而发生周期性出血，伴有周围纤维组织增生和粘连、囊肿形成，以致在病变区出现紫褐色斑点或小疱，最后发展为大小不等的紫蓝色实质结节或包块，可因病变发生部位不同分为不同的病理类型。

（一）大体检查

1. 卵巢型内异症（ovarian endometriosis）或卵巢子宫内膜异位囊肿（ovarian endometrioma） 卵巢型内异症最多见，约80%患者的病变累及一侧卵巢，约50%患者同时波及双侧卵巢（图19-2）。卵巢的异位内膜病灶分为两种类型。①微小病变型：位于卵巢浅表层的红色、蓝色或棕色等斑点或小囊，病灶只有数毫米大小，常导致卵巢与周围组织粘连，手术中刺破后有黏稠咖啡色液体流出。②典型病变型：又称囊肿型。异位内膜在卵巢皮质内生长，形成单个或多个囊肿，称为卵巢子宫内膜异位囊肿。囊肿表面呈灰蓝色，大小不一，直径多在5cm左右，大至10～20cm。典型情况下，陈旧性血液聚集在囊内形成咖啡色黏稠液体，似巧克力样，又称“卵巢巧克力囊肿”（chocolate cyst of ovary）（图19-3）。因囊肿周期性出血，囊内压力增大，囊壁易反复破裂，破裂后囊内容物刺激腹膜发生局部炎症反应和组织纤维化，导致卵巢与其邻近的子宫后壁、阔韧带或乙状结肠等紧密粘连（图19-4），这种粘连是卵巢子宫内膜异位囊肿的临床特征之一，卵巢囊肿多固定在盆腔内，不能活动。若手术时将卵巢囊肿强行与其周围组织游离，囊壁往往极易破裂，流出黏稠的暗褐色液体（图19-3）。

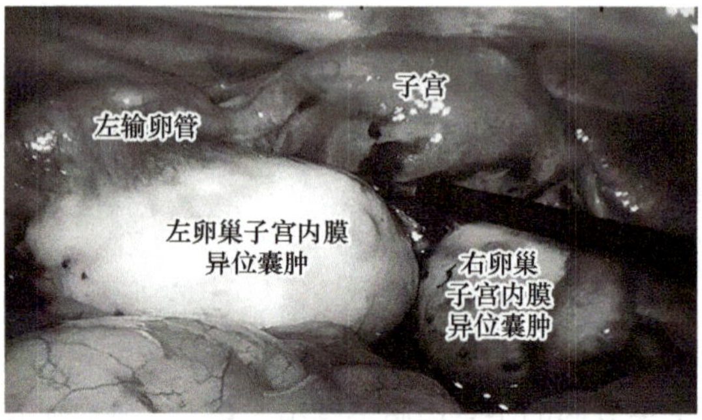

图19-2　双侧卵巢子宫内膜异位囊肿

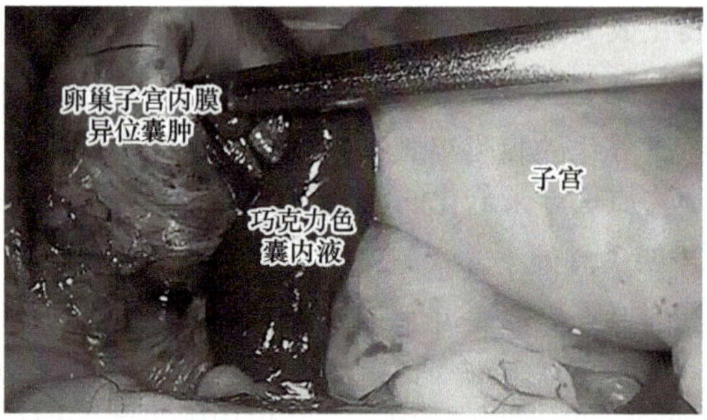

图19-3　卵巢子宫内膜异位囊肿巧克力色囊内液

2. 腹膜型子宫内膜异位症（peritoneal endometriosis） 指盆腔腹膜的各种内异症种植病灶，分布于盆腔腹膜和各脏器表面，以子宫骶韧带、直肠子宫陷凹和子宫后壁下段浆膜最为常见，这些部位处于盆腔后部较低或最低处，与经血中的内膜碎屑接触机会最多，故为内异症的好发部位。主要包括红色病变（早期病变）、棕色病变（典型病变）及白色病变（陈旧性病变）。早期病变可通过腹腔镜检查发现，表现为无色素的早期子宫内膜异位腹膜病灶，其中有白色混浊腹膜灶、火焰状红色灶、腺样息肉灶等，这些无色素病灶进一步发展为典型的色素灶棕色病变（典型病变），表现为典型的紫蓝色或褐色结节，术中较易辨认，需时6～24个月。随病变发展，子宫后壁与直肠前壁浆膜粘连（图19-5），直肠子宫陷凹变浅，甚至消失。此外，还有白色病变（陈旧性病变）类型。

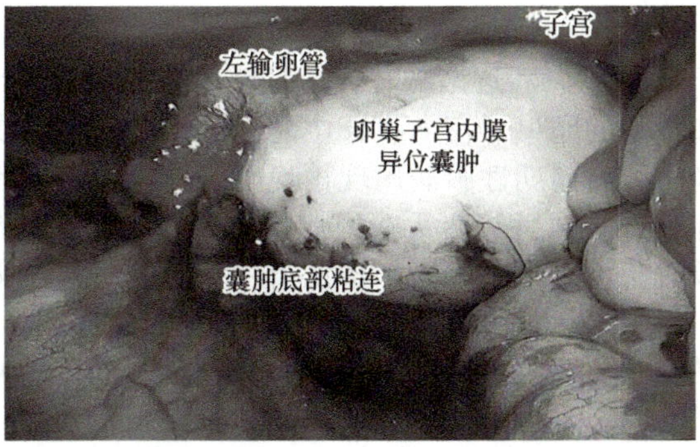

图 19-4　卵巢子宫内膜异位囊肿底部与子宫后壁、阔韧带或乙状结肠粘连

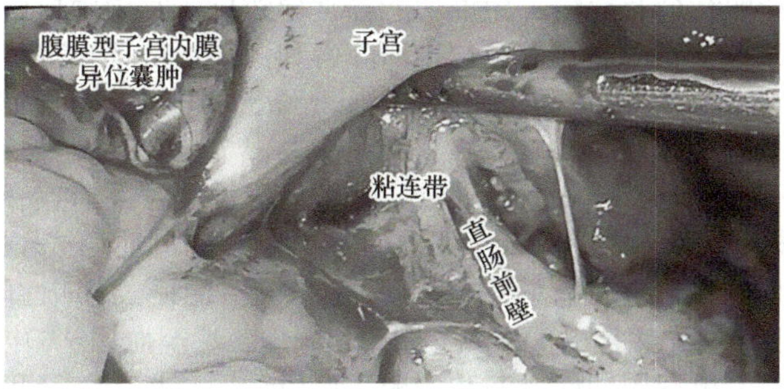

图 19-5　卵巢子宫内膜异位囊肿子宫后壁与直肠前壁粘连

3. 深部浸润型内异症（deep infiltrating endometriosis，DIE）　指病灶浸润深度≥5mm 的内异症，累及部位包括子宫骶韧带、直肠子宫陷凹、直肠阴道隔、阴道穹窿、直肠或者结肠壁等，也可侵犯至膀胱壁和输尿管。

4. 宫颈内异症　子宫内膜异位累及子宫颈者较少。病灶可位于表浅的子宫颈黏膜面或深部间质内。浅表者多系子宫内膜直接种植所致，在子宫颈表面可见暗红色或紫蓝色小颗粒；深部病灶可能系直肠子宫陷凹异位灶直接蔓延而来，在子宫颈剖面可见紫蓝色小点或含陈旧血液的小囊腔。

5. 输卵管内异症　一般直接累及黏膜者少，偶可在其管壁浆膜层见到紫褐色斑点或小结节。输卵管常与其周围病变组织粘连，甚至因扭曲而影响其蠕动，但管腔多通畅。

6. 其他部位　其他部位的内异症包括瘢痕内异症（腹壁切口及会阴切口）及其他少见的远处内异症，如肺、胸膜等部位的内异症。

（二）镜下检查

典型的子宫内膜异位组织可在病灶中见到子宫内膜腺体、内膜间质、纤维素及出血。但异位内膜反复出血后，上述典型的组织结构可能被破坏而难以发现，以致出现临床和镜下病理所见不一致的现象，即临床表现极典型，但内膜异位的组织病理特征极少。由于内膜异位的出血是来自间质内血管，而不是来自腺上皮或腺体，故在镜检时能找到少量内膜间质细胞即可确诊本病。若临床表现和手术时肉眼所见病理改变十分典型，即使镜检下仅能在卵巢的囊壁中发现红细胞或含铁血黄素的巨噬细胞等出血证据，亦应视为子宫内膜异位症。据报道无色素早期子宫内膜异位病灶镜下病检时，一般可见到典型的异位内膜组织。异位内膜虽可随卵巢周期变化而有增生和分泌改变，但其改变不一定与子宫内膜同步，且往往仅表现为增生期改变，此可能与异位内膜周围组织纤维化以致血供不足有关。异位的子宫内膜一般极少发生病变。国内外文献报道恶变的发生率在 1%左右，主要与卵巢型内异症相关。内异症恶变的主要组织类型为透明细胞癌和子宫内膜样癌，其发病机制尚未明确。

四、临床表现

本病的临床表现具有多样性，因人而异，且可因病变部位不同而出现不同症状，症状特征与月经周期密切相关。约 25%患者无明显症状。

（一）症状

1. 痛经和慢性盆腔痛　继发性、进行性痛经是子宫内膜异位症最典型的症状，70%～80%患者有不同程度的盆腔疼痛，且多随局部病变加重而逐年加剧。疼痛多位于下腹部及腰骶部，可放射至

笔记栏

会阴、阴道、肛门或大腿，表现为慢性盆腔痛（CPP）、性交痛、肛门坠痛等。常于月经来潮前1～2天开始，月经期第1～2日最剧，以后逐渐减轻，至月经干净时消失。疼痛的程度与病灶大小并不一定成正比。病变严重者如较大的卵巢子宫内膜异位囊肿可能疼痛较轻或无疼痛，而散在的盆腔小结节病灶反可导致剧烈痛经，偶有周期性腹痛出现稍晚而与月经不同步者，少数晚期患者诉长期下腹痛，至月经期更剧，也有25%内异症患者无痛经症状，因此痛经不是内异症诊断的必需症状。当卵巢子宫内膜异位囊肿破裂时，可发生急腹痛，常见于月经期前后、性交后或其他腹压增加时，症状与输卵管妊娠破裂相似，需注意鉴别诊断。

2. 性交痛 一般表现为深部性交痛，月经来潮前性交痛最明显，多见于直肠子宫陷凹有异位病灶或局部粘连使子宫后倾固定者，因性交时碰撞或子宫收缩上提而致。

3. 不孕 正常女性不孕率为10%～15%，内异症患者可高达40%～50%。引起不孕的原因很多，如盆腔微环境改变影响精卵结合及运输；免疫功能异常导致抗子宫内膜抗体增加而破坏子宫内膜正常功能而影响受精卵着床；卵巢功能异常导致排卵障碍和黄体形成不良等。在内异症患者中常见未破卵泡黄素化综合征（luteinized unruptured follicle syndrome，LUFS），即卵泡能发育成熟，但无排卵，又有黄素化的表现。

4. 月经失调 15%～30%患者有月经量增多、月经期延长或月经前点滴出血或月经淋漓不尽。月经失调可能与卵巢无排卵、黄体功能不足，或同时合并有子宫腺肌病或子宫肌瘤有关。

5. 其他特殊症状 肠道内异症常有消化道症状，如腹泻、便秘、周期性便血、排便痛或肠痉挛，严重时可出现肠梗阻。膀胱内异症常出现尿频、尿急、尿痛，甚至血尿。输尿管内异症常发病隐匿，可引起输尿管狭窄、阻塞，出现周期性腰痛和血尿，形成输尿管扩张、肾积水，甚至出现肾功能异常。肺及胸膜内异症可出现月经期咯血及气胸。剖宫产术后腹壁切口、会阴切口内异症表现为瘢痕部位结节、与月经期密切相关的疼痛。

（二）体征

除巨大的卵巢子宫内膜异位囊肿可在腹部扪及囊肿和囊肿破裂时可出现腹膜刺激征外，一般腹部检查均无明显异常。典型的盆腔子宫内膜异位症在盆腔检查时，可发现子宫多后倾固定，直肠子宫陷凹、子宫骶韧带或子宫后壁下段等部位扪及触痛性结节，在子宫的一侧或双侧附件处扪到与子宫相连的囊性偏实不活动包块，往往有轻压痛。当病变累及直肠阴道隔时，可在阴道后穹窿部扪及，甚至可看到隆起的紫蓝色斑点、小结节或包块。腹壁和会阴瘢痕异位症病灶可在切口瘢痕内触及结节状肿块。

案例19-1分析（1）

该患者表现为继发性、进行性加重的痛经3年。

妇科检查：子宫左侧可扪及直径约10cm大小的包块，囊性感，无压痛，边界清楚，活动度差。

阴道彩超检查：左侧附件区囊肿（大小约为100mm×60mm×44mm），考虑左卵巢子宫内膜异位囊肿；CA125 47.7U/ml。

初步诊断：左卵巢子宫内膜异位囊肿。

五、诊　断

生育期女性有继发性痛经且进行性加重、不孕或慢性盆腔痛、月经失调等，妇科检查扪及与子宫相连的囊性包块或盆腔内有触痛性结节，即可初步诊断为子宫内膜异位症。临床上常需借助下列辅助检查：经腹腔镜检查盆腔可见病灶和病灶的活组织病理学检查是确诊依据，但病理学检查结果阴性并不能排除内异症的诊断。

（一）影像学检查

彩超检查主要是对卵巢子宫内膜异位囊肿的诊断有价值，是诊断卵巢子宫内膜异位囊肿和膀胱、直肠内异症的重要方法，可确定异位囊肿的位置、大小和形状，其诊断敏感性和特异性均在96%以上。囊肿呈圆形或椭圆形，与周围特别是与子宫粘连，囊壁厚而粗糙，囊内有细小的絮状光点，典型卵巢子宫内膜异位囊肿的超声影像学表现为无回声区内有密集光点。因囊肿回声图像无特异性，所以不能单纯依靠彩超检查图像确诊。盆腔CT及MRI对盆腔内异症有诊断价值，但费用相对B超

笔记栏

较贵，因此一般不作为初选的诊断方法，经阴道或直肠超声、CT 及 MRI 检查对浸润直肠或直肠阴道隔深部病变的诊断和评估有一定意义。

（二）血清 CA125 和人附睾蛋白 4（HE4）测定

血清 CA125 测定对早期内异症的诊断意义不大，CA125 水平升高多用于重度内异症和疑有深部异位病灶、合并子宫内膜异位囊肿破裂或子宫腺肌病者，但变化范围很大。CA125 在其他疾病，如卵巢癌、盆腔炎性疾病中也可以出现升高。CA125 诊断内异症的敏感性和特异性均较低，因此不作为独立的诊断依据，但有助于监测病情变化、评估疗效和预测复发。HE4 在内异症时多处于正常水平，可用于与卵巢癌的鉴别。

（三）腹腔镜检查

腹腔镜检查是目前公认的内异症诊断的最直接方法。除了阴道或其他部位可直视的病变外，腹腔镜检查也是确诊盆腔内异症的标准方法。对在腹腔镜下见到的典型病灶或可疑病变进行活组织病理学检查即可确诊。但临床上有些病例的确诊未能找到组织病理学证据，若病灶中可见子宫内膜腺体和间质，伴有炎症反应及纤维化即可诊断子宫内膜异位症。下列情况应首选腹腔镜检查：疑为内异症的不孕症患者；妇科检查及 B 型超声检查无阳性发现的慢性腹痛及痛经进行性加重者；有症状特别是血清 CA125 水平升高者。只有在腹腔镜检查或剖腹探查直视下才能确定内异症的临床分期。

（四）膀胱镜或肠镜检查

对可疑膀胱内异症或肠道内异症者，应行膀胱镜或肠镜检查并行活检，以除外器官本身的病变特别是恶性肿瘤。活检诊断内异症的概率为 10%～15%。

案例 19-1 分析（2）

该患者表现为继发性、进行性加重的痛经 3 年。

妇科检查：子宫左侧附件可及直径约 10cm 大小的包块，囊性感，无压痛，境界清楚。

阴道彩超检查：左侧附件区囊肿（大小约为 100mm×60mm×44mm），考虑左卵巢子宫内膜异位囊肿。

CA125 47.7U/ml。

初步诊断：左卵巢子宫内膜异位囊肿。必要时盆腔 CT 或盆腔 MRI 辅助诊断，行腹腔镜检查以证实诊断。

六、临床分期及生育力评估

1. 美国生殖医学会（American Society for Reproductive Medicine，ASRM）分期　内异症的分期方法很多，ASRM 分期是目前国际上最普遍使用的内异症临床分期，该分期法于 1985 年最初提出，1996 年再次修正。内异症 ASRM 分期需在腹腔镜下或剖腹探查手术时进行，根据腹膜、卵巢病变的大小及深浅，卵巢、输卵管粘连的范围及程度，以及直肠子宫陷凹封闭的程度进行评分。该分期法有利于评估疾病严重程度、正确选择治疗方案、准确比较和评估各种治疗方法的疗效，并有助于判断患者的预后。ASRM 分期主要评分方法见表 19-1。

表 19-1　内异症 ASRM 分期评分表（分）

类别	异位病灶				程度	粘连范围			直肠子宫陷凹封闭的程度	
	位置	大小（cm）								
		<1	1～3	>3		<1/3包裹	1/3～2/3包裹	>2/3包裹	部分	完全
腹膜	表浅	1	2	3	—	—	—	—	—	—
	深层	2	4	6	—	—	—	—	—	—
卵巢	右侧，表浅	1	2	4	右侧，轻	1	2	4	—	—
	右侧，深层	4	16	20	右侧，重	4	8	16	—	—
	左侧，表浅	1	2	4	左侧，轻	1	2	4	—	—
	左侧，深层	4	16	20	左侧，重	4	8	16	—	—

笔记栏

续表

类别	异位病灶				程度	粘连范围			直肠子宫陷凹封闭的程度	
	位置	大小（cm）				<1/3包裹	1/3～2/3包裹	>2/3包裹	部分	完全
		<1	1～3	>3						
输卵管	—	—	—	—	右侧，轻	1	2	4	—	—
	—	—	—	—	右侧，重	4	8	16	—	—
	—	—	—	—	左侧，轻	1	2	4	—	—
	—	—	—	—	左侧，重	4	8	16	—	—
直肠子宫陷凹封闭	—	—	—	—	—	—	—	—	4	40

注：如果输卵管伞端完全粘连，评16分；如果患者只残留一侧附件，其卵巢及输卵管的评分应乘以2；—无此项。共分为4期。Ⅰ期（微小病变）：1～5分；Ⅱ期（轻度）：6～15分；Ⅲ期（中度）：16～40分；Ⅳ期（重度）：>40分。

2. 生育力评估 应用内异症生育指数（endometriosis fertility index，EFI）对内异症合并不孕患者进行生育力评估。EFI主要用于预测内异症合并不孕患者腹腔镜手术分期后的自然妊娠情况，评分越高，妊娠概率越高。预测妊娠结局的前提是男方精液正常，女方卵巢储备功能良好且不合并子宫腺肌病。需注意的是，对青春期及生育年龄患者需在术前及术后均进行生育力评估（表19-2）。

表19-2 内异症生育指数（EFI）的评分标准（分）

类别	评分	类别	评分
病史因素		手术因素	
年龄≤35岁	2	LF评分7～8分	3
年龄36～39岁	1	LF评分4～6分	2
年龄≥40岁	0	LF评分0～3分	0
不孕年限<3年	2	ASRM评分（异位病灶评分之和）<16分	1
不孕年限≥3年	0	ASRM评分（异位病灶评分之和）≥16分	0
原发性不孕	0	ASRM总分<71分	1
继发性不孕	1	ASRM总分≥71分	0

注：LF，最低功能评分（least function），指单侧（左侧或右侧）输卵管、输卵管伞端、卵巢3个部位各自进行评分，两侧均取单侧评分最低者，两者相加即为LF评分，以此纳入最后的统计。根据3个部位的情况，将评分分成0～4分。4分：功能正常，3分：轻度功能障碍，2分：中度功能障碍，1分：重度功能障碍，0分：无功能或缺失。

LF评分标准：

（1）输卵管。①轻度功能障碍：输卵管浆膜层轻微受损；②中度功能障碍：输卵管浆膜层或肌层中度受损，活动度中度受限；③重度功能障碍：输卵管纤维化或轻中度峡部结节性输卵管炎，活动度重度受限；④无功能：输卵管完全阻塞，广泛纤维化或峡部结节性输卵管炎。

（2）输卵管伞端：①轻度功能障碍：伞端轻微损伤伴有轻微的瘢痕；②中度功能障碍：伞端中度损伤伴有中度的瘢痕，伞端正常结构中度缺失伴轻度伞内纤维化；③重度功能障碍：伞端重度损伤伴有重度的瘢痕，伞端正常结构大量缺失伴中度伞内纤维化；④无功能：伞端重度损伤伴有广泛的瘢痕，伞端正常结构完全缺失伴输卵管完全性梗阻或积水。

（3）卵巢：①轻度功能障碍：卵巢体积正常或大致正常，卵巢浆膜层极小或轻度受损；②中度功能障碍：卵巢体积减小1/3～2/3，卵巢表面中度受损；③重度功能障碍：卵巢体积减小2/3或更多，卵巢表面重度受损；④无功能：卵巢缺失或完全被粘连所包裹。

七、鉴别诊断

内异症易与下述疾病相混淆，应予以鉴别。

（一）卵巢恶性肿瘤

本病早期无症状，有症状时多呈持续性腹痛、腹胀，病情发展快，一般情况差。B型超声图像显示包块为混合性或实性，血清CA125值多显著升高，多大于100U/ml。腹腔镜检查或剖腹探查可鉴别。

（二）盆腔炎性包块

本病多有急性或反复发作的盆腔感染史，疼痛无周期性，平时亦有下腹部隐痛，可伴发热和白细胞增高等，抗生素治疗有效。

笔记栏

（三）子宫腺肌病

本病的痛经症状与内异症相似，但多位于下腹正中且更剧烈，多伴有月经量增多，子宫多呈均匀性增大，质硬。月经期检查时，子宫触痛明显。此病常与内异症并存。

八、治　疗

（一）治疗目标

本病的治疗目标为减灭和消除病灶，减轻和消除疼痛，改善和促进生育，减少和避免复发。

（二）治疗原则

本病的治疗原则：①应长期管理，依据患者的年龄、症状、生育要求及病变范围，选择个体化治疗方案，综合治疗；②基于临床诊断尽早开始经验性药物治疗；③规范手术时机，注意保护卵巢功能和生育力，使患者的手术获益最大化；④保守性手术后进行药物长期管理，综合治疗，预防复发；⑤内异症患者应定期复查，对有恶变高危因素的患者应警惕恶变。

（三）治疗方法

1. 期待疗法　适用于病变轻微、无症状或症状轻微患者，一般可每数月随访 1 次。若月经期有轻微疼痛时，可试给前列腺素合成酶抑制药，如吲哚美辛、萘普生、布洛芬或双氯芬酸钠等对症治疗。希望生育的患者，应作有关不孕因素的各项检查，如输卵管通液试验，或子宫输卵管碘油造影，或超声下造影检查，特别是在腹腔镜检查下行输卵管亚甲蓝液通液试验，必要时可解除输卵管粘连扭曲，以促使尽早受孕。一旦妊娠，病变组织多坏死、萎缩，分娩后症状可缓解，甚至病变完全消失，且不再复发。期待疗法期间，若患者症状和体征加剧，应改用其他较积极的治疗方法。

2. 药物治疗

（1）治疗目的：抑制卵巢功能，阻止内异症的发展，减少内异症病灶的活性，减少粘连的形成。

（2）药物治疗选择原则：应用于基本确诊的病例，不主张长期“试验性治疗”；尚无标准化方案。各种方案疗效基本相同，但副作用不同，所以选择药物时要考虑药物的副作用、患者的意愿及经济能力。内异症的长期管理应最大化发挥药物治疗的作用。

（3）可供选择的药物种类：主要分为非甾体抗炎药（NSAID）、孕激素、口服避孕药（COC）、促性腺激素释放激素激动剂（GnRH-a）、雄激素衍生物、孕激素受体调节药及中药等。因内异症无法治愈，所以药物治疗需有效并安全，持续使用到绝经或计划妊娠的患者完成生育后，还应尽快继续恢复药物长期管理。药物治疗应以长期坚持为目标，选择疗效好、耐受性好的药物。

1）非甾体抗炎药（NSAID）：是一类不含糖皮质激素的抗炎、解热、镇痛药物。作用机制：①抑制前列腺素的合成，减轻疼痛；②抑制淋巴细胞活性和活化 T 细胞的分化，减少对传入神经末梢的刺激；③直接作用于伤害性感受器，阻止致痛物质的形成和释放。副作用：主要为胃肠道反应，偶有肝、肾功能异常。长期应用要警惕胃溃疡的可能。用法：根据需要应用，间隔不少于 6h。

2）孕激素：作用机制为可负反馈抑制下丘脑-垂体-卵巢（HPO）轴，抑制垂体促性腺激素的释放和直接作用于在位子宫内膜和异位内膜，引起子宫内膜蜕膜样改变，最终导致子宫内膜萎缩和闭经。常用的孕激素：地诺孕素（2mg/d，口服）、左炔诺孕酮宫内缓释节育系统（LNG-IUS，宫内置放）、地屈孕酮［10～20mg，每月 21 天（第 5～25 天）］、孕三烯酮（2.5mg，2 次/周，共 6 个月）、醋酸甲羟孕酮（30mg/d，口服）或醋酸炔诺酮（5mg/d，口服）；醋酸甲羟孕酮避孕针 150mg 肌内注射，每月 1 次或羟孕酮 250mg 肌内注射，每两周 1 次。除地诺孕素和 LNG-IUS 外，现临床上以上药物较少应用，一般连用 6 个月。孕激素应用的副作用：主要是突破性出血、不规则点滴出血、乳房胀痛、体重增加、消化道症状及肝功能异常。

3）口服避孕药（COC）：是最早用于治疗内异症的激素类药物。

作用机制：抑制排卵；负反馈抑制 HPO 轴，形成体内低雌激素环境。可使子宫内膜和异位内膜萎缩，导致痛经缓解和月经量减少，并可因此而避免月经血及脱落的子宫内膜经输卵管逆流及种植腹腔的可能。

适应证：适用于有痛经症状，但暂无生育要求的轻度内异症患者。

用法：与一般短效口服避孕药相同，连续或周期用药，持续 6 个月及以上，可较长时间用药。

副作用：较少，偶有消化道症状或肝功能异常。40 岁以上或有高危因素（如糖尿病、高血压、

笔记栏

血栓史及吸烟）的患者，要警惕血栓的风险。

4）促性腺激素释放激素激动剂（GnRH-a）：为人工合成的十肽类化合物，对 GnRH 受体的亲和力较天然 GnRH 高百倍，在短期促进垂体 LH 和 FSH 释放后持续抑制垂体分泌促性腺激素，导致卵巢激素水平明显下降，出现暂时性闭经，此疗法又称“药物性卵巢切除”（medical oophorectomy）。目前常用的 GnRH-a 类药物有亮丙瑞林 3.75mg，月经第 1 日皮下注射后，每隔 28 日注射 1 次，共 3～6 次；戈舍瑞林 3.6mg，用法同前。用药后一般第 2 个月开始闭经，可使痛经缓解，停药后在短期内排卵可恢复。副作用主要有潮热、阴道干燥、性欲减退和骨质丢失等绝经症状，停药后多可消失，但骨质丢失需时 1 年才能逐渐恢复正常。因此在应用 GnRH-a 3～6 个月时可以酌情给予反向添加治疗（add-back therapy）提高雌激素水平，预防低雌激素状态相关的血管症状和骨质丢失的发生，如戊酸雌二醇 1mg 加黄体酮 100mg，每日 1 次或替勃龙 1.25mg/d。

GnRH-a 治疗后反向添加治疗的理论基础，即“雌激素窗口剂量理论”学说，是将体内雌激素的水平维持在不刺激异位内膜生长而又不引起围绝经期症状及骨质丢失的范围（雌二醇水平在 40～50pg/ml）之间，既不影响治疗效果，又可减轻副作用。

反向添加方案：①雌孕激素方案。雌孕激素连续联合用药，即戊酸雌二醇 0.5～1.5mg/d，或每日释放 25～50μg 的雌二醇贴片，或雌二醇凝胶 1.25g/d 经皮涂抹；孕激素多采用黄体酮胶囊 100mg/d 或地屈孕酮 10mg/d。②连续应用替勃龙，推荐 1.25～2.5mg/d。反向添加的注意事项：①何时开始反向添加尚无定论；②应用反向添加可以延长 GnRH-a 使用时间。治疗剂量应个体化，有条件者应监测雌激素水平。

5）雄激素衍生物：①达那唑（danazol），为合成的 17α-炔孕酮衍生物，自 1971 年起即开始应用于治疗内异症，此药能阻断垂体促性腺激素的合成和释放，直接抑制卵巢甾体激素的合成，以及有可能与靶器官性激素受体相结合，从而使子宫内膜萎缩，导致患者短暂闭经，故称假绝经疗法（pseudomenopause therapy）。用法为 200mg/次，每日 2～3 次，从月经第 1 日开始，持续用药 6 个月。若痛经不缓解或不出现闭经时，可加大剂量至 200mg/次，每日 4 次。药物副作用有体重增加、乳房缩小、痤疮、皮脂增加、多毛、声音改变、头痛、潮热、性欲减退、肌痛性痉挛等，但其发生率低，症状多不严重，患者一般能耐受。由于达那唑大部分在肝内代谢，已有肝功能损害者不宜服用。达那唑适用于轻度或中度内异症但痛经明显或要求生育的患者。一般在停药后 4～6 周月经恢复，月经恢复正常 2 次后再考虑以受孕为宜。②孕三烯酮（gestrinone），是合成的 19-去甲睾酮衍生物，有抗孕激素和雌激素作用，主要作用机制是减少雌激素受体（ER）、孕激素受体（PR）水平，以及降低血中雌激素和性激素结合球蛋白水平。副作用：远较达那唑的副作用低，主要为雄激素样作用，如毛发增多、情绪改变、声音变粗。此外，还可能影响脂蛋白代谢，可能有轻度的肝功能损害及体重增加等。用法：此药在血浆内半衰期长达 24h，故可每周仅用药 2 次，每次 2.5mg，于月经第 1 日开始服药，连续用药 6 个月。

6）孕激素受体调节药：米非司酮（mifepristone），可抑制异位子宫内膜生长，治疗内异症。没有用 GnRH-a 引起的低雌激素症状和骨质丢失的危险，但长期疗效有待证实。

7）中药：中药可以有效缓解痛经症状。

3. 手术治疗

（1）手术治疗的目的：①切除病灶；②恢复解剖；③促进生育。

（2）适应证：①药物治疗后症状不缓解，局部病变加剧或生育功能仍未恢复者；②卵巢子宫内膜异位囊肿直径较大（≥4cm），特别是迫切希望生育者；③不能排除恶变者。

（3）手术种类及选择原则：根据手术范围的不同，可分为保留生育功能、保留卵巢功能和根治性手术 3 类。具有手术适应证的内异症患者，术前应根据患者的年龄、生育要求、症状的严重性、既往治疗史、病变部位和范围、患者的意愿进行充分的术前准备及评估，选择合理的手术方案。①保留生育功能手术：即保守性手术。适用于年轻有生育要求的患者，特别是采用药物治疗无效者。手术范围为尽量切净或灼除内膜异位灶，切除卵巢子宫内膜异位囊肿，分离粘连，恢复解剖，解除压迫甚至梗阻，但保留子宫和双侧、一侧或至少部分卵巢。A.腹腔镜手术：是目前手术治疗内异症的主要手段。在腹腔镜下既可确诊内异症，亦可进行多种手术，包括病灶清除、粘连分离、卵巢囊肿切除和卵巢成形术，以及卵巢切除术等。B.剖腹手术：适用于粘连广泛、病灶巨大，特别是巨大的卵巢巧克力囊肿患者。②保留卵巢功能手术：将盆腔内病灶及子宫予以切除，以杜绝子宫内膜再经输卵管逆流种植和蔓延的可能性，但要保留至少一侧卵巢或部分卵巢以维持患者的卵巢功能。此手术适

笔记栏

用于无生育要求的重症患者。但少数患者在术后仍有复发，术后复发率约为 5%。③根治性手术：即将子宫、双侧附件及盆腔内所有内异症病灶予以切除。适用于 45 岁以上年龄较大、近绝经期、无生育要求的重症患者或药物治疗无效者。当卵巢切除后，即使体内残留部分异位内膜灶，亦将逐渐自行萎缩退化以至消失。术后不用雌激素补充治疗者，几乎不复发。

4. 内异症相关疼痛的治疗

（1）附件包块或合并不孕者：首选手术治疗。手术指征：①卵巢子宫内膜异位囊肿直径≥4cm；②合并不孕；③痛经药物治疗无效。手术方式首选腹腔镜。但手术后症状复发率较高，年复发率高达 10%。手术后应辅助药物治疗并长期管理。根据病情选择一线或二线药物用于术后治疗，以减少卵巢子宫内膜异位囊肿和疼痛复发，术后连续使用地诺孕素 24 个月，可显著降低复发率，值得注意的是，药物治疗仅在治疗期间有效，但停药后症状常会很快再出现。

（2）无附件包块未合并不孕者：首选一线药物治疗，包括非甾体抗炎药、口服避孕药及高效孕激素。二线药物包括 GnRH-a、LNG-IUS。一线药物治疗无效时改二线药物，若依然无效，应考虑手术治疗，所有的药物治疗复发率都很高。

（3）不建议术前药物治疗，但对病变较重、估计手术困难者，术前可应用 GnRH-a 3 个月，以减少手术难度，提高手术的安全性。

5. 内异症合并不孕的治疗

（1）首先排除其他不孕因素，按照不孕症的诊疗路径进行全面的不孕症检查。

（2）首选腹腔镜作为手术治疗的方式。手术需要评估内异症的类型、分期及 EFI 评分，需评估内异症病变的严重程度和不孕的预后，根据 EFI 评分给予患者生育指导。年轻、轻中度患者，术后可期待自然妊娠 6 个月，并给予生育指导。

（3）EFI 评分低、有高危因素者（年龄在 35 岁以上、不孕年限超过 3 年，尤其是原发性不孕者；重度内异症、盆腔粘连、病灶切除不彻底者；输卵管不通者），应积极进行辅助生殖技术助孕。

（4）单纯药物治疗无助于自然妊娠。

6. 内异症恶变的治疗 内异症恶变率约为 1%。主要恶变部位在卵巢，其他部位少见。临床有以下情况时应警惕内异症恶变：①绝经后内异症患者，疼痛节律改变；②卵巢囊肿直径＞10cm；③影像学检查有恶性征象；④血清 CA125 水平＞200U/ml。治疗应按照卵巢癌的治疗原则进行，预后一般比非内异症恶变的卵巢癌好。

案例 19-1 分析（3）

该患者表现为继发性、进行性加重的痛经 3 年。

妇科检查：子宫左侧附件可触及直径约 10cm 大小的包块，囊性感，无压痛，境界清楚。

阴道彩超检查：左侧附件区囊肿（大小约为 100mm×60mm×44mm），考虑左侧卵巢子宫内膜异位囊肿。

CA125 47.7U/ml。

初步诊断：左侧卵巢子宫内膜异位囊肿。

该患者具备子宫内膜异位症保留生育功能手术治疗指征，应该手术治疗。选用腹腔镜左侧卵巢子宫内膜异位囊肿切除术，保留患侧卵巢功能。

九、预　　防

内异症病因不明确，为多因素起作用，并且其组织学发生复杂，因此预防应主要注意以下几点，以减少其发病。

1. 及时发现并治疗引起月经血潴留的疾病，如先天性生殖道畸形、闭锁、狭窄、继发性宫颈管粘连、宫腔部分粘连、阴道狭窄等。

2. 避免月经前进行子宫腔手术操作，如输卵管通畅试验等，以免将子宫内膜推注入腹腔。

3. 避免手术操作所引起的子宫内膜异位。凡进入子宫腔内的手术，特别是孕中期剖宫取胎术，均应用纱布垫保护好子宫切口周围，以防子宫腔内容物溢入腹腔和腹壁切口；缝合子宫壁时，避免缝针穿透子宫内膜层。

4. 子宫颈及阴道手术，包括子宫颈电烙、激光和微波治疗及整形术等均应在月经干净后 3～7

笔记栏

天进行，以免下次月经来潮时脱落的子宫内膜种植在尚未愈合的手术创面。

5. 人工流产负压吸宫术时，吸管应缓慢拔出，否则子宫腔内外压差过大，子宫腔内血液和内膜有随负压而被吸入腹腔内的危险。

第二节　子宫腺肌病

当子宫内膜腺体及间质侵入子宫肌层时，称为子宫腺肌病（adenomyosis）。子宫肌层内存在子宫内膜腺体和间质，在激素的影响下发生出血、肌纤维结缔组织增生，形成弥漫性病变或局限性病变，也可形成子宫腺肌瘤（adenomyoma）。病灶内部可以出现含咖啡色液体的囊腔，如果囊腔直径＞5mm，称为囊性子宫腺肌病，以往曾称内在性子宫内膜异位症，而将非子宫肌层的内膜异位症称外在性子宫内膜异位症，以示区别。

一、病　　因

本病的病因不清。当子宫内膜受到损伤时，基底层内膜可直接侵入子宫肌层内生长，可能与子宫内膜基底层损伤有关。一般认为多次妊娠、刮宫术、人工流产术、分娩、慢性子宫内膜炎可能是损伤子宫内膜基底层的主要原因。子宫腺肌病多发生于30～50岁的经产妇，约有50%的患者同时合并子宫肌瘤，约15%的患者合并子宫内膜异位症。

二、病　　理

本病患者子宫多呈均匀增大，前后径增大明显，呈球形，但很少超过12周妊娠子宫大小。子宫内病灶有弥漫型及局限型两种，一般为弥漫性生长，且多累及后壁，故后壁常较前壁厚。剖开子宫壁可见其肌层明显增厚且硬。剖面仅在肌壁中见到粗厚的肌纤维带和微囊腔，腔中偶可见陈旧血液（图19-6）。少数子宫内膜在子宫肌层中呈局限性生长形成结节或团块，称子宫腺肌瘤。镜检见肌层内有呈岛状分布的子宫内膜腺体与间质。由于异位内膜细胞属基底层内膜，对雌激素有反应性改变，但对孕激素无反应或不敏感，故异位腺体常处于增生期，仅偶尔见到局部区域有分泌期改变。

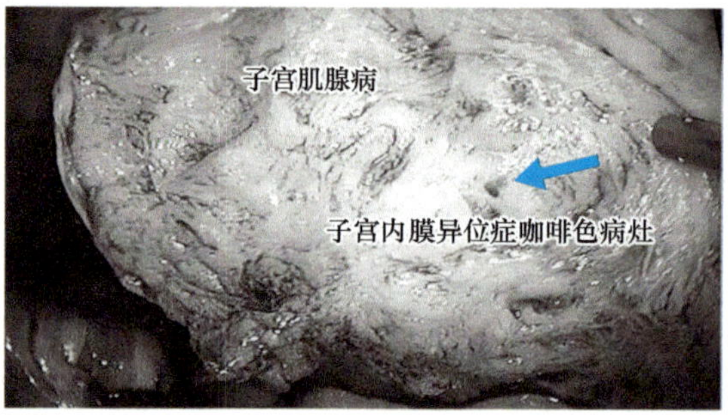

图19-6　子宫腺肌病中的子宫内膜异位症咖啡色病灶

三、临床表现

35%的子宫腺肌病患者无典型症状。

（一）月经过多、月经期延长或不规则出血

月经过多的发生率为40%～50%，表现为连续数个月经周期中月经量增多，一般大于80ml，并影响女性身体、心理、社会和经济等方面的生活质量。月经过多主要与子宫内膜面积增加、子宫肌层纤维增生使子宫肌层收缩不良、子宫内膜增生等因素有关。少数可有月经前后点滴出血，这是子宫体积增大，子宫腔内膜面积增加，以及子宫肌壁间异位子宫内膜影响子宫肌纤维收缩之故。

（二）痛经

痛经发生率为15%～30%。痛经发生在年龄较长的女性，50%以上的患者有继发性痛经，渐进性加重，疼痛位于下腹正中，常于月经前1周开始，直至月经结束。

（三）子宫增大

子宫增大多为均匀性增大，呈球形，或有局限性结节隆起，质硬且有压痛。可合并子宫肌瘤和内异症。30%的患者无任何临床症状。无症状者有时与子宫肌瘤不易鉴别。

笔记栏

（四）其他症状

合并子宫肌瘤时，增大的子宫刺激和压迫膀胱而出现尿频；瘤体在子宫后壁时可压迫直肠而出现里急后重、便秘等症状。

四、诊断

根据典型的子宫腺肌病的症状、妇科检查及辅助检查可作出初步诊断。

（一）超声检查

超声检查显示子宫腺肌病患者子宫增大，肌层增厚，后壁更明显，子宫内膜线前移。病变部位为等回声或回声增强，其间可见点状低回声，病灶与周围无明显界线。

（二）MRI

MRI 检查显示子宫腺肌病患者子宫内存在界线不清、信号强度低的病灶，T_2加权像可有高信号强度的病灶，子宫内膜-肌层结合带变宽，＞12mm。

（三）血清 CA125 水平

子宫腺肌病患者血清 CA125 水平多数可升高。

（四）病理学检查

病理学检查是确诊子宫腺肌病的依据。

五、治疗

子宫腺肌病的治疗应视疾病的严重程度、患者的年龄及有无生育要求而定。

（一）期待疗法

期待疗法用于无症状、无生育要求者。

（二）药物治疗

药物的用法同内异症治疗。对于年轻、希望保留生育功能者使用口服避孕药、地诺孕素或 LNG-IUS 治疗；子宫增大明显或疼痛症状严重者，可应用 GnRH-a 治疗 3～6 个月后，再使用口服避孕药或地诺孕素或 LNG-IUS。LNG-IUS 治疗初期部分患者会出现淋漓出血、LNG-IUS 下移甚至脱落等，需加强随诊。某些中药对痛经有明显的缓解作用，可以试用。

（三）手术治疗

年轻要求保留生育功能者可以进行病灶切除或子宫楔形切除术，也可合并使用子宫动脉阻断术；无生育要求伴月经量增多者，可行子宫内膜去除术；痛经明显者可以考虑子宫动脉栓塞术（UAE）；对已经完成生育、年龄较大而症状明显者，应行子宫切除术，可根治本病。

（四）合并不孕的治疗

对于有生育要求的子宫腺肌病患者，可选择药物治疗（GnRH-a）或保守性手术加药物治疗后积极行辅助生殖技术治疗。应注意保守性手术后妊娠子宫破裂的风险。对于无生育要求者，可选择药物治疗长期控制症状或保守性手术加药物治疗，也可切除子宫。

（谭布珍）

笔记栏

第二十章　女性生殖器官发育异常

女性生殖器官的形成和发育有赖于胚胎发育过程中细胞分化、复制、迁移、融合、吸收等功能的协调一致，受遗传、环境及激素等多因素影响，若分化发育改变，可导致各种发育异常。临床表现多样，可以无症状，也可有原发性闭经、复发流产及早产等。由于女性生殖器官的发育与泌尿器官起源相同，生殖器官异常常伴有泌尿器官发育异常，因此在诊断生殖器官异常的同时要注意是否同时伴有泌尿器官异常。

第一节　女性生殖器官的发育

一、生殖器官发育分化的决定因素

（一）性染色体

性染色体是决定性别的遗传学基础。精子Y染色体携带有睾丸决定因子（testis-determining factor，TDF），睾丸决定因子促使原始性腺分化成睾丸。定位于Y染色体性别决定区（sex-determining region of Y，SRY）具有调节睾丸发生的特异性作用，因此SRY基因最终被认为是睾丸决定因子的最佳候选基因。胚胎早期是生殖系统发育的未分化期，男性和女性胚胎的性腺具有两套生殖管道，并且外生殖器的外观相似。SRY基因产物能诱导未分化性腺向睾丸分化，并产生雄激素，并在妊娠12周时外生殖器的两性区别才较明显。

（二）性腺与性激素

胎儿睾丸可产生雄激素，促进胚胎男性化表现。个体发育成男性内、外生殖器，必须具备的激素条件是：睾丸分泌的睾酮、睾丸支持细胞（sertoli cell）产生的抗米勒管激素（anti-Müllerian hormone，AMH）、靶器官上雄激素受体及5α-还原酶。其中AMH通过抑制米勒管的发育，参与男性生殖管道的发生，睾酮则需通过外阴局部靶器官组织中5α-还原酶的作用，衍化为二氢睾酮，其再与外阴细胞中相应的二氢睾酮受体相结合，进而促使外阴向雄性分化。

当缺乏Y染色体时，SRY基因缺失，睾丸无法形成，生殖器便倾向于女性发育，女性发育被称为“人类胚胎的基本发育途径”，不需要雌激素，只要无睾酮作用即可，即女性化表型无须在性激素作用下产生，而女性生殖器官发育成熟则需雌激素的作用。

二、女性生殖器官的发生

（一）生殖腺的发生

在人胚第3～4周，卵黄囊内胚层内出现原始生殖细胞（primordial germ cell）。人胚第5～6周时，体腔背面肠系膜基底部两侧各出现两个由体腔上皮（中胚层）增生形成的隆起，称为尿生殖嵴（urogenital ridge），尿生殖嵴被中央出现的纵沟分为内侧的生殖嵴和外侧的中肾嵴。生殖嵴是性腺的发生部位。生殖嵴表面上皮长入其下方的间质，形成许多不规则的上皮细胞索，称初级性索；同时原始生殖细胞自第10胸椎水平沿着后肠的背系膜迁入初级性索。性索渗入原始生殖细胞周围而成为支持和调节生殖细胞发育的组织，原始性腺形成。若无SRY基因的存在，在胚胎第8周，原始生殖腺萎缩，逐步分化为卵巢。

（二）生殖管道的发生

1. 输卵管、子宫、子宫颈和阴道上段的发育　人胚第6周左右，生殖嵴外侧的中肾嵴分化出两对纵行管道：一对为中肾管（mesonephric duct），又称沃尔夫管（Wolffian duct），为男性生殖管道的始基；另一对为副中肾管（paramesonephric duct），又称米勒管（Müllerian duct），为女性生殖管道的始基。如果生殖腺分化为睾丸，睾丸间质细胞可分泌雄激素促进中肾管发育形成附睾、输精管和精囊；同时，睾丸支持细胞产生抗米勒管激素，抑制米勒管的发育。当性腺分化为卵巢时，由于缺乏睾酮和米勒管抑制因子，中肾管退化消失，副中肾管继续发育。胚胎第 8 周，两侧副中肾管头段形成两侧输卵管，头端开口成为输卵管伞端。中段和尾段在中线处融合形成一“Y”形结构（约胚胎第 10 周时），是子宫、子宫颈及阴道上段的始基。在融合初期，子宫腔内存在一纵隔，一般在胎儿 20 周吸收消失。融合部分的最尾段形成阴道上 2/3。残留的中肾管及中肾小管分别形成卵巢冠及卵巢旁体。

2. 下生殖道的发育　阴道下段由起源于内胚层的尿生殖窦（urogenital sinus）形成。副中肾管最尾端与尿生殖窦相连，并同时分裂增殖，先形成一实性圆柱状体，称为阴道板。阴道板逐渐生长和延伸，同时将尿生殖窦分为上部和下部，上部发育为膀胱和尿道。在胚胎第 20～22 周时阴道板下部贯通腔化，形成阴道腔（下 1/3）。来自副中肾管与来自尿生殖窦的阴道部分融合，形成完整的阴道。末段有一层薄膜为处女膜，该膜性组织胎儿时期部分被重吸收形成孔隙，使阴道与外界相通。

（三）外生殖器的发生

外生殖器由尿生殖窦发育而来（而后者来源于胚胎初期的泄殖腔）。从胚胎第 5 周开始，尿生殖窦两侧隆起为尿生殖褶（urogenital fold），尿生殖褶间的凹陷为尿道沟。在胚胎第 9 周以前男、女外生殖器结构相同，不能分辨性别。当性腺为卵巢时，因无睾酮的作用，未分化的外生殖器向女性发育（不需雌激素作用）。两侧尿生殖褶在腹侧汇合并在头侧出现一隆起，称生殖结节，以后增大称初阴，并在约胚胎第 12 周时发育成阴蒂，两侧尿生殖褶不合并，形成双侧小阴唇，褶外侧隆起为左、右阴唇阴囊隆起，两侧阴唇阴囊隆起在阴蒂前方汇合形成阴唇前联合，后方汇合形成阴唇后联合。左、右两侧阴唇阴囊隆起不合并则形成双侧大阴唇。

若生殖腺为睾丸，在雄激素作用下，初阴发育成男性生殖管道。男性外生殖器的发育，需要外阴局部靶器官组织中 5α-还原酶将睾酮转化为二氢睾酮，二氢睾酮再与外阴细胞中相应的二氢睾酮受体结合，才能使外阴向雄性分化，如 5α-还原酶或二氢睾酮受体异常，都将引起男性外生殖器的女性化分化畸形。

第二节　女性性发育异常

女性性发育异常（disorders of sex development，DSD）是指患者在性染色体、性腺、内外生殖器及性征方面存在一种或多种先天性异常或不一致，即患者生殖器官同时具有某些男女两性特征（两性畸形），是一大组疾病，主要分为 3 类：46，XX 型 DSD、46，XY 型 DSD 及染色体异常型 DSD。

一、46，XX 型 DSD

（一）46，XX 单纯性性腺发育不全

染色体核型为正常 46，XX，但原始性腺分化异常，未分化为卵巢，两侧性腺呈条索状（无功能条索状实体），合成雌激素能力低下或不能合成雌激素。主要临床表现为第二性征不发育/发育不全、原发性闭经、促性腺激素（FSH、LH）水平增高、雌激素水平低下，可有发育不良的女性内、外生殖器。应用雌、孕激素可使月经来潮。

（二）先天性肾上腺皮质增生症

先天性肾上腺皮质增生症（congenital adrenal hyperplasia，CAH）为一种常染色体隐性遗传病，胎儿染色体核型为正常女性核型，肾上腺皮质合成皮质醇所需的几种酶缺乏，其中以 21-羟化酶缺陷（21-hydroxylase deficiency）最为常见，占 CAH 的 90%～95%。

此类患者卵巢发育正常，但由于酶缺乏，导致皮质醇合成障碍，下丘脑和垂体负反馈作用消失，导致垂体促肾上腺皮质激素分泌增加，刺激肾上腺增生并分泌大量雄激素，使得女性胎儿外生殖器呈不同程度的男性化表现，而内生殖器为子宫、输卵管及阴道，严重者可伴有盐皮质激素缺乏的失盐型表现。患者血雄激素和 17-羟孕酮水平增高，雄激素过高导致患者骨龄超前、骨骺过早关闭，进而导致身高变矮，患者成人后身高较普通人低 1.4 个标准差。因此，尽早发现疾病，应用糖皮质激素治疗，可有效避免身材矮小，并且可避免男性化体征加重，失盐型患者需加用盐皮质激素，女性患者需行外阴外科重建手术，应用糖皮质激素后，多数患者可恢复正常排卵，日后正常受孕，患者需终身服药。

笔记栏

二、46，XY 型 DSD

（一）46，XY 单纯性性腺发育不全（Swyer 综合征）

染色体核型为正常 46，XY，但原始性腺分化异常，未分化为睾丸（或性腺是发育不良的睾丸），不分泌副中肾管抑制因子（MIF），也不产生雄激素，副中肾管虽不退化，但发育不良，两侧性腺呈条索状，合成雄激素能力下降。主要临床表现为第二性征不发育/发育不全、原发性闭经；促性腺激素（FSH、LH）水平增高；雌激素、雄激素水平低下；可有发育不良的子宫、输卵管。条索状性腺易发生肿瘤，应尽早切除。外阴模糊者可整形为女性外阴，术后需行雌、孕激素替代治疗。

（二）雄激素不敏感综合征

雄激素不敏感综合征（androgen insensitivity syndrome，AIS）为一种 X 染色体隐性遗传病，雄激素受体（AR）基因突变导致雄激素信号转导的部分或全部丧失，影响性腺发育和性别特征的表现。根据雄激素受体的功能丧失程度，AIS 可以分为完全性（CAIS）、部分性（PAIS）和轻型（MAIS）。完全性雄激素不敏感综合征的睾丸可位于腹腔、腹股沟管或阴唇内，通常有女性外观的生殖器官，包括阴道短缺或闭锁、没有子宫和卵巢、无阴毛腋毛（或阴毛腋毛稀疏）、青春期时雄激素转化为雌激素因而女性乳房可发育。部分性雄激素不敏感综合征临床表现为不同程度的男性化，性别特征可能介于男性和女性之间，包括混合性生殖器。轻型雄激素不敏感综合征外表通常为正常男性，可能存在轻微的生育问题，男性第二性征通常正常，但可能会有轻微的乳房发育，体毛略少于正常男性。完全性雄激素不敏感综合征患者按照女性抚养，建议在青春期第二性征发育后切除睾丸，无须行外阴整形。部分性雄激素不敏感综合征患者在切除性腺的同时还需行外阴整形术，术后给予雌激素替代治疗维持女性第二性征。

三、染色体异常型 DSD

（一）特纳综合征

染色体核型为 45，XO、45，XO 的嵌合型、X 短臂和长臂缺失、47，XXX 等，导致卵巢发育不全伴有体格发育异常。临床表现：面容呆板、两眼间距宽、身材矮小、蹼颈、盾状胸、肘外翻；第二性征不发育、子宫发育不良、原发性闭经。FSH、LH 增高，E_2 低下。治疗原则为促身高的基础上，激素替代促女性生殖器发育及乳房发育，并预防骨质疏松。

（二）卵睾型性发育异常

染色体核型为 46，XX 占多数，46，XX/46，XY 次之，46，XY 少见。主要表现为同一机体内卵巢组织与睾丸组织并存，睾丸可为隐睾或位于盆腔。外生殖器异常，由占优势的性腺决定，可近似女性或男性，亦可男女莫辨。若作为女性，切除睾丸保留卵巢，有后续妊娠的可能。若作为男性，盆腔内睾丸恶变为肿瘤的可能性大，建议手术切除，青春期后行激素替代治疗。

第三节　常见女性生殖器官发育异常

女性生殖器官在胚胎发育异常过程中因正常管道形成受阻、副中肾衍生物发育不全，或副中肾衍生物融合，或融合后中隔吸收障碍等可导致各种女性内、外生殖器官畸形发生。既可以是单独的局部异常，也可以是多部位的组合畸形。生殖系统和泌尿系统有共同的组织起源，肾脏和中轴骨的部分发育与生殖系统的发育在空间上有短暂的关联，因此生殖系统的结构异常常伴发这些器官的异常。

欧洲人类生殖与胚胎学会（European Society of Human Reproduction and Embryology，ESHRE）及欧洲妇科内镜学会（European Society for Gynecological Endoscopy，ESGE）（2013 年）以解剖学为基础，进行了子宫畸形以及子宫颈/阴道畸形的分型。美国生殖医学会（ASRM）成立了专门的工作小组，并于 2021 年底提出了新的米勒管发育异常分类系统，以更好地指导各种米勒管发育异常的早期诊断及治疗，其覆盖了子宫、子宫颈和阴道的异常，将米勒管发育异常分为 9 类：米勒管发育不全、宫颈发育不全、宫颈发育异常、单角子宫、双子宫、双角子宫、纵隔子宫、阴道纵隔、阴道横隔和复杂异常。

一、处女膜闭锁

笔记栏

处女膜在胎儿时期部分被重吸收形成孔隙，可分为有孔形、半月形、筛状、隔状、微孔形。如完全无孔隙，则为处女膜闭锁（imperforate hymen），是由于阴道末端的尿生殖窦组织未腔化所致，是女性外生殖器发育异常中最常见的类型。

由于无孔处女膜使阴道与外界隔绝，故阴道分泌物或月经初潮的经血排出受阻，积聚在阴道内。在青春期前常无任何症状，偶有幼女因大量黏液积聚在阴道内，导致处女膜向外膨出而被发现。初潮后，如子宫及阴道发育正常，月经血积存于阴道内，继之扩展到子宫，形成阴道子宫积血，积血过多可流入输卵管，通过伞部进入腹腔，伞部附近的腹膜受月经血刺激发生水肿、粘连，致使输卵管伞部闭锁，形成阴道、子宫、输卵管积血，经血逆流至盆腔可能发生子宫内膜异位症。

处女膜闭锁临床多表现为青春期后无月经初潮，逐渐加重的周期性下腹痛，严重时伴有便秘、肛门坠胀、尿频或尿潴留等症状。检查可见处女膜突出而膨胀，呈紫蓝色（月经血潴留）；肛诊可扪及阴道膨隆，凸向直肠，并可扪及盆腔肿块（月经血潴留的子宫），用手按压肿块可见处女膜向外膨隆更明显。盆腔超声检查可见子宫腔内和阴道内均有积液。确诊后应及时手术治疗，以免造成宫腔积血，甚至输卵管积血。先用粗针穿刺处女膜中部膨隆处，以定位并证实诊断，然后行“X”形切开，排出积血，常规检查子宫颈是否正常，切除多余的处女膜瓣，修剪处女膜，再缝合切口边缘，使缝合缘呈锯齿状，不在一个平面以避免日后挛缩而再狭窄。

二、阴道发育异常

来自副中肾管与来自尿生殖窦的阴道部分融合共同形成完整的阴道。副中肾管、尿生殖窦发育不良及副中肾管融合异常均可导致不同类型的阴道发育异常。

（一）MRKH 综合征

先天性子宫阴道缺如综合征（Mayer-Rokitansky-Küster-Hauser syndrome，MRKH 综合征）是双侧副中肾管发育不全或其尾端发育停滞而未向下延伸所致的无阴道表现，既往被称为“先天性无子宫无阴道”。患者染色体核型为 46，XX，表现为原发性闭经、女性第二性征发育正常、先天性无阴道或短浅阴道盲端，伴先天性无子宫或仅有始基子宫，通常输卵管和卵巢外观正常，由于长期无月经或直至婚后因性交困难就诊而检查发现。可伴有泌尿道发育异常，个别伴有骨骼和（或）心脏畸形。

对近期有性生活意愿的先天性无阴道患者可行阴道再造治疗。常用的方法有模具顶压扩张法及阴道成形术（采用各种方法在膀胱直肠间造穴）。阴道成形术方法较多，但各有利弊。

（二）阴道闭锁

阴道闭锁（atresia of vagina）系因尿生殖窦发育不良，未参与形成阴道下段所致。此类患者通常具有发育良好的子宫，或有功能正常的子宫内膜，合并部分或完全性阴道闭锁畸形，伴或不伴子宫颈发育异常，可分为两型。①阴道下段闭锁（Ⅰ型阴道闭锁）：有发育正常的阴道上段、子宫颈及子宫体；②阴道完全闭锁（Ⅱ型阴道闭锁）：多合并子宫颈发育异常，子宫体发育正常或虽有畸形但子宫内膜有功能。

一般在患者进入青春期建立月经周期后，才会发现无月经来潮，有阴道积血、周期性腹痛并呈进行性加剧，肛诊盆腔可扪及包块，位置较处女膜闭锁高。盆腔 B 超、MRI 等影像学检查可以协助诊断。应注意与处女膜闭锁相鉴别。

确诊后应立即手术以解决阴道阻塞，使月经血排出通畅。阴道下段闭锁手术与处女膜闭锁手术相似，尽量扩开腔隙，利用已游离的阴道黏膜覆盖创面，如果创面较大，也可放置羊膜铺垫，术后需定期扩张阴道，或佩戴模具。阴道完全闭锁应充分评价子宫颈发育不良的状况，根据情况采用子宫切除术、子宫阴道贯通术或宫颈端端贯通术。

（三）阴道横隔

阴道横隔（transverse vaginal septum）系因副中肾管在垂直方向融会贯通异常所引起，即向下生长的副中肾管尾端与向上生长的尿生殖窦相接处完全或部分未贯通腔化所致。横隔可位于阴道的任何部位，但更常见于阴道中、上段交界部，其厚度约为 1cm，可分为完全性阴道横隔和不完全性阴道横隔。完全性阴道横隔又称阻塞性横隔，症状与阴道闭锁相似，有原发性闭经伴周期性腹痛。妇科检查发现阴道较短或仅见盲端，可在月经血潴留于阴道横隔的上方触及阴道上段积血的块状物。不完全性阴道横隔又称非阻塞性阴道横隔，在隔中央或侧方有小孔可排出月经血，隔位于阴道上段者多无症状；位于阴道中段者可影响性生活，一般不影响生育；位置较低者少见，隔膜也较薄，有

笔记栏

时需与处女膜闭锁相鉴别。

完全性阴道横隔应将横隔切开并切除多余部分以解决月经血阻塞的问题，并防止术后粘连或瘢痕挛缩。不完全性阴道横隔如影响性生活，也应切除。若分娩过程中发现，可于先露部下降压迫阴道横隔并使其变薄时切断，以便于胎儿娩出，术后需定期扩张阴道，防止横隔残端挛缩，横隔厚者应行剖宫产术。

（四）阴道纵隔

阴道纵隔（longitudinal vaginal septum）系因两侧副中肾管在侧面融合异常或融合后消失异常所致，常伴有双子宫、双子宫颈、同侧肾脏发育不良。两侧副中肾管完全融合异常导致双阴道畸形，称完全性阴道纵隔，可发生于发育完全正常的子宫或与双子宫、双子宫颈或子宫纵隔同时存在。患者多无症状，不影响性生活、生育和阴道分娩，往往在妇科检查时发现阴道被纵行黏膜分割成两条纵行通道，上达子宫颈，下至阴道外口。两侧副中肾管部分融合异常时可形成不完全性阴道纵隔，不完全性阴道纵隔患者可有性生活困难或不适。妇科检查时发现阴道纵行黏膜未达阴道外口，分娩时胎头下降可能受阻。若不完全性阴道纵隔影响性生活，应行纵隔切除。若分娩过程中发现，可于先露部下降压迫阴道纵隔时切断，待胎儿娩出后再切除。

（五）阴道斜隔综合征

阴道斜隔综合征（oblique vaginal septum syndrom，OVSS）系因两侧副中肾管垂直-侧面融合异常所导致，又称 Herlyn-Werner-Wunderlich 综合征（HWWS）。疾病特点：①具有双子宫体、双子宫颈，个别的可有单子宫颈合并子宫纵隔；②阴道斜隔，一侧源于两个子宫颈之间，另一侧斜行附着于一侧的阴道壁，造成一侧阴道部分或完全阻塞，隔的后方与子宫颈之间有一个腔为隔后腔；③泌尿系畸形，常合并斜隔同侧的肾脏、输尿管缺失。

阴道斜隔可分为 3 型。①无孔斜隔型（Ⅰ型）：斜隔上没有孔，一侧阴道完全被阻隔，隔后子宫与外界及对侧子宫完全隔离，两子宫间和两阴道间无通道，子宫腔积血聚积在隔后阴道腔。Ⅰ型患者多以痛经为主诉，发病年龄较小。②有孔斜隔型（Ⅱ型）：隔上有一个小孔，一侧阴道不完全被阻隔，隔后子宫与对侧子宫隔绝，月经血可通过小孔滴出，但引流不畅。③无孔斜隔合并宫颈瘘管型（Ⅲ型）：一侧阴道完全被阻隔，在两侧子宫颈之间或隔后阴道腔与对侧子宫颈之间有一小瘘管，隔后腔积血可通过另一侧子宫颈排出，但引流亦不畅。Ⅱ型和Ⅲ型（尤其是Ⅱ型）主要以阴道脓性或血性分泌物为主诉，易被误诊为青春期排卵障碍性异常子宫出血、阴道炎、盆腔炎、阴道壁囊肿、盆腔包块等。

经阴道斜隔切除是解除生殖道梗阻最有效且简易的方法，切除后充分暴露隔后子宫颈，预防切口回缩粘连，保持术后生殖道的开放。保留患侧子宫能提高今后受孕的能力。

三、子宫颈发育异常

子宫颈发育异常包括纵隔宫颈（septate cervix）、双宫颈（double cervix）、一侧宫颈发育不全（unilateral cervical aplasia）及宫颈发育不全（cervical aplasia），宫颈组织完全缺失（cervical agenesis）或宫颈组织有严重缺陷，如条索状宫颈（cervical cord）、宫颈完全闭锁（cervical atresia）、先天性宫颈延长症伴宫颈管狭窄、宫颈外口闭塞（external cervical os obstruction）、宫颈残迹（fragment of cervix）等。若因宫颈异常闭塞引发宫腔积血等，可手术穿通子宫颈，建立人工子宫阴道通道，但成功率低。

四、子宫发育异常

两侧副中肾管中段和尾段融合发育形成中隔，随后中隔吸收形成子宫。副中肾管发育不全或融合、中隔吸收受阻，子宫会出现偏离胚胎正常发育过程的各种解剖异常。

（一）不同程度的子宫发育不全或缺失

1. 先天性无子宫（congenital absence of uterus） 两侧副中肾管中段及尾段未发育，则无子宫形成，常合并先天性无阴道。经直肠双合诊扪不到子宫，盆腔超声未能发现子宫影像。

2. 始基子宫（rudimentary uterus） 双侧副中肾管融合后不久即停止发育，子宫极小，多数无子宫腔或为一实体肌性子宫；无子宫内膜，因此亦无月经来潮。

笔记栏

3. 幼稚子宫（infantile uterus）　双侧副中肾管融合形成子宫后发育停止所致，有子宫内膜。这类子宫的子宫颈相对较长，多呈锥形，外口小；子宫体比正常小，可造成痛经、月经过少、闭经或不孕。

三种子宫畸形均有发育正常的输卵管与卵巢，第二性征发育不受影响。

（二）纵隔子宫

纵隔子宫（septate uterus）两侧副中肾管汇合后，纵隔未被吸收或吸收不全所致。2021 年 ASRM 分型中指出，纵隔子宫应定义为子宫内膜纵隔长度＞1cm，纵隔长度应从隔膜前缘夹角＜90°算起。纵隔可部分或完全将子宫腔隔开，部分病例甚至可将子宫颈和（或）阴道分开。纵隔子宫可细分为以下两个亚类。①部分性纵隔子宫（partial septate uterus）：是指纵隔将子宫腔部分分开，纵隔未达子宫颈内口水平。②完全性纵隔子宫（complete septate uterus）：是指纵隔将子宫腔完全分开，纵隔达到甚至超过子宫颈内口水平，患者可以有或没有宫颈发育异常（如双宫颈纵隔子宫），也可有或没有阴道发育异常。纵隔子宫容易发生不孕、流产、早产和胎位异常，可经超声、子宫输卵管造影以及宫腔镜检查确诊，有不孕或反复流产者可通过宫腔镜切除。

有一种特殊类型的分隔子宫称 Robert 子宫，子宫分隔偏于子宫腔一侧，将该侧子宫腔完全封闭，使之成为与阴道或对侧子宫腔不相通的盲腔，是一种罕见的子宫畸形。

（三）双角子宫

双角子宫（bicornuate uterus）是因双侧副中肾管融合缺陷所导致的异常子宫。2021 年 ASRM 分型中将双角子宫定义为外部底部凹陷＞1cm 的子宫。该凹陷可部分或完全将子宫体分开，部分病例甚至可将子宫颈和（或）阴道分开。还可以同时合并子宫底中线部向子宫腔的突出，与纵隔子宫类似。双角子宫可表现为：①部分性双角子宫（partial bicornuate uterus），是指子宫底中线部的凹陷在子宫颈水平以上，将两个子宫体部分分开；②完全性双角子宫（complete bicornuate uterus），子宫底中线部的凹陷在子宫颈水平以下，将两个子宫体完全分开，又称双子宫（uterus didelphys），可以同时合并或不合并子宫颈发育异常（如双子宫颈）和（或）阴道发育异常（如梗阻性或非梗阻性阴道纵隔）；③双角纵隔子宫（bicornuate septate uterus），其产生原因主要是在融合缺陷的基础上发生吸收缺陷。双角纵隔子宫的子宫底中线部向子宫腔内的凹陷超过子宫壁厚度的 150%，可通过宫腔镜对纵隔部分行横切术治疗。

（四）单角子宫与残角子宫

单角子宫（unicornous uterus）又称半子宫（hemi-uterus），表现为一侧副中肾管发育完好，形成一发育较好的单角子宫伴有一发育正常的输卵管、卵巢。单角子宫的功能可能正常，如妊娠，则妊娠及分娩经过可正常，但也可能引起流产或难产。若对侧副中肾管发育停止，则对侧子宫缺如（同侧的卵巢、输卵管、肾常同时缺如）；若对侧副中肾管发育不全，则形成残角子宫（rudimentary horn of uterus）。残角子宫内膜可能有功能，也可能无功能，与对侧单角子宫可能相通也可能不通。若残角子宫有功能，则与并发症相关，如宫腔积血或异位妊娠，因此在这种情况下，即使双侧子宫角相通，仍然推荐腹腔镜下切除残角子宫。

五、输卵管发育异常

常见输卵管发育异常：①输卵管缺失，单侧输卵管缺失系因该侧副中肾管未发育，常伴有同侧子宫缺如；双侧输卵管缺失见于无子宫或始基子宫患者。②双输卵管或副输卵管，单侧多见，偶有双侧。可能都通入子宫腔，也可能有一条较细小，不通子宫腔，为输卵管分支，具有伞部，内腔与输卵管相通或不通。③输卵管发育不全、闭锁或中段缺失类似结扎术后的输卵管、输卵管憩室等。

输卵管发育异常是不孕的原因之一，也容易导致输卵管妊娠，因临床罕见，几乎均为手术时发现。除输卵管部分节段缺失可整形吻合外，其他均无法手术。希望生育者需借助辅助生殖技术。

六、卵巢发育异常

卵巢发育异常：①卵巢未发育或发育不良，双侧卵巢缺失常为先天性性腺发育不良所致，可表现为低促性腺激素及低性腺激素，其中部分系 Kallmann 综合征；也可有高促性腺激素及低性腺激素的表现伴性染色体异常，如 45，X 染色体核型异常导致的卵巢不发育，卵巢外观细长而薄，色

笔记栏

白质硬，甚至仅为条状痕迹。单侧卵巢缺失见于单角子宫。②副卵巢，罕见，一般副卵巢远离卵巢部位，可位于腹膜后。③卵巢异位，卵巢在发育中受阻，仍停留在胚胎期的位置而未下降至盆腔。④偶尔卵巢可分裂为几个部分。

案例 20-1

患者，女性，24 岁。因"停经 45 天，阴道出血 4 小时"就诊。

患者停经 45 天，1 周前自测尿妊娠试验阳性，因出差在外，未就诊。4 小时前无明显诱因出现阴道出血，初始量少，后逐渐增多，为平素月经的 2～3 倍，伴阵发性下腹坠痛，有肉样组织排出。患者 13 岁月经初潮，平素月经规律，月经周期为 28～30 天，月经期 5～6 天，末次月经（LMP）为 45 天前。

查体：一般状态尚可，生命体征平稳，无贫血貌。妇科检查：外阴发育正常，阴道通畅，黏膜润软，阴道内见少许血性分泌物；子宫颈尚光滑，质软，子宫颈口闭；子宫体前位，略饱满，质软，活动度良好，无压痛；双附件区未触及明显异常，无压痛。

问题： 1. 为明确诊断，应进一步做什么检查？

2. 本病例最可能的诊断是什么？

3. 确诊后应如何处理？

案例 20-1 分析

1. 进一步检查 患者停经后出现阴道出血及腹痛，考虑妊娠相关疾病，应进一步行血常规、血 hCG 及妇科超声检查。

（1）血常规：血红蛋白 117g/L；血 hCG 5200U/L。

（2）患者妇科超声图像见图 20-1。

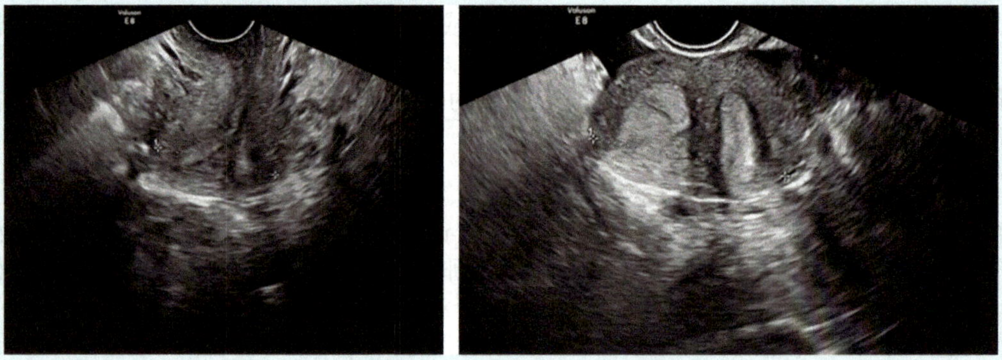

图 20-1 患者妇科超声图像

2. 临床诊断 完全流产、纵隔子宫。

3. 治疗方案 因纵隔子宫导致患者发生流产，因此考虑择期行宫腔镜下子宫纵隔切除术。

（张松灵）

笔记栏

第二十一章　盆底功能障碍性及生殖器损伤性疾病

女性盆底由封闭骨盆出口的多层肌肉和筋膜组成，而尿道、阴道和直肠贯通其中。盆底肌肉群、筋膜、韧带及其神经构成了复杂的盆底支持系统，其相互作用，支持、承托并保持子宫、膀胱和直肠等盆腔脏器在正常位置。盆底支持结构因缺陷、退化、损伤及功能障碍等因素可造成盆腔脏器移位及盆腔器官功能异常等一组疾病，称盆底功能障碍性疾病（female pelvic floor dysfunction，PFD），又称盆底缺陷（pelvic floor defect）或盆底支持组织松弛（relaxation of pelvic support），如盆腔器官脱垂、尿失禁及性功能障碍等。

当损伤导致女性生殖器与相邻的泌尿道或肠道之间出现异常通道时，则形成尿瘘或粪瘘。

第一节　盆腔器官脱垂

案例 21-1

患者，女性，67 岁，G5P4，均顺产。因外阴肿物脱出 2 年余，排尿困难 7 天入院。患者 50 岁绝经，近 2 年发现阴道肿物脱出，逐渐加重，开始时睡觉后自然回纳，近 1 个多月阴道肿物不能自然回纳，需徒手还纳肿物，伴排尿困难，白带增多，色淡黄，无异味，无阴道出血，无腹痛，无外阴疼痛、腰痛，无咳嗽时漏尿、无排便困难等。每次需还纳阴道块状物后才能排尿。妇科检查发现阴道块状物脱出，疑诊“子宫脱垂”收入院。

体格检查：生命体征平稳，心、肺听诊未发现异常。妇科检查：外阴萎缩，双侧小阴唇后联合分离，舟状窝消失，会阴体变短，长约 1cm；阴道前壁全部及后壁大部分膨出于处女膜缘外，阴道右侧壁下 1/3 处见一溃疡，约为 2cm×1.5cm×1cm，表面见少量淡黄色分泌物；子宫颈光滑，肥大，子宫颈及部分子宫体膨出于处女膜缘外，子宫体萎缩，约 5cm×3cm×2cm，质中，无压痛；双侧附件区未触及包块，无增厚，无压痛。

问题： 1. 该患者应考虑哪些临床诊断？

2. 为明确诊断需完善哪些检查？

3. 应如何处理？

由于盆底组织先天性发育不良、退化、创伤或某些疾病导致盆底张力减低、支持功能减弱，使女性生殖器官和相邻脏器向下移位称盆腔器官脱垂（pelvic organ prolapse，POP），包括阴道前壁脱垂、子宫脱垂、阴道后壁脱垂和阴道穹窿脱垂，可伴有膀胱膨出、肠膨出和肠疝。各种脱垂可单独发生，但多见联合发生。

阴道前壁膨出（anterior vaginal prolapse）：阴道前壁向阴道腔内或阴道口下降突出（图 21-1）。由于膀胱底部和尿道紧贴阴道前壁，常伴有膀胱膨出（cystocele）和尿道膨出（urethrocele），以膀胱膨出为主。

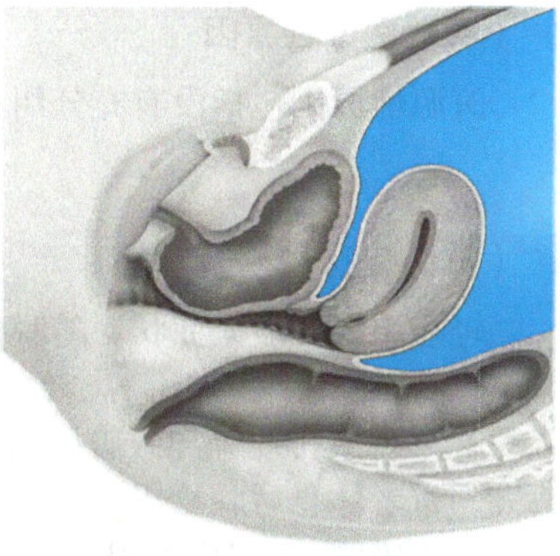

图 21-1　阴道前壁膨出

子宫脱垂（uterine prolapse）：子宫从正常位置沿阴道下降，子宫颈外口达坐骨棘水平以下，甚至子宫全部脱出于阴道口以外（图 21-2）。子宫切除术后若阴道顶端支持结构损伤，则发生阴道穹窿脱垂（vault prolapse）（图 21-3）。

阴道后壁膨出（posterior vaginal prolapse）：阴道后壁向阴道腔内或阴道口下降突出，常伴有直肠膨出（rectocele）（图 21-4）。常伴随直肠子宫陷凹疝，如内容为肠管，称为肠疝（enterocele）

（图 21-5）。

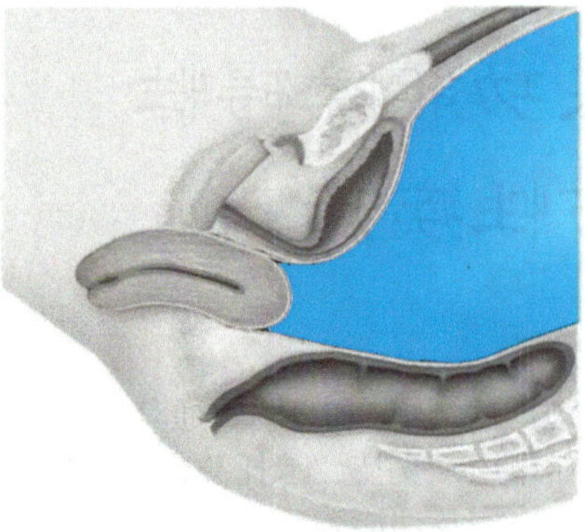

图 21-2　子宫脱垂

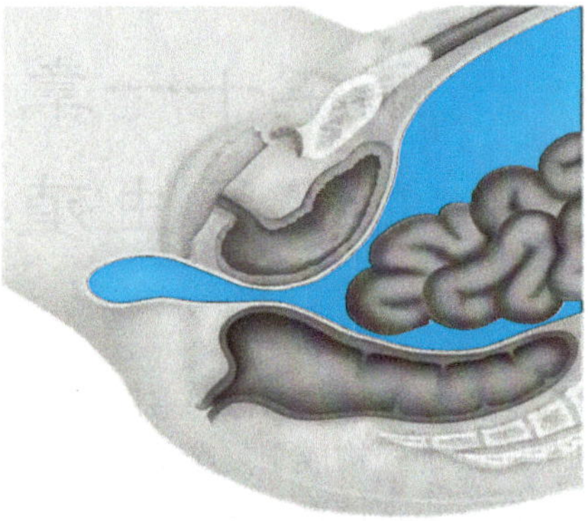

图 21-3　阴道穹隆脱垂

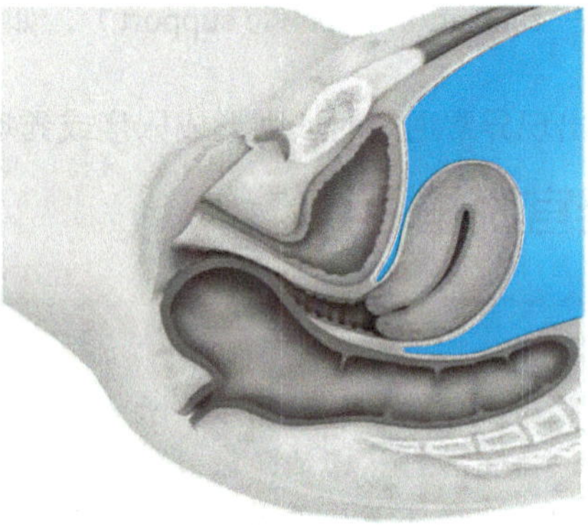

图 21-4　阴道后壁膨出

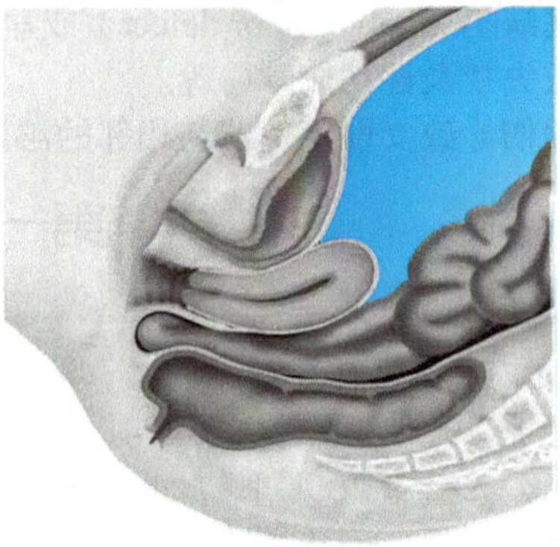

图 21-5　肠疝

一、病　因

（一）分娩损伤

多产及分娩时的损伤为女性生殖道损伤最主要的病因。分娩时，尤其是第二产程延长或经阴道手术助产者，盆底肌、筋膜及子宫韧带发生过度伸展或撕裂，加上产后过早参加体力劳动，特别是重体力劳动，可导致子宫脱垂和（或）阴道前、后壁膨出。

（二）长时间腹压增加

长期慢性咳嗽、直肠狭窄致排便困难、经常超重负荷（肩挑、举重、蹲位、长期站立）、盆腔内巨大肿瘤或大量腹水等，长时间的腹内压力增加，并直接作用于子宫，迫使子宫及邻近器官向下移位，导致子宫脱垂。

（三）盆底组织发育不良或退行性变

先天性盆底组织发育不良或老年女性盆底组织萎缩退化，盆底支持组织薄弱，导致子宫脱垂或器官脱垂的程度加重。

（四）医源性原因

医源性原因包括没有充分纠正手术在内的医源性原因可造成盆腔支持结构的缺损。

二、临床表现

（一）症状

轻症患者一般无症状，随脱垂加重可有以下表现。

1. 阴道口肿物膨出　患者可以感觉到或借助镜子看到阴道口有组织脱出，在长久站立、行走、劳动、下蹲或排便等导致腹压增加的情况时症状加重，肿物增大，轻者肿物经平卧休息后可变小或消失，重者休息后肿物仍不能自行回缩，通常需徒手向上推送才能将其回纳至阴道内。

2. 排便异常　阴道前壁膨出常伴有尿频、排尿困难、残余尿增加，膀胱重度膨出时，尿道膀胱

笔记栏

后角变锐，常导致排尿困难而出现尿潴留，甚至继发尿路感染。阴道前壁下 1/3 段缺陷合并尿道膨出时，在咳嗽、用力屏气等增加腹压时有尿液溢出，称压力性尿失禁（stress incontinence），但随着膨出的加重，压力性尿失禁症状可消失，甚至需要手助压迫帮助排尿。阴道后壁膨出时常有便秘，有时需手助压迫帮助排便。

3. 腰骶部疼痛或下坠感　由于盆腔器官位置下降牵拉引起。

4. 其他　子宫颈和阴道黏膜与衣裤摩擦可发生出血；合并感染时有脓性分泌物。

（二）体征

阴道前、后壁组织和（或）子宫颈及子宫体（或阴道穹窿）沿阴道下降或脱出于阴道口外，脱垂的阴道前、后壁及子宫颈黏膜常增厚、角化，可有溃疡和出血，较多的患者合并子宫颈延长。阴道后壁膨出肛查时指端向前可进入凸向阴道的盲袋内，位于阴道后穹窿的球形突出是肠膨出，指诊可触及疝囊内的小肠。

三、临床分度

盆腔器官脱垂程度的评估，需在患者排空膀胱、平卧、最大用力向下屏气（Valsalva 动作）时脱垂的程度为准。

国际应用最多的临床分度是 1996 年国际尿控协会（International Continence Society）发布的盆腔器官脱垂量化分期（pelvic organ prolapse quantitation，POP-Q）。

POP-Q 以处女膜为参照，以阴道前壁、后壁和顶部的 6 个点为指示点（前壁两点 Aa、Ba，后壁两点 Ap、Bp，顶部两点 C、D），以 6 个点相对于处女膜的位置变化为尺度（指示点位于处女膜缘内侧记为负数，位于处女膜缘外侧记为正数），对脱垂作出量化。同时记录阴道全长（total vaginal length，TVL）、生殖道裂孔（genital hiatus，gh）长度、会阴体（perineal body，pb）长度（图 21-6，表 21-1 和表 21-2）。

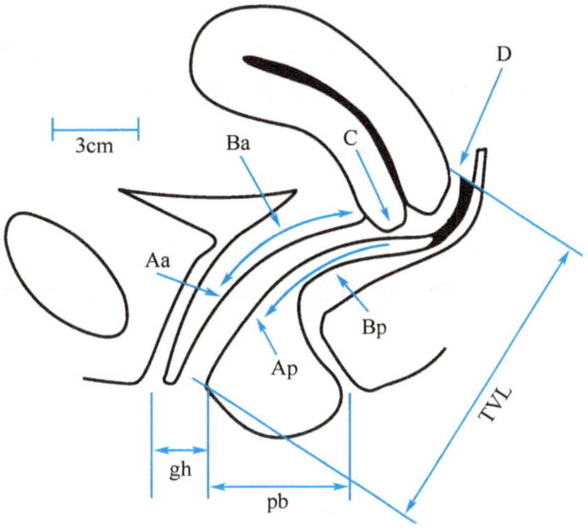

图 21-6　POP-Q 分类法盆腔脏器脱垂评估指示点

Aa、Ba.前壁点；Ap、Bp.后壁点；C、D.顶点；gh.生殖道裂孔长度；pb.会阴体长度；TVL.阴道全长

表 21-1　盆腔脏器脱垂评估指示点及范围（POP-Q 分类法）

指示点	内容描述	范围
Aa	阴道前壁中线距处女膜缘 3cm 处	–3，+3
Ba	阴道前穹窿的反褶或阴道残端距离 Aa 点最远处	–3，+TVL
C	子宫颈外口或阴道残端最远处	± TVL
D	阴道后穹窿或直肠子宫陷凹的位置	± TVL，或空缺
Ap	阴道后壁中线距处女膜缘 3cm 处	–3，+3
Bp	阴道后穹窿的反褶或阴道残端距离 Ap 点最远处	–3，+TVL

表 21-2　盆腔器官脱垂分度（POP-Q 分类法）

分度	内容
0	无脱垂。Aa、Ap、Ba、Bp 均在–3cm 处，C 点或 D 点位置在（–TVL）~[–（TVL–2）]cm
Ⅰ	脱垂的最远端在处女膜缘内，距处女膜缘＞1cm 处
Ⅱ	脱垂的最远端在处女膜缘内侧或外侧，距处女膜缘 1cm
Ⅲ	脱垂的最远端在处女膜缘外侧，距处女膜缘＞1cm，但＜（TVL–2）cm
Ⅳ	全部脱出，脱垂的最远端超过处女膜缘≥（TVL–2）cm

我国根据 1981 年全国部分省、自治区、直辖市“两病”科研协作组的意见，将阴道前、后壁膨出及子宫脱垂分别分为 3 度（图 21-7）。

笔记栏

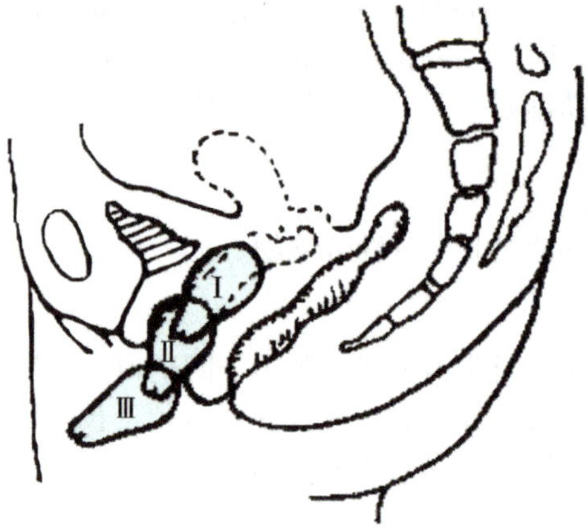

图 21-7 子宫脱垂的分度

（一）子宫脱垂分度

Ⅰ度：轻型，子宫颈外口距处女膜缘<4cm，未达处女膜缘；重型，子宫颈已达处女膜缘，阴道口可见子宫颈。

Ⅱ度：轻型，子宫颈脱出阴道口，子宫体仍在阴道内；重型，部分子宫体脱出阴道口。

Ⅲ度：子宫颈与子宫体全部脱出阴道口外。

（二）阴道前壁膨出分度

Ⅰ度：阴道前壁形成球状物，向下突出，达处女膜缘，但仍在阴道内。

Ⅱ度：阴道壁展平或消失，部分阴道前壁突出于阴道口外。

Ⅲ度：阴道前壁全部突出于阴道口外。

（三）阴道后壁膨出分度

Ⅰ度：阴道后壁达处女膜缘，但仍在阴道内。

Ⅱ度：阴道后壁部分脱出阴道口。

Ⅲ度：阴道后壁全部脱出阴道口外。

四、诊　　断

根据病史和妇科检查基本可确诊。妇科检查时需判断子宫脱垂程度并予以分度，同时了解阴道前、后壁脱垂及会阴陈旧性撕裂程度。还应判断有无合并张力性尿失禁。

五、鉴别诊断

（一）阴道壁囊肿

阴道壁囊肿多位于侧壁，壁薄，呈囊性，囊肿界线清楚，位置固定不变，不能移动。

（二）子宫黏膜下肌瘤

子宫黏膜下肌瘤为阴道内鲜红球状物，质硬，表面找不到子宫颈口，但在其周围或一侧可扪及扩张变薄的子宫颈边缘。

（三）子宫颈延长

子宫颈尚未外露者应行阴道指诊，测量子宫颈距阴道口距离，以厘米（cm）计。还应注意子宫颈是否延长，用子宫探针探测至子宫颈内口距离，即可确诊。子宫颈延长患者子宫体位置多无明显下移。

六、治　　疗

盆腔器官脱垂的处理可分为随诊观察、非手术治疗和手术治疗。对于无自觉症状的轻度脱垂（POP-QⅠ～Ⅱ度，尤其是脱垂最低点位于处女膜之上）患者，可选择随诊观察，也可辅以非手术治疗。治疗分为非手术治疗和手术治疗。

（一）非手术治疗

非手术治疗为所有 POP 患者的一线治疗方法。通常非手术治疗用于 POP-QⅠ～Ⅱ度有症状的患者，也适用于希望保留生育功能、不能耐受手术治疗或者不愿意手术治疗的重度脱垂患者。非手术治疗的目标为缓解症状，增加盆底肌肉的强度、耐力和支持力，预防脱垂加重，避免或延缓手术干预。目前的非手术治疗方法包括应用子宫托、盆底康复治疗（pelvic floor rehabilitation）和生活方式干预、中药和针灸。

1. 子宫托 是一种支持子宫和阴道壁，使其维持在阴道内的工具。常用的有支撑型和填充型。适用于各度子宫脱垂和阴道前、后壁膨出者，尤其适用于患者不愿意手术治疗或者全身状况不能耐受手术治疗、妊娠期或未完成生育者。但重度子宫脱垂伴盆底肌明显萎缩及子宫颈或阴道壁有炎症和溃疡者均不宜使用，月经期和妊娠期停用（图 21-8）。

笔记栏

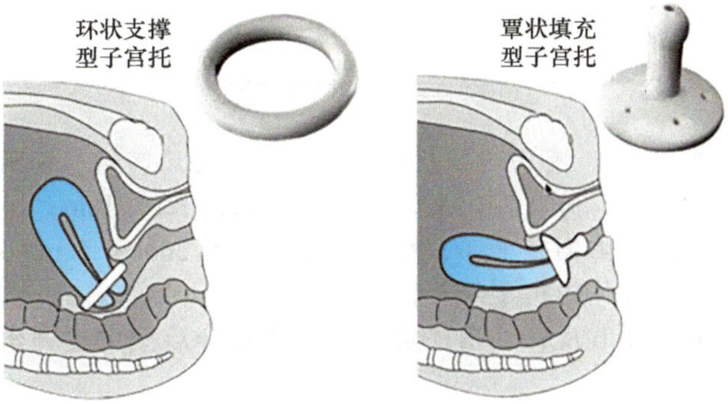

图 21-8　支撑型子宫托与填充型子宫托示意图

2. 盆底康复治疗　盆底肌锻炼（pelvic floor muscle exercise）即凯格尔（Kegel）运动。通过自主的反复盆底肌肉群收缩和舒张，增强支持尿道、膀胱、子宫和直肠的盆底肌张力，达到预防和治疗生殖器官脱垂、压力性尿失禁的目的。患者行收缩尿道、肛门和会阴的动作，避免用腹压，每次收缩 5～10s 后放松，间隔 5～10s，每次 10～15min，每日 2～3 次。训练强度和时间可以逐渐增加。也可以阴道内放置压力感受器，指导患者正确的训练方法。盆底肌锻炼和物理疗法可增加盆底肌肉群的张力，改善并预防轻、中度脱垂及其相关症状的进一步发展，但是当脱垂超出处女膜水平以外，其有效率降低。对于训练效果不满意者可辅以生物反馈治疗或电刺激等物理疗法来增强锻炼效果。

3. 生活方式干预　适度运动和锻炼，避免增加腹压等重体力劳动。

4. 中药和针灸　补中益气汤等有促进盆底肌张力恢复、缓解局部症状的作用。

（二）手术治疗

当患者器官脱垂超出处女膜且有症状时，可以考虑手术治疗。手术的主要目的是缓解症状，恢复正常的解剖位置和脏器功能，有满意的性功能。

1. 重建手术　利用自身组织、吊带、网片或缝线修补缺陷组织，恢复解剖结构，手术途径可以经阴道、开腹和腹腔镜，必要时可以联合手术。

（1）自身组织修复重建手术：阴道前后壁修补术、骶棘韧带缝合固定术、子宫骶韧带悬吊术。

（2）阴道/子宫骶骨固定术：可经腹或腹腔镜完成，通过将阴道穹窿顶端或子宫悬吊于骶骨前纵韧带上。

（3）经阴道网片置入术：阴道加用合成网片能有效提高解剖治愈率，但并发症高的问题尚有待进一步循证医学证据。

（4）曼氏手术（Manchester 手术）：包括阴道前后壁修补、子宫主韧带缩短及子宫颈部分切除术，适用于年龄较小、子宫颈延长的Ⅱ、Ⅲ度子宫脱垂患者。

此外，对Ⅱ/Ⅲ度子宫脱垂伴阴道前后壁膨出、年龄较大、无须考虑生育功能的患者，也可行经阴道子宫全切术及阴道前、后壁修补术。

2. 封闭手术　分为阴道半封闭术和全封闭术，又称 LeFort 手术，该术式将阴道前和后壁各切除相等大小的黏膜瓣，然后将阴道前后壁剥离创面相对缝合以部分或完全封闭阴道，阴道管腔部分或全部关闭，从而使脱垂的器官回放至阴道内，属于非生理性恢复，但具有创伤小、手术时间短、恢复时间快、成功率高等优点，对无阴道性生活要求且有合并症、手术风险大的高龄人群尤为适合。

（三）术后处理及随诊

绝经后阴道黏膜萎缩者建议术后开始局部使用雌激素制剂，每周 2 次，至少维持半年。术后 3 个月内避免增加腹压及负重。禁止性生活 3 个月，或者确认阴道黏膜修复完好为止。术后建议规律随访终身，及时发现复发、处理手术并发症。

七、预　　防

1. 提倡晚婚晚育，防止生育过多、过频。

2. 正确处理产程，避免滞产和第二产程延长，提高阴道助产技术，减少会阴撕裂伤，必要时行会阴侧切开术；有产科指征者应及时行剖宫产术终止妊娠。

3. 产妇产后要注意休息，避免重体力劳动，提倡做产后保健操。

笔记栏

4. 积极治疗慢性咳嗽、习惯性便秘。

案例 21-1 分析

患者老年女性，绝经 17 年，有阴道肿物脱出，已不能自然回纳。经阴道分娩 4 次。妇科检查发现双侧小阴唇后联合分离，舟状窝消失，会阴体变短，长约 1cm；阴道前壁全部及后壁大部分膨出于处女膜缘外，阴道右侧壁下 1/3 处见一溃疡，约 2cm×1.5cm×1cm，表面见少量淡黄色分泌物；子宫颈及部分子宫体膨出于处女膜缘外。

临床诊断：①子宫脱垂Ⅱb 度；②阴道前壁重度膨出和后壁中度膨出，合并阴道壁溃疡；③会阴陈旧裂伤Ⅱ度。

需行三合诊排除肠膨出及了解会阴陈旧裂伤程度，也需进一步行压力性尿失禁的相关检查，明确有无同时合并压力性尿失禁。

因患者为老年女性，应首先局部治疗阴道壁溃疡，待溃疡修复后，如果患者可耐受手术，则行经阴道子宫全切术及阴道前、后壁修补术或补片修补术。若不能耐受手术，则选择上子宫托。

第二节 压力性尿失禁

尿失禁指客观存在的不自主的尿液排出，并对社会活动和卫生造成不良影响。尿失禁的发生率随着女性年龄增加而增加。常见的女性尿失禁类型有压力性尿失禁、急迫性尿失禁、充盈性尿失禁和混合性尿失禁，其中以压力性尿失禁（stress urinary incontinence，SUI）最常见，约占 70%。女性压力性尿失禁是指当腹压增加时，尿液不自主地从尿道内溢出，但不是由逼尿肌收缩压或膀胱壁对尿液的张力压所引起。

一、病　因

1. 分娩、产伤造成膀胱颈、尿道肌肉及筋膜、组织完整性破坏，以及老年女性结缔组织弹性下降等，导致尿道周围结缔组织损伤和松弛，尿道活动度过大。患者常同时合并有阴道前壁膨出和尿道膨出。

2. 先天发育异常或创伤等导致尿道内括约肌功能缺陷，使尿道不能正常关闭。

二、临床表现

轻者在咳嗽、大笑、打喷嚏或举重物时有尿液溢出，症状加重时，可表现为步行时溢尿，严重者在休息时也有尿液溢出，甚至长期需用尿垫。常伴有阴道前壁膨出。

三、临床分度

临床症状主观分度：采用 Ingelman-Sundberg 分度法。轻度：尿失禁发生在咳嗽、打喷嚏时，不需使用尿垫；中度：尿失禁发生在跑跳、快步行走等日常活动时，需要使用尿垫；重度：轻微活动、平卧体位改变时发生尿失禁。

四、诊　断

根据病史、患者对尿失禁症状特点的描述及特殊检查项目可初步作出诊断。在诊断压力性尿失禁前应注意排除急迫性尿失禁和混合性尿失禁。注意排除尿瘘。常用检查有以下几种。

（一）压力试验（stress test）

膀胱充盈时取膀胱截石位或站立位，观察咳嗽时有无尿液自尿道口溢出，若有尿液溢出，则为压力试验（又称诱发试验）阳性。

（二）尿垫试验

尿垫试验指一定时间内，被试者在主观抑制排尿的前提下，通过进行某些特定的运动后出现尿液漏出而造成的尿垫重量增加的现象。判断标准：①试验持续 1h，试验一旦开始患者不能排尿；②试验前：预先在会阴放置经称重的干燥尿垫/卫生巾；③试验初期 15min：患者喝 500ml 白开水，

笔记栏

卧床休息；④以后的 30min，患者行走，上下台阶；⑤以后 15min，患者应坐立 10 次，用力咳 10 次，跑步 1min，拾起地面上 5 个小物体，再用自来水洗手 1min；⑥在试验 60min 结束时，将放置的尿垫称重，要求患者排尿并测尿量。评估标准：尿垫增重＞1g 为阳性，尿垫增重＞2g 时注意有无称重误差、出汗和阴道分泌物，尿垫增重＜1g 提示基本干燥或实验误差。结果分度：①轻度尿失禁：1h 漏尿≤1g；②中度尿失禁：1g＜1h 漏尿＜10g；③重度尿失禁：10g≤1h 漏尿＜50g；④极重度尿失禁：1h 漏尿≥50g。

（三）膀胱颈抬举试验（Mashall-Marchetti 试验）

检查者将中指和示指放入阴道前壁的尿道两旁，指尖位于膀胱与尿道交界处，向前上方将膀胱颈抬举，再嘱患者咳嗽，若尿液不再溢出，则膀胱颈抬举试验阳性，提示患者有压力性尿失禁（图 21-9）。

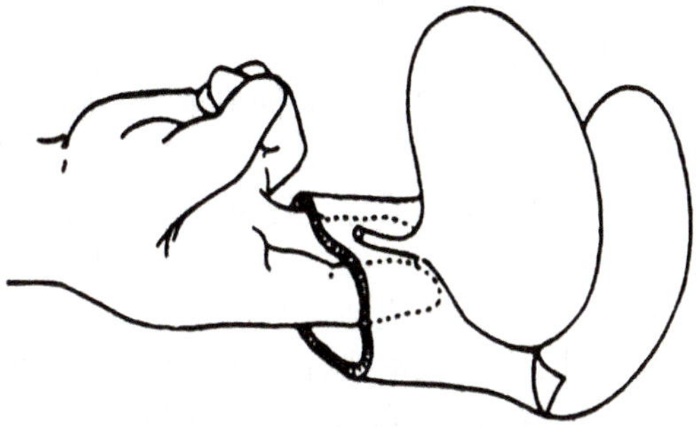

图 21-9　膀胱颈抬举试验

（四）棉签试验（Q-tip test）

患者取膀胱截石位，外阴消毒。取一光滑消毒长棉签，蘸局麻药（丁卡因或利多卡因），轻轻插入尿道内约 4cm，观察外露部分与水平线的夹角。嘱患者用力屏气增加腹压（Valsalva 动作），再观察棉签外露部分与水平线的夹角，并与屏气前比较。尿道位置及活动度正常时，插入尿道的棉签仅轻微上下摆动，棉签与躯体水平线所成的角度为–5°～+10°，若加压前、后摆动幅度很大，大于 30°时，表示膀胱颈及尿道活动度较大，说明解剖学支持薄弱，有压力性尿失禁的可能（图 21-10）。

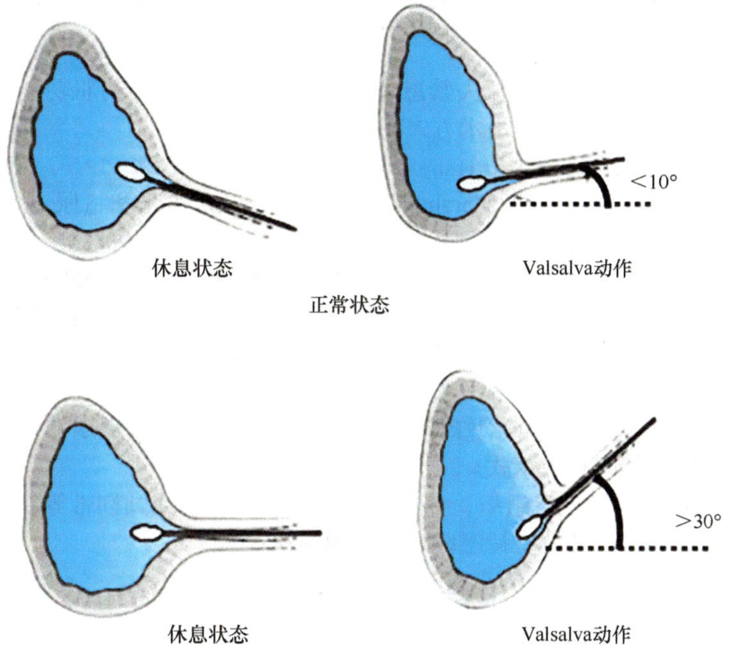

图 21-10　棉签试验示意图

（五）尿流动力学检查（urodynamic）

在膀胱充盈和排空过程中测定表示膀胱和尿道功能的各种生理指标，其中膀胱内压测定主要观察逼尿肌的反射以及患者控制或抑制这种反射的能力，膀胱内压的测定可以区别患者是因为非抑制性逼尿肌收缩还是压力性尿失禁而引起的尿失禁。尿流率测定可以了解膀胱的排尿速度和排空能力。

（六）其他

尿道膀胱镜检查（cystoscopy）和超声检查可帮助诊断。

笔记栏

五、治　疗

（一）非手术治疗

1. 盆底肌锻炼 通过自主的反复盆底肌肉群收缩和舒张，增强支持尿道、膀胱、子宫和直肠的盆底肌张力，达到预防和治疗压力性尿失禁和生殖器官脱垂的目的。

2. 生物反馈治疗 通过生物反馈仪器测定表面肌电信号对盆底肌肉收缩和舒张的功能状况进行精确测量和分析，再以声音或视觉信号反馈告知医师和患者，指导患者进行正确的盆底肌锻炼，建议每周2次，连续6～8周。

3. 阴道锤 用大小相同但重量不同（20～70g）的阴道锤，插入阴道后，锻炼至能保留在阴道10min以上，在咳嗽、大笑、跑步等情况下仍不会脱出。阴道锤的重量从小逐渐加大，直到70g为止。经过3个月以上的锻炼，约80%患者能改善症状。

4. 电刺激治疗 是一种被动性盆底康复方法，通过不同强度和不同脉冲频率的电流经皮或经阴道刺激，可刺激尿道括约肌收缩，加强控尿能力；还可刺激阴部神经，使盆底肌肉收缩，增强盆底肌力。用于伴有或不伴有压力性尿失禁的盆底肌薄弱者和尿道括约肌功能缺陷者。

5. 药物治疗 可减少患者的漏尿次数，改善生活质量。多选用α肾上腺素受体药物，它能刺激尿道和膀胱颈部的平滑肌收缩，增大尿道出口阻力，提高控尿能力。该药物的不良反应是使血压升高，故高血压、甲状腺功能亢进及哮喘患者禁用。常用药物有丙米嗪（imipramine）、麻黄碱（ephedrine）等。阴道局部雌激素治疗：对绝经后女性，阴道局部雌激素治疗可以缓解部分绝经后压力性尿失禁症状及下尿路症状。另外，经膀胱镜直视下在尿道旁注射硬化剂，可使尿道腔变窄，以提高尿道阻力，但价格昂贵，且需多次注射。

6. 中药和针灸 补中益气汤等有促进盆底肌张力恢复、缓解局部症状的作用。

（二）手术治疗

手术治疗适用于中、重度压力性尿失禁患者，或同时合并尿道括约肌功能缺陷，非手术治疗无效者。手术方法有多种，目前常用的手术方式有4类。

1. 耻骨后膀胱尿道悬吊固定术（Marshall-Marchetti-Krantz procedure，MMK固定术） 包括将尿道旁组织固定于耻骨联合后方的Marshall-Marchetti-Krantz手术和将尿道旁组织固定于Cooper韧带上的Burch术。可行剖腹或腹腔镜下手术，远期有效率为70%～90%。

2. 阴道无张力尿道中段吊带悬吊术 用复合医用材料聚丙烯吊带（polypropylene mesh tape），经阴道前壁尿道后方1.5cm处做一约1.5cm小切口。利用穿刺针穿过耻骨后间隙或闭孔膜，引出吊带，将吊带放置在尿道中段。手术远期有效率为85%～95%。目前已公认是治疗女性压力性尿失禁手术的金标准。

3. 尿生殖膈成形术 包括阴道前壁修补术和尿道折叠术，但手术远期有效率为35%～65%，目前已不再作为压力性尿失禁的有效术式。

4. 其他悬吊术 可取患者自身组织，如阔筋膜、腹直肌筋膜或圆韧带等，经阴道用长针将膀胱颈和尿道固定在腹前壁筋膜或其他支持组织，将尿道悬吊。

六、预　防

本病的预防同盆腔器官脱垂。

第三节　生殖器官瘘

生殖器官瘘是指生殖道与其邻近器官间有异常通道，临床上以尿瘘最多见，其次为粪瘘。此外尚有子宫腹壁瘘，但极罕见。本节仅介绍尿瘘和粪瘘。

一、尿　瘘

尿瘘（urinary fistula）是指生殖道与泌尿道之间形成的异常通道。根据尿瘘的发生部位，可分为膀胱阴道瘘、膀胱宫颈瘘、尿道阴道瘘、膀胱尿道阴道瘘、膀胱宫颈阴道瘘及输尿管阴道瘘（图21-11）。临床上以膀胱阴道瘘最多见，有时两种类型的尿瘘同时并存。

笔记栏

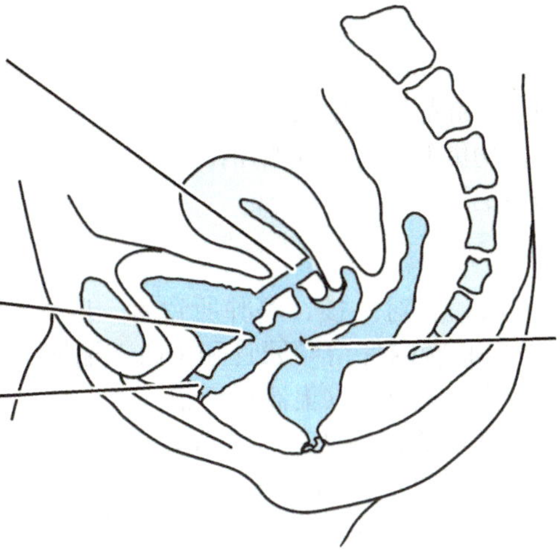

图 21-11　尿瘘和粪瘘

（一）病因

本病的病因以产伤和妇科手术损伤为主。

1. 产伤　以往产伤引起的尿瘘在我国农村最常见。1981 年国内资料显示，90%以上尿瘘的原因是产伤，产伤所致的尿瘘均为难产处理不当所致。随着农村医疗条件的不断改善，产伤引起的尿瘘明显减少。产伤引起的尿瘘分坏死型和创伤型两类。①坏死型尿瘘：因骨盆狭窄或轻度头盆不称，产程过长，阴道前壁、膀胱、尿道长时间受胎先露部挤压，引起局部组织缺血、坏死、脱落，导致尿瘘；②创伤型尿瘘：为产科助产手术或剖宫产手术时操作不当直接损伤导致尿瘘。

2. 妇科手术损伤　①由于手术时盆腔组织粘连误伤输尿管；②输尿管末端游离过度，局部缺血坏死，导致输尿管阴道瘘；③因分离膀胱时误伤膀胱造成膀胱阴道瘘；④阴式手术时误伤膀胱或尿道导致膀胱阴道瘘或尿道阴道瘘。

3. 其他　先天性输尿管口异位畸形、膀胱结核、膀胱结石、晚期生殖道或膀胱癌肿、盆腔恶性肿瘤放射治疗后及长期放置子宫托等，均能导致尿瘘，但并不多见。

（二）临床表现

1. 漏尿　出现的时间因导致尿瘘的原因不同而有所区别。分娩时压迫及手术时组织剥离过度所致坏死型尿瘘，多在产后或手术后 3～7 天开始漏尿。手术时直接损伤者多在术后立即出现漏尿。瘘孔部位不同漏尿的表现形式各异，如膀胱阴道瘘通常不能控制排尿，尿液均由阴道流出；尿道阴道瘘仅在膀胱充盈时才漏尿；一侧输尿管阴道瘘因健侧尿液仍可进入膀胱，在发生漏尿的同时仍可自主排尿；膀胱内瘘孔极小或瘘管曲折迂回者漏尿与体位直接相关。

2. 外阴皮炎　由于长期尿液浸渍刺激，外阴部，甚至臀部及大腿内侧常出现皮炎，范围较大，继发感染后患者感外阴灼痛，行动不便。

3. 尿路感染　伴有膀胱结石者多有尿路感染，出现尿痛、尿急症状。

（三）诊断

通过询问病史，可追溯导致尿瘘的原因，在妇科检查时着重了解瘘孔的部位、大小及其周围的瘢痕情况，还应了解有无合并阴道狭窄、尿道是否通畅，以及膀胱容积大小等，制订相应的治疗方案。对特殊病例需进行下列辅助检查。

1. 亚甲蓝试验　目的在于鉴别患者为膀胱阴道瘘、膀胱宫颈瘘抑或输尿管阴道瘘，并可协助辨认位置不明的极小瘘孔。方法：将 200ml 稀释亚甲蓝溶液经尿道注入膀胱，若见到有蓝色液体经阴道壁小孔溢出者为膀胱阴道瘘；蓝色液体自子宫颈外口流出者为膀胱宫颈瘘；阴道内流出清亮尿液，说明流出的尿液来自肾脏，则属输尿管阴道瘘。

2. 靛胭脂试验　亚甲蓝试验瘘孔流出清亮液的患者，应进一步行靛胭脂试验。静脉注射靛胭脂 5ml，10min 内见到瘘孔流出蓝色尿液，可确诊为输尿管阴道瘘。

3. 膀胱镜、输尿管镜检查　了解膀胱内情况，排除炎症、结石、憩室；明确瘘孔的位置和数目，必要时行双侧输尿管逆行插管或输尿管镜检查，以明确输尿管瘘的位置。

4. 静脉肾盂及尿路造影 在限制饮水12h及肠道充分准备下，静脉注射67%泛影葡胺溶液20ml后，分别于注射后5min、15min、30min、45min摄片，以了解双侧肾功能及输尿管有无异常，用于诊断输尿管阴道瘘、结核性尿瘘和先天性输尿管异位。

5. 肾显像 能了解双侧肾功能和上尿路通畅情况。若初步诊断为输尿管阴道瘘，肾显像显示患侧肾功能减退和上尿路排泄迟缓。

（四）治疗

手术修补为主要的治疗方法，但对结核、癌肿所致者，应先针对病因进行治疗。产后和妇科手术后7天内发生的尿瘘，经放置膀胱内保留导尿管和（或）输尿管导尿管后，偶有自行愈合的可能。年老体弱不能耐受手术者，可考虑采用尿收集器保守治疗。

1. 手术时机的选择 术中发现器械损伤所致的瘘孔一经发现立即手术修补。坏死型尿瘘或瘘孔伴感染应等待3～6个月，待炎症消除、瘢痕软化、局部血供恢复正常后再行手术。瘘管修补失败后至少应等待3个月再行手术。膀胱内有结石伴炎症者，应在控制炎症后行取石和修补术。对月经定期来潮者，应在月经干净后3～7天手术。

2. 手术途径的选择 手术有经阴道、经腹和经阴道腹部联合途径之分。原则上应根据瘘孔类型和部位选择不同的途径。绝大多数膀胱阴道瘘和尿道阴道瘘经阴道手术，输尿管阴道瘘多需经腹手术。

3. 围手术期管理 目的是为手术创造有利条件，促进伤口愈合。①术前3～5天用1：5000的高锰酸钾溶液坐浴。有外阴湿疹者在坐浴后局部涂擦氧化锌油膏，待痊愈后再行手术。②老年女性或闭经患者，术前应口服雌激素制剂半个月，促进阴道上皮增生，有利于伤口愈合。③常规尿液检查，有尿路感染者应先控制感染，再行手术。④术前数小时开始应用抗生素预防感染。⑤必要时术前给予地塞米松，促使瘢痕软化。术后护理是手术成败的重要环节。术后留置导尿管或耻骨上膀胱造口术，应保证膀胱引流持续通畅，发现阻塞必须及时处理，7～14天停留置导尿管。术后每日进液量不应少于3000ml，大量尿液可冲洗膀胱，以防止发生尿路感染。外阴部应每日擦洗干净。术后继续给予广谱抗生素预防感染。已服用雌激素制剂者，术后继续服用1个月。

（五）预防

绝大多数尿瘘是可以预防的，重点在于预防产伤所致的尿瘘。

1. 正确处理异常分娩，防止第二产程延长和滞产。行阴道助产手术时，术前必先导尿，避免术中损伤膀胱。术后常规检查生殖泌尿道有无损伤。

2. 对产程长、膀胱及阴道受压过久、疑有损伤可能者，产后应留置导尿管持续开放10～14天，保持膀胱空虚，有利于改善局部血运和防止尿瘘形成。

3. 妇科手术损伤所致的尿瘘多为子宫全切术时损伤输尿管，因此对于盆腔广泛粘连的患者应先充分暴露输尿管，明确解剖关系后再行切除术，以免伤及输尿管。若术时发现有输尿管或膀胱损伤，应及时修补以防尿瘘形成。

二、粪 瘘

粪瘘（fecal fistula）是指人体肠道与生殖道之间有异常沟通，致使粪便由阴道后壁排出，以直肠阴道瘘居多。

（一）病因

1. 产伤。分娩时胎头停滞在阴道内时间过长，压迫阴道后壁及直肠，造成缺血、坏死而形成粪瘘是最常见的病因。

2. 手术损伤。会阴切开缝合时，缝线穿透直肠黏膜未被发现，Ⅲ度会阴撕裂，修补后直肠未愈合，或妇科手术严重盆腔分离时损伤直肠，均可导致直肠阴道瘘。

3. 长期放置子宫托不取出，以及生殖道癌肿晚期破溃或放疗不当，均可发生粪瘘。

4. 新生儿先天性直肠阴道瘘常合并肛门闭锁。

（二）临床表现

直肠阴道瘘孔较大者，多量粪便经阴道排出，稀便时更是持续外流，无法控制。若瘘孔极小，当粪便成形时，阴道内可无粪便污染；若为稀粪时则由阴道流出。阴道内可时有阵发性排气现象。

笔记栏

（三）诊断

详细的病史询问，多能找到明确的病因。大的直肠阴道瘘在阴道窥器检查时能直接观察到瘘孔。瘘孔极小者往往在阴道后壁只见到一颜色鲜红的小肉芽样组织，若从此处用探针探测，同时用另一手的示指放入直肠内能直接接触到探针即可确诊。小肠或结肠阴道瘘需经钡剂灌肠方能确诊。

（四）治疗

手术修补为主要的治疗方式。手术损伤者应术中立即修补，压迫坏死造成的粪瘘，应等待 3～6 个月，待炎症完全消退后再行手术。瘘修补术主要是切除瘘管，游离多层组织后进行多层缝合。高位巨大直肠阴道瘘、瘢痕严重或前次手术失败者，应暂时行乙状结肠造瘘，之后再行修补术。

加强围手术期管理，术前 3 天进少渣饮食，每日用 1∶5000 的高锰酸钾溶液坐浴 1～2 次。口服诺氟沙星或链霉素、庆大霉素、甲硝唑控制肠道细菌。术前清洁灌肠。术后应保持局部清洁；进少渣饮食 4 天，控制 4～5 天不排便。术后第 5 日口服轻泻药。

（五）预防

产时注意缩短第二产程，避免第二产程延长；杜绝会阴Ⅲ度撕裂伤的发生；缝合会阴切口后常规做肛门检查，发现有缝线穿透直肠黏膜时，应立即拆除重缝。避免长期放置子宫托不取。生殖道癌肿放射治疗时，应注意控制放射剂量和掌握操作技术，防止放射性损伤引起的粪瘘。

（余志成　赵卫东）

笔记栏

第二十二章　不孕症与辅助生殖技术

第一节　不　孕　症

女性有规律、正常的性生活、未避孕 12 个月未获得临床妊娠，称为不孕症（infertility）。既往从未有过临床妊娠史者为原发不孕；曾有过临床妊娠史，而后不孕者称为继发不孕。我国育龄女性不孕不育发病率为 12%～15%，不孕不育者已达 5000 万人。2022 年我国进入人口负增长阶段，育龄人口生育力下降，不孕不育不仅给个人和家庭造成痛苦，也影响了社会的和谐与稳定，已在世界范围内成为极其重要的医学和社会问题。近年来国内多次调整了生育政策鼓励生育，故对不孕不育须予以高度关注。

一、病　　因

（一）女性不孕因素

1. 排卵障碍　占全部不孕因素的 25%～35%。常见病因：①下丘脑、垂体性无排卵，如低促性腺激素性无排卵、高催乳素血症等；②卵巢病变，如多囊卵巢综合征、早发性卵巢功能不全、卵巢功能性肿瘤、卵巢促性腺激素不敏感综合征等；③先天性肾上腺皮质增生症、甲状腺功能异常等内分泌疾病。

2. 输卵管因素　占女性不孕因素的 25%～35%。任何影响输卵管功能的因素，如输卵管炎症（结核分枝杆菌、淋病奈瑟球菌、沙眼衣原体等）可导致不孕；输卵管发育不全、梗阻、积水及盆腔手术后粘连等也可导致不孕。

3. 子宫内膜异位症　典型症状为盆腔痛和不孕，而导致不孕的确切机制目前尚不完全清楚。可能通过改变盆腔环境和引起免疫机制紊乱从而影响配子或胚胎质量、精卵结合、黄体形成、子宫内膜容受性等，或因造成盆腔、输卵管、卵巢粘连影响受精卵或胚胎的输送。

4. 其他　诸如子宫先天畸形、子宫黏膜下肌瘤、子宫内膜炎、子宫内膜结核、子宫内膜息肉、宫腔粘连等可影响胚胎着床；宫颈黏液异常、宫颈病变等可影响精子进入子宫腔；阴道损伤后形成的粘连瘢痕性狭窄，或先天性外阴阴道发育异常、外阴阴道炎症等也可影响受孕。

（二）男性不育因素

1. 精液异常　由于先天性或后天性原因导致精液异常，如无精子或精子数量过少、活力减弱、形态异常或精液液化不全等。

2. 性功能障碍　外生殖器发育不良或阳痿、早泄等致性交障碍，使精子不能正常排入阴道内。

3. 其他　如免疫因素，但目前临床尚无明确的诊断标准。

（三）不明原因性不孕

不明原因性不孕是一种低生育力状态，男女双方因素均不能排除，占不孕症人群的 10%～20%，可能的病因有免疫因素、隐性输卵管因素、潜在的卵母细胞异常、受精障碍、胚胎发育阻滞、遗传缺陷等，但目前临床缺乏可明确病因的有效检测手段。

二、诊　　断

（一）男方检查

1. 病史采集　询问既往有无慢性病，如结核、腮腺炎、糖尿病等；了解性生活情况，有无性交困难或射精障碍；有无手术史，如输精管结扎术；个人史，如接触高温环境、酗酒、吸烟、吸毒等；家族史，有无近亲婚配史、遗传病史。

2. 体格检查　包括全身检查和生殖系统检查。

3. 精液检查　根据《世界卫生组织人类精液检查与处理实验室手册》（第 6 版）进行精液检查分析，一般需做 2～3 次精液检查。

4. 其他　如激素检测、生殖系统超声、遗传学筛查等。

（二）女方检查

1. 病史采集　不孕年限、性生活频率、有无避孕及其方式如何、体重变化、有无泌乳、多毛或痤疮等；月经史，初潮年龄、月经周期、月经期、月经量、末次月经、有无痛经及严重程度；婚育史，了解以往流产或分娩经过等；既往史，有无盆腔炎、结核、内分泌疾病、自身免疫病、性传播疾病等；有无盆/腹腔手术史；家族史，有无近亲婚配、不良孕产、遗传病史。

2. 体格检查　注意第二性征及内、外生殖器的发育情况，有无畸形、炎症、包块及乳房泌乳等。

3. 不孕相关辅助检查

（1）超声影像学检查：经阴道超声检查子宫和卵巢大小、位置、形态及有无异常结节和包块等；评估卵巢储备功能、监测卵泡和了解子宫内膜发育情况。

（2）卵巢功能检查：主要包括激素检测和超声检查。多于月经周期第2～4天进行基础内分泌检查，包括血清卵泡刺激素（FSH）、黄体生成素（LH）、雌二醇（E_2）、孕酮（P）、睾酮、催乳素的水平。基础FSH水平升高提示可能存在卵巢储备能力下降。LH水平测定有助于预测排卵时间，黄体期孕酮水平检测可以了解有无排卵及黄体功能。抗米勒管激素（AMH）可用于评价卵巢储备功能，其水平与窦卵泡计数有较强的相关性，AMH可在月经周期中任何时期检测。经阴道超声进行卵巢窦卵泡计数也是评价卵巢储备功能的方法。监测优势卵泡发育情况可评估排卵情况。

（3）输卵管通畅性检查：常用方法有子宫输卵管碘剂造影（图22-1）、超声造影或输卵管通液术。子宫输卵管造影可明确输卵管通畅程度、阻塞部位和子宫腔形态。输卵管通液术准确性较差。

（4）其他检查：①基础体温测定，双相型体温变化可提示排卵存在，但不能作为独立的诊断依据。②宫腔镜检查，了解子宫腔情况，检查是否存在宫腔粘连、黏膜下肌瘤、内膜息肉、子宫畸形等（图22-2）。③腹腔镜检查，探查子宫、输卵管、卵巢有无病变或粘连，并可结合输卵管推注亚甲蓝液，直视下确定输卵管是否通畅，必要时在病变处取活检。部分患者通过腹腔镜可发现术前未能诊断的病变，同时可行盆腔粘连分离术和输卵管整形或造口术。宫腔镜、腹腔镜检查主要适用于病史、体格检查、超声检查和（或）输卵管通畅度检查提示存在子宫腔或盆腔异常的患者，以明确或治疗相关病变。

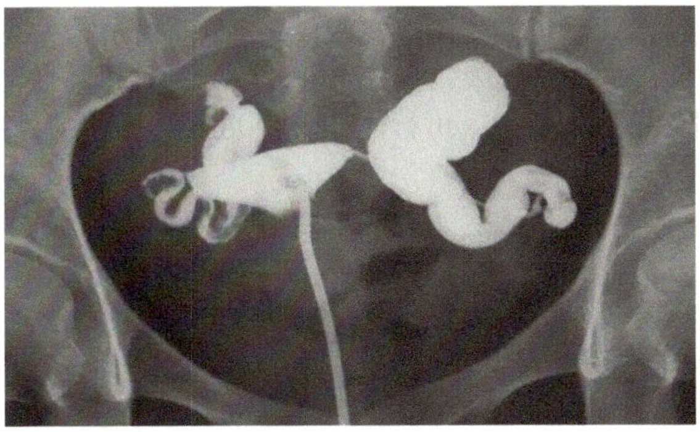

图22-1　子宫输卵管碘剂造影（双侧输卵管积水）

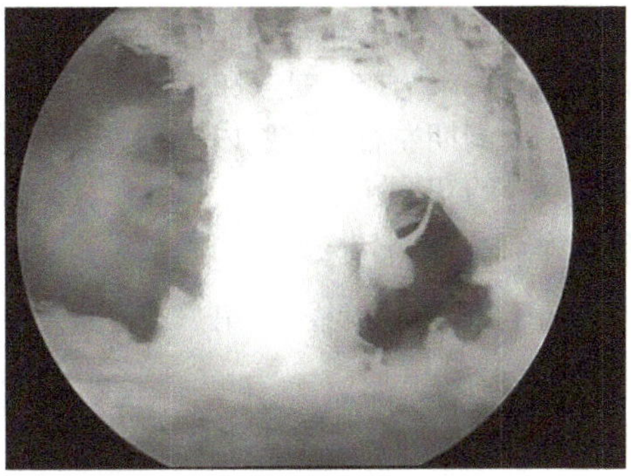

图22-2　宫腔镜检查（宫腔粘连）

三、治　疗

引起不孕的原因虽多，但首先要关注患者的一般状况，对于肥胖、消瘦、有不良生活习惯或有环境有害物质接触史的患者，应建议其改变生活方式，避免接触有害物质，加强体育锻炼，保持乐观的生活态度，积极治疗内外科疾病，帮助患者了解性生活知识，以增加受孕机会。对于病因明确者，可针对其病因选择相应的治疗方案；中医药的手段亦当予以足够的重视。总之，不孕症的治疗需充分考虑患者的年龄、不孕年限、卵巢储备功能、生育需求等因素，制订个体化、合理、安全、有效的治疗方案。

（一）诱发排卵

诱发排卵主要用于无排卵的患者。

1. 氯米芬（clomifene citrate，CC）　竞争性结合垂体雌激素受体，模拟低雌激素状态，负反馈刺激垂体促性腺激素的分泌，促进卵泡生长，卵泡成熟后雌激素量逐渐增加，通过正反馈诱发

笔记栏

LH 峰引起排卵。适用于体内有一定的雌激素水平，下丘脑-垂体-卵巢轴反馈机制健全的患者。用法：月经周期第 2～5 日起，每日口服 50mg（最大剂量为 150mg/d），连用 5 天。3 个周期为一疗程。排卵率可达 70%～80%，每个周期的受孕率为 20%～30%。必要时可联合应用人绝经期促性腺激素（hMG）和人绒毛膜促性腺激素（human chorionic gonadotropin，hCG）诱发排卵。排卵后可进行黄体支持。

2. 来曲唑（letrozole，LE） 属于芳香化酶抑制药，可抑制雄激素向雌激素转化，低雌激素水平负反馈作用于垂体分泌促性腺激素，使卵泡发育。适应证同氯米芬。用法：月经周期第 2～5 日起，每日口服 2.5mg（剂量一般为 2.5～5mg/d，最大剂量为 7.5mg/d），连用 5 天。亦可与 hMG、hCG 联合应用诱发排卵，排卵后可给予黄体支持。

3. hMG 75U 制剂中含有 FSH 和 LH 各 75U，可促使卵泡生长发育成熟。用法：月经周期第 2～3 日起，每日或隔日肌内注射 hMG 75～150U，用药期间需应用超声监测卵泡发育，也可同时检测血清雌激素水平，待卵泡发育成熟，加用 hCG 促进卵泡的最后成熟和排卵。

4. hCG 具有类似 LH 作用，常用于模拟内源性 LH 峰在卵泡发育成熟时诱发排卵。用法：4000～10 000U，一次性注射。也可用于黄体支持。用于黄体支持时应注意避免出现卵巢过度刺激的风险。

（二）治疗生殖器器质性疾病

1. 输卵管慢性炎症及阻塞的治疗

（1）一般疗法：男方精液指标正常、女方卵巢功能良好、不孕年限比较短的年轻夫妇，可先试行期待治疗，亦可采用中医药手段配合调理。

（2）输卵管成形术：应用腹腔镜微创技术对输卵管周围粘连、远端梗阻和轻度积水等进行造口术、粘连松解术等，以恢复输卵管的正常解剖结构，改善通畅程度及其功能。介入输卵管再通术因其创伤小、治疗时间较短、费用相对较低，也用于输卵管梗阻的治疗。对于严重的输卵管积水，主张行输卵管结扎、栓堵或切除，旨在为辅助生殖技术助孕去除不利影响因素。

2. 其他 合并肿瘤、炎症、结核、子宫内膜异位症、宫腔粘连等的不孕患者按相应疾病治疗，在治疗原发病的同时注意生育力的保护。

（三）不明原因性不孕的治疗

对于年轻、卵巢储备功能良好女性可采用期待治疗，可期待治疗 6～12 个月，如仍未孕，建议行辅助生殖技术治疗。对于卵巢储备功能减退、高龄、不孕年限较长的患者，作为一种诊断性治疗，可试行 3 个周期左右的宫腔内夫精人工授精。但如果仍未受孕，可行体外受精-胚胎移植治疗，同时应注重充分的知情同意。

（四）辅助生殖技术

辅助生殖技术详见本章第二节。

第二节 辅助生殖技术

辅助生殖技术（assisted reproductive technology，ART）指在体外对配子和胚胎采用显微操作等技术，帮助不孕（育）夫妇受孕的一组方法，包括人工授精、体外受精-胚胎移植及其衍生技术等。

一、人工授精

人工授精（artificial insemination，AI）是通过非性交方式将精子注入女性生殖道内，使其受孕的一种技术。按精液来源分为两类：夫精人工授精（artificial insemination by husband，AIH，或 artificial insemination with husband's sperm）和供精人工授精（artificial insemination by donor，AID）。

AIH 的适应证包括子宫颈因素导致的不孕症；男性轻度少精、弱精子症、液化异常、性功能障碍、因心理因素导致的性交不能；免疫性不孕以及不明原因的不孕等。

AIH 的禁忌证：男女一方患有生殖泌尿系统急性感染或性传播疾病；一方患有严重的遗传、躯体疾病或精神心理疾病；一方接触致畸量的射线、毒物、药品并处于作用期；一方有吸毒等严重不良嗜好。

AID 的适应证：①男方不可逆的无精症、严重的少精症、弱精症和畸形精子症。②输精管复通

笔记栏

失败。③射精障碍。除不可逆的无精子症外，其他需行供精人工授精技术的患者，必须向患者夫妇交代清楚：通过卵胞质内单精子显微注射技术也可能使其获得有自己血亲关系的后代，如果患者本人仍坚持放弃通过卵胞质内单精子显微注射技术助孕的权益，则必须与其签署知情同意书后，方可采用供精人工授精技术助孕。④男方和（或）家族有不宜生育的严重遗传病。⑤母儿血型不合不能得到存活新生儿等。按我国辅助生殖技术法规规定，AID 精子来源必须由国家卫生健康委员会认定的人类精子库提供和管理。

AID 的禁忌证：女方患有生殖泌尿系统急性感染或性传播疾病；女方患有严重的遗传、躯体疾病或精神疾病；女方接触致畸量的射线、毒物、药品并处于作用期；女方有吸毒等不良嗜好。

目前最常用的人工授精方法为宫腔内人工授精（intrauterine insemination，IUI）：将精液优先处理后，通过导管注入子宫腔内授精。IUI 可在自然月经周期排卵时进行，或在促排卵周期进行。在促排卵周期中应控制优势卵泡数目，当有 3 个及以上优势卵泡发育时，可能增加多胎妊娠发生的风险，建议取消周期。人工授精的时机非常重要，排卵前、后进行 IUI 妊娠率最高。

二、体外受精-胚胎移植

体外受精-胚胎移植（in vitro fertilization and embryo transfer，IVF-ET）即“试管婴儿”，指从卵巢内取出卵母细胞，在体外与精子受精并培养，将发育到卵裂期或囊胚期阶段的胚胎移植到子宫腔内，使其着床发育成胎儿的过程。1978 年世界第一例“试管婴儿”在英国诞生，我国大陆第一例“试管婴儿”于 1988 年在北京诞生。

（一）适应证

体外受精-胚胎移植主要适用于女方盆腔因素导致的配子运输障碍、排卵障碍、子宫内膜异位症，以及男性因素不育症、不明原因的不孕症等。

（二）IVF-ET 的主要步骤

1. 控制性促排卵（controlled ovarian stimulation，COS） 指应用促排药物在可控制的范围内诱发多个卵泡同时发育和成熟，以获得多个合适数目的高质量卵母细胞，从而获得多个可移植的优质胚胎，以提高妊娠率。超声监测卵泡发育，当直径 6mm 的卵泡数>4 枚，或直径 17mm 的卵泡>3 枚，或直径 18mm 的卵泡>2 枚，结合血 E_2，平均每个优势卵泡达到 200～300pg/ml，注射 hCG 或 GnRH 激动药诱发排卵。

2. 取卵 注射 hCG 或 GnRH 激动药 34～38h 后，超声引导下经阴道穿刺卵巢，抽吸卵泡液，显微镜下找出卵母细胞。

3. 体外受精与胚胎培养 将卵母细胞放入培养液中培养，使其达到与排卵时相近状态，与经过处理的精子混合在一起受精。受精卵在体外培养 3～6 天，形成卵裂期或囊胚期胚胎。

4. 胚胎移植 将卵裂期胚胎或囊胚期胚胎移植入子宫腔内。

5. 黄体支持 取卵日或移植胚胎日开始使用黄体酮或 hCG 进行黄体支持。移植后 2 周左右测定血清 hCG 水平，若阳性可于移植 4～5 周后行超声检查确定临床妊娠。整个妊娠期需加强监护。

三、辅助生殖技术的衍生技术

（一）卵胞质内单精子注射（intracytoplasmic sperm injection，ICSI）

1992 年 Palermo 等将精子直接注射到卵胞质内，结果发现被注射的卵细胞胞质内可受精，且卵裂正常，由此诞生了人类首例卵胞质内单精子注射法试管婴儿。

1. 适应证 主要用于严重少、弱、畸精子症；不可逆的梗阻性无精子症；生精功能障碍（排除遗传缺陷疾病所致）；体外受精失败；精子顶体异常；需行植入前胚胎遗传学检测的患者。

2. 主要步骤 控制性促排卵、卵泡监测及取卵过程与 IVF 过程相同，获卵后去除卵丘颗粒细胞，在高倍倒置显微镜下行卵胞质内单精子注射，胚胎体外培养、胚胎移植及黄体支持同 IVF-ET 技术。

（二）胚胎植入前遗传学检测（preimplantation genetic testing，PGT）

PGT 的主要技术步骤是从体外受精第 3 日卵裂期胚胎或第 5～6 日的囊胚取 1～2 个卵裂球或部分滋养层细胞，进行细胞和（或）分子遗传学检测，筛选出检测范围内未见异常的胚胎移植入子宫腔，最终生育健康子代，包括植入前非整倍体检测（PGT for aneuploidy，PGT-A）、植入前单基因遗

笔记栏

传病检测（PGT for monogenic gene disease，PGT-M）和植入前染色体结构重排检测（PGT for chromosomal structural rearrangement，PGT-SR）。

1. 适应证 主要用于单基因相关遗传病、染色体病、性连锁遗传病等高风险人群。

2. 禁忌证 ①遗传诊断不明确、遗传变异的致病性不明确、基因定位不明确的遗传病患者；②非疾病表型的胚胎选择，如外貌、身高、体重、性别等；③辅助生殖技术禁忌证和（或）妊娠禁忌证；④其他违反当地法律或道德传统的情况。

（三）胚胎冷冻保存技术

如果实施助孕夫妇有剩余的胚胎或因某种因素不能进行新鲜周期胚胎移植，可用玻璃化冷冻技术等将胚胎保存在液氮中，以选择合适的时机移植。

（杨晓葵）

笔记栏

第二十三章　生育规划

生育规划（family planning）是指在考虑到个人及家庭的意愿、经济条件、生育能力和社会责任的基础上，有目的地规划和安排生育行为的过程。涉及选择适当的生育时机、生育数量及对后代的健康成长负责等方面。其核心目标是实现人口与社会的和谐发展，确保资源的可持续利用，同时提升人口的整体素质。女性生殖健康是实施生育规划的基础，本章主要介绍女性生殖健康的重要内容：避孕和避孕失败的补救措施——人工流产，即人为地采取措施终止妊娠；我国常用的女性避孕方法包括工具避孕、药物避孕、外用避孕及输卵管结扎，男性避孕的主要方法包括男用避孕套及输精管结扎，人工流产可作为避孕失败的补救措施。

第一节　避　　孕

避孕（contraception）是一种不妨碍正常性生活与身体健康而能暂时阻止受孕的科学方法。主要通过以下环节达到避孕目的：①干扰胚胎着床，使子宫内环境不适宜胚胎生长发育，如宫内节育器；②阻止卵子与精子相遇，如使用避孕套、阴道隔膜或输卵管结扎术等；③抑制排卵，如避孕药物；④改变阴道内环境，不利于精子生存和获能，如使用外用杀精药等。

一、宫内节育器

宫内节育器（intrauterine device，IUD）是一种相对安全、有效、简便、经济的可逆性避孕工具。

（一）种类

1. 惰性宫内节育器　为第一代 IUD，由惰性原料，如金属、硅胶、塑料等制成。主要为不锈钢单环，由于其脱落率及带器妊娠率高，现已停产。

2. 活性宫内节育器　为第二代 IUD，其内含有活性物质，如铜离子、激素及药物等，可提高避孕效果，减少不良反应。主要包括含铜宫内节育器和含药宫内节育器。

（1）含铜宫内节育器：在子宫内持续释放具有生物活性的铜离子，铜离子具有较强的抗生育作用，避孕效果随着铜的表面积增大而增强，但表面积过大时，不良反应也相应增多，主要为点滴出血。从形态上分为 T 形、V 形、宫形、母体乐等。根据铜暴露于子宫腔的面积不同亦可分为不同的类型，如 TCu-220（T 形，含铜表面积 220mm^2）、TCu-380A、VCu-200 等。TCu-IUD 以聚乙烯为支架，支架上绕铜丝或套以铜管。VCu-IUD 用不锈钢作支架，外套硅橡胶管，横壁及斜壁绕有铜丝或铜套。含铜无支架 IUD（又称吉妮环）为 6 个铜套串在一根尼龙绳上，顶端有一个结固定在子宫肌层。

（2）含药宫内节育器：①左炔诺孕酮宫内缓释节育系统（LNG-IUS），其以聚乙烯作为 T 形支架，左炔诺孕酮储存在纵杆药管中，管外包有聚二甲基硅氧烷膜，控制药物释放。主要不良反应为出血模式的改变，如不规则阴道出血、点滴出血、月经量减少，甚至闭经，取器后恢复正常。②含其他活性物质的 IUD，如含锌、前列腺素合成酶抑制药（吲哚美辛）及抗纤溶药物等的节育器。

（二）宫内节育器的避孕原理

宫内节育器的避孕原理是多方面的，主要是：①子宫内膜受异物刺激引起无菌性炎症反应，白细胞及巨噬细胞增多，吞噬精子及影响胚胎发育，并能影响受精卵着床；②异物反应，可损伤子宫内膜而产生前列腺素，前列腺素又可改变输卵管蠕动，使受精卵的运行与子宫内膜发育不同步，从而影响着床；③子宫内膜受压缺血，激活纤溶酶原，局部纤溶活性增强，致使囊胚溶解吸收；④对抗机体囊胚着床的免疫耐受性，使囊胚崩解，有免疫性抗着床作用；⑤铜离子具有使精子头尾分离的毒性作用，影响精子获能；⑥铜的长期缓慢释放，并被子宫内膜吸收，局部浓度增高后改变内膜酶系统活性，并影响 DNA 合成、糖原代谢及雌激素的摄入，使子宫内膜的细胞代谢受到干扰，不利于受精卵着床及囊胚发育；⑦LNG-IUD 中的孕酮引起子宫内膜腺体萎缩和间质蜕膜化，不利于胚胎着床，同时使子宫颈黏液变稠，不利于精子穿透。

（三）宫内节育器的放置

1. 适应证 凡有性生活的育龄女性，要求放置宫内节育器避孕而无禁忌证者均可放置。

2. 禁忌证 ①妊娠或可疑妊娠者；②生殖道急性炎症；③生殖器肿瘤；④3个月内有月经频发、月经过多（LNG-IUD除外）或不规则阴道出血者；⑤子宫畸形；⑥子宫颈内口过松、重度陈旧性宫颈裂伤或子宫脱垂；⑦盆腔结核；⑧流产后或产后有妊娠组织物残留或潜在感染者；⑨严重全身性疾病；⑩有铜过敏史者，不能放置带铜IUD。

3. 放置时间 ①常规为月经后无性生活，月经干净后3～7天放置（LNG-IUD也可在月经期放置）；②人工流产后立即放置；③自然流产正常月经来潮后，药物流产恢复2次正常月经后；④剖宫产术或阴道正常分娩胎盘娩出后即时放置；⑤产后42天恶露干净、子宫恢复正常者；⑥哺乳期者应在排除早孕后放置；⑦带铜IUD用于紧急避孕，需在无保护性交后5天内放置。

4. 放置方法 外阴阴道常规消毒铺巾，双合诊复查子宫大小、位置及附件情况。阴道窥器暴露子宫颈，擦净阴道内分泌物及子宫颈黏液。消毒阴道及子宫颈，以宫颈钳夹持子宫颈前唇或后唇，用子宫探针探测子宫腔深度。根据选用IUD的种类和型号及子宫颈内扣松紧决定是否扩张子宫颈，用放置器将节育器推送入子宫腔，IUD的上缘必须抵达子宫底部，带有尾丝者在距子宫颈外口1.5～2cm处剪断。观察无出血即可取出宫颈钳及阴道窥器。

5. 术后注意事项 术后休息3天，1周内忌体力劳动，2周内忌性交及盆浴，3个月内每次月经期或排便时注意有无IUD脱落，定期随访。随访内容包括主诉、妇科检查IUD尾丝及超声检查IUD位置等。

（四）宫内节育器的取出

1. 适应证 ①因不良反应、治疗无效或出现并发症者；②拟改用其他避孕措施或绝育者；③带器妊娠者；④计划再生育者；⑤放置期限已满需更换者；⑥绝经过渡期停经1年内者。

2. 禁忌证 ①有生殖道感染时，应控制感染后再取出；②全身状况不良、不能耐受手术或疾病的急性期，应控制病情后再取出。

3. 取器时间 一般以月经干净后3～7天为宜；因子宫出血而需取器者，随时可取，应同时行诊断性刮宫术；带器早期妊娠者在行人工流产术时同时取器；带器异位妊娠于术前诊断性刮宫时或术中、术后取器。

4. 取器方法及注意事项 常规消毒，有尾丝者用血管钳夹住后轻轻牵引取出。无尾丝者按照子宫腔操作程序操作，用取环钩或取环钳将宫内节育器取出。取器困难者可在超声引导下操作或在宫腔镜下取出。取器前应做超声或X线检查了解宫内节育器情况，取器后核对节育器是否完整。

（五）宫内节育器的副作用

不规则阴道出血是放置宫内节育器的常见副作用，主要表现为月经量过多、月经期延长或不规则阴道出血。一般不需要治疗，3～6个月后可逐渐恢复。少数女性可能出现白带增多或者伴有腰酸腹坠，应根据具体情况明确诊断后对症处理。

（六）宫内节育器的并发症

1. 节育器异位 主要原因：①操作不当导致子宫穿孔，将节育器放置到子宫腔外；②节育器过大、过硬或子宫壁薄而软，子宫收缩导致节育器移位至子宫腔外。确诊节育器异位后，应经腹或腹腔镜下将节育器取出。

2. 节育器嵌顿 由于节育器放置过程损伤子宫壁，或带器时间过长致部分节育器嵌入子宫肌壁。一经诊断应及时取出，若取出困难，应在超声下或宫腔镜下取出。

3. 感染 因放置时无菌操作不严或节育器尾丝导致上行性感染。发生感染时应使用抗生素治疗。

4. 节育器下移或脱落 原因：①操作不规范，节育器未放至子宫底部；②节育器与子宫腔大小、形状不符；③子宫颈内口松弛；④月经过多。多发生于节育器安放后第1年，因此应定期随访。

5. 带器妊娠 多与节育器异位、下移或脱落有关。发现后应人工终止妊娠，同时取出节育器。

二、激素药物避孕

笔记栏

1956年Pincus等首先临床应用人工合成的甾体激素避孕，1963年我国开始应用。目前常用的几乎全是女用避孕药，大多由雌激素和孕激素配伍而成。

（一）避孕原理

1. 抑制排卵 雌、孕激素负反馈抑制下丘脑释放 GnRH，使垂体分泌 FSH 和 LH 减少，同时直接影响垂体对 GnRH 的反应，从而不形成排卵前 LH 峰，故抑制排卵。

2. 阻碍受精 孕激素使子宫颈黏液量变少、黏稠度增加，拉丝度减小，不利于精子穿透。

3. 阻碍着床 药物抑制子宫内膜增殖变化，使子宫内膜分泌不良，不适于胚胎着床；药物影响输卵管上皮纤毛运动、肌肉节段运动和输卵管液的组成，改变受精卵在输卵管中的正常运动，不利于胚胎着床。

（二）禁忌证和慎用情况

禁忌证和慎用情况：①严重心血管疾病，如高血压、冠心病等；②急、慢性肝炎或肾炎；③血液病或血栓性疾病；④内分泌疾病，如糖尿病需用胰岛素控制者、甲状腺功能亢进者；⑤部分恶性肿瘤、癌前期病变；⑥哺乳期不宜使用复方口服避孕药；⑦年龄>35 岁的吸烟女性不宜长期服用，以免增加心血管疾病的风险；⑧精神病患者；⑨严重偏头痛反复发作者。

（三）药物不良反应及处理

1. 类早孕反应 雌、孕激素刺激胃黏膜引起头晕、乏力、食欲缺乏以致恶心、呕吐等类早孕反应。一般不需特殊处理，坚持服药数个周期后可自然消失。症状严重者可以考虑更换药物或停药。

2. 不规则阴道出血及闭经 服药期间发生不规则少量出血，称突破性出血。多发生在漏服后，少数人虽未漏服也能发生。轻度点滴出血，不用处理，随着服药时间延长而逐渐减少直至停止。若前半周期发生出血，可每晚加服雌激素，与避孕药同时服至停药。若在后半周期出血，可每晚加服避孕药 1/2～1 片，同服至停药。若出血量多如月经，应停药，作为月经来潮，于下一周期开始用药。若出现闭经，需除外妊娠，连续停经 3 个月，应停药并检查闭经原因。

3. 体重增加及皮肤变化 早期研制的避孕药中的孕激素有弱雄激素活性，可促进体内合成代谢，也可因雌激素使水钠潴留导致体重增加。极少数女性的颜面部皮肤出现淡褐色色素沉着。新型避孕药应用新的孕激素，减少了这方面的副作用，而且能改善皮肤痤疮。

4. 其他影响 ①长期服用甾体激素避孕药对部分使用者的胰岛功能有一定影响，可出现糖耐量异常，停药后可恢复。②雌激素使低密度脂蛋白（LDL）降低、高密度脂蛋白（HDL）升高，三酰甘油升高。孕激素可对抗三酰甘油升高，降低 HDL。因此长期服用可对心血管系统产生一定的影响，增加卒中和心肌梗死的风险。对于年龄>35 岁、长期吸烟，有高血压病史的女性不宜长期服用甾体激素避孕药。③目前使用的低剂量雌激素的甾体避孕药不增加血栓性疾病的风险。④长期服用避孕药不增加生殖器官恶性肿瘤的发病率，还可减少子宫内膜癌、卵巢上皮癌的发生。是否增加乳腺癌的发生，还存在争议。⑤复方短效口服避孕药停药后即可妊娠。长效避孕药建议停药 6 个月后再妊娠较安全。

（四）避孕药的种类

甾体激素避孕药根据药物作用时间分为短效、长效、速效和缓释类。根据给药途径分为口服、注射、经皮肤、经阴道和经宫腔（宫内缓释节育系统）。目前常用的激素避孕药见表 23-1 和表 23-2。

1. 口服避孕药（oral contraception）

（1）复方短效口服避孕药（compound short-acting oral contraceptive，COC）：由雌激素和孕激素配伍而成，雌激素主要为炔雌醇，孕激素成分各不相同，构成不同配方及制剂。目前常用的孕激素有炔诺酮、甲地孕酮、去氧孕烯、环丙孕酮、左炔诺孕酮、屈螺酮等。单相片在整个周期中雌、孕激素含量是固定的。除单相片外，还有双相片和三相片。三相片模仿正常月经周期中内源性雌、孕激素水平变化，将一个周期分成 3 个阶段，各阶段中雌、孕激素剂量均不相同。只要按规定服用且无漏服，避孕成功率可接近 100%。

使用方法及注意事项：一般雌、孕激素制剂用法基本相同，月经周期第 1 天或者第 5 天开始，每晚 1 片，连服 21～24 天，停药 5～7 天开始服用下个周期药物。若漏服可于次晨补服 1 片。若停药 7 天尚无月经来潮，则于第 8 日开始服用下一周期药物。若再次无月经出现，应停药检查原因。

笔记栏

表 23-1　女性常用的复方短效口服避孕药

名称	雌激素含量（mg）	孕激素含量（mg）	剂型
复方炔诺酮片（避孕片 1 号）	炔雌醇 0.035	炔诺酮 0.6	22 片/板
复方甲地孕酮片（避孕片 2 号）	炔雌醇 0.035	甲地孕酮 1.0	22 片/板
复方避孕片（0 号）	炔雌醇 0.035	炔诺酮 0.3、甲地孕酮 0.5	22 片/板
复方去氧孕烯片	炔雌醇 0.03 炔雌醇 0.02	去氧孕烯 0.15 去氧孕烯 0.15	21 片/板
炔雌醇环丙孕酮片	炔雌醇 0.035	环丙孕酮 2.0	21 片/板
屈螺酮炔雌醇片	炔雌醇 0.03	屈螺酮 3.0	21 片/板
屈螺酮炔雌醇片Ⅱ	炔雌醇 0.02	屈螺酮 3.0	（24+4）片/板
左炔诺孕酮/炔雌醇三相片			21 片/板
第一相（1～6 片）	炔雌醇 0.03	左炔诺孕酮 0.05	
第二相（7～11 片）	炔雌醇 0.03	左炔诺孕酮 0.075	
第三相（12～21 片）	炔雌醇 0.03	左炔诺孕酮 0.125	

表 23-2　其他女性常用甾体激素避孕药

类别	名称	雌激素含量（mg）	孕激素含量（mg）	剂型	给药途径
探亲避孕片	炔诺酮探亲片		炔诺酮 5.0	片	口服
	甲地孕酮探亲避孕片 1 号		甲地孕酮 2.0	片	口服
	炔诺孕酮探亲避孕片		炔诺孕酮 3.0	片	口服
	53 号避孕药		双炔失碳酯 7.5	片	口服
长效避孕针	醋酸甲羟孕酮避孕针		醋酸羟孕酮 150	针	肌内注射
	庚炔诺酮注射液		庚炔诺酮 200	针	肌内注射
	复方庚酸炔诺酮（避孕 1 号针）	戊酸雌二醇 5	庚酸炔诺酮 50	针	肌内注射
皮下埋植剂	左炔诺孕酮硅胶棒Ⅰ型		左炔诺孕酮 36/根	6 根	皮下埋植
	左炔诺孕酮硅胶棒Ⅱ型		左炔诺孕酮 75/根	2 根	皮下埋植
	依托孕烯植入剂		依托孕烯 68/根	1 根	皮下埋植
阴道避孕环	甲地孕酮硅胶环		甲地孕酮 200 或 250	只	阴道放置
	左炔诺孕酮阴道避孕环		左炔诺孕酮 5.0	只	阴道放置
	依托孕烯炔雌醇阴道环	炔雌醇 2.7	依托孕烯 11.7	只	阴道放置

（2）复方长效口服避孕药（compound long-acting oral contraceptive）：由长效雌激素和人工合成的孕激素配伍制成。这类药物主要是利用长效雌激素炔雌醇环戊醚（简称炔雌醚），从胃肠吸收后，储存于脂肪组织内缓慢释放起长效避孕作用。服药 1 次可避孕 1 个月，避孕有效率达 96%～98%。由于其副作用大，目前已少有销售。

2. 长效避孕针（contraceptive injection） 有单纯孕激素类和雌孕激素混合类，有效率达 98%，尤其适用于对口服避孕药有胃肠道反应者。单纯孕激素类可用于哺乳期避孕。其副作用有月经紊乱、点滴出血及闭经等。

3. 缓释避孕药 又称缓释避孕系统，是将甾体激素（主要是孕激素）与具有缓慢释放性能的高分子化合物制成多种剂型，在体内持续进行恒定微量释放，达到长效避孕作用。

（1）皮下埋植剂（subdermal implant）：含孕激素，有效率>99%。第一代产品称 NorplantⅠ，有 6 根硅胶囊管，每根含左炔诺孕酮（LNG）36mg，使用年限为 5～7 年。第二代产品称 NorplantⅡ，有 2 根硅胶囊管，每根含 LNG 75mg，使用年限为 3～5 年。依托孕烯单根皮埋剂含依托孕烯 68mg，使用年限为 3 年。用法：在月经周期开始的 7 天内在上臂内侧皮下埋入硅胶棒。不良反应是不规则少量阴道出血或点滴出血，少数人出现闭经、情绪变化、头痛。大部分可逐步改善，若流血时间长，可加用雌激素治疗。

（2）缓释阴道避孕环（intravaginal contraceptive ring）：是以硅胶或者塑料为载体，内含激素的阴道环。甲地孕酮硅胶环放置一次避孕 1 年，月经期不需取出。依托孕烯炔雌醇阴道避孕环月经第 1 日放置，3 周后取出，停用 1 周后再放下一个，有效率达 98%～99%。

（3）避孕贴片：含雌激素和孕激素储存区，可从药膜中按一定量及比例释放。贴于皮肤，经皮

笔记栏

肤吸收。每周1片，连用3周，停药1周，每月共用3片。

4. 探亲避孕药　由于其副作用较多，目前已很少使用。

三、其他避孕方法

其他避孕方法包括外用避孕、紧急避孕及安全期避孕等。

（一）外用避孕（barrier methods）

1. 阴茎套（condom）　又称避孕套，为男性避孕工具。顶端呈小囊状，排精时精液潴留于小囊内，不能进入阴道而达到避孕目的。此工具必须在每次性交时男方使用，射精后阴茎尚未软缩时，即捏住套口和阴茎一起取出，正确使用的避孕有效率可达93%～95%。阴茎套还具有防止性传播疾病的作用，故应用广泛。

2. 女用避孕套（female condom）　又称阴道套（vaginal pouch），既能避孕又具有防止性传播疾病的作用，我国目前无该产品。

3. 阴道杀精剂　是由阴道给药，通过抑制精子活性而达到避孕作用的一类化学避孕制剂。目前常用的避孕药膜是以壬苯醇醚为主药，聚乙烯醇为水溶性成膜材料制成。常用的有避孕栓剂、片剂、胶冻剂、凝胶剂及避孕薄膜等。性交前5～10min将其置阴道深处，待其溶解后即可性交。一般对局部黏膜无刺激或损害，少数女性感阴道灼热或分泌物增多。如果未能正确使用，失败率可达20%以上，因此不作为避孕首选。

（二）紧急避孕

紧急避孕（emergency contraception）是指在无保护性性生活后或避孕失败后几小时或几日内，为防止非意愿性妊娠的发生而采用的补救避孕方法。其主要是通过阻止或延迟排卵，干扰受精或阻止胚胎着床，从而达到避孕的目的。

1. 适应证　①在性生活中未使用任何避孕方法；②避孕失败，包括避孕套破裂、滑脱，以及未能做到体外排精、安全期计算错误、漏服短效避孕药、宫内节育器脱落；③遭到性暴力。

2. 方法

（1）宫内节育器：一般在无保护性性生活后5天（120h）内放置节育器，其有效率可达95%以上。特别适合那些希望长期避孕而且符合放置宫内节育器或对激素应用有禁忌证者。

（2）紧急避孕药：①雌、孕激素复方制剂，复方左炔诺孕酮片，在无保护性性生活72h内服4片，12h后再服4片；②单孕激素制剂，左炔诺孕酮片，无保护性性生活72h内服1片，12h后再服1片；③抗孕激素制剂，米非司酮，无保护性性生活后5天（120h）内服米非司酮10mg。

（3）不良反应：可出现恶心、呕吐、不规则阴道出血、月经紊乱，一般不需特殊处理。米非司酮的不良反应少而轻。

（三）安全期避孕

采用安全期内进行性生活而达到避孕目的，称为安全期避孕，又称自然避孕，包括日历表法、基础体温测定和宫颈黏液检查。日历表法是根据卵子排出通常在下次月经来潮前14天，因此排卵前后4～5天为易受孕期，其余时间为安全期。基础体温测定与排卵时间关系不恒定，宫颈黏液观察需要经过培训才能掌握，因此安全期避孕并不十分可靠，失败率达20%。

四、其他类避孕

黄体生成激素释放激素类似物避孕、免疫避孕法的导向药物和抗生育疫苗，均在研究中。

第二节　输卵管绝育术及吻合术

一、输卵管绝育术

通过结扎或者完全阻塞输卵管，阻断精子与卵子相遇而达到绝育的手术称为输卵管绝育术。手术方式可经腹、腹腔镜下或经阴道进行。目前常用的是经腹或腹腔镜下输卵管结扎术。

（一）经腹输卵管结扎术

1. 适应证　自愿接受绝育手术且无禁忌证者；患有严重全身疾病或遗传病不宜生育者。

笔记栏

2. 禁忌证 ①各种疾病的急性期；②全身情况不良、不能胜任手术者，如心力衰竭、多器官功能衰竭等；③24h内两次体温在37.5℃或以上者；④腹部皮肤感染或患急、慢性盆腔炎者；⑤患严重的神经症状者。

3. 手术时间 非妊娠女性在月经干净后3～7天；人工流产或分娩后立即或在48h内施行手术。哺乳期或闭经女性应排除早孕后再行绝育术。

4. 术前准备 与一般妇科腹部手术相同。

5. 麻醉 根据术式和患者情况酌情选择适当的麻醉方法（局部浸润或硬膜外麻醉）。

6. 手术过程 ①取下腹正中耻骨联合上2横指（约4cm）处做2～3cm纵或横切口，产后则在子宫底下2cm做纵切口；②采用卵圆钳、指板或吊钩取管法提取输卵管，直至暴露出伞端，证实为输卵管无误，并检查卵巢；③多采用抽心包埋法结扎输卵管。

7. 并发症 极少发生。①出血或血肿：可因过度牵拉、钳夹而损伤输卵管或其系膜造成，或因创面血管未结扎或结扎不紧引起腹腔内积血或血肿。②感染：包括局部和全身感染，一是体内原有感染灶未控制，二是手术操作过程中无菌观念不强。③损伤：如膀胱、肠管等损伤，因解剖关系辨认不清或操作粗暴所致。④绝育失败；手术失败以致再孕。可因绝育措施本身缺陷，也可因手术时技术误差引起。其结果是多发生子宫内妊娠，尚需警惕形成输卵管妊娠的可能。

（二）腹腔镜下输卵管绝育术

1. 禁忌证 主要为腹腔粘连、心肺功能不全、膈疝等，余同经腹输卵管结扎术。

2. 术前准备 同经腹输卵管结扎术，受术者取头低臀高仰卧位。

3. 手术过程 在腹腔镜直观下将弹簧夹（hulka clip）或硅胶环（falope ring）套于输卵管峡部，以阻断输卵管通道。也可采用双极电凝烧灼输卵管峡部1～2cm。

比较各种方法的绝育失败率，电凝术为1.9‰，硅胶环为3.3‰，弹簧夹为27.1‰，但机械性绝育术与电凝术相比，因毁损组织少，可提供更高的复孕率。

二、输卵管吻合术

输卵管吻合术又称输卵管复通术，指输卵管绝育术后，由于各种原因要求恢复生育功能而行手术者。术中将结扎的输卵管切除，然后将两个断端吻合。适合于夫妻双方身体健康有生育功能者。目前采用的有经腹结合手术显微镜复通和腹腔镜下复通两种方式。

第三节 避孕失败后的补救措施

因非意愿妊娠、疾病等原因而采用人工方法终止妊娠，称人工流产（induced abortion）。人工流产对女性的生殖健康有一定影响，因此应做好避孕措施。终止早期妊娠的人工流产方法包括药物流产和手术流产。

一、药物流产

药物流产（medical induction）是用非手术措施终止早孕的方法。目前最常用的药物是米非司酮（mifepristone）配合米索前列醇。米非司酮是一种合成类固醇，具有抗孕酮和抗糖皮质激素的作用。米索前列醇是前列腺素类似物，能促进子宫收缩及子宫颈软化。两者协同作用，可提高终止妊娠的效果。

1. 适应证 ①妊娠试验阳性，B超证实为子宫内妊娠且在妊娠7周内者；妊娠8～16周，可酌情考虑。②有人工流产高危因素者，如哺乳期、瘢痕子宫、子宫颈发育不良或严重骨盆畸形。③对手术流产有顾虑或恐惧心理。

2. 禁忌证 ①使用米非司酮的禁忌证，包括肾上腺疾病、糖尿病、肝肾功能异常、妊娠期皮肤瘙痒、血液疾病、血管栓塞等病史；②使用前列腺素类药物的禁忌证，包括高血压、青光眼、哮喘、癫痫等；③长期服用治疗结核、癫痫、抑郁的药物，以及前列腺素合成酶抑制剂、巴比妥类药物等；④性传播疾病或外阴、阴道等生殖道炎症未经治疗；⑤胎盘附着位置异常者；⑥其他，如带器妊娠、异位妊娠、过敏体质等。

3. 用药方法 顿服法为200mg一次口服。分服法总量150mg：第1日晨服50mg，8～12h再服25mg；用药第2日早晚各服米非司酮25mg；第3日早晨再服25mg。两种方法均于服药的第3日早

笔记栏

上口服米索前列醇 0.6mg。每次服药前、后至少空腹 1h。

4. 注意事项

（1）不良反应包括恶心、呕吐、腹泻等消化道症状，以及下腹痛、阴道出血及感染。

（2）因药物流产可出现大量出血，因此需在有医护人员严密观察下，具有抢救条件的正规医院进行。如出血较多需要及时行清宫术。

（3）用药前注意鉴别异位妊娠、葡萄胎等疾病，防止漏诊或误诊。

二、手术流产

手术流产（surgical abortion）是指妊娠 14 周以内采用人工方法终止妊娠的手术，包括负压吸引术（vacuum aspiration）和钳刮术。

（一）负压吸引术

利用负压吸引的原理，将妊娠物从子宫腔内吸出，称为负压吸引术（图 23-1）。

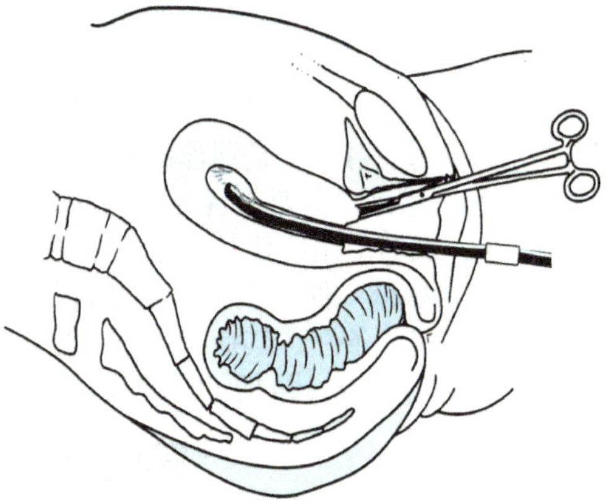

图 23-1 负压吸引术

1. 适应证 ①适用于妊娠 10 周内自愿要求终止妊娠者；②因各种疾病不宜继续妊娠者。

2. 禁忌证 ①各种疾病的急性期或严重的全身性疾病；②生殖器官急性炎症；③术前相隔 4h 的两次体温在 37.5℃或 37.5℃以上，或全身健康状况不良，不能耐受手术者。

3. 术前准备 ①详细询问病史及查体；②完善相关辅助检查，如血常规、白带常规、凝血功能、超声检查等；③签署手术知情同意书。

4. 手术方法和步骤

（1）患者排空膀胱，取膀胱截石位。

（2）外阴部常规消毒铺巾，双合诊复查子宫大小、位置及附件情况。阴道窥器暴露子宫颈后，再次消毒。

（3）以宫颈钳夹持子宫颈前唇，用子宫探针探测子宫腔深度和屈向，根据子宫腔大小选择吸管。

（4）用宫颈扩张器依次扩张子宫颈管，但比选用吸头大半号或一号。扩张时用力要均匀，不宜用力过猛，以防子宫颈口裂伤或子宫穿孔。

（5）将吸管连接到吸引器，按子宫位置的方向将吸管头部送入子宫底部，控制负压为 400～500mmHg（53～67kPa），按顺时针方向吸子宫腔 1～2 周。当感觉子宫腔缩小，子宫壁粗糙时，阻断负压后慢慢撤出吸管。

（6）用小号刮匙轻刮子宫腔 1 周，尤其子宫底及两侧子宫角部，检查是否吸刮干净。全部吸出物过滤，检查有无绒毛，如为无绒毛组织应送病理学检查。

（二）钳刮术

钳刮术适用于妊娠 10～14 周，要求终止妊娠者。步骤与负压吸引术相同，改负压吸引管为卵圆钳钳取胎儿和胎盘。若胎儿较大，应先作扩张子宫颈准备，可用药物或机械方法扩张子宫颈。钳刮术易造成出血多、宫颈裂伤、子宫穿孔、流产不全等并发症，应尽量避免大月份钳刮术。注意观察阴道出血情况，若出血多可加用子宫收缩药；术后注意预防宫腔积血和感染。

（三）人工流产术并发症及其防治

1. 子宫穿孔 是人工流产术的严重并发症。与操作者操作水平及子宫异常有关（如哺乳期妊娠子宫、瘢痕子宫妊娠、子宫过度倾屈或畸形）。手术时突然感到无子宫底感觉，或手术器械进入深度超过原来所测的深度，提示子宫穿孔，应立即停止手术。穿孔小，无脏器损伤或内出血，手术已完成，可注射子宫收缩剂保守治疗，并给予抗菌药物预防感染。同时密切观察血压、脉搏等生命体征。若子宫内组织未吸净，应由有经验医师避开穿孔部位，在超声引导下或腹腔镜下完成手术。尚未进行吸宫操作无出血者，可等待 1 周后再清除子宫腔内容物；发现内出血增多或疑有脏器损伤者，应立即行腹腔镜检查或剖腹探查。

笔记栏

2. 人工流产综合反应 指受术者在人工流产中或手术结束时出现恶心、呕吐、心动过缓、心律失常、血压下降、面色苍白、出汗、头晕、胸闷，甚至发生昏厥和抽搐。其发生主要是由子宫颈和子宫遭受机械性刺激引起迷走神经反射所致，并与患者精神紧张，不能耐受子宫颈扩张、牵拉和过高的负压有关。术前应给予精神安慰，操作力求轻柔，扩张子宫颈不可施用暴力，吸宫时负压要适当，吸净后勿反复吸刮子宫壁。术前可应用松弛子宫颈的药物，一旦出现心率过缓，可注射阿托品0.5～1mg。

3. 吸宫不全 为人工流产的常见并发症，指人工流产后部分组织物残留。与子宫位置异常或操作者技术不熟练有关。术后流血超过10天、血量过多，或流血停止后又有多量流血，应考虑为吸宫不全，血或尿hCG检测和超声检查有助于诊断。若无明显感染征象，应行刮宫术，刮出物送病理学检查，术后用抗生素预防感染。若伴有感染，应控制感染后再行刮宫术。

4. 漏吸 指人工流产时未吸到绒毛或胚胎。往往因孕囊过小、子宫位置异常或子宫畸形造成。若发生漏吸，应复查子宫位置、大小及形状，并重新探查子宫腔，再次行负压吸引术。

5. 术中出血 多发生于妊娠月份较大者，因子宫收缩较差而引起出血。应立即给予缩宫素子宫颈注射或肌内注射。若是漏诊的切口部妊娠，可引起严重出血，甚至危及生命。

6. 术后感染 主要表现为子宫内膜炎、子宫肌炎及盆腔炎，甚至发展为败血症。治疗为休息，支持疗法，及时应用广谱抗生素。宫腔内残留妊娠物者按感染性流产处理。

7. 羊水栓塞 偶可发生在妊娠月份较大的钳刮术，由于子宫颈损伤、胎盘剥离使血窦开放，为羊水进入创造了条件，其症状及严重性不如晚期妊娠发病凶猛。治疗见“羊水栓塞”章节。

8. 远期并发症 包括子宫颈或宫腔粘连、慢性盆腔炎、月经失调、继发不孕等。

第四节 避孕节育措施的选择

避孕节育方法的知情选择是指通过宣传、培训和咨询服务，生育期女性根据自身情况（包括家庭、身体、婚姻状况等），选择合适且安全、有效的避孕方法。

（一）新婚夫妇

复方短效口服避孕药使用方便，避孕效果好，不影响性生活，为首选方法（短效避孕药为首选方法）。男用避孕套也是较理想的避孕方法。不适宜用安全期、体外排精、长效口服避孕药及宫内节育器。

（二）已有子女的夫妇

选择长效、可逆、安全、可靠的避孕方法，可结合个人身体状况进行选择，包括宫内节育器、皮下埋植剂、复方口服避孕药、避孕针和阴茎套。已生育子女且有妊娠禁忌证者，可考虑采取绝育手术。

（三）哺乳期女性

首选避孕套，不宜选用复方甾体激素避孕药，可选用避孕套、宫内节育器。

（四）绝经过渡期女性

此期女性仍可能排卵，必须坚持避孕。如原来使用宫内节育器者可继续使用直至停经后半年内取出。可选用避孕套或外用避孕药。不宜选用口服避孕药和安全期避孕。

案例 23-1

患者，女性，30岁。因产后9个月，停经45天，要求终止妊娠就诊。9个月前患者顺产一活女婴，产后哺乳6个月，产后6个月恢复月经。停经40天自测尿妊娠试验（+），要求终止妊娠并咨询避孕方法。既往史：无特殊。月经史：13岁初潮，月经期4～5天，月经周期30天，量中等，无痛经，白带不多。婚姻史：25岁结婚，1-0-0-1，丈夫体健。查体：体温36.8℃，脉率84次/分，呼吸20次/分，血压120/70mmHg，心、肺听诊无异常。妇科检查：外阴阴道无异常发现。子宫颈光滑，无举痛。子宫体前位，增大如妊娠6周多，质软，活动好，无压痛。附件：双侧无增厚，无压痛。

笔记栏

问题：1. 该患者终止妊娠前需要做哪些检查？
2. 采用何种方法终止妊娠？
3. 如何指导患者采用适合的避孕方法？

案例 23-1 分析

1. 生育期女性，停经 45 天，尿妊娠试验阳性，妇科检查示子宫增大如妊娠 6 周余，质软，初步诊断“早期妊娠”。应做 B 超确诊宫内妊娠。终止妊娠前应做检查：血常规、凝血功能检查及乙肝、丙肝、梅毒、HIV 抗体等传染病系列，以及血型、阴道分泌物检查、B 超检查。

2. 妊娠 6 周余终止妊娠的方法：可采用人工负压吸引术或药物流产。用药后应严密随访，出血量多者需急诊刮宫。

3. 已有子女，要求长期避孕，无放置宫内节育器的禁忌证，首选宫内节育器作为避孕措施。可以在人工负压吸引术终止妊娠后立即放置宫内节育器。也可于行负压吸引术或药物流产终止妊娠后，采用口服避孕药或者皮下埋植剂。

附 23A

终止中期妊娠的方法

妊娠 14 周以后者可考虑药物或水囊引产。最常用的药物是依沙吖啶，通常采用的是经腹壁羊膜腔注射法。

一、依沙吖啶引产

依沙吖啶是一种强力杀菌剂，它能引起子宫收缩。将依沙吖啶注入羊膜腔内（图 23-3）或子宫腔内，能引起子宫收缩，并能达到排出胎儿和胎盘的引产目的。

（一）适应证

适应证：①妊娠 14～28 周，自愿要求终止妊娠而无禁忌证者；②因某种疾病不宜继续妊娠者；③产前诊断胎儿畸形者。

（二）禁忌证

禁忌证：①有急、慢性肝肾疾病和肝肾功能不良者；②各种疾病的急性期；③生殖器官急性炎症；④子宫壁上有手术瘢痕。

（三）术前准备

手术准备：①必须住院，详细询问病史，全身检查和妇科检查；②辅助检查，包括血常规、尿常规、凝血功能、血型、肝功能、肾功能、心电图、阴道分泌物检查、传染病相关检查、B 超；③术前咨询，签署手术知情同意书。

（四）手术步骤及注意事项

1. 将子宫固定在下腹部正中，在子宫底下方 2～3 横指，中线或中线两侧，选择囊性最强的部位作为穿刺点（目前多以超声定位羊水较多，易穿刺部位为穿刺点）。

2. 用 7～9 号有针芯的腰椎穿刺针，从选择好的穿刺点垂直刺入。有两次落空感后（即肌鞘、子宫壁），即进入羊膜腔内。穿刺针确切进入羊膜腔后，拔出针芯即有羊水溢出（图 23-2）。

3. 先往注射器内回抽少许羊水，然后再注入药液。一般注入 1%依沙吖啶液 10ml（100mg）。

4. 如回抽时有血液，可能刺入胎盘，应尝试向深部进针，如仍有血液或穿刺时感觉刺入胎体，应另选穿刺

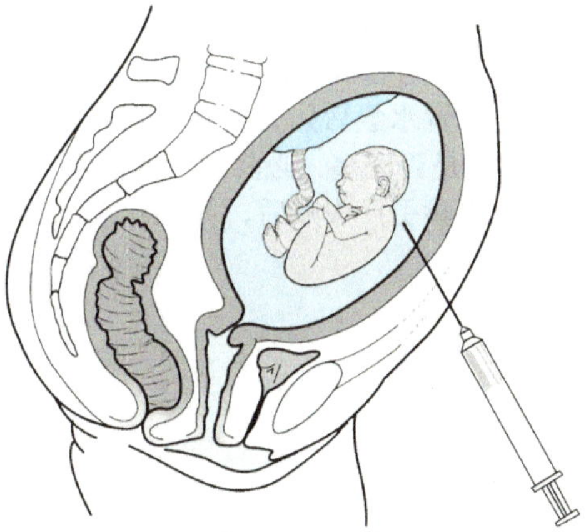

图 23-2 依沙吖啶羊膜腔引产

笔记栏

点，穿刺不得超过3次。术毕详细填写手术记录。

5. 引产术后医务人员应严密观察有无不良反应、体温、宫缩等情况。规律宫缩后，应严密监护孕妇状态。胎儿娩出前应送入产房待产。

6. 胎儿娩出后处理同正常分娩后观察与处理（见正常分娩相关章节）。

7. 注射药物72～120h后(即3～5天)尚未发动子宫收缩者,可再注药1次,用药剂量仍为100mg。如两次引产失败，应改用其他方法终止妊娠。

二、水囊引产

水囊引产是将水囊放置在子宫壁和胎膜之间，诱发和引起子宫收缩，促使胎儿和胎盘排出的终止妊娠方法。其引产成功率可达90%以上。

（一）适应证

同依沙吖啶引产。

（二）禁忌证

禁忌证：①急性传染病；②慢性疾病的急性发作期（如心力衰竭）；③妊娠期反复有阴道出血者；④生殖器官急性炎症或全身其他处有感染者；⑤前置胎盘；⑥瘢痕子宫者需十分慎重。

（三）术前准备

1. 必须住院，详细询问病史，全身检查和妇科检查。

2. 辅助检查，包括血常规、尿常规、凝血功能、血型、肝功能、肾功能、心电图、阴道分泌物、传染病相关检查、B超。

3. 术前阴道擦洗2～3次。

4. 备好无菌水囊（将18号导尿管插入双层避孕套内，排出套内及夹层间的空气，用丝线将避孕套口结扎于导尿管上）。

5. 术前咨询，签署知情同意书。

（四）手术步骤及注意事项

1. 排空膀胱，取膀胱截石位。

2. 常规消毒外阴阴道，铺无菌巾。消毒阴道穹窿、子宫颈及子宫颈管。

3. 钳夹子宫颈前唇或后唇，将水囊顶端涂以无菌润滑剂，徐徐放入子宫腔，如遇出血则从另一侧放入，使水囊处于胎囊与子宫壁之间。水囊结扎处最好放在子宫颈内口以上。

4. 经导尿管注入生理盐水。注入量根据妊娠月份大小酌情增减，一般在300～500ml，缓慢注入，如有阻力立即停止。

5. 导尿管末端用丝线扎好。将导尿管置于阴道后穹窿处，阴道内填塞纱布。

6. 放置水囊后可在室内自由活动，鼓励起床，以利子宫颈扩张。定时测体温、脉搏，观察宫缩，注意有无阴道出血或发热。

7. 水囊引产应特别注意预防感染，如有寒战、发热，应立即取出水囊，并静脉给予广谱抗生素。如发现破水，应立即取出水囊，同时静脉滴注缩宫素，如破水超过12h，应尽快终止妊娠，以免引起感染；如阴道出血多，腹部张力尚不能放松，子宫底有上升，应考虑有胎盘早剥的可能，须取出水囊，如确诊为胎盘早剥，应及早终止妊娠；如发现宫缩过强，可提前取出水囊。

8. 放置水囊后如无异常，24h后取出，取水囊后静脉滴注缩宫素。胎儿、胎盘娩出后，检查胎盘及胎膜是否完整，必要时行清宫术。

9. 水囊引产失败后，如无异常，观察72h后改用其他方法终止妊娠。

（杨晓葵）

笔记栏

第二十四章　妇产科常用特殊检查

第一节　产 前 筛 查

一、唐 氏 筛 查

唐氏筛查是通过应用血清学、超声检测进行妊娠期筛查预防的重要检查手段。唐氏筛查可用于判断唐氏综合征、18-三体综合征、13-三体综合征及开放性神经管畸形的发生风险。最常用三联标志物，包括甲胎蛋白（fetal protein A，AFP）、游离雌三醇（uE_3）、游离 β-hCG，或增加第四联标志物抑制素 A（inhibin A），结合孕妇的年龄、体重、孕周等综合计算发病风险。与正常妊娠比较，唐氏综合征胎儿的母亲血清中 β-hCG 和抑制素 A 水平升高，AFP 和 uE_3 下降。胎儿神经管缺陷的筛查原理是在神经管缺陷胎儿的母体血清和羊水中，AFP 水平大部分会异常升高，通过分析 AFP 水平，可预测胎儿患神经管缺陷的风险。

1. 适应证　妊娠 15～20 周。

2. 方法　主要为母体血清学标志物联合筛查，可通过放射免疫、酶联免疫等方法。

3. 注意事项

（1）检查前禁饮、禁食 8～12h。

（2）高危人群建议进一步产前诊断。

（3）该方法仅为产前筛查方法，不能仅依据筛查结果作出终止妊娠的决定。

（4）不建议单独使用该方法对双胎妊娠进行产前筛查。

二、无创产前筛查

无创产前筛查（NIPT）是通过检测母体血浆中游离胎儿 DNA，采用高通量测序结合生物信息学分析，进行胎儿非整倍体筛查。目前临床上多用于筛查 21-三体综合征、18-三体综合征和 13-三体综合征。

1. 适应证　①妊娠 12～26 周，判断胎儿染色体非整倍体异常；②妊娠中期血清学、超声检测显示染色体非整倍体临界值或高风险；③介入性产前诊断禁忌者；④妊娠≥27 周，错过最佳血清学筛查者。

2. 方法　收集孕妇血浆中的游离 DNA，采用第二代测序和生物学信息判断胎儿染色体数目异常。

3. 注意事项

（1）孕妇本身存在染色体异常、基因疾病风险及胎盘嵌合等特殊情况下，不宜采用 NIPT。

（2）NIPT 目前多用于高危人群次级筛查，部分发达地区已用于一级筛查，但仍不能代替产前诊断。

（3）双胎妊娠，该方法仅能筛查整体风险，无法明确具体哪一胎风险高，需进一步行侵入性产前诊断明确。

（4）对于有染色体异常胎儿分娩史、夫妇一方有明确染色体异常的，以及孕妇 1 年内接受过异体输血、移植手术、细胞治疗或接受过免疫治疗等，胎儿影像学检查怀疑胎儿有微缺失微重复或其他染色体异常可能的高风险人群，不建议行 NIPT。

第二节　羊 水 检 查

羊水检查是应用多种实验室检测技术对羊水成分进行分析的一种产前检查方法。羊水中的细胞可用于遗传学检测；酶学分析可用于先天性遗传代谢病的筛查；病原体检测可用于判断宫内感染情况；羊水还可用于判断胎儿成熟度。

一、适　应　证

1. 遗传病产前诊断及先天性代谢病的产前筛查。
2. 妊娠早期宫内病原体感染的产前诊断，如风疹病毒、巨细胞病毒或弓形虫感染等。

3. 胎儿成熟度的判定。处理高危妊娠时需引产，在引产前需了解胎儿成熟度，以选择分娩的有利时机。

二、临床应用

1. 遗传病产前诊断及先天性代谢病的产前筛查

（1）染色体异常：通过羊水细胞培养作染色体核型分析，以诊断染色体（常染色体及性染色体）数目或结构异常。较常见的常染色体异常有21-三体综合征、18-三体综合征，性染色体异常有先天性卵巢发育不全综合征（特纳综合征，45，XO）等。

（2）先天性代谢病：经羊水细胞培养作某些酶的测定，可诊断某种酶的异常或缺陷。如测定氨基己糖酶A活力，可诊断因类脂质蓄积引起的黑曚性家族痴呆病；测定半乳糖-1-磷酸盐尿苷酰转移酶，可诊断半乳糖血症等。随着分子诊断技术的发展，目前临床上已经很少通过酶活性检测遗传代谢疾病。

（3）基因病：从羊水细胞提取胎儿DNA，针对目的基因做直接或间接的分析。近年来已能应用PCR、第一代测序、第二代测序等技术相互结合做遗传病的基因诊断。1979年已成功用于诊断血红蛋白结构基因缺失的疾病，如地中海贫血、血红蛋白H病。并成功地诊断核苷酸突变造成的遗传病，如镰状细胞、苯丙酮尿症。目前可以常规进行产前诊断的遗传病有地中海贫血、苯丙酮尿症、甲型血友病、乙型血友病、假肥大型进行性肌营养不良症等。应用第二代测序等技术可以检测目前已知可以明确致病的所有单基因遗传病，但需严格把握临床指征，谨慎应用。

2. 宫内感染的产前诊断 当高度怀疑孕妇有弓形虫、风疹病毒、巨细胞病毒、单纯疱疹病毒等病原体感染时，可检测羊水中特异性免疫球蛋白、病毒DNA或RNA的含量，以帮助诊断是否存在胎儿宫内病毒感染。羊水细菌培养是诊断宫内细菌感染的可靠依据。绒毛膜羊膜炎的产前诊断可以通过羊水涂片革兰氏染色检查、葡萄糖水平测定、白细胞计数、白细胞介素-6检测等方法实现。如羊水中白细胞介素-6升高，可能存在亚临床的宫内感染，可导致流产或早产。

3. 胎儿成熟度的检查 目的是了解胎儿在子宫内是否已具备出生后适应外界的生存能力，胎儿在子宫内各脏器的功能已在运作，胎儿肺在子宫内无正常呼吸运动，但娩出后呼吸功能的建立至关重要，因此监测胎儿成熟度的重点在于评估胎儿肺是否成熟。尤其在高危妊娠引产前，分娩时机的选择中，胎儿肺成熟度的评估非常重要。

（1）卵磷脂与鞘磷脂比值（L/S）测定：胎儿肺泡Ⅱ型上皮细胞可分泌使肺泡表面张力减低的表面活性物质，该物质有助于稳定新生儿的肺泡功能，缺少时可发生新生儿呼吸窘迫综合征。肺泡表面活性物质可通过胎儿肺泡、支气管、口腔直接进入羊水，其主要成分是磷脂，因此羊水中的L/S值可作为判断胎儿肺成熟度的检查。妊娠34周前卵磷脂与鞘磷脂含量相似，自妊娠35周开始卵磷脂迅速合成，至妊娠37周达高峰，羊水中含量随之急剧增多，但鞘磷脂含量在整个妊娠期无明显变化，导致羊水中L/S值不断增高。若羊水中L/S值≥2时，提示胎儿肺已成熟；L/S值<1.5时，提示胎儿肺尚未成熟，新生儿呼吸窘迫综合征的发生率约为73%；L/S值在1.5～1.9时为临界值，约50%可能发生新生儿呼吸窘迫综合征。糖尿病孕妇的羊水中L/S值达2.0时仍有较多发生新生儿呼吸窘迫综合征，故≥3.0时提示胎儿肺成熟。

（2）磷脂酰甘油（phosphatidyl glycerol，PG）测定：PG占肺泡表面活性物质中总磷脂的10%，它的出现极具特异性，妊娠35周后出现，代表胎儿肺已成熟，以后继续增长至分娩。因此，PG测定判断胎儿肺成熟度明显优于L/S测定。当孕妇患糖尿病时，即使L/S值>2但未出现PG，也表示胎儿肺仍未成熟。

第三节 子宫颈脱落细胞学检查

子宫颈上皮由子宫颈阴道部的鳞状上皮和子宫颈管的柱状上皮组成。子宫颈的鳞状上皮中含有表皮生长因子受体、雌激素受体和孕激素受体；子宫颈的鳞状上皮和柱状上皮的交界处是宫颈癌的好发部位，而鳞柱交界受雌激素影响，在不同年龄位置不同。为提高宫颈癌筛查的阳性率，应特别了解子宫颈上皮的这个特点，注意选择鳞柱交界处作为子宫颈脱落细胞学检测取材的重点。

一、子宫颈液基细胞学检查

该检查是筛查早期宫颈癌的重要方法。传统的子宫颈刮片取材因获取细胞数目较少，制片也较粗劣，故目前应用已逐渐减少。目前常用的检测方法是1996年美国FDA批准的液基薄层细胞学检查技术。这种制片方法几乎保存了取材器上的所有细胞，且去除了标本中杂质的干扰，避免了细胞的过度重叠，使不正常细胞更容易被识别。利用液基薄层细胞学检查可将识别子宫颈高度病变的灵敏度和特异度提高至85%和90%左右。

1. 适应证 ①作为一般人群的宫颈癌筛查，凡有性生活的女性，应每1～2年进行一次宫颈癌筛查；②有接触性出血、不规则阴道出血或有阴道排液者、临床检查子宫颈异常的女性；③因妇科良性疾病拟行子宫切除术前；④作为高危人群的复查，曾有过细胞学异常、子宫颈病变或宫颈癌治疗后的随诊。

2. 方法 患者取膀胱截石位，取材者取一个装有细胞保存液的小瓶，在其表面贴上患者信息的标签或用记号笔写上患者姓名等身份记号。正确放置窥阴器，暴露子宫颈时避免窥阴器触碰子宫颈，勿用干棉球等擦拭子宫颈表面。用专用的特制毛刷伸入子宫颈管约1cm，以子宫颈外口为中心，旋转360°～720°后取出并将毛刷头浸泡至保存液中备检。如遇子宫颈肥大患者，应注意刷取子宫颈表面旋转毛刷不能刷到的区域，特别是鳞柱上皮交界处。

3. 注意事项

（1）采集标本前24～48h应禁止性生活、阴道检查、阴道灌洗及阴道上药。

（2）使用的窥阴器不得涂润滑剂。

（3）采集器等用品应保持干燥。

（4）阴道出血量非常多时，除特别需要应暂缓进行子宫颈脱落细胞学取材，以免因红细胞过多而影响镜下观察。

（5）阴道炎症的急性期时，应先治疗阴道炎症后再行子宫颈细胞学检查，否则不仅易于发生感染，还会影响细胞学检查结果的准确性。

二、子宫颈 HPV 检测

人乳头瘤病毒（human papilloma virus，HPV）的感染已被证实能够引起女性生殖道鳞状上皮内病变及癌变，其中高危型HPV的持续感染是导致外阴、阴道及子宫颈部位发生高级别鳞状上皮内病变及癌变的最主要原因。因此，早期发现HPV感染及病毒分型检测对宫颈癌的防治有重要意义，临床上已推荐将HPV检测纳入宫颈癌及癌前病变的常规筛查项目。

1. 适应证 ①在宫颈癌的初筛中，联合宫颈细胞学检查，可有效降低细胞学检查的假阴性发生率；②对于子宫颈细胞学正常的人群，利用HPV检测结果进一步分析，若为HPV16型或HPV18型阳性，由于以上两型发生宫颈癌前病变及癌变的风险明显升高，则直接转诊阴道镜检查，若为其他型别感染，推荐1年后复查子宫颈细胞学及HPV；③若子宫颈细胞学初筛结果为ASCUS，可行HPV检测进行分流，以识别高危患者及避免过度治疗；④用于宫颈癌及癌前病变患者术后的随访复查，通过HPV的变化情况判断病情复发与否，必要时转诊阴道镜检。

2. 方法 患者取膀胱截石位，取材者取一个装有细胞保存液的小瓶，在其表面贴上患者信息的标签或用记号笔写上患者姓名等身份记号。正确放置窥阴器，暴露子宫颈后，用干棉球擦净子宫颈分泌物，用检查专用毛刷伸入子宫颈管中旋转3～5周，取出毛刷将其放入专用试管中，在瓶口水平折断毛刷杆，盖好试管帽送检。

3. 注意事项

（1）采集标本前24～48h应禁性生活、阴道检查、阴道灌洗及阴道上药。

（2）在子宫颈液基细胞学检测取材完成后再行HPV检测取材。

第四节 女性生殖器官活组织检查

生殖器官活组织检查是取生殖器官病变处或可疑部位小部分组织做病理学检查，以明确病变性质，简称活检。通常情况下活检是诊断的最可靠依据。常用的取材方法有局部活组织检查、诊断性子宫颈锥切术、诊断性刮宫等。

一、局部活组织检查

（一）外阴活组织检查

1. 适应证 ①外阴部赘生物或久治不愈的溃疡需明确病变性质；②外阴色素减退疾病需明确类

笔记栏

型及除外恶变者；③怀疑外阴结核、外阴尖锐湿疣、外阴阿米巴病等外阴特异性感染疾病，需明确诊断者。

2. 禁忌证 ①月经期；②外阴急性化脓性感染；③疑为恶性黑素瘤者。

3. 方法 患者排尿后取膀胱截石位，常规消毒、铺巾，取材部位以0.5%利多卡因做局部浸润麻醉。小赘生物可自蒂部剪下或用活检钳钳取，病灶面积大者行部分切除。止血方法：局部压迫止血，或电凝止血，或缝扎止血。标本置于10%甲醛溶液或95%乙醇中固定后送病检。

（二）阴道活组织检查

1. 适应证 ①阴道赘生物；②阴道溃疡病灶；③阴道尖锐湿疣等特异性感染；④阴道镜可疑高级别病变时。

2. 禁忌证 ①急性外阴炎、阴道炎、宫颈炎、盆腔炎；②月经期。

3. 方法 患者排尿后取膀胱截石位，常规消毒、铺巾，阴道窥器暴露活检部位后再次消毒。活检钳咬取可疑部位组织，若病变处有坏死，应注意取至深层新鲜组织。可用无菌纱布压迫止血，或阴道内置无菌带尾纱布压迫止血，嘱患者24～48h后自行取出。活检组织置于10%甲醛溶液或95%乙醇中固定后常规送病理学检查。

（三）子宫颈活组织检查

1. 适应证 ①阴道镜可疑子宫颈HSIL，或宫颈癌；②阴道镜诊断子宫颈LSIL，但细胞学提示ASC-H及以上，或AGC及以上；③阴道镜检查不充分，或操作者经验不足。

2. 禁忌证 ①急性外阴炎、阴道炎、宫颈炎、盆腔炎；②月经期。

3. 方法

（1）检查前至少48h内避免性生活、阴道冲洗或用药。患者排尿后取膀胱截石位，常规消毒、铺巾，阴道窥器暴露子宫颈，用干棉签擦净子宫颈黏液及分泌物，局部消毒。

（2）在子宫颈外口鳞柱状交界区或肉眼糜烂较深或特殊病变处用活检钳钳取组织，可多点或单点取材。为提高取材准确性，可在应用3%或5%醋酸后或涂复方碘溶液后，于醋白或碘不着色区取材。取材时注意应钳取上皮全层组织及部分间质组织，以利于组织学检测。若病变向上延伸至子宫颈管内，或细胞学提示AGC，或阴道镜下未见鳞柱状交界区时，建议同时行子宫颈管搔刮术。

（3）将取下组织放入10%甲醛或95%乙醇中固定，若为多点活检则分别送检。

（4）子宫颈局部填塞带尾纱布压迫止血，嘱患者24～48h后自行取出。

4. 注意事项

（1）患有阴道炎症（阴道毛滴虫及真菌感染等）者应治愈后再行活检。

（2）妊娠期慎做活检，以免发生流产、早产，但若高度怀疑为子宫颈恶性病变者应在知情同意后进行检查。

（3）以月经干净后3～7天活检为佳，月经前期不宜做活检，以免月经血与切口出血相混淆，月经来潮时切口未愈合可增加子宫内膜组织在切口种植的机会。

二、诊断性子宫颈锥切术

1. 适应证 ①子宫颈细胞学检查多次提示找到癌细胞，但子宫颈活检及分段诊刮病理结果均未发现癌灶；②子宫颈活检结果提示HSIL者；③子宫颈活检为原位癌或镜下早期浸润癌，而临床疑为浸润癌，为明确病变累及程度与确定手术范围。

2. 禁忌证 ①阴道、子宫颈、子宫及盆腔急性或亚急性炎症；②月经期；③有血液病等出血倾向者。

3. 术前准备及注意事项

（1）血常规、凝血功能正常，完善传染病系列等术前检查。

（2）阴道无明显炎症，无子宫颈、盆腔急性或亚急性炎症。

（3）术前连续3天阴道黏膜用0.2%聚维酮碘溶液消毒，每日1次。

（4）手术应选择在月经干净后3～7天进行。用于诊断者，避免应用电刀或激光刀，以免组织破坏影响诊断。

（5）育龄女性移行带多位于子宫颈阴道部，锥切时不必过深，但底部应宽。绝经后女性底部不宽，但深度应增加。

笔记栏

4. 方法

（1）麻醉后取膀胱截石位，常规消毒、铺巾，导尿后，阴道窥器暴露子宫颈并消毒阴道、子宫颈、子宫颈管。

（2）以宫颈钳钳夹子宫颈前唇向外牵引，用 Hegar 扩张器扩张子宫颈管并做子宫颈管搔刮术。将刮出组织放入含 10%甲醛溶液或 95%乙醇中固定后送病理学检查。

（3）子宫颈涂碘液后，在病灶外或碘不着色区外 0.5cm 处沿子宫颈外周做环形切口，斜向子宫颈管呈锥形，根据不同指征，可深入子宫颈管 1.0～2.5cm，呈锥形切除。残端可行开放法（局部用止血药或纱布压迫止血）或缝合法（行子宫颈成形缝合或荷包缝合术缝合切口）处理，术毕探查子宫颈管。将要行子宫切除者，手术最好在锥切术后 1 周内或 6 周后进行，可行子宫颈前、后唇相对缝合封闭创面以止血。

（4）切除标本的 12 点位置以丝线标示便于定位，标本于 10%甲醛溶液或 95%乙醇中固定后送病理学检查。

5. 术后处理

（1）术后注意有无阴道大量流血。阴道出血较多时应给予处理。

（2）术后用广谱抗生素及甲硝唑预防感染。

（3）术后 2 个月内禁止性生活及盆浴。

三、诊断性刮宫

诊断性刮宫简称“诊刮”，是诊断子宫腔疾病最常用的方法，其目的是获取子宫腔内容物做病理学检查以协助诊断。当怀疑同时合并子宫颈管病变时，需对子宫颈管及子宫腔分两步进行诊断性刮宫，以明确病变部位，称分段诊断性刮宫，简称分段诊刮。

（一）一般诊断性刮宫

1. 适应证

（1）月经异常：如异常子宫出血或闭经，需了解子宫内膜状况及其对性激素的反应。

（2）流产后出血：子宫出血较多或持续时间较长者、证实或排除流产不全者，既有助于诊断，又有止血效果。

（3）绝经后出血：查找出血原因，诊断或除外子宫内膜癌、宫颈癌等疾病。

（4）不孕症：需了解卵巢功能及子宫内膜状况。

（5）可疑子宫内膜病变：证实或排除子宫内膜炎、子宫内膜结核、子宫内膜增生、子宫内膜息肉、子宫内膜癌等。

2. 禁忌证

（1）急性阴道炎、宫颈炎，急性或亚急性盆腔炎性疾病。

（2）急性严重全身性疾病。

（3）手术前体温＞37.5℃。

3. 方法　一般不需麻醉，对精神高度紧张，或子宫颈内口过紧，酌情给予镇痛药、局部麻醉或静脉麻醉。

（1）患者排空膀胱后取膀胱截石位，常规消毒、铺巾，做双合诊了解子宫大小、位置及双附件情况。

（2）用阴道窥器暴露子宫颈，再次消毒子宫颈与阴道穹窿，宫颈钳钳夹子宫颈前唇或后唇，以子宫探针探查子宫方向并测子宫腔深度，子宫颈内口过紧者，可用 Hegar 扩张器扩张子宫颈管至刮匙能进入。

（3）阴道后穹窿放置消毒纱布一块，以收集刮出物。用刮匙由内向外沿子宫腔四壁及两侧子宫角有次序地将内膜刮除，应注意子宫腔有无高低不平及变形。将刮出的全部组织固定于 10%甲醛溶液或 95%乙醇中送病理学检查。

（二）分段诊断性刮宫

1. 适应证　①有不规则阴道出血需证实或排除子宫内膜癌或子宫颈管癌的患者；②可疑子宫内膜癌累及子宫颈管的患者；③老年女性子宫异常出血或大量阴道排液，原因待查者。

2. 方法　先不探查子宫腔深度，用小刮匙自子宫颈管内口至外口顺时针刮取子宫颈管黏膜 1 周，

笔记栏

将所刮取子宫颈管组织置于纱布上；用子宫探针探测子宫腔，明确子宫屈度和方向、深度后，刮匙进入子宫腔全面刮取子宫内膜组织并置于另一纱布上。刮出的子宫颈管黏膜及子宫腔内膜组织分别装瓶、固定于10%甲醛溶液或95%乙醇中送病理学检查。若刮出物肉眼观察高度怀疑为癌组织时，不应继续刮宫，以防出血及癌扩散。若肉眼观察未见明显癌组织时，应全面刮宫以防漏诊。

3. 注意事项

（1）不孕症患者，应选在月经前或月经来潮12h内刮宫，以了解有无排卵。

（2）疑有功能失调性子宫出血、子宫内膜癌者，随时可诊刮，应注意避免过度刮宫而造成子宫穿孔或癌症扩散。

（3）疑为子宫内膜结核者，应于月经前1周或月经来潮12h内诊刮，注意刮取两侧子宫角部。刮取子宫内膜前3天及术后3天每天链霉素0.75g肌内注射及异烟肼0.3g口服，以防诊刮操作引起结核病灶扩散。

（4）若为了解卵巢功能，术前至少1个月停用性激素类药物，以免得出错误结论。

（5）刮宫术后2周内禁性生活及盆浴。

4. 并发症

（1）出血：一般出血较少，有些疾病，如葡萄胎、稽留流产及不全流产等可能导致刮宫时大出血，应在术前检测凝血功能、开放静脉、配血，并做好手术准备。

（2）子宫穿孔：是刮宫的主要并发症。哺乳期、绝经后子宫萎缩、子宫发育不良或畸形、子宫患有恶性肿瘤者容易发生子宫穿孔，均应谨慎小心操作，切忌粗暴过度刮宫，以防子宫穿孔。

（3）感染：长期有阴道出血者，子宫腔内常有感染，刮宫能促使感染扩散，甚至发展成败血症。术中应严格无菌操作，术前、术后给予抗菌药物。若感染性流产或已有宫内感染者，应先控制感染，纠正一般情况后再刮宫。

（4）子宫颈管或宫腔粘连：术者在操作时唯恐不彻底，反复刮宫致子宫颈管内膜或子宫腔内膜基底层甚至子宫肌层损伤，从而造成子宫颈管粘连或宫腔粘连，导致闭经，应注意避免。

第五节　输卵管通畅检查

输卵管通畅检查包括输卵管通液术、子宫输卵管造影、腹腔镜下输卵管通液术、宫腔镜下输卵管插管通液术和宫腹腔镜联合检查等方法。其主要目的是检查输卵管是否畅通及功能状态，在女性不孕症的诊断和治疗中具有重要作用。

一、输卵管通液术

1. 适应证　①对原发或继发不孕者，为明确输卵管是否通畅；②检查和评价输卵管绝育术、输卵管再通术或输卵管成形术的治疗效果；③治疗输卵管黏膜的轻度粘连。

2. 禁忌证　①可疑妊娠者；②内、外生殖器急性或亚急性炎症；③月经期或尚有阴道出血者；④严重的全身性疾病不能耐受手术者；⑤体温≥37.5℃。

3. 术前准备　①月经干净3～7天，禁止性生活；②可于术前30min肌内注射阿托品0.5mg，用于减少输卵管痉挛；③患者排空膀胱。

4. 方法

（1）取膀胱截石位，常规消毒外阴、阴道及子宫颈，铺无菌巾，双合诊查清子宫的位置及大小。

（2）放置窥器，充分暴露子宫颈，再次消毒阴道及子宫颈，以宫颈钳钳夹宫颈前唇。沿子宫腔方向置入子宫气囊导管，将气囊下端超越子宫颈内口水平，于气囊内注入生理盐水2～3ml并向外牵拉，堵塞整个子宫颈管，防止液体外漏。

（3）将含有生理盐水或抗生素溶液（庆大霉素8万U、地塞米松5mg、生理盐水20ml）的注射器与子宫气囊导管相连，缓慢推注，以每分钟进入5ml为宜。对于推注时阻力大小、经子宫腔注入液体是否回流、患者下腹部是否疼痛等予以观察。

（4）术毕，须取出子宫气囊导管，再次消毒子宫颈、阴道，取出窥器。

5. 结果评定

（1）输卵管通畅：注液无阻力，或开始稍有阻力，随后阻力消失，无液体回流，患者亦无下腹痛。

（2）输卵管阻塞：注入液体<5ml，即感阻力，随推注压力逐渐增加，患者胀痛感显著；推注停止后有液体自注射器回流或自子宫颈口外溢。

笔记栏

（3）输卵管通而不畅：注入液体有阻力，或开始注入有较大阻力，再经加压注入又能推进，仅有少量液体反流，患者感轻微腹痛。

6. 注意事项

（1）所用生理盐水温度应接近体温，避免过冷造成输卵管痉挛。

（2）术后 2 周禁止盆浴及性生活，酌情给予抗菌药物预防感染。

二、子宫输卵管造影

子宫输卵管 X 线造影是通过导管向子宫腔及输卵管注入造影剂，行 X 线下盆腔透视及摄片，根据造影剂在子宫腔、输卵管腔及盆腔内的显影情况，了解输卵管是否通畅、阻塞部位及子宫腔形态。

子宫输卵管超声造影是通过导管向子宫腔及输卵管注入造影剂，行超声下盆腔探查，根据造影剂在子宫腔、输卵管及盆腔内的显影情况，了解输卵管是否通畅、阻塞部位及子宫腔形态。优点在于无辐射，避孕时间短。

1. 适应证　①原发或继发不孕，为了解输卵管是否通畅及其形态、阻塞部位；②输卵管疏通治疗后的疗效观察；③确定生殖道畸形的类别，明确有无宫腔粘连、子宫黏膜下肌瘤及异物等；④内生殖器结核非活动期；⑤原因不明的习惯性流产，明确子宫颈内口是否松弛、子宫颈及子宫有无畸形；⑥对碘过敏的患者，无法行 X 线下碘油或碘水输卵管造影者，适用子宫输卵管超声造影。

2. 禁忌证　①可疑妊娠者；②内、外生殖器急性或亚急性炎症；③月经期或尚有阴道出血者；④严重的全身性疾病不能耐受手术者；⑤碘过敏者禁忌 X 线子宫输卵管造影；⑥体温≥37.5℃；⑦流产、刮宫或产后 6 周内。

3. 术前准备　①造影时间以月经干净 3～7 天为宜，术前禁止性生活；②碘过敏试验阴性者方可造影；③术前 30min 肌内注射阿托品 0.5mg，以减少输卵管痉挛；④排空大小便，便秘者应提前应用泻药或灌肠，清除肠道内容物，为保证摄片清晰。

4. 方法

（1）子宫输卵管 X 线造影

1）设备及器械：X 线放射诊断仪、子宫气囊导管、阴道窥器、宫颈钳、妇科钳、20ml 注射器等。

2）造影剂：目前国内外均使用碘造影剂，分油溶性与水溶性两种。油剂（40%碘化油）显影清晰，刺激性小，但检查时间长，残留油不易吸收，溢入静脉可引起油栓；水剂（76%泛影葡胺溶液）吸收快，检查需时短，但子宫输卵管边缘部分显影欠佳，且对腹膜有刺激，从而引起腹痛。

（2）子宫输卵管超声造影

1）采用具备特异性造影成像技术的彩色多普勒超声成像仪，需要经阴道三维超声造影探头。

2）超声造影剂（如六氟化硫微泡注射剂、全氟丙烷人血白蛋白微球注射液），造影时抽取 3ml 与生理盐水混合配制成 20ml 输卵管造影剂。

（3）操作步骤

1）患者取膀胱截石位，常规消毒外阴、阴道，铺无菌巾，双合诊检查子宫位置及大小。

2）以窥器扩张阴道，充分暴露子宫颈，再次消毒子宫颈及阴道穹窿，用宫颈钳钳夹子宫颈前唇，探查子宫腔。

3）注入造影剂并摄片。①应用碘油造影者：40%碘化油充满子宫气囊导管，排出空气，沿子宫腔方向置入子宫气囊导管，将气囊下端超越子宫颈内口水平，于气囊内注入生理盐水 2～3ml 并向外牵拉，堵塞整个子宫颈管，防止造影剂外漏。向子宫腔缓慢注入碘油，在 X 线透视下观察碘油流经子宫腔及输卵管情况，并摄片。取出造影器械，拭净阴道造影剂。12～24h 后再摄片，观察腹腔内有无游离碘油。②应用泛影葡胺溶液造影者：注射造影剂的方法同前，造影剂注射完毕立即摄片，10～20min 后再次摄片，观察泛影葡胺溶液流入盆腔情况。③注入造影剂并行盆腔超声检查：注射造影剂的方法同前。向子宫腔缓慢注入全氟丙烷人血白蛋白微球注射液，在超声下观察全氟丙烷人血白蛋白微球注射液流经子宫腔及输卵管情况并截图。取出造影器械，拭净阴道造影剂。④若注入碘油后子宫角圆钝并伴有子宫收缩时，输卵管不显影，可考虑输卵管痉挛，需立即肌内注射阿托品 0.5mg，20min 后再透视、摄片或采集图像，或停止操作，下次造影需事先应用解痉药物。

5. 结果评定

（1）正常子宫、输卵管：子宫腔呈倒三角形，边缘光滑，双侧输卵管显影良好，形态柔软，盆

笔记栏

腔造影剂弥散均匀。

（2）子宫腔异常：子宫内膜呈锯齿状不平或子宫腔充盈缺损，多见于子宫腔结核、子宫黏膜下肌瘤。

（3）输卵管异常：输卵管形态不规则、强直或呈串珠状，或伴有钙化点，提示输卵管结核；输卵管远端呈气囊状扩张提示输卵管积水；造影剂不能弥散入盆腔，提示双侧输卵管不通；输卵管发育异常可见过长或过短的输卵管、异常扩张的输卵管、输卵管憩室等。

6. 注意事项

（1）碘油充盈导管时，须排尽空气，以免造成假性充盈缺损而误诊。

（2）导管须紧贴子宫颈内口，以防碘油流入阴道。

（3）注射压力不可过大，速度不宜快，透视下发现造影剂外溢伴患者频发呛咳时，应警惕是否发生了油栓，此时须立即停止操作，拔出导管，取头低足高位，严密观察。

（4）X 线造影后 2 周内禁止盆浴及性生活，伞端积水者可酌情给予抗菌药物。

（5）有时因输卵管痉挛而造成不通的假象，必要时可重复进行造影，再次造影时术前应肌内注射阿托品 0.5mg。

（6）造影后出现大汗淋漓、血压下降、晕厥，应考虑心脑缺血综合征，可能是术中牵拉子宫颈导致迷走神经兴奋所致。立即停止手术，平卧，心率减慢者给予阿托品 0.5mg 肌内注射。

三、妇科内镜输卵管通畅检查

近年来，妇科内镜下通液试验的应用，为输卵管性不孕诊治提供了新方法。其方法包括：腹腔镜直视下输卵管通液术、宫腔镜下输卵管通液术和宫腹腔镜联合检查等。其中尤以腹腔镜直视下输卵管通液术检查准确率最高，也已成为判定输卵管是否通畅的“金标准”。与此同时，该方法可了解输卵管周围是否存在粘连，以及盆腔有无其他异常，并有疏通输卵管和分解粘连等治疗作用。然而，因该方法依旧属于有创性诊断技术，且内镜手术对器械要求亦较高，故不宜作为常规方法。此外，对于合并有腹腔镜检查/手术适应证的患者，在行内镜检查时，亦可同步施行输卵管通液（加用亚甲蓝染液）的检查。

第六节　妇产科相关穿刺检查

一、经腹壁腹腔穿刺术

妇科病变大多位于下腹部及盆腔，经腹壁腹腔穿刺术抽出腹水或组织，进行相关检查，既可以诊断，也可以治疗。穿刺抽出的液体，需要仔细观察其颜色、浓度、黏稠度，并根据患者病史决定送检项目，如常规化验、细胞学检查、细菌培养、药敏试验等，明确盆腹腔积液性质及查找有无肿瘤细胞。

1. 适应证　①协助诊断腹水的性质；②协助鉴别靠近腹壁的肿块性质；③穿刺放部分腹水，暂缓呼吸困难、减轻腹胀等症状，使腹壁松软后易于做盆腹腔检查；④穿刺注入化学药物行腹腔化疗。

2. 禁忌证　①可疑有腹腔内严重粘连或肠梗阻者，特别是晚期恶性肿瘤广泛盆腹腔转移者；②可疑为卵巢巨大囊肿者；③当患者为大量腹水合并重度电解质紊乱时，切忌大量放腹水；④精神异常或各种原因致不能配合者；⑤有明显出血倾向时，如弥散性血管内凝血；⑥妊娠中晚期。

3. 方法　充盈膀胱，经腹壁超声引导确认肿块部位后，排空膀胱行穿刺术。根据病情可选用平卧位、半坐卧位或侧斜卧位（腹水较多或行囊内穿刺时，选平卧位；腹水少时，可选半坐卧位或侧斜卧位）。穿刺点位置一般取脐与左髂前上棘连线中、外 1/3 交点处，囊内穿刺点则为囊性感最明显的位置。常规消毒穿刺部位，戴无菌手套，铺无菌洞巾。一般不需麻醉，特别紧张的患者，可自皮肤至腹膜壁层用 0.5%利多卡因逐层做局部浸润麻醉。术者左手固定穿刺部位的皮肤，右手持腹腔穿刺针经麻醉路径垂直刺入腹腔，待感到针头抵抗消失时，表示针头已穿过腹膜壁层，拔除针芯，若有液体流出，即可抽取适量液体送检。除细胞学检查需 100～200ml 腹水外，其余检查仅需 10～20ml 液体即可（抽取的第一管液体应该舍弃）。大量放液时，用针尾连接导管，导管另一端连接引流袋或器皿，根据患者病情决定放液量、速度及导管、引流袋放置时间。放腹水时若流出不畅，可将穿刺针稍作移动或变换体位。放液结束后拔出穿刺针，再次消毒穿刺部位，盖上无菌纱布，压迫数分钟后胶布固定。

笔记栏

4. 穿刺液性质判断

（1）血液：若穿刺出新鲜血液，可疑误伤血管，此时应改变穿刺针方向，或者重新穿刺；若穿刺出陈旧性暗红色不凝血，可疑腹腔内出血，常见于异位妊娠、卵巢黄体破裂、脾破裂等；若穿刺出小血块或陈旧性不凝血，常见于陈旧性异位妊娠；若穿刺出巧克力样黏稠液体，常见于卵巢子宫内膜异位囊肿破裂。

（2）脓液：呈黄色、黄绿色、淡巧克力色，质稀薄或浓稠，有臭味，提示盆腔及腹腔内有化脓性病变或脓肿破裂。应将脓液送细胞学涂片、细菌培养、药敏试验。

（3）炎性渗出物：呈粉红色、淡黄色浑浊液体，提示盆腹腔内有炎症。应行细胞学涂片、细菌培养、药敏试验。

（4）腹水：有血性、浆液性、黏液性等，应送常规化验，包括比重、总细胞数、白细胞数、红细胞数、蛋白质定量、浆膜黏蛋白试验（rivalta test）及细胞学检查。必要时检查抗酸杆菌、结核分枝杆菌培养及动物接种。肉眼血性腹水，多疑为恶性肿瘤，应行细胞学检查。

5. 注意事项

（1）严格无菌操作，以免腹腔感染。

（2）控制好针头进入的深度，以免刺伤血管及肠管。

（3）大量放液时，针头必须固定好，以免针头移动损伤肠管。放液速度不宜快，每小时放液量不应超过 1000ml，一次放液不超过 4000ml。放液时，腹部束以腹带，放液过程中逐步束紧，以防腹压骤减，内脏血管扩张致休克。严密观察患者的血压、脉搏、呼吸等生命体征，随时控制放液量及放液速度，若出现休克征象，应立即停止放腹水。

（4）向腹腔内注入药物应慎重，很多药物不宜腹腔内注入。

（5）术后卧床休息 8～12h，必要时抗生素预防感染。

二、经阴道后穹窿穿刺术

直肠子宫陷凹是腹腔最低的部位，故腹腔内的积血、积液、积脓易存留于此。阴道后穹窿组织相对较薄，顶端与直肠子宫陷凹贴接，选择经阴道后穹窿穿刺将抽出的液体进行肉眼观察、化验检查或病理学检查，损伤小、操作方便，是妇产科临床常用的辅助诊断方法。

1. 适应证　①疑有腹腔内出血，如异位妊娠、卵巢黄体破裂、卵巢滤泡囊肿破裂等。②疑盆腔内积液、积脓。可做穿刺抽液检查，了解积液性质，进一步明确诊断，如为盆腔积脓，可穿刺做病原学检测、引流及局部注射药物。③盆腔肿块位于直肠子宫陷凹内，经阴道后穹窿穿刺直接抽吸肿块内容物做涂片、细胞学检查以明确性质；若高度怀疑恶性肿瘤，可穿刺留取腹水做细胞学检查，也可对肿物进行细针穿刺做病理学检查（目前对后者仍存在争议）。④超声引导下行卵巢子宫内膜异位囊肿、包裹性积液穿刺、输卵管妊娠部位注药治疗。⑤超声引导下经阴道后穹窿穿刺取卵，用于各种助孕技术。

2. 禁忌证　①直肠子宫陷凹被较大肿块完全占据，并已凸向直肠；②疑有肠管与子宫后壁粘连；③异位妊娠准备采用非手术治疗时，应避免穿刺，以免引起感染；④严重的阴道炎症。

3. 方法　患者排空膀胱后取膀胱截石位，外阴和阴道常规消毒，铺无菌巾。阴道检查了解子宫、附件情况，注意阴道后穹窿是否膨隆。阴道窥器充分暴露子宫颈及阴道后穹窿并再次消毒。宫颈钳夹持子宫颈后唇中部，但避免钳入子宫颈管内，向前提拉后充分暴露阴道后穹窿，再一次消毒阴道后穹窿。用 22 号长针头接 5～10ml 注射器，检查针头有无堵塞，在阴道后穹窿中央或稍偏患侧，阴道后壁与子宫颈阴道部交界处稍下方平行子宫颈管刺入 2～3cm，当针头穿过阴道壁，出现落空感后立即抽吸。如无液体抽出，可边退边抽吸，或适当改变进针方向。针头拔出后，注意穿刺点有无活动性出血，可用棉球压迫片刻，血止后取出阴道窥器。

4. 穿刺液性质判断　基本同经腹壁腹腔穿刺术。

5. 注意事项

（1）穿刺方向应是阴道后穹窿中点进针与子宫颈管平行的方向，深入至直肠子宫陷凹，不可过分向前或向后，以免针头刺入子宫体或直肠。若误伤直肠，一般小损伤无须特别处理；如破口较大，出现相应症状，应请外科会诊，决定治疗方案。

（2）若穿刺中抽出血液静置后可以凝固，高度可疑穿刺中误伤血管。要注意患者主诉，如出现腹痛、肛门坠胀、血压下降等，应及时行阴道检查，必要时超声检查，评估有无血肿发生。

笔记栏

（3）一般情况下穿刺深度以进针2～3cm比较适当，过深可刺入盆腔器官或穿入血管。若积液量较少时，穿刺过深的针头可超过液平面而抽不出液体，造成延误诊断。

（4）有条件或病情允许时，先行超声检查，协助诊断直肠子宫陷凹有无液体及液体量。同时，还可引导盆腔轻度粘连的患者进行穿刺检查。

（5）阴道后穹窿穿刺未抽出血液，并不能完全除外异位妊娠，因为内出血量少或与周围组织粘连时，均可造成假阴性。

（6）抽出液体时如欲行细胞学检查，应立即涂片，待其干燥后用95%乙醇固定后方可送检。

三、经腹壁羊膜腔穿刺术

经腹壁羊膜腔穿刺术是在妊娠中晚期使用穿刺针经腹壁、子宫壁进入羊膜腔抽取羊水，供临床分析诊断或注入药物用于治疗。

1. 适应证

（1）治疗：①当胎儿异常或发生死胎时，需向羊膜腔内注入药物引产终止妊娠，如依沙吖啶等；②必须短期内终止妊娠，但胎儿尚未成熟时，需向羊膜腔内注入糖皮质激素以促进胎儿肺成熟，如地塞米松10mg；③当胎儿生长受限时，可向羊膜腔内注入氨基酸等药物以促进胎儿发育；④当母儿血型不合时，需向胎儿输血；⑤羊水过多，胎儿无畸形时，须放出适量羊水以改善症状及延长妊娠期，以提高胎儿的存活率；⑥羊水过少，胎儿无畸形时，可间断于羊膜腔内注入适量的生理盐水，预防胎盘和脐带受压，减少胎儿肺发育不良或胎儿窘迫的发生。

（2）产前诊断：抽取羊水细胞做染色体核型分析、基因及基因产物检测。对曾生育过遗传病患儿者、夫妻或其亲属中有患遗传病者、近亲婚配者、孕妇预产期年龄>35岁者、孕早期接触大量放射线或可致畸药物者、性连锁遗传病基因携带者，或经产前筛查怀疑孕有异常胎儿的高危孕妇进行羊膜腔穿刺抽取羊水细胞，通过检查以明确胎儿性别、诊断胎儿染色体病及遗传病等。

2. 禁忌证

（1）用于治疗时：①心、肝、肾疾病在活动期或功能严重异常者；②各种疾病的急性阶段；③有急性生殖道炎症；④术前24h内体温≥37.5℃。

（2）用于产前诊断时：①孕妇曾有流产征兆；②术前24h内体温≥37.5℃。

3. 术前准备

（1）孕周的选择：因胎儿异常引产时，建议在妊娠16～26周进行；行产前诊断时，建议在妊娠16～22周进行，因此时子宫轮廓清楚，羊水量相对较多，易于抽取，不易伤及胎儿，且羊水细胞易存活，培养成功率高。

（2）穿刺部位选择：①子宫底下2～3横指处的中线或两侧选择囊性感明显部位作为穿刺点；②可在超声引导下穿刺，也可在穿刺前先经超声行胎盘及羊水暗区定位，定位标记后操作，穿刺时尽量避开胎盘，在羊水量相对较多的暗区进行。

（3）妊娠中期引产术前准备：测血压、脉搏、体温，进行全身及妇科检查，注意有无盆腔肿瘤、子宫畸形及子宫颈发育情况；检查血常规、尿常规、凝血功能、血小板功能和肝功能；腹会阴部备皮。

4. 方法 孕妇排空膀胱后取仰卧位，腹部皮肤常规消毒，铺无菌洞巾。在选择好的穿刺点用0.5%利多卡因行局部浸润麻醉。用22号或20号腰穿针垂直刺入腹壁，穿刺阻力第一次消失则表示已进入腹腔，继续进针又有阻力则表示进入子宫壁，阻力再次消失表示已达羊膜腔。拔出针芯即有羊水溢出。抽取所需羊水量或直接注药后，将针芯插入穿刺针内，迅速拔针，敷以无菌干纱布，加压5min后胶布固定。

5. 注意事项

（1）严格无菌操作，以防感染。

（2）穿刺针应细，进针不可过深、过猛，尽可能1次成功，避免多次操作，最多不得超过3次。

（3）穿刺前应查明胎盘位置，勿伤及胎盘。若经过胎盘穿刺时，羊水可能经穿刺孔进入母体血液循环而发生羊水栓塞，因此穿刺与拔针前、后，应注意孕妇有无呼吸困难、发钳等异常，警惕发生羊水栓塞的可能。

（4）若遇到抽不出羊水，多因针头被羊水中的有形物质阻塞，有时穿刺方向、深度稍加调整即可抽出。另外，使用有针芯的穿刺针可避免此现象。

笔记栏

（5）若抽出血液，出血可能来自腹壁、子宫壁、胎盘或胎儿血管，应立即拔出穿刺针并压迫穿刺点，加压包扎穿刺点。若胎心无明显改变，待 1 周后再行穿刺。

（6）医护人员应严密观察孕妇穿刺后有无副作用。

第七节 妇科肿瘤标志物检查

肿瘤标志物（tumor marker）是指产生于肿瘤组织并可反映肿瘤存在的一类物质，包括肿瘤相关抗原、酶、特异性蛋白、代谢产物和癌基因及其产物等。肿瘤标志物在恶性肿瘤患者的组织、血液或体液及排泄物中有大量分泌，而在正常组织和良性疾病不产生或产生量极少，因此，所测数值异常升高有助于肿瘤诊断、鉴别诊断及监测病情进展和判断预后。

一、相关抗原及胚胎抗原

（一）糖类抗原 125

1. 检测方法及正常值 糖类抗原 125（CA125）检测方法多选用放射免疫测定（RIA）和酶联免疫吸附试验（ELISA）。常用血清检测阈值为 35μg/L。

2. 临床意义 CA125 是一种类似黏蛋白的糖蛋白复合物，分子量约为 200kDa，存在于上皮性卵巢肿瘤和患者血清中。临床上它被作为诊断卵巢上皮癌较为敏感和特异的肿瘤标志物，用于鉴别盆腔肿块、检测治疗后病情变化（好转或恶化）及判断预后等，监测疗效较敏感，治疗有效则血清 CA125 值明显下降，恶化则血清 CA125 值明显升高。患卵巢癌时，CA125 血清水平可明显增高（＞35μg/L）。对宫颈腺癌、子宫内膜癌也有辅助诊断价值。子宫内膜异位症时 CA125 可以增高，但很少超过 200μg/L。妊娠、盆腔炎、卵巢良性肿瘤有时也可能稍增高。

（二）人绒毛膜促性腺激素

1. 检测方法及正常值 血清人绒毛膜促性腺激素（human chorionic gonadotropin，hCG）目前多采用 ELISA，血清 hCG 正常（参考）值＜10μg/L，β-hCG 正常值＜3.1μg/L。

2. 临床意义 hCG 是胎盘合体滋养细胞分泌的一种糖蛋白激素，分子量约为 40kDa，结构中包括 α、β 两个非共价键结合的亚基。α 链的氨基酸数及其排列顺序与卵泡刺激素（FSH）和黄体生成素（LH）几乎完全相同，β 链为其特异部分。检测 β-hCG 是诊断滋养细胞肿瘤的重要辅助诊断指标。绒毛膜癌、葡萄胎时可见 β-hCG 急骤升高，动态观察血清 β-hCG 水平对指导诊断、估计预后有重要意义。

（三）糖类抗原 19-9

1. 检测方法及正常值 糖类抗原 19-9（carbohydrate antigen 19-9，CA19-9）测定方法有单抗或双抗 RIA，血清正常值为＜37U/L。

2. 临床意义 CA19-9 是胃肠癌细胞系的一种糖蛋白相关抗原，除表达于消化道肿瘤，如胰腺癌、胆囊癌、结直肠癌、胃癌及肝癌外，在卵巢上皮性肿瘤也有约 50%的阳性表达。卵巢黏液性囊腺癌 CA19-9 的阳性表达率可达 76%，而浆液性囊腺癌的表达率为 29%。子宫内膜癌阳性表达率可达 27%，宫颈管腺癌也有一定的阳性表达。对卵巢癌而言，检测的敏感性因卵巢癌组织类型的不同而有所区别，对卵巢非黏液性肿瘤的敏感性不如 CA125，但对卵巢黏液性肿瘤较敏感，阳性率可达 78.3%～83.3%，比 CA125 敏感性高，其血清浓度与病情的转归有较好的相关性。急性胰腺炎、胆囊炎、胆石症及肝硬化等的 CA19-9 也有一定程度升高，需注意与恶性肿瘤相鉴别。

（四）甲胎蛋白

1. 检测方法及正常值 甲胎蛋白（alpha fetoprotein，AFP）通常应用 RIA 或 ELISA 检测，检测阈值为 10～20μg/L。

2. 临床意义 AFP 是由胚胎肝细胞及卵黄囊产生的一种特异性糖蛋白，正常情况下，主要在胎儿组织中存在。但出生后部分器官恶性病变时可以恢复合成 AFP 的能力，如肝癌细胞和卵巢的生殖细胞肿瘤都有分泌 AFP 的能力。在肝癌、卵巢内胚窦瘤、卵巢胚胎性癌、卵巢畸胎瘤等，血清 AFP 水平升高。卵巢内胚窦瘤，其血浆 AFP 水平常在 1000μg/L 以上，卵巢胚胎性癌和未成熟畸胎瘤血浆 AFP 水平也可升高，部分也可＞1000μg/L。上述肿瘤患者经手术及化疗后，血浆 AFP 可转阴。AFP 持续一年保持阴性的患者在长期临床观察中多无复发；若 AFP 升高，即使临床上无症状，也可能有隐性复发或转移，应严密随访，及时治疗。因此，AFP 对卵巢恶性生殖细胞肿瘤尤其是内胚窦瘤的

笔记栏

诊断及监测有较高价值。

（五）癌胚抗原

1. 检测方法及正常值 癌胚抗原（carcinoembryonic antigen，CEA）检测方法多采用 RIA 和 ELISA，也可用荧光偏振法和电化学发光法等。血浆正常（参考）值<2.5μg/L，当 CEA>5μg/L 时可视为异常。

2. 临床意义 CEA 属胚胎性癌抗原，是一种糖蛋白，分子量为 200kDa，胚胎期在小肠、肝脏、胰腺合成。其基因表达至成人时被抑制，仅表达于被致癌物、病毒激活及免疫监视失控时。成人血浆中 CEA 含量甚微。在多种恶性肿瘤，如结直肠癌、胃癌、乳腺癌、宫颈癌、子宫内膜癌、卵巢上皮性癌、阴道及外阴癌等，CEA 均表达阳性，因此 CEA 对肿瘤无特异性标记功能。在妇科恶性肿瘤中，卵巢黏液性囊腺癌的 CEA 阳性率最高；其次为布伦纳（Brenner）瘤；子宫内膜样癌及透明细胞癌也有较高的 CEA 表达水平；浆液性肿瘤阳性率相对较低。肿瘤的恶性程度不同，其 CEA 阳性率也不同。实验室检测结果示，卵巢黏液性良性肿瘤 CEA 的阳性率为 15%，交界性肿瘤为 80%，而恶性肿瘤为 100%。50%的卵巢癌患者血浆 CEA 水平持续升高，尤其低分化黏液性癌最为明显。血浆 CEA 水平持续升高的患者常发展为复发性卵巢肿瘤，且生存时间短。血清 CEA 水平与卵巢肿瘤手术分期、组织学分类、病理学类型及患者预后均呈正相关。

（六）鳞状细胞癌抗原

1. 检测方法及正常值 通常用的测定方法为 RIA 和 ELISA，也可采用化学发光方法，其敏感度明显提高。血浆鳞状细胞癌抗原（squamous cell carcinoma antigen，SCCA）正常阈值为 2μg/L。

2. 临床意义 SCCA 是一种分子量为 48kDa 的糖蛋白，是从子宫颈鳞状细胞癌组织中分离出来的，存在于子宫、子宫颈、肺等鳞状细胞胞质内，特别是在非角化大细胞中含量丰富。SCCA 是外阴、阴道和子宫颈鳞状上皮细胞癌的有效和敏感的标志物，SCCA 异常升高见于 68%的子宫颈鳞癌，宫颈腺癌仅 21%升高。对外阴及阴道的原发癌，敏感度为 40%～50%。SCCA 升高还见于其他鳞状上皮细胞癌，如肺癌的阳性率为 40%～46%。食管鳞状上皮细胞癌、口腔鳞状上皮细胞癌也可见血清 SCCA 升高。

（七）人附睾蛋白 4（human epididymis 4，HE4）

HE4 的编码基因位于染色体 20q12～q13.1 上，长度为 12kb，由 5 个外显子和 4 个内含子组成。HE4 最早是在人附睾上皮细胞中发现的，被认为是一种附睾特有的、与精子成熟有关的分泌性蛋白。后来研究发现，HE4 富含半胱氨酸，是一种小分子的酸性多肽，并被证实是一种蛋白酶抑制剂。在正常组织中，结肠黏膜和唾液腺的腺上皮中也存在 HE4 蛋白表达。在卵巢癌中，HE4 是由卵巢癌细胞分泌的一种 N-糖基化蛋白，其分子量为 25kDa，远低于 CA125 的分子量 200～1000kDa。因此，与 CA125 相比，早期卵巢癌患者体内的 HE4 更容易分泌到血液中，而当 HE4 与 CA125 联合诊断卵巢癌时，具有更加明显的优势。在其他恶性肿瘤中，如子宫内膜癌、宫颈癌、胰腺癌、胃癌等中也表现出不同程度的高表达。

二、雌孕激素受体

（一）检测方法及正常值

雌激素受体（estrogen receptor，ER）和孕激素受体（progesterone receptor，PR）多采用单克隆抗体组织化学染色定性测定，如果从细胞或组织匀浆中进行测定，定量参考阈值 ER 为 20pmol/L，PR 为 50pmol/L。

（二）临床意义

ER 和 PR 主要分布于子宫、子宫颈、阴道及乳腺等靶器官的雌、孕激素靶细胞表面，能与相应激素特异性结合，进而产生生理或病理效应。ER 和 PR 在体内的含量和分布有一定的规律。在生殖周期和胚泡着床的过程中，在雌、孕激素的调控下，雌、孕激素受体的含量也随之发生周期性变化。激素与受体的结合特点：专一性强、亲和力高、结合容量低等。研究表明，雌激素有刺激 ER、PR 合成的作用，而孕激素则有抑制雌激素受体合成并间接抑制孕激素受体合成的作用。ER、PR 在正常组织中表现为生理作用，在恶性组织中表现为致癌作用，且与激素依赖性肿瘤的进展有关。

笔记栏

在子宫内膜癌患者中有 48%的人在其组织标本中可同时检测到 ER 和 PR，31%的人 ER 和 PR 均为阴性，7%的人只检测到 ER，14%的人只检测到 PR。ER 和 PR 的含量与子宫内膜癌的分化程度有关，癌细胞分化程度越差，ER 和 PR 的含量越低，甚至无法检出。ER（+）/PR（+）和 ER（–）/PR（+）的患者 5 年生存率明显高于 ER（–）/PR（–）和 ER（+）/PR（–）的患者。PR 阳性的子宫内膜癌患者对孕激素治疗的效果较好。卵巢恶性肿瘤中随着分化程度的降低，PR 的阳性率也随之降低；宫颈癌 ER 和 PR 的阳性率在高分化肿瘤中阳性率明显较高。约 50%乳腺癌患者的癌组织中可检测到 ER，45%～60%可检测到 PR。

三、妇科肿瘤相关的癌基因和肿瘤抑制基因

近年的分子生物学研究表明，人体肿瘤的发生是由于癌基因、生长因子及受体活化及肿瘤抑制基因失活或丢失所致。目前人们可以从基因水平对癌症诊断、预示癌变、耐药性分析、制订治疗方案及观测预后等方面做临床分析，并逐步发展为新的肿瘤标志物。

（一）Myc 基因

Myc 基因家族属核蛋白类，位于细胞核内，其核苷酸编码含有 DNA 结合蛋白的基因组分，参与细胞增殖、分化及凋亡的调控，特别是细胞周期 G_0 期过渡到 G_1 期的调控过程，所以认为 Myc 基因是细胞周期的正性调节基因。Myc 基因主要通过扩增和染色体易位重排的方式激活，与某些组织肿瘤的发生、发展和演变转归有密切的关系。在卵巢恶性肿瘤、宫颈癌和子宫内膜癌等妇科恶性肿瘤中可发现有 Myc 基因的扩增或过度表达。Myc 基因表达水平的高低与卵巢癌细胞生长的强度或抑制密切相关。由此可通过检测 Myc 基因判断卵巢癌患者的预后。

（二）ras 基因

癌基因 ras 属于 GTP 结合基因，编码分子量为 21kDa 的蛋白质，通常称 P21 蛋白，此蛋白质具有高度特异性和同源性，包括 H-ras、K-ras、N-ras 等家族成员。ras 基因通过点突变（第 12、13 和 16 密码子）、mRNA 水平或 P21 水平增加等机制参与多种肿瘤的发生。有报道，K-ras 基因点突变在卵巢上皮性交界瘤和黏液性囊腺癌中突变发生率为 75%，另有报道 K-ras 基因突变在子宫内膜癌的发展中是一个早期事件，并发现其突变可能与淋巴转移有关。宫颈癌 ras 基因异常发生率为 40%～100%。

（三）C-erbB2 基因

C-erbB2 基因又称 neu 或 HER2 及 NGL 基因，属 src 基因家族的成员，基因位置在人体第 17 号染色体（17q21），其编码蛋白为一种糖蛋白，分子量为 185kDa（P185 蛋白）。人体中 C-erbB2 的活化主要表现在基因扩增及其产物的高表达，与卵巢癌和子宫内膜癌的发生密切相关。一些研究表明，C-erbB2 的过度表达与不良预后相关。据报道，20%～30%的卵巢肿瘤患者有 C-erbB2 基因的异常表达，10%～20%的子宫内膜癌患者 C-erbB2 过度表达。晚期患者中 C-erbB2 过度表达者生存时间明显缩短。

（四）p53 基因

p53 基因是与人类肿瘤相关性最高的基因，也是当今研究最为广泛的人类肿瘤抑制基因。p53 基因全长 20kb，位于第 17 号染色体短臂 p13.1 位点处，有异常相似的基因结构，由 11 个外显子和 10 个内含子组成，其位点突变多发生在外显子 5 和 7 上，p53 基因可分为突变型和野生型，突变型 p53 基因为癌基因，野生型 p53 基因为抑癌基因。突变型 p53 基因可广泛存在于人体肿瘤中，尤其是在肺癌、肠癌、卵巢癌及乳腺癌等恶性肿瘤中，在这些肿瘤中的突变率分别为 56%、50%、44%、22%。据报道，检测其突变与子宫内膜癌相关，且其高表达与内膜癌细胞向子宫外转移相关，大量的研究工作认为 p53 杂合子丢失在卵巢癌中占相当大的比例，可见其突变与卵巢癌的发生有联系。近年来的研究结果表明，在妇科肿瘤中，p53 在卵巢中的表达率为 34.3%，在各期卵巢恶性肿瘤中均发现有 p53 异常突变，这种突变在晚期患者中远远高于早期患者，提示预后不良。

（五）人表皮生长因子受体 2

人表皮生长因子受体 2（human epidermal growth factor receptor 2，HER2）位于人染色体 17q12 上，是一种膜酪氨酸激酶，可影响细胞生长和增殖。HER2 蛋白可以促进血管生成，增加血管通透性，为肿瘤提供丰富的营养，从而显著增强肿瘤的侵袭能力。研究发现，乳腺癌组织中存在 HER2 基因异常扩增和（或）蛋白质超表达，对此类患者应用 HER2 蛋白人源性单克隆抗体进行靶向治疗，可

笔记栏

取得较好的疗效。在妇科实体肿瘤中，如宫颈癌、卵巢癌、子宫内膜癌等，HER2 基因存在高表达，并且与肿瘤的发生、发展及患者的不良预后相关。

（六）乳腺癌易感基因 1/2（breast cancer susceptibility gene 1/2，BRCA1/2）

BRCA 基因包括 BRCA1 和 BRCA2，均为抑癌基因，在 DNA 损伤后同源重组修复、细胞周期调控、基因转录、细胞凋亡等方面具有重要作用，是维持人体基因组稳定性的核心基因。目前已经确认 BRCA 基因存在大量致病性的胚系突变，并与多种肿瘤特别是家族性乳腺癌和卵巢癌及胰腺癌、前列腺癌、黑素瘤的发生风险存在密切关联。对于年轻且具有乳腺癌或卵巢癌家族史的个体进行 BRCA1/BRCA2 基因突变的筛查及早期预防、干预已被证明可有效降低相关肿瘤的发生和致死风险。

（七）同源重组缺陷

同源重组通路可参与 DNA 双链损伤修复，该通路上的基因（包括 BRCA 基因）异常可导致同源重组缺陷（homologous recombination deficiency，HRD）。腺苷二磷酸核糖聚合酶（poly ADP-ribose polymerase，PARP）作为 DNA 断裂的感受器，在 DNA 损伤后被激活，可识别并结合到 DNA 断裂部位，从而参与肿瘤细胞的 DNA 单链损伤修复。对于存在 HRD 的肿瘤，PARP 抑制药（PARP inhibitor，PARPi）通过抑制 PARP 酶活性和增加 PARP-DNA 复合物的形成，导致肿瘤细胞 DNA 损伤修复障碍和促发肿瘤细胞凋亡。HRD 与卵巢癌、前列腺癌、乳腺癌及胰腺癌的发生、发展密切相关。目前，HRD 阳性是卵巢癌 PARPi 治疗获益的重要标志物。

（八）程序性死亡蛋白-1/程序性死亡配体-1（PD-1/PD-L1）

PD-1 是 CD28 超家族成员，有 2 个配体：PD-L1（又称 CD274 或 B7-H1）和 PD-L2（又称 CD273 或 B7-DC）。肿瘤细胞表达 PD-L1，与 PD-1 结合，阻断 T 细胞激活和细胞因子生成。PD-1/PD-L1 在宫颈癌和妊娠滋养细胞肿瘤组织中广泛表达。PD-1/PD-L1 抑制药通过与 PD-1/PD-L1 的结合阻断该通路，恢复免疫杀伤功能。

（九）其他肿瘤相关分子标志物

目前还有许多与肿瘤的发生、发展及预后相关的分子标志物，如肿瘤抑制基因 nm23、基质金属蛋白酶及其激活因子、黏附分子 CD44、组织多肽抗原（TPA）、血管内皮生长因子（VEGF）、DNA 错配修复（mismatch repair，MMR）基因等。肿瘤抑制基因 nm23，也称肿瘤转移抑制基因，其基因产物为核苷酸二磷酸激酶（NDPK），主要针对肿瘤转移。nm23 的表达水平与卵巢恶性肿瘤的转移侵蚀性呈负相关。C-erbB2 基因超表达可使 nm23 基因失活，nm23 表达受抑制的结果则伴随卵巢癌淋巴转移和远处转移。基质金属蛋白酶与肿瘤的浸润、转移过程关系密切。CD44 与多种肿瘤的生长和转移有关。VEGF 是血管内皮细胞特异性的肝素结合生长因子，可在体内诱导血管形成，还可提高血管通透性，有利于肿瘤细胞进入新生血管，促进肿瘤转移。林奇综合征又称遗传性非息肉病性结直肠癌，是由 MMR 基因 MLH1、MSH2、MSH6、PMS2 的胚系突变引起的常染色体显性遗传病，而子宫内膜癌是最常见的林奇综合征相关的肠外肿瘤。

第八节　影像学检查

现代科技的飞速发展给传统的影像学注入了巨大的活力，影像学在妇产科疾病的诊断和治疗领域不断开拓，水平不断提高。超声检查以其对人体无损伤、可重复性、诊断准确的优点已在妇产科领域起主导作用，特别在产科方面已是一项基本检查方法。其他影像学检查，如 X 线、CT、MRI、放射免疫定位检查等，也已逐渐成为妇产科领域的重要检测方法。

一、超声检查概述

超声检查具有方便、价廉、无损伤、重复性好的优点，已在妇产科领域广泛应用，缺点主要是操作者个人的技术和判断能力对诊断的影响很大。

（一）超声检查

超声检查是应用二维超声诊断仪，在荧屏上以强弱不等的光点、光团、光带或光环，显示探头所在部位脏器或病灶的断面形态及其与周围器官的关系，并可做实时动态观察和照相。检查途径为经腹壁、经阴道、经会阴和经直肠 4 种。

笔记栏

1. 经腹壁超声检查 选用弧阵探头和线阵探头，常用频率为 3～6MHz。检查前适度充盈膀胱，形成良好的“透声窗”，便于观察盆腔内脏器和病变。探测时患者取仰卧位，暴露下腹部，检查区皮肤涂耦合剂。检查者手持探头以均匀适度的压力滑行探测观察。根据需要做纵断、横断和斜断等多断层面扫查。

2. 经阴道超声检查 选用高频探头（7～10MHz）可获得高分辨图像。检查前，探头需常规消毒，套上一次性使用的橡胶套（常用避孕套），套内外涂耦合剂。患者需排空膀胱，取膀胱截石位，将探头轻柔地放入患者阴道内，根据探头与监视器方向标记，把握探头的扫描方向。经阴道超声检查，患者不必充盈膀胱，操作简单易行，无创无痛，尤其对急诊、肥胖患者或盆腔深部器官的观察，阴道超声效果更佳，而对超出盆腔的肿物，无法获得完整图像。无性生活史者不宜选用。

3. 经会阴超声检查 可将凸阵超声探头置于会阴部，检查阴道下段及盆底疾病。

4. 经直肠超声检查 对于无性生活史的年轻患者，可选择经直肠超声检查。

（二）彩色多普勒超声检查

彩色多普勒和频谱多普勒同属于脉冲多普勒。彩色多普勒是一种面积显像技术，在同一面积内有很多的声束发射和被接收回来，利用靶识别技术经过计算机的编码，朝向探头编码为红色，背离探头编码为蓝色，构成一幅血流显像图；频谱多普勒的曲线纵向表示血流的方向，朝向探头的血流曲线显示在基线之上，背离探头的血流曲线显示在基线之下。

1. 母体血流 子宫动脉血流是评价子宫胎盘血液循环的一项良好指标。在妊娠早期，子宫动脉的血流与非妊娠期相同，呈高阻力低舒张期血流型。从妊娠 14～18 周开始逐渐演变成低阻力并伴有丰富舒张期血流。子宫动脉的阻力指数（resistance index，RI）、搏动指数（pulsation index，PI）和收缩期流速/舒张末期流速（systolic phase/diastolic phase，S/D）均随孕周的增加而降低，具有明显的相关性。无论是单胎还是双胎，妊娠胎盘侧子宫动脉的血流在整个妊娠期均较对侧丰富。此外还可测定卵巢和滋养层血流。

2. 胎儿血流 目前可以对胎儿脐带、大脑中动脉、主动脉及肾动脉等进行监测，尤其是测定脐带血流变化已成为常规检查手段。在正常妊娠期间，脐动脉血流的 RI、PI 和 S/D 与妊娠周数密切相关。在判断胎儿宫内是否缺氧时，脐动脉血流波形具有重要意义，若脐动脉舒张末期血流消失进而出现舒张期血流反流，提示胎儿处于濒危状态。

3. 胎儿心脏超声 彩色多普勒可以从胚胎时期原始心管一直监测到分娩前的胎儿心脏，一般认为妊娠 24 周后利用超声多普勒可较清楚地观察到胎儿的心脏结构。

（三）三维超声诊断法

三维超声诊断法（3-dimension ultrasonography imaging，3-DUI）可显示出超声的立体图像，构成立体图像的方法有数种，目前应用的仪器多为在二维图像的基础上利用计算机进行三维重建，即用探头对脏器进行各种轴向的扫查，将二维图像加以储存然后由计算机合成立体图像，有静态三维超声和动态三维超声两种。静态三维超声以空间分辨力为主，动态三维超声以时间分辨力为主，目前三维超声主要用于胎儿体表及骨骼畸形、子宫畸形的诊断。

（四）超声检查在产科领域的应用

1. 妊娠早期超声检查

（1）妊娠早期，停经后 B 型超声检查的目的是：①确定宫内妊娠；②排除异位妊娠；③双胎妊娠类型的评估；④合并盆腔器官疾病。妊娠子宫随停经周数相应增大。妊娠 5 周时可见增大的子宫腔内妊娠囊图像呈圆形光环，中间为无回声区。妊娠 6 周时妊娠囊检出率达 100%。妊娠 6 周，妊娠囊内出现强光团，是胚芽的早期图像并可见心管搏动。妊娠 8 周初具人形，可测量从头至臀的数值，即顶臀长（crown-rump length，CRL），以估计胚胎的孕周，即孕周=CRL+6.5，或通过查表得出相应孕周。

（2）妊娠 11～13^{+6} 周的超声检查：①再次评估胎龄。②检查胎儿解剖结构。早期妊娠筛查对严重畸形的敏感性较高，但一些胎儿结构异常在妊娠后期才会形成，所以未必能在妊娠早期发现。③胎儿遗传标志物检查，根据早期妊娠非整倍体筛查的策略，测量 NT，选择性观察是否存在鼻骨缺失、静脉导管 a 波倒置及三尖瓣反流。NT 测量作为筛查手段，只有受过训练和认证的医师可以操作。④双侧子宫动脉血流是评价子宫胎盘血液循环的一项良好指标，RI、PI 和 S/D 均随孕周增加而减低并具有明显相关性，阻力升高预示子宫-胎盘血流灌注不足，血流波形在舒张期初出现切迹与子

笔记栏

痫前期的发生相关。

2. 妊娠中晚期超声检查

（1）胎儿主要生长径线测量：胎头表现为边界完整、清晰的圆形强回声光环，并可见大脑半球中线回声及脑组织。测量垂直于中线的最大径线即双顶径（biparietal diameter，BPD），该值于妊娠31周前平均每周增长3mm，妊娠31～36周平均每周增长1.5mm，妊娠36周后平均每周增长1mm。若BPD≥8.5cm，提示胎儿成熟。在妊娠中晚期，胎儿脊柱、四肢、胸廓、心脏、腹部及脐带均明显显示，可发现有无异常。根据胎儿生长的各种参数，如双顶径、头围、腹围、股骨长及各参数间的比例关系，连续动态观察，其值低于正常，或推算出的体重小于孕周的第10百分位数，即可诊断胎儿宫内生长受限（FGR）。根据胎头、脊柱及下肢的位置可确定胎产式、胎先露及胎方位。

（2）估计胎儿体重：是判断胎儿成熟度的一项重要指标。超声仪器中带有很多参数，包括头围（HC）、腹围（AC）、双顶径（BPD）、股骨长（FL）及胎儿腿部皮下脂肪厚度（FTH）等。操作者仅需将有关测量值输入估计胎儿体重的公式，即可直接预测胎儿的体重，十分方便。一般出生时的实际体重与预测体重会有±（10%～15%）的误差。

（3）胎盘定位：妊娠12周后，胎盘轮廓清楚，显示为一轮廓清晰的半月形弥漫光点区，通常位于子宫的前壁、后壁和侧壁。胎盘位置的判定对临床有指导意义，如行羊膜腔穿刺术时可避免损伤胎盘和脐带、判断前置胎盘和胎盘早剥等。随着孕周增长，胎盘逐渐发育成熟。根据胎盘的绒毛板、胎盘实质和胎盘基底层3部分结构的变化可将胎盘成熟过程进行分级：0级为未成熟，胎盘切面均匀，多见于妊娠中期；Ⅰ级为开始趋向成熟，胎盘切面见强光点，多见于妊娠29～36周；Ⅱ级为成熟期，胎盘切面见强光带，多见于妊娠36周以后；Ⅲ级为胎盘已成熟并趋向老化，胎盘切面见强光光圈（或光环），多见于妊娠38周以后。

（4）探测羊水量：妊娠早、中期羊水量相对较多，为无回声暗区。妊娠晚期，羊水中有胎脂，表现为在无回声暗区中有稀疏的点状回声漂浮，妊娠晚期羊水量逐渐减少。最大羊水深度（AFV）≥8cm时为羊水过多；AFV≤2cm时为羊水过少。若用羊水指数法，则为测量4个象限的AFV，4个值之和称为羊水指数（AFI），AFI≥25cm为羊水过多，≤5cm为羊水过少。

（5）子宫颈测量：利用超声测量子宫颈长度是预测早产的重要方法之一，常用截断值为妊娠中期子宫颈长度小于2.5cm。推荐经阴道测量。

（6）生物物理评分：连续检测胎儿呼吸样运动、胎动、胎儿肌张力及羊水量，从而评估胎儿宫内的健康状况。

（7）胎儿超声软指标检查：主要包括NT增厚、NF增厚、肠管强回声、单脐动脉、脉络膜丛囊肿、心内强回声光斑、脑室扩张、肾盂扩张或肾盂分离等。

3. 异常妊振

（1）葡萄胎：典型完全性葡萄胎的影像特点是子宫增大，多数大于孕周；子宫腔内无胎儿及其附属物；子宫腔内充满弥漫分布的蜂窝状大小不等的无回声区，其间可见边缘不整、境界不清的无回声区，是合并子宫腔内出血的图像。当伴有卵巢黄素囊肿时，可在子宫一侧或两侧探到大小不等的单房或多房的无回声区。

（2）鉴别胎儿是否存活：若胚胎停止发育则妊娠囊变形，不随孕周增大反而缩小，胚芽枯萎，超声探查原有胎心者，复诊时胎心搏动消失。胎死宫内的声像图表现为胎体萎缩，可见胎儿轮廓不清、颅骨重叠、无胎心及胎动、脊柱变形、肋骨排列紊乱及胎儿颅内、腹内结构不清，以及羊水暗区减少等。

（3）判断异位妊娠：子宫腔内无妊娠囊，附件区探及边界不十分清楚、形状不规则的包块。若在包块内探及圆形妊娠囊，其内有胚芽或心管搏动，则能在流产或破裂前得到确诊。若已流产或破裂，直肠子宫陷凹或腹腔内可见液性暗区。

（4）判断前置胎盘：胎盘组织回声部分或全部覆盖子宫颈内口。

（5）判断胎盘早剥：胎盘与子宫肌壁间出现形状不规则的强回声或无回声区。

（6）探测多胎妊娠：应用超声检查可以确定胎儿数量和孕龄、评估绒毛膜性和羊膜性。妊娠早期准确评估绒毛膜性非常重要，绒毛膜性与围生儿结局密切相关。通过确定的绒毛膜性可指导妊娠管理，决定胎儿监测开始的时机和频率，根据监测情况选择治疗措施及分娩方式。如单绒毛膜双胎，则需每2周随访1次超声，以观察是否有双胎输血综合征等疾病发生。

笔记栏

4. 胎儿畸形

（1）脑积水：双顶径与头围明显大于孕周，头体比例失调，头围大于腹围；侧脑室与颅中线的距离大于颅骨与颅中线距离的 1/2；颅中线偏移，颅内大部分为液性暗区。

（2）无脑儿：在胎儿颈部上方探不到胎头光环；胎头轮廓可呈半月形弧形光带；眼眶部位可探及软组织回声，似青蛙眼；常伴羊水过多或脊柱裂。

（3）脊柱裂：超声扫查脊柱时，应注意脊柱的连续性与生理性弯曲。开放性脊柱裂可见两排串珠状回声，但不对称，或一排不整齐，或串珠样回声形状不规则，不清晰或中断。纵切时，脊柱裂部位呈不规则“八”字形，横切呈“V”形。

（4）多囊肾：多为双侧，肾体积明显增大，外形不规则呈多囊状，肾实质内见多个大小不等的蜂窝状无回声区，常看不清正常结构，可合并羊水过少，膀胱不显示。另一种多囊肾为弥漫性小囊，肉眼看不清，超声不能显示无回声区，而表现为肾脏体积增大，回声增强，表现为“白肾”，确诊需要显微镜下的病理诊断。

（五）超声检查在妇科领域的应用

1. 子宫肌瘤 是妇科最常见的良性肿瘤，其声像图为子宫体积增大，形态不规则，肌瘤常为低回声、等回声或中强回声，边界清。目前腹部超声能分辨直径为 0.5cm 的子宫前壁肌瘤，并可对肌瘤进行较精确的定位。肌壁间肌瘤可挤向子宫腔，使子宫内膜移位或变形；黏膜下肌瘤，子宫可见增大，轮廓光滑，但肌瘤突向子宫腔内，子宫内膜被肌瘤压迫及推移。

2. 子宫腺肌病和腺肌瘤 子宫腺肌病的影像特点是子宫均匀性增大，子宫断面回声不均，有低回声和强回声区；子宫腺肌瘤的影像学特点是子宫呈不均匀增大，子宫肌内散在小蜂窝状无回声区，边界欠清。

3. 盆腔炎 盆腔炎性包块与周围组织粘连，境界不清；积液或积脓时为无回声区或回声不均。

4. 卵巢肿瘤 表现为卵巢增大，内为单房或多房的液性无回声区或混合性回声区团。若肿块边缘不整齐、欠清楚，囊壁增厚或有乳头，内部回声强弱不均或无回声区中有不规则强回声团，常累及双侧卵巢并伴腹水者，应考虑为卵巢癌。经阴道超声发现盆腔深部小肿块，显示其内部细微结构方面有明显优势，已成为早期筛选卵巢癌的重要辅助项目。

5. 监测卵泡发育 通常从月经周期第 10 日开始监测卵泡大小，正常卵泡每日增长 1.6mm，排卵前卵泡约达 20mm。

6. 探测宫内节育器 通过对子宫体的扫查，能准确诊断宫内节育器在子宫腔的位置及显示节育器的形状。可发现节育器位置下移。当节育器嵌顿、穿孔或外游时，可在子宫肌壁间或子宫外发现节育器的强回声。嵌顿的节育器最好在超声引导下取出。

7. 介入超声的应用 在阴式超声引导下可对成熟卵泡进行采卵；对盆腔囊性肿块穿刺，能判断囊肿性质，并可注入药物进行治疗。随着助孕技术的发展，介入超声还可用于减胎术。

二、超 声 造 影

超声造影是利用造影剂增强“后散射”回声，提高图像分辨力的一种超声诊断技术。超声造影可用于妇科肿瘤的早期诊断，以及卵巢良恶性肿瘤、子宫肌瘤与子宫腺肌病的鉴别诊断等。子宫腔超声造影通过向子宫腔内注入对比剂（生理盐水或过氧化氢）将子宫腔扩张，超声下可清晰观察到子宫内膜息肉、黏膜下肌瘤、子宫内膜癌和子宫畸形等病变以及观察输卵管腔是否通畅。

三、X 线检查

X 线检查借助造影剂可了解子宫和输卵管的腔内形态，因此在诊断先天性子宫畸形和输卵管通畅程度上仍是首选检查。此外，X 线片对骨性产道的各径线测定，以及在骨盆入口的形态、骶骨的屈度、骶坐切迹大小等方面的诊断可为临床判断有无自然分娩可能性提供重要参考。目前 X 线盆腔动脉造影及介入治疗技术发展很快，已在妇产科疾病治疗领域中占有一席位。

（一）诊断先天性子宫畸形

1. 单角子宫 造影仅见一个梭形子宫腔，只有一个子宫角和输卵管，偏于盆腔一侧。

2. 双子宫 造影见两个子宫，每个子宫有一个子宫角和输卵管。两个子宫颈可共有一个阴道，或有纵隔将阴道分隔为二。

笔记栏

3. 双角子宫 造影见一个子宫颈和一个阴道、两个子宫腔。

4. 弓形子宫 造影见子宫底凹陷，犹如弓形。

5. 纵隔子宫 可分为完全性纵隔和部分性纵隔子宫。完全性纵隔子宫造影显示子宫腔形态为两个梭形单角子宫，但位置很靠近；部分性纵隔子宫造影显示子宫腔大部分被分隔成二，呈分叉状，子宫体部仍为一个腔。

（二）骨盆测量

X 线摄片测量评估骨盆的大小和形态虽然准确，但由于辐射的影响原因，目前已很少应用，骨盆大小和形态的估计仍然依靠临床测量。

1. 仰卧侧位片 可了解骨盆的前后径、中骨盆及盆腔深度、骶骨长度和曲度及耻骨联合长度。

2. 前后位片 可观察中骨盆横径、耻骨弓横径、骨盆侧壁集合度。

3. 轴位片 观察骨盆入口的形态、左右斜径及耻骨联合后角。

4. 耻骨弓片 可测量耻骨弓角度。

（三）盆腔血管造影和介入治疗

应用塞丁格（Seldinger）技术，经皮穿刺股动脉插管，将导管置于腹主动脉分叉、髂总动脉或髂内动脉，而后注射造影剂显示盆腔各级动脉及其分支。

适应证：①盆腔血管疾病的诊断，如动脉瘤、血管畸形；②盆腔血管栓塞，如产后出血的栓塞治疗（宫缩乏力、胎盘植入）、妇科肿瘤栓塞治疗；③高选择性药物治疗，多用于盆腔恶性肿瘤的治疗。

四、CT 检查

盆腔内脂肪组织含量丰富，各器官之间具有良好的天然对比，盆腔器官受呼吸和肠蠕动影响少，CT 能清楚显示盆腔器官的形态和结构。CT 的特点是分辨率高，能显示肿瘤的结构特点、肿瘤定位、囊实性、周围侵犯及远处转移情况，对妇科肿瘤诊断的准确性可达 90%以上，可用于各种妇科肿瘤治疗方案的制订、预后估计、疗效观察及术后复发的诊断。但对卵巢肿瘤定位诊断特异性不如 MRI。

五、MRI 检查

MRI 是利用人体组织中氢原子核（质子）在磁场中受到射频脉冲的激励而发生磁共振现象，产生磁共振信号，经过电子计算机处理，重建出人体某一层面图像的成像技术。

（一）MRI 检查在产科领域的应用

MRI 检查无辐射损伤，可在产科领域使用，但其检查过程应用的是射频磁场，有产热使局部升温的作用，故在妊娠 18 周以后使用较为安全。目前，MRI 只用于产前超声诊断的辅助和补充，多用于胎儿畸形、胎盘植入的诊断。首选指征和诊断价值最大的是胎儿中枢神经系统异常，如脑发育不良、侧脑室或颅后窝明显增宽、丹迪-沃克（Dandy-Walker）畸形、胼胝体发育不良、脑积水等。

（二）MRI 检查在妇科领域的应用

MRI 能清晰显示肿瘤信号与正常组织的差异，故能准确判断肿瘤大小及转移情况和直接区分流空的血管和肿大的淋巴结，在恶性肿瘤术前分期方面属最佳影像学诊断手段，对浸润性宫颈癌的分期精确率可达 95%。

六、PET

PET 是通过示踪原理，显示体内脏器或病变组织生化和代谢信息的影像技术，为一种功能成像。PET 最常用的示踪剂是 ^{18}F-氟代脱氧葡萄糖（^{18}F-FDG），其在细胞内的浓聚量与细胞内糖代谢水平呈正相关。由于恶性肿瘤细胞内糖酵解代谢率明显高于正常组织和良性肿瘤细胞，因此 PET 可发现直径在 10mm 以下的肿瘤，诊断各种实体瘤的准确率达 90%以上，明显优于传统的结构成像技术。但 PET 不能良好地显示解剖结构，也存在假阳性，主要见于子宫内膜异位症、盆腔急性炎等。PET/CT 是 PET 与 CT 两种不同成像原理的扫描设备融为一体，一次扫描 PET 和 CT 同时成像，再由图像处理工作站对 PET 图像和 CT 图像进行融合，最终图像可以显示病灶的精确解剖定位及病灶的功能变化，具有灵敏度高、准确性高、特异性强等特点。

笔记栏

（吴素慧　吕慧敏）

第二十五章　妇产科内镜

第一节　阴道镜检查

阴道镜检查（colposcopy）是利用阴道镜在强光源照射下将子宫颈阴道部上皮放大 10～40 倍直接观察，以观察肉眼看不到的较微小病变，并在可疑部位行定位活检，提高确诊率；同时还具备摄像系统和电脑图像显示系统（图 25-1）。

一、适　应　证

1. 子宫颈细胞学检查示不典型鳞状细胞（atypical squamous cell，ASC）、低度鳞状上皮内病变（low squamous intraepithelial lesion，LSIL）、高度鳞状上皮内病变（high squamous intraepithelial lesion，HSIL）、细胞学阴性但肉眼可疑癌者。

2. HPV 检测 16 型或 18 型阳性者，或其他高危型 HPV 阳性持续 1 年以上者。

3. 宫颈锥切术前，需在阴道镜下确定病变波及的部位，指导手术应切除的范围。

4. 可疑外阴皮肤病变、可疑阴道鳞状上皮病变或阴道恶性肿瘤。

5. 长期按宫颈炎治疗，但效果欠佳。

6. 子宫颈、阴道及外阴病变治疗后复查和评估。

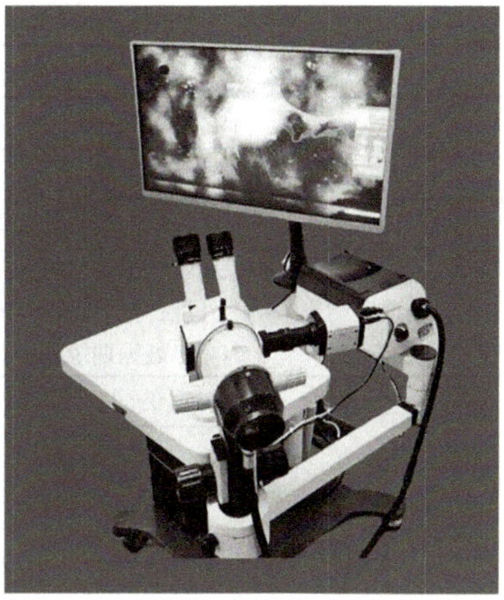

图 25-1　阴道镜

二、检　查　方　法

1. 检查前准备　阴道镜检查前 24h 内，应避免性交、妇科检查、局部活检或治疗。对合并有急性感染，如滴虫阴道炎、外阴阴道假丝酵母菌病等的患者，应首先控制感染，在局部急性炎症控制后再行阴道镜检查。

2. 操作步骤

（1）直接观察：取膀胱截石位，用阴道窥器充分暴露子宫颈阴道部，用棉球轻轻擦净子宫颈分泌物。打开光源，调整物镜位置和焦距，观察被检部位的外形、颜色及血管分布等，必要时用绿色光滤光片并放大 20 倍观察，可使血管图像更清晰，进行更精确的血管检查。

（2）详细观察：为进一步判断子宫颈表面病变的性质，必要时可在子宫颈表面涂一些药物，使图像变得更清晰，更有利于明确诊断。常用的方法有以下几种：①3%乙酸（又称醋酸）溶液试验，用 3%～5%醋酸棉球涂擦子宫颈阴道部 1min，正常或异常组织中核质比增加的细胞会出现暂时的白色（醋酸白），周围的正常鳞状上皮则保留原有的粉红色。醋酸效果出现或消失的速度随病变类型的不同而不同。通常情况下，病变级别越高，醋酸白出现得越快，持续时间越长。②碘试验，正常子宫颈或阴道的鳞状上皮含有丰富的糖原，表面涂碘液后，可被染成棕褐色或黑褐色。正常子宫颈管的柱状上皮一般不着色。当鳞状上皮发生病变时，如非典型增生或上皮癌变，其上皮细胞内所含糖原量明显减少或缺乏，涂碘液后病变部位不着色或着色很浅。临床上根据此原理，通过着色程度的不同，判断病变的范围。

三、结　果　判　断

1. 正常阴道镜　见表 25-1。

（1）原始鳞状上皮：正常宫颈鳞状上皮光滑呈粉色，对醋酸无反应，碘试验后呈棕褐色。

（2）柱状上皮：子宫颈管内的柱状上皮外移，取代子宫颈阴道部的鳞状上皮，肉眼见表面绒毛状，色红。涂醋酸后迅速肿胀呈葡萄状，碘试验阴性。

（3）转化区：即鳞柱状上皮交界区，含新生的鳞状上皮及尚未被鳞状上皮取代的柱状上皮。正常转化区由柱状上皮岛及其周围化生的鳞状上皮、腺体开口和宫颈腺囊肿组成。阴道镜下见树枝状毛细血管，由化生上皮环绕柱状上皮形成“葡萄岛”。化生的鳞状上皮对醋酸有轻度的反应，碘试验表现为部分着色。

转化区有 3 种类型：Ⅰ型转化区全部位于子宫颈管外侧，转化区的内外边界全部可见；Ⅱ型转化区部分位于子宫颈管外，部分位于子宫颈管内，暴露充分后子宫颈管内部分完全可见；Ⅲ型转化区全部位于子宫颈管内，不可见。

2. 异常阴道镜所见 根据出现病变的部位、大小及低级别病变特征、高级别病变特征、是否怀疑浸润癌、是否具有非特异性改变，以及碘溶液染色相关情况进行详细描述。具体参照 2017 年美国阴道镜和子宫颈病理学会（the American Society for Colposcopy and Cervical Pathology，ASCCP）推荐的阴道镜检查标准术语（表 25-1）。

表 25-1 阴道镜标准化 ASCCP 术语

类别	特点/标准	细节
总体评估	子宫颈可见	完全可见或不完全可见（说明原因）
	鳞柱交界可见	完全可见或不完全可见
醋酸白试验	应用 3%～5%醋酸后任何程度的变白	是或否
正常阴道镜结果	原始鳞状上皮：成熟，萎缩；柱状上皮异位或外翻；化生鳞状上皮；纳氏囊肿；腺开口隐窝；妊娠期蜕膜；黏膜下血管分支	
异常阴道镜结果	出现病变	是或否
	每个病灶的定位	时钟位置，在鳞柱交界处（是或否），病灶可见（完全或不完全），卫星病灶
	每个病灶的大小	病灶所属子宫颈的象限，病灶占转化区面积的百分比
	低级别病变特征	醋酸白：薄或半透明，迅速消退；血管形态：细小镶嵌，细点状血管；边界或边缘：不规则或地图样边界，湿疣样或隆起样或乳头样、扁平样
	高级别病变特征	醋酸白：厚或致密，醋酸白出现快或消退慢；袖口状腺开口隐窝；红白交杂；血管形态：粗大镶嵌，粗点状血管；边界：边界锐利，内部边界标志，脊样隆起标志，边界剥离；轮廓：扁平，融合乳头突起
	怀疑浸润癌	不典型血管、不规则表面、外生病灶、坏死、溃疡、肿瘤或大块新生物、可疑病变无醋酸白
	非特异性	白斑、糜烂、接触性出血、质脆组织
	碘溶液染色	未用、着色、部分着色、不着色
其他表现	息肉（子宫颈管内或子宫颈口外）、炎症、狭窄、先天性发育异常、治疗后改变（瘢痕）	
阴道镜征象	正常或良性、低级别病变、高级别病变、癌症	

第二节 宫腔镜检查与治疗

宫腔镜检查（hysteroscopy）是采用膨宫介质扩张子宫腔，通过纤维导光束和透镜将冷光源经宫腔镜导入子宫腔内，直视下观察子宫颈管、子宫颈内口、子宫内膜及输卵管开口，以便针对病变组织直观准确取材并送病理学检查；同时也可在直视下行子宫腔内的手术治疗（图 25-2）。

一、适 应 证

1. 宫腔镜检查的适应证 ①异常子宫出血；②可疑子宫腔粘连及子宫畸形；③可疑妊娠物残留；④影像学检查提示子宫腔占位性病变；⑤原因不明的不孕或反复流产；⑥子宫腔异物及宫内节育器位置异常；⑦子宫颈管癌和子宫内膜癌的早期诊断；⑧治疗后随访（内分泌治疗、子宫腔粘连等手术）。

2. 宫腔镜治疗的适应证 ①子宫颈管或内膜息肉；②子宫黏膜下肌瘤；③子宫腔粘连；④子宫及下生殖道畸形影响生育或生理功能，如子宫纵隔；⑤特殊部位妊娠，如妊娠囊位于子宫颈、子宫角等；⑥子宫腔内异物取出，如嵌顿节育器及流产残留物等；⑦宫腔镜引导下输卵管插管通

笔记栏

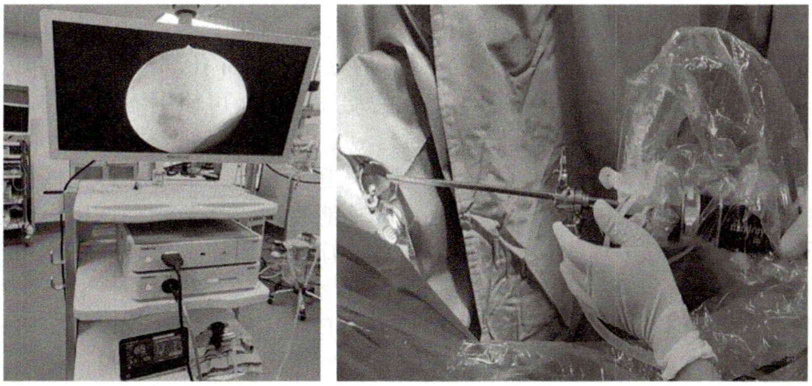

图 25-2　宫腔镜

液；⑧幼女阴道异物、阴道或子宫颈肿瘤活检。

二、禁　忌　证

禁忌证：①急性、亚急性生殖道感染；②心、肝、肾功能衰竭急性期及其他不能耐受手术者；③体温＞37.5℃，血常规检查异常；④子宫颈过硬、狭窄、瘢痕及子宫腔过度狭小；⑤3 个月内有子宫穿孔或手术史；⑥浸润性宫颈癌、生殖道结核未经系统抗结核治疗者。

三、术前准备及注意事项

1. 检查时间以月经干净后 3～7 天为宜，此时子宫内膜处于增生早期，薄且不易出血，黏液分泌少，子宫腔病变易见。

2. 仔细询问病史，进行全身检查、妇科检查、子宫颈脱落细胞学及阴道分泌物检查。

3. 宫腔镜检查，行子宫颈局部麻醉或无须麻醉。

4. 宫腔镜手术，根据需要可行椎管内麻醉或静脉麻醉。

四、操　作　步　骤

1. 准备　受检者排空膀胱，取膀胱截石位，常规消毒，扩张子宫颈至大于镜体外鞘直径半号。导入膨宫液并排净气泡，置入宫腔镜，扩张子宫腔，调整膨宫压力至 100mmHg 左右，调节光源亮度，调整焦距确保图像清晰可见。

2. 观察子宫腔　先观察子宫腔全貌，子宫底、子宫腔前后壁、输卵管开口，在退出过程中观察子宫颈内口和子宫颈管（图 25-3）。

3. 手术处理　短时间、简单的手术操作可以在确诊后立即施行，如节育环嵌顿、易切除的息肉、内膜活检等。需时间较长、较复杂的子宫腔内手术，需在麻醉下进行操作。

4. 能源　选择高频电发生器，单极、双极电切及电凝常被用于宫腔镜手术治疗。用于宫腔镜手术的能源还有激光和微波。

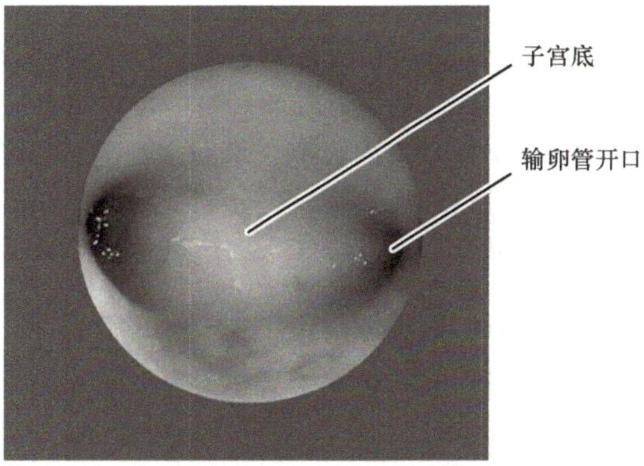

图 25-3　子宫腔全貌

5. 膨宫介质的选择　使用单极电凝或电切时，膨宫液必须为非导电的液体，如 5%葡萄糖或 5%甘露醇，双极电凝或电切时则选择生理盐水，后者可减少过多低渗液体灌注导致的过度水化综合征。糖尿病的患者避免使用 5%葡萄糖。

五、并发症及处理措施

1. 子宫出血　高危因素包括子宫穿孔、动静脉瘘、子宫颈妊娠、剖宫产瘢痕妊娠及凝血功能障碍等。当切割病灶过深，达到黏膜下 5～6mm 的子宫肌壁血管层时易导致出血。出血处理方案应根据出血量、出血部位、范围和手术种类确定，如使用缩宫素、米索前列醇等子宫收缩药，以及留置球囊压迫子宫腔、子宫动脉栓塞等。

笔记栏

2. 子宫穿孔 引起子宫穿孔的因素包括子宫颈狭窄、子宫颈手术史、子宫过度屈曲、子宫腔过小、扩宫力量过强或哺乳期子宫等。一旦发生穿孔，应立即查找穿孔部位，确定邻近脏器有无损伤，决定处理方案。如生命体征平稳，穿孔范围小，无活动性出血，可使用缩宫素和抗生素保守观察治疗；如穿孔范围大、可能伤及血管或有脏器损伤时，应立即手术处理。

3. 过度水化综合征 由膨宫介质大量吸收引起液体超负荷和（或）稀释性低钠血症所致，如诊断不及时，将迅速出现急性肺水肿、脑水肿及心、肺功能衰竭，甚至死亡。相应的处理措施包括吸氧、纠正电解质紊乱和水中毒（利尿、限制入液量、治疗低钠血症）、处理急性左心衰竭、防治肺和脑水肿。

4. 气体栓塞 是罕见但严重的并发症。气体栓塞一旦发生应立即停止操作，将患者置于左侧卧位及头低臀高位，减少右心室流出道梗阻；正压吸氧，纠正心、肺功能衰竭；补液，放置中心静脉导管，监测心肺动脉压，组织多学科会诊进行救治。

5. 其他 如感染、子宫腔和（或）宫颈粘连等。若有发生做相应处理。

第三节 腹腔镜检查与治疗

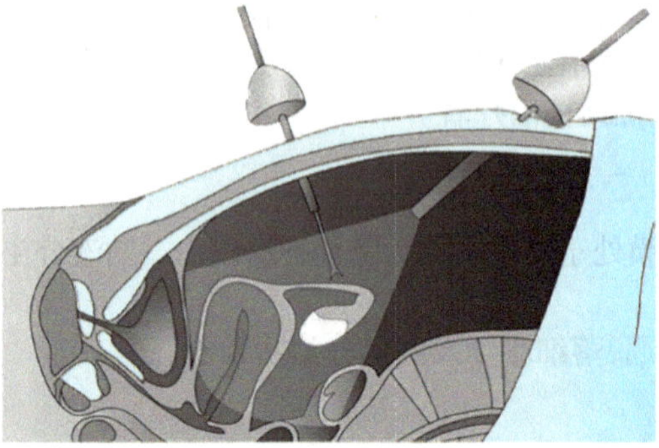

图 25-4 腹腔镜

腹腔镜（laparoscopy）是指利用腹腔镜的摄像设备，把图像显示在屏幕上而进行手术的一种操作系统，一般仅需在腹部建立 1~4 个小孔就可以完成。与传统开腹手术相比，具有创伤小、出血少、痛苦轻、恢复快、住院时间短等优点（图 25-4）。可用于妇科疾病的诊断和治疗。

一、适 应 证

1. 最佳适应证 腹腔镜手术通常作为首选手术方法，能有效地明确诊断并进行相应的处理。

（1）急腹症：如异位妊娠、卵巢肿瘤蒂扭转、卵巢囊肿破裂等。

（2）附件包块：如卵巢良性肿瘤、输卵管系膜囊肿、附件炎性包块等。

（3）子宫内膜异位症。

（4）慢性盆腔痛。

（5）不孕症。

（6）其他：如盆腹腔内异物、子宫穿孔等。

2. 选择性适应证

（1）子宫肌瘤：在腹腔镜下进行子宫肌瘤切除术或子宫切除术等。

（2）子宫腺肌病：在腹腔镜下进行子宫腺肌病病灶切除或子宫切除术等。

（3）早期子宫内膜癌、早期宫颈癌、早期卵巢交界性肿瘤及卵巢上皮性癌（卵巢癌）等：在腹腔镜镜下进行肿瘤分期、再分期手术及早期宫颈癌保留生育功能的手术。

（4）盆底功能障碍性疾病：进行腹腔镜盆底重建手术。

（5）生殖器官发育异常：进行人工阴道成形术等。

（6）妊娠期附件包块。

（7）其他需要切除子宫和（或）附件的疾病等。

二、禁 忌 证

1. 绝对禁忌证 ①严重的心、脑血管疾病及肺功能不全；②严重的凝血功能障碍、血液病；③膈疝。

2. 相对禁忌证 ①广泛的盆腹腔内粘连；②巨大附件肿物；③肌壁间子宫肌瘤体积较大（直径≥10cm）或者数目较多（≥4 个）而要求保留子宫者；④晚期或广泛转移的妇科恶性肿瘤。

三、术 前 准 备

1. 病史和查体 详细采集病史，准确掌握诊断性或手术性腹腔镜指征。

笔记栏

2. 实验室检查 同一般妇科腹部手术。

3. 肠道、阴道准备 同妇科腹部手术；急腹症探查者无须肠道准备。

4. 腹部皮肤准备 同妇科腹部手术，尤应注意脐孔的清洁。

5. 体位 在手术时需头低臀高并倾斜 15°～25°，使肠管滑向上腹部，以暴露盆腔术野。

6. 麻醉评估 与患者签署麻醉风险告知书，让患者充分了解麻醉的风险。

7. 手术风险告知 医师需要向患者及其家属介绍手术的风险，包括可能的并发症和治疗结局等。

四、操作步骤

1. 准备 腹部常规消毒铺巾，放置导尿管，摆体位（头低臀高位）。若盆腔粘连严重、子宫肌瘤手术或需切除子宫者，可置举宫器。

2. 建立人工气腹 沿脐孔下缘切开皮肤，用气腹针穿刺进入腹腔，连接自动 CO_2 气腹机，充入 CO_2，使腹腔压力达 12mmHg 左右。

3. 放置腹腔镜 根据套管针外鞘直径，切开脐孔下缘皮肤 10～12mm，布巾钳提起腹壁，与腹部皮肤成 90°角，用套管针从切开处穿刺进入腹腔，去除套管管芯，将腹腔镜自套管置入腹腔，连接好 CO_2 气腹机，打开冷光源，即可见盆腔视野。

4. 腹腔镜观察 按顺序常规检查盆腔。检查后根据盆腔疾病要求进行输卵管通液、卵巢活检等进一步检查。

5. 行腹腔镜手术 在腹腔镜的指导下，避开下腹壁血管在两侧下腹部做第 2、3 或 4 穿刺点，插入必要的器械操作。

6. 手术操作基础 必须具备以下操作技术方可进行腹腔镜手术治疗：①用腹腔镜跟踪、暴露手术野；②熟悉镜下解剖；③组织分离、切开、止血；④套圈结扎；⑤腔内打结、腔外打结、腔内缝合；⑥应用电器械或超声切割器械。

7. 手术操作原则 按操作步骤进行镜下手术。

8. 手术结束 用生理盐水冲洗盆腔，检查无出血，无内脏损伤，停止充入 CO_2 气体，并放尽腹腔内 CO_2，取出腹腔镜及各穿刺点的套管针鞘，缝合穿刺口。

五、并发症及处理措施

1. 出血 包括腹膜后大血管、腹壁血管损伤出血及手术野出血。腹膜后血管、腹壁血管损伤多为由穿刺引起的机械性损伤，而脏器血管损伤多与手术操作相关。需术者熟练掌握穿刺和手术操作技术，熟悉盆腹腔解剖。如发生腹膜后大血管损伤，建议立即开腹止血，并和相关科室合作处理。

2. 泌尿系统损伤 包括膀胱和输尿管损伤，可为机械性损伤或者热损伤，其中热损伤在术中很难被发现，多为术后 1 周左右出现症状。术中排空膀胱，必要时术前放置输尿管支架或者术中解剖输尿管，若术中发现输尿管损伤及时修补；术后发现者，先行保守治疗，如膀胱损伤放置导尿管引流，输尿管损伤放置双“J”管引流，如果上述治疗措施失败则进行手术治疗。

3. 肠管损伤 包括穿刺造成的机械性损伤，或者术中的机械性、热损伤，其中热损伤在术中很难发现，多为术后出现症状，出现症状的时间和严重程度与损伤的程度相关。对高危患者术前强化肠道准备；手术视野不清或者术中发现盆腔粘连严重者，可酌情改开腹手术。

4. 气腹相关并发症 包括充气并发症及 CO_2 吸收后引起的腹膜局部或全身的酸碱平衡改变。充气并发症包括皮下气肿、气胸及气栓。为避免上述情况，需术者提高穿刺术，在形成气腹时，充气速度不宜过快；尽量缩短手术时间；术后尽量排除残余气体。如手术中发现胸壁上部及颈部皮下气肿，应立即停止手术。术后常见的上腹部不适及肩痛是 CO_2 对膈肌刺激的缘故，术后数日内会减轻消失。气栓少见，一旦发生，有生命危险。

5. 其他并发症 包括麻醉并发症、神经损伤、切口疝及恶性肿瘤切口种植等。

第四节 胎 儿 镜

胎儿镜检查（fetoscopy）是用直径 2mm 的光纤内镜，以套管针经母体腹壁穿刺，经子宫壁进入羊膜腔，观察胎儿、取胎儿组织活检或对胎儿进行子宫腔内治疗的方法。随着产前检查手段的提高，现胎儿镜主要用于子宫内治疗。由于胎儿镜设备昂贵，技术要求高且为有创检查，目前临床尚未普

笔记栏

及应用。近年来胎儿镜（图 25-5）主要用于以下疾病的治疗。

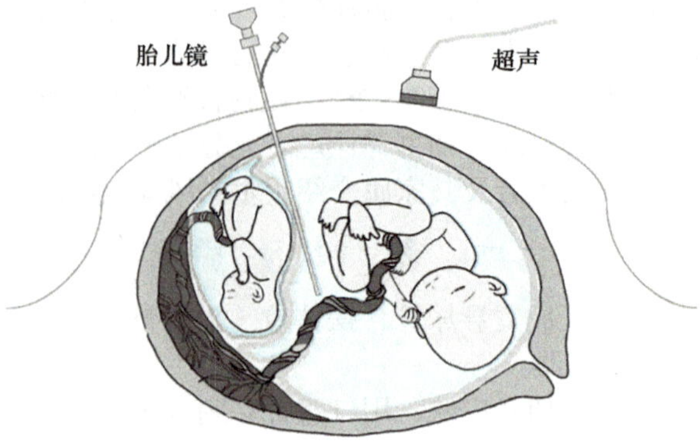

图 25-5 胎儿镜

一、双胎输血综合征

双胎输血综合征（twin-to-twin transfusion syndrome，TTTS）是单绒毛膜性双胎妊娠特有的严重并发症，占单绒毛膜性双胎并发症的 10%～15%。未及时治疗的 TTTS，其胎儿病死率可达 90%以上，存活胎儿中 17%～33%可发生神经系统后遗症。目前 TTTS 的首选治疗方法是应用胎儿镜激光凝固胎盘吻合血管术，也是胎儿镜应用最广泛、效果最确切的一项适应证。胎儿镜激光术治疗 TTTS 的最佳孕周为妊娠 16～26 周、TTTS 的 Quintero 分期Ⅱ～Ⅳ期及部分 Quintero Ⅰ期的病例。

禁忌证：①先兆流产；②一胎结构异常；③完全性前壁胎盘无穿刺路径；④孕妇存在各系统急性感染，尤其怀疑宫内感染者；⑤孕妇合并严重疾病不适合手术。

1. 术前准备

（1）向孕妇及其家属解释手术方法和过程、手术的必要性及其风险，以及可能的并发症，并签署知情同意书。

（2）进行血常规、尿常规、肝肾功能、心电图、凝血功能、阴道清洁度和细菌学检查，排除急性炎症，测量子宫颈长度。

（3）确认手术方式和方法，前壁胎盘建议使用弧形胎儿镜或 30°胎儿镜等。

（4）术前预防性使用抗生素，必要时术前预防性使用宫缩抑制药。

2. 手术步骤

（1）术前按下腹部手术常规备皮，排空膀胱，多采用局部麻醉（利多卡因局部浸润麻醉），如手术时间较长可选择椎管内麻醉，必要时可使用镇静药。

（2）超声引导下选择穿刺点，以不损伤胎盘、胎儿，且易于子宫内操作为原则。尽可能避开胎盘及孕妇腹壁血管。

（3）消毒、铺孔巾。局部麻醉，穿刺点处做皮肤切口。超声引导下在皮肤切口处置入穿刺套管。必要时羊水取样进行产前诊断。

（4）胎儿镜进入受血胎儿羊膜腔，胎儿镜下寻找两胎儿间的隔膜、双胎脐带胎盘插入部位、供血胎儿及血管交通支（动脉-动脉交通支、动脉-静脉交通支、静脉-静脉交通支）。

（5）应用激光行选择性血管交通凝固术（SLCPV）或 Solomon 技术。前者对经胎儿镜确定为双胎之间血管交通支的血管，根据其类型有序，依次进行激光凝固：首先是动脉-静脉交通支（供血胎儿动脉至受血胎儿静脉），然后是静脉-动脉交通支（供血胎儿静脉至受血胎儿动脉），最后是动脉-动脉交通支和静脉-静脉交通支。后者在选择性血管凝固的基础上，对凝固点之间的胎盘区域进行连续线状激光凝固，并连接各个凝固点，减少细小吻合支的残留。详细记录术中所见的胎盘及其表面血管形态、交通支类型和数量、凝固次序等。

（6）术后测量子宫颈长度，并根据孕妇具体情况，考虑是否行羊水减量术或宫颈环扎术。

胎儿并发症主要包括胎死宫内（一胎或双胎）、胎儿体表灼伤、羊膜隔间隔瘘及假性羊膜带综合征；母体并发症主要包括出血、羊水渗漏、感染、先兆子痫、胎膜早破、流产及早产。

二、后尿道瓣膜症

后尿道瓣膜症（PUV）是男童先天性下尿路梗阻中最常见的疾病。胎儿期 PUV 可导致羊水进行

笔记栏

性减少、肺发育不良及肾发育不良，可于胎儿镜下手术治疗，但应慎重。产后 PUV 经尿道瓣膜切除术是治疗 PUV 的首选方法。

三、羊膜带综合征

羊膜带综合征（amniotic band syndrome）是指部分羊膜破裂产生纤维束或纤维鞘，使胚胎或胎儿与羊膜带粘连，束缚、压迫、缠绕胎儿，使胎儿受累器官出现分裂或发育畸形。常见于头部、躯干和四肢，从肢体完全离断或产生环形缩窄，也可缠绕脐带致胎死宫内。胎儿镜羊膜束带松解术，可以在产前诊断明确且在胎儿发生损伤或严重畸形前缓解症状。

四、其他胎儿疾病

协助诊断胎儿有无白化病、进行性肌营养不良、血友病等单基因病。随着遗传病诊断技术的发展，胎儿镜应用于单基因病的诊断逐渐减少。目前应用胎儿镜治疗胎儿结构异常的探索不断增加，如胎儿镜下气管球囊阻塞术（FETO）对先天性膈疝（CDH）的治疗等，但其疗效有待于进一步评估。

（李奇灵）

第二十六章　妇产科常用特殊药物

妇产科特殊用药分为七大部分：雌激素类药物、孕激素类药物、雄激素类药物、促排卵药物、子宫收缩药物、抑制子宫收缩抗早产药物以及其他类药物（促胎儿肺成熟药物、退乳药物等）。

第一节　雌激素类药物

雌激素有天然雌激素、半合成雌激素和合成雌激素三类。天然雌激素主要包括雌二醇、17β-雌二醇、苯甲酸雌二醇、戊酸雌二醇、结合雌二醇、环戊丙酸雌二醇、雌三醇、普罗雌烯等；半合成雌激素有炔雌醇、炔雌醚等；合成雌激素有己烯雌酚、氯烯雌酚。

一、种类和制剂

（一）天然雌激素

体内的天然雌激素主要由卵巢、胎盘和肾上腺皮质产生，包括雌二醇、雌酮及雌三醇。目前国内临床常用的雌激素多为其衍生物，它们在体内的代谢过程与天然雌激素相似。

1. 雌二醇（estradiol）　为天然雌激素。针剂为2mg（1ml）/支，供肌内注射；雌二醇缓释贴片2.5mg/片，供皮肤贴用。

2. 17β-雌二醇　微粒化17β-雌二醇，商品名为诺坤复，系天然人17β-雌二醇，口服片剂为1mg/片。

3. 戊酸雌二醇（estradiol valerate）　为雌二醇的戊酸酯，是长效雌二醇衍生物，肌内注射后缓慢释放，作用维持时间在2～4周。针剂有5mg（1ml）/支、10mg（1ml）/支两种；片剂商品名为补佳乐，1mg/片。

4. 环戊丙酸雌二醇（estradiol cypionate）　为雌二醇的环戊丙酸酯，是长效雌激素制剂，作用比戊酸雌二醇强而持久，维持时间在3～4周及以上。针剂有1mg（1ml）/支、2mg（1ml）/支、5mg（1ml）/支3种。

5. 妊马雌酮（conjugated estrogen）　商品名为倍美力，是从孕马尿中提取的一种水溶性天然结合型雌激素，其中含50%～65%雌酮硫酸钠和20%～35%孕烯雌酮硫酸钠。片剂有0.625mg/片、1.25mg/片、2.5mg/片3种；针剂为20mg（1ml）/支。

6. 普罗雌烯（promestriene）　雌二醇衍生物，作用于下生殖道黏膜，起局部的雌激素样作用，且无全身性激素作用。乳膏为10g/支；阴道胶囊为10mg/粒。

7. 雌三醇（estriol）　是体内雌二醇的代谢产物，为主要存在于尿中的一种天然雌激素，特点是对阴道和子宫颈具有选择性，而对子宫内膜并无影响。口服片剂有1mg/片、5mg/片；针剂为10mg（1ml）/支。

（二）半合成雌激素

1. 炔雌醇（ethinyl estradiol）　为强效口服雌激素，其活性为雌二醇的7～8倍、己烯雌酚的20倍。片剂有5μg/片、12.5μg/片、50μg/片、500μg/片。

2. 炔雌醚（quinestrol）　为作用较强的口服长效雌激素，活性为炔雌醇的4倍。与孕激素合用为口服长效避孕药，口服后储存在体内脂肪，代谢为炔雌醇，作用可维持1个月以上。

3. 尼尔雌醇（nilestriol）　是雌三醇衍生物，为长效口服雌激素，特点与雌三醇相同。片剂有1mg/片、2mg/片、5mg/片。

（三）合成雌激素（非甾体激素）

1. 己烯雌酚（diethylstilbestrol）　曾是常用的雌激素制剂，作用强、价廉，因恶心、呕吐等不良反应近年已较少使用。片剂有0.5mg/片、1mg/片、2mg/片；针剂有0.5mg（1ml）/支、1mg（1ml）/支、2mg（1ml）/支。

2. 氯烯雌酚（chlorotrianisene） 雄激素活性比己烯雌酚弱，仅为其 1/10，但作用持久，耐受性较好。滴丸剂为 4mg/粒。

二、药 理 作 用

1. 促使生殖器生长和发育，使子宫内膜增生和阴道上皮角化。
2. 增强子宫平滑肌的收缩，提高子宫对缩宫素的敏感性。
3. 抗雄激素作用。
4. 对下丘脑及腺垂体有正、负反馈调节，间接影响卵泡发育和排卵。
5. 促使乳腺导管发育增生，但较大剂量能抑制腺垂体催乳素的释放，从而减少乳汁分泌。
6. 降低血中胆固醇，并能增加钙在骨质中的沉着。
7. 促进水钠潴留；促进肝脏高密度脂蛋白合成；抑制低密度脂蛋白合成。

对雌激素有无致癌作用的研究很多，但尚未能确定。雌激素合用的避孕药，经长期观察未证明有致癌作用。若女性已患乳腺癌或子宫内膜癌，雌激素可加速其进展。但临床合理使用并无致癌危险。

三、适 应 证

雌激素的适应证主要有卵巢功能低下、子宫发育不良、闭经、异常子宫出血、围绝经期综合征、原发性痛经、萎缩性阴道炎、退乳及绝经后女性的替代治疗（一般加用孕激素）等。

第二节　孕激素类药物

孕激素类药物可分为 3 类：①天然孕激素，即黄体酮；②孕酮衍生物、孕酮代谢产物，如醋酸甲羟孕酮、甲地孕酮、羟孕酮、地屈孕酮、环丙孕酮、屈螺酮等；③19-去甲基睾酮衍生物，包括炔诺酮、孕三烯酮、炔诺孕酮、左炔诺孕酮、地诺孕素等。

一、种类和制剂

（一）黄体酮

黄体酮（progesterone）是天然的孕激素，为目前临床常用的孕激素。针剂有 10mg（1ml）/支、20mg（1ml）/支；胶囊 100mg/粒。

（二）孕酮衍生物

孕酮代谢产物 17α-羟孕酮并无生物效应，但其 17α 位上的羟基酯化后，其孕激素作用不但恢复且有所加强。最接近天然孕激素的是地屈孕酮和屈螺酮，较接近天然孕激素的是甲羟孕酮。常用制剂如下。

1. 醋酸甲羟孕酮（medroxyprogesterone acetate） 又称安宫黄体酮，口服或肌内注射均有效。口服片剂有 2mg/片、4mg/片、10mg/片、100mg/片、200mg/片、500mg/片；针剂有 100mg（1ml）/支、150mg（1ml）/支。

2. 甲地孕酮（megestrol） 商品名为妇宁片，为高效口服孕激素。口服片剂有 1mg/片、4mg/片。

3. 羟孕酮（hydroxyprogesterone） 为长效孕激素，其孕激素活性为黄体酮的 7 倍，肌内注射后在局部沉积储存，缓慢释放，可维持 1～2 周及以上。针剂有 125mg（1ml）/支、250mg（1ml）/支、250mg（2ml）/支。

4. 地屈孕酮（dydrogesterone） 商品名为达芙通，无雌激素、雄激素及肾上腺皮质激素作用。地屈孕酮不产热，且对脂代谢无影响。口服片剂为 10mg/片。

5. 环丙孕酮（cyproterone） 抗雄激素作用强，也有孕激素活性。剂型有炔雌醇环丙孕酮片（达英 35），每片含 2mg 醋酸环丙孕酮和 0.035mg 炔雌醇，为短效避孕药。

6. 屈螺酮（drospirenone） 与螺内酯相似，具有孕激素、抗雄激素和抗盐皮质激素的作用。剂型有屈螺酮炔雌醇片（优思明）：每片含屈螺酮 3mg 和炔雌醇 0.03mg；屈螺酮炔雌醇片（Ⅱ）（优思悦）：每片含屈螺酮 3mg 和炔雌醇 0.02mg，均为短效避孕药。雌二醇屈螺酮片（安今益）：每片含雌二醇 1mg 和屈螺酮 2mg，可用于激素的补充治疗。

笔记栏

（三）19-去甲基睾酮衍生物

睾酮在 19 位上去甲基后有强孕激素作用。常用制剂如下。

1. 炔诺酮（norethisterone） 商品名为妇康片，为强效口服孕激素。除有孕酮作用外，还具有轻微的雄激素和雌激素活性。口服片剂有 0.625mg/片、2.5mg/片。

2. 孕三烯酮（gestrinone） 商品名为内美通，为中等强度孕激素，具有较强的抗孕激素和抗雌激素活性，亦有很弱的雌激素和雄激素作用，口服片剂有 1.5mg/片、2.5mg/片。

3. 炔诺孕酮（norgestrel） 为强效口服孕激素，其孕激素作用为炔诺酮的 5～10 倍，并有雄激素、雌激素和抗激素活性。口服片剂有 0.3mg/片、3mg/片。

4. 左炔诺孕酮（levonorgestrel） 是一种抗雌激素活性的孕激素。口服片剂有 0.75mg/片、1.5mg/片，为紧急避孕药；阴道内用制剂：左炔诺孕酮宫内缓释节育系统置于子宫腔内，可维持 3～5 年有效；皮下植入剂：硅胶棒（Ⅰ）每人每次 6 支，使用年限为 5～7 年，硅胶棒（Ⅱ）每人每次 2 支，使用年限为 3～5 年。

5. 地诺孕素（dienogest） 无雌激素、雄激素、糖皮质激素和盐皮质激素的活性，有抗雄激素作用。口服片剂有 2mg/片，也有由 2mg 地诺孕素和 0.03mg 炔雌醇组成的复方制剂被用作短效避孕药。

6. 替勃龙（tibolone） 主要成分为 7-甲基异炔诺酮，代谢成 3 种化合物，兼具弱雌激素、雄激素和孕激素活性，可缓解雌激素缺乏症状。口服片剂为 2.5mg/片。

二、药理作用

1. 孕激素有抑制子宫收缩和使子宫内膜由增生期转变为分泌期的作用，因此有安胎和调整月经的功能。应用时应注意选择制剂的种类，孕激素的衍生物具有溶黄体作用，用于安胎或黄体功能不足的月经紊乱时，最好使用天然的黄体酮。另外，具有雄激素活性的制剂还可能引起女胎生殖器官男性化。

2. 长期使用孕激素可使子宫内膜萎缩，特别是异位的子宫内膜。大剂量孕激素可使分化良好的子宫内膜癌细胞退变，可能与其抗雌激素作用有关。

3. 孕激素通过抑制下丘脑 GnRH 的释放，使 FSH 及 LH 分泌受抑制，从而抑制排卵；孕激素使子宫颈黏液减少、黏度增加；子宫内膜增生受抑制，腺体发育不良而不适于受精卵着床。

4. 促进水钠排泄；促进乳腺腺泡发育。

5. 降低子宫平滑肌兴奋性及其对缩宫素的敏感性，抑制子宫收缩。

三、适应证

孕激素的适应证：①闭经；②与雌激素合用进行性激素人工周期治疗；③痛经；④异常子宫出血；⑤习惯性流产和先兆流产；⑥子宫内膜异位症及子宫内膜腺癌等。孕激素还是女性避孕药的主要成分。

第三节　雄激素类药物

天然的雄激素为睾酮，具有雄激素活性，并有一定的蛋白同化作用，常用的雄激素类药物主要是睾酮的衍生物，如甲睾酮、丙酸睾酮、十一酸睾酮等。睾酮经结构改造后雄激素活性减弱，而蛋白同化作用得以保留或加强，称为同化激素，如苯丙酸诺龙、达那唑等。

一、种类和制剂

（一）雄激素

1. 丙酸睾酮（testosterone propionate） 是目前最常用的雄激素制剂，仅供肌内注射。作用时间较久，可维持 2～3 天。针剂有 10mg（1ml）/支、25mg（1ml）/支、50mg（1ml）/支。

2. 甲睾酮（methyltestosterone） 由于服用需经肝脏代谢失活，以舌下含化为宜。片剂有 5mg/片、10mg/片。

3. 三合激素 针剂 1ml/支含黄体酮 12.5mg、丙酸睾酮 25mg 和苯甲酸雌二醇 1.25mg。

（二）蛋白同化激素

1. 苯丙酸诺龙（nandrolone phenylpropionate） 为一种低雄激素活性、高蛋白同化作用的激素，其雄激素作用仅为丙酸睾酮的 1.5 倍，而蛋白合成作用为丙酸睾酮的 12 倍。肌内注射后可维持

笔记栏

1～2周。针剂有10mg（1ml）/支、25mg（1ml）/支。

2. 达那唑（danazol） 为弱雄激素，兼有蛋白同化作用和抗孕激素作用，而无孕激素和雌激素活性。口服胶囊制剂有100mg/粒、200mg/粒。

二、药理作用

（一）雄激素

雄激素对女性有拮抗雌激素、抑制子宫内膜增生及抑制卵巢、垂体功能。雄激素还有促进蛋白质合成、加速组织修复、逆转分解代谢过程等作用。应用不当可有女性男性化、肝损害、水肿等不良反应。

（二）达那唑

达那唑进入体内后，作用于下丘脑-垂体-卵巢轴，能抑制促性腺激素的分泌和释放，并作用于卵巢影响性激素的合成，使体内雌激素水平下降，抑制子宫内膜及异位子宫内膜组织的生长，使其失活萎缩。

三、适　应　证

雄激素的适应证主要有异常子宫出血、子宫肌瘤及子宫内膜异位症、绝经过渡期异常子宫出血的月经调节。达那唑的主要适应证为子宫内膜异位症。

第四节　促排卵药物

促排卵药物一般用于指导同房、人工授精和（或）体外受精-胚胎移植前刺激卵泡发育与成熟。口服促排卵药有氯米芬、来曲唑，针剂有促性腺激素、促性腺激素释放激素类似物等。促排卵辅助用药有生长激素，二甲双胍。

一、氯　米　芬

氯米芬（clomifene）为人工合成的非甾体制剂，化学结构与己烯雌酚相似。口服片剂为50mg/片。

（一）药理作用

氯米芬具有较强的抗雌激素作用和较弱的雌激素活性。小剂量能促进腺垂体分泌促性腺激素，从而诱发排卵，高剂量则明显抑制垂体促性腺激素的释放。

（二）适应证

氯米芬主要用于体内有一定雌激素水平的功能性闭经、无排卵性异常子宫出血，以及多囊卵巢综合征及黄体功能不全等所致的不孕症。

二、来　曲　唑

来曲唑（letrozole）为芳香化酶抑制药。口服片剂为2.5mg/片。

（一）药理作用

来曲唑通过中枢和外周两方面作用促使卵泡生长。

1. 中枢作用 解除雌激素对下丘脑-垂体的负反馈，使内源性促性腺激素分泌增多，刺激卵泡生长发育。

2. 外周作用 卵巢内雄激素短暂蓄积，刺激胰岛素样生长因子及其他内分泌和旁分泌因子，协同FSH促进卵泡发育；雄激素也可增加卵泡FSH受体表达，放大FSH的作用而促进卵泡发育。

（二）适应证

来曲唑主要用于体内有一定雌激素水平的功能性闭经、无排卵性异常子宫出血，以及多囊卵巢综合征及黄体功能不全等所致的不孕症。

三、促性腺激素

（一）种类和制剂

1. 天然促性腺激素（Gn） 包括：①从绝经女性尿中提取的Gn，如hMG，针剂（冻干粉）每支含 75U FSH+75U LH；尿源性人卵泡刺激素（uFSH），针剂 75U/支。②从孕妇尿中提取的人绒毛膜促性腺激素（uhCG），针剂有 1000U/支、2000U/支、5000U/支。

2. 基因重组促性腺激素 包括重组卵泡雌激素 α（rFSHα），针剂有 75U/支、150U/支；重组卵泡雌激素 β（rFSHβ），针剂有 50U/支、100U/支、300U/支；重组促黄体生成素 α（rLHα），针剂为 75U/支；重组人绒毛膜促性腺素（rhCG），针剂为 250μg（0.5ml）/支。

（二）药理作用

1. Gn 含有 FSH、LH 两种促性腺激素，主要具有 FSH 作用，而 LH 作用甚微，能促使卵泡发育成熟并分泌雌激素。若垂体和卵巢有一定功能，所产生的雌激素正反馈作用能间接使垂体分泌足量的 LH 而诱发排卵；若垂体功能低下则需加用 hCG 才能诱发排卵并维持黄体功能。

2. hCG 有类似黄体生成素的作用，若垂体分泌足量的 FSH，而 LH 不足，于接近卵泡成熟时使用本药，可以诱发排卵，继续应用可维持黄体功能。

（三）适应证

上述两种药物主要用于无排卵性不孕、异常子宫出血、黄体功能不良等。

四、促性腺激素释放激素及类似物

（一）种类和制剂

1. 促性腺激素释放激素（GnRH） 既有 LH-RH 作用，又有 FSH-RH 作用。戈那瑞林（gonadorelin）为 10 肽化合物，人工合成的药物结构与天然提取物完全相同。制剂为粉剂，100μg/支、500μg/支，供肌内注射或静脉滴注，临用时溶于生理盐水。

2. 促性腺激素释放激素激动剂（GnRH-a） 其作用远比 GnRH 强，半衰期也比 GnRH 长，分为短效制剂和长效制剂，常用药有注射用醋酸曲普瑞林（达菲林）、注射用曲普瑞林（达必佳），长效针剂为 3.75mg/支，每 28 天使用 1 次，短效针剂为 0.1mg/支，需要每日给药；戈舍瑞林（诺雷德）为微囊注射剂，3.6mg/支；亮丙瑞林为微囊注射剂，3.75mg/支。

3. 促性腺激素释放激素拮抗剂（GnRH-ant） 常用药有注射用醋酸西曲瑞克（思则凯）、醋酸加尼瑞克注射（欧加利），剂型均为针剂 0.25mg/支。

（二）药理作用

1. GnRH 能兴奋垂体合成和分泌 FSH 及 LH，大量的 GnRH 或 GnRH-a 的应用，可消耗效应器官组织中的本身受体而产生功能抑制状态，称降调作用。

2. GnRH-ant 与内源性 GnRH 竞争性结合垂体细胞的膜受体，从而抑制 LH 和 FSH 的分泌。

（三）适应证

GnRH 主要用于垂体兴奋试验。GnRH-a 和 GnRH-ant 可用于子宫内膜异位症、子宫肌瘤及体外受精（IVF）的超促排卵治疗等。

五、促排卵辅助用药

（一）生长激素

生长激素（growth hormone）针剂有 2U/支、4U/支、30U/支等。

1. 药理作用 生长激素对卵母细胞和卵泡发育的影响可能是通过性腺靶组织上的受体直接作用或诱导胰岛素样生长因子-1 的生成，来促进甾体激素和配子的生成；促进雄激素向雌激素转化；增加颗粒细胞对 Gn 的敏感性；增加 LH 的作用促进小卵泡发育，抑制卵泡闭锁。

2. 适应证 生殖领域应用于卵巢反应不良、胚胎质量差、反复着床失败、子宫内膜反复薄及高龄患者；非生殖领域用于生长激素缺乏患者。

（二）二甲双胍

二甲双胍（metformin）为胰岛素增敏剂，口服片剂为 250mg/片、500mg/片。

1. 药理作用 二甲双胍是一种双胍类胰岛素增敏剂，通过抑制肝糖输出，增加外周组织（如肌肉）对糖的摄取，发挥降血糖、降胰岛素作用，同时可通过抑制体内 17α-羟化酶的活性而降低体内雄激素水平。

笔记栏

2. 适应证 排卵障碍合并胰岛素抵抗和（或）糖耐量异常者。

第五节 子宫收缩药物

子宫收缩药物主要包括3类药物：①前列腺素，如米索前列醇（PGE_1衍生物）、硫前列酮（PGE_2衍似物）、地诺前列酮（PGE_2衍似物）、卡前列素氨丁三醇（PGF_{2a}衍生物）、卡前列甲酯（PGF_{2a}衍生物）等；②垂体后叶制剂，主要包括垂体后叶素、缩宫素和卡贝缩宫素；③麦角制剂，主要有麦角新碱。其他促子宫收缩药物还有米非司酮、乳酸依沙吖啶。

一、前列腺素

前列腺素（PG）是一类具有广泛生理活性的不饱和脂肪酸，分布于身体各组织和体液。最早是从人精液和羊精液中提取获得，故而得名，与生殖药理密切相关的是前列腺素E_1（PGE_1）、前列腺素E_2（PGE_2）和前列腺素F_{2a}（PGF_{2a}）3种。

（一）种类和制剂

1. 米索前列醇（misoprostol） PGE_1衍生物。片剂为200μg/片。

2. 吉美前列素（gemeprost） PGE_1衍生物，选择性高，不良反应少。制剂为阴道栓剂，1mg/支。

3. 硫前列酮（sulprostone） PGE_2衍生物，对子宫平滑肌选择性较高，有较强的子宫收缩作用，且作用时间较长。针剂有0.25mg/支、0.5mg/支、1mg/支。

4. 地诺前列酮（dinoprostone） PGE_2衍生物，剂型有阴道栓3mg、20mg；控释阴道栓（欣普贝生）10mg；凝胶剂0.5mg/3g、1mg/3g、2mg/3g；针剂2mg（1ml）/支。

5. 卡前列素氨丁三醇（carboprost tromethamine） PGF_{2a}衍生物，针剂为250μg（1ml）/支。

6. 卡前列甲酯（carboprost methylate） PGF_{2a}衍生物，栓剂为1mg/粒。

（二）药理作用

PG有收缩子宫的作用，以PGF_{2a}及PGE_2的活性最强。对妊娠各个时期的子宫均有收缩作用，以妊娠晚期的子宫最敏感，妊娠早期女性阴道内给药可引起强烈宫缩而致流产。PG还有使子宫颈软化的作用。

（三）适应证

PG主要用于诱发流产、中期妊娠引产、促子宫颈成熟及产后出血。

二、垂体后叶制剂

（一）种类和制剂

神经垂体中有两种激素，一种是缩宫素，另一种是升压素（又称抗利尿激素）。它们均在下丘脑视上核合成，沿神经束储存在神经垂体，在一定条件和刺激下释放入血液循环。缩宫素为多肽类物质，临床应用的缩宫素制剂有以下几种。

1. 垂体后叶素（pituitrin） 由猪、牛、羊等动物神经垂体中提取的水溶性成分，内含缩宫素和升压素。针剂有5U（1ml）/支、10U（1ml）/支。由于升压素有升血压的作用，现产科已少用。

2. 缩宫素（oxytocin） 由动物的垂体后叶中提取或化学合成而得。针剂有2.5U（0.5ml）/支、5U（1ml）/支、10U（1ml）/支。

3. 卡贝缩宫素（carbetocin） 为缩宫素的长效合成类似物，药理学特性与天然缩宫素类似，但半衰期（40min）是其4～10倍。针剂为100μg（1ml）/支。

（二）药理作用

缩宫素的主要作用是加强宫缩。在妊娠早、中期，缩宫素的作用仅产生局限性宫缩活动，不能传及整个子宫，也不能使子宫颈扩张。接近足月妊娠时，子宫肌细胞趋于协调，缩宫素才能发挥其催产的作用，这可能是雌激素促进了子宫对缩宫素的敏感性，也有学者认为孕酮可能控制缩宫素的敏感阈及传播能力。一般小剂量缩宫素能使子宫肌张力增加、收缩力增强、收缩频率增加，但仍保持节律性、对称性及极性。若缩宫素剂量加大，能引起肌张力持续增加，乃至舒张不全导致强直性收缩。

此外，缩宫素还能刺激兴奋乳腺平滑肌，使乳腺导管收缩，有利于乳汁射出。缩宫素对其他脏

笔记栏

器的作用，在一般剂量下甚微。由于缩宫素与升压素的结构相似，大剂量缩宫素可能引起血压升高、脉搏加速，以及出现水钠潴留的现象。

（三）适应证

缩宫素在产科主要用于产后止血、引产及催产。

三、麦角新碱

麦角新碱（ergometrine）为常用的子宫收缩药物。针剂有 0.25mg（1ml）/支、0.5mg（1ml）/支；片剂有 0.2mg/片、0.5mg/片。

（一）药理作用

麦角新碱可直接作用于子宫平滑肌，其作用的强弱与子宫的生理状态和用药剂量有关。妊娠子宫对麦角新碱比未妊娠子宫敏感，临产或产后的子宫更敏感，而大剂量对子宫体和子宫颈均有兴奋作用，可引起子宫强直性收缩，机械压迫肌纤维中的血管而达到止血作用。

（二）适应证

麦角新碱主要用于治疗产后出血、子宫复旧不良、月经过多等。在胎盘未娩出之前禁用。

四、其他促子宫收缩药

（一）米非司酮

米非司酮（mifepristone）为强抗孕激素。片剂为 25mg/片。

1. 药理作用 与孕酮受体的亲和力比黄体酮强 5 倍，对受孕动物各期妊娠均有引产效应，且能增加子宫对前列腺素的敏感性，但不能引发足够的子宫活性，因此加用小剂量前列腺素可提高完全流产率。此外，具有软化子宫颈和扩张子宫颈的作用。

2. 适应证 与前列腺素序贯使用，用于终止 16 周内的妊娠；胎盘植入。

（二）乳酸依沙吖啶

乳酸依沙吖啶（ethacridine）经羊膜腔内给药和子宫腔内给药。针剂为 50mg（2ml）/支。

1. 药理作用 选择性兴奋子宫平滑肌，引起子宫节律性或强直性收缩；引起子宫内蜕膜组织坏死，释放内源性前列腺素。

2. 适应证 中期妊娠引产，用于终止 12～26 周妊娠。

第六节 抑制子宫收缩抗早产药物

抑制子宫收缩药物可松弛子宫平滑肌，抑制宫缩，从而抗流产及早产，主要有七大类：①钙通道阻滞药，如硝苯地平；②β_2 肾上腺素能受体激动药，如利托君、沙丁胺醇、特布他林；③前列腺素合成酶抑制药，如吲哚美辛、舒林酸；④抗癫痫药及抗惊厥药，如硫酸镁；⑤缩宫素受体拮抗剂，如阿托西班；⑥非阿托品非罂粟类平滑肌解痉药，如间苯三酚；⑦孕激素类，如黄体酮注射液、黄体酮胶囊、微粒化黄体酮阴道栓、黄体酮缓释凝胶、地屈孕酮、17α-羟孕酮等。

一、钙通道阻滞药

硝苯地平（nifedipine）为钙通道阻滞药。片剂为 10mg/片。

（一）药理作用

选择性减少慢通道 Ca^{2+}内流，干扰细胞内 Ca^{2+}浓度，抑制子宫收缩，松弛子宫平滑肌。

（二）适应证

晚期先兆流产或先兆早产。

二、β_2 肾上腺素受体激动药

（一）种类和制剂

1. 利托君（ritodrine） 为 β_2 受体激动药。片剂为 10mg/片；针剂为 50mg（5ml）/支。

2. 沙丁胺醇（salbutamol） 为选择性 β_2 受体激动药。片剂为 2.4mg/片。

笔记栏

3. 特布他林（terbutaline）　为选择性 β_2 受体激动药。片剂有 1.25mg/片、2.5mg/片、5mg/片；针剂为 0.25mg（1ml）/支。

（二）药理作用

β_2 受体激动药可激动子宫平滑肌中的 β_2 受体，抑制子宫平滑肌的收缩，通过减少子宫的活动而延长妊娠期。

（三）适应证

β_2 受体激动药主要用于抑制早产，延长妊娠期。

三、前列腺素合成酶抑制剂

（一）种类和制剂

1. 吲哚美辛（indometacin）　肠溶片剂为 25mg/片，栓剂有 25mg/粒、50mg/粒、100mg/粒。

2. 舒林酸（sulindac）　是吲哚美辛的衍生物，片剂有 100mg/片、200mg/片。

（二）药理作用

能抑制前列腺素合成酶，减少前列腺素合成或抑制前列腺素释放，从而抑制宫缩。

（三）适应证

前列腺素合成酶抑制剂主要用于抗早产。

四、硫　酸　镁

硫酸镁（magnesium sulfate）至今仍是广泛应用于抑制宫缩的主要传统药物。针剂有 1g（10ml）/支、2g（20ml）/支、2.5g（10ml）/支。

（一）药理作用

镁离子能直接抑制平滑肌的动作电位，对子宫平滑肌的收缩产生抑制作用，使宫缩频率减少，强度减弱，可治疗早产。

（二）适应证

硫酸镁主要用于预防和治疗子痫。

五、缩宫素受体拮抗剂

阿托西班（atosiban）为缩宫素受体拮抗剂。针剂有 6.75mg（0.9ml）/支、37.5mg（5ml）/支。

（一）药理作用

阿托西班可在受体水平与人催产素受体产生竞争性抑制作用，与催产素受体结合后可降低子宫收缩的频率和张力，抑制子宫收缩。

（二）适应证

阿托西班用于 18 岁以上、妊娠 24～33 周、胎儿心率正常的孕妇，在其规则性宫缩达每 30min 4 次以上，每次持续至少 30s，并伴子宫颈扩张 1～3cm（初产妇 0～3cm）、子宫颈消失 50%以上的时候，推迟其即将出现的早产。

六、非阿托品非罂粟类平滑肌解痉药

间苯三酚（phloroglucinol）为常用平滑肌解痉药。针剂为 40mg（4ml）/支。

（一）药理作用

非阿托品非罂粟类平滑肌解痉药能直接作用于胃肠道和泌尿道的平滑肌，不具有抗胆碱作用，在解除平滑肌痉挛的同时，不会产生抗胆碱样副作用，只作用于痉挛平滑肌，对正常平滑肌影响极小。

（二）适应证

非阿托品非罂粟类平滑肌解痉药适用于先兆流产或先兆早产；消化系统和胆管功能障碍引起的急性痉挛性疼痛；急性痉挛性尿道、膀胱、肾绞痛；妇科痉挛性疼痛。

笔记栏

第七节　妇产科常用其他类药物

妇产科常用其他类药物主要包括促胎儿肺成熟药、退乳药等。

一、促胎儿肺成熟药

（一）种类和制剂

1. 地塞米松　为肾上腺皮质激素。针剂为 5mg（1ml）/支。

2. 倍他米松（betamethasone）　为肾上腺皮质激素。针剂为 5.26mg（1ml）/支（相当于倍他米松 4mg）。

（二）药理作用

促胎儿肺成熟药可促进胎儿肺Ⅰ型和Ⅱ型肺泡上皮的发育，减少新生儿呼吸窘迫综合征的风险。作用特点：因含氟不被胎盘代谢，能以生物活性形式通过胎盘发挥作用；对免疫抑制作用小；几乎无盐皮质激素作用；较可的松作用时间长。

（三）适应证

促胎儿肺成熟药的适应证为妊娠未满 35 周且 7 天内有可能早产分娩者；如用药后超过 2 周，仍存在小于 34 周早产可能者，可重复一个疗程。

二、退　乳　药

（一）种类和制剂

1. 多巴胺受体激动药　为多肽类麦角生物碱，如溴隐亭（bromocriptine），片剂为 2.5mg/片，长效针剂为 50mg/支；卡麦角林（cabergoline），片剂为 0.5mg/片。

2. 多巴胺 D_2 受体激动药　为非麦角类制剂，如喹高利特（quinagolide），片剂为 25μg/片。

（二）药理作用

多巴胺受体激动药，通过刺激下丘脑下部催乳素释放抑制因子（多巴胺），直接抑制腺垂体合成和释放催乳素，也可直接作用于腺垂体，抑制催乳细胞活性，使血中催乳素水平下降，达到终止泌乳的目的，还能解除催乳素对促性腺激素的抑制，恢复排卵。

（三）适应证

退乳药主要用于乳溢-闭经综合征、高催乳素血症、产后回奶及垂体微腺瘤等。

（杨一华）

笔记栏